国家卫生健康委员会"十三五"规划教材

专科医师核心能力提升导引丛书

供专业学位研究生及专科医师用

小儿外科学

Pediatric Surgery

第3版

主　　审　王　果

主　　编　冯杰雄　郑　珊

副 主 编　张潍平　夏慧敏

分编负责人

总　　论	冯杰雄	神经外科	雷　霆	心胸外科	张海波
新生儿外科	郑　珊	普通外科	高　亚	肿瘤外科	董岿然
泌尿外科	张潍平	骨　　科	徐宏文		

编写秘书　杨继鑫

人民卫生出版社

·北 京·

图书在版编目（CIP）数据

小儿外科学 / 冯杰雄，郑珊主编 . —3 版 . —北京：
人民卫生出版社，2021.1
ISBN 978-7-117-31029-1

Ⅰ.①小… Ⅱ.①冯… ②郑… Ⅲ.①儿科学-外科
学-教材 Ⅳ.①R726

中国版本图书馆 CIP 数据核字（2021）第 004183 号

人卫智网	www.ipmph.com	医学教育、学术、考试、健康，购书智慧智能综合服务平台
人卫官网	www.pmph.com	人卫官方资讯发布平台

小儿外科学
Xiaoer Waikexue
第 3 版

主　　编：冯杰雄　郑　珊
出版发行：人民卫生出版社（中继线 010-59780011）
地　　址：北京市朝阳区潘家园南里 19 号
邮　　编：100021
E - mail：pmph @ pmph.com
购书热线：010-59787592　010-59787584　010-65264830
印　　刷：三河市潮河印业有限公司
经　　销：新华书店
开　　本：850×1168　1/16　印张：31　插页：8
字　　数：875 千字
版　　次：2009 年 4 月第 1 版　　2021 年 1 月第 3 版
印　　次：2021 年 4 月第 1 次印刷
标准书号：ISBN 978-7-117-31029-1
定　　价：138.00 元

打击盗版举报电话：010-59787491　E-mail：WQ @ pmph.com
质量问题联系电话：010-59787234　E-mail：zhiliang @ pmph.com

编 者 （按姓氏笔画排序）

万　锋　华中科技大学同济医学院附属同济医院

王　斌　深圳市儿童医院

卞红强　武汉市妇女儿童医疗保健中心

文建国　新乡医学院

白玉作　中国医科大学附属盛京医院

冯杰雄　华中科技大学同济医学院附属同济
　　　　医院

吕志宝　上海市儿童医院

刘文英　四川省人民医院

李　宁　华中科技大学同济医学院附属同济
　　　　医院

李　园　四川大学华西医院

李　凯　复旦大学附属儿科医院

李连永　中国医科大学附属盛京医院

杨继鑫　华中科技大学同济医学院附属同济
　　　　医院

何大维　重庆医科大学附属儿童医院

沈　淳　复旦大学附属儿科医院

张　文　武汉大学中南医院

张志波　中国医科大学附属盛京医院

张海波　上海交通大学医学院附属上海儿童
　　　　医学中心

张潍平　首都医科大学附属北京儿童医院

陈　方　上海市儿童医院

陈亚军　首都医科大学附属北京儿童医院

陈会文　上海交通大学医学院附属上海儿童
　　　　医学中心

邵景范　华中科技大学同济医学院附属同济
　　　　医院

郑　珊　复旦大学附属儿科医院

钭金法　浙江大学医学院附属儿童医院

俞　松　遵义医科大学附属医院

洪　莉　上海交通大学医学院附属上海儿童
　　　　医学中心

莫绪明　南京市儿童医院

夏慧敏　广州市妇女儿童医疗中心

徐宏文　广州市妇女儿童医疗中心

高　亚　西安交通大学第二附属医院

唐维兵　南京市儿童医院

黄　磊　南京市儿童医院

梅海波　湖南省儿童医院

董岿然　复旦大学附属儿科医院

童强松　华中科技大学同济医学院附属协和
　　　　医院

谢　华　上海市儿童医院

雷　霆　华中科技大学同济医学院附属同济
　　　　医院

詹江华　天津儿童医院

魏　翔　华中科技大学同济医学院附属同济
　　　　医院

主 编 简 介

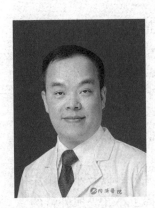

冯杰雄　教授,华中科技大学同济医学院附属同济医院外科学系副主任、小儿外科主任,《中华小儿外科杂志》第九届编辑委员会总编辑、中华医学会小儿外科学分会副主任委员、中国医师协会小儿外科医师分会副会长、湖北省医学会小儿外科学分会第五届委员会主任委员、湖北省小儿外科质控中心主任、湖北省先天性巨结肠及其同源临床医学研究中心主任,*Pediatric Surgery International* 等十余种学术期刊编委。

长期从事先天性巨结肠、胆道闭锁、新生儿坏死性小肠结肠炎等疾病的病因与诊治研究,先后获得国家重点研发计划、国家自然科学基金、教育部留学回国人员启动基金及湖北省自然基金资助 10 余项,发表论文 210 余篇,其中 SCI 收录期刊论文 64 篇。主编《小儿腹部外科学》(第 2 版)、《先天性巨结肠及其同源病》(第 1、2 版)、国家卫生和计划生育委员会规划教材——小儿外科学研究生教材(第 2、3 版)、中国医学临床百家系列《先天性巨结肠冯杰雄 2016 观点》《小儿外科诊疗常规》(第 3 版)等多本学术专著。副主编及参编 *Hirschsprung's Disease and Allied Disorders* 等教材及学术著作 10 余部。研究成果获宋庆龄儿科医学奖、中华医学奖、湖北省科技进步奖。

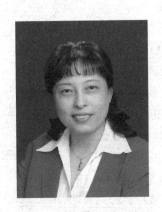

郑　珊　教授,博士生导师。现任复旦大学附属儿科医院外科主任,享受国务院政府特殊津贴。目前为第五十二届太平洋小儿外科学会主席、中华医学会小儿外科学分会第九届委员会副主任委员、第一届中国医师学会小儿外科医师分会副主任委员、中华医学科技奖第三届评委会委员,担任《中华小儿外科杂志》和《临床小儿外科杂志》副主编,*World Journal of Pediatrics*、*Pediatric Surgical International*《中国实用儿科杂志》编委。

从事小儿外科临床和实验研究 30 多年,2003 年获上海市科技进步奖三等奖和上海优秀发明一等奖;2006 年获国家教育部科技进步奖二等奖;2009 年第六届中国科协期刊优秀学术论文三等奖;2013 年"胆道闭锁发病机制研究及临床规范化诊断和治疗"获国家教育部科技进步奖二等奖和中华医学科技进步奖三等奖;2016 年《小儿胚胎性肿瘤的病因探索、流行病调查和治疗策略研究》获得上海市医学科技奖二等奖和全国妇幼健康科学技术奖三等奖。在国内权威杂志发表论文 100 余篇,SCI 收录论文 80 余篇。2008 年入选上海市领军人才,主持上海市科委重点课题和国家自然基金课题。主编《实用新生儿外科》《小儿外科学》(研究生教材)、《小儿外科学》(规培生教材)。拥有 20 年硕士研究生和 16 年博士研究生教学经验,已培养 22 名硕士,23 名博士。复旦大学儿科医院卫生部小儿外科临床重点建设项目负责人。

副主编简介

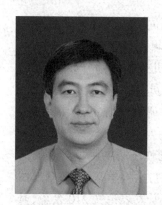

张潍平　教授,医学博士,主任医师,特级专家,博士生导师。首都医科大学附属北京儿童医院泌尿外科主任。中华医学会小儿外科学分会第九届委员会主任委员,原泌尿外科学组组长。国家儿童医学中心泌尿外科联盟主任。首都医科大学儿科系副主任。北京医学会小儿外科学分会副主任委员。《临床小儿外科杂志》副主编,《中华小儿外科杂志》《中华实用儿科临床杂志》编委。担任 *International Urology and Nephrology*、*World Journal of Pediatric Surgery*、*Journal of Pediatric Urology* 等英文杂志审稿人。

曾经到意大利、美国、以色列等国家进修学习小儿外科以及小儿泌尿外科。从事小儿外科临床与科研工作 30 余年,熟练掌握了小儿泌尿外科的常见病以及疑难病诊治。对于小儿泌尿生殖系统疾病治疗有着独到见解和丰富经验。是国内较早开展腹腔镜在小儿泌尿外科中的应用、尿动力检查等新项目的医师之一。发表与小儿泌尿外科疾病相关的研究文章 100 余篇,其中 SCI 文章 16 篇。参与教材、专业书籍编写 10 余部。参与和负责多项国家、省部级等科研项目 10 余项,获得实用新型专利 7 项。多次参加国内外学术活动以及学术交流。培养小儿外科博士和硕士研究生 30 余人。

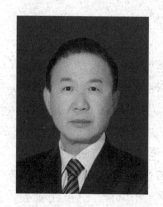

夏慧敏　教授,博士生导师,广州市妇女儿童医疗中心主任,享受国务院特殊津贴。中华医学会小儿外科学分会候任主任委员,广东省儿童健康与疾病临床医学研究中心主任,广东省结构性出生缺陷疾病重点实验室主任。

1985 年毕业于武汉同济医科大学,1990 年硕士毕业并获医学硕士学位。先后赴加拿大温哥华卑诗省儿童医院、西班牙马德里 La Paz 儿童医院、澳大利亚维多利亚墨尔本皇家儿童医院、美国洛杉矶加州大学北岭学院、日本福冈市儿童医院、美国马里兰大学、美国国立儿童医疗中心研修。

从事小儿外科临床工作 30 余年,近年来带领小儿普通外科团队解决了众多复杂疑难的技术问题,如开展了胃 / 肠代食管术治疗长段型食管闭锁、胸腹对称性联体婴分离手术、产时胎儿手术、肝移植等,同时建立先天性巨结肠、胆道闭锁和神经母细胞瘤疾病队列,采用人工智能、多组学、干细胞等方法探寻结构性出生缺陷疾病的早期诊断方法和发病机理,并尝试进行治疗。

近 5 年,在国内外专业杂志发表学术论文近百篇,以第一或通讯作者在 *Nature Medicine*、*Nature Reviews Materials*、*Cell*、*PNAS*、*Molecular Psychiatry* 等 SCI 期刊发表论文 50 篇。主持了包含国家自然科学基金面上基金 2 项,国家临床重点专科 1 项,累计获得资助超 2 000 万元。获中国宋庆龄基金会宋庆龄儿科医学奖、首届全国妇幼健康科学技术进步奖自然科学奖等,编写专著、核心教材和组织专家共识指南共计 10 多项。

全国高等学校医学研究生"国家级"规划教材
第三轮修订说明

进入新世纪,为了推动研究生教育的改革与发展,加强研究型创新人才培养,人民卫生出版社启动了医学研究生规划教材的组织编写工作,在多次大规模调研、论证的基础上,先后于2002年和2008年分两批完成了第一轮50余种医学研究生规划教材的编写与出版工作。

2014年,全国高等学校第二轮医学研究生规划教材评审委员会及编写委员会在全面、系统分析第一轮研究生教材的基础上,对这套教材进行了系统规划,进一步确立了以"解决研究生科研和临床中实际遇到的问题"为立足点,以"回顾、现状、展望"为线索,以"培养和启发读者创新思维"为中心的教材编写原则,并成功推出了第二轮(共70种)研究生规划教材。

本套教材第三轮修订是在党的十九大精神引领下,对《国家中长期教育改革和发展规划纲要(2010—2020年)》《国务院办公厅关于深化医教协同进一步推进医学教育改革与发展的意见》,以及《教育部办公厅关于进一步规范和加强研究生培养管理的通知》等文件精神的进一步贯彻与落实,也是在总结前两轮教材经验与教训的基础上,再次大规模调研、论证后的继承与发展。修订过程仍坚持以"培养和启发读者创新思维"为中心的编写原则,通过"整合"和"新增"对教材体系做了进一步完善,对编写思路的贯彻与落实采取了进一步的强化措施。

全国高等学校第三轮医学研究生"国家级"规划教材包括五个系列。①科研公共学科:主要围绕研究生科研中所需要的基本理论知识,以及从最初的科研设计到最终的论文发表的各个环节可能遇到的问题展开;②常用统计软件与技术:介绍了SAS统计软件、SPSS统计软件、分子生物学实验技术、免疫学实验技术等常用的统计软件以及实验技术;③基础前沿与进展:主要包括了基础学科中进展相对活跃的学科;④临床基础与辅助学科:包括了专业学位研究生所需要进一步加强的相关学科内容;⑤临床学科:通过对疾病诊疗历史变迁的点评、当前诊疗中困惑、局限与不足的剖析,以及研究热点与发展趋势探讨,启发和培养临床诊疗中的创新思维。

该套教材中的科研公共学科、常用统计软件与技术学科适用于医学院校各专业的研究生及相应的科研工作者;基础前沿与进展学科主要适用于基础医学和临床医学的研究生及相应的科研工作者;临床基础与辅助学科和临床学科主要适用于专业学位研究生及相应学科的专科医师。

全国高等学校第三轮医学研究生"国家级"规划教材目录

1	医学哲学（第2版）	主　编	柯　杨　张大庆
		副主编	赵明杰　段志光　边　林　唐文佩
2	医学科研方法学（第3版）	主　审	梁万年
		主　编	刘　民　胡志斌
		副主编	刘晓清　杨土保
3	医学统计学（第5版）	主　审	孙振球　徐勇勇
		主　编	颜　艳　王　彤
		副主编	刘红波　马　骏
4	医学实验动物学（第3版）	主　编	秦　川　谭　毅
		副主编	孔　琪　郑志红　蔡卫斌　李洪涛
			王靖宇
5	实验室生物安全（第3版）	主　编	叶冬青
		副主编	孔　英　温旺荣
6	医学科研课题设计、申报与实施（第3版）	主　审	龚非力　李卓娅
		主　编	李宗芳　郑　芳
		副主编	吕志跃　李煌元　张爱华
7	医学实验技术原理与选择（第3版）	主　审	魏于全
		主　编	向　荣
		副主编	袁正宏　罗云萍
8	统计方法在医学科研中的应用（第2版）	主　编	李晓松
		副主编	李　康　潘发明
9	医学科研论文撰写与发表（第3版）	主　审	张学军
		主　编	吴忠均
		副主编	马　伟　张晓明　杨家印
10	IBM SPSS 统计软件应用	主　编	陈平雁　安胜利
		副主编	欧春泉　陈莉雅　王建明

11	SAS 统计软件应用（第 4 版）	主　编	贺　佳			
		副主编	尹　平	石武祥		
12	医学分子生物学实验技术（第 4 版）	主　审	药立波			
		主　编	韩　骅	高国全		
		副主编	李冬民	喻　红		
13	医学免疫学实验技术（第 3 版）	主　编	柳忠辉	吴雄文		
		副主编	王全兴	吴玉章	储以微	崔雪玲
14	组织病理技术（第 2 版）	主　编	步　宏			
		副主编	吴焕文			
15	组织和细胞培养技术（第 4 版）	主　审	章静波			
		主　编	刘玉琴			
16	组织化学与细胞化学技术（第 3 版）	主　编	李　和	周德山		
		副主编	周国民	肖　岚	刘佳梅	孔　力
17	医学分子生物学（第 3 版）	主　审	周春燕	冯作化		
		主　编	张晓伟	史岸冰		
		副主编	何凤田	刘　戟		
18	医学免疫学（第 2 版）	主　编	曹雪涛			
		副主编	于益芝	熊思东		
19	遗传和基因组医学	主　编	张　学			
		副主编	管敏鑫			
20	基础与临床药理学（第 3 版）	主　编	杨宝峰			
		副主编	李　俊	董　志	杨宝学	郭秀丽
21	医学微生物学（第 2 版）	主　编	徐志凯	郭晓奎		
		副主编	江丽芳	范雄林		
22	病理学（第 2 版）	主　编	来茂德	梁智勇		
		副主编	李一雷	田新霞	周　桥	
23	医学细胞生物学（第 4 版）	主　审	杨　恬			
		主　编	安　威	周天华		
		副主编	李　丰	吕　品	杨　霞	王杨淦
24	分子毒理学（第 2 版）	主　编	蒋义国	尹立红		
		副主编	骆文静	张正东	夏大静	姚　平
25	医学微生态学（第 2 版）	主　编	李兰娟			
26	临床流行病学（第 5 版）	主　编	黄悦勤			
		副主编	刘爱忠	孙业桓		
27	循证医学（第 2 版）	主　审	李幼平			
		主　编	孙　鑫	杨克虎		

28	断层影像解剖学	主 编	刘树伟	张绍祥		
		副主编	赵 斌	徐 飞		
29	临床应用解剖学（第2版）	主 编	王海杰			
		副主编	臧卫东	陈 尧		
30	临床心理学（第2版）	主 审	张亚林			
		主 编	李占江			
		副主编	王建平	仇剑崟	王 伟	章军建
31	心身医学	主 审	Kurt Fritzsche	吴文源		
		主 编	赵旭东			
		副主编	孙新宇	林贤浩	魏 镜	
32	医患沟通（第2版）	主 审	周 晋			
		主 编	尹 梅	王锦帆		
33	实验诊断学（第2版）	主 审	王兰兰			
		主 编	尚 红			
		副主编	王传新	徐英春	王 琳	郭晓临
34	核医学（第3版）	主 审	张永学			
		主 编	李 方	兰晓莉		
		副主编	李亚明	石洪成	张 宏	
35	放射诊断学（第2版）	主 审	郭启勇			
		主 编	金征宇	王振常		
		副主编	王晓明	刘士远	卢光明	宋 彬
			李宏军	梁长虹		
36	疾病学基础	主 编	陈国强	宋尔卫		
		副主编	董 晨	王 韵	易 静	赵世民
			周天华			
37	临床营养学	主 编	于健春			
		副主编	李增宁	吴国豪	王新颖	陈 伟
38	临床药物治疗学	主 编	孙国平			
		副主编	吴德沛	蔡广研	赵荣生	高 建
			孙秀兰			
39	医学3D打印原理与技术	主 编	戴尅戎	卢秉恒		
		副主编	王成焘	徐 弢	郝永强	范先群
			沈国芳	王金武		
40	互联网+医疗健康	主 审	张来武			
		主 编	范先群			
		副主编	李校堃	郑加麟	胡建中	颜 华
41	呼吸病学（第3版）	主 编	王 辰	陈荣昌		
		副主编	代华平	陈宝元	宋元林	

42　消化内科学（第 3 版）

主　审　樊代明　李兆申
主　编　钱家鸣　张澍田
副主编　田德安　房静远　李延青　杨　丽

43　心血管内科学（第 3 版）

主　审　胡大一
主　编　韩雅玲　马长生
副主编　王建安　方　全　华　伟　张抒扬

44　血液内科学（第 3 版）

主　编　黄晓军　黄　河　胡　豫
副主编　邵宗鸿　吴德沛　周道斌

45　肾内科学（第 3 版）

主　审　谌贻璞
主　编　余学清　赵明辉
副主编　陈江华　李雪梅　蔡广研　刘章锁

46　内分泌内科学（第 3 版）

主　编　宁　光　邢小平
副主编　王卫庆　童南伟　陈　刚

47　风湿免疫内科学（第 3 版）

主　审　陈顺乐
主　编　曾小峰　邹和建
副主编　古洁若　黄慈波

48　急诊医学（第 3 版）

主　审　黄子通
主　编　于学忠　吕传柱
副主编　陈玉国　刘　志　曹　钰

49　神经内科学（第 3 版）

主　编　刘　鸣　崔丽英　谢　鹏
副主编　王拥军　张杰文　王玉平　陈晓春
　　　　吴　波

50　精神病学（第 3 版）

主　编　陆　林　马　辛
副主编　施慎逊　许　毅　李　涛

51　感染病学（第 3 版）

主　编　李兰娟　李　刚
副主编　王贵强　宁　琴　李用国

52　肿瘤学（第 5 版）

主　编　徐瑞华　陈国强
副主编　林东昕　吕有勇　龚建平

53　老年医学（第 3 版）

主　审　张　建　范　利　华　琦
主　编　刘晓红　陈　彪
副主编　齐海梅　胡亦新　岳冀蓉

54　临床变态反应学

主　编　尹　佳
副主编　洪建国　何韶衡　李　楠

55　危重症医学（第 3 版）

主　审　王　辰　席修明
主　编　杜　斌　隆　云
副主编　陈德昌　于凯江　詹庆元　许　媛

56	普通外科学（第3版）	主　编　赵玉沛
		副主编　吴文铭　陈规划　刘颖斌　胡三元
57	骨科学（第3版）	主　审　陈安民
		主　编　田　伟
		副主编　翁习生　邵增务　郭　卫　贺西京
58	泌尿外科学（第3版）	主　审　郭应禄
		主　编　金　杰　魏　强
		副主编　王行环　刘继红　王　忠
59	胸心外科学（第2版）	主　编　胡盛寿
		副主编　王　俊　庄　建　刘伦旭　董念国
60	神经外科学（第4版）	主　编　赵继宗
		副主编　王　硕　张建宁　毛　颖
61	血管淋巴管外科学（第3版）	主　编　汪忠镐
		副主编　王深明　陈　忠　谷涌泉　辛世杰
62	整形外科学	主　编　李青峰
63	小儿外科学（第3版）	主　审　王　果
		主　编　冯杰雄　郑　珊
		副主编　张潍平　夏慧敏
64	器官移植学（第2版）	主　审　陈　实
		主　编　刘永锋　郑树森
		副主编　陈忠华　朱继业　郭文治
65	临床肿瘤学（第2版）	主　编　赫　捷
		副主编　毛友生　沈　铿　马　骏　于金明
		吴一龙
66	麻醉学（第2版）	主　编　刘　进　熊利泽
		副主编　黄宇光　邓小明　李文志
67	妇产科学（第3版）	主　审　曹泽毅
		主　编　乔　杰　马　丁
		副主编　朱　兰　王建六　杨慧霞　漆洪波
		曹云霞
68	生殖医学	主　编　黄荷凤　陈子江
		副主编　刘嘉茵　王雁玲　孙　斐　李　蓉
69	儿科学（第2版）	主　编　桂永浩　申昆玲
		副主编　杜立中　罗小平
70	耳鼻咽喉头颈外科学（第3版）	主　审　韩德民
		主　编　孔维佳　吴　皓
		副主编　韩东一　倪　鑫　龚树生　李华伟

71	眼科学（第3版）	主 审	崔 浩	黎晓新		
		主 编	王宁利	杨培增		
		副主编	徐国兴	孙兴怀	王雨生	蒋 沁
			刘 平	马建民		
72	灾难医学（第2版）	主 审	王一镗			
		主 编	刘中民			
		副主编	田军章	周荣斌	王立祥	
73	康复医学（第2版）	主 编	岳寿伟	黄晓琳		
		副主编	毕 胜	杜 青		
74	皮肤性病学（第2版）	主 编	张建中	晋红中		
		副主编	高兴华	陆前进	陶 娟	
75	创伤、烧伤与再生医学（第2版）	主 审	王正国	盛志勇		
		主 编	付小兵			
		副主编	黄跃生	蒋建新	程 飚	陈振兵
76	运动创伤学	主 编	敖英芳			
		副主编	姜春岩	蒋 青	雷光华	唐康来
77	全科医学	主 审	祝墡珠			
		主 编	王永晨	方力争		
		副主编	方宁远	王留义		
78	罕见病学	主 编	张抒扬	赵玉沛		
		副主编	黄尚志	崔丽英	陈丽萌	
79	临床医学示范案例分析	主 编	胡翊群	李海潮		
		副主编	沈国芳	罗小平	余保平	吴国豪

吴文源	吴忠均	吴雄文	邹和建	宋尔卫	张大庆	张永学
张亚林	张抒扬	张建中	张绍祥	张晓伟	张澍田	陈实
陈彪	陈平雁	陈荣昌	陈顺乐	范利	范先群	岳寿伟
金杰	金征宇	周晋	周天华	周春燕	周德山	郑芳
郑珊	赵旭东	赵明辉	胡豫	胡大一	胡翊群	药立波
柳忠辉	祝墡珠	贺佳	秦川	敖英芳	晋红中	钱家鸣
徐志凯	徐勇勇	徐瑞华	高国全	郭启勇	郭晓奎	席修明
黄河	黄子通	黄晓军	黄晓琳	黄悦勤	曹泽毅	龚非力
崔浩	崔丽英	章静波	梁智勇	谌贻璞	隆云	蒋义国
韩骅	曾小峰	谢鹏	谭毅	熊利泽	黎晓新	颜艳
魏强						

前　言

随着医学事业的蓬勃发展,我国小儿外科的科研水平与世界强国之间的差距正在逐渐缩小,但仍需继续培养大批掌握现代科研方法的研究生,进一步提高其小儿外科的临床基础和科研水平。研究生培养的目标是为将来开展创新性工作打下基础,所以需特别重视提出问题与分析问题能力的培养。为实现此目标,本次教材修订继续遵循"评述结合"的写作方式,注重从历史经验中总结出"创新"的诊治疗方法,从现今的临床实践中发现"创新"的源头,从现代科技的发展趋势中提炼出"创新"的方向。

根据各地使用小儿外科学研究生教材第 2 版的反馈意见,本次修订重写了全书的大部分章节,加强了对专家共识与临床指南的介绍与分析,根据近年来小儿外科的发展方向,增加了加速康复外科、日间手术等内容,并增加了"小儿微创外科发展的启示"等章节。全国儿科学系已陆续恢复招生,但儿科人才培养真空期仍存在,已毕业的临床医学本科生缺少小儿外科知识的介绍,为便于学生理解这些"评述"内容,本教材适当介绍了疾病的基础知识,并适当增加和修订了部分示意图,以便研究生更容易理解;同时对研究方向进行了梳理,以利于研究生掌握小儿外科的发展动向。

为确保高质量完成本次修订,特别邀请了王果教授等老专家指导第 3 版的编写工作。编委会先后召开了主编人会议及全体编写人员会议以统一编写思想及编写计划,各编写人员完成初稿后交由分编负责人组织交叉互审稿件,其后由编写人员修回,在定稿会上由主编及分编负责人集体讨论定稿,书稿最后由主编全面整理而成。

为保证本教材的权威性,本届编委会由来自全国 20 余所医学院校的 40 余位专家组成,参编人员均为研究生导师,有丰富的小儿外科研究生培养工作经验。

部分第 2 版参编人员因为年龄等原因未能参加本次修订,但我们将始终铭记他们为小儿外科学研究生教材编写工作所做出的杰出贡献。

尽管我们竭尽所能,但仍难免有错误及疏漏之处,恳请各院校的师生在使用中发现问题并反馈给我们,以便再版时不断完善。

冯杰雄　郑　珊
2020 年 1 月

目　录

第一篇　总　论

第二篇　小儿神经外科学

第三篇　小儿胸心外科学

第四篇　小儿普通外科学

第五篇　新生儿外科学

第六篇　小儿肿瘤外科学

第七篇　小儿泌尿外科学

第八篇　小儿骨科学

第一篇 总 论

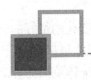

第一章 小儿外科水电解质平衡

体液是机体的重要组成部分,体液中的水、电解质等各种物质与人体多种生理活动密切相关。由于小儿的体液总量占体重的百分比高、体表面积与容量比率较成人大,以及体液和电解质的周转率快等因素,导致儿童对液体的丢失和电解质失衡比成人更敏感、反应更强烈。因而,需引起小儿外科临床医生足够的重视。

第一节 液体总量计算和
补液方案评估的基本原则

液体治疗开始前,需谨慎评估先前的丢失量、摄入量和电解质失衡情况,同时在治疗过程中也需要密切观察病情变化以了解处理是否恰当。

一、维持需要量的估算和补液成分

在出生后的前几天,会发生达到体重 10% 的生理性失水,因此,这段时间的补液量应少一些和保守一些。大多数新生儿从生后第 3 天开始需要 100~130ml/(kg·d)的液量来维持正常的体液需求,但有额外失水(例如,腹壁裂)的新生儿大约需要正常需要量 1.5 倍的液量。5% 葡萄糖和 0.45% 氯化钠,加上钾离子是常用的维持液,在新生儿可用 10% 葡萄糖。表 1-1-1 为新生儿及小儿的每日液体需要量。

二、额外丧失量的计算和补液成分

从造瘘口、瘘管和引流管中发生的额外水分丧失量可以直接测得,并按相应体积以适当的电解质溶液补充这种额外丧失。在新生儿,测量液体中的电解质可以使补充更加精确。补充原则为

表 1-1-1　新生儿及小儿每日液体需要量

体重	所需液量
<2.0kg 的早产儿	140~150ml/(kg·d)
2~10kg 的新生儿和婴儿	第一个 10kg,100ml/(kg·d)
10~20kg 的儿童	1 000ml+(第二个 10kg 的部分)50ml/(kg·d)
>20kg 的儿童	1 500ml+(>20kg 的部分)20ml/(kg·d)

"丢多少、补多少"。胃肠减压液应补给每升生理盐水和 20mEq KCl 组成的浓度为 0.45% 的溶液。腹泻、胰液和胆汁可补充等渗的乳酸林格液。急性血容量不足的患儿需要快速扩容,可静脉推注 10~20ml/kg 的全血、血浆或 5% 的白蛋白;输注浓缩红细胞时按 5~10ml/kg 输注。富含蛋白质的液体丧失可采用白蛋白溶液或者新鲜冰冻血浆进行补充。进入身体腔隙或者组织的体内液体丧失无法进行测量,要小心监测患儿对液体治疗的反应以便充分补充这些丧失。

三、先前存在的液体失衡的计算

除了考虑维持需求量和额外丧失量外,补液计划也应该包括评估任何先前存在的液体不足或者过量。对于新生儿来讲,先前存在的液体不足可能是由于子宫内或者分娩期的出血,以及第三间隙丧失。先前存在的液体过量可能是继发于早产相关的较高的全身水含量。根据脱水程度而定,轻度脱水补充量约为 30~50ml/kg,中度 50~100ml/kg,重度 100~150ml/kg。

无论何种脱水类型,开始时均应该在 1h 内给予等渗液(即乳酸复方氯化钠注射液)20ml/kg。此后的 2~24h 再根据血液实验室检查结果补充。

3

第二节 水电解质平衡
监测手段的选择

一旦水和电解质补液计划开始启动,必须进行准确的监测以确定患儿的反应。在这种模式中,补液计划可能要进行动态调整以满足每一个患儿的特殊需要。可以通过观察临床特征、检测尿量及比重以及测量体重等方式来监测。

一、临床特征

重度等渗性和低血量性脱水致毛细血管充盈不良,表现为皮肤冰凉、呈斑点状,黏膜干燥,前囟凹陷。体液丧失 15% 的新生儿和体液丧失 10% 的大于 28 天的婴儿可表现出这些临床症状。高渗性脱水在临床上更加难以发现,因为循环血容量的下降明显少于总体液丧失量,休克的体征发生较晚,主要是中枢神经系统体征,例如淡漠、昏迷、癫痫发作。

二、测算尿量和成分

评估液体摄入量是否充足的两个最有力的指标是尿量和渗透压。补液的目标是保证适当的尿量以维持尿液的渗透压接近于 280mOsm/kg。新生儿和婴幼儿每天的尿量最少为 1~2ml/(kg·h),补液量不足,尿量就会减少,其浓度就会增加。如果补液量过多,就会出现相反的情况,尿量增多,浓度下降。尿液比重是提示高渗状态(比重 >1.012)和低渗状态(比重 <1.008)的一个可靠指标。但是如果尿液处于等渗范围内(比重 1.009~1.011),尿液比重就不可靠了,此时,尿液渗透压检测可提供比尿比重更加准确的信息。渗透压增加提示所给的水分太少或者电解质太多;渗透压下降则提示钠盐补充不足,或者所给的水分太多。渗透压意外的改变,尤其是渗透压升高,需要立即检测血清电解质水平、血尿素氮、血糖数值以及血清渗透压的数值,从而判断渗透压升高是否由于血清钠升高、高血糖或者血尿素氮水平升高所致。成人尿液可浓缩至 1 200mOsm/kg,但婴儿尿液浓缩的上限是 700mOsm/kg。临床上,这表明在正常代谢过程中充足的体液和尿量对于肾脏

排出代谢物是必须的。

三、称量体重

体重的改变是短期内体液平衡变化的最好的观测指标。因身体的密度和水的密度很接近,所以体重和体液容量之间可以互换,1g 体重大约等于 1ml 水分。24h 的体重波动基本上是与体液丧失或者获得相关,但要尽量减少称重前后的误差才能准确评估。

四、监测指标的综合分析

在水、电解质补液计划实施过程中,临床医生要严密观察患儿病情变化,并对检测结果进行准确分析,仅根据一种征象或指标决定液体的补给是否充分是不妥当的。首先,密切观察患儿诸如精神状态、皮肤弹性、口腔黏膜及睑结膜等的湿润度对补液后的临床反应,籍以初步验证所制订的补液计划是否合适。对重点监测病人的输液管理要具体到每小时尿量并用尿比重仪随时检测尿液比重。根据尿量和尿比重,调整补液速度和补液成分。必要时需要立即检测血清电解质水平、血尿素氮、血糖数值以及血清渗透压的数值,根据检测数值调整补液成分。对于新生儿和小婴儿,测量体重相对比较便捷,可根据患儿体重的变化、推算患儿液量补充的满意程度。但为内在性失水时,体重变化并不明显,要引起注意。

补液管理强调动态调整、适时补充,以满足每一个患儿的特殊需要。例如:对于一个高位和高流量的肠瘘患儿,液体的丢失量有时是巨大的,24h 可以丢失上千毫升的液体,此时的液体补充可能需要以小时为基础,并需要开放多条静脉通路,一条专用通道补充经肠瘘丢失的液体。若能测得漏出液体的成分,按丢失液体的离子成分适时补充相应液体,可以达到较为满意的临床效果。

第三节 早产儿水电解质
平衡的特殊性分析

随着医疗技术的不断进步,早产儿的成活率逐步提高,由此而引起的与早产儿相关的外科问

题也日益突出。正确处理好早产儿的水电解质平衡有助于减少早产儿相关疾病（如新生儿坏死性小肠结肠炎）的发生，还可提高早产儿的成活率，因而有着极其重要的临床意义。

由于通过不成熟皮肤层的不显性失水增加，早产儿对于水分的要求是巨大的。不显性失水直接与胎龄相关，体重低于 1 500g 的早产儿为 45~60ml/（kg·d），足月儿为 30~35ml/（kg·d），而成人的不显性失水量为 15ml/（kg·d）。其他因素，比如辐照暖箱、针对高胆红素血症进行的光疗以及呼吸窘迫，都会加剧失水。

在妊娠早期（孕 12 周），体液可占到胎儿体重的 94%，随着胎儿的生长发育，这个百分比逐步下降，到足月时（孕 40 周）这一比率则下降至大约 78%，到 1 岁半时则达到成人水平 60%。在足月婴儿中，出生第 5 天时，细胞外液占出生体重的 40%，到 3 个月时，这个数值将会下降到 33%，1~3 岁时将会稳定在成人水平，约为 20%~25%。细胞内液在胎儿期及新生儿期缓慢增加，在妊娠 20 周时，细胞内液约为 25%，在出生时增加到 33%，在生后 3 个月左右基本达到成人水平，约为 44%。由此可以看出，在体液所占体重比例下降的同时，细胞外液所占比例亦随之下降，而细胞内液增加。新生儿及小婴儿必须要承担体液再分配的任务，以有效适应从子宫内到子宫外的环境转变。在正常情况下，这种胎儿体液的改变，在子宫内及出生后以一种有序的方式进行。如果这个进程被早产或者子宫内发育迟滞所打断，就容易使婴儿发生严重并发症的风险增加。

（陈亚军）

参 考 文 献

1. Townsend J, Courtney M. Sabiston Text book of Surgery. 19th ed. New York：Saunders, 2012.

2. Arnold G. Coran, N. Scott Adzick, Thomas M. Krummel, et al. Pediatric Surgery. 7th ed. Amsterdam：Elsevier, 2012.

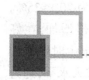

第二章 小儿外科围手术期感染

第一节 外科感染

一、外科感染概念及发展

传统意义的外科感染（surgical infection）包括两个方面：一是指需要手术治疗的小儿感染性疾病；常分为特异性和非特异性感染。二是指在小儿外科疾病的外科治疗过程中伴发的感染，而此类多为医院感染，亦是本章主要探讨的内容。

尽管一个多世纪以来，无菌术及抗微生物治疗在外科领域取得了长足进展，外科感染却仍是小儿外科医生面对的难题和挑战。广泛的抗生素使用并未明显降低感染的数量，伴随而来的却是耐药菌导致的致命并发症。随着新抗生素的不断研发上市，小儿外科的抗生素选择也愈发复杂。

现代外科感染的概念则在细化传统定义的基础上，集成了相关多学科内容，使外科感染不再作为独立的一组疾病，而成为多学科交叉背景下，预防、诊断、治疗与管理四位一体的外科感染综合防治体系。多个国家及地区先后成立的外科感染学会（美国外科感染学会、欧洲外科感染学会、拉丁美洲感染学会），并创办外科感染领域的权威杂志《外科感染》（Surgical Infection），涵盖内容包括：腹膜炎和腹腔内感染、手术部位感染（surgical site infection, SSI）、肺炎和其他医院感染、细胞和体液免疫、宿主反应生物学、器官功能障碍综合征、抗生素使用、耐药和机会致病菌、流行病学和预防、手术室环境、诊断研究等多个领域。

二、外科感染理念及相关学说进展

1. 外科感染发生四要素 外科感染的发生是机体与微生物之间复杂相互作用的结果。任何感染的发生，都是四方面要素共存与作用的结果。这些要素是：微生物毒力、数量、营养成分及机体防御能力。

（1）微生物毒力：微生物毒力取决于其对患儿造成伤害的能力。外毒素，如链球菌透明质酸酶，是局部释放的消化酶，可通过降解患儿细胞外基质蛋白致感染扩散；外毒素也可进入体循环导致远处感染。内毒素，如脂多糖，是 G^- 细菌细胞壁成分，仅在细菌死亡后才予以释放。内毒素不造成局部损伤，但一旦进入体循环，可快速引发严重的全身炎症反应。

感染往往有多重细菌参与，因此，细菌毒力的判断需要了解不同细菌间的相互作用。不同的菌属可通过三种独立机制在组织中共存：①Ⅰ菌群共生，同一环境中，不同菌群克隆间形成相对稳定的平衡。如机体肠道中，多达 100 种菌群的稳定共存状态。②Ⅱ菌群对抗，多种菌种共同存在，由于外来的作用，导致一种或几种菌种的大量生长。如临床使用抗生素破坏肠道菌群时，艰难梭状芽胞杆菌的大量生长。③Ⅲ菌群合作，两种或多种细菌共同作用，彼此获益，共同持续生长。由此机制导致对宿主的损伤，超过了单个菌属所致的宿主损伤。该机制最常见的例子，是腹腔脓肿中嗜氧菌与厌氧菌的混合感染。厌氧菌具有较高的侵袭力，但在富氧环境中难以生存；当与嗜氧菌混合时，局部组织中的氧气被消耗，使厌氧菌获得快速增殖，而嗜氧菌也受益于厌氧菌增殖后对组织进行的破坏，进行大量增殖。

（2）细菌数量：每克组织中细菌克隆的数目是决定感染发展的重要因素。一般来说，当伤口中的细菌数量超过每克 100 000 个，就会出现侵袭性的感染。

（3）营养物质：对于任何细菌，拥有最适合生存、繁殖的营养物质非常重要。大多数微生物有水即可生存，而在干燥环境中缺乏活性。坏死组织积聚、血肿或环境污染为细菌的持续繁殖与扩散提供了培养基。对于小儿外科医生,要特别注意坏死与感染这一概念组合。坏死组织的残留在感染的发生中扮演双重角色:一方面,坏死组织成为入侵微生物的良好培养基;另一方面,研究显示,坏死组织富集补体蛋白,从而募集白细胞,导致针对微生物的免疫反应减弱。

(4)机体抵抗力:感染发生,机体的抵抗力必已遭破坏。在机体抵抗力完整,细菌营养物质缺乏的条件下,即使是致病力最强的微生物也可以得到有效清除。人类进化过程中,无论在解剖结构还是系统功能方面,均拥有精密的保护机制,包括皮肤、黏膜与胃肠屏障;机体免疫反应,包括天然免疫与获得免疫等。

2. 手术部位感染(SSI) SSI已取代了传统的外科伤口感染(surgical wound infection, SWI)概念,并成为目前外科最常见的手术并发症。SSI的发生导致患儿死亡、住院时间延长及费用增加,给社会医疗体系及患儿家庭带来沉重负担,特别是在医疗资源紧缺的发展中国家,SSI作为外科病人最常见的术后不良事件,已逐渐成为医疗事故和医患纠纷的导火索。

(1)SSI定义及分类:SSI是指在无植入物手术后30天内,有植入物手术后1年内发生于手术部位的感染。SSI是外科病人中最常见的医院感染。

传统基于伤口微生物的沾染程度而划分的外科伤口感染(SWI)分级方案,是1964年由美国国家科学院/国家科学研究委员会(NAS/NRC)制定提出的,该分类方案简明地将伤口分为四级(清洁伤口;可能污染伤口;污染伤口;感染伤口),在很长时间内,该系统成为外科医生预测手术后感染风险的主要依据。1992年,美国疾病控制与预防中心(CDC)将与外科手术相关的所有感染命名为SSI,取代了传统的SWI。SSI根据感染累及组织的深浅而划分为:浅表切口SSI(皮肤及皮下组织);深部切口SSI(深部软组织,肌肉,筋膜)及脏器/腔隙SSI(除切口之外,任何在手术中解剖开放或操作的部位)。

(2)小儿外科SSI的发生率及影响因素:SSI发生率在医院、地区、地域间有较大差别。小儿外科SSI总体的发生率在2.5%~20%;欧洲与美国的SSI发生率约为2.5%~6.8%;日本为1.7%~3.7%;但英国亦有报道小儿外科SSI高达13.6%及16.6%;而印度及巴西小儿外科SSI分别为5.4%及6.7%。荷兰及墨西哥分别为6.6%及18.7%;在非洲撒哈拉地区,据单家医院322例小儿外科患儿的回顾性研究报道,SSI的发生率为23.6%。我国目前尚缺乏基于全国、地区及不同级别、类型医院间小儿外科SSI发病的数据,仅见散在报道,部分仍以切口感染率计算SSI发生率,2004年,华中科技大学同济医院小儿外科SSI总感染率为3.48%;2012—2013年,河南、湖北、新疆等地综合医院小儿外科手术切口感染率分别为25.4%、2.19%和25.23%。

上述来自于不同国家地区的小儿外科SSI发生率,除了与经济发展程度有一定关系外,小儿外科专业设置及病种组成对SSI发生率有较大影响。小儿外科手术中,心胸手术、神经外科脑室分流手术及脊柱融合手术有较高的SSI发生率。不同机构感染的报告率差异较大:心胸手术为2.3%~5%,神经外科脑室分流手术为5.7%~10.4%,脊柱融合手术为4.4%~10.2%。因此,这三种类型的手术通常作为监控SSI以及控制SSI的目标。荷兰、墨西哥SSI数据来源的小儿外科均为综合外科,包括小儿心胸外科、神经外科,推高了整体SSI发生率;此外,是否开展了合乎SSI定义要求的出院患儿随访,并将随访记录纳入总体SSI,亦影响SSI总体评估。纳入病种中急诊手术比例及切口污染程度同样影响SSI发生率的高低,如在非洲撒哈拉地区的研究中,25.8%的患儿为急诊手术治疗,51.2%的切口为污染切口,导致总体SSI发生率居高。

3. 循证医学(evidence based medicine, EBM)与外科感染 EBM是近几年快速兴起的一门新学科,它的出现引领临床医学研究和实践,由经验医学向证据医学转变,成为影响临床医学各学科的一场深刻变革,同时也是临床医学发展的必然趋势。作为主要创始人,Sacket将循证医学定义为:慎重、准确和明智地应用当前所能获得的最好的研究依据,结合医生的个人专业技能和临床经验,同时考虑患儿和家属的需求,将三者完美地结合,制定治疗措施。循证医学中的证据主要指临床研究证据,按质量与可靠程度分为一到五级,可靠性依次降低。

当今,循证医学的理念与工作已全面影响了外科感染病因、诊断、治疗等多个领域;而外科感染控制中的核心措施均来自于循证医学。因此,基于循证理念,对小儿外科感染的风险,进行再认识与再评估,并在临床实践中予以重视及防范,是现代小儿外科医生专业能力的重要组成部分,亦对小儿外科医疗质量与安全具有重要意义。

第二节 基于循证的小儿外科感染风险再评估

一、小儿外科感染风险的经验共识

基于小儿外科医生长期的临床经验积累及分析总结,已对小儿外科感染发生风险达成一定共识,这些危险因素包括:

1. 患儿自身因素 ①年龄:年龄越小,感染发生的概率越大。小于3岁的婴幼儿发生感染的概率高于3岁以上的幼儿。②体重:低体重患儿的感染率明显大于正常体重患儿及超重患儿。

2. 患儿疾病类型 新生儿外科和神经外科患儿医院感染率明显高于其他疾病类型;新生儿外科患儿的抵抗力及疾病自我恢复能力弱,病情易恶化,感染发生率较高;神经外科患儿一般病情较重,反复侵入性操作多,卧床时间长,因此其发生医院感染的概率也较大。

3. 手术及护理因素 不同切口类型的手术发生伤口感染的概率不同,感染切口手术患儿的感染率最高。术者手术熟练程度对手术时间有较大的影响,手术时间越长,发生感染的危险性增加。手术者及护理人员在治疗及护理过程中防微生物污染的意识对患儿的伤口感染也有重要影响。

4. 季节与环境因素 春季医院感染发生率较高。春季气候温暖,病原菌生长繁殖速度快,病房环境中的病原菌亦增多,较易发生医院感染。病房卫生条件差、通风及消毒不良亦是患儿术后感染发生的危险因素。

5. 住院时间 住院时间越长越易发生感染。

上述基于小儿外科临床经验的术后感染风险评估,以及相应防范措施所取得的效果,已在临床实践中屡获证实。但另一方面,不同地区、医院以及医生的经验与判断,未能在更多、更广的条件与层面上予以更新及共享。小儿外科感染风险评估,需要借助更为全面、系统的分析工具,汇集小儿外科领域内感染风险的临床证据进行综合判断与评价。

二、循证医学指导下的小儿外科感染风险再评估

1993年,一项美国与加拿大联合进行的针对608例小儿外科婴儿和儿童病人的前瞻性医院感染研究结果显示,32%的感染为手术部位感染(SSI),位居第一;该研究结果与既往将内、外科患儿共同纳入医院感染研究,发现呼吸道与胃肠道感染是儿科病人最常见的医院感染的结果不同。该项研究,不仅明确了小儿外科病人术后感染的主要来源,也同时拉开了循证医学指导下系统评估小儿外科感染风险的序幕。1999年,美国CDC颁布SSI预防指南;2011年,著名外科学家Alexander将10年SSI指南实施存在的问题及相应研究结果加以总结,结合自己的外科实践提出了个人的观点,作为SSI指南的更新。SSI指南及更新部分临床证据来源于小儿外科临床研究,其结果亦适用于小儿外科。

1. 手术部位感染(SSI)风险相关因素 微生物污染手术部位是SSI的必须前提。SSI的危险因素及相互关系可根据下列公式进行概括:

$$\frac{微生物量(污染) \times 毒力(耐药性)}{宿主抵抗力(患儿)} = SSI 风险$$

基于此公式,临床研究已证明有三类指标能可靠地预测SSI的发生危险:①用来估计手术部位微生物实际污染程度的指标;②衡量手术时间的指标;③宿主易感性标志的指标。

2. 可能影响SSI发生风险的患儿及手术因素

(1)患儿因素:在特定类型的手术中,患儿因素可能与SSI发生危险性增加有关,这些因素包括同时存在远处感染灶或菌群定殖病灶(术前鼻孔中有金黄色葡萄球菌定殖)、糖尿病、全身应用激素、肥胖(>20%理想体重)、年龄偏小(小于3岁)、营养状态较差、术前等待时间较长等。这些危险因素多为不可控因素,部分与SSI发生之

间的关系尚存争论,未纳入独立危险因素进行评估。但对于小儿外科医师来说,应对存在高危感染因素的患儿予以重视,必要时进行处理与防范。

(2)手术因素与SSI发生风险:最近对儿科手术病人SSI感染进行的一项多中心研究显示,手术因素比病人的生理状态对SSI发生影响更为重要。循证医学结果提示,影响SSI发生的因素在术前、术中及术后三个环节均有存在,包括:

1)刷手时间:最近的研究显示,刷手超过2min和之前认为的10min刷手方法对细菌总数的降低效果相同,但最佳刷手时间目前尚无定论。

2)皮肤消毒:20%以上的皮肤细菌存在于皮肤的毛囊和汗腺内,且不能被局部的抗生素杀灭。手术切口将这些常驻菌带入手术伤口的深层,并为感染发生创造条件。消毒5h后,皮肤表面的细菌数量又会恢复。此外,尽管有多种术前皮肤消毒的消毒剂供选择,但其消毒效果存在差异,消毒剂的选择同样影响SSI感染的发生。

3)术前刮除毛发:术前刮除手术部位毛发与应用脱发剂或不刮除毛发相比,发生SSI的危险显著升高。刮除毛发导致SSI发生危险增加与皮肤微切口有关,之后这些微切口就成为了细菌繁殖的病灶。术前即刻刮除毛发的SSI发生危险较术前24h刮除毛发的危险低(3.1% vs 7.1%);术前即刻剪除毛发的SSI发生危险也比术前一夜剪除或刮除毛发的危险低(1.8% vs 4.0%)。虽然应用脱发剂的SSI发生危险低于刮除或剪除毛发,但脱发剂可能造成过敏反应。其他研究也显示术前应用任何方法清除毛发都将导致SSI发生率增加。

4)手术时间:手术时间延长与SSI发生风险密切相关(见SSI风险分级评估)。对于小儿外科手术,研究显示,手术时间超过2h,是SSI发生的高危因素。

5)预防使用抗菌药物(antimicrobial drug prevention, AMP):预防使用抗菌药物的目的不是对组织进行杀菌,其目的是减少术中可能出现的细菌污染给患儿带来的感染危险。AMP不属于对术后细菌导致的SSI的预防措施。

6)手术室管理:包括手术间通风不良及器械消毒不充分等。

7)手术部位异物:任何异物,包括缝合材料、植入物或引流管都可能加重手术部位的炎症反应,导致SSI感染发生风险增加。有研究显示,如果手术部位每克组织受到超过10^5微生物的污染,则发生SSI的危险会显著增加,但是如果手术部位有异物存在(例如,丝制缝合线上仅需要每克100个葡萄球菌即可造成感染),则导致感染所需要的微生物污染剂量将会大大减少。

8)外科引流:通过手术切口放置引流管会增加切口SSI的发生危险。

9)手术技术:手术不合理操作,包括止血不彻底,未消灭死腔,组织损伤大等都是导致SSI发生的重要原因。

(3)小儿外科SSI风险分级评估:前已提到,由NAS/NRC在1964年制订,对手术部位微生物实际污染程度进行分级的方案(SWI分级方案)。此方案简单可行,常被广泛用来预测发生SSI的危险。但基于清洁伤口的SSI发生率进行比较后结果提示,即使在清洁伤口的分类范围内,SSI发生风险也有很大的差别。因此,不建议单纯依据伤口等级对SSI发生率进行评估。

更为全面的SSI风险分级评估,通过多指标(10个)回归模型分析,得到一累积SSI风险指数(SENIC指数)。其中4个指标被发现与SSI风险有独立相关关系:①腹部手术;②手术持续时间在2h以上;③手术部位伤口分级为污染或感染;④病人出院诊断在3个以上。上述每一个权重因子的出现,都使风险指数从0到4增加一级。通过使用SENIC指数,预测SSI风险的效果是传统伤口分级方法的两倍。

由于SENIC指数包括了出院诊断的内容,为了在临床更具可操作性,将SENIC指数进行改良,称为NNIS风险指数,该系数因手术种类不同而异,并且适用于收集的前瞻性评估数据。NNIS指数从0到3一共四级,包含3个互不相关而同等权重的变量。以下每一点如出现则各计1分:①美国麻醉医师学会(ASA)术前患儿身体状态分级>2级;②污染或感染伤口;③手术时间>T小时,T表示该手术持续时间的75百分位数。ASA分级取代了SENIC风险指数中的出院诊断,作为患儿疾病潜在严重性(宿主易感性)的标志,数据易于获得;不同于SENIC中固定的2h手术时间分界点,NNIS使用的"因手术类型不同而不同"的手术特异性分界点更具鉴别与评估效能。

（4）微生物来源与SSI主要致病菌：SSI发生过程中，微生物的来源分别为，患儿自身（50%），医护人员（35%），器械（10%），空气（5%）。

在大多数SSI感染中，病原体来源于患儿皮肤、黏膜或空腔脏器中的内源性菌群。当切开黏膜或皮肤后，暴露的组织就有被内源性菌群污染的危险。这些细菌常为需氧的革兰氏阳性球菌（如葡萄球菌），但是如果切口靠近会阴或腹股沟，致病菌也可能包括粪便菌群（如厌氧菌和革兰氏阴性需氧菌）。此外，近来多项研究提示，小儿外科手术切口铜绿假单胞菌的感染比率增高，已成为SSI最常见的病原菌之一。

当手术切开消化器官后，典型的SSI病原体为革兰氏阴性细菌（如大肠埃舍利希氏杆菌），革兰氏阳性细菌（如肠球菌），有时也包括厌氧菌（如脆弱杆菌）。从远处感染灶播散至手术部位的细菌也是SSI致病菌的一个来源，特别是在涉及内植物的手术患儿中。这些器械为细菌黏附提供了场所。

第三节 小儿外科感染
预防及治疗新对策

一、小儿外科感染的预防理念

小儿外科感染发生，受患儿自身免疫状态、手术室及病房医院感染管理、手术者操作技巧等多方面影响。应加强医护人员有菌观念及无菌操作意识，使医护人员在对患儿进行任何治疗及护理操作时，均考虑到环境及医疗行为中，细菌无处不在，自觉采取无菌操作或对患儿采取必要防护措施。同时，对于外科感染，要树立"没有可以接受的感染事件，所有的感染事件都是可被预防的"零容忍态度；美国华盛顿大学附属Barnes/Jewish医院连续两年手术后零感染的事实也证明，完全避免术后感染不再是一个理想，而是可以通过不懈努力而达到的目标。此外，也必须认识到，小儿外科感染预防是团队的工作，是医院管理者、手术室管理人员与小儿外科医生共同的职责；在这其中，小儿外科医生自始至终扮演着最为重要的角色。正如世界著名外科医生Harvey Cushing撰文所言：感染确实不能归因于魔鬼，但必须归罪于外科医生。

二、小儿外科SSI感染的预防举措

SSI的发生随外科手术量增长而逐年增多，SSI对于病人的危害及为此消耗的大量医疗资源已引起全球医疗卫生领域的关注。2017年，美国疾病预防控制中心（CDC）联合美国外科学院及外科感染协会更新、发布了基于循证医学的SSI预防指南，新版指南全文刊登于2017年的*JAMA Surgery*杂志上。本部分内容结合该指南观点及小儿外科具体情况，归纳SSI感染的预防举措如下：

1. 减少污染（无菌术）

（1）术前沐浴：新近研究显示，在手术前一晚及手术当日早晨两次沐浴清洗皮肤较单次沐浴效果好；如果在术前使用浸满氯己定（洗必泰）的浴巾清洗，则皮肤细菌量更为减少。2017年最新版美国疾控中心SSI预防指南（下简称"SSI指南"）推荐在手术前晚上，选择肥皂（抗菌与否均可）或消毒液对病人进行全身沐浴（淋浴或泡浴均可）。目前国内许多医院的病房具备术前沐浴条件，使这一措施得以推广。但应注意，洗必泰洗浴或擦浴不适用于新生儿病人，因洗必泰有可能被皮肤吸收而进入血液循环。

（2）毛发去除：除非患儿毛发位于切口周围并影响手术操作，否则不建议对毛发进行特别去除。皮肤准备应在手术前进行，最好使用电动推刀。最新研究建议：为了避免皮肤损伤，最好的方法是护理过程中剪除毛发。大多数研究支持在手术前即刻去除毛发。到目前为止，尽管大量研究证实刮除手术部位毛发导致SSI风险显著增加，但从成人外科到小儿外科，在使用推刀或剪除毛发进行皮肤准备方面执行并不理想，很多医生依旧按照传统方法进行。因此，接受循证医学客观结果，更新观念对于外科感染的预防非常重要。

（3）皮肤消毒：在患儿皮肤消毒开始之前，应先清除皮肤上的明显污染物（如污垢、泥土或其他碎屑）。皮肤消毒应该使用消毒剂从切口处开始环形消毒。消毒区域应该足够大，可以满足切口延长或做新的切口或引流切口的需要。根据皮肤情况（如烧伤）或切口部位（如面部或生殖器），皮肤消毒过程可能会有所变化。

在消毒制剂选择方面，氯己定和碘伏都具有广谱抗菌活性。在对两种消毒剂作为术前刷手消毒剂的比较中发现：氯己定减少皮肤菌群的能力要强于碘伏，且其单次应用后的残留活性也较强。另外，血液中的蛋白质也不会将氯己定灭活。碘伏可能会被血液中的蛋白质灭活，但是只要其留在皮肤上，就能够产生抑制细菌的作用。SSI指南通过对近年文献的总结，推荐应用含酒精消毒液，强调如无禁忌证，术前使用酒精为主的消毒液常规消毒皮肤，聚维酮碘－酒精、氯己定－酒精是目前最佳选择。国内一些大型医院已经开始应用洗必泰－酒精凝胶术前洗手。随着观念的更新，在经济条件成熟时可考虑选择效果更好的消毒制剂。

（4）手术室环境：新近研究结果表明，较之层流系统，高效空气微粒滤过机能够提供最好的手术室环境。强调限制手术人员的活动和无意义的谈话。

（5）手术贴膜：SSI指南中提出，手术切口保护贴膜被证实无预防SSI效果，故不推荐使用。指南明确提出无抗菌成分的切口保护膜能增加SSI风险，而含抗菌成分（如胺碘酮）的保护膜对SSI发生率无影响。

2. 减少潜在污染的影响（抗菌术）

（1）缝线、切口保护器、术后抗菌敷料的使用：单丝缝线较多丝缝线，切口感染率明显降低；连续缝合较间断缝合感染率低。关于抗菌缝线，SSI指南提出使用与否对SSI的发生率无显著影响，故并不推荐常规使用抗菌缝线；目前证据表明，在其他手术中切口保护器无法显著降低SSI发生率，故仅推荐在胃肠道和胆道手术中使用；术后抗菌敷料并不降低SSI的发生，故不推荐使用。

（2）组织损伤和异物：手术尽可能减少组织损伤，如减少电凝止血；手术切口多层缝合，避免死腔。术中抗生素灌洗并不能降低手术切口感染率，外科技术仍然是影响切口感染的关键。重视外科技术对SSI的影响，而不是完全依赖抗生素的使用。

（3）引流：新近大宗病例报告和荟萃分析结果显示，闭合引流在降低SSI方面没有优势。应认识到，引流的作用只是排除较大潜在死腔中的积液，但并不能预防感染。这为临床减少引流管的放置提供了依据，并可能加速患儿术后康复。

（4）外科预防性使用抗生素（surgical antibiotic prophylaxis, SAP）：尽管SAP是预防SSI的重要举措，但目前只推荐在有指征的情况下使用。SSI指南认为，清洁手术不需预防性使用抗生素。对于清洁和清洁－污染手术，即使存在引流管，在缝合切口后，也无需额外追加抗菌药物预防SSI。此外，尚无证据支持外科切口闭合后使用抗生素能够降低SSI风险，因此，除非存在植入物，预防性使用抗生素应在切口闭合后停止。目前大量研究结果表明，万古霉素在某些手术预防性使用，可使SSI降至最低。因此，在小儿胸骨切开及颅骨切开手术中均推荐使用万古霉素，但有效剂量尚待验证。对于给药时间，除万古霉素可在手术皮肤切开前2h内给予，其他抗生素最有效的给药时间是皮肤切开前一小时内，30min内更好。

有研究显示，小儿外科预防性用药达73%~77%，其中42%~66%用药不当。所选择抗生素须针对存在可能性大的病原菌，主要根据疾病性质和手术部位判断。在预防性使用抗生素时，剂量需要根据体重调整，并监控药物的副作用。手术开始后2~3h为机体抵抗细菌种植于伤口的关键性时间，有研究表明，术前0.5~1h静脉用药一次，手术超过4h再给药一次，术中达到较高组织和血药浓度，一旦细菌入侵能得到有效控制。

3. 机体防御机能的改善

（1）体温的影响：大量研究证实，低体温损害了机体正常的生理及免疫功能，使SSI发生率增高。此外，低体温还可影响组织的修复。更多研究表明，在预防SSI方面，体温过高比正常体温更有益。SSI指南中明确指出，在围手术期体温维持的下限为35.5℃，应保持深部体温≥36℃。因此，应注重患儿手术时的保温工作，同时亦要注意手术室内温度、输液温度、冲洗温度等细节。国内医院配置保温装备一般不需要很大代价，关键是提高认识重视细节，就能达到很好的效果。

（2）吸氧的作用：研究表明，吸入氧分压增高，可增加切口处的氧分压，增强杀菌能力，降低SSI，但吸氧的最佳浓度和持续时间尚未确定。给予足够的吸入氧浓度以维持皮下氧浓度在100mmHg（1mmHg=0.133kPa）左右，脉搏氧超过96%。SSI指南建议在正常肺功能病人，如进行全麻气管插管，在手术中和拔管后立即予以较高流量的氧气；闭合切口后应持续吸氧至少2h。

（3）输血和体液治疗：SSI指南中，不再禁止输注血制品作为预防手术感染的治疗方法。近年来，围手术期是否适宜输注含有白细胞的异体血制品备受关注，且争论不休。以往指南中已经认识到输血几乎影响了免疫功能的每个环节，但尚无科学证据显示减少手术病人输血与切口或器官（组织）SSI发生风险降低之间有关联。因此SSI指南提出，在外科病人，不要把停用必要的血液制品作为预防SSI的方法。

（4）保持血糖水平稳定：血糖水平增高是导致手术部位感染的一个危险因素。美国SSI预防指南明确血糖控制的具体水平，提出麻醉清醒后18~24h内血糖应控制到 <10mmol/L；同时强调不应过分控制血糖，否则有发生低血糖的危险，可能增加不良预后的发生率。对于非糖尿病病人，更新推荐的血糖控制目标是术中术后应该保持血糖稳定，对于非糖尿病病人，目标血糖 <11mmol/L 即可减少术后感染风险。

三、小儿外科感染的治疗新动向

小儿外科感染的病原菌种类复杂，耐药菌相对较多，多重感染所致的难治性感染也较多。对患儿的病情恢复及预后产生严重影响。病原微生物耐药性的增长速度已经超过了新抗菌药的开发速度，使得外科感染的治疗面临着更加严峻的挑战。即使治疗的手段及进展可以控制所有的外科感染，对于感染风险的客观评估以及预防为先的理念，是小儿外科医生贯穿临床实践始终的首要准则。

小儿外科感染仍以抗菌药物治疗为主。近年来更强调药物的合理应用。小儿抗生素使用应遵循以下几个原则：①及早确定引起感染的病原菌；②熟悉选用药物的药理特征；③按个体的生理、病理、免疫等状态合理用药；④选择适应的给药途径、方案、剂量和疗程。梁勤军等认为，加强对小儿外科用药的管理和合理使用抗生素对儿童耐药性的降低有重要意义，开展小儿外科常见致病菌病原谱分析和抗生素耐药性监测，指导临床合理用药，可避免耐药菌株的产生和耐药率的增加。

在重视抗菌药物治疗的同时，尝试从改善机体状况治疗感染已成为外科感染治疗的新动向。例如以"免疫调理"的手段降低感染的易感性，以"代谢调理"的手段（如使用环氧酶抑制剂减轻发热和炎症）抑制分解代谢，应用生长激素促进蛋白质合成，增强机体对感染的防御能力，加强维护肠道屏障的措施以控制肠道内毒素和细菌易位等，国内都已在临床上开始了有益的尝试，并日渐成熟。

微创介入技术的发展也为抗感染治疗增加了新的选择。经内镜置入鼻胆管，内镜下行 Oddi 括约肌切开，经皮经肝胆道置管或安放支架，都能立即缓解梗阻性胆道感染，为接下来的择期手术治疗打好基础。B 超或 CT 引导下穿刺置管引流，已大量用于胸腹腔、心包腔和各种含液病变，如脏器脓肿、胸膜腔及盆腔脓肿。

（李 园）

参 考 文 献

1. Cochrane 图书馆：http://www.cochrane.org/
2. 美国疾病控制与预防中心（CDC）：http://www.cdc.gov/
3. 美国 CDC 院内感染监测系统：http://www.cdc.gov/nhsn/

第三章 小儿外科危重症

危重症是指危及生命的疾病状态,若不给予及时干预,患儿可能在短时间内死亡。小儿外科危重症具有如下特点:引发危重症的基础疾病千差万别、起病隐匿、进展凶险;小儿与成人不同,不能准确表达不适,查体不配合;器官功能储备有限,病情进展更难以预料和控制,易引发医患纠纷。小儿外科危重症的所有研究或实践举措,从基础到临床,从宏观到微观,目的均是为了"早发现、早诊断、早治疗",挽救患儿生命,提高存活质量。在此目标下,对危重症本身的病理生理特点的认识、对危重患儿的早期识别以及科学合理的决策都是小儿外科医师的必备能力。此外,小儿危重症医学作为一新兴亚专业,很多诊疗手段来源于成人,因此,立足儿童自身特点,遵循客观、量化、循证的观念,也是贯穿小儿外科危重症临床工作的指导原则。

第一节 小儿外科危重症的病理生理特点

一、休克

休克是小儿外科危重症的最常见诊断之一,其发生发展涉及多个系统与器官功能改变,在小儿外科危重症中具有代表性。本节以休克为重点,探讨小儿外科危重症的病理生理特点。

(一)小儿休克的常见病因及分类

导致小儿休克的病因较多。传统按休克的原因进行分类,便于直接对病因进行治疗和判断预后;近年来,采用休克的病理生理分类,有助于临床对具体环节的直接干预和对治疗动态调整,两者结合更有利于指导临床(表1-3-1)。在儿童,容量分布型休克常被进一步划分为冷休克或暖休克,取决于循环周围血管阻力。

表 1-3-1　小儿休克的常见病因及分类

低血容量性休克
体液及电解质丢失(体液丢失性休克)
呕吐
腹泻
鼻胃管引流
经肾丢失(尿液过多)
利尿剂
糖尿病
尿崩症
肾上腺功能不全
发热
中暑
多汗
脱水
败血症
烧伤
胰腺炎
小肠梗阻
出血(失血性休克)
创伤
骨折
脾破裂
肝破裂
大血管损伤
颅内出血(特别是新生儿)
消化道出血(梅克尔憩室,消化性溃疡等)
手术
心源性休克
心肌炎
心肌病
心肌缺血(比如:川崎病,左冠状动脉异常起源等)
心室流出道梗阻
急性心律失常
体外循环术后
梗阻性休克
张力性气胸
心包填塞
肺栓塞
容量分布性休克
败血症
过敏
神经源性休克

（二）休克的病理生理特点

1. 休克定义的变迁 毋庸置疑，对休克病理生理特点的认识，伴随着科学的进步，研究方法的深入而逐步完善。休克的定义，从最早的现象描述："突然坠地的死亡（1737）"；到器官或系统的归因："大脑对于循环器官功能的冲击影响（1826）"；到进一步功能层面的认识："休克是由于多种器官功能下降所导致的综合征，其中有效循环血容量减少是关键环节，破坏了机体稳定并持续发展，直至不可逆的循环衰竭（1942）"；到更近的时间，研究者从细胞、代谢、分子、基因角度对休克的发生机制进行了多方探讨与诠释。目前较为公认的休克定义为：各种致病因素作用引起有效循环血容量急剧减少，器官和组织微循环灌注不足，致使组织缺氧、细胞代谢紊乱和器官功能受损的综合征。休克微循环理论是研究描述深入、接受度较高的病理生理机制，限于篇幅，不再赘述。但迄今为止，对于儿童休克的准确定义、多种病因导致小儿休克的内在病理生理机制仍存争议，仍需不断探索与求证。

2. 休克的始动 循环稳态的破坏。小儿休克的病因多样，但发病的共同起始环节是循环稳态破坏，导致微循环障碍，组织有效灌流减少，器官功能紊乱甚至衰竭。循环稳态的维持包括三要素（3B）：①血容量（blood）；②血管床容量（bed）；③泵功能（bump）。其中任何一个因素的异常，均可能导致休克的发生。

3. 休克的核心病理生理特点 机体氧气及代谢产物运输（供氧）与组织细胞代谢需求（耗氧）的相对不平衡状态。

静息状态下，心脏输出血液经全身循环，供氧（氧输送，oxygen delivery，DO_2）足够满足机体组织有氧代谢的需要（耗氧，oxygen consumption，VO_2）。在应激状态或运动时，组织耗氧显著增加，供氧亦增加。因此，在大多数情况下，耗氧需求决定了供氧的水平。在休克早期，供氧降低，机体氧气摄取率代偿增加以满足代谢需要，而机体耗氧维持正常（称为供氧非依赖性氧耗）；若休克进展，机体供氧下降到一定水平，机体的代偿机制不能够满足代谢需要，此时的供氧水平被称为"有氧阈值"，一旦供氧低于此水平，组织耗氧必须降低（供氧依赖性氧耗），同时乳酸产生明显增加，并可在外周血检测到。

多年以来，研究者一直认为重症病人存在病理性的依赖性氧耗。脓毒症的实验模型以及临床数据均提示：重症病人在较高的供氧水平时，依然发生供氧依赖性氧耗，提示重症病人细胞水平的氧气摄取存有内在缺陷。尽管该理论存在一定争议，但公认的是重症病人供氧与耗氧均应作为独立变量进行计算，如有可能，进行实际测量更好。在休克状态，机体的代偿调节以及医生的治疗决策，都是以优化供氧与耗氧的平衡状态为目标。

4. 临床分期与病理生理改变 小儿休克的发展通常分为：代偿期、失代偿期（低血压期）和不可逆期。在休克代偿期，机体的代偿机制是满足心、脑重要器官的灌注及功能。值得注意的是，低血压不是此期的特点，因小儿增加的外周血管张力和心率使心输出量和血压得以维持正常。而在休克的失代偿期，机体的代偿机制实际上进一步加重了休克状态（血液由皮肤、肌肉、胃肠道分布至重要器官，导致血管床缺血，代谢及毒性物质释放，休克持续发展），收缩压下降。尽管小儿在失血量多达30%~35%循环血容量时仍可维持正常的收缩压，但一旦发生低血压，儿童的病情通常会迅速恶化，导致心血管衰竭和心脏骤停。休克恶化即是从组织灌注不足发展为多器官功能障碍至衰竭的病理过程。终末期或不可逆期意味着不可逆的器官损伤，特别是重要的器官（心、脑、肾）。此期进行的任何干预都作用甚微，即使能够将患儿的生命指标，包括心率、血压、心输出量、氧饱和度维持正常，甚至高于正常，患儿仍将死亡。

二、小儿围手术期应激反应

手术是外科医生治疗疾病的重要手段。手术可以治愈疾病，同时也对患儿的生理功能产生影响。围手术期的心理状态、手术的创伤以及麻醉都是对机体的刺激，会引发应激反应，手术中和手术后所引起的应激反应多由于手术的刺激、失血、疼痛和缺氧等原因，使影响远比麻醉强烈且持久。

手术创伤引发应激反应，包括炎症、内分泌、代谢和免疫因子的激活。外科应激反应被认为是机体必要和有益的反应。但过度的应激反应会导致血流动力学不稳定，代谢紊乱，多器官衰竭甚至死亡。免疫炎症反应在很大程度上取决于激活白细胞、纤维母细胞和内皮细胞释放的内源性介质。细胞因子影响免疫细胞活性、分化、增生和存活。细胞因子分为促炎因子（增强炎症反应）或抗炎因子（缓解炎症反应）两大类。在围手术期，主要的细胞因子为白介素1（interleukin-1，IL-1）、白介素6和肿瘤坏死因子α（tumor necrosis factor-α，TNF-α）。白介素6诱导肝脏产生急性期蛋白，包括C反应蛋白和其他细胞因子，同时亦可激活下丘脑-垂体-肾上腺轴。

内分泌和代谢反应以增强的垂体激素分泌及交感神经系统激活为主要特点。下丘脑-垂体-肾上腺轴激活导致生长激素（GH）和促肾上腺皮质激素（ACTH）分泌，后者刺激肾上腺皮质分泌糖皮质激素。在手术开始的数分钟内，即可检测到GH和ACTH的升高。

GH刺激蛋白合成，脂类和糖原分解，抑制蛋白分解。GH和皮质醇通过抑制细胞葡萄糖摄取和利用，具有抗胰岛素效应。皮质醇通过抑制巨噬细胞及中性粒细胞聚集及进入炎症区域而具有抗炎活性。

在成人，对于手术创伤的内分泌和代谢反应有一低代谢期，一般持续3天左右；由于此时的代谢稳态破坏，可能导致细胞脱水，毛细血管漏出和器官功能异常；对于儿童来说，其手术创伤所带来的问题与成人不同，患儿的能量代谢及内分泌系统的反应往往与成人的改变相反。而对于应激反应的变化，特别是新生儿，相关循证医学证据仍较缺乏。当然，IL-6、IL-1、TNF这些经典的细胞因子在术后12~24h内的明显改变已成为应激反应的主要标志物；但是，全身细胞因子的释放并不能解释所产生的各种代谢改变及器官状态。因为这些因子在新生儿身上并不带来如成人所产生的反应。

另据报道，体外循环手术后肺损伤的患儿，可出现肺表面活性物质减少，这是导致或加重呼吸衰竭的一个重要环节，因此对这部分病人要特别注意术后呼吸系统的监护。此外，一部分术后患儿会发生多器官功能障碍综合征（MODS），死亡率极高，应引起重视。目前认为，手术应激使肠道黏膜屏障功能破坏，肠内细菌、内毒素移位及手术打击后过度炎症反应是引起术后MODS的重要因素。

第二节 常见小儿外科危重症临床评估及决策

小儿外科危重症患儿主要见于：儿科急诊、门诊、住院病房，以及儿童重症监护室（PICU）。在这其中，小儿外科医师在患儿转入PICU之前，对于危重症患儿的早期识别、客观评估以及正确决策处理，是小儿外科危重患儿疗效及预后的关键，也是小儿外科医师应急能力、知识水平、经验积累以及临床思维的综合体现。

一、危重症患儿的早期识别

作为多种潜在疾病恶化的最终结果，呼吸衰竭与休克是患儿呼吸心跳停止的主要原因。但若能在早期予以识别并处理，均可逆转患儿预后。因此，呼吸衰竭与休克的早期识别是小儿外科危重症的重点。强调"早期"的含义在于：①难度，对于已出现严重症状体征的危重患儿，相对容易识别，而对"潜在危重症"的识别相对困难，需重视并加强；②重视，在小儿外科危重症的临床救治中，应将早期识别与正确处理放在同等重要的位置。

1. **呼吸衰竭的早期识别** 当呼吸功能不全或呼吸衰竭时，机体没有足够的通气和氧合，表现为呼吸状态异常，呼吸力学增加，同时有缺氧表现。呼吸功能的评估包括：

（1）外观：不安、激动和好斗是缺氧的早期表现。困倦和嗜睡提示严重缺氧、高碳酸血症和/或呼吸肌疲劳。

（2）呼吸频率和节律：气促常是1岁内婴儿呼吸困难的首发表现，气促不伴有其他呼吸困难体征时，通常由肺外疾病引起，如早期休克、某些先天性心脏病等。危重患儿出现慢而不规则的呼吸是临终表现，多因呼吸肌疲劳或中枢神经系统抑制所致，将很快发生呼吸骤停。

（3）呼吸力学：可表现为鼻翼扇动和吸气三凹征，点头呼吸、呻吟、见于有气道阻塞或肺部疾病的患儿；哼声、吸气相延长通常伴有喘息，是胸腔内气道阻塞的特征，如肺水肿和胸腔内异物。

（4）肺通气量：通过观察胸廓起伏和听诊肺部呼吸音评估潮气量和有效通气量。气道阻塞、肺不张、气胸、胸腔积液等均可引起胸廓膨胀减弱，通气量不足；病变区域的呼吸音强度和音调可出现变化。

（5）皮肤黏膜颜色：在温暖环境中，心肺功能正常的儿童躯干与四肢皮肤颜色和温度一致，黏膜、甲床、手掌和足底呈红色。低氧血症或循环灌注不良时，患儿皮肤苍白或灰暗，可出现花纹、手足或肢体发凉。

2. 休克的早期识别　根据血压，可分为代偿性休克和失代偿性休克。识别休克的关键是发现早期代偿性休克病人并及时处理。循环功能评估包括：

（1）心率：小儿心输出量随心率增加而增加。在低氧血症的反应中，新生儿常常表现为心动过缓，而年长儿最初表现为心动过速。在心动过速不能维持足够组织氧合时，发生组织缺氧、高碳酸血症，引起酸中毒心动过缓，从而使心输出量减少。不明原因的心率增快是早期休克的表现之一。危重患儿发生心动过缓通常预示心跳呼吸即将停止。

（2）血压：休克早期，心输出量降低，机体通过代偿机制，血压可维持在正常范围。小儿代偿功能较强，在疾病早期多不出现血压下降，因此低血压是出现较晚、且提示休克失代偿的体征。判断小儿休克代偿或失代偿收缩压的界限随年龄而有所不同：0（足月）~28 天，60mmHg；1~12 月，70mmHg；1~10 岁，70+（年龄 ×2）mmHg；10 岁以上儿童，90mmHg。

（3）体循环灌注：因心动过速缺乏特异性，而低血压是休克的晚期表现，故评估外周脉搏强弱、器官灌注情况尤为重要。

①脉搏：应同时触摸中央动脉和外周动脉，两者搏动强弱存在差异是心输出量降低的早期体征（排除因寒冷所致外周血管收缩）。当心输出量降低时，收缩压和舒张压之差变窄，使脉搏纤细，最终消失，中央动脉搏动消失是临终体征，应按心跳停止处理。

②皮肤：皮肤灌注减少是休克的早期体征。轻：干冷、发花；重：湿冷、花纹。

③面色：轻则苍白；重则青灰。当心输出量

降低时，皮肤从外周开始变凉，向近端扩展。

④肢温：灌注不良表现为手足发凉、甲床发绀。

⑤毛细血管再充盈时间（CRT）：表现为时间延长，如大于 3s，伴有外周青紫提示严重血管收缩，皮肤灌注差。

⑥脑：脑低灌注的临床表现取决于缺血的程度和时间。2 个月以上婴儿若不能辨认或注视父母，是早期大脑皮层灌注不足或脑功能不全的表现。小儿意识状态从正常到减退可分 AVPU 四级：清醒（alert）；对声音有反应（responsive to voice）；对疼痛有反应（responsive to painful）；无反应（unresponsive）。持续脑灌注不足时患儿可由烦躁、嗜睡发展为昏迷、肌张力减退等。

⑦尿量：和肾小球滤过率、肾血流量呈正相关。正常小儿平均每小时尿量 1~2ml/kg，在无肾脏疾病的患儿，每小时尿量 <1ml/kg 常是肾灌注差或低血容量的表现。

二、危重患儿快速评估

小儿外科医师在门诊或急诊遇到潜在危重患儿，需在 30s 内辨别出潜在或已经存在的呼吸衰竭、休克和将要发生的心跳呼吸停止，及时采取救治措施，挽救患儿生命。

1. 总体评估　在接触患儿的数秒钟内，根据视觉和听觉印象，对危重或外伤患儿做出外观、呼吸和循环状态的最初经验判断。外观包括：患儿看上去"好"或"不好"；交流、反应、可安慰性；体位、肌张力；呼吸及循环状态的评估等。

2. 初级评估　按照 ABCDE（airway；breathing；circulation；disability；exposure）的顺序，快速评估心、肺、神经系统功能以及生命体征和经皮氧饱和度。

A（气道）：是否通畅；

B（呼吸）：呼吸频率、节律、呼吸是否费力、皮肤色泽、氧饱和度；

C（循环）：皮肤颜色和温度、心率和节律、血压、外周和中心脉压、毛细血管再充盈时间；

D（脑功能）：使用 AVPU 儿童反应量表或 Glasgow 昏迷评分表，结合瞳孔对光反射，评估患儿意识水平；

E（暴露）：去除衣服仔细观察有无外伤，触摸肢体,测体温。

初级评估的目的是分诊出威胁生命的情况,如:气道完全或严重梗阻;呼吸停止,不能触及脉搏,灌注差,低血压,心动过缓;意识障碍;严重低体温,大出血,感染性休克淤斑或紫癜,急腹症伴腹胀等,并迅速采取相应治疗措施。

3. 二级评估　按 SAMPLE(signs and symptoms; allergies; medications; past medical history; last meal; event)顺序询问病史,进行全面查体。

S:疾病发生时的症状和体征;

A:过敏史;

M:用药史;

P:既往史(包括有无严重基础疾病、外科手术史以及预防接种史等);

L:前一次进食情况(进食时间和性质);

E:事件或场景(包括疾病或损伤发生的情况,发病后所给予的治疗等)。

二级评估的目的是尽量寻找引发心、肺和神经功能障碍的病因,并为进一步诊疗做准备。

4. 三级评估　条件允许时,尽早进行实验室、影像学等相关检查以及必要监护,以协助确定诊断和疾病严重程度。

5. 生理状态分级　在快速评估基础上,将患儿生理状态分为四级:①稳定;②潜在呼吸衰竭或休克;③呼吸衰竭或休克;④心肺衰竭。快速心肺功能评估完成后,得出评估结论,并做相应处理;之后需反复动态评估,了解病情发展和对治疗的反应,以便随时调整治疗措施。

三、危重患儿早期量化预警工具的探索与实践

对于危重患儿早期识别的目的是为下一步的临床决策提供正确的方向并赢得宝贵救治时间。传统模式的评估更多依靠临床经验和"直觉",进行初步的"轻重"等级划分,优点是快速高效,但对患儿的病情判断缺乏量化。为此,国外学者提出早期预警评分(early warning score,EWS)作为危重症的识别工具,已经在成人重症病人中得到了应用和积极评价。

在 EWS 应用后的很长一段时间,没有针对儿童危重症的早期预警评分工具。2005 年,英国布莱顿皇家亚历山大儿童医院 Monaghan 及其团队率先提出并应用了儿童早期预警评分(pediatric early warning score,PEWS)评估儿童病人的病情加重风险。随后,其他儿童预警评分系统也相继被提出(Duncan, Hutchison, &Parshuram, 2006; Haines, Perrott, &Weir, 2006)。三种早期预警工具中,Monaghan 提出得 PEWS 被认为是最早,亦是接受度最高、最为有效及可靠的早期预警系统。PEWS 的设计,是基于成人的 EWS,同时考虑了儿童的特殊性:①成人 EWS 以血压为主要的预测指标,而对于儿童,血压下降是休克失代偿,甚至是死亡前的征象,对于早期预警及后续治疗无益;②如将生命体征作为主要监测指标,对于儿童需要区分为 3~4 个年龄组,使得系统变得复杂,耗费时间精力。因此,Monaghan 等设计的 PEWS,观察项目简化为"行为、心血管功能、呼吸功能"三个方面,同时兼顾了雾化器的使用(衡量需氧量)及手术后持续呕吐状况。每一方面的评分由 0~3,数字越大,提示临床病情加重,风险增高。单项分值 3 分或总分 >4 分即为预警状态。在三方面的评估指标中,行为或反应改变是患儿休克的早期征象,家长亦可察觉;选择皮肤黏膜颜色和毛细血管充盈时间衡量心血管功能,两者均无需过多专业背景即可判别;纳入呼吸频率和需氧量作为呼吸功能的评估,是参考 Goldhill 等 1999 年发表的研究。其结果显示,呼吸频率和氧合水平是危重病房病人非常重要的生理学指标。Monaghan 及其团队于 2005 发表了 PEWS 在其医院临床实践中的应用,结果提示临床预测效果良好并帮助医护及早发现病情加重的患儿。随后,美国明尼苏达儿童医院、辛辛那提儿童医院等多家儿童医院前瞻性临床研究证实:PEWS 的敏感性可达 84%~87%,特异性可高达 95%,而获得的提前预警时间较床旁评估至少早一个小时,是评估患儿病情加重风险有效可靠的量化工具。同时,为进一步探讨 PEWS 在医疗资源有限医院(中等或低收入国家、医生及护士训练程度不同等)中的适用性,美国波士顿儿童医院 Samantha L.Rosman 等设计了条件有限情况下的 PEWS-RL(Pediatric Early Warning Score for Resource-Limited Settings),并于 2016—2017 年在卢旺达基加利大学中心医院儿科进行了病例对照研究,结果显示:当 PEWS-RL≥3 分时,对于识别病情加重风险

的患儿其敏感性为96.2%,特异性为87.3%,证实PEWS-RL在条件有限的医疗机构评估患儿病情加重风险亦适用。但由于该工作为单中心研究,是否适用于其他不同患儿构成及医护人员情况的医院还需要更多的研究支持。

PEWS从评分设计到应用效果,能够获得广泛认同主要有以下原因:①简洁准确,Monaghan非常强调评分系统项目的简单易懂,最长的PEWS评估时间,仅比传统床旁评估延长30s;曾经考虑在PEWS中增加更多指标,但因使评分复杂化未予采纳;另一方面,纳入的评估指标虽不多,但均是能确切衡量危重状态的重要指标。②专业依赖度低,评估指标无需专业仪器设备检测,亦无需资深专业人士的参与或指导即可完成。③人员流程合理分层,PEWS实施的第一步以护士观察评分为主,并根据分值,形成了“告知主管护士→增加观察次数→告知主管医生并通知急救团队→呼叫主管医疗组及急救团队”由轻到重的分层决策流程,合理分配人员与工作量,在保证安全的同时提高了可操作性。

在国内,自1984年ICU成立初期,小儿危重征的早期识别与评估即受重视,近30年来,分别拟定了“危重病例评分法试行方案”(1994);“小儿危重病例评分法(草案)”(1995);“新生儿危重病例评分法”(2001)等一系列评估方法,全国各地均有应用。但由于评分法涉及较多检测内容,受限于时间及设备条件,未能作为常规。国外PEWS评估客观,简便易行,其临床应用预测效果已在欧美多家儿童医院获得肯定,如移植于国内,应有较好的研究与应用前景,但目前仍属空白。同时,亦可探索设计更具操作性的本土化评分系统;亦或针对小儿内科、外科患儿进行分类评估,这些都是具有实用指导意义、尚待解决的临床课题。

四、小儿外科危重症临床决策

小儿外科危重症的临床实践,不可避免地面临医学发展所带来的挑战,包括:①医学信息的爆炸式增长,知识更新、消化与应用对医生的临床思维提出更高的要求;②诊疗技术日益增多,专业化程度加深,危重复杂疾病的成功救治,更多有赖于相关专业间的交流、共识与合作;③医疗实践更为复杂化,互联网的广泛应用推动医学信息的普及与共享,小儿外科医生在承受巨大压力的同时,面对专业知识增长、决策参与度更高的患儿家长,以及经济、伦理和价值的考量。因此,对于危重症的临床决策不仅仅是治疗方案或诊疗流程的实施,更是小儿外科医师基于疾病本身的评估与判断,同时结合费用、价值、效益、健康效果和生命质量等综合进行的战略性思考与选择。

危重症的临床决策决定着医疗举措的成功与失败,效益和损失。决策必须考虑:做什么、怎样做和为什么这样做(what、how、why)。既往危重症的临床决策更多依赖经验,在科学决策思维及处理医疗与社会问题之间具有一定的盲目性和局限性。对此,一项针对临床医生评估596例危重病人预后,并行临床决策的前瞻性研究发现,预测准确者占66%,过度悲观与过度乐观者分别占17%,而过度乐观者医生的临床决策,其所导致的医疗费用远比其他两组高。

随着计算机的普及,基于严格的临床逻辑思维和多因素周密分析的软件编程,产生了临床决策支持系统(CDSS),该系统将医学知识应用到某一患儿的特定问题,通过计算机系统客观评估,提出具有最佳费用/效果比的解决方案,对临床决策具有非常大的影响。

2013年,美国印第安纳大学发表了一项针对70名儿科医生使用Child Health Improvement through Computer Automation System(CHICA)的研究,结果显示,儿科医师对此临床决策支持系统的接受程度较一年前普遍提升,认为该系统对于临床决策的帮助主要在于:便于对家长解释与宣教(83%);对经验指导治疗思路的再次确认(72%);对救治过程中可能遗忘工作的提示(72%);帮助发现患儿的潜在情况(63%);便于记录(61%)等。

目前在国内,CDSS的使用仍未普及,小儿外科重症的临床决策更多依赖于经验,同时也受到硬件条件的限制。但无论怎样,以高效的计算机技术为载体,在多学科知识更新的基础上,将诊疗流程规范量化,并将全局性、生物与社会的思维贯穿决策的始终,是小儿外科危重症临床决策持续优化的必由之路。

第三节 小儿外科危重症
诊治进展

一、小儿危重病医学的发展轨迹

危重病医学旨在为医学各亚专业中最危重的病人提供救治服务。该学科的诞生与发展，既是医学发展、专业细化的必然趋势，同时亦有赖于技术进步、危重症病理生理学认识的深入以及多学科间的交叉融合。儿童危重症医学源于20世纪60年代，其后在肺损伤、脓毒症、创伤性脑损伤以及术后监护方面的标志性工作，推动了整体儿童危重医学的进展与普及。

小儿危重医学这一亚专业的诞生，离不开其根植的土壤及外部环境。小儿普通外科、小儿心脏外科、小儿麻醉学、成人呼吸监护医学、新生儿学及新生儿重症监护是促生小儿危重医学的五个主要领域；而20世纪50年代，小儿外科作为一个新兴独立学科已经有了较大规模的发展；手术技术的探索性开展，使无法在普通病房实施的术后监护得到了空前重视。而小儿外科专业的细化，尤其是小儿先天性心脏病手术的开展，促使小儿ICU能够提供复杂且及时有效的术后监护，体外循环在先天性心脏病手术中的应用更加速了这一需要。

1956年，C. Everett Koop在费城儿童医院为婴幼儿建立了第一个独立的术后监护区，并配以专业的护理团队。6年后，该监护区发展成为北美的第一个婴幼儿重症监护病房，主要进行新生儿术后监护。与此同时，小儿麻醉学的发展日益突出。将婴幼儿的生理及药理的基本原则，贯穿应用于手术室与ICU，并率先在手术室外救治危重患儿，这些进展均应归功于麻醉学家。同时，随着小儿麻醉医师的培训及救治更多危重及受伤的儿童，儿童重症监护病房（pediatric intensive care unit, PICU）逐步建立。最早的PICU由Goran Haglund于1955年在瑞典建立；随后的数十年，PICU快速在欧美学术机构、儿童医院建立发展，目前已在世界范围的多级儿童医疗服务机构普及。近30年来，PICU随着各专业医疗水平及监护设备的进步而蓬勃发展，对围术期患儿的监护管理水平也大幅提高，促进更多的外科医生尝试探索以前"不可能"到的领域，使过去认为无法救治的患儿现在可以进行手术治疗。与此同时，儿童重症医学也成为了一个独立的亚专业，成立了相关国家、地区级学会，为危重患儿提供医疗救治服务，同时进行资质认证、专业培训，培养儿童重症医学的专科医生。

纵观半个多世纪小儿危重医学的发展，新生儿/儿童ICU的建立，小儿危重医学专业独立、专科医护人员的培养与成长，对于救治危重患儿，降低死亡率起到了至关重要的作用，影响深远。新的时代，小儿危重医学的发展面临新的机遇与挑战：多学科的细分与整合、多专业背景人员的参与及资源日益丰富；医疗费用、效率与安全、质量的权衡，医学、人文与社会的思考，都将不断扩展小儿危重医学的实践领域，也为小儿危重医学的发展注入新的活力与内容。

二、儿童危重症心肺复苏及高级生命支持观点更新

美国心脏学会（AHA）2010年颁布了心肺复苏（CPR）和心血管急救（ECC）急救指南。该指南作为领域内权威指南，通过循证医学方法，参照新进所获取的研究证据，对CPR与ECC技术做了推荐及建议。其中，涉及儿童的包括：儿童基本生命支持、儿童高级生命支持、新生儿复苏等内容。到目前为止，该指南在2015、2018年又更新了两次，下面就结合三次指南内容，结合儿童危重症心肺复苏及高级生命支持特点做一重点总结：

1. CPR传统的三个步骤，从原来的A（开放气道）-B（检查呼吸情况）-C（胸部按压）改为C-A-B，即在第一时间实施胸部按压。此改变适用于儿童和婴儿，但不包括新生儿。由于窒息性心脏骤停在儿童中更为常见，因此通气设备对儿童病人至关重要。

2. 从急救流程中去除了在CPR开始前对呼吸状况进行评估，而重点提出缩短首次胸部按压时间。同时，提高医务人员对脉搏状况的正确判断技能。如果在10s内未触及动脉搏动，即应开始CPR。胸部按压/人工呼吸效果优于单纯按压，但若施救者不愿进行人工呼吸，也可单纯进行

胸部按压。

3. 强调高质量 CPR 是提高救治成功率的重要保障。胸部按压与人工呼吸结合可以提高新生儿与儿童 CPR 的成功率。高质量心肺复苏（CPR）包括：用力快速（100~120 次/min）按压（≥1/3 胸部前后径，相当于婴儿 4cm，儿童 5cm，对于青少年，即应采用成人的建议按压深度，至少5cm，不超过 6cm），保证胸廓完全回弹。强化按压的重要性，按压间断时间不超过 5s，尽可能减少按压的中断次数。避免过度通气。对于按压-通气比，单人施救为 30∶2；双人施救为 15∶2。

4. 延长 CPR 时间并非毫无作用，接受 CPR 治疗 35min 以上者的存活率达 12%，60% 病人的神经预后有所改善。

此外，指南中还包括以下建议：

1. 电除颤应首选手动除颤设备。若无，可选择具有小儿能量衰减装置的 AED。如果均没有，选用普通 AED。

2. 过度氧疗可能有害，自主循环恢复后（ROSC）氧饱和度维持在 94%~99%，并在此前提下尽量降低氧浓度。

3. 在小儿 CPR 过程中常规补钙可能有害，因此若非患儿存在低血钙、钙拮抗剂过量、高血镁或高血钾，不宜常规补充钙剂。

4. 合理应用低温治疗（32~34℃）可能使患儿获益。

此外，2015、2018 年的指南在儿童院内心脏骤停评估及治疗方案方面做了较多更新，因限于篇幅，不在此处描述。

三、脓毒症和感染性休克诊治进展

严重脓毒症是美国儿童住院的第 4 大病因，是 PICU 的首位死因；此外治疗重症感染及监护的费用很高，年龄越小，费用越高，已成为治疗决策中不可忽视的问题。脓毒症和感染性休克本身的不良预后，以及所带来的医疗资源占用消耗，使脓毒症和感染性休克的诊治一直是临床及研究者聚焦探索的前沿课题。

在探索有效救治方法的同时，对于脓毒症和感染性休克的病理生理机制研究亦在不断深入，特别是在全身炎症反应综合征（systemic inflammatory response syndrome，SIRS）这一概念提出以后，对脓毒症及感染性休克进行了重新定义，亦影响了两者的诊断和治疗理念。

SIRS 是指机体遭受各种炎症或非炎症性打击后所产生的失控性全身炎症反应，是一组临床综合征，基于体温、心率、呼吸及白细胞计数情况进行诊断。SIRS 发病过程分为三个阶段：Ⅰ各种损害引发机体强烈应激反应，Ⅱ大量炎性介质的释放，Ⅲ产生级联放大效应（fulminant cascade）。脓毒症即由于感染原因造成的 SIRS；严重脓毒症为脓毒症同时伴有多器官功能衰竭；而感染性休克为严重脓毒症伴有急性循环衰竭及终末器官灌流不足。

在诊断方面，循环炎性分子，包括 IL-6、急性反应蛋白（CRP）、降钙素原（PCT）是 SIRS 发生的血清标志物，同时亦可作为预测重症感染及休克的指标。在 SIRS 诊断成立的基础上，如获得感染、多器官功能衰竭或循环衰竭的证据，即可明确脓毒症或感染性休克的诊断。在治疗方面，目标导向治疗（goal-directed therapy，GDT）的提出及在小儿感染性休克治疗中的实践结果，为脓毒症及感染性休克的治疗提供了新的方向。

目标导向治疗作为一个专业术语出现，是基于早期的临床观察：大手术后存活者的心输出量和氧输出量都明显比死亡者高。1980 年，Shoemaker 设计试验证实：当能满足 CI（心脏指数）、DO_2（氧供）、VO_2（氧耗）均为正常值高限时，外科高危病人术后并发症发病率、病死率、ICU 及总体住院时间能够较对照组及常规监测组明显减低。2001 年，Rivers 等开展了对于 GDT 具有标志性意义的研究，其结果显示：采用 GDT 液体治疗成人脓毒症病人，死亡率由 47% 降低到 31%。GDT 在临床危重症治疗中的价值凸显。

GDT 是一种个体化的液体治疗方案，是在重症病人中，侵入性的、以维持机体生理稳态为目标的支持治疗。GDT 以中心静脉血氧饱和度（$ScvO_2$）为机体氧摄取指标，通过肺动脉导管测定；为便于操作，亦有以每搏量（SV）最大化为目标，通过经食管超声心动图检测。

对于儿童病人，感染性休克具有两大特点：①与成人相比，更容易发生心脏功能不全；②难以通过体格检查判断血流动力学的情况。由于 GDT 可根据治疗目标，精确量化治疗液体量；同时可以获得患儿的血流动力学数据,因此,理论上讲,GDT 的引入对于儿童感染性休克的治疗很有必要,但一直缺乏临床证据。2010 年,*Shock* 杂志发表了巴西圣保罗大学开展的儿童感染性休克早期 GDT 治疗效果的前瞻性研究,其结果显示:GDT 对于儿童感染性休克的治疗效果比在成人中的更好,可以将 28 天死亡率由 39.2% 降至 11.8%。因此,GDT 是一种可以在量化基础上,治疗儿童感染性休克有效方法。但由于该方法有创,操作相对复杂,且需要监护设施,GDT 的广泛应用仍待进一步探索。

（李　园）

参 考 文 献

1. Donald H. Shaffner, David G. Nichols. Rogers' Textbook of Pediatric Intensive Care. 5th ed. Philadelphia：Lippincott Williams & Wilkins, 2015.

2. George Holcomb, J. Patrick Murphy, Shawn St Peter. Ashcraft's Pediatric Surgery. 7th ed. Amsterdam：Elsevier, 2019.

3. Soar J, Donnino MW, Maconochie I, et al. 2018 International Consensus on Cardiopulmonary Resuscitation and Emergency Cardiovascular Care Science With Treatment Recommendations Summary. Circulation, 2018, 138（23）：e714–e730.

第四章 小儿外科营养支持治疗

临床营养支持治疗是20世纪继麻醉、消毒法、抗生素之后外科领域的第四个具有里程碑意义的进展，挽救了许多之前被认为不可存活的外科手术病人的生命。小儿外科营养支持治疗在理念、技术、手段及肠外肠内营养产品等方面都取得了巨大进步。目前强调早期应用肠内营养。合理规范使用补充型肠外营养，对促进小儿外科病人围术期快速康复，保障其正常生长发育，提高长期生存质量具有重要作用。

第一节 小儿外科营养
支持治疗基本问题

一、营养风险筛查与营养评定——规范营养支持治疗的前提

研究表明，18%~60%的小儿外科病人存在营养不良，住院期间20%~50%患儿的营养状况会继续恶化。如营养治疗不足或营养治疗过度均可导致感染等并发症增加，住院时间延长，医疗费用上升。因此，必须对住院患儿进行营养风险筛查，继而进行全面的营养评定和合理营养支持治疗。

目前对儿科营养风险筛查工具尚没有国际公认的标准。结合国内近十年的临床实践及研究，推荐使用 STRONG kids（screening tool risk on nutritional status and growth）或 STAMP（screening tool for the assessment of malnutrition in paediatrics）工具。STRONG kids 从主观临床评估、高危疾病、营养摄入及身高体重评价等四个方面评分。STAMP 从疾病风险、营养摄入以及生长发育三方面进行评分。

营养评定定义为"使用以下组合诊断营养问题的全面方法：病史、营养史、用药史、体格检查、人体测量、实验室数据"。标准流程由护士在入院24h内对住院儿童进行营养风险筛查，再由营养医师或营养师进行营养评定。

二、如何进行营养支持治疗：途径、方式、监测及管理

（一）肠内营养——首选营养支持治疗方式

肠内营养（enteral nutrition, EN）是首选营养支持方式。经口摄入不足持续3~7天可作为 EN 的指征。EN 适应证：①经口摄食能力降低；②经口摄入不足；③吸收障碍或代谢异常。禁忌证：完全性肠梗阻；坏死性小肠结肠炎；肠功能障碍；高流量小肠瘘［大于50ml/（kg·d）］等。

应根据患儿的年龄、胃肠道解剖和功能、预计肠内营养时间和发生吸入的可能性综合判断选择肠内营养途径。肠内管饲喂养（enteral tube feeding）常用的方法有间歇推注、间歇输注和连续输注三种。肠内营养制剂应根据患儿的年龄、营养素需求、肠道功能、进食情况及是否有食物过敏等因素综合选择（表1-4-1）。喂养有困难的患儿开始肠内营养时，建议从10~20ml/（kg·d）的速度开始，以10~20ml/（kg·d）速度增加。肠内营养期间应当密切监测可能的不良反应和并发症。

（二）肠外营养

肠外营养（parenteral nutrition, PN）的适应证：经肠内未能获得所需足够营养的患儿。休克，严重水电解质紊乱和酸碱平衡失调者，未纠治时禁用以营养支持为目的的补液。建议使用代谢车进行个体化静息能量测量。简单手术后不需增加能量。营养不良患儿可给予130%~150%的静息能量。应从低剂量开始，逐步增加，直至达到目标值（表1-4-2、表1-4-3）。肠外营养并发症包括中心静脉导管相关的、代谢性以及肝胆系统等并发症。肠外营养期间监测指标详见表1-4-4。

表 1-4-1 儿童肠内营养制剂选择

类型	亚型	成分特性	适应证
多聚配方	标准型	营养素分布与正常饮食相同	胃肠道功能正常
	高蛋白型	蛋白质 > 总能量的 15%	高分解代谢状态、创伤愈合期
	高能量密度型	1.5~2kcal/ml	液体受限、电解质不平衡
	富含纤维型	含 5~15g/L 膳食纤维	肠道功能紊乱
低聚配方	不同程度水解蛋白	成分丰富	消化和吸收功能受损
要素配方	游离氨基酸	一种或多种营养素被水解	
专病配方	肾病专用	低蛋白,低电解质负荷	肾衰竭
	肝病专用	高 BCAA,低 AA,低电解质	肝性脑病
	肺病专用	高脂肪含量	ARDS
	糖尿病专用	低 CHO 负荷	糖尿病
	促进免疫型	精氨酸,谷氨酰胺	代谢应激
		ω-3 脂肪酸,核苷酸,抗氧化物质	免疫受损
组件配方	蛋白质	酪蛋白;游离氨基酸	增加氮摄入
	脂肪	鱼油;橄榄油;MCT 等	提高能量和 / 或必需脂肪酸
	碳水化合物	麦芽糖糊精;水解玉米淀粉	提高能量,增加可口性

表 1-4-2 新生儿肠外营养宏量营养素配方

	初始剂量	增加剂量 /d	目标剂量
葡萄糖	4~6mg/(kg·min)	1~2mg/(kg·min)	8~10mg/(kg·min)
脂肪乳剂	0.5~1g/(kg·d)	0.5~1g/(kg·d)	3g/(kg·d)
氨基酸	1.5~2.0g/(kg·d)	0.5~1g/(kg·d)	3~3.5g/(kg·d)

热氮比:100~200∶1(非蛋白质热卡与氨基酸含氮量之比);全肠外营养目标能量:足月儿70~90kcal/(kg·d),早产儿可至90~120kcal/(kg·d)。

表 1-4-3 儿童肠外营养能量、氨基酸和脂肪推荐用量表

年龄 / 岁	能量 */[g/(kg·d)]	氨基酸 /[g/(kg·d)]	脂肪 /[g/(kg·d)]
1 月 ~1 岁	60~85	2~3.0	2~3.0
2~7 岁	55~75	1.5~2.5	1.5~2.5
8~12 岁	40~65	1.0~2.0	1.0~2.0
13~18 岁	30~55	1.0~2.0	1.0~2.0

*: 2016 版指南对各年龄段不同疾病阶段肠外营养能量需求有差异。

表 1-4-4 肠外营养监测项目

	项目	第 1 周	稳定后
摄入量	能量 /[g/(kg·d)]	q.d.	q.d.
	蛋白质 /[g/(kg·d)]	q.d.	q.d.
	脂肪 /[g/(kg·d)]	q.d.	q.d.
	葡萄糖 /[g/(kg·d)]	q.d.	q.d.
临床体征	皮肤弹性,囟门	q.d.	q.d.
	黄疸,水肿	q.d.	q.d.

续表

项目		第1周	稳定后
生长参数	体重	q.d.~q.o.d.	b.i.w.~t.i.w.
	身长（高）	q.w.	q.w.
体液平衡	出入量	q.d.	q.d.
实验室检查	血常规	b.i.w.~t.i.w.	q.w.~b.i.w.
	血 Na，K，Cl	b.i.w.（或调整电解质后第1d）	q.w.（或调整电解质后第1d）
	血 Ca	b.i.w.	q.w.
	血 P，Mg	q.w.	p.r.n.
	肝功能	q.w.	q.w.~q.o.w.
	肾功能	q.w.	q.w.~q.o.w
	血脂*	q.w.	p.r.n.
	血糖	q.d.~q.i.d.	p.r.n.（调整配方后，或血糖不稳定时）
	尿糖（无法监测血糖时）	同上	同上

第二节 小儿外科营养支持治疗热点问题及研究进展

一、营养支持治疗在小儿加速康复外科中的作用

"加速康复外科"（enhanced recovery after surgery，ERAS）目前已被广泛应用于成人手术中。儿科ERAS的理念推广与临床实践也进展迅速。现代加速康复外科理念要求采用有循证医学证据的一系列围手术期优化处理措施促进病人康复，包括术前预康复、术前肠道准备优化和减少禁食时间、微创手术、术后早期进食、术后镇痛等措施，其中有关围手术期营养支持是重要的内容之一，包括术前营养评估和营养支持，对术后不能正常进食病人术中预置术后喂养管（tube enteral feeding），术后早期肠内营养等措施，目的是减少创伤应激代谢，减少并发症，达到病人快速康复、缩短住院时间的目的。任何临床治疗成功与否取决于病人是否从该治疗中获益。尽管营养支持治疗并不能完全阻止和逆转手术应激状态下的分解代谢和机体自身组织消耗，但通过正确甄别需要围手术期营养支持治疗的病人，合理、有效地提供合适的营养底物，选择正确的营养途径和时机，联合应用肠外与肠内营养以满足机体对热卡和蛋白质的需求，应用合适的药理营养素等措施，可改善手术病人的营养状况，降低手术应激造成的分解代谢，提高围手术期营养支持疗效，从而改善临床结局，使病人受益。营养支持治疗在儿科ERAS的应用，主要包括术前积极营养风险筛查和营养评定，有营养风险或营养不良的患儿，术前即可积极进行营养支持治疗以改善营养状况。术前避免长时间禁食，术前2h口服清流质（clear fluid）5ml/kg对改善围手术期血糖波动，减轻围术期应激有积极作用。术后早期肠内喂养是ERAS的重要部分。

非消化道手术术后患儿，麻醉清醒后即可从饮清流质开始，逐渐过渡到正常饮食。消化道手术儿童术后早期喂养，可以通过多种途径实现。如没有肠内营养禁忌，早期肠内营养支持一般从小剂量开始，在耐受的前提下逐步添加至正常所需量。不耐受的常见症状是腹胀、腹痛、呕吐或胃潴留。若不耐受，可采取以下措施：①减慢肠内营养的速度；②改用含有可溶性膳食纤维的肠内营养配方；③如考虑消化吸收功能受损，可考虑换用低聚配方或要素配方。如果怀疑胃排空延迟，需考虑减少镇静剂的应用剂量，以及更换肠内营养为低脂配方，减慢输注速率和给予促胃动力

药物。同时也要持续监测患儿营养相关指标，以此来对其营养状态变化进行准确的评估，及时调整营养支持方案。在肠内营养未能达到目标剂量时宜同时使用肠外营养（PN）补足。对于术后伤口感染、吻合口瘘等并发症也应密切监测，一旦出现及时处理。

二、小儿外科危重病人营养支持策略

与普通小儿外科手术的病人相比，严重疾病或伴脓毒血症的病人的营养治疗更具有挑战性。临床上，严重疾病的儿童表现为肠内喂养困难、厌食症及麻痹性肠梗阻。胰岛素耐受会导致高血糖、高甘油三酯血症。这时期估算能量需求量非常重要。术后或严重败血症的婴幼儿的能量需要量经常会被高估。几乎1/3的婴幼儿能量需要量都是用于支持生长发育［30~35kcal/（kg·d）］。因为脓毒血症及严重疾病期间生长发育几乎停止，继而能量需要量可能急剧减少。在对术后伴有严重疾病的婴幼儿的研究中发现，平均基础能量消耗每日仅43kcal/kg。尽管研究结果非常不一致，目前共识是强调利用间接测热法进行静息能量测定从而进行个体化营养干预的策略。在这一领域仍然需要更多的研究来阐明危重症、手术、创伤等应激情况下患儿的代谢变化规律，以指导个体化的营养治疗，从而改善其临床结局。

三、胆道闭锁与肝移植围术期营养支持要点

胆道闭锁的婴幼儿，即使成功进行肝门空肠吻合术，流向肠道的胆汁仍明显低于正常，使脂溶性维生素吸收不全，导致骨骼矿化不全及发育停滞。对于这类婴幼儿，营养治疗的基本目标就是应用增加中链脂肪酸（MCT占脂肪比例30%~50%）的配方来提供充足的能量。研究表明，应用这些配方能够加速这类病人的生长。补充脂溶性维生素对于胆道闭锁的患儿非常重要。为确保补充充足的维生素，经常检测维生素水平是必需的。

对肝硬化行肝移植手术患儿，围术期的营养支持治疗也非常重要。有研究报道，经过三个月积极的营养干预（包括含30%~50% MCT配方及充足脂溶性维生素补充，达到同年龄推荐摄入量的130%~150%能量），等待肝移植手术的婴儿才能够达到追赶性生长以改善营养状况、更好地应对肝移植手术。肝移植术后如果胆汁流恢复，肝功能改善，可以从富含MCT的配方逐渐过渡到正常配方和饮食。

四、如何预防和治疗肠外营养相关胆汁淤积

肠外营养相关肝胆并发症（parenteral nutrition associated liver disease，PNALD），包括胆汁淤积、脂肪变性、胆石病。PN相关肝脏并发症仍然是严重且致命的。新生儿使用PN最常见的并发症是胆汁淤积（parenteral nutrition associated cholestasis，PNAC）。PNAC的发生率决定于使用PN的持续时间，使用PN两个月以上的患儿PNAC的发生率大于50%。

PNAC与许多临床因素有关，其中包括发育不成熟、低体重、PN持续时间、不成熟的肝肠循环、肠道菌群紊乱、脓毒血症、无法过渡到肠内营养、术后短肠综合征/肠衰竭和剖腹手术的次数。除外极低体重和使用PN的时间等因素，由于腹裂或小肠闭锁而使用PN的患儿PNAC的风险更高。早产儿PNAC的发病率比儿童和成年人更高。这可能是由于早产儿胆道分泌系统不成熟，胆汁盐储存、合成和肠道中的浓度都比足月儿低。PNAC是一个没有特异指标的排除性诊断，使用PN超过2周的患儿若发生胆汁淤积（结合胆红素>2.0mg/dl），并除外其他可能引起胆汁淤积的因素，如细菌病毒感染、代谢性疾病（α-抗胰蛋白酶缺乏、酪氨酸血症）和其他先天性异常，如先天性肝内胆管发育不良综合征、胆管闭锁、胆管囊肿，则可诊断为PNAC。肝脾肿大和严重黄疸是疾病加重的典型特征，门脉高压也会进一步加重。大部分病人开始EN停用PN后PNAC能够缓解，但如PNAC已进展到肝硬化和肝功能衰竭阶段，则难以改善，甚至可能致死。

尽管有许多学者致力于PNAC的研究，但其发病机制仍然不明。可能的因素包括PN组分的毒性、缺乏肠内喂养、宿主因素、感染和败血症。大部分PN成分都与胆汁淤积的致病机理有关。静脉营养成分所致肝损可能的原因有微量元

素（如铝或镁）过量、氨基酸不足（如缺乏结合胆汁酸所需的牛磺酸），或是与 PN 脂质中残留杂质有关。

如何对需要 PN 但却有黄疸加重的患儿进行临床管理是个大挑战。PNAC 的预防主要依靠尽早使用肠内营养以及合理使用肠外营养。大多数病人在停止 PN 并使用 EN 后 PNAC 能逐渐缓解。研究证实，早产儿使用 PN 的同时应用微量肠内喂养 [10~20ml/（kg·d）]能引起明显的胆囊收缩，使用 3 天后胆囊容量恢复正常。

2016 版儿科肠外营养指南推荐：当肝功能受损时，建议采用含鱼油的脂肪乳剂，剂量可以减至 1g/（kg·d），肝功能大多可以减轻或好转，但少数对不能脱离 PN 的严重 PNAC 患儿有可能出现肝硬化及肝功能衰竭。营养液应含有各种维生素、微量元素，以及钠、钾、氯、钙、镁、磷、铁等。对于回肠末端切除的病人，应特别注意补充维生素 B_{12} 和脂溶性维生素（A、D、E、K）。

一些报道也试图用药物来预防 PNAC。使用 PN 的患儿可以使用熊去氧胆酸来纠正内源性胆汁酸盐的分泌减少。熊去氧胆酸在体内结合后无毒性且能发挥胆汁酸的作用。在针对胆汁淤积新生儿所做的一项多元分析发现，在 PN 氨基酸配方中加入牛磺酸能阻止胆汁淤积的进一步发展。然而大多数儿童专用氨基酸配方中都含有牛磺酸，但还不清楚再额外补充牛磺酸是否会更有益处。

PNAC 持续的病人可能发展为肝硬化、门脉高压或肝衰竭。肠道延长术可能有助于过渡到肠内营养，然而对于肝脏疾病较重和肠道手术无望的病人，应考虑移植手术。肝移植、肠移植或肝肠联合移植在儿童中都有应用。尽管疗效不断改善，但总体疗效仍不乐观，而且器官供体也是难题。

五、"肠内营养序贯治疗"与短肠综合征肠康复管理

短肠综合征（short bowel syndrome，SBS）是由于各种病因行广泛小肠切除后，小肠消化、吸收面积骤然显著减少，残余肠道无法吸收足够的营养物质以维持病人生理代谢的需要，而导致整个机体处于营养不足、水电解质紊乱的状况，继而出现器官功能衰退、代谢功能障碍、免疫功能下降，由此而产生的系列综合征。儿科 SBS 定义为：由于小肠大部分切除、旷置或先天性短肠、小肠吸收能力障碍等，无法满足患儿正常生长发育的需求，需要 PN 支持 42 天以上者。也有定义为需 PN 支持 60 天或 90 天。按残存肠道的解剖结构，儿科 SBS 可大致分为三类：第一类为小肠小肠吻合型（保留回盲瓣）；第二类为小肠结肠吻合型（无回盲瓣）；第三类为小肠造口型。第一类患儿小肠部分切除后行小肠吻合，保留完整的回盲部和结肠；第二类患儿行小肠回盲部切除及部分结肠切除，小肠结肠吻合；第三类患儿行空肠造口。第一类患儿预后最好，有很强的代偿性。第二类在临床上比较多见。第三类患儿会出现高流量的肠液丢失，处理上最难且最具挑战性。现有报道中，保留回盲瓣者中剩余小肠长度最短仅 10cm，无回盲瓣者中最短为 15~38cm，小儿 SBS 最终能获得肠道代偿。

短肠综合征综合管理中，其营养治疗的目标是满足患儿生长发育的营养需求，并促进肠康复（intestinal rehabilitation）。SBS 治疗以肠康复治疗为核心，即促进肠内自主营养，允许脱离 PN 的过程，通常由饮食、药物以及外科等多种方案、多学科共同完成。治疗的基本原则：①供给充足的营养以实现正常的生长发育；②促进剩余肠道代偿；③避免与肠切除和应用肠外营养相关的并发症。剩余小肠得到代偿是指在脱离 PN 后，其肠道消化和吸收营养的能力可保证小儿正常生长和维持水、电解质平衡。达到这一目标的主要手段就是在肠外营养补充的情况下，尽早建立肠内营养，减少粪便排出量，尤其是肠造瘘的情况下；同时控制感染，防治长期肠外营养所致肝胆系统并发症。近来有学者提出"肠内营养序贯疗法"，提倡根据患儿肠道功能代偿的情况，开始是给予氨基酸配方连续滴注，耐受后逐渐改为短肽配方间歇滴注；在肠道功能恢复期，可以逐渐恢复到口服整蛋白配方。肠内营养剂量增加的最大障碍就是过高的粪便或造瘘口排出量 [>50ml/（kg·d）]，导致高排出量的原因可能包括感染、吸收不良、快速运输及胆酸刺激肠上皮。测定粪便 pH、还原性物质和粪便脂肪定性检测等有助于确定高粪便排出量的原因。若粪便的 pH 小于等于 5.5 且还原性

物质升高,则提示碳水化合物吸收不良。粪便中脂肪升高表明脂肪吸收不良,可调整肠内营养配方,增加中链脂肪酸的比例。EN 过程中,需每天记录呕吐、腹胀、排便量、大便 pH 值以及还原糖测定。及时识别喂养不耐受:①呕吐(超过每天3 次或者超过每日肠内摄入量的 20% 称为过量,表示不耐受);②每日排出粪便或造瘘量超过 50ml/(kg·d),或出现便血、脱水、体重降低的情况,应及时减少 EN 量与输注速度。

(洪　莉)

参 考 文 献

1. 中华医学会肠外肠内营养学分会儿科协作组,中华医学会儿科学分会新生儿学组,中华医学会小儿外科分会新生儿学组.中国新生儿营养支持临床应用指南.中华儿科杂志,2006,44(9):711-714.
2. 中华医学会肠外肠内营养学分会儿科协作组.中国儿科肠内肠外营养支持临床应用指南.中华儿科杂志,2010,48(6):436-441.
3. 谢周龙龙,洪莉,冯一,等.运用改良 STAMP 评分对 1 201 例外科住院患儿进行营养风险评估及临床结局相关性分析.中华小儿外科杂志,2012,33(10):742-746.
4. Mandato C, Nuzzi AD, Vaetro P. Nutrition and Liver Disease. Nutrients, 2018, 10: 9.
5. 欧洲儿科胃肠肝病营养学会,欧洲临床营养与代谢学会,欧洲儿科研究学会,中华医学会肠外肠内营养学分会.儿科肠外营养指南(2016 版)推荐意见节译.中华儿科杂志,2018,56(12):885-896.

第五章　小儿加速康复外科

第一节　加速康复外科的内涵和发展

手术和任何对身体的伤害一样,都会引起一系列的反应,包括应激激素和炎症介质的释放。加速康复外科(enhanced recovery after surgery,ERAS)是指以循证医学证据为基础,以减少手术病人的生理及心理的创伤应激为目的,通过外科、麻醉、护理、营养等多学科协作,对围手术期处理的临床路径予以优化,从而减少围手术期应激反应及术后并发症,缩短住院时间,促进病人康复。

ERAS是近年来发展起来的外科围手术期处理创新理念和治疗康复新模式,由丹麦外科医生Henrik Kehtet于20世纪90年代末首先提出,其核心是减少病人围手术期机体的应激反应,包括生理和心理的应激。应激是受到物理、化学性、机械性损害或情绪因素而引起的机体神经、内分泌、内稳态改变。当机体受到伤害时,信息由传入神经传至下丘脑,经下丘脑－脑垂体－肾上腺素轴使儿茶酚胺、肾上腺皮质激素分泌增加,炎症因子释放,引起全身炎症反应,神经系统、心血管系统、呼吸系统和代谢系统也都产生反应。

ERAS的内涵就是尽力减轻围手术期治疗对病人带来的应激反应,加快病人的康复进程。可采取三个方面的措施来减轻应激反应,包括术前体质和精神方面的准备、各种诊疗措施的优化、阻断传入神经对应激信号的传导。

ERAS可以说是临床医学领域的技术革命,涉及麻醉学、营养学、微创外科及护理学等多个学科,是多学科协作诊疗下产生的一种新的、高效的外科模式。随着对应激概念认识的加深、麻醉及镇痛技术的提高、微创手术的迅速发展以及循证医学的进步,ERAS理念逐渐被越来越多的外科医生重视并应用于临床实践,显示出强大的生命力。

ERAS诊疗理念经过20余年的发展,目前已广泛应用于胃肠外科、肝胆胰外科、骨科、泌尿外科、妇科等领域,并获得了较好的临床效果。研究显示,ERAS相关路径的实施,有助于提高病人围手术期的安全性及满意度,可减少30%的术后住院时间,从而减少医疗支出,不增加术后并发症发生率及再住院率,在此基础上,许多临床应用方案被权威机构发布出来,ERAS学会在过去的近10年间共发布10余部ERAS指南及更新,内容涉及成人外科的几乎全部领域如胰十二指肠切除术、择期结肠手术、妇产科手术、直肠盆腔择期手术和胃切除术等。我国于2007年由原南京军区总医院引入此概念,近年也取得了迅速发展,2015年,中华医学会肠外肠内营养学分会加速康复外科协作组根据我国的临床研究和经验发布了《结直肠手术应用加速康复外科中国专家共识(2015版)》;2016年,在此基础上进一步推出了《中国加速康复外科围手术期管理专家共识》;2016年12月,国家卫生与计划生育委员会加速康复外科专家委员会成立,标志着ERAS的推广和应用已进入国家策略。2018年中华医学会外科学分会和中华医学会麻醉学分会联合发布了加速康复外科中国专家共识及路径管理指南,来规范和指导ERAS路径实施及相关研究。

第二节　哪些加速康复外科措施可以减轻应激

围绕减轻创伤应激这个核心目标,ERAS从术前、术中、术后等多个环节对所涉及的一系列临床技术和措施进行优化改造。

1. 术前部分

（1）术前宣教：采用卡片、多媒体、展板等形式重点介绍手术、麻醉、术后处理等围手术期诊疗过程，缓解其焦虑、恐惧情绪，获得病人及其家属的理解、配合。

（2）生活习惯调整或预康复：如预先熟悉一些术后需要进行康复训练的动作和行为，便于术后康复训练。

（3）术前访视与评估：术前应全面评估心肺功能及基础疾病，予以针对性治疗，在术前将病人调整至最佳状态，降低并发症发生率。

（4）术前营养支持治疗：术前应采用合适的营养筛查工具对病人进行营养风险筛查，对有高营养风险的病人进行营养评定，对确有营养不良者应进行营养支持治疗。

（5）术前肠道准备：术前机械性肠道准备是应激因素，术前机械性肠道准备仅适用于需要术中结肠镜检查或有严重便秘的病人。

（6）术前禁食禁饮：缩短术前禁食时间有利于减少病人的饥饿、口渴、烦躁、紧张等不良反应，有助于减少术后胰岛素抵抗，缓解分解代谢。提倡禁饮时间延后至术前2h，禁食时间延后至术前6h。

（7）术前麻醉用药：术前不应常规给予长效镇静和阿片类药物，因为这些药物可能导致术后快速苏醒的延迟。

（8）预防性抗菌药物的使用：预防性使用抗菌药物有助于降低择期手术术后感染的发生率。

2. 术中部分

（1）麻醉方法的选择：选择全身麻醉或联合硬膜外阻滞，以满足外科手术的需求并拮抗创伤所致的应激反应。

（2）术中输液及循环系统管理：提倡以目标导向液体治疗（goal-directed fluid therapy，GDFT）的理念及措施指导液体治疗。

（3）术中体温管理：术中避免低体温可以降低伤口感染、心脏并发症的发生率，提高免疫功能，缩短麻醉后苏醒时间。

（4）手术方式选择：根据病人病情和术者的技术等状况，可选择腹腔镜手术、机器人手术或开放手术等。创伤是病人最为重要的应激因素，提倡在精准、微创及损伤控制理念下完成手术，以减小创伤应激。

（5）腹腔引流：不推荐对腹部择期手术常规放置腹腔引流管。

3. 术后部分

（1）留置鼻胃管：择期腹部手术不推荐常规放置鼻胃管减压。

（2）留置导尿管：一般手术24h后拔除导尿管。

（3）液体治疗：提倡以目标为导向的液体治疗理念，根据不同的治疗目的、疾病状态及阶段个体化制订并实施合理的液体治疗方案。

（4）术后疼痛管理：推荐采用多模式镇痛方案，要求达到有效的运动痛控制和较低的镇痛相关不良反应发生率，同时能加速病人术后早期的肠功能恢复，确保术后早期经口摄食及早期下地活动。

（5）术后饮食：尽早肠内营养可促进肠道运动功能恢复，有助于维护肠黏膜功能，防止菌群失调和异位，还可以降低术后感染发生率。

（6）术后早期下床活动：推荐术后清醒即可半卧位或适量在床活动，术后第1天即可开始下床活动，建立每日活动目标，逐日增加活动量。

（7）随访及结果评估：在病人出院后24~48h内应常规进行电话随访及指导；术后7~10天应至门诊进行回访，ERAS的临床随访至少应持续到术后30天。

第三节 小儿加速康复外科的实践现状

从目前的研究来看，国内外ERAS实践的主要对象是成人病人，儿童病人只有部分医疗中心、部分病种有所涉及。并且小儿外科ERAS的相关临床研究比较少，部分研究还存在缺陷，如纳入ERAS研究的病人选择性强、排除率高、实施应用措施少、评价ERAS效果的指标少等。2016年一项系统评价研究共纳入5篇儿童加速康复外科研究，涉及502名儿童病人，手术类型包括结肠切除术、肾盂成形术、幽门切开术、胃底折叠术、尿道下裂修复术、肾切除术等,5篇研究中3篇来自于同一批学者的研究,4篇缺少有效对照或者以地区整体水平作为对照,平均每篇研究的 ERAS 项目数为5.6项(成人平均为23.8项),并且这些有限的实施措施仍然实施的不严格、不标准。德国汉诺威医学院是开展小儿 ERAS 相关研究比较早的医疗中心。2007年该团队公布了第一篇研究报告:研究对象为接受腹部外科、泌尿外科常规手术的患儿,初始纳入患儿159例,最终完成研究的113例,应用的 ERAS 项目包括术后早期喂养和早期活动,术后有效的阶梯镇痛,术后早期拔除胃管和引流管等,研究结果显示术后疼痛控制良好,住院时间显著缩短。2009年该团队再次报告了115例患儿接受 ERAS 管理模式,并将病种拓展到胸外科,证明 ERAS 在儿童中应用安全有效。2012年,该中心增加了肿瘤外科的病种,ERAS 项目增加了微创技术的应用,通过 ERAS 项目的实施,患儿术后疼痛减轻、住院时间缩短、家长满意度提高,同时并未增加相关并发症。2016年开始,美国亚特兰大儿童健康中心牵头启动全美儿外科 ERAS 调研及专家共识建立,调查美国小儿外科医师 ERAS 相关措施在儿外科临床中的应用、接受情况,向1 052名符合条件的儿外科医生发送调查邮件,仅有257(24%)名儿外科医生回复,其中20%的受访者(n=49)不熟悉 ERAS,大多数受访者(n=200,78%)愿意实施,已经开展者(n=49,19%),平均实施措施为 ERAS 项目21个中的11个。经过多轮专家咨询和论证,于2018年在《美国小儿外科杂志》发表专家共识,采纳了成人 ERAS 项目22条中的20条,术前不进行机械性肠道准备、术后使用胰岛素控制高血糖这2条暂时未放到儿童 ERAS 执行项目中。蒋维维等就婴儿术前2h是否可以口服碳水化合物的困惑进行了前瞻性多中心临床研究,证实术前2h口服10%的碳水化合物对患儿安全有益。国内部分综合性医院受到成人外科影响自觉或不自觉地开展 ERAS 实践,部分儿童专科医院通过会议、文献、自媒体传播等方式认识 ERAS,开展的 ERAS 措施以模仿成人外科为主,开展的病种较少、疾病谱比较简单。

第四节　开展儿童加速康复外科的必要性和挑战

小儿由于其病理生理特点,对围手术期各项诊疗措施的创伤应激反应比成人更大,不适当的围手术期处理方式引起的应激反应机制更为复杂,带来的应激损害更为严重,影响也更为深远。因此对儿童病人,更需要减轻各种医疗行为带来的生理、心理创伤和应激,更有必要优化和革新小儿围手术期管理模式。

小儿外科病人处在生长发育的不同阶段(新生儿期,婴幼儿期,儿童期等),同一种疾病病理状态不同,疾病谱繁多,各领域专家对 ERAS 认知程度不一,传统力量强大,突破阻力难度较大,对 ERAS 的优势认识还不足,成人 ERAS 路径完全适合小儿外科手术病人的直接证据有限,这对 ERAS 在儿童外科领域的开展与推广造成了一定的困难。

传统力量强大,突破阻力难度较大:如关于术前禁食时间问题,小儿麻醉医师的传统观念根深蒂固,要求术前长时间禁食防止麻醉时及术中反流,因而需要临床证据及反复沟通促使其接受缩短术前禁食时间的益处和安全性。对 ERAS 的优势认识还不足:部分外科医生自我感觉采用传统围手术期处理方法,患儿也恢复的很好,没有必要冒险采取 ERAS 措施。对术前不进行肠道准备的问题,外科医生认为肠道准备有利于术中操作,减少术中污染,同时小儿还有先天性巨结肠等排便障碍性疾病,因此对这项措施国内外争议都比较大,可以分别研究、论证,为将来取得共识奠定基础。有些技术实施起来还有一定难度:如对目标导向性液体治疗(Goal-directed fluid therapy,GDFT),因 GDFT 需通过中心静脉压、心输出量等指标来监测,而这些监测手段有一定的创伤性,如何既保证精准输液又不增加创伤还需要进一步研究。关于麻醉方式的选择,ERAS 推荐中胸段硬膜外麻醉来阻断应激反应传递。而小儿麻醉医师更愿意选择气管插管全身静脉麻醉来保障麻醉安全性,也有儿童麻醉医师选择使用基础麻醉结合骶管阻滞麻醉,其具有创伤小、效果确切,术后苏醒快,安全性高等优点。这些麻醉方法与成人外科显著不同,孰优孰劣还有待于进一步研究。对于疼痛管理,儿童尤其是新生儿及婴幼儿的疼痛调节系统不如成人完善,对创伤性操作表现出更加强烈的激素、代谢和心血管反应。成人有多种围手术期疼痛管理模式,但儿童不是缩小版的成人,应根据患儿的年龄、体质量和药物代谢特点,同时结合适当的疼痛评估,制订个体化镇痛治疗方案。在婴幼儿领域,镇痛模式的选择和应用还处于探索阶段,需要进一步研究。争议比较大的还有腹部手术后的早期进食问题,成人腹部手术可以在术后24h即开始少量进食并每日增加食量到满足生理需要,小儿腹部外科手术后由于担心吻合口破裂、腹胀、恶心呕吐等因素,一直未能全面开展早期肠内营养,术后3天开始经口喂养已经算是早期进食,特别是小儿还有消化道先天性动力障碍的问题,更阻碍了术后早期进食的开展。ERAS强调外科、麻醉科、营养科、护理等多学科的共同协作,是典型的多学科协作诊治模式(multidisciplinary treatment, MDT)。但目前不论国内还是国外,ERAS的MDT具体构成、运作管理、协作模式、诊治流程图的设计和执行等问题都正处于探索阶段。儿童ERAS中还有一个重要环节,那就是家庭护理,这其中包括术前和术后两个环节,术前宣教除交代手术情况、解除心理负担等外,更重要的是要告知ERAS术后可能存在的情况,特别是ERAS缩短住院时间出院后可能仍可能存在的不适症状,要教会家长识别一些并发症、哪些情况需及时来院、哪些情况可观察不需要来院处理。这非常重要,否则ERAS患儿出院后,反复来院就诊必然会打击患儿家长对ERAS的信心,最终阻碍ERAS实施。

总体而言,在ERAS技术上,儿外科开展的还不尽如人意,仍然要大力发展。诊疗措施要精细、精准,避免组织损伤大、缺氧时间长等不利影响。在医务人员心理上:对ERAS概念的理解和接受仍然不足,或者不愿意改变,担心ERAS的安全和有效性。在组织层面上:缺少有力的团队领导全面执行ERAS。各科室间缺乏沟通合作,相互推诿、抱怨。在ERAS本身方面:ERAS路径包含了太多项目给执行带来困难,有些项目可能不必要。

第五节　小儿加速康复外科展望

儿童加速康复外科研究已经启动,但总的来说仍然缺乏前瞻性、多中心、大样本的随机对照研究,而加速康复外科是以循证医学证据为基础的,缺少有力的证据支持是目前儿童加速康复外科发展面临的困境,儿童加速康复外科的措施大多是从成人加速康复外科演变而来,这些措施应用于儿童是否可行还需要进一步研究来证实。可以从下列角度来推动儿童加速康复外科的研究:儿童不是成人缩小版,成人的经验怎样与儿童接轨?国外的经验怎样与国情接轨? ERAS哪些措施适合儿童,哪些不适合?儿童围手术期的应激与成人有什么不同?儿童实施ERAS减少围手术期应激的机制是什么?在现有基础上还可以有什么措施来减少应激和创伤?我国医疗资源、病人情况、围手术期处理策略以及卫生体制与西方存在较大不同,ERAS理念能否真正实现本土化?如何真正落实ERAS各个环节? ERAS涉及多科室、多学科,理念能否形成一致性?

首先,加强对ERAS的推广宣传(会议、展板、宣传册等),使医务人员和病人及其亲属多途径接受ERAS理念。其次,先从简单措施开始,逐渐增加、完善,实践是关键,边实践边总结,只要对患儿有益项目,就应该义无反顾地去实施,形成计划、行动、研究、再实践(plan-do-study-act, PDSA)的周期,不断反馈,不断总结,持续改进。开展前瞻性、多中心病例对照研究:研究设计要顶层,指标要细化,方案要合理,随访要完整,可以按年龄分层、按疾病谱分层、按手术类别分层等。开展加速康复外科应循序渐进,理解加速康复外科的内涵与实质,邀请试点成功单位讲授成功经验、分享实施成果,不断总结、优化模式。ERAS不是空理念,是有循证医学根据的科学理论,通过系列研究,拿出中国数据。无论是外科,还是麻醉、护理等专业,都应与时俱进认识本学科,不断更新学科理念。除了ERAS要素,医疗服务的规范化、标准化、同质化要加强和提高。确保ERAS策略适应所在医学中心的实际情况,加强多学科合作,帮助ERAS措施真正、全面落地。加强体系建设,从制度层面弥补工作缺陷,减少人为犯错概率,预防可以预防的错误,避免可以避免的问题,不断分析经验教训,推动儿童加速康复外科发展。

在一些欧洲国家,加速康复外科研究已经获得国家层面的支持和鼓励,在我国还需要更多的研究证据以获得国家更多的政策支持,为加速康复外科的发展提供更大的平台与空间。加速康复外科理念需要外科、麻醉科、营养和护理等团队的多学科协作诊疗模式来实施,这是加速康复外科研究走向深入的必由之路。

第六节 加速康复外科与医学人文

医务人员的职业道德要求医者一切行为都要有利于病人疾病的缓解、治愈和康复,有利于社会人群的健康和社会可持续发展,有利于促进医学科学技术的进步。加速康复外科提出的"无痛、无应激、无风险"的理想目标,正是维护病人利益,节约医疗成本,实践高尚医德的具体体现。加速康复外科是在传统理念上突破与创新,在前行的道路上要处理好继承与创新、审慎与胆识的关系。加速康复外科的技术创新,都建立在循证医学的基础之上。循证医学证据主要来自于随机对照临床研究,这些研究要遵循科学性原则和人文性原则。加速康复外科必须坚持以病人为中心,将医学科学和人文科学有机结合,尊重病人的价值观和主观意愿,满足病人的心理和情感需求,最大程度地减轻病人的创伤和应激,减轻病人和社会的心理和经济负担。《健康中国—2030规划纲要》提出要推进健康中国建设,提升医疗服务水平和质量,加速康复外科正是对国家战略要求的具体体现。

(唐维兵)

参 考 文 献

1. 中华医学会外科学分会,中华医学会麻醉学分会.加速康复外科中国专家共识及路径管理指南(2018版).中国实用外科杂志,2018,38(01):1-20.
2. Kehlet H. Multimodal approach to control postoperative pathophysiology and rehabilitation. Br J Anaesth, 1997, 78(5):606-617.
3. Gustafsson UO, Scott MJ, Hubner M, et al. Guidelines for Perioperative Care in Elective Colorectal Surgery: Enhanced Recovery After Surgery(ERAS®)Society Recommendations: 2018. World J Surg, 2019, 43(3):659-695.
4. Shinnick JK, Short HL, Heiss KF, et al. Enhancing recovery in pediatric surgery: a review of the literature. J Surg Res, 2016, 202(1):165-176.
5. Reismann M, von KM, Laupichler B, et al. Fast-track surgery in infants and children. J Pediatr Surg, 2007, 42(1):234-238.
6. Reismann M, Arar M, Hofmann A, et al. Feasibility of fast-track elements in pediatric surgery. Eur J Pediatr Surg, 2012, 22(1):40-44.
7. Short HL, Taylor N, Piper K, et al. Appropriateness of a pediatric-specific enhanced recovery protocol using a modified Delphi process and multidisciplinary expert panel. J Pediatr Surg, 2018, 53(4):592-598.
8. Jiang W, Liu X, Liu F, et al. Safety and benefit of preoperative oral carbohydrate in infants: a multi-center study in China. Asia Pac J Clin Nutr, 2018, 27(5):975-979.
9. 唐杰,唐维兵.小儿外科的加速康复外科应用现状.肠外与肠内营养,2017,24(3):177-180.
10. Pearson KL, Hall NJ. What is the role of enhanced recovery after surgery in children? A scoping review. Pediatr Surg Int, 2017, 33(1):43-51.

第六章　日间手术

1909 年, 苏格兰小儿外科医生 James Nicoll 在《英国医学杂志》报道日间手术(day surgery)治疗腹股沟斜疝、包茎、腭裂、马蹄内翻足等,由于当时医学界对这种模式未予肯定和支持,因而发展缓慢。到 20 世纪 50 年代至 60 年代,Nicoll 的观点才被慢慢接受,并不断发展。1962 年,加州一家医院成立院内日间手术中心,1970 年亚利桑那州凤凰城两位外科医生成立了独立的日间手术中心(ambulatory surgery center, ASC),1987 年,哥伦比亚儿童医院在《美国小儿外科杂志》上报道了 day care surgery 行疝修补、肛瘘切开术、脓肿引流等。从 20 世纪 80 年代开始,日间手术模式在欧美国家迅猛发展,这主要与医学的发展和人们认识的提高以及 1995 年组建的国际日间手术协会(International Association of Ambulatory Surgery, IAAS)的大力推广有较大关系。近 20 多年来,随着微创技术的普及与加速康复外科的进步,日间手术量在欧美国家稳步增长,近期很多国家日间手术量已然占其择期手术的 60% 以上。在丹麦、西班牙、瑞典等国家分别达到 89%、87%。1991 年,武汉儿童医院杨楚墩报道了由外科医生自发开展的非住院模式门诊手术治疗小儿腹股沟斜疝和鞘膜积液,文中提及 day care surgery,是我国最早关于日间手术的文献报道。

第一节　日间手术的概念和意义

日间手术(day surgery),亦称非住院手术(ambulatory surgery)或当日归宅手术,是指手术病人在入院前做完术前检查、麻醉评估,然后预约手术时间,24h 内完成住院、手术,并办理出院的一种手术模式。

day surgery 和 ambulatory surgery 英文单词在欧美有不同理解,day surgery 强调不占用医院病床过夜,ambulatory surgery 指病人不占用固定床位以非住院形式接受手术,强调之前需住院数天的住院病人不再需要住院。日间手术的涵义逐渐由强调病人不过夜节省医院资源演变为现在的 24h 或者说 1 个工作日内完成入院、手术和出院。day surgery 缩短的是不必要的住院时间,意义上是完全等同于 ambulatory surgery。日间手术省掉传统住院病人入院后等待医生查房、等待检查、等待手术等术前术后的非治疗等待时间,而并不减少病人的有效治疗时间,所以从这个层面理解,日间手术真正体现了以病人为中心的服务理念。

日间手术定义中强调不包括门诊手术,但对于不同医院的所谓门诊手术和住院部手术并没有统一的定义和规定。因医院级别与技术发展的历史原因,对门诊手术有不同的理解,作为门诊手术说明该术式在该医院是比较简单、技术成熟并发症较少的手术。日间手术属于住院手术,与传统住院手术风险相当,多为全身麻醉,风险大,术前需要行全面检查,而门诊手术多为局部麻醉、风险小的手术,术前只需行必要检查。日间手术术后留院观察时间建议 >6~12h,这与门诊手术一般留观 2h 左右显著不同。日间手术是由于手术与麻醉的技术进步以及加速康复外科理念的更新,既往需要住院多日的手术,在 1 天内完成住院手术及出院,而不是把既往的门诊手术转化为日间手术。

近 10 多年来,武汉儿童医院、四川大学华西医院、上海市申康医院发展中心、上海交通大学医学院附属仁济医院、首都医科大学附属北京同仁医院、中南大学湘雅医院等积极推进日间手术,尤其是在 2012 年底成立的中国日间手术合作联盟的推动下,各家医院探索不同日间手术管理模式,制定纳入病种(术种)种类和病人准入条件等,医院平均住院天数、平均医疗总费用与以往比较均有所下降,部分缓解了看病难、手术难、看病贵的社会问题。

第二节 日间手术运行
不同医院不同模式

日间手术是传统住院手术管理模式的流程优化再造,其管理要求更加精细,目前主要有集中管理、分散管理、混合管理三种模式,也有医院采取集中与分散管理并行模式。

集中管理模式是以建立日间手术中心作为集中管理平台,多科病人汇集到日间手术中心,以集中收入院、集中安排手术、集中随访的一体化管理模式运行。

分散管理模式则是由各科室自行管理日间手术的模式,其管理流程倾向于择期手术流程,但会设立单独的科室日间预约及随访点进行流程整合。

集中与分散管理并行的混合模式则是介于前两者之间的一种模式,对于大型医疗机构,集中日间资源在不能满足日间发展的情况下,需要充分调动科室的医疗资源,形成新模式,该模式下日间手术流程的预约及随访会由日间服务点统一管理,但病人会被分配到日间手术中心及科室的日间病房,实现医院整体床位资源的利用及日间手术流程再造,但也加大了日间手术管理的难度。

日间手术的三种管理模式各有其优缺点,集中管理模式使医疗质量与安全得以最大保障,该模式需要建立日间手术中心,包括病房、独立手术室与相关配置以及整套的医护人员团队。多科病人集中收入院、集中安排手术、集中随访的一体化管理对医生和护士医疗水平提出更高要求。日间手术开展较好的医院大多数起步阶段就是该模式,该模式还能更好地降低平均住院日和人均医疗总费用。当日间手术发展得到医院多数手术科室认可时,单纯的日间手术中心规模不能满足全院需求,这时就需要在此基础上增加分散收治混合管理。分散收治管理模式不需要改建病房,对于硬件设施要求不高,易于开展,各科室收治其专科疾病,有利于实时监测病人情况及规范化处理术后并发症。因其与正常收治病人一样要预约入

院、宣教、术后护理等,且需要耗费大量人力、物力进行管理,从而增加了医务人员负担,日间手术规模扩大时更会遇到困难。此时可在科室设单独的日间病房,避免和普通病人混合管理,从而降低医务人员负担。该模式适用于日间手术试点医院或日间手术开展规模不大的医院。集中与分散管理并行的混合模式首先需要在医院层面建立日间手术中心,可作为集中管理的平台,同时也集中收治一部分日间手术病人,统一管理日间手术病人的入院,再以科室为单位将不同病种病人分散收治,科室的日间手术病房与普通病房相对分开。混合管理模式有统一的预约及随访平台,便于日间病人的统一管理、数据收集。统一术前麻醉及各项检查评估,增加了病人手术的安全性,分散至各专科手术,能够增加日间手术种类,术后专科护理有利于降低术后并发症。该模式对医院既往工作流程有较大的改变,涉及病人分配、日间手术安排等,开始阶段管理难度较大,运行顺利后对医院的日间手术占比提升会有积极作用。建议在专科发展较好的科室开展,理顺流程后,在全院的其他专科推广,逐步提高日间手术在择期手术中的占比。

儿童专科医院单一病种手术量大,一台手术耗时较短,医生技术精湛,同质化程度高,手术质量有保障,且专科护士护理管理经验丰富,特别适宜开展日间手术。可采取集中管理为主、分散管理为辅的混合运营模式,按单病种临床路径规范流程管理、术前谈话及手术方式,避免了诊疗过程的随意性和盲目性,减少手术并发症,提高小儿外科日间手术模式的质量,从而使其安全高效率运转。

儿童专科医院日间手术集中收治模式推荐流程如图1-6-1。

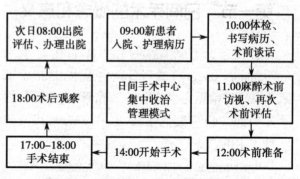

图1-6-1 日间手术集中收治模式流程图

第三节 开展日间手术的挑战与应对策略

日间手术有良好的经济效益和社会效益，在一定程度上缓解了"看病难、看病贵"。近十余年来，我国日间手术得到了一定的推广，但与欧美国家相比，在医院和医生对日间手术的认可程度上以及在手术规模上都有巨大的差距，综合来看，可能存在医疗政策的影响、医院管理部门对医院发展模式的理解、医学教育缺乏相关知识内容导致医生对日间手术认识不足等多方面的原因。

2019年初，国家关于加强三级公立医院绩效考核工作的意见提出，将日间手术占择期手术的比例作为定量考核指标，对医院今后开展日间手术提出了明确的方向。开展日间手术早期，不按手术级别划分日间手术病种，在积累一定运行经验后再逐渐增加日间手术病种和手术级别，逐步提高日间手术在全部择期手术的占比，是医院日间手术的发展目标。

日间手术是手术病人管理流程的优化再造，需要创新体制，调整绩效分配方案，调动科室、医生的积极性与主动性。在某种程度上来说，日间手术是医院领导的"一把手"工程，能否达到预期效果，院长的理念非常重要。院长重视绩效与医院规模的关系，科主任正确认识病床数量与手术数量的关系，医生真正接受日间手术的观念，三者协同努力，让日间手术模式发挥其作用，从而增加床位周转率、降低医疗费用，改善看病难、看病贵，使病人、家属、医生、医院均有获益，让有限的医疗资源发挥出最大的社会效益，这正是当前我国医疗改革的方向。

（卞红强）

参 考 文 献

1. Moir CR, Blair GK, Fraser GC, et al. The emerging pattern of pediatric day-care surgery. J Pediat Surg, 1987, 22(8): 743-745.
2. 杨楚墩, 刘里仁, 马春秋, 等. 12 099例小儿腹股沟疝和鞘膜积液门诊手术的体会. 中华小儿外科杂志, 1991, 29(5): 278-280.
3. 雷凤琼, 唐婷婷, 罗琳. 5 965例儿童日间门诊手术安全管理的探讨. 护理管理杂志, 2004, 4(4): 52-53.
4. 缪传文, 钟力炜, 王理伟, 等. 不同管理模式在日间手术中的应用实践. 中国医院管理, 2015, 35(3): 21-22.
5. White PF, Kehlet H, Neal JM, et al. The role of the anesthesiologist in fast-track surgery: from multimodal analgesia to perioperative medical care. AnesthAnalg, 2007, 104(6): 1380-1396.
6. 卞红强, 马敬伟, 杨泳茹. 儿童专科医院日间手术管理经验. 华西医学, 2019, 34(2): 193-197.

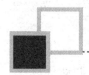

第七章 小儿微创外科

第一节 小儿微创外科的发展过程

微创外科被认为是21世纪外科领域最重要的进展之一，对小儿外科产生了巨大的影响。微创外科，顾名思义，是在对病人机体造成的创伤应尽可能小、尽可能保持病人机体内环境稳定、为病人解除病痛的前提下，尽可能使手术切口更加小巧美观，甚至达到无手术切口。近年来，小儿微创外科随着新的技术和术式的发展而发展。微创技术在小儿外科手术中的应用显著增加，甚至成为了某些疾病的首选治疗术式。

微创外科在小儿外科中的发展并不是一帆风顺的。1901年，Kelling在德国首次对狗进行腹腔镜检查。1909年，瑞典出现了首例人体腹腔镜检查。而1985年和1987年进行的腹腔镜胆囊切除术才彻底将微创手术带入了临床治疗当中。但小儿微创外科则是于20世纪80年代才开始起步，并于90年代迅速在欧美小儿外科界得到认同和发展。当微创外科技术出现时，小儿外科医生起初并不愿意使用这项新技术，因为当时的许多仪器不适合儿童。此后不久，微创外科进一步发展，许多适用于儿童的精细器械开始逐步出现，这使得小儿外科医生可以通过最小的切口来切除阑尾和治疗幽门狭窄等，小儿微创外科也随之发展起来。

第二节 小儿微创外科的核心——腔镜技术

鉴于小儿微创外科的发展史，腔镜手术当属小儿微创外科的核心。腔镜手术具有以下优点：

①手术术野光照良好，图像放大后十分清晰；②切口较小，减低手术创伤；③术后康复较快，缩短住院时间；④减少手术瘢痕，有利于外观美容；⑤便于手术合作和观摩教学；⑥减少医源性感染和减轻医生劳动强度。

一、腔镜在小儿腹部手术中的发展

绝大多数的腹部疾病均可以通过腹腔镜手术治疗。儿童，尤其是新生儿的腹部空间极小，且患儿器官及组织均较小，不易观察。传统的开腹手术为了手术术野的充分暴露会给患儿造成较大的创伤。而腹腔镜技术，不仅极大地缩小了手术切口，还具有放大作用，器官及组织显示更加清晰，更利于手术的操作。

腹部先天畸形的手术治疗，从易到难，腹腔镜手术几乎都可以开展，简单的如腹腔囊肿切除术、肠重复畸形切除术，高难度手术如先天性巨结肠、胆总管囊肿、实体肿瘤的切除等。对于长段型巨结肠，腹腔镜特别有优势，可在镜下完成结肠的游离，使拖出肠管无张力与肛管吻合，大大降低了术后并发症的发生。而胆总管囊肿切除、肝管空肠Roux-Y吻合术是小儿腹腔镜代表性的高难度手术，镜下可清晰地观察到血管走行，精准地分离囊肿，易发现远端狭窄和远端蛋白栓，而且损伤小，术后恢复快。

而许多急腹症的诊断与治疗也可应用腹腔镜，如阑尾炎、梅克尔憩室、消化道穿孔等。腹腔镜阑尾切除术已成为最普遍的小儿微创外科术式。随着微创技术的发展，坏疽性阑尾炎伴穿孔、阑尾周围脓肿也可以通过腹腔镜手术治疗。此外，腹腔镜技术对于不明原因的急腹症的诊断也具有重要意义，可利用开阔的视野进行探查。

二、腔镜在小儿胸腔手术中的发展

微创手术并不局限于腹腔。大约有1/3 000

的新生儿存在食管闭锁。食管闭锁的修复取决于食管的长度、TEF 的存在及其位置。传统的手术修复方法都需要一个较大的切口。随着小儿外科医生对腔镜技术越来越熟悉，开始逐渐有报道描述胸腔镜下修复食管闭锁的病例。1976 年，Rodgers 和 Talbert 首次在儿童中引入胸腔镜检查，当时他们描述了 9 名儿童为了诊断目的而接受胸腔镜检查。2005 年，Holcomb 等人报道了对 100 多例食管闭锁患儿进行的多机构分析。他们的结果表明，微创入路与标准开放修复术的手术效果并无明显差异，并提示微创入路可能有较少的肌肉骨骼后遗症，这是因为胸腔镜修补食管闭锁是通过三个针眼大小的切口进行的。传统的开胸手术术后显著的并发症包括肌肉骨骼畸形、脊柱侧凸、带翼肩胛骨和肩关节功能障碍；其他并发症包括乳房和胸壁畸形，这种并发症在儿童中出现的概率较高。而胸腔镜手术不仅能显著减轻疼痛，还可能改善术后出血，并可能预防新生儿开胸手术的诸多并发症。目前胸腔镜手术已成为小儿心血管外科手术的主要术式。许多研究已经证明了这种方法的安全性和有效性，与传统的开胸手术相比，胸腔镜手术具有更好的美容效果和更少的肌肉骨骼后遗症。

第三节　小儿微创外科的新技术

一、经自然腔道内镜技术（NOTES）

经过大量的研究和努力，外科医生已经能够将疤痕的大小和可见性降到最低。那么，有没有可能完全消除手术疤痕呢？随着经自然孔口腔内镜手术（NOTES）的发展，外科医生似乎已经找到了一种不用在腹壁上做任何切口的手术方法。利用多通道内镜，通过胃或阴道进入腹腔内，再将器械通过工作通道进入病人体内，完成外科手术的操作。虽然目前 NOTES 并没有在整个外科界获得较多支持，但是这项技术已经在一些特定的病例中取得了成功，如阑尾切除术和胆囊切除术。Velhote 等人最近的一份报告描述了将 NOTES 技术与经肛门直肠内拉通手术（TAEPT）结合应用于先天性巨结肠病人，这项技术可不需要腹部切口。目前，外科医生正在研究将 NOTES 和显微外

科技术结合起来在腹腔内进行基本手术的混合技术。NOTES 处于起步阶段，仍需继续进行研究，以确定它是否适用于大部分小儿外科患儿。

二、达芬奇机器人辅助外科手术系统

达芬奇机器人辅助外科手术系统是一种提供三维可视化、仪器关节和震颤过滤的技术，在成人手术中已十分流行。与传统的腹腔镜和胸腔镜手术相比，机器人手术具有以下独特优势：①清晰准确的三维立体视野，机器人手术具有三维景深和高分辨率功能，三维立体感更强，可放大 10~15 倍，使得术者对术野信息掌握更加清晰，操控更加准确。②智能动作，操控者手部动作可被实时转化为精确的机械动作，所有机械动作与开放手术中的动作技巧高度仿真。③动作校正和抖动过滤功能，EndoWrist 工作臂十分灵活，可选择不同角度在病灶周围实施操作，操控者根据手术图像可随时校正操作角度，保证最大视野，使操作更加完美；此外，内部防抖动程序提供了更加精确的动作缓冲体系，使操作过程中的动作抖动被降至最低。④远程控制，操作者无需贴近病人进行操作，节省空间，避免术者和助手间的拥挤，以及对手术视野的阻挡。⑤适合小儿手术，在有限空间内进行操作，减少了对患儿的损伤，在提高疗效的同时最大限度地减少患儿痛苦。⑥减缓术者疲劳，良好的三维视野和简化的配合方式，使得术者能更集中精力去应对手术器械差异、触觉差异和手眼协调差异，能较大程度减轻术者疲劳。

目前，对机器人手术应用于小儿外科还存在一些争议。小儿泌尿外科是小儿外科中第一个尝试使用机器人技术的科室，而这种新式的手术方式也在部分儿童身上取得了成功。2008 年，Meehan 和 Sandler 发表了第一份关于 100 名接受机器人手术儿童的综合报告：共进行了 24 种不同的手术（89% 为腹部手术，11% 胸部手术），虽然其中有 13% 的手术中途转成开放手术，但没有一例是因为机器人器械损坏而发生转换的。他们的结论是，通过成功的术前规划，在儿科病人中可以安全有效地使用机器人技术执行各种各样的手术。2010 年，Alabasam 和他的同事报告了 50 名接受 Nissen 胃底折叠术的儿童，其中 25 名儿童接受了腹腔镜手术，另外 25 名儿童接受了机器人

手术。他们的结果显示,在住院时间、术后并发症或术后镇痛方面两组患儿并没有显著差异。他们同意 Meehan 和 Sandler 的观点,即机器人手术在儿科病人中是可行的,但巨大的成本应该将这种方法局限于特定的手术。

总的来说,机器人手术是一种安全有效的儿童外科手术方法。未来还需要进行长期的研究,并需努力降低成本,以真正让这项技术惠及广大患儿。

第四节 小儿微创外科的争议和缺陷

腔镜技术、NOTES 及机器人辅助手术系统虽均具有各自的优点,但他们也有一定的局限性。比如:①学习曲线,腹腔镜技术由于其操作难度高,学习曲线陡峭。一名外科医生大致需要经过 37 名病人来克服学习曲线。研究显示,完成微创手术的手术数量与更好的结果和更少的并发症呈正相关。②机器人手术操作系统操作过程中的问题——触觉反馈,机器人手术操作系统使手术医生可以坐在控制台前,使用控制手柄操控手术器械和立体腔镜,利用机械手臂代替医生的手完成手术操作。与传统腹腔镜手术相比,机器人手术完全缺乏触觉反馈,术中会出现因操作力度过大而导致缝线断裂的现象。③过于宽泛的手术指征,在临床工作中,由于微创手术的成熟,手术指征被不适宜的放大了。其中,最典型的例子就是阑尾炎。在阑尾炎的传统治疗中,一般在患儿出现明显腹膜炎体征时才会行手术治疗。而由于微创手术对患儿造成的伤害及手术切口极小,许多症状轻微,可以保守治疗的阑尾炎患儿也接受了手术治疗。④花费过高,微创手术的另一个明显缺点是手术仪器的初始购买高成本和持续的高维护费用,特别是达芬奇机器人手术系统。只有手术数量越多,分摊在每个病人身上的机器人系统的固定成本越低,才有可能实现手术费用的下降。此外,微创技术开展的初期不可避免地存在技术专利化、费用昂贵的问题,但相信随着技术的普及,手术费用会逐渐降低,进而从高端化逐渐走向平民化。⑤微创切除儿童肿瘤的预后,传统的小儿肿瘤切除,手术创口较大,切除范围及清扫范围较广。近年来,部分医生将微创技术引入儿童肿瘤外科,但这也引来了一些争议。首先是不能确定在镜下是否能完全切除肿瘤组织,毕竟对于肿瘤手术来说,完全切除肿瘤组织是至关重要的,若为了手术切口的美观,未能彻底清除肿瘤组织,将极大地增加复发的概率,可谓得不偿失。其次微创技术应用于儿童肿瘤外科的时间较短,手术例数较少,目前仍缺乏大样本的长期随访资料,暂时还不能证明微创手术的远期生存率优于传统手术,还需进一步的时间验证。

微创外科技术并非是一门专业,而是小儿外科工作中必须遵循的基本理念,应贯穿于外科实践中,也是对现代小儿外科医生的时代要求。小儿微创外科仍将是 21 世纪外科发展的热点,其技术的进一步完善与突破不仅需有微创外科器械的不断改进,更是对小儿外科医师自身技术水平的挑战。随着微型机器人和纳米分子科学的兴起,微创外科必将向极微创乃至无创外科方向发展。

（王 斌）

参 考 文 献

1. Georgeson KE, Owings E. Advances in minimally invasive surgery in children. Am J Surg, 2000, 180 (5): 362-364.

2. van Haasteren G, Levine S, Hayes W. Pediatric robotic surgery: Early assessment. Pediatrics, 2009, 124: 1642-1629.

3. Burford JM, Dassinger MS, Copeland DR, et al. Repair of esophageal atresia with tracheoesophageal fistula via thoracotomy: a contemporary series. Am J Surg, 2011, 202 (2): 203-206.

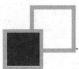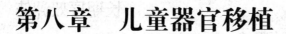

第八章 儿童器官移植

第一节 小儿器官移植发展之路

虽然儿童处于生长发育阶段对疾病损伤的恢复能力可观,但由于各种原因引起的器官衰竭,器官移植仍是挽救一些儿童终末器官衰竭的重要选择。本章介绍肝、肾、小肠、胰腺及心肺移植在儿科疾病中的应用与发展。

1963 年,美国 Starzl TE 教授首次开展肝移植术,1967 年 Starzl TE 教授完成世界第一例成功的儿童肝移植术。随后,在亚洲地区的日本、韩国及我国的港台地区开展了儿童活体肝移植。美国器官获取与移植网(Organ Procurement and Transplantation Network,OPTN)的数据显示,自 1988 年 1 月初至 2019 年 3 月底,美国实施的儿童肝移植(<18 周岁)达 17 161 例,占同期肝移植总数的 10.3%;其中活体肝移植 1 841 例,占同期儿童肝移植总数的 10.7%;病种分布上以胆道闭锁、代谢性肝病、急性肝坏死为主;移植物与受者的 5 年生存率均在 80% 以上。与欧美等国家相比,我国儿童肝移植起步较晚,2010 年之前,我国儿童肝移植总例数仅 500 余例。经过早期的不断探索与经验积累,在近 10 年来发展迅速,单年度儿童肝移植数量突破 1 000 例,且手术效果较好,在技术成熟的移植中心,儿童肝移植术后 5 年的受体与移植物存活率可达 90% 以上,达到国际先进水平。现阶段,我国儿童肝移植的特点是以活体肝移植为主要手术方式、以胆道闭锁为主要病种、受者接受手术时年龄小或体重偏低。但目前可开展活体肝移植的单位较少,将其作为临床常规手术仅局限于几个开展较早的移植中心,而手术后期随访管理则是今后面临的新课题。

自 20 世纪 50 年代的第一次肾脏移植开始,肾移植成为治疗慢性肾功能衰竭的最佳方法。一方面,儿童慢性肾病(CKD)和终末期肾病(ESRD)的发病率不断上升——截至 2016 年,United States Renal Data System 的数据显示:美国 0~21 岁的儿童及青少年中,ESRD 新发病例数为 99.1/100 万。随着我国肾移植发展和成熟及公民身后器官捐献广泛开展,接受肾移植的病人不断增多,我国的肾移植规模和疗效位居全球第二,仅次于美国。ESRD 最常见的病因是原发性肾小球肾病(22.3%),先天性肾脏和尿路畸形(CAKUT)(21.9%),先天性、遗传性和囊性疾病(11.7%)和继发性肾小球疾病/血管炎(10.7%),这些 ESRD 患儿一半以上需进行肾移植;另一方面,长期的血液透析和腹膜透析对于儿童的生长发育和正常生活影响较大,年龄越小影响越严重。儿童透析效果欠佳,有的低龄儿童一周要血液透析 5 次,甚至要花费几十万来维持生命,其实肾移植的费用,如不出现严重并发症,只要十几万。目前,随着儿童肾移植技术水平的提高及新型免疫抑制剂的应用,肾移植已成为儿童 ESRD 的首选治疗手段。肾移植手术已十分成熟,与成人及其他年龄阶段的儿童比较,1~5 岁肾移植的近期和远期疗效最佳。临床上儿童肾移植病例多为先天性肾发育不全、遗传性肾病、多囊肾、非膜增殖性慢性肾小球肾炎等。随着外科移植技术的普及和发展,通过肾移植解决肾移植术后移植物失活、继发性非肾移植术后肾功能衰竭的患儿数量也逐年增加。对于终末期肾病儿童,肾移植对比透析治疗的优势更加突出。孩子不仅能获得更长的预期寿命,其生长发育和认知能力也得到明显改善,最大程度保障了患儿的正常学习和生活。

1988 年,世界上首例功能性小肠移植手术成功。小肠移植治疗肠功能衰竭(IF)已不再是一个实验性的过程,而是一种公认的 IF 经全肠外营养(TPN)失败后的治疗方法。对于确诊为肠衰竭或者短肠综合征的儿童来说,肠移植是有效的治疗方案。我国小肠移植起步稍晚,1994 年,南京军区总医院完成我国首例尸体供肠小肠移植,1999 年,吴国生教授成功完成国内首例亲缘性活体小肠移植手术。有学者回顾性分析了 26 例患儿的肠移植情况,发现患儿肝脏损害与 TPN 有关,小肠联合其他器官一起移植时,移植物排斥反应的严重程度越低,儿童肠道移植的功能效果越好,且无额外的死亡率或发病率。随着医疗水平的提升、有效的抗感染药物及免疫抑制剂的应用,小肠移植的治疗效果有所提高。但是,由于小肠淋巴组织丰富和腔内微生物群的存在,小肠移植相比其他移植器官具有更高的免疫原性,这些特点增加了病人发生免疫抑制相关并发症的风险,如细胞排斥、抗体介导的排斥反应(AMR)、感染、淋巴增生性疾病和移植物抗宿主反应(GVHD)等。这些因素均导致小肠移植手术至今仍非常具有挑战性。

1968 年,Denton Cooley 首次尝试对一名 2 个月大的严重室间隔缺损伴肺动脉高压的患儿施行心肺联合移植手术,该患儿仅存活了 14 个小时。1987 年,Cooper 成功完成了首例儿童肺移植手术。自 1986 年以来,国际心肺移植学会(ISHLT)共登记有 2 229 例儿童肺移植手术,该学会由41 个医疗中心组成,其中 19 个在欧洲,18 个在北美,大多数医疗中心每年仅完成 1~4 例肺移植。虽然医学界对这一领域有着很大兴趣,但肺移植的进展一直落后于其他实体器官的移植,主要原因是肺有着与外界相通的巨大表面,直接暴露于外界的病毒和细菌等病原体;其次,肺移植不仅需要成功的血管吻合,还要依赖所吻合支气管的愈合;另外,在器官移植中,肺是唯一不在移植时常规吻合动脉的器官。尽管目前的心肺移植水平已有很大进步,但仍有许多棘手的问题需要面对,尤其是术后闭塞性细支气管炎(BOS)的发生,其对受体长期存活是一个重大阻碍。

随着手术技术与管理水平的进步、新型免疫抑制剂的不断出现,儿童器官移植的关注点应从早期的手术技巧、急性排斥反应逐步转移到现阶段的提高受者长期存活与生活质量。建立涉及移植外科、儿科、心理学科、护理等多学科的随访体系,加强对术后的综合管理,成为提高远期生存的重要内容。

第二节 儿童器官移植长期疗效评估

一、肝移植

随着手术技术的成熟,儿童肝移植的效果得到显著提高。法国的一项儿童肝移植 24 年随访研究显示,受者与移植物的 20 年生存率分别为79%、64%。美国威斯康星大学儿童医院回顾分析了其 20 年儿童肝移植患儿的生存率,婴儿的1 年、5 年和 10 年生存率为 86%、79%、74%,大于1 岁的儿童生存率为 90%、83%、80%,略好于婴儿肝移植。仅一次肝脏移植的 10 年生存率中,减体积肝移植 64%,劈裂式肝移植 78%,整肝移植83%。其他成熟的移植中心都曾报道了相似的生存状况。对肝移植术后 5 年存活患儿移植肝功能评估,发现血清总胆红素和白蛋白正常率分别为 91% 和 94%,血清 ALT 和 AST 正常率分别为67% 和 69%,经过年龄性别校正血清 GGT 正常率为 54%。提示虽然 90% 的 5 年生存患儿的移植肝功能良好,但却有 1/3 的患儿的肝酶水平没有完全降至正常范围,移植物仍存在一定程度的炎症反应。对无症状患儿肝脏活检发现,43% 的患儿存在移植肝纤维化的慢性肝炎。这一结果表明,常规肝脏生化检查对于检测肝脏功能和预测移植肝远期预后方面存在不足。有学者称这种炎症为“移植后不明原因的慢性肝炎”,一般认为其与慢性排斥以及免疫抑制剂的长期使用有关,最终会导致移植肝硬化的发生。移植后常规肝活检结果发现,移植后 1、5、10 年纤维化的发生率为31%、65% 和 69%,尽管 5~10 年肝纤维化的发生率基本稳定,但严重肝纤维化的发生率从 10% 上升至 29%,且术后 1~10 年发生的“晚期肝硬化”发生率为 64%,认为与移植相关因素如冷缺血、高供体 / 受体年龄比和移植时低年龄纤维化明显相关。尽管对于移植肝纤维化的高危因素还有争议,但是目前对于远期肝功能和肝纤维化发生率的报道却基本一致,肝脏移植后 5 年和 10 年患儿可以保有良好的肝脏功能,但肝纤维化的发生率却很高。肝纤维化的进展甚至肝硬化对肝移植儿童（>10 年）具有较大的长期潜在影响。长期使用免疫抑制剂带来的毒副作用、慢性排斥反应、移植物纤维化、非酒精性脂肪性肝病等因素严重影响病人的长期生存。目前急需解决的问题是，肝移植后肝脏存在的"慢性炎症"是否会导致肝脏功能不可逆转地逐渐衰退并最终失代偿，这一过程一般发生在术后多少年，是否需要或如何干预；又或者儿童的移植肝功能是否会像我们期望的那样长期保持正常或者代偿状态，满足儿童的生长发育和成人后的正常生活。

二、肾移植

远期肾功能不全的最主要原因是长期应用免疫抑制剂所产生的肾脏毒性。急性和慢性肾脏毒性是环孢素和他克莫司常见的副作用。有报道认为，应用环孢素的病人肾功能不全的发生率高于应用他克莫司者。SPLIT 研究了 5 年生存患儿的血清肌酐，用 Schwartz 公式计算 cGFR 后发现，13% 的患儿 cGFR<70ml/（min·1.73m²）。考虑到 cGFR 高于真实肾小球滤过率，用 GFR 的测量"金标准"（用放射标记的核苷酸来测量 GFR）来研究的话，CKD 的实际发病率会更高。Campell 等用 ^{99m}Tc DTPA 来测量肝移植后存活超过 3 年的患儿的 GRF，CKD 发病率为 32%，多因素研究发现，移植后一年的 GFR 和环孢素的应用是独立的危险因素。Avitzur 等报道儿童肝移植后 10 年的肾功能不全发生率达到 77%。目前，已经在深入研究儿童肝移植后肾功能不全的高危因素，研究的最终目标是保存肾脏功能，阻止肾病进展。目前对于肝移植术后发生肾功能损害的一些问题研究得还不够深入，如：肝移植后肾脏损害是否是进展性的，儿童肝移植后肾功能不全的远期发病率究竟有多高，最终有多少患儿会发生肾功能失代偿需要行肾脏替代治疗以及发生的时间；肝移植后肾功能损害是否可逆，或何时出现不可逆性改变等。肾移植手术已十分成熟，有存活 53 年的报道。国际顶级医学期刊《新英格兰医学杂志》总结分析发现，与成人及其他年龄阶段的儿童比较，1~5 岁时做肾移植的近期和远期疗效最佳。

三、其他器官移植

自从多学科的肠衰竭专科治疗中心出现以来，儿童肠衰竭的治疗已经有了很大的进展，患儿的存活率得到了提高，随访发现，患儿长期存活率超过 90%。截至 2014 年，美国约有 1 056 人接受了小肠移植，其中 606 人是在儿童时期接受的。

根据 ISHLT 的报告，儿童肺移植后的中位生存期为 5.4 年。双侧肺移植相较于单肺移植有明显的生存优势。初次移植后 3 月内再移植的主要原因为闭塞性细支气管炎综合征（bronchiolitis obliterans syndrome，BOS）（约占 62%），其次是急性排斥反应以及原发移植物功能障碍，此时整体 5 年 Kaplan-Meier 生存率为 28%，明显低于初次移植，值得注意的是，在初次移植后超过 1 年再移植的病人存活率与初次移植相近。目前来看，BOS 仍然是限制长期存活的主要因素。对于移植后第一年出现移植失败的病人，再次移植是一种合理的策略。

四、生活质量

在移植患儿中，健康相关生活质量（health-related quality of life，HRQOL）比生存率更加重要，它的评估可以反映远期健康状态。健康相关生活质量是指与健康直接相关的生活质量，包括身体健康、精神健康、社会功能、角色适应和总体健康感觉，是患儿对自身功能和情感状态的主观评估，反映出疾病和相关治疗对于患儿的影响。在移植病人中，临床检查结果可能和健康相关生活质量的评估结果大相径庭。比如，病人可能有无症状的肾功能不全（通过 GFR 检测明确），但是他的 HRQOL 却很高。HRQOL 可以用多种心理学量表来评估，也可通过定性的采访来评估。研究发现，移植后 HRQOL 较正常儿童差，但与慢性病儿童（如糖尿病、心脏病和类风湿性疾病）相当或者略好。移植后儿童 HRQOL 随着时间的延长而改善，但对于这些评价还需要多中心的和长期研究。

总之，随着儿童肝脏移植生存率的提高，其移植后疗效的评估已经远远超出了生存率的范畴，移植患儿远期健康状况的评估得到充分重视，并且已有了较为广泛和深入的研究，其所涉及的专业知识和评估手段也已经远远超出了移植外科医师或肝病专家的专业领域。继续提高对儿童肝移植远期预后认识的深度和广度，有助于我们更好地促进移植患儿的生存质量，为终末期肝病患儿带来更大的希望。

第三节 儿童器官移植热点问题评述

一、受体选择,何谓"终末期"

1998 年,由健康资源和服务管理委员会(HR-SA)出台的"最终规则",促成了一个用于移植候选者的分层方案,该方案基于能够反映等待移植的病人 90 天死亡率的危险度评分而建立。儿童终末期肝病评分(PELD)是用于儿童的评分方法,是由共同参与儿童肝移植研究(SPLIT)的研究所根据等待肝移植的登记患儿所作的前瞻性的研究结果而制订的。PELD 评分的主要功能是通过估计 90 天死亡风险来对等待移植肝的患儿进行分层,从而达到供肝合理分配的目的,且不对等待名单上的其他患儿带来不良影响。PELD 评分的应用未增加等待名单上的病死率、肝移植术后的病死率或再次肝移植率。肾脏"终末期"定义为:终末期肾病(ESRD)是慢性肾脏疾病的最终结局,需要肾脏替代治疗以维持生命。

二、儿童器官移植捐献与获取

虽然我国捐献器官的数量、器官捐献率较最初试点的 2010 年均增长了百余倍,但与西方发达国家相比,仍处于较低水平。西班牙每百万人口器官捐献率可达 46.9。美国 UNOS 的数据显示,小于 1 岁的病人在所有等待移植病人中的死亡率是最高的,这也反映出儿童供体的严重不足。儿童供者器官捐献主要由其监护人决定,其本人意愿基本不作为参考;而大部分儿童危重病人的死亡是在 ICU 中计划性撤除生命支持后发生的,这是有利于开展器官捐献之处。另外,我们还需认识到相当一部分儿童供者的器官被分配给了成人。

我国于 2007 年颁布了《人体器官移植条例》,2010 年开展人体器官捐献试点,逐步健全器官移植法制建设,但制度化建设仍需进一步完善,尤其是器官获取组织(organ procurement organization,OPO)建设。OPO 是推动我国器官捐献与移植事业发展的关键,其人员主要由器官移植中心、神经内科、神经外科、重症监护室医师及护士等组成。

至 2017 年,我国共成立院级 OPO 组织 191 家。

在器官捐献中,关于脑死亡的话题是关注的焦点。加强脑死亡判定培训与质控工作,促进脑死亡立法,有助于器官捐献。但必须正确认识到,并不是因为器官移植而脑死亡立法。法国是最早提出脑死亡概念的国家,也是较早将脑死亡捐献器官作为移植器官来源的国家。由于存在持续血流灌注,脑死亡捐献器官(donation after brain death,DBD)的质量要高于心死亡器官捐献(donation after cardiac death,DCD)捐献器官,受者预后较高,缺血性并发症的发生率低。2013 年、2014 年我国分别发布了《脑死亡判定标准与技术规范(成人质控版)》与《脑死亡判定标准与技术规范(儿童质控版)》,但脑死亡尚未立法。目前,我国器官捐献执行的标准包括 3 类:中国一类(C-Ⅰ):国际标准化脑死亡器官捐献(DBD);中国二类(C-Ⅱ):国际标准化心死亡器官捐献(DCD);中国三类(C-Ⅲ):中国过渡时期脑-心双死亡标准器官捐献(donation after brain death plus cardiac death,DBCD)。C-Ⅲ 主要针对现阶段脑死亡法律支持缺失而制定。但儿童 DCD 在伦理学、具体认知上还存在争议,如心脏停跳多长时间才能被认定为死亡?而婴幼儿由于自身生理结构,对脑死亡的判断则更为困难。

近年来,体外膜肺氧合(extracorporeal membrane oxygenation,ECMO)技术应用于 DCD 供者中,可显著缩短器官热缺血时间,提高捐献的器官质量,从而扩大潜在供者的数量,增加器官利用率。但在宣告供者心脏死亡后,ECMO 对心、脑的血流再灌注可能会导致心脏复跳、部分脑功能恢复,由此引发伦理争议。而在器官获取后,除传统的静态冷保存技术外,机械灌注技术在近年发展较快。根据灌注过程中维持的温度不同,分为低温机械灌注(hypothermic machine perfusion,HMP)、亚低温机械灌注(subnormothermic machine perfusion,SMP)与常温机械灌注(normothermic machine perfusion,NMP);根据灌注是否携氧可分为携氧灌注系统与非携氧灌注系统。不同方法的目的均是减少器官在保存过程中所导致的细胞损伤。

三、儿童活体肝移植伦理问题

活体肝移植的评估应满足两个方面:医学

标准与社会标准。前者由医学专业人员评估，后者则需多学科协作才可完成。在活体肝移植中，必须遵循生命价值原则，尊重人的生命、尊重生命的价值，即在捐献中不仅仅是保障供者与受者的生命安全，还要保障供者与受者术后的生活质量。另外，活体肝移植还必须遵循无伤害原则。活体肝移植需要健康的供者接受肝部分切取术，捐赠部分肝脏予受者作为移植物，单纯从医学伦理学角度出发，违背了医学"无伤害"原则，若存在其他有效救治方式，应尽量避免。手术风险对供受者双方同时存在，必须对情况进行全面评价，制订最佳治疗方式。肝移植供者手术后并发症主要是胆漏、切口感染、肠梗阻等，通过保守治疗多可痊愈，但仍有死亡病例的报道，死亡率约0.15%~0.30%。此外，必须尊重供受者双方的自主权，这是医学伦理学的基本原则。

供受者双方对活体肝移植手术风险需知情并同意，尤其是供者的知情与自愿同意。活体肝移植中，供者面临若不提供器官受体将会死亡的家庭压力与社会压力，这些压力会影响活体供者的自愿捐献。

值得强调的是，对于供者的心理问题必须给予足够的重视。活体肝移植儿童的供者多为病人的父母，手术可造成一个家庭同一时间内多名成员不能进行正常的生活。当手术预期与结果不一致时，对供者的打击尤为明显。心理社会因素须作为筛选器官移植供受者的重要条件之一。笔者所在单位伦理委员会将活体器官移植供者的术前心理评估作为伦理审查材料的必需内容之一，且由经验丰富的资深医师完成。在对供者进行术前心理评估与心理支持的同时，需重视术后的心理状态评估、心理支持，对出现心理问题的供者进行长期、系统的心理治疗。后者为我国目前活体肝移植中普遍欠缺的内容之一。

我国法律规定，活体器官捐献仅限于受者直系亲属或三代以内的旁系血亲或有明确帮扶关系的人员。在欧美等国家，尚存在非亲属间器官捐献的方式。但真正实现非亲缘关系器官捐献需要依赖健全的社会制度与极强的利他主义心理，否则可触发有偿捐献，即器官买卖，在我国尚不具备此条件。

关于捐献的补偿问题也是活体肝移植中存在的争议之一。活体肝移植中，受者毫无争议为最大受益者，而供者将承担主要的手术风险，仅获得自己亲人获救后的心理满足。若供受者并非来自同一家庭，供者尚需承受肝部分切取术后复查、并发症治疗、休养、误工费等经济损失，如何在规避器官买卖的前提下，得到适当经济补偿，有利于减轻供者的忧虑。

尽管活体肝移植存在一定的伦理学缺陷，但从医学角度来看，其供肝质量高于 DCD 供肝，活体肝移植的长期移植物、受者生存率均高于 DCD 供肝肝移植，尤其在目前器官严重短缺的情况下，仍具有积极意义。

四、相关儿童器官移植资质的政策与思考

至 2017 年，我国经卫生主管部门审核通过、具有器官移植资质的医院为 178 家，全部抑或在发展早期以成人器官移植为主的医院，并无一所儿童专科医院获批。这与我国器官移植发展的大体历程相符，与儿童器官移植发展滞后密切相关。随着我国儿童器官移植的快速发展，相比于需要接受器官移植的儿童病人，具备移植资质的医院数量远远不足，且集中于少数移植中心，医疗资源的欠缺与失衡亟需改善。现阶段，为推动我国人体死亡后器官捐献的发展，医院器官移植资质的审批除与移植技术因素挂钩外，尚要求所在医院每年器官捐献达到一定的数量。儿童专科医院获取移植资质、建立器官移植专科是儿童器官移植发展的必然趋势。在器官移植方面，儿童专科医院接触潜在的儿童器官捐献者的机会较多，借助此优势，OPO 组织发展空间较大；而小儿外科常规手术操作、儿童医疗管理等方面是儿童专科医院的传统优势，取长补短，有利于儿童专科医院开展器官移植专业。但器官移植是一个多学科协作的综合性专业，除外科手术技术外，尚涵盖麻醉、移植 ICU、术后随访、心理等专业，对于移植资质的评估并不能单纯以手术例数、器官捐献数量作为评价标准。在全国建立儿童器官移植区域中心，加强对区域内儿童专科医生的移植专科培训，并提供技术输出与术后管理方面的支持，有助于儿童器官移植事业的发展。

（詹江华　高　伟）

参 考 文 献

1. Alexopoulos SP, Nekrasov V, Cao S, et al. Effects of recipient size and allograft type on pediatric liver transplantation for biliary atresia. Liver Transpl, 2017, 23（2）: 221-233.

2. 中华医学会器官移植学分会,中国医师协会器官移植医师分会.中国儿童肝移植临床诊疗指南（2015版）.中华移植杂志（电子版）, 2016, 10（1）: 2-11.

3. Kasahara M, Sakamoto S, Horikawa R, et al. Living donor liver transplantation for pediatric patients with metabolic disorders: the Japanese multicenter registry. Pediatr Transplant, 2014, 18（1）: 6-15.

4. Roach J P, Bock M E, Goebel J. Pediatric kidney transplantation. Seminars in Pediatric Surgery, 2017, 26（4）: 233-240.

5. Huard G, Iyer K, Moon J, et al. The high incidence of severe chronic kidney disease after intestinal transplantation and its impact on patient and graft survival. Clin Transplant, 2017, 31（5）.

第二篇 小儿神经外科学

第一章　小儿脑积水的外科治疗和展望

第一节　概　述

脑积水（hydrocephalus）是由于脑脊液的形成、流动和吸收障碍引起的脑室系统和 / 或蛛网膜下腔的脑脊液过量聚积。婴儿脑积水的发生率约为 3‰，其中单纯性先天性脑积水为 0.9‰~1.5‰，伴有显性脊柱裂者为 1.3‰~2.9‰。

脑脊液主要由脑室内的脉络丛产生，经脑室系统、脊髓中央管、蛛网膜下腔、循环至矢状窦旁的蛛网膜颗粒吸收。每日脑脊液的形成总量接近 500ml。脑脊液在中枢神经系统中起着机械缓冲、营养以及参与神经组织代谢、神经内分泌因子和 pH 值等内环境稳态的调节。通过对脑脊液分泌和吸收的调节，脑脊液循环还可以一定程度代偿颅内压力变化，进而调节脑灌注压和脑血流量。

根据脑脊液动力学变化，脑积水可以分为梗阻性和交通性。梗阻性脑积水是由于脑脊液循环通路的阻塞，导致脑脊液在阻塞部位以上的脑室系统聚积；交通性脑积水是由于脑脊液的吸收障碍，而脑脊液循环通路并无梗阻，使脑脊液不能到达脑表面蛛网膜下腔或脑蛛网膜颗粒，导致脑脊液在整个脑室系统和 / 或蛛网膜下腔的聚积。此外，较少见的还有脑脊液分泌过多所致的脑积水。根据脑积水发生的速度可分为急性脑积水和慢性脑积水。

小儿脑积水的病因包括脊柱裂、脑出血、中脑导水管闭塞、肿瘤、感染等，据 Kestle 等数据显示，上述病因分别占 27.5%、20.8%、7.4%、5%、4.1%。另外，两种或两种以上混合病因占 4.3%，其他 7%，不明病因约占 20%。其他病因包括先天性脉络丛分泌异常、静脉窦狭窄或阻塞、先天性脑脊液吸收障碍、室间孔闭锁、小脑扁桃体及延髓下疝畸形、Dandy-walker 畸形等；后天性如外伤、手术后蛛网膜粘连等。

小儿脑积水因年龄不同临床表现也有所不同：①婴儿期脑积水表现为头颅改变、头颅进行性增大、前囟饱满、膨隆；严重者头颅与面部不相称，因为颅内压增高、颈外静脉系统代偿性回流增加导致头皮静脉怒张，眼球出现"日落"征；晚期可出现嗜睡或昏睡，可伴发抽搐、癫痫，以及锥体束征、痉挛性瘫痪、去大脑强直等；智力发育明显低于同龄正常婴儿；颅骨透光试验阳性，头部叩诊可听到破壶音（Macewen 征）。②儿童期由于骨缝的闭合，脑积水的临床表现与婴儿期有所不同，根据脑积水发生的速度，可分为急性脑积水、慢性脑积水：急性脑积水病人最快可在数小时内出现颅内压增高的症状，如双侧额部疼痛、恶心、呕吐等，有的可出现短暂或持久性视力障碍；由于儿童颅缝已经闭合、颅压的代偿能力差，较易出现意识障碍甚至脑疝而死亡；慢性脑积水发生的速度较缓慢，尚可一定程度代偿，临床表现为慢性颅内压增高，可出现双侧颞部疼痛、恶心、呕吐、视神经盘水肿或视神经萎缩，智力发育障碍等；随着脑室的进行性扩张、脑室周围的皮质脊髓束受到牵拉损伤，可出现步态和下肢运动障碍；若第三脑室过度膨胀扩张，可使垂体、下丘脑及松果体受压，因而出现内分泌异常，包括幼稚型、脑性肥胖症和青春期早熟等。此外，还有一种静止性脑积水，是由于脑积水发展到一定程度后，脑脊液的分泌与吸收逐渐平衡，颅内压稳定，脑室不再继续扩大而维持稳定，患儿不出现新的神经功能损害，精神运动发育随年龄增长而不断改善，CT 或磁共振显示脑室轻到中度扩大、脑室周围没有明显的脑脊液向脑白质浸润。

第二节 一种婴幼儿特殊
类型脑积水：脑外脑积水

　　脑外脑积水（external hydrocephalus，EH）主要见于婴儿期的特殊类型脑积水，影像学的典型特征是双侧额叶表面最为显著的蛛网膜下腔扩大，往往伴随前纵裂池的相应扩大，而脑室没有明显扩大或仅仅轻度扩大，T₂WI 可见额叶表面扩大的蛛网膜下腔内走行的桥静脉（图 2-1-1）。临床表现为婴儿头围进行性快速增大，多发生于 6 个月龄以前，至 1 岁半之前逐渐稳定；严重者表现为头皮静脉怒张、前额突出、易激惹、肌张力低下、共济失调、癫痫等。部分患儿伴有短暂的运动和语言发育障碍，但多数可在 2~3 岁后缓解并赶上正常小儿发育，因此，也被称为良性脑外脑积水（benign external hydrocephalus），且多数没有明确病因，因此也称为特发性脑外脑积水（idiopathic external hydrocephalus，IEH）。少数患儿可能存在遗传因素。与硬膜下积液的影像学鉴别要点在于：脑外脑积水可见扩大蛛网膜下腔内的横跨桥静脉，而硬膜下积液由于对蛛网膜下腔的挤压，不会看到横跨的桥静脉；与婴幼儿脑发育不全鉴别：无巨颅表现、蛛网膜下腔和脑沟均匀扩大、纵裂池一般不扩大。

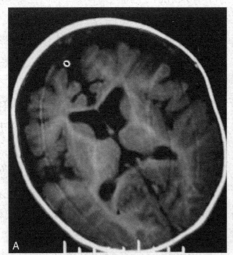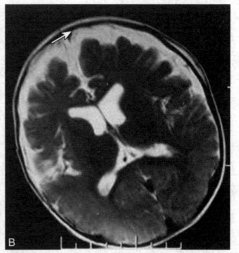

图 2-1-1 脑外脑积水 1 例

可见额叶表面和纵裂池的蛛网膜下腔增宽，T₂WI 可见额叶表面蛛网膜下腔走行的桥静脉（箭头所示）

　　脑外脑积水的主要形成机制是由于婴儿的蛛网膜颗粒发育不成熟、脑脊液吸收障碍，而婴儿由于颅骨的顺应性扩张，脑脊液顺压力梯度首先在蛛网膜下腔积聚而不伴有脑室扩大，仅少数患儿可能发展至脑室扩大；大约 1 岁半，随着蛛网膜颗粒的发育成熟、脑脊液吸收增加，多可自行缓解。但扩大的头颅可遗留终生。文献报告，脑外脑积水患儿在轻微脑损伤或无明显脑外伤时发生硬膜下血肿的概率较高。

　　脑外脑积水治疗的争议：目前对于脑外脑积水治疗的主流观点认为，大多数脑外脑积水患儿不需要任何治疗，部分伴有短暂的运动和语言发育障碍，也可在 2~3 岁后自行缓解并赶上正常小儿发育。如果存在明显的颅内高压表现可行蛛网膜下腔或脑室-腹腔分流术。

　　然而，对于上述治疗观念是存在争议的。主要原因是目前缺乏外科治疗和保守治疗的系统对比研究，尚不明确保守治疗是否对患儿的长期神经精神预后有所影响。虽然多数文献报道短暂的运动和语言发育障碍可自行缓解，但均缺少长期的神经心理量表的预后随访评估；因为对手术患儿的高度选择性，也难以进行严格的对照研究。有意思的是，近来发现婴幼儿期的脑外脑积水可能和成人正常颅压脑积水之间存在先后关系，推测至少一部分成年或老年正常颅压脑积水是由婴幼儿期脑外脑积水发展而来，可以一直维持无症状或因为脑室周围白质受压、缺血而出现症状。这种关联性也提示脑外脑积水早期手术治疗的可能获益。

第三节 小儿脑积水外科治疗历史、现状和展望

小儿脑积水的外科治疗方式复杂多样，体现了其病因的复杂性和各种手术方式自身的局限性。随着时间的推移，对于脑脊液循环生理和病理生理机制的认知，比如脑脊液主要由脉络丛分泌、脑脊液循环遵循侧脑室向椎管的单向流动、主要由蛛网膜颗粒吸收等这些经典论断，现在正面临颠覆性的改变，现代影像学证实了脑脊液的双相流动，且脑血管周围间隙（Virchow-Robin spaces, VRS）被证明在脑脊液的分泌和吸收功能中可能具有更主要的作用。因此我们可以审慎的眼光回顾小儿脑积水的外科治疗历史、分析其治疗现状，为今后寻找新的突破奠定基础。

一、历史和现状

自19世纪末开始应用外科手术治疗脑积水到20世纪50年代开始出现分流手术，脑积水的手术方法先后经历过各种探索和不同术式的发展，可以归纳为解除梗阻病因的手术、减少脑脊液分泌手术和脑脊液分流手术，脑脊液分流手术又可以分为颅外分流术和颅内分流术。对于梗阻性脑积水且有明确梗阻性病因的，手术切除梗阻病变始终是首选方案。减少脑脊液分泌手术包括早期Dandy实施的脉络丛切除术和后来的内镜脉络丛电灼术，现已弃用或少数情况下仅作为脑积水手术的辅助手段，比如内镜第三脑室底造瘘术辅助脉络丛电灼术。脑脊液分流手术种类较多，目前最常用是脑室-腹腔分流术、脑室-心房分流术和第三脑室底造瘘术、脑室-矢状窦分流术、脊髓腰大池-腹腔分流术在特殊情况下也有应用；侧脑室-枕大池（Torkildsen）内分流术仅在手术切除第三脑室以下梗阻病变时配合使用，或在一些特殊情况下偶尔应用。既往曾经出现过的脑室-颈静脉分流术、脑室-乳突造瘘术、脑室-胸导管分流术、脑室-胸膜腔分流术、脊髓蛛网膜下腔-输尿管分流术、导水管内置管术等因为效果不确切或并发症多均已不用。

（一）解除脑室系统梗阻病因的手术

对于梗阻性脑积水且有明确梗阻性病因的，手术切除梗阻病变始终是首选方案。儿童各种常见肿瘤，如颅咽管瘤、髓母细胞瘤、小脑星形细胞瘤等，因为占据或推挤第三脑室或第四脑室、造成梗阻性脑积水，首要的是切除占位病变、恢复脑室系统的通畅。肿瘤全切后，脑积水即可缓解，但术后有可能因为手术粘连再次形成脑积水，需要行分流或第三脑室底造瘘术。对于松果体区占位病变造成梗阻性脑积水，如果血清肿瘤标志物检查强烈提示生殖细胞瘤，可先行第三脑室底造瘘或脑室-腹腔分流手术，再行放射治疗而无需手术切除肿瘤。因为生殖细胞瘤对放疗高度敏感，在放射治疗数次后肿瘤即可能明显缩小甚至消失。随着现代导航技术和脑室内镜应用的成熟和普及，两者结合应用，可以在第三脑室底造瘘的同时，利用脑室镜取松果体区病变的标本活检，对放疗更有指导意义。

（二）脑室-腹腔分流术

是目前最为常用的分流手术方法。手术穿刺侧脑室额角，借助于隧道套管探针所作的皮下隧道，继续经由颈部向胸壁及腹壁皮下延伸，在下腹壁麦氏点处打开腹腔，将导管末端置入腹膜腔。如患儿有过腹腔手术病史或较为明确的腹膜粘连，可做上腹壁腹直肌切口，将分流管末端置于膈下，并用丝线固定于附近韧带或膈下，如此还可以减少分流管腹腔端经直肠、阴道脱出或疝入阴囊以及鞘膜积液等并发症的发生。

（三）脑室-矢状窦分流术

脑室-矢状窦分流术的优点在于，分流后的脑脊液动力学接近生理环境，不会随着体位和活动而显著变化，不会导致过度引流，不需要颅脑以外的脑脊液接受部位，因此避免了相应部位可能发生的并发症。通常选择矢状窦的中后段穿刺置入分流管，也有选择一侧横窦作为靶点以尽量避免可能的并发症。El-Shafei等首创将分流管末端逆血流方向置入静脉窦内，认为借此可以保持脑脊液和静脉窦之间的压力梯度而不受体位和胸腔压力的影响，还可以减少静脉窦穿刺部位的血流停滞和血栓形成。为了避免因为剧烈的活动或体位变化导致的管内静脉血逆流，Borgesen等专门设计了用于静脉窦分流的Sinushunt分流管，综

合了正常颅内压、静脉窦压力、分流管的流出阻力等参数。由于 Sinushunt 尚不普及，可以选择已有的低压阀分流管替代。脑室－矢状窦分流术后脑室缩小的程度往往不及脑室－腹腔分流手术后明显，在婴儿病人，头围缩小也不及脑室－腹腔分流手术明显，但症状缓解多较为理想，和腹腔分流手术相当。脑室和头围缩小不明显可能与静脉窦分流手术的脑脊液压力变化更接近生理状态有关。目前报道脑室静脉窦分流术的静脉窦血栓形成、空气栓塞及手术出血等并发症并不突出。但就笔者经验，分流管静脉窦段堵塞（血栓形成）仍然有较高发生率，且多于术后 1~2 月发生，从而导致分流失败。

（四）脑室－心房分流术

手术穿刺侧脑室额角，再作颈部切口，切口位于胸锁乳突肌前缘的下颌角处，此处容易显露面总静脉进入颈内静脉的交叉点。如面总静脉不适用，改选颈内静脉。分流管穿刺静脉的深度最好在食管超声监测下确定，分流管进入右心房时可见相应影像，管内注水可见水流影像，分流管尖端置入心房内约 1cm。然后连接分流管脑室端、阀门与心房端。

（五）神经内镜第三脑室底造瘘术

近年来神经内镜技术在神经外科得以越来越多的应用，而神经内镜第三脑室底造瘘术（endoscopic thirdventriculostomy）治疗儿童梗阻性脑积水则是其良好的手术适应证之一，具有简便、微创、安全、更符合生理性脑脊液循环的特点。第三脑室底造瘘术的优点包括：①无异物（脑室－腹腔分流管）体内置入，因此避免了异物置入的感染风险和引起的不适感及心理负担；②重建的脑脊液循环通道为直径 >5mm 的薄膜瘘口，其下方有基底动脉的持续、有力搏动，极少发生瘘口堵塞及闭合，疗效稳定、可靠；③手术使脑脊液在脑室与蛛网膜池之间形成颅内分流，更接近脑脊液的生理循环，不会产生分流过度或分流不足及体位改变引起的流体虹吸效应；④不受患儿身高增长、分流管相对变短的影响；⑤可同时消除病因或处理合并因素，如脑室内囊肿、导水管成形、脑积水分隔囊腔造瘘或透明隔造瘘

等；⑥内镜手术创伤小，死亡率低，其并发症包括出血、第三脑室神经结构的损伤等，但发生率很低。

然而，第三脑室底造瘘术也可能因为术后瘘口闭合、梗阻性脑积水合并不同程度脑脊液吸收障碍等因素而失败。

二、小儿脑积水外科治疗的展望

自 20 世纪 50 年代以来开创的针对脑积水的分流手术，在脑积水的外科手术治疗历史上具有里程碑的意义。将脑脊液从脑室系统转流到身体其他部位，从逻辑和概念上简易可行。然而，就是这样一个简易可行的手术概念和方法，在经历了近 60 年的经验积累和发展后，仍然具有较高的术后并发症和致病率。近年来，小儿脑积水外科治疗的进展主要体现在抗重力和可调压分流管的应用、神经内镜第三脑室底造瘘术。但脑积水术后的并发症和失败率在术后 1~2 年仍然高达 40% 以上，而 10 年的失败率更高达 98%。

展望脑室腹腔分流术的进展，更多地依赖新材料和新科技：开发具有更好的生物相容性、抗感染和防管内堵塞的新的生物材料；设计能够实时监测颅内压和脑脊液流量的植入元件，以及在体外能够读取相应数据的设备；体外能够重置分流阀各项参数的精控装置；基于上述装置获得更为精准的脑脊液动力学模型和临床试验方案，甄别分流系统的正常压力波动、设置能够及时发现分流功能失败的阈值；同时，兼顾该分流系统的经济型和普及可能。此即所谓"智能分流"（smart shunt）的概念。

神经内镜和神经导航结合也是近年来脑积水外科治疗的发展趋势，对于复杂的多囊腔脑积水，可在导航下应用内镜进行囊腔分隔的造瘘、并结合第三脑室底的造瘘术或腹腔分流术。对脑室腹腔分流失败病例，神经导航下的内镜探查和造瘘可以解除对脑室腹腔分流管的依赖或减少脑脊液颅外分流的次数。今后，随着神经导航和内镜系统的进一步完善，以及术前、术后影像评估方法的进展，这种更接近生理条件的脑脊液转流手术有着更广阔的应用空间。

第四节　小儿脑积水手术方案的选择

一、脑积水手术方案的选择

脑积水手术方案需要根据脑积水的病因、脑脊液循环障碍的部位、患儿年龄、既往分流手术病史、脑脊液容受部位的评估等因素综合决定。对于梗阻性脑积水且有明确肿瘤占位病因的，除了生殖细胞瘤等少数对放射线极度敏感的肿瘤可以仅做分流手术、术后结合放疗外，手术切除肿瘤、恢复脑室系统的通畅始终是首选方案。约不到1/3 的后颅窝肿瘤手术病人在术后需要针对仍然存在或再发生的脑积水进行治疗，因此，有条件的单位可以在一期行肿瘤切除手术同时利用脑室镜行第三脑室底造瘘术，特别是对于肿瘤不能全切的患儿。

对于非肿瘤占位引起的脑积水，则首先需要区分是交通性脑积水还是梗阻性脑积水。对于交通性脑积水，目前最常用的还是脑室-腹腔分流术；在脑室-腹腔分流手术失败或腹腔条件不允许时可以考虑脑室-矢状窦分流术，或者脑室-心房分流术。对于梗阻性脑积水，手术方案选择较为复杂。对于诊断明确的梗阻性脑积水，除了小于 2 岁，特别是小于 6 个月大的婴儿，选择内镜第三脑室底造瘘术是理想方案。文献报道婴儿病人第三脑室底造瘘术的失败率较高，其中 6 个月以下患儿的失败率是 6 个月以上患儿的 5 倍。Kulkarni 等设计的 ETV 成功量表（endoscopic thirdventriculostomy success score）（表 2-1-1），包括年龄、脑积水病因、既往分流手术史三个指标，得分≥80 分的患儿 EVT 失败率较脑室-腹腔分流术低；得分≤70 分则反之，但 3~6 个月后的失败率又较分流术逐渐降低。

对于梗阻性脑积水手术方案，另外值得注意的是，即使是诊断明确的梗阻性脑积水，也可能同时合并有交通性脑积水，即在脑脊液通路堵塞的同时，还存在脑脊液的吸收障碍。因此，在第三脑室底造瘘术后，一部分患儿的脑积水并不能立即缓解，但并不意味着手术失败，可以观察或行脑脊液腰穿持续引流或脑室外引流，等待脑脊液吸收功能的恢复，其中仅部分患儿脑脊液吸收障碍仍然不能恢复、脑积水持续不能缓解，需要采取其他分流手术。此外，MRI 的脑脊液电影检查可以观察瘘口的脑脊液流通状态和鞍上池、脚间池以及桥前池的脑脊液通畅程度，对于第三脑室底造瘘术的术前和术后评估具有一定价值。

表 2-1-1　ETV 成功量表

计分	年龄	脑积水病因	分流手术史
0	<1 个月	感染后	有
10	1~6 个月	—	无
20	—	脊髓脊膜膨出，脑室内出血后，非中脑被盖肿瘤	—
30	6 个月~1 岁	导水管狭窄，中脑被盖肿瘤，其他	—
40	1~10 岁	—	—
50	>10 岁	—	—

二、复杂脑积水的手术方案

婴幼儿颅内感染和脑室内出血导致的脑积水，可以形成较为复杂的脑积水形式，如脑室的分隔、囊肿形成、单纯的第四脑室扩大等。很少一部分脑积水合并脑室内囊肿或 Dandy-Walker 畸形。得益于近年来神经导航技术和神经内镜技术的发展，可以在导航下利用内镜进行脑室内囊肿或分隔的造瘘、导水管的成形或植入支架或导入连通第四脑室和第三脑室的分流管等，结合第三脑室底的造瘘术，可以不再依赖脑室-腹腔分流术或减少脑室颅外分流的次数。对于脑室-腹腔分流术失败的病例，也可以利用神经内镜探查分流管脑室端的状况、行第三脑室底造瘘并结合脉络丛电灼术等。因此，脑室-腹腔分流术、内镜技术和神经导航的综合应用，为脑积水的手术治疗提供了更多的选择和可能。

三、脑室腹腔分流术中分流阀压力的选择

儿童脑积水脑室腹腔分流术后较成人更容易出现脑脊液的过度引流。婴幼儿及儿童脑积水病人因为剧烈哭闹和活跃多动等因素，腹腔压力变

化幅度显著,起着泵吸作用,故而容易发生过度引流。近年来随着抗重力和可调压分流管的应用,此类并发症有所改善。根据患儿的年龄建议分流阀的压力选择为,<1岁:8~10cmH$_2$O;1~2岁:10~12cmH$_2$O;3~13岁:10~12cmH$_2$O;14~18岁:8~12cmH$_2$O,还需要根据患儿的日常活动度、脑室扩大程度、颅内压力测量值等综合考虑,决定分流阀的压力设定,术后每隔2~3个月进行随访和影像检查。对于脑室显著扩大、脑皮质菲薄的婴幼儿病人,有必要增加分流阀的压力2~4cmH$_2$O甚至更高,以避免术后颅内出血,术后随访根据脑室变化逐渐调低。

第五节 和脑室腹腔分流相关少见并发症的处理

脑室腹腔分流仍然是小儿脑积水最常用方法之一。感染是脑脊液分流术后最常见和最严重的并发症之一,也是导致分流阻塞和失败最重要的原因之一。分流系统阻塞也是术后常见并发症,可以发生于分流系统的脑室端、分流阀和腹腔端。而对于一些少见并发症,经验不足时往往容易漏诊或者误诊,鉴别诊断困难,且临床处理较为棘手。

一、脑脊液引流过度

（1）裂隙状脑室综合征（slit ventricle syndrome,SVS）：由于脑室内脑脊液的过度引流,特别是脑室内压力降低,形成脑表面蛛网膜下腔和脑室之间的压力差,脑室缩小、甚至闭塞;脑室的缩小和闭塞又可以导致分流管脑室端的侧孔堵塞、脑脊液引流不畅,相应脑室内压力升高、脑室扩大,被堵塞的分流管侧孔则可以再次开放;分流管闭塞引流不畅是因为脑组织顺应性降低,导致颅内压急剧增高。因此,裂隙脑室综合征的典型临床表现为:反复发作性的剧烈头痛和躁动,可突然缓解,按压分流泵回弹缓慢,静注甘露醇可以部分缓解。间歇缓解期内可以无任何症状,CT或MRI检查脑室缩小呈裂隙状。需要指出的是,多数影像学上呈现裂隙脑室的患儿并没有相应症状,则不能诊断裂隙脑室综合征。此外,患儿还可伴有

嗜睡、恶心、呕吐,甚至癫痫、突然失明、意识障碍的发作,婴幼儿病人可继发颅缝早闭。

裂隙脑室综合征的临床处理较为复杂和困难。根据病人具体情况可采取不同措施:约25%的病人可直接拔除分流管而不需要另行分流手术,这部分病人多为婴儿期脑出血后脑积水,或者因为脑肿瘤术前后行分流手术的病人;患儿如伴有导水管的狭窄和闭锁、脑室扩大,可行第三脑室底造瘘术;可换用高压力抗虹吸或可调压脑室腹腔分流管;对于脑室不大、出现颅内高压的患儿,可采取腰大池腹腔分流术、脑室联合脑蛛网膜下腔－腹腔分流术等方法,以平衡蛛网膜下腔和脑室内的压力梯度;对于继发颅缝早闭的可以考虑行颞肌下去骨瓣减压术。

（2）颅内低压综合征:常发生于首次分流术多年后,低压性头痛多位于额部和枕部,与体位有明显的关系,坐位或站立时头痛加重,平卧时很快消失或减轻,病人被迫卧床不起。病人没有裂隙脑室综合征典型的间歇性、周期性的缓解现象,脑室也不一定呈裂隙样缩小,只是表现为颅内压过低。轻者可予以观察,重者需要更换高压力分流阀或可调压脑室腹腔分流管。

（3）颅内血肿和硬膜下积液:由于脑脊液的过度引流,特别是在重度脑积水、脑室扩大显著而脑皮质菲薄的患儿,脑表面与硬脑膜之间的间隙增大,使脑表面的桥静脉断裂或蛛网膜撕裂发生硬膜下血肿或硬膜下积液。如果患儿无明显临床症状,可以予以观察或调高分流阀阻力;有症状者多需要手术清除血肿或硬膜下积液引流,并且更换高压力分流阀或者使用可调压分流管调高分流阀阻力。

（4）颅缝早闭:婴幼儿病人在脑脊液分流过度后,可继发颅缝早闭为主要表现的一系列颅骨的改变,如颅骨增厚、蝶鞍变小、颅底孔骨化变小、颅骨畸形（小头畸形、长头畸形）等。因为颅缝早闭、脑组织继续发育,脑容积增大,还可以导致颅内压增高;后颅窝容积相对变小,可继发慢性小脑扁桃体下疝（继发性Chiari畸形）。治疗可行颞肌下去骨瓣减压术、后颅窝减压术等。

二、腹腔少见并发症

腹腔并发症包括肠梗阻、腹水、内脏穿孔、腹

股沟疝或鞘膜积液等，少见情况可能发生分流管腹腔端经直肠、阴道脱出或疝入阴囊，更罕见时可能自口腔脱出。肠梗阻多为术后肠粘连所引起。腹水以小龄婴幼儿多见，可能因为腹膜腔吸收不良所致。内脏穿孔有结肠和直肠穿孔、膀胱穿孔等。对于不同腹腔并发症采取不同对症处理，调整、更换或拔出分流管，采用其他分流方案。

（万　锋）

参 考 文 献

1. 雷霆.神经外科疾病诊疗指南.北京:科学出版社,2013.
2. 雷霆.小儿神经外科学.北京:人民卫生出版社,2011.
3. Vogel TW, Bahuleyan B, Robinson S, et al. The role of endoscopic third ventriculostomy in the treatment of hydrocephalus. J Neurosurg Pediatr, 2013, 12（1）: 54–61.
4. Ahmed K, Toma, Andrew, et al. Ventriculo sinus shunt. Neurosurg Rev, 2010, 33: 147.
5. Sverre Morten Zahl, Arild Egge, Eirik Helseth, et al. Benign external hydrocephalus: a review with emphasis on management. Neurosurg Rev, 2011, 34: 417.

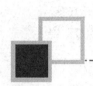

第二章 儿童常见颅内肿瘤现代外科治疗和研究进展

第一节 概 述

儿童颅内肿瘤是除血液系统恶性肿瘤外儿童最常见的肿瘤,约占儿童肿瘤的15%~20%,同时还有以下几"最":①儿童最常见的实体肿瘤;②在5~9岁的男性患儿中最常见;③在0~14岁病人中,脑肿瘤是最常见的肿瘤相关死因;④低级别胶质瘤是儿童最常见的颅内肿瘤。

我国早期报道的儿童脑肿瘤发病率为每年2.2~2.5/10万,男性稍多于女性(1.1:1),常见的前五类分别是星形细胞肿瘤、颅咽管瘤、髓母细胞瘤、生殖细胞肿瘤和室管膜瘤。笔者单位统计2010年至2019年18岁以下儿童脑肿瘤中,常见组织病理类型按比例依次为:低级别胶质瘤23.6%、髓母细胞瘤11.2%、颅咽管瘤9.0%、垂体瘤8.4%、室管膜瘤7.8%、高级别胶质瘤6.9%、血管瘤(海绵状血管瘤)6.3%、生殖细胞肿瘤4.5%、脑膜瘤3.1%、脉络丛乳头状瘤/癌2.7%、其他4.5%;椎管肿瘤占所有神经系统肿瘤的13.6%。但在3岁及3岁以下的婴幼儿脑肿瘤中,好发类型有所变化,依次为:低级别胶质瘤25.5%、室管膜瘤15.7%、脉络丛乳头状瘤/癌10.8%、髓母细胞瘤8.8%、颅咽管瘤5.9%、血管瘤(海绵状血管瘤)5.9%、高级别胶质瘤3.9%、其他恶性肿瘤和胚胎性肿6.3%,生殖细胞肿瘤2%、脑膜瘤1%;就好发部位而言,脑肿瘤中幕上肿瘤占60%;幕下肿瘤40%;椎管肿瘤占所有婴幼儿神经系统肿瘤的10.7%。

总体而言,儿童中枢神经系统肿瘤良、恶性比例接近,幕上中线肿瘤以颅咽管瘤、Ⅰ级的低级别胶质瘤(毛细胞星形细胞瘤)等良性肿瘤相对多见,幕上大脑半球以Ⅱ级和高级别胶质瘤、室管膜瘤等恶性肿瘤较多。幕下肿瘤最常见的是髓母细胞瘤,也有一定比例的良性毛细胞星形细胞瘤,然后是室管膜瘤。部分肿瘤呈巨大生长特点,特别是在婴幼儿病人。

儿童恶性脑肿瘤除了较多见的髓母细胞瘤、室管膜瘤等,还可见一些少见病理类型,如各种胚胎性脑肿瘤、非典型畸胎瘤样横纹肌样瘤等,可能在术后短期内复发并在中枢神经系统多处种植转移,而且往往见于婴幼儿(图2-2-1)。这部分患儿无法接受放疗,而化疗药物的选择和效果也非常有限。同时,这部分婴幼儿脑肿瘤更多见巨大生长,术后出现脑积水概率更大,往往需要多次手术综合处理(图2-2-2)。因此,除了Wnt、Shh等亚型的髓母细胞瘤以及生殖细胞瘤可以通过综合治疗得到良好的控制外,大多数儿童恶性脑肿瘤难以控制、预后极差,在治疗上仍然是巨大挑战。

随着近十余年来基因测序技术的普及和成本不断降低,中枢神经系统肿瘤的分子检测取得显著进展,不仅在2016年版WHO中枢神经系统肿瘤分类中,首次加入了基因检测内容综合病理诊断和指导术后治疗及预后,在日常临床工作中,脑肿瘤的基因检测也在逐步推广运用,帮助判断预后、提示靶向治疗的靶点。因此,本章节内容也将围绕相关进展予以阐述。

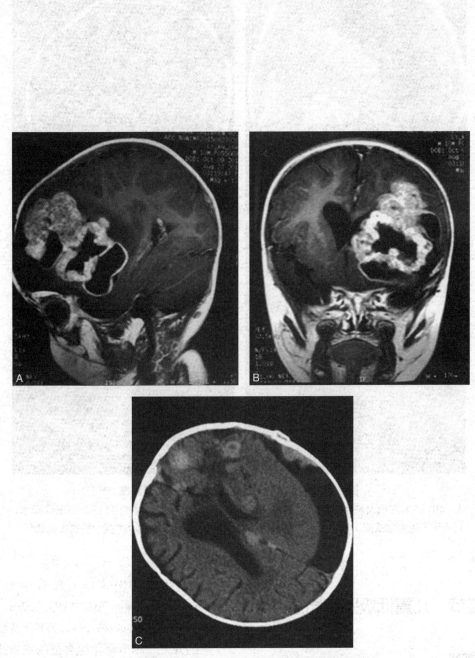

图 2-2-1 男,10 个月龄,非典型畸胎瘤样横纹肌样瘤

A、B. MRI 提示左侧额颞叶肿瘤;C. 术后 20 余天复查 CT 提示全脑种植转移

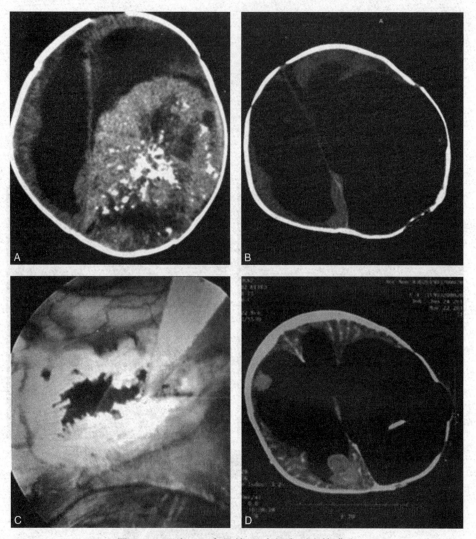

图 2-2-2 女，13 个月龄，巨大间变型室管膜瘤

A. MRI 提示左侧大脑半球脑巨大肿瘤；B. 行占位切除术；C. 术后 1 月患儿出现脑积水，
行内镜下透明隔造瘘 + 脑室腹腔分流术；D. 术后 3 年分流管堵塞且 CT 提示肿瘤多处转移

（万　锋）

第二节　儿童低级别胶质瘤

一、概述

儿童低级别胶质瘤（pediatric low-grade gliomas，PLGG）是儿童最常见的脑肿瘤类型，组织病理类型多样，包括最常见的毛细胞型星形细胞瘤（pilocytic astrocytoma，PA，WHO Ⅰ级）、多形性黄色细胞型星形细胞瘤（pleomorphic xanthoastrocytoma，PXA，WHO Ⅱ级）、弥漫性星形细胞瘤（diffuse astrocytoma，DA，WHO Ⅱ级）、节细胞胶质瘤（ganglioglioma，GG，WHO Ⅰ级）、胚胎细胞发育不良型神经上皮肿瘤（dysembryoplastic neuroepithelial tumor，DNET，WHO Ⅰ级）、血管中心型胶质瘤（angiocentric glioma，AG，WHO Ⅰ级）、少突胶质细胞（oligodendroglioma，OG，WHO Ⅱ级），以及很少见的并发于结节硬化综合征的室管膜下巨细胞星形细胞瘤（subependymal giant cell astrocytoma，SEGA，WHO Ⅰ级）等。

PLGG 中的毛细胞型星形细胞瘤最好发部位为小脑。大脑半球的 PLGG 好发部位为颞叶，左侧略多于右侧；弥漫性星形细胞瘤、节细胞胶质瘤、多形性黄色细胞型星形细胞瘤均好发于颞叶（分别占各自病理类型的 92%、71%、55%）。一些少见的与遗传综合征相关的 PLGG 包括：室管膜下巨细胞星形细胞瘤，并发于结节硬化综合征；视路 PA 发生于 Ⅰ 型神经纤维瘤病

（neurofibromatosis Ⅰ, NF1）患儿。此外，多见于儿童并往往表现为癫痫起病的胚胎细胞发育不良型神经上皮肿瘤（DNET），最好发于额叶、其次为顶叶。

二、儿童低级别胶质瘤分子病理最新研究进展

PLGG 除了上述好发组织病理类型与成人低级别胶质瘤不同，其分子病理改变也截然不同于成人肿瘤。PLGG 的分子病理多累及 MAPK（mitogen-activated protein kinase）信号通路上的关键基因，包括：BRAF 基因融合突变或 V600E 点突变、FGFR1 点突变、NF1 突变、CDKN2A 以及 NTRK2 突变等。而成人低级别胶质瘤最常见的 IDH1 或 IDH2 突变，罕见于儿童，即使见于青少年病人，也多为成人肿瘤的早期病变。作为成人 LGG 预后分层的 IDH1/2、1p19q 杂合性缺失、TP53、Tert、ATRX 等主要基因改变，均不适用 PLGG。

（一）BRAF 基因突变

BRAF 是 RAF 信号家族中的癌基因之一，是 RAS/RAF/MEK/ERK 信号通路中重要的传导因子；BRAF 蛋白在被 RAS 激酶磷酸化后，随之激活下游的 MEK、ERK 等多种蛋白，启动下游各种基因的转录，从而实现对细胞增殖、分裂与凋亡等生理活动的调控；BRAF 基因突变，使其不经上游 RAS 激酶磷酸化即可自我持续激活下游 MEK-ERK 信号通路，导致细胞的持续生长和增殖。多数 PLGG 中有 BRAF 基因的异常突变，包括点突变、融合突变。

1. BRAF 点突变 BRAF V600E 点突变可见于多种 PLGG 的病理亚型，发生率约 17%，是 PLGG 中最常见的点突变基因，多见于部分肿瘤亚型如：60%~80% 的 PXAs、13%~60% 的 GGs，而 PA 中约 5%~10%；此外，BRAF V600E 突变更常见于较小年龄患儿。

研究发现，在 PLGG 中，BRAF V600E 突变与预后密切相关：BRAF V600E 突变是 PLGG 预后不良的标志；PLGG 很少向高级别进展（文献报道 3%~10%），这点与成人不同（成人 50%~60% 以上最终进展为高级别胶质瘤），但具有 BRAF V600E 突变的 PLGG 转化风险明显高于野生型患儿，且对术后化疗的反应较差。除了提示预

后，针对 BRAF V600E 突变的靶向治疗也具有重要意义。目前已有较成熟的靶向药物，如达拉非尼（Dabrafenib）和维罗非尼（Vemurafenib），通过与 ATP 竞争突变型 BRAF 上的激酶活性点来抑制突变 BRAF 的激酶活性，据报道可以显著抑制放化疗无效 PLGG 的生长，使瘤体缩小达 49%~80%。

2. BRAF 融合突变 BRAF 另一种常见的突变类型是 BRAF 与 KIAA1549 基因的融合，在 PA 中最常见，可达 70%，是儿童 PA 的特异性突变，相对于 V600E 突变更常见于 Ⅱ 级星型细胞瘤；其次是 GG（40%）。就 KIAA1549-BRAF 融合的发生部位而言，最常见于小脑肿瘤、而在幕上相对较少。

与 BRAF V600E 点突变的预后意义有所不同，具有 KIAA1549-BRAF 融合可能提示较好预后，几乎不会发生向高级别胶质瘤的转化，但其预后和靶向治疗意义尚不如 BRAF V600E 突变明确，有待进一步证实。

（二）NF1 基因

高达 30% 的 NF1 病人会在 20 岁前患脑肿瘤，其中大部分是低级别胶质瘤。NF1 基因编码蛋白能够负向调控 Ras-Raf-MEK-ERK 通路，NF1 的双等位基因失活导致其丧失抑制作用，致使星型胶质细胞增殖活跃。

NF1 相关的颅内肿瘤最常见于视觉通路（视神经、视交叉、视束），但不仅限于视通路，其中最常见的病理学类型是 PA。大部分的病人肿瘤生长缓慢不需要立即治疗，部分肿瘤在特定时间窗（大约 5~6 岁）后，有可能会自发性停止生长甚至缩小消失，只有约 15%~30% 的病人需要治疗。

三、儿童低级别胶质瘤手术和非手术方案的选择

儿童低级别胶质瘤，并非都首选手术治疗。PLGG 有其临床特殊性：良性的毛细胞星形细胞瘤最为常见、生长非常缓慢、很少向高级别胶质瘤进展；少数肿瘤如 NF1 相关 PA 有可能自发性停止生长甚至缩小消失；影像学相对容易明确诊断，呈典型的 T_1 低信号、T_2 高信号、增强无明显强化（除少数类型如 PA），波谱成像显示胆碱峰轻中度升高；可以没有任何症状、偶然发现，或仅有癫痫

发作。基于这些临床特点，位于功能区的PLGG手术指征应慎之又慎，以免造成神经功能损害、导致患儿长期的学习或社会适应能力障碍。

视路毛细胞星形细胞瘤，影像学上有其特征性表现：视神经或视交叉弥漫性增粗或膨大，T_1低信号、T_2高信号，增强可有明显强化（图2-2-3），在有经验的治疗中心影像诊断并不困难。由于其位于视通路，位置特殊且不易全切，手术不做为首选治疗方案，仅在以下情况首选手术治疗：单侧视力重度损害、累及视交叉倾向（保护对侧视力）；占位效应压迫第三脑室、下丘脑，或导致梗阻性脑积水；眼球突出、角膜暴露等。因为放射性脑损伤、神经内分泌功能的损害，放疗也很少应用，大部分病人首选化疗。卡铂（Carboplatin）+长春新碱（Vincristine）是目前最普遍的联合化疗方案，有研究表明，接受联合化疗的NF1型PA患儿10年的无进展生存达50%，在非NF1型病人为24%。化疗对于婴幼儿视路毛细胞星形细胞瘤，也是重要的治疗手段，以避免快速生长或复发。

其他位于功能区的PLGG，因为生长非常缓慢且很少向高级别胶质瘤进展，在肿瘤体积不大、家属理解、无癫痫或癫痫用药物控制理想的条件下，可以采取观察等待方案，密切随访。观察等待方案至少在肿瘤继续生长、出现神经功能障碍之前的时间窗内，确保了患儿的学习和生活质量，且该时间窗在部分患儿可能长达数年。

非功能区PLGG手术指征相对明确，可以积极手术治疗。手术仍然是大部分PLGG的首选治疗方案。非功能区PLGG手术目标是全切肿瘤，包括肿瘤的T_2高信号范围。功能区PLGG手术

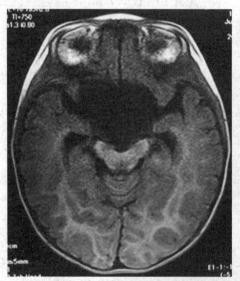
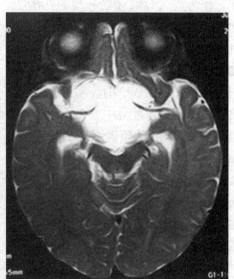
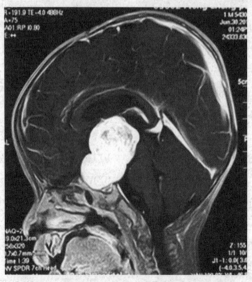

图2-2-3 视交叉毛细胞星形细胞瘤

目标是保留神经功能的前提下尽量切除肿瘤。现代显微神经外科技术,结合术前影像技术的发展,如功能磁共振、神经传导束的 DTI 成像,以及术中监测技术的进步,如术中皮层和皮层下纤维束的电生理监测、大龄患儿可配合的术中唤醒神经功能监测、术中 MRI 扫描等,提高了手术安全性和肿瘤切除程度。

四、展望

PLGG 中基因改变的发生频率低,平均每个肿瘤中仅可以检测到一个基因突变,然而,也因此更容易确认相应的致病突变关系和机制,同时,也提供了明确的靶向治疗靶点。针对 PLGG 特征性的基因改变,目前已有靶向治疗临床试验正在进行。PLGG 患儿总体生存期长,对神经功能、生活质量均提出更高要求,传统化疗或放疗不敏感且有毒副作用;相关临床试验往往历时数年甚至 10~20 年。已有或即将进行的临床试验,需要加入相关基因检测指标,进一步明确靶向治疗的效用、解决靶向治疗与传统化疗的联合以及联合治疗的先后时机和顺序等问题。随着二代测序技术的普及和成本不断降低,今后有望积累更多 PLGG 的基因组信息和深入了解其中驱动突变特征。

PLGG 因缓慢进展或复发、病情迁延而具有慢病特点,如何提高患儿的生存质量、需要专业和多学科的合作。随着二代测序技术的进步和成本降低,对儿童神经肿瘤分子机制的理解不断加深,可能揭示 DIPG 新的治疗靶点。

（万　锋）

第三节　儿童弥漫性脑桥胶质瘤

一、概述

儿童弥漫性脑桥胶质瘤(diffuse intrinsic pontine glioma, DIPG)是一种儿童特殊类型的胶质瘤。好发于 6~8 岁,在儿童原发中枢神经系统肿瘤中约占 10%,预后较其他高级别胶质瘤更差。最常见的临床表现是呕吐、步态改变、头痛、昏睡。另有主诉包括面瘫、复视、斜视、斜颈、构音困难、吞咽困难等。影像典型表现为脑桥肿胀、被肿瘤弥漫性浸润,T_1 低信号、T_2 高信号、增强多无明显强

化(图 2-2-4)。2016 版 WHO 中枢神经系统肿瘤分类将分子病理诊断与组织病理诊断相结合,将具有组蛋白 H3 突变的中线结构胶质瘤单独作为一个新的类型。即使病人组织病理学分级为 WHO Ⅱ级,仍将此类 H3 突变的中线胶质瘤归为 Ⅳ级。DIPG 是其中最常见类型。

二、DIPG 的分子病理研究进展

研究发现 DIPG 中约 80% 有 H3 突变,其中约 2/3 为 H3.3K27M 突变,即 H3.3 的第 27 的赖氨酸被甲硫氨酸所取代,其次为 H3.1K27M 突变。H3K27M 突变可引起组蛋白三甲基化的缺失,导致 H3K27 的低甲基化,影响基因组转录稳定性,可能导致异常的表观遗传沉默、异常的细胞周期调控、抑制细胞自噬行为、介导化疗抵抗。H3K27M 突变常与 p53 的过表达和 ATRX 缺失相关联,仅 H3K27M 突变不足以形成肿瘤。动物实验发现 H3K27M 抑制细胞分化、促进脑干神经干细胞的自我更新,选择性地加速动物后脑的肿瘤形成,和 Tp53 及 PDGFRa 突变可以共同诱导形成 DIPG,而敲除 H3K27M 突变基因可促进肿瘤细胞分化、抑制肿瘤生长,提示 H3K27M 可能作为治疗 DIPG 的靶点。

三、DIPG 的治疗和临床研究进展

儿童 DIPG 由于位置特殊和肿瘤的弥漫生长方式,无法实现安全手术切除使患儿获益,不是手术切除的适应证。对梗阻性积水患儿行脑室 - 腹腔分流可能明显改善患儿头痛及呕吐症状。近年来,较多学者提出积极手术活检是安全可行的,在配合良好的患儿可以行立体定向活检。活检能够明确病理诊断,特别是随着 H3 组蛋白突变在弥漫性中线胶质瘤中的发现,手术活检可以进一步明确分子病理、帮助判断预后,也有助于加深对 DIPG 的认识。

放疗是 DIPG 最重要的治疗手段,DIPG 病人接受标准放疗后,多能够在短期内改善症状,提高生活质量,延长生存期。常规分割外照射是目前最常用的方法。DIPG 的化疗尚无数据证明可以改善患儿预后,无论是联合放疗或单纯化疗,包括目前胶质瘤常用化疗药物替莫唑胺(TMZ),众多临床试验未能一致证实有效,在已完成的 Ⅱ

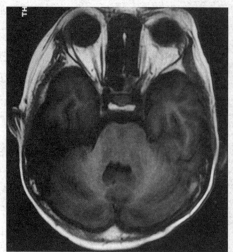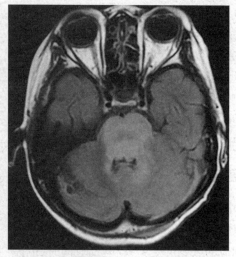

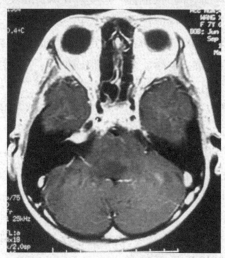

图 2-2-4 肿瘤弥漫性浸润、脑桥肿胀，T_1 低信号、T_2 高信号、增强无明显强化

期临床试验中，TMZ 单药化疗方案未能提高儿童 DIPG 的预后。同样，各种靶向药物治疗也未能取得有效进展。化疗或靶向药物无效的重要原因之一是 DIPG 患儿肿瘤局部血-脑屏障相对完整，药物无法达到有效治疗浓度。因此，各种增强药物穿透能力的临床试验是目前 DIPG 治疗的热点之一。少数 DIPG 表达 EGFRvⅢ 和 B7H3，目前已有 EGFRvⅢ 多肽疫苗用于 DIPG 临床试验中，结果值得期待。

（万 锋）

第四节　儿童颅咽管瘤

一、概述

　　颅咽管瘤（craniopharyngioma）是胚胎发育异常肿瘤中最常见的一种。它起源于垂体胚胎发生过程中残存的鳞状上皮细胞，是儿童最常见的先天性肿瘤。颅咽管瘤的组织学特点、临床表现和自然转归已为大家所熟悉，其组织学上为良性，但由于位置深，常与周围重要血管和神经结构粘连，手术切除较为困难，伴有较高的死亡率和复发率。随着放射影像技术的提高、围手术期的正确处置、手术显微镜/神经内镜器械的完善及放射外科学的不断发展，颅咽管瘤的手术全切除率由不足50% 提高到 80%~90%，手术死亡率由 25%~80% 降至 0~4%，术后复发率约 13%~17%，单独放疗10 年的肿瘤复发率不足 23%。

二、颅咽管瘤临床分型

　　颅咽管瘤可以发生在胚胎拉克氏囊肿形成路径上的任何部位，为了提高手术全切除率及安全性，指导制订手术入路及计划，神经外科医生提出了多种分型方式。例如：Yasargil、Steno 等将颅咽管瘤分为鞍内、鞍内－鞍上、鞍上－脑室外、脑室内型等；匹兹堡大学医学院 Kassam 依据颅咽管瘤与垂体的关系将颅咽管瘤分为垂体柄前型、垂体柄后型及穿垂体柄型等。另外，漆松涛教授团队研究发现，儿童颅咽管瘤的生长模式与成人颅咽管瘤存在显著差异。鞍膈下颅咽管瘤主要见于儿童，成人中少见，反之，几乎所有的单纯脑室外生长的颅咽管瘤均发生于成人。这些差异表明颅咽管瘤生长的方式会随着年龄变化而变化，同时也提示儿童与成人膜性结构方面的解剖差异。

三、儿童颅咽管瘤手术治疗的几点认识

（一）术前处理

颅咽管瘤病人常有梗阻性脑积水，在儿童约为 60%，术前需恰当处理脑积水。如果病人术前存在明显颅内高压，有诱发脑疝之危险，则术前可行脑室外引流，暂时性缓解颅内高压，再限期手术。大多数病人肿瘤切除后，脑积水可以消失，如果术后仍有脑积水，术后需行永久性分流手术。

术前进行内分泌学检查，根据结果在术前即予以纠正，有甲状腺功能减退或低下者，除需急诊手术外，应在术前 1 周左右口服补充甲状腺素。肾上腺功能低下者，在诱导麻醉时易有皮质醇激素不足的危象发生，故只要肿瘤的生长已明显影响到 ACTH 轴的功能，均需在术前加强补充激素，每天给药剂量为体内日产量的 3 倍。

术前对有尿崩症的病人，要密切监测尿量和电解质的变化，及时纠正水盐代谢紊乱。

（二）手术入路的选择

目前，外科手术仍然是颅咽管瘤的主要治疗手段，术中需把握肿瘤的切除程度，这也一直是争论的焦点。随着显微神经外科技术的发展和手术水平的提高，肿瘤全切除得到大部分医生的推崇。在可接受的低死亡率和低致残率的前提下，手术全切除肿瘤是治疗颅咽管瘤的最佳选择，特别是第一次手术的患儿，复发需要再次手术切除的危险性和手术难度均会显著增加。

肿瘤是否能全切，与手术入路的选择至关重要。入路的选择应根据肿瘤的大小、生长方向、肿瘤的钙化程度、肿瘤的囊变情况来决定。

1. **翼点入路** 也称额颞蝶骨开颅，进入鞍旁区的距离最短，可直达鞍上区。可暴露同侧颈内动脉、大脑前动脉、视神经及视束、视交叉下以及后方、垂体柄、第三脑室底、大脑脚间窝和斜坡后等处。基本上是单侧入路，适合于鞍内向鞍上一侧生长或鞍上视交叉下及视交叉后脚间池的脑室外型肿瘤。在过去的几十年中，经典翼点入路经过许多学者的改良而形成了一些扩展入路，如向额底或颞部扩展，大大增加了翼点入路的暴露范围。该入路目前应用最为广泛，是手术切除颅咽管瘤的主要方法之一。

2. **半球间入路** 可分为额底前纵裂入路及经胼胝体前部－穹窿间－第三脑室入路。该入路可用来处理鞍内鞍上发展的造成第三脑室结构向后下方移位的颅咽管瘤，打开终板可提供很好的显露，或者是累及第三脑室前中部的原发或继发颅咽管瘤。该入路利用了终板或自然中线部位的解剖通路，对脑组织的损伤较小。

3. **经蝶入路** 经蝶入路是到达鞍区最近、最快且对脑组织损伤最小的通路。鞍膈下颅咽管瘤是最早使用经蝶入路手术的，经鼻蝶进入打开鞍底硬膜后可直接暴露肿瘤。起源点位于垂体柄中上段的颅咽管瘤，经鼻蝶入路亦较易显露。但是从鞍内穿过鞍膈的较大肿瘤，特别是钙化明显的，采用经蝶手术全切除也较困难。

4. **分期联合入路** 由于肿瘤巨大，并为实性肿瘤，可使用分期联合入路。主要有胼胝体－纵裂入路和胼胝体－翼点联合入路。适应证为鞍区突入第三脑室内的巨大实性肿瘤，首先采用胼胝体－穹窿间入路切除第三脑室内的大部分肿瘤，解除颅高压。如残留肿瘤位于鞍上或颅前窝，3 个月至半年内再行前额纵裂入路切除肿瘤。如残留肿瘤位于鞍后或鞍旁，3 个月至半年内再行翼点入路切除肿瘤。这样就可以达到肿瘤全切除。

上述几种入路的选择需灵活掌握，应根据临床医生的经验和手术技巧，以及对某种入路的熟悉程度来选择手术方法。无论采用何种入路，肿瘤的切除原则是一致的：应用显微外科技术充分暴露鞍周脑池，合理应用脑池间隙和自然通道，先囊内减压，离断来自颈内动脉、大脑前动脉、后交通动脉、前交通动脉的供血动脉。囊性肿瘤缓慢放液，瘤壁如同处理实性肿瘤一般行分块切除。

（三）颅咽管瘤手术治疗及研究进展与争议

颅咽管瘤的切除原则一直是争论的焦点，多

数神经外科医生认为手术全部切除颅咽管瘤是最理想的治疗效果,能为病人提供最好的治愈机会。神经外科医生的治疗策略取决于是否值得冒着手术可能引起病人死亡和功能损害的危险而试图全切肿瘤。Waria 认为,对儿童应积极全切除争取治愈,对成人则视个体可选择次全切 + 放射治疗。Fahlbusch 在主张首选根治性切除的同时强调:如果术中发现肿瘤全切除可能会以死亡或致残为代价,则应选择次全切除或部分切除。目前越来越多的学者倾向于接受此观点:在不引起严重并发症和神经功能障碍的前提下,颅咽管瘤的首次手术应尽可能地做到彻底的根治性切除。

部分颅咽管瘤无法根治切除,通常是由于肿瘤与周围重要的神经和血管结构紧密粘连,妨碍了肿瘤的全切,残留肿瘤必须用其他方法治疗;可采用放射治疗、观察其生长情况后再行进一步治疗,或立即再次手术治疗。现有资料显示次全或部分切除而未采用其他方法治疗的肿瘤,疗效欠理想,经过一段时间后常会复发,大部分次全切除的肿瘤于手术后 3 年内复发。根治性全切的病例出现复发的时间晚于单纯部分切除者。次全切的病人很可能需要采用进一步治疗,如放射治疗或再次手术。

颅咽管瘤手术中如何处理垂体柄仍有争议。Rougerie 较早就将垂体柄保留或在最下端离断;Konovalv 主张宁可将部分瘤壁残留于垂体柄,也应首先保留垂体柄;但 Hoffman 认为,颅咽管瘤的性质决定了有必要牺牲垂体柄;Sweet 指出,如果不能将垂体柄和肿瘤完全分离,最好切除垂体柄这一潜在的复发根源。根据众多的报道,术中保留垂体柄,伴随有肿瘤的低全切率、高复发率,但术后尿崩症、严重的内分泌失调的发生率低;反之,则肿瘤全切除率高,而术后尿崩症、严重内分泌紊乱的发生率高。多数学者认为,尽管牺牲垂体柄可能导致严重的并发症,但颅咽管瘤的全切除是重要的,尤其对于儿童病人。在不影响肿瘤全切除率的情况下,应尽可能地保留垂体柄的完整性。在现有的医疗条件下,术后出现的尿崩症和严重的内分泌功能紊乱可用替代疗法治疗。

辨别垂体柄是垂体柄保留的基础,垂体柄可移位到肿瘤表面的各个位置,但在其穿过鞍膈到达垂体处通常能够找到,辨别垂体柄的另一特点

是垂体柄表面较长的门静脉所形成的纹状外形,即使垂体柄严重移位,这些静脉仍维持其原来的平行排列形状,这种纹状形态较为独特。

手术中对于下丘脑的保护也非常重要,尽管理论上下丘脑与肿瘤的颜色和质地不同,但是术中有时并不能辨别肿瘤、下丘脑和可疑的胶质增生带。病理显示肿瘤与第三脑室壁实质之间往往存在指套状的胶质细胞生发层。

近年颅咽管瘤的分子生物学研究发现,*CTNNB1* 和 *BRAF V600E* 基因突变可分别发生在超过 90% 的釉质型和乳头型颅咽管瘤中。美国 Brastianos 报道了一例反复复发的颅咽管瘤病人,应用 BRAF/MER 抑制剂治疗后肿瘤体积缩小了 85%,然后行经蝶内镜肿瘤切除术 + 放射治疗,病人无症状生存期超过 18 个月。为临床提高颅咽管瘤的治疗疗效提供了新的努力方向和思路。

(雷 霆 舒 凯 董芳永)

第五节 儿童髓母细胞瘤

一、概述

髓母细胞瘤(medulloblastoma),又称成神经管细胞瘤,发生于原始髓样上皮,是中枢神经系统恶性程度最高的神经上皮性肿瘤之一。好发于儿童,约占儿童颅内肿瘤的 20%,占所有儿童后颅窝肿瘤的 30%。髓母细胞瘤男性多见,大约占所有病例的 2/3。70% 的病例发病年龄在 10 岁以下,发病高峰在 5 岁左右。20% 的病例在 2 岁以前发病,50 岁以上的成人病例极为少见。

髓母细胞瘤多位于第四脑室顶上的小脑蚓部,少数发病在小脑半球的侧方,在侧位方向生长的肿瘤多见于成年人并有促结缔组织增生倾向,肿瘤边界完整,偶或称之谓"小脑肉瘤"。肿瘤生长极为迅速,手术不易全切除。就诊时常有肿瘤巨大并有脑积水,故手术风险大,治疗较困难。

髓母细胞瘤主要起源于小脑蚓部,但在年龄较大的儿童和成人也可见到病变位于小脑半球。肉眼观,肿瘤界限往往比较清楚。肿瘤质较脆软,呈紫红色或灰红色,似果酱,乃由于肿瘤富于细胞和血管之故。肿瘤有侵犯软脑膜的倾向。脑膜被浸润后引起增生,致使瘤组织具有弹性且较硬。

软脑膜的肿瘤浸润可导致蛛网膜下和脑室系统的浸润性转移。肿瘤中心部可发生坏死，但较少见。囊性变和钙化更罕见。

髓母细胞瘤的临床表现多与脑积水有关，例如头痛、恶心、呕吐，90%以上的病人有此类症状。多数病人来院前的病程都在2~3个月，头痛多在早晨较重，甚至会将病人疼醒。有一些病人会有持续性的呕吐，许多家长会忽视或误以为是胃肠道的症状。以上两种情况都有可能因为在发作时的过度换气而得到缓解，从而无法引起家长的重视，许多病人直到走路不稳时，家长或儿科医师才会进一步考虑到颅脑方面的检查。另有一些患儿会出现一些罕见的症状如：歪头、斜颈、背部疼痛、下肢轻瘫等。神经系统的查体早期主要是双侧视神经盘水肿，后期出现共济失调、眼球震颤、复视等脑神经麻痹症状，甚至会有嗜睡、昏迷等脑干受压症状。影像学CT检查显示肿瘤位于颅后窝中线，为均一密度，边界清楚，呈类圆形，偶可出现囊变、钙化和出血。MRI检查，肿瘤T_1WI呈低信号或等信号，T_2WI呈高信号，增强扫描多呈均匀强化，有少数肿瘤因钙化或囊变而信号不均匀。矢状位可显示肿瘤突破第四脑室及幕上脑室的扩张情况，横断面可显示第四脑室受压变形（图2-2-5）。

二、儿童髓母细胞瘤手术和术后综合治疗的要点

患儿往往有长时间的脑积水，突然幕上减压，极易形成小脑幕切迹上疝。现在已认识到分流手术有导致病情加重、感染、硬膜下血肿、脑干受压、肿瘤内反复出血、腹腔转移等缺点，合并脑积水有明显症状的患儿，可在手术前2~3天行脑室外引流术，有节制地缓慢释放脑脊液，适当降低颅压。使患儿一般情况好转，能进饮食，纠正患儿的水、电解质失衡状态，提高患儿对手术创伤的耐受性。手术体位多采用俯卧位，头架尽量低，肩抬高，因肿瘤常在第四脑室内，俯卧位使医师能窥见此处脑室，无需切开蚓部。俯卧位的另一优点是可避免空气栓塞并防止肿瘤细胞脱落下沉至腰椎蛛网膜下腔的危险。手术中需咬除枕外隆凸的下半，充分显露小脑蚓部，向下打开枕骨大孔2cm，如果肿瘤巨大还可咬开寰椎后弓，但不可过宽，一般不

超过2cm。剪开硬脑膜时，发达和扩张的枕窦最好进行缝扎，避免不必要的出血。肿瘤质地多不均一，质地较软处可用吸引器吸除，质地较硬处在显微镜直视下分块电凝切除，操作中反复用常温生理盐水冲洗、降温并使视野清晰。肿瘤与脑干有粘连时，分离时要特别细致，一般采用从上至下的顺序切除肿瘤，将肿瘤前上部小心从第四脑室底分离。术中要求麻醉师密切配合，严密监测患儿呼吸和心率的变化。肿瘤切除后，即可见到光滑的第四脑室底部，需进一步向四周探查，以防肿瘤遗漏。有少量残余肿瘤与脑干粘连紧密，可将电凝功率调小，小心电凝，而不必强行剥离。第四脑室上端导水管开口处的肿瘤要尽可能地切除，以打通脑脊液循环通路。术中不可过度牵拉脑组织，使用脑自动拉钩，脑压板不可触及第四脑室底，以免损伤脑干。

髓母细胞瘤属于放疗较敏感的肿瘤。放疗是髓母细胞瘤综合治疗的重要组成部分。Castro-Vita等报道，5年生存率与放疗量明显相关，接受全脑脊髓放疗、全脑放疗及未接受放疗的患儿5年生存率分别为50%、20%和0。最近在法国有一项M_4期病例的对照研究显示全脑脊髓放疗的重要性，对辅助化疗的病例也不例外。对照组在化疗的同时接受后颅窝和脊髓放疗，复发部位多见于幕上，这恰恰是没有接受放疗的部位。

肿瘤的分期、手术后肿瘤的残留等对预后的影响是明确的。年龄和性别也是决定预后的因素。20%~35%的髓母细胞瘤病人≤3岁。美国国家癌症研究所的治疗显示，2岁前诊断髓母细胞瘤的患儿1年生存率为32%，5年生存率为12%。有研究显示，婴幼儿肿瘤的生物学特性与儿童不同，其侵袭性更强。其沿神经轴传播的比例更高。发病年龄<4岁脑脊液播散的发生率为34%，而≥4岁则仅为14%。另外，在年龄较小的儿童，肿瘤常常巨大且难以全切。对年龄小的儿童行标准全脑脊髓放疗的神经毒性大。许多年龄小的患儿仅接受小剂量的神经轴和后颅窝的放疗，或在手术后仅接受后颅窝的放疗辅助化疗。

三、髓母细胞瘤的分子病理研究进展和预后相关分子分型

随着分子生物学的不断发展，越来越多的研

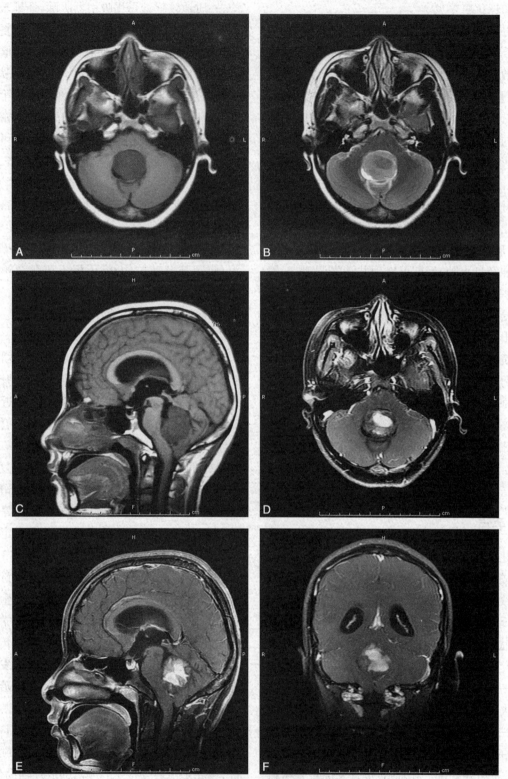

图 2-2-5 髓母细胞瘤 MRI 平扫及增强表现

A. T₁WI 横轴位；B. T₂WI 横轴位；C. T₁WI 矢状位；D~F. 增强扫描横轴位、矢状位及冠状位

究显示,不同的分子分型与不同的组织学分型相关,并与预后有密切的联系。2016 年,WHO 将髓母细胞瘤分为 WNT 型、SHH 型、Group3 型和 Group4 型。WNT 型大约占所有分子亚型髓母细胞瘤的 10%,好发于年龄较大的儿童和青少年,平均发病年龄大约在 10 岁,预后良好,5 年总体生存率超过 90%,组织分型以经典型为主。β-catenin 免疫组织化学染色对于 WNT 型具有很高的特异性和敏感度。SHH 型大约占所有髓母细胞瘤分子亚型的 30%,好发于婴幼儿和成人,男女比例接近 1∶1,组织分型以促结缔组织增生型为主,预后比 WNT 型稍差,好发于颅脑中线附近和小脑半球。GAB1 是 Gab 蛋白家族中的一员,其分类的 SHH 亚型与基因表达谱分类的 SHH 亚型在预后上相似。研究证实,GAB1 是 SHH 亚型的特征性标志物,具有很高的特异性和敏感度。Group3 亚型最显著的特征之一是预后差,所有的四种分子亚型中 Group3 型中大细胞/间变型占比最高。基因组特征为原癌基因 *myc* 异常扩增,这可能是该亚型病人预后不良的一个重要因素,Group3 型大约占所有髓母细胞瘤分子亚型的 25%,好发于婴幼儿和年龄较小的儿童,肿瘤常位于第四脑室。Group4 型的预后比 Group3 型预后好,和 SHH 型相似,四种亚型中 Group4 型发病率最高,大约占所有分子亚型的 35%,在所有年龄段都有发生,组织分型以经典型为主,好发于第四脑室。细丝蛋白 A(filamin A)与转录共激活因子 YAP1 蛋白在髓母细胞瘤不同亚型之间的表达相似,在 WNT 型和 SHH 型中高度表达,在 Group3 型和 Group4 型中不表达或微弱表达,对 WNT 型和 SHH 型有较强的敏感度,可以与其他 WNT 型和 SHH 型的标志物合用来指导分型。各亚型在染色体组学和基因组学的不同的生物学特点,可为将来的靶向治疗提供策略。

(雷霆 舒凯 董芳永)

参 考 文 献

1. Fountain DM. Multidisciplinary rehabilitation for children with brain tumors: A systematic review. Dev Neurorehabil, 2017, 20(2): 68-75.

2. 周大彪,罗世祺,马振宇,等. 1 267 例儿童神经系统肿瘤的流行病学. 中华神经外科杂志, 2007, 23(1): 4-7.

3. 陈籽荣,王震,厉亚坤,等. 儿童低级别胶质瘤的分子病理特点和临床意义. 中华医学杂志, 2018, 98(5): 393-396.

4. 万锋,王玉平,陈劲草,等. 儿童脑膜瘤 23 例报告. 中华小儿外科杂志, 2002, 23(4): 310-312.

5. Jones DTW, Kieran MW, Bouffet E, et al. Pediatric low grade gliomas: next biologically driven steps. Neuro Oncol, 2018, 20(2): 160-173.

6. Suzanne J. Baker, David W. Ellison, David H. Gutmann. Pediatric Gliomas as Neurodevelopmental Disorders. GLIA, 2016, 64: 879-895.

第三章 小儿颅脑损伤诊疗中的争议与进展

第一节 院前评估及 GCS 评分对小儿颅脑损伤预后评价进展

颅脑损伤已成为危害到儿童身心健康的一大杀手。儿童病情变化快而重，及时而正确的救治将大大降低致残率和死亡率。重型颅脑损伤的患儿伤后 1h 内接受救治者，可以显著降低死亡率。随着接受治疗时间的延长，病死率逐渐增高，因而应进行早期准确地诊断和及时有效地治疗。根据患儿的伤情、受伤地点与医院的距离、中途转送时间等因素制订现场急救时间的长短，尽量缩短现场处理时间，但同时应注意观察患儿病情轻重，是否存在呼吸和循环不稳定，防止不经处理就进行长途转运，以免错过最佳治疗时机。

重型颅脑损伤患儿均有深度意识障碍，口腔分泌物、呕吐物、外伤出血、舌后坠等可造成误吸或使呼吸道梗阻，从而出现低氧血症。另外重型颅脑损伤患儿常合并其他部位损伤、出血而出现低血压，低血压直接导致脑血流下降，脑灌注压降低，加重脑缺血、缺氧。低血压、脑灌注不足、低氧血症是重型颅脑损伤病人早期二次脑损伤的主要因素，美国创伤学会对该类损伤的研究表明，在重型颅脑损伤的急救过程中，低血压和低氧血症的发生率约为 1/3，即使短暂的二次脑损伤也会使伤者的死亡率和致残率明显增加。另外，高热、应激状态、癫痫发作等都将导致脑组织的氧供需失衡，继发脑水肿。不适当的搬动也有可能导致颅内出血加重。上述情况都可能导致难以控制的颅内高压出现甚至脑疝形成，所以尽早去除引起继发性损伤的因素，可延缓病情的恶化，为进一步的诊治争取宝贵的时间。GCS 评分是评价颅脑损伤伤情严重程度显著和可靠的指标，尤其是通过反复不断的评分更能确切地反映病人的真实状况。GCS 评分作为重要的评估指标同样应用于院前急救中，是病人院前治疗、转运的重要依据。病人 GCS<9 分时，可能需要给予气管插管以通畅气道，甘露醇或过度通气等降低颅内压力等治疗，并且转运至能够进行重型颅脑损伤救治的医院。

第二节 小儿重型颅脑损伤特点及诊治

小儿颅脑损伤十分常见，发生率每年约为 100/10 万，且其发生率呈上升趋势，其中中型、重型颅脑损伤占 50% 以上。大约每年每 10 万儿童中有 10 人死于颅脑损伤，文献报道病死率为 15%~20%，低于成人的 36%~40%。

一、小儿颅脑损伤的特点及研究进展

小儿与成人不同，有自身解剖、生理、病理、免疫、临床表现和体征的特点，年龄越小越明显。小儿全身血容量少，头皮细嫩，颅骨骨缝和前后囟逐渐闭合，婴幼儿颅骨较薄而弹性好，颅底解剖结构相对平坦。蛛网膜下腔较成人窄，脑组织在颅腔内可活动的幅度小；大脑皮质尚未发育完善，脑组织血流量大，血管通透性高，脑外伤后脑组织水肿明显。随着年龄增加，颅脑解剖、生理和免疫功能逐步健全，6 岁以后才逐渐接近成人。

（一）颅骨损伤

小儿头颅损伤中 40%~60% 存在颅骨损伤，受伤方式和外力各异，颅骨骨折形式也不同。一般来说，线性骨折、凹陷或粉碎性凹陷性骨折多见，顶骨、枕骨、额骨是好发部位，也可能合并脑损伤和颅内出血。

（二）脑损伤

包括原发和继发性脑损伤，前者由外力直接致脑震荡、脑挫裂伤、弥漫性轴索损伤、脑干损伤；后者系颅内血肿、脑水肿、缺血低氧等所致，也可能两种因素共存。最为严重的是弥漫性轴索损伤。快速形成的颅内高压导致受损脑组织不同程度的低灌注，发生低氧或无氧代谢，酸性内环境中脑细胞钙通道开放，氧自由基、兴奋性氨基酸等大量产生，加重继发性脑损伤。除此病理改变外，近年来实验室研究表明，脑损伤后炎症反应备受关注和重视，急性脑损伤的重要病理改变系血－脑脊液屏障开放。其早期由外力所致，后期与炎症细胞和炎症递质损伤有关。开放的血－脑脊液屏障使周围血液循环中大量的细胞包括白细胞、单核细胞和淋巴细胞等进入中枢神经系统（central nervous system, CNS），这些活化细胞可分泌多种递质，进一步诱导趋化因子和细胞黏附因子生成，引起胶质细胞向受损区域聚集，介导神经系统的损伤和修复。这些病理变化导致患儿伤后意识障碍加深，持续时间长，颅内压增高，呕吐频繁，面色差，双侧瞳孔有时不等大。头颅 CT 扫描可见一些病例脑白质、下丘脑和脑干散在的高、低密度影，也可能 CT 扫描无任何异常。根据临床表现、体征和影像检查结果需考虑弥漫性轴索脑损伤的诊断成立。

小儿颅腔与脑组织之间的间隙狭窄，脑组织可以活动的幅度较小；加之脑组织柔软、脑血管又具有一定的弹性和伸展性，因此对损伤的耐受性比成人好得多。由于颅腔内可以用作缓冲的空间较小，轻度脑水肿或出血即可引起脑受压症状。但因婴幼儿颅缝闭合尚不牢固，当颅内发生血肿或脑水肿时，尤其是这类病变发展较慢或体积较小，则可促使颅缝分离及颅腔扩大，从而使颅内压有所降低并减轻脑及脑干的损害。

二、小儿重型颅脑损伤诊治的几点认识

（一）重视小儿硬脑膜外血肿及预后

小儿硬脑膜外血肿发生率远较成人为低，并且年龄不同发生率亦有区别。硬脑膜外血肿在小儿少见的原因在于：①颅骨较软、弹性较好，骨折时不易形成碎片刺伤血管；②颅骨与硬脑膜连接较紧，在骨缝融合处甚至不能分离，因此硬脑膜出血时，血液不易在此间隙形成巨大血肿；③硬脑膜血管，如脑膜中动脉，在颅内的走行途中尚未在颅骨内板侧形成沟槽，所以当受到外力时，由于血管比较柔韧、游离而不致受到损伤。

预后常与下列三个因素有关：①是否合并脑的其他损伤，如脑挫裂伤等；②脑疝时间的长短；③全身各脏器的其他情况。一般典型的急性硬脑膜外血肿，只要及时诊断与手术，预后良好。

（二）小儿硬脑膜下血肿的手术治疗特点

血肿发生在硬脑膜下腔的发生率高于硬脑膜外血肿。临床症状的发生时间与严重程度主要取决于：①出血来源和血肿形成时间；②是否伴有相应的脑损伤；③颅骨和脑膜对缓冲颅内压增高的能力。急性硬脑膜下腔出血多为静脉性，或为大的静脉窦破裂所致。

对急性或亚急性硬脑膜下血肿小儿，出现颅内压显著增高、保守治疗无效，部分患儿需要开颅手术清除血肿。手术以后视具体情况决定是否修补硬脑膜和是否弃去骨瓣。

（三）小儿外伤后癫痫的诊断和治疗

外伤后癫痫是小儿颅脑损伤后一种严重的并发症，部分病例甚至发展成为持续性癫痫。同其他疾病伴发的癫痫一样，小儿外伤后癫痫是中枢神经系统功能障碍的症状表现之一，而不是一个独立的疾病。

根据机制的不同，临床上将其分为早期和晚期两类。

1. 外伤后早期癫痫 这类癫痫在颅脑损伤后 1~2 周内即可出现症状。其发病原因和以下因素有关：颅内血肿、颅骨凹陷性骨折、脑挫裂伤、脑水肿、颅脑手术、术后再出血、颅内感染等。其中尤其以硬膜下血肿、脑内血肿及颅骨凹陷性骨折容易伴发早期癫痫。儿童和有颅骨凹陷性骨折者，容易在伤后第一天内发生癫痫。

2. 外伤后晚期癫痫 外伤后晚期癫痫是指首次发作发生在外伤后 2 周之后，其发病时间长短不一，或者在伤后几个月发病，长者可延迟到伤后 20 年，绝大多数发病是在伤后 6 个月至 3 年之间。有人认为伤后 4 年内不发病，以后发生癫痫的机会越来越小。

癫痫的发生与损伤部位之间存在着十分密切的关系。脑的任何部位损伤都可以引起癫痫，但

是最易发生癫痫的损伤部位是在中央前、后回及其邻近皮质区域。额叶损伤多发生全身性发作，中央顶区损伤多发生部分性发作，颞叶损伤多发生复杂部分性发作。左侧脑损伤为主者意识障碍出现较早，有强直阵挛抽搐、右侧肢体抽搐、尿失禁、头眼偏转、失神、失语、强迫性记忆、思维和感觉障碍，甚至连续发作。右侧脑损伤为主者，出现痉挛发作、意识丧失、左侧面部和肢体抽搐、头眼偏转、精神障碍、幻觉、猝倒或全身强直发作。

由于早期研究大多数表明预防性使用抗癫痫药能明显减少伤后急性期癫痫发生率，使得国内外临床医师长期以来经验性短期使用预防性抗癫痫药。国外前瞻性随机双盲对照研究证明预防性抗癫痫药不能减少颅脑创伤伤后晚期（>2周）癫痫发生率，所以，不应该长期服用预防性抗癫痫药。

第三节　重症监护治疗在小儿颅脑损伤中的应用进展

神经外科的重症监护（neurosurgical intensive care unit, NICU）已经发展成为神经外科的一个亚专业领域。小儿重型颅脑损伤作为具有较高病死率和致残率的常见急性颅脑疾病，从一开始就是NICU监护的重点。

小儿重型颅脑外伤的病理生理变化是复杂的，NICU要遵循的一个重要原则是既要对原发性脑损害作出准确判定和积极治疗，还要确定继发性脑损害的危险因素并给予规范处理。小儿重型颅脑外伤的重症监护从广义上应当分为临床检查监护、床旁仪器检测和大型设备监护。

临床监护主要是医护人员对患儿病情的常规检查和监护记录，包括患儿的意识状态（GCS评分）、生命体征、瞳孔反射、锥体束征、脑干反射、全身状况及必要的生化检测，包括血气分析、电解质、血糖、肝肾功能、出凝血机制等，并要记录每日的出入量。各种床旁监护措施是NICU对重症颅脑损伤患儿最具特征的监护，它们量化了对重症患儿伤情的判定、治疗的指导及预后的评估，使对重型颅脑损伤患儿的处置和疗效监控有客观的指标可循。床旁监测手段主要包括针对颅内压和脑血供的监护、脑氧合与代谢的监护、脑电生理的监护、心肺等颅外重要脏器功能的监护。

颅内压（intracranial pressure, ICP）监测可以直观反映出ICP的动态变化，避免了单纯依靠体征和间接征象估计颅内压而出现脑疝的严重后果。多数神经外科中心把20mmHg作为颅内压的上限。实施ICP监测可以早期检出迟发血肿和术后复发血肿，并防止无区别的使用降颅压措施给病人带来的潜在危害；应用脑室内置管还可以通过引流脑脊液降低颅内压，提高脑灌注。颅内压持续增高的危害不仅可以引起脑疝，还在于脑灌注压（CPP）的不断降低导致脑循环的停止，使脑组织出现不可逆的神经病理改变。颅脑损伤患儿在监护与治疗中维持最适的CPP水平既可以保证满足脑代谢所需的足够血流量，又能将毛细血管的静水压控制在较低水平，利于脑水肿液的吸收。颅脑损伤后出现血管痉挛，引起受累血管供应区脑组织灌注不足，同样是决定预后的重要因素。经颅超声多普勒（TCD）作为床旁的无创监测手段，利于早期发现脑血流动力学的异常及判断其严重程度，指导医生采取相应的治疗措施。对重型颅脑损伤的TCD监测一般选用大脑中动脉。根据大脑中动脉血流速度指标及波形，计算指标及脑氧合情况，可以判断颅内血流动力学的变化，区分大脑中动脉的血流增快是由于血管痉挛还是脑血流量增加造成的。

持续监测颈静脉氧饱和度（$SjvO_2$）可以早期发现大脑半球的缺血缺氧。由于脑血管阻抗因素的存在，CPP正常或升高时并不一定表示脑氧代谢合适，$SjvO_2<50\%$ 提示脑氧合不良，$>75\%$ 提示过度灌注。脑组织对血流的氧耗还可通过测定动静脉氧压差（AVO_2）来衡量，而脑氧摄取（CEO_2）由于排除了血红蛋白的影响，直接反映了大脑氧耗与血液的比率，也被广泛应用。

近年来监测技术的发展已经可以使用直接插入脑组织中的多参数传感器如微透析监测仪来持续监测脑组织的 PO_2、PCO_2、pH 以及脑温，并可以测定脑葡萄糖及乳酸的含量，更直接地获取脑组织氧合与代谢指标，使脑缺氧性损害得以尽早发现，实现治疗中脑组织的合理灌注与脑组织氧合及代谢方面的最佳平衡。

脑干听觉诱发电位（brainstem auditory evoked

potential, BAEP）被较普遍地用来评估重型脑外伤后的脑干损害的程度和部位，并证明对意识障碍程度和预后判断具有重要价值。当脑干功能受损时，BAEP 的潜伏期和波形都有相应的变化，BAEP 异常改变进行性加重，预示着病情的变化，并可以随着脑干病损的恢复而恢复。结合应用 BAEP、皮质体感诱发电位（SEP）、视觉诱发电位（VEP）对重症脑损伤病人进行早期监测可以为颅脑损伤患儿意识障碍和病情变化的判定和预后提供有价值的资料。脑电图技术的发展已经出现了数字式脑电图、定量脑电图和脑地形图。持续脑电图监测可以记录到脑外伤后癫痫发作，非抽搐性癫痫状态，可以监测巴比妥昏迷治疗和亚低温治疗的脑电生理变化，结合诱发电位的监测对脑死亡作出电生理诊断。脑电图对于脑外伤病人的脑血流的降低和颅内压升高所导致的病情变化可以先于症状和体征表现出来。

目前文献报道的 NICU 监测手段种类繁多，而且还在不断发展，这其中有些措施是有创性的。如何规范每一种监护措施的应用指征及配伍使用方法，制订针对重型颅脑外伤不同病情的最低监护要求，还需认识上的统一和临床与基础科研的探索及经验的积累。由于脑缺血缺氧性损害是重型颅脑损伤病人防止继发性损害的重点，建议在目前条件下可以把 ICP 和 CPP 作为 NICU 最基本的监护指标。

第四节　小儿颅骨生长性骨折的诊治及新进展

颅骨生长性骨折（growing skull fracture，GSF）是小儿颅脑损伤致颅骨骨折的一种特殊类型，好发于婴幼儿童，在颅脑损伤患儿中发生率为 0.05%~1.6%，其中约 90% 发生在 3 岁以内。患儿颅脑损伤后颅骨的线性骨折进行性增宽，颅骨缺损，几乎都有骨折下硬脑膜撕裂。患儿受伤后早期多数无明显临床症状，少数可有癫痫发作或进行性神经系统症状，数周或数月后经复查头部 CT 发现患儿颅骨骨折缝增宽，骨质吸收缺损，甚至出现蛛网膜囊肿形成疝出，脑组织膨出，软化，或发生脑积水。

一、颅骨生长性骨折的发生机制

颅脑损伤后颅骨骨折同时发生的硬脑膜破裂是颅骨生长性骨折最重要的因素。颅骨骨折而无硬脑膜的破裂，脑发育和脑波动产生的压力对整个颅骨内面均匀施压，不会对骨折缘产生持续缓慢的侵蚀作用。硬脑膜破裂，在裂口形成一减压区，颅内压向此处传递，蛛网膜经硬脑膜裂口膨到骨折缝中，借脑的波动形成蛛网膜疝，填充于骨折缝中，正常的脑搏动波及蛛网膜疝内的脑脊液，使骨折无法愈合。脑脊液的搏动可导致骨折边缘脱钙，骨折边缘的骨质逐渐受到侵蚀。接近骨折和硬脑膜裂开缘的蛛网膜发生了粘连，形成非交通性的蛛网膜囊肿，此囊肿具有半透膜作用，脑脊液进入囊内比从囊内排出容易，蛛网膜囊肿逐渐扩大，其下方的脑组织受到压迫。如果该处有脑挫伤，可形成蛛网膜-脑内囊肿；如果脑挫伤波及侧脑室壁，可形成与侧脑室相通的蛛网膜囊肿。同时，相邻部分脑实质受压萎缩、软化、变薄，侧脑室内该处扩大，与囊肿沟通则形成脑穿通畸形，患儿出现神经系统症状体征。

颅骨骨折的同时硬脑膜与颅骨大片分离，致使与脑膜中静脉窦相接的板障静脉断裂，骨折缝出血及板障静脉的断裂形成硬膜外血肿使硬脑膜与颅骨大片分离，并使其剥脱，从而阻断了来自硬脑膜或骨膜的供血，引起骨折局部的颅骨缺血。后期由于蛛网膜囊肿对颅骨的压迫、骨折处的硬脑膜缺损大于颅骨缺损，这对骨质的血液供应和正常生长均产生了不利的影响，造成骨质吸收、骨生长迟缓或停止，再加上上述因素最终形成骨折缝增宽或骨缺损。

颅脑损伤后脑水肿和颅内压增高是早期发生生长性骨折的重要原因。脑膜和脑组织的膨出，加上破骨细胞的作用，致使骨折缝逐渐扩大。

二、生长性骨折的诊治

患儿在婴幼儿期有明确颅脑外伤史，最常见症状为局部头痛、头部质软、波动性包块，伴癫痫发作、偏瘫等，病程中、后期可触及颅骨缺损。早期 X 线表现为线性骨折，骨折边缘清晰锐利；中、后期骨折裂隙逐渐增宽，呈长条形、梭形、卵圆形或不规则形，缺损的边缘多不整齐，内板比外板侵蚀严重,常呈现为壳状或喷发之火山口状,内板缺损大于外板。缺损边缘的骨质可同时存在着骨质吸收、疏松和密度增高硬化两种改变。动态CT检查提示后期可有骨折线内疝入的蛛网膜;脑组织呈低密度,而不是帽状腱膜下血肿的高密度。

生长性骨折的诊断一经确立,应行扩大开颅术,切除局部脑组织瘢痕、蛛网膜囊肿和软化脑组织,取颞筋膜、帽状腱膜、自体阔筋膜、人工合成的组织膜等严密修补缺损破裂的硬脑膜。手术需遵从以下原则:切除疝出的蛛网膜囊肿或软脑膜囊肿以及局部瘢痕软化的脑组织;严密修补缝合硬脑膜,要求良好的水密性,避免脑脊液渗漏;颅骨成形术,进行颅骨修补复位。硬脑膜破裂在生长性骨折的发病环节上起着重要作用,因此严密缝合硬脑膜是手术成功的关键。

（雷霆 舒凯 董芳永）

参 考 文 献

1. 蒋先惠.小儿神经外科学.北京:人民卫生出版社,1994.
2. 雷霆,陈坚,陈劲.颅脑损伤.上海:上海科学技术出版社,2010.
3. 雷霆.神经外科疾病诊疗指南.北京:科学出版社,2005.

第四章　小儿脊髓栓系综合征的外科治疗

第一节　概　　述

脊髓栓系综合征（tethered cord syndrome，TCS）是指各种不同原因导致脊髓末端受到牵拉而引起的各种脊髓圆锥神经功能障碍。根据病因可以分为原发性和继发性脊髓栓系综合征：继发性脊髓栓系综合征是指因为脊髓手术、创伤或感染等病因导致脊髓蛛网膜粘连而形成的脊髓栓系；而小儿脊髓栓系则多为与各种先天性脊髓畸形相关的脊髓圆锥功能障碍综合征，常见的脊髓畸形包括终丝变性和牵拉、脂肪瘤、脊柱（脊髓）裂、脊膜（脊髓）膨出、皮毛窦瘘、皮样囊肿、肠源性囊肿等（图 2-4-1~ 图 2-4-4），这些畸形最终可导致脊髓圆锥的牵拉和功能损害乃至下肢畸形等临床表现。

引起小儿脊髓栓系综合征的各种先天性脊髓畸形的病因包括外因和内因（遗传性因素），可能的外因包括患儿母亲孕期的病毒感染、叶酸缺乏、服用药物，或接触化学制剂、重金属、放射线等；而相关的遗传性因素众多，如 *TBX1* 基因异常、

22q11.2 缺失、21 染色体三倍体、13q32 三倍体、8 号染色体三倍体、I 型神经纤维瘤病、Klippel–Feil 综合征、FG 综合征、Klippel–Trenaunay–Weber 综合征、Dandy–Walker 畸形等。各种内因或外因导致胎儿在 3~6 周神经管发育的关键时期神经管闭合不全、中胚层和 / 或外胚层破入神经管生长、脊髓末端发育障碍等，出生后表现为脊髓栓系综合征。

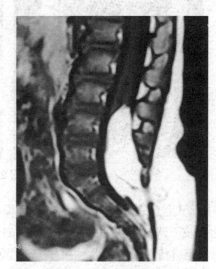

图 2-4-1　合并脂肪瘤

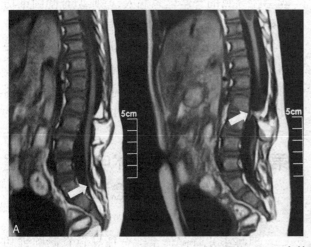
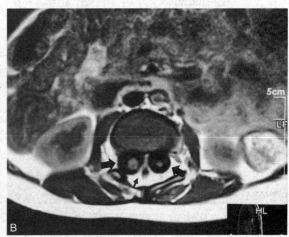

图 2-4-2　合并脊髓裂、双脊髓

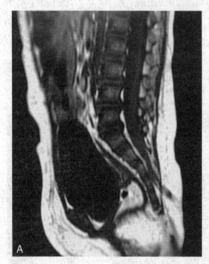

图 2-4-3 合并骶尾椎发育不全、肛门闭锁

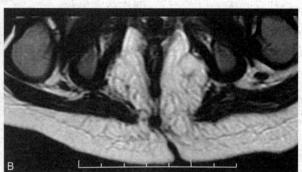

图 2-4-4 合并皮毛窦瘘

婴儿病人首诊表现多为腰背部的皮面损害,如局部毛发、皮下脂肪瘤、皮肤色素沉着或凹陷、皮毛窦瘘、血管痣、脊膜膨出等,可合并脊柱侧弯、马蹄足等下肢畸形,大小便障碍在1岁以下诊断困难。幼儿和儿童一般有运动感觉障碍,可能出现运动和括约肌功能的发育迟缓或倒退、痉挛性的步态障碍、渐行加重的脊柱侧弯和马蹄足畸形等。背部和下肢疼痛也可能是这个年龄段的主要表现。大龄儿童和青少年则以腰骶部、会阴部和下肢疼痛为多见。腰部轻微创伤可能导致症状出现或加重。合并皮毛窦瘘的患儿可以出现反复感染及伴发的脊髓圆锥功能障碍,感染控制后脊髓圆锥功能障碍又可缓解。

尿流动力学检查在初始诊断和术后随访中判断病情转归时均有重要作用。术前尿流动力学检查可以发现临床表现不明显的膀胱功能障碍,从而有助于及时决定手术计划;术后对于评价手术效果、指导康复治疗、预测再栓系等也是重要客观指标。最常见的尿流动力学改变是逼尿肌反射亢进,而膀胱顺应性减低、协同困难和尿意减弱也可出现。腰骶部MRI检查可以显示脊髓圆锥的牵拉、受压、低位以及合并的各种畸形。少数单纯终丝牵拉导致的脊髓栓系病人,有典型脊髓圆锥功能障碍的病人,但MRI检查脊髓圆锥可以处于正常的L_1~L_2水平,仔细分辨可能发现终丝略为增粗,或被拉直、紧张而紧贴硬脊膜囊后壁等征象。脊髓栓系患儿可能合并小脑扁桃体下疝畸形,因此需要行后颅窝和上颈段MRI检查。

第二节　脊髓栓系手术中与病理生理机制相关的手术理念和术式选择

理解小儿脊髓栓系综合征导致脊髓圆锥功能障碍的病理生理机制,至关重要。手术目的是解除脊髓末端栓系和牵拉,改善脊髓末端牵拉导致的缺血性改变,避免不可逆的脊髓圆锥神经功能障碍。因此,手术的方式和重点是充分地分离脂肪瘤或其他病理改变造成的硬脊膜粘连,在单纯脊髓栓系(不合并脊髓末端脂肪瘤或皮毛窦瘘等病理改变),离断变性和紧张的终丝即可,从而达到游离脊髓末端、松解牵拉张力的目的。在常见的合并脊髓末端脂肪瘤病例,仅有少数背侧或过渡型脂肪瘤,存在和脊髓圆锥背侧的清晰边界,即白色的纤维状神经基板,从而可以达脂肪瘤的全切而不导致脊髓圆锥的副损伤(图 2-4-5、图 2-4-6),在大部分的复杂脊髓末端混合型脂肪瘤病例,无法做到脂肪瘤全切、也不必强求全切(图 2-4-7),手术方式是部分切除脂肪瘤、充分分离脂肪瘤骑跨硬脊膜缺损两侧的粘连,同时为了避免术后再次形成粘连和栓系,强调尽可能缝合软脊膜残缘而恢复创面的平滑,并采用人工硬膜扩大成形硬脊膜囊腔(图 2-4-8)。此外,基

于脊髓栓系综合征的病理生理机制,有学者提出通过脊柱截骨缩短手术治疗复发和严重粘连栓系病人,即通过缩短椎管的长度,缓解脊髓的牵拉,而避免对局部严重粘连的广泛分离导致新的损伤。

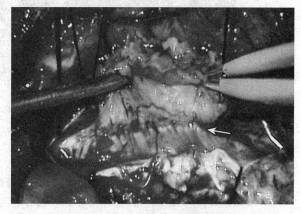

图 2-4-5　脊髓末端背侧脂肪瘤
可见以马尾神经感觉根(后根)进入脊髓圆锥的部位为边界(白色箭头),脂肪瘤位于背侧生长

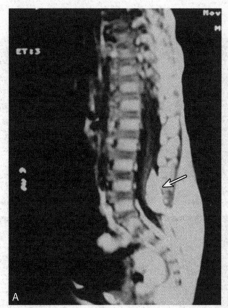
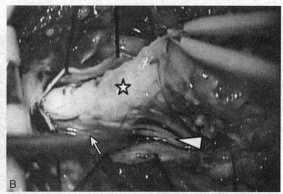
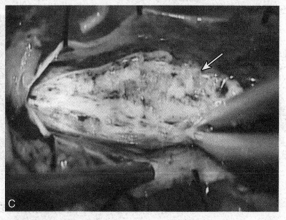

图 2-4-6　脊髓末端背侧脂肪瘤
A:MRI 显示自脊髓圆锥背侧向尾端过渡生长的脂肪瘤(白色箭头);B:术中可见脊髓圆锥末端(白色箭头)、马尾神经(白色三角)和位于两者背侧的脂肪瘤(白色星形);C:脂肪瘤完整切除后,脊髓圆锥背侧的白色的纤维状神经基板,形成清晰边界(白色箭头)

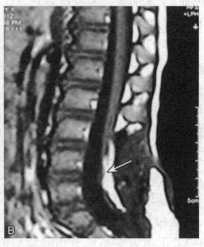

图 2-4-7 复杂脊髓末端混合型脂肪瘤

A. 1 岁半男性，出生后发现骶尾部包块，行走发育迟缓，MRI 显示脊髓末端混合型脂肪瘤（白色箭头），术中部分切除脂肪瘤；B. 6 个月后复诊，可见残留脂肪信号（白色箭头），但患儿下肢肌力和行走已经赶上同龄儿

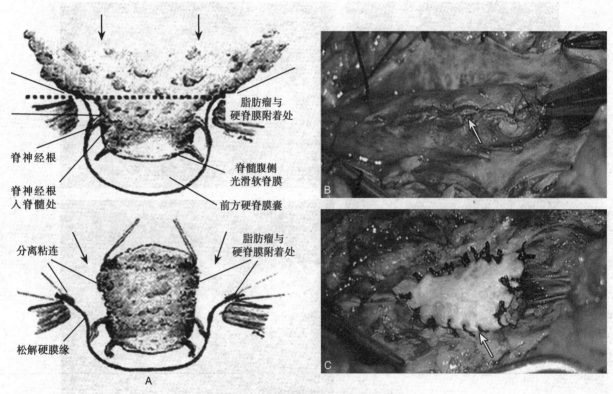

脂肪瘤与硬脊膜附着处

脊神经根

脊神经根入脊髓处

脊髓腹侧光滑软脊膜

前方硬脊膜囊

分离粘连

脂肪瘤与硬脊膜附着处

松解硬膜缘

图 2-4-8 人工硬膜扩大成形硬脊膜囊腔

A. 示意手术中分离脂肪瘤骑跨硬脊膜缺损两侧的粘连；B. 脂肪瘤切除后，缝合软脊膜残缘而恢复创面的平滑（白色箭头）；C. 并采用人工硬膜扩大成形硬脊膜囊腔（白色箭头）

对脊髓栓系综合征的病理生理机制简述如下。正常成人终丝长约 20cm，分为硬脊膜内段和外段，分别长约 15cm 和 5cm，在脊髓末端由软脊膜延续而来，硬脊膜外段被覆一层硬膜，终止于骶尾水平。生理条件下，终丝具有弹性，在脊髓伸、屈时可以允许相应的适应性运动，并为脊髓提供纵向的支撑。此外，脊髓两侧有 15~22 对齿状韧带起到固定脊髓的作用，最上一对在第 1 颈神经根附近，最下一对变动在第 11 胸神经至第 2 腰神经根之间。在最末一对齿状韧带以上的脊髓部分，不会因为头尾方向的应力作用而变形，而脊髓最末端则成为最易于受到牵拉变形的节段。

当终丝成分和 / 或结构的改变导致其弹性的变化，或由于各种畸形的压迫和粘连，终丝无法调节脊髓圆锥受到的应力改变，像船锚一样加重脊髓末端的牵拉，脊髓圆锥受变形、延伸、低位，从而导致相应神经功能障碍。在脊髓圆锥已受到牵拉的情况下，一些激烈的躯干前屈动作可能诱发或加重脊髓栓系的症状。少数病人因为终丝纤维化、弹性降低，导致脊髓栓系症状，但是脊髓圆锥可以没有受牵拉向下移位，而是处于正常的 L_1~L_2 水平。

动物实验证实，伴随脊髓的牵拉，脊髓供应血管管腔变窄、引起脊髓的缺血性改变，脊髓诱发电位显示脊髓灰质的损害更为明显。如果脊髓的牵拉、栓系在发病的 2~8 周内解除，脊髓血流和诱发电位尚可恢复正常，反之则导致不可逆的损害。在细胞代谢水平，脊髓牵拉导致中间神经元内细胞色素 α，α3 水平的代谢异常，而细胞色素 α，α3 是细胞线粒体内参与呼吸链的终末氧化酶，其代谢和氧化异常最终导致 ATP 的生成减少、细胞内能量储存和利用障碍，从而引起神经元的功能障碍和数量减少。神经元的代谢障碍和神经功能障碍的严重程度密切相关。在脊髓栓系解除后，细胞色素 α，α3 的代谢可以恢复到正常水平，相应的神经功能障碍则在 2 周至 2~4 个月内恢复，而在严重损害的病人，其神经元代谢异常和功能障碍只能部分恢复。

第三节 小儿脊髓栓系综合征的外科治疗和争议

小儿脊髓栓系综合征往往表现为一组多发的先天畸形，如脊柱（脊髓）裂、脂肪瘤、脊膜（脊髓）膨出、皮毛窦等，因此手术往往需要先处理相关的畸形和病变，如切除脂肪瘤、修补脊膜膨出等，然后游离脊髓末端的粘连，最后切断和游离增粗变性或者被脂肪瘤浸润的终丝结构。手术需要在神经电生理的监测下进行，有助于辨别脊髓圆锥和马尾神经及相应功能的保护，仅仅依靠手术显微镜下辨别较为困难且不可靠。位于脊髓圆锥背侧的脂肪瘤可以达到显微手术全切，而腹侧性脂肪瘤和贯穿浸润脊髓末端和终丝生长的脂肪瘤则无法全切。在切除相关病变、分离粘连、切断终丝后，还需要缝合软脊膜以恢复手术创面的光滑，并且扩大成形修补硬脊膜囊，避免术后粘连再次形成栓系。

脊髓栓系综合征并发的其他部位畸形，如脊柱侧弯、足内翻、肛门闭锁等，需要由相关科室进行手术矫正。

脊髓栓系综合征患儿如不治疗神经症状多进行性加重。手术后多数症状有不同程度的改善。例如疼痛多能消失或缓解，感觉运动功能亦可大部分或部分恢复，但膀胱和直肠功能的恢复多不满意。一旦某一种功能遭受器质性损害，手术治疗仅能使其稳定，不进一步恶化，而难以恢复正常。预后相关因素包括年龄、病程、病因、神经损害程度、手术操作和术前术后护理等。

对于没有神经功能障碍的病人是否需要进行预防性手术，是目前存在的主要争议，尚缺乏大样本、随机的临床资料证明预防性手术优于非手术治疗，而临床上仅仅表现为局部皮肤改变或合并畸形、没有脊髓损害症状的患儿不在少数，且婴儿病人的下肢运动和括约肌功能障碍不易确诊。针对儿童无症状脂肪瘤型脊髓栓系，目前有限的文献资料支持预防性手术可以使患儿获益，能够减少日后神经功能障碍发生的可能，且长远看来，预防性脂肪瘤切除和栓系松解术相较于随访观察对病人可能更有利，但需要今后更大样本的循证医学证据。对于保守治疗策略，需要考虑以下几点：①保守观察出现神经功能障碍时，约 70% 的病人有大、小便功能障碍，且手术后多难以恢复，其中大、小便功能障碍术后只有 12% 的病人缓解，下肢运动功能障碍术后约 45% 可缓解，而下肢畸形则必须通过骨科手术矫形；②对婴幼儿病人的随诊，需要多学科的细致监测，特别是对婴儿病人，并不容易及时判断其大、小便和下肢功能障碍的出现或加重；③骶背部皮下包块的美容问题。

此外，临床上还有少数患儿具有脊髓圆锥损害症状，而影像学上脊髓圆锥位置并无明显降低，没有合并脂肪瘤，只有间接影像特点如骶尾部脊柱裂、终丝脂肪浸润信号，或终丝紧张位于硬脊膜囊后壁等，这类患儿是否需要手术治疗也存在不同观点，有资料表明，约 50% 的此类病人在手术切断、游离终丝后症状显著缓解。

（万　锋　董芳永）

参 考 文 献

1. Xiong Y, Yang L, Zhen W, et al. Conservative and surgical treatment of pediatric asymptomatic lumbosacral lipoma: a meta-analysis. Neurosurg Rev, 2018, 41（3）: 737-743.
2. 牛洪泉，杨雄，董芳永，等．手术治疗儿童无症状脂肪瘤型脊髓拴系的 meta 分析．中华神经外科杂志，2018，34（1）: 79-84.
3. 雷霆．小儿神经外科学．北京：人民卫生出版社，2011.
4. Filippidis AS, Kalani MY, Theodore N, et al. Spinal cord traction, vascular compromise, hypoxia, and metabolic derangements in the pathophysiology of tethered cord syndrome. Neurosurgical focus, 2010, 29（1）: E9.
5. Stavrinou P, Kunz M, Lehner M, et al. Children with tethered cord syndrome of different etiology benefit from microsurgery-a single institution experience. Childs Nerv Syst, 2011, 27（5）: 803.

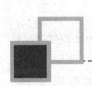

第五章　儿童蛛网膜囊肿治疗争议和手术方式选择

第一节　概　述

颅内蛛网膜囊肿（intracraninal arachnoid cyst, IAC）是由蛛网膜包裹脑脊液样液体所形成的囊性病变，约占颅内占位性病变的1%。男性多于女性，多发生于中颅窝的颞叶，左侧多于右侧；也可见于鞍上、大脑凸面、第三脑室、松果体区、后颅窝等。随着B超和MRI等影像学技术的广泛应用以及孕期监测的完善，胎儿或婴儿颅内蛛网膜囊肿的检出率逐渐升高，不同的是，在胎儿和<6月的婴儿中，女性患儿、脑室内和中线囊肿相对多见。文献报道，儿童颅内蛛网膜囊肿的总患病率约为1.3%~2.6%。

蛛网膜囊肿多为先天性，少数由手术、外伤、炎症或出血引起蛛网膜下腔粘连导致脑脊液循环异常所致，本章节特指先天性颅内蛛网膜囊肿。目前多认为是由于蛛网膜的先天发育异常、导致蛛网膜的分层或重叠而形成，也有认为是由于脑实质发育异常或CSF循环异常形成、为一种顿挫型的脑积水。组织形态学上，可以观察到在囊肿边缘蛛网膜的分层、囊壁内面较厚的胶原纤维成分以及增生的蛛网膜细胞，但是缺乏蛛网膜小梁结构。

就囊肿增大机制而言，有单向活瓣理论、囊液渗透压梯度理论和囊壁分泌机制等，单向活瓣理论可以在部分病例（如鞍区蛛网膜囊肿）的MRI检查或内镜手术时证实，可见小的活瓣样开口和脑脊液的流动；囊液渗透压梯度理论尚难以令人信服，因为囊液检验发现其成分与正常脑脊液类似；囊壁分泌机制有文献报道的电镜资料佐证：扫描电镜下可见囊壁的囊腔面存在长短不一、密度不等的微绒毛或突起，化学透射电镜检测发现微绒毛或突起的顶部和基底处存在转运ATP酶，

为分泌功能的特征。在囊壁上未发现水通道蛋白的表达，不支持跨囊壁的水分转运机制。

第二节　儿童颅内蛛网膜囊肿的自然史

只有极少数的蛛网膜囊肿会逐渐增大、引起临床症状，绝大多数维持大小不变。目前尚没有确切数据报道增大囊肿占所有颅内蛛网膜囊肿的比例，也不明确囊肿增大的影像或临床表现的危险因素。文献报道，3~4岁以后的患儿囊肿很少会再继续增大，但临床上甚至也有极少数到老年出现增大和症状者。而在婴儿或幼儿，判断囊肿影像学上的长大，需要综合到小儿颅腔快速增大的因素，按照相应比例予以判断。极少数蛛网膜囊肿会自发消失，可能是不自觉的轻微外伤后、囊肿破裂并自行吸收所致，一般见于较大龄儿童。还有极少一部分囊肿在有或无明显头部外伤时，发生破裂导致硬膜下积液甚至硬膜下血肿。

较大或逐渐增大的囊肿可能出现占位效应、局部颅内压增高（局部颅骨突出、变形）或颅内压增高表现。笔者的一组数据显示，最常见症状为头痛和癫痫，此外可能出现头晕、头围增大或变形、轻度的对侧肢体活动障碍、生长发育迟滞等。

第三节　儿童颅内蛛网膜囊肿手术指征的争议和手术方式的选择

对于儿童颅内蛛网膜囊肿的手术指征，存在不同观点。有明显临床症状的患儿需要手术，存

有争议的主要在于以下情况：①影像学较大囊肿以及出现占位效应、但无明显临床症状；②影像学进行性增大但无临床症状；③囊肿合并非特异性或不确定相关的症状如头痛、头晕、癫痫等。支持手术的观点认为：较大或巨大或存在影像学占位效应的囊肿，虽然可能没有临床症状，但手术后影像随访可以见到脑皮层增厚、脑容量的增加，而客观检查如 PET-CT 显示，术前囊肿周边脑组织血流灌注的降低以及术后血流灌注的增加，故而可以认为病人手术获益；此外，囊肿有轻度外伤下破裂、硬膜下积液或出血的可能，也是倾向手术的考虑因素。不支持手术的观点认为：没有确切临床症状的病人不一定能从手术获益，而手术本身存在一定风险和并发症可能，而且，一些非特异性症状如偶尔头痛、头晕等，术后往往不能有效缓解；囊肿破裂导致的硬膜下积液或出血，经简单钻孔引流术预后好，似乎也不成为手术指征的考量因素。综合上述不同观点和笔者自身经验，建议无明显临床症状的巨大囊肿（直径 >5cm）和/或有占位效应（压迫邻近皮层、大脑脚、侧脑室变形移位等）的囊肿，在与家属充分沟通和知情同意条件下，可以考虑手术。

手术方式包括内镜造瘘、开颅切除、囊肿-腹腔分流等。内镜造瘘手术创伤小、恢复快，只要囊肿邻近有可以连通的脑池，如鞍上池、脚间池等，可以作为首选。有些部位或形态的囊肿，不具备造瘘可连通的脑池，适合开颅手术切除；此外，最常见的颞叶蛛网膜囊肿在合并癫痫、且脑电图检查异常放电与囊肿部位一致时，适合开颅手术、切除部分颞极脑皮质，理论上有利于癫痫的控制，但切除方式和范围、癫痫控制效果等问题还有待更强的临床证据。

值得一提的是，婴幼儿蛛网膜囊肿患儿，在囊肿造瘘或切除术后，有较高的术后硬膜下积液和/或脑积水发生概率，且多出现颅内压增高症状，需要进一步分流手术（图 2-5-1）。我们认为与囊壁的分泌功能和婴幼儿脑脊液吸收功能不成熟有关。临床上偶见蛛网膜囊肿合并脑外脑积水患儿，2~3 岁时随着脑脊液吸收功能成熟，一并自发消失（图 2-5-2），提示两者类似的发生机制。有鉴于此，我们建议 <2 岁婴幼儿（特别是婴儿）的巨大蛛网膜囊肿进行囊肿-腹腔分流术，且选择可调压分流管，较为安全、合理（图 2-5-3）。此外，也有学者提出一期造瘘+分流的手术策略。

分流手术后囊肿的缩小速度和程度优于造瘘或切除。但是，分流手术有其固有的堵管和感染风险，还有分流管从阴道或肛门脱出、疝入阴囊的并发症。分流手术中，将腹腔端固定在膈肌下面，可能预防上述部分并发症。此外，体表皮下分流管对患儿和家属的心理影响也是不利因素。分流手术应选择可调压分流管，在巨大囊肿初压宜设置在 $10\sim15\mathrm{cmH_2O}$ 甚至更高，避免术后塌陷、积液甚至出血风险，术后间隔 3~6 月复查，根据皮质扩张速度和程度逐渐调低开放压。在囊肿明显缩小甚至接近消失的病例，又需要逐步调高分流阀的开放压，到 $10\mathrm{cmH_2O}$ 以上甚至更高，以降低对分流管的依赖，避免分流管依赖综合征的发生。

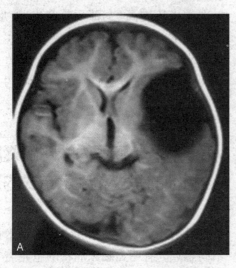

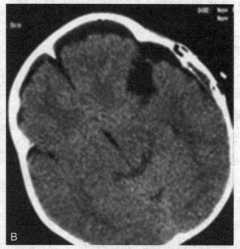

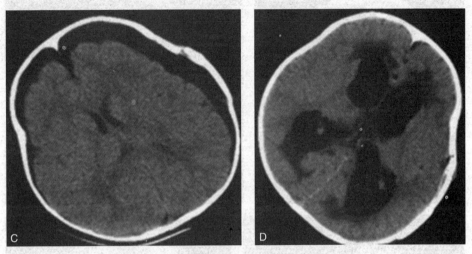

图 2-5-1 囊肿切除术并发硬膜下积液和脑积水

男,11 个月龄,A. MRI 提示左颞叶蛛网膜囊肿,行囊肿切除术;B. 术后 4 天,患儿反复呕吐,头颅 CT 提示左颞叶少量硬膜下积液;C. 术后 11 天,患儿嗜睡,CT 发现硬膜下积液明显增多,行硬膜下积液 - 腹腔分流术,恢复良好;D. 术后近 1 月,患儿再次出现呕吐,CT 发现脑积水,将原硬膜下腹腔分流管元件处增加三通管和脑室端分流管,形成硬膜下与脑室 - 腹腔分流,患儿恢复良好

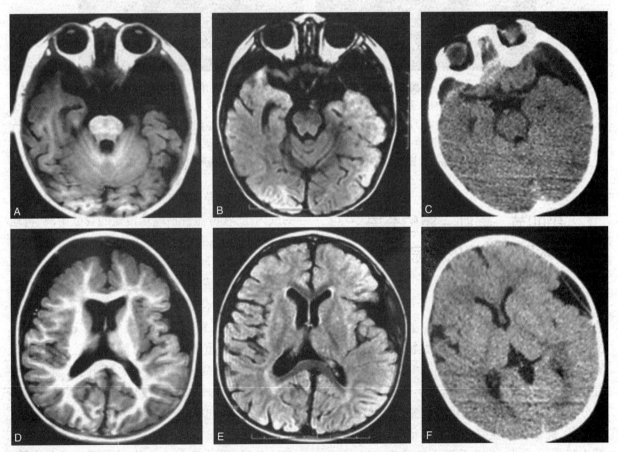

图 2-5-2 蛛网膜囊肿合并脑外脑积水

男,1 个月龄,A、D. 5 个月龄 CT 提示左颞叶蛛网膜囊肿与脑外脑积水;B、E. 20 个月龄 CT 发现左颞叶蛛网膜囊肿与脑外脑积水明显缩小;C、F. 24 个月龄 CT 可见蛛网膜囊肿与脑外脑积水一起消失

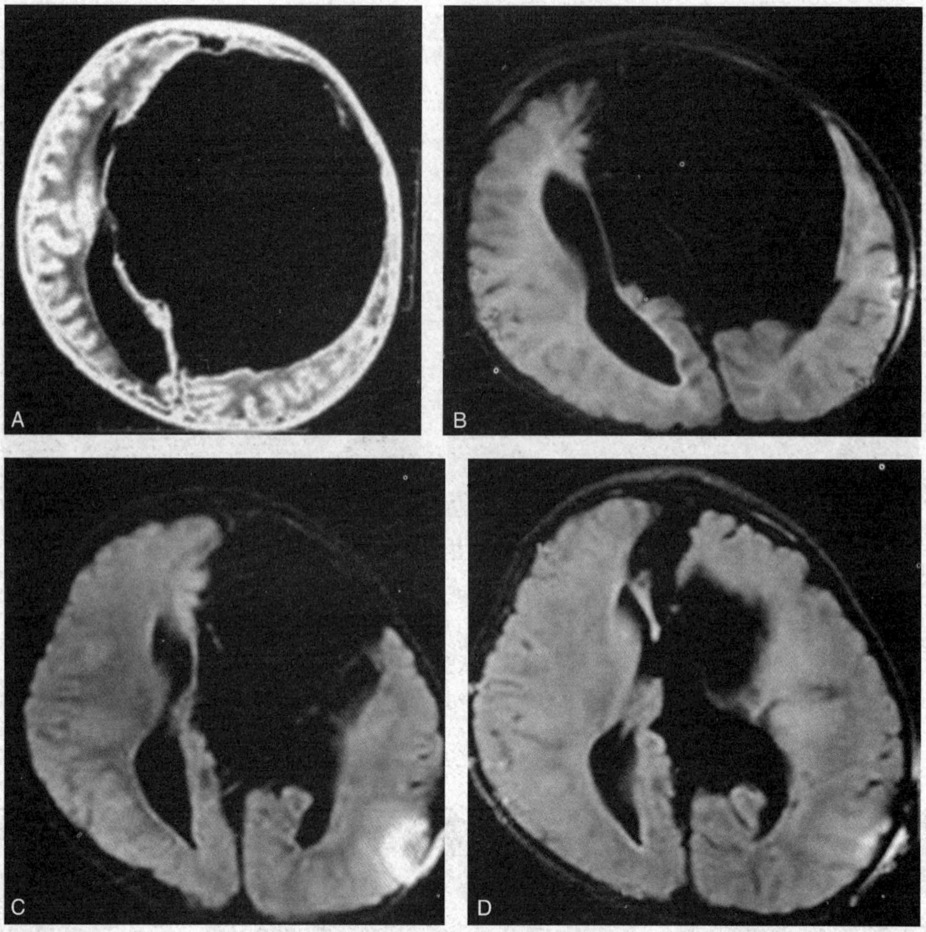

图 2-5-3 婴儿巨大蛛网膜囊肿行分流手术

男,5 周龄,A. 术前 MRI 发现巨大蛛网膜囊肿,行囊肿 - 腹腔分流术,初始开放压力设定为 18cmH$_2$O,后每间隔 3~6 月调低 2~3cmH$_2$O;B. 术后 3 月 MRI 发现蛛网膜囊肿明显缩小;C. 术后 22 月 MRI 发现囊肿进一步缩小,可见囊肿内分隔,进一步行内镜下囊肿造瘘术,术后逐步将分流阀压力从 9cmH$_2$O 调至 15cmH$_2$O;D. 造瘘术后 3 月 MRI 发现囊肿进一步缩小、脑皮层增厚

第四节 囊肿 - 腹腔分流术后分流管依赖综合征

分流管依赖综合征是一种少见但临床表现复杂、可能导致严重神经功能障碍如失明的严重并发症,在使用固定压力分流管时较多发生。与裂隙脑室综合征有着类似的症状和发生机制,故也有作者命名为裂隙脑室综合征。不过,在囊肿腹腔分流病例,出现该综合征时脑室不一定变小呈裂隙状,命名为分流管依赖综合征较为合适。其发生机制可能为:分流管顶端被缩小、皱缩和塌陷的囊壁所覆盖,间歇性阻塞液流;同时局部脑组织可见软膜微小血管的增生、顺应性降低;在液流被阻断时,由于囊液或脑脊液的积聚、脑组织顺应性降低,导致即时的颅内压增高;即时增高的颅内压,在分流管顶端从覆盖的囊壁游离、再通时,得到暂时缓解;此外,也可能合并脑脊液吸收或循环障碍机制。本质上,分流管依赖综合征属于分流过度并发症,但症状是颅内压增高所致。

出现该综合征时:①症状可表现为突发的烦躁不安、激惹、发作性剧烈头痛,可以突然缓解,反复发作,严重时出现视力障碍甚至失明,且上述症状用其他病因无法解释;②颅内压监测或腰穿测压为高颅压状态,部分患儿静脉滴注甘露醇可有所缓解;③检查头皮下分流管的储液囊,按压后弹起缓慢。出现分流管依赖综合征时,处理方法包括:调换高阻力分流阀或可调压分流管、增加抗虹吸分流装置、囊肿造瘘、腰大池腹腔分流等。

(万 锋 董芳永)

参 考 文 献

1. 厉亚坤,王震,陈籽荣,等.儿童颅内蛛网膜囊肿的临床特点及手术疗效(附131例报告).中华神经外科杂志,2018(11):1123-1127.

2. Fangyong Dong, Zhen Wang, Yakun Li, et al. Shunt dependency syndrome after cyst-peritoneal shunt resolved by keyhole microsurgical cyst resection:2 cases report and literature review. Neuropediatrics, 2018, 49(5):310-313.

3. Basaldella L, Orvieto E, Dei TAP, et al. Causes of arachnoid cyst development and expansion. Neurosurg Focus, 2007, 22(2):E4.

4. Zada G, Krieger MD, McNatt SA, et al. Pathogenesis and treatment of intracranial arachnoid cysts in pediatric patients younger than 2 years of age. Neurosurg Focus, 2007, 22(2):E1.

5. Ciricillo SF, Cogen PH, Harsh GR, et al. Intracranial arachnoid cysts in children. A comparison of the effects of fenestration and shunting. J Neurosurg, 1991, 74(2):230-235.

6. Al-Holou WN, Yew AY, Boomsaad ZE, et al. Prevalence and natural history of arachnoid cysts in children. J Neurosurg Pediatr, 2010, 5(6):578-585.

7. Li C, Yin L, Jiang T, Ma Z, et al. Shunt dependency syndrome after cystoperitoneal shunting of arachnoid cysts. Childs Nerv Syst, 2014, 30(3):471-476.

第三篇　小儿胸心外科学

第一章　胸壁畸形

胸壁畸形临床常见的主要是两大类,即漏斗胸(pectus excavatum or funnel chest,PE)和鸡胸(pectus carinatum or pigeon breast)。另外比较少见的还有Poland综合征、胸骨缺损(sternal defects)等。

第一节　漏斗胸的诊治:
回顾和进展

一、发病机制及病因学基础的理论、症状及体征与年龄的关系和检查选择

漏斗胸(PE)是最常见的胸壁畸形,发病率一般为1‰~4‰,也有高达8‰的报道,占所有胸壁畸形的90%以上。漏斗胸是一种先天性畸形,约10%~20%病儿有明确家族史,男性较女性多发,为4~5∶1。漏斗胸具体病因一直不完全清楚,有认为是肋骨生长不协调,过长的肋骨挤压使胸骨向后凹陷所致,也有认为系附着于胸骨下端的膈肌中心腱过短,使胸骨和剑突受到向后的牵拉而凹陷所致,甚至还有认为是呼吸道狭窄等原因。即使有家族史者,也没有直接明确的基因证据,各种学说均不能解释全部的病理改变,尚待更多的研究探索。但漏斗胸发病与“缺钙”无关却已被公认,因90%的病人于出生后半年内被发现畸形的存在,而且无论患儿怎样积极地进行“补钙”治疗,畸形仍不能得到有效改善,反而可随着病人的生长发育加重。但是,在极少数病例的家族史中却发现了有漏斗胸与鸡胸同时存在的情况,尚难以合理解释。另外,也存在继发漏斗胸(胸部手术如先天性心脏病手术后发生)。

漏斗胸主要特点是前胸壁的凹陷畸形(漏斗状),常是第4至第8肋软骨从肋－软骨连接的内侧或外侧向脊柱方向凹陷而构成漏斗的两侧壁,下陷的胸骨构成漏斗的最低点。其临床表现随畸形的程度而有所不同,轻者多无心肺功能损害及其他症状,但随着畸形程度的加重,呈现两肩前倾、后背弓状、前胸下陷和腹部膨隆,低位肋骨边缘的突起和呼吸动力学的异常,深吸气时胸骨反常凹陷的典型漏斗胸体征。大多数胸廓畸形的患儿养成一种特殊的“胸廓姿势”,主要特征是斜耸的肩和过度弯曲的脊柱,上述问题常可在手术矫正后得到解决。畸形可以是对称的,也可以是非对称的,年幼的漏斗胸患儿畸形常呈对称性,而随着年龄的增长可逐渐表现出非对称性并伴胸骨的旋转,部分出现脊柱侧弯及其他继发畸形,因此大龄儿或成年人病人的不对称型较小龄患儿多,脊柱侧弯的比例也增加,这似乎又提供了“肋骨生长不协调”是其发病机制的理论证据。畸形程度严重者,患儿心肺受压迫,可出现活动后心悸、气喘,心前区疼痛、肺活量减少、残气量增多、反复发生呼吸系统感染、常喜静而不好动、运动耐受量降低等呼吸循环系统症状。在比较大龄病人,则常常不愿参加体育活动,性格内向甚至有精神抑郁如情绪波动、抑郁、过度害羞、缺乏自信、情绪不稳定,甚至自杀倾向等心理障碍,随年龄增加,对心理的影响愈加明显或加重。现在认为这是对病人更严重的影响,也常是大龄或成人病人就诊的首要原因,而外科医生更多关注手术技巧的改进等方面,虽然对心理损害的影响重视增加,但目前还缺乏科学、客观的研究。漏斗胸可合并其他肌肉骨骼的异常(高达20%),如脊柱侧弯(约10%)、脊柱后突、肌病、Marfan综合征、Poland综合征、Pierre Robin综合征、Prune belly综合征、神经纤维瘤病、结节状硬化症、先天性膈疝、Ehlers-Danlos综合征等,约2%同时患有先天性心脏病。

X线胸片及胸部CT扫描可以帮助判断畸形

程度及有无合并畸形,同时可见前胸壁凹陷而不对称,心影向左侧胸腔移位。CT 可以计算胸廓指数(Haller index, HI),即于胸骨凹陷最低点的平(断)面测量胸廓内最大横径与胸骨后缘及相应椎体前缘之间最短距离的比值,该值大于 3.2 即认为是中重度以上,其是目前手术治疗的主要指征。但是,HI 主要是用于评判凹陷(畸形)的程度,不同程度凹陷对于心理的影响、对心肺功能的影响,以及手术改善后的效果,目前还缺乏量化的研究。

重度漏斗胸病人心脏超声波检查显示心肌与前胸壁的接触面积增大,或发现合并的心脏畸形,心电图检查可以出现心律不齐或右束支传导阻滞。肺功能检查可以发现多数患儿有不同程度的小气道通气受损和通气储备功能的降低。

二、治疗原则与方法的演变

(一)治疗原则

手术是明确有效的矫治方法,另外,现在有用外部支具(如吸盘)辅助改善胸壁的方法,对部分小年龄轻度患儿有一定效果,这种方法的使用在逐渐增加。由于漏斗胸的病因与钙磷代谢障碍无关,因此,不能通过"补钙"来进行治疗和改善,但目前仍然有一些家长和非专科医务人员未能正确认识,希望通过"补钙""服鱼肝油""注射维生素 D"等来进行治疗,却于事无补。

(二)手术治疗的历史

漏斗胸的手术治疗始于 Meyer(1911)和 Sauerbruch(1920)等的报道,随后 Wada 等设计了一种翻转胸骨及其相应肋骨治疗漏斗胸的术式(胸骨翻转术),1949 年,Ravitch 手术(即胸骨上举术)问世,使漏斗胸的治疗取得不小进展,Ravitch 手术曾一度成为治疗漏斗胸最广泛的经典术式。对那些较轻的漏斗胸畸形,曾有人采用皮下间隙填充硅胶来矫形,效果有限,而且不能改善胸腔容积及心肺功能损害,现在已放弃。

1997 年,美国 Nuss 首次报道了一种微创漏斗胸矫正术(minimally invasive technique for repair of PE, MIRPE),其直接从胸骨后置入一弧形钢板将下陷的前胸壁顶起、不需广泛游离胸大肌瓣、不切除肋软骨和不做胸骨截骨即可矫治 PE,从而实现了漏斗胸的微创矫形手术。由于该手术微创、

矫形效果好、早期恢复体能(胸壁稳定和胸廓张力与弹性正常)、前胸壁无瘢痕等优点,完全改变了传统漏斗胸手术治疗的理念,使得对漏斗胸的认识和手术治疗原理发生了重大变化,并取得了好的效果,现在 Nuss 手术已成为比"微创漏斗胸矫正术"(minimally invasive technique for repair of PE, MIRPE)更有名的称呼。2000 年后,在中国大陆也开展了 Nuss 手术的实践,目前,每年中国大陆施行 Nuss 手术的病例已经超过美国本土。

(三)Nuss 手术的发展、演变及指征选择

Nuss 手术矫治漏斗胸畸形的理由是:①儿童有一个软而有延展性的胸廓;②肺气肿的成年病人胸廓会形成桶状说明了胸廓能够再塑形,既然年龄大的人的胸廓都能再塑形,对儿童或青少年的胸壁在逐渐增加延展力后,胸廓也能再塑形;③矫形外科医生和矫形口腔科医生能够利用支撑或内固定装置矫正骨骼畸形,如脊柱侧弯、上下颌不正等,而前胸壁有十分良好的弹性和延展性,也适合这种矫形。上述观察导致了以下观点的形成:即通过将一根弯曲凸起的金属棒放置到胸骨下,也能矫正漏斗胸矫形。Donald Nuss 医师根据此原理而设计了著名的 Nuss 手术——微创漏斗胸修复术(MIRPE),以后又改良了术式,主要是改进了器械和固定的方法,包括:固定翼的应用、专用器械的出现,这些都降低了术中、术后的并发症,并使得手术更微创、对重建后胸廓生长发育的影响减小,减少了开展早期的一些并发症,目前 Nuss 手术已成为矫治漏斗胸的主流术式。

对 PE 患儿行 Nuss 手术的合适年龄尚不统一,Nuss 本人最初提出 4~6 岁为比较恰当的手术年龄,后来又认为 6~12 岁为合适年龄,文献中报道施行 Nuss 手术的最小年龄为 1 岁,最大年龄为 46 岁,而目前在临床实际工作中掌握的手术年龄一般为 3 岁以上。但年龄并非绝对因素,如有 PE 造成心肺功能障碍或症状,畸形进行性加重,可考虑适当早期手术。大龄青少年及成年病人,只要有手术指征和要求,也应予治疗,不受年龄限制。现在认识到,手术不是单纯减轻和消除 PE 对心肺功能可能的影响,纠正心理损害也是重要的手术目的,而早期一点手术是否更有利于防止心理损害,年龄大了以后手术的代价(手术时间更长、需使用多根钢板、手术后疼痛更重、并发症可能更

多,等)更大,是需要研究的问题。

一般PE病人行Nuss手术的指征包括:①Haller指数>3.2;②呼吸道反复出现感染,肺功能检查提示限制性通气障碍、肺活量降低、通气储备功能降低;③心电图、超声心动图检查发现不完全右束支传导阻滞、心脏瓣膜脱垂等异常;④畸形程度进展且症状加重;⑤各种矫正手术后复发或失败的PE病人;⑥已造成明显心理影响,强烈要求矫正外观的病人及其家属。现在认为,如果有两个或两个以上的表现,就有足够的手术理由。

(四)Nuss手术的效果及并发症

1. 手术效果　对漏斗胸矫正的疗效评价尚无统一标准,Croitoru将疗效分为4级:症状消失及胸廓外观正常为优,术前的症状消失及胸廓外观改善为良,术前的症状改善而胸廓变化不明显为一般,术前已有的症状加重及外观无改善或凹陷复发为失败。但因为施术医师与病人及家属对矫正效果最主要的评判标准是外观,而对外观的要求和感觉因人而异,因此需要结合主观的感觉与客观的标准进行评判,主观上需要施术的医师与病人本人及其家属在术前充分沟通,寻求互相理解及目的一致,尽量在外观要求上遵循病人及家属的意见,但客观上则需要参考术前术后Haller指数的变化。一般正常人胸廓的Haller指数约为2.7~2.8(中位数),漏斗胸病人均大于3.0,而大于3.2则被认为是中重度漏斗胸的标准,术后一般可以恢复至正常人或者接近正常人胸廓的Haller指数。但Nuss手术对病人心肺功能的影响则存在争议,资料显示,Nuss手术矫正可较好的改善漏斗胸患儿的心功能,部分患儿的肺功能也有改善,大龄儿童比年幼患儿改善更为明显,其对生理和心理转归均有积极影响。但也有报道部分患儿术后早期的肺功能有所下降,尽管之后可能有改善,但仍未达到同体重儿的正常水平,甚至术后还存在降低的可能。出现上述争议,据认为与儿童肺功能检测困难、缺乏客观手段有关,需要开发、寻找一种更准确有效的方法和标准。

2. 并发症　Nuss术后并发症包括:气胸、内固定支架移位、出血、钢板过敏反应、胸腔积液、术后感染等。发生钢板过敏反应在欧美国家的病员似乎相对多一点,国内罕见报道,镍过敏被认为是主要原因,为典型的迟发性Ⅳ型变态反应,T激活

淋巴细胞是病人反应的关键,如果发生,需要抗过敏处理,当然,严重者必须取出钢板或改换钢板,因此欧美国家对病员手术前常用与钢板材料同质的钢片贴于皮肤24h,观察有无皮肤过敏反应发生,如果过敏反应明显,需要预先调换固定钢板。发生切口感染并不多见,肺炎、非细菌性心包炎也少见,罕见的并发症包括心脏穿通伤、心包损伤、胸廓内动脉损伤、切口大出血、术后内固定支架移位导致的大出血等,其中心脏穿通伤、心包损伤为致命性并发症,需要仔细操作来尽量避免。术后过早剧烈运动可导致固定钢板移位,12岁以上的病人发生率较高,可能是因为更大更硬的胸廓对钢板产生了更多的压力,严重的支架移位即意味着手术失败。随着经验的丰富,各种技术、固定方法的改进,并发症现已明显减少。

(五)Nuss手术需要思考的问题

尽管有上述明显的优点,但目前MIRPE手术(Nuss术)的开展中还是存在一些有争议的问题,其主要是:

1. 手术的合适年龄　即最佳手术年龄是什么时候,3~6岁? 6~12岁? 或是更大年龄? 目前均无一致意见。小年龄时期手术,塑型可能更容易,但2~3年后取出钢板,到了学龄期或青春期后,儿童生长发育加快,是否容易复发? 年龄大一点手术,则对心肺压迫影响可能更大,尤其心理方面负面影响也更大,术后是否还能完全恢复? 另外术后疼痛时间更长,不对称型增多,胸骨旋转加重,塑型难度增加,常需放置2只钢板,维持时间也延长,心理损害也更明显,这样是否比小年龄时做更有利?

2. 对称与非对称问题　尤其胸骨旋转较重的病员,不少作者提出根据不同病员设计不同的个性化钢板塑型来矫正,但个性化塑型的不对称钢板一般在术后短期确实对外观改善更好,但较长时间保留钢板后,是否会因钢板的不对称使重塑的胸廓又形成偏向另一侧的不对称呢? 其对肋骨、胸骨塑型的长期作用效果还待观察。

3. 粗大的Nuss钢板　较长时间安放于胸壁,可导致肋骨、肋软骨生物力学的改变,还有作者提出安放钢板之后引起肋骨骨折或肋骨与椎体连接处脱位或骨折以及胸骨骨折的可能,其对胸壁发育,尤其年幼患儿的远期影响尚不清楚,需要

较长期观察。

4. 手术中是否必须使用胸腔镜,使用后是否可以减少损伤等并发症?　因为大多数报道的术中并发症,包括致命的心脏损伤均是在术中使用胸腔镜情况下发生的,因此使用胸腔镜并不是避免发生术中并发症的保证。部分学者认为使用胸腔镜技术可获得良好的视野,PE 凹陷时心脏纵隔移向左侧,术中胸腔镜监视时宜从右侧入路,从而增强手术的安全可靠性。对一些合并特殊疾病的漏斗胸,如合并膈疝、纵隔内肿瘤等,可用胸腔镜辅助同时予以治疗,但是极重度漏斗胸,尤其伴胸骨旋转者,右侧的胸腔镜并不能很好观察左侧情况,因此有人又采用双侧胸腔镜辅助的方法,但这样又增加了手术的创伤和时间。对于非胸腔镜辅助下的 Nuss 手术,文献报道发生气胸的比例远较胸腔镜辅助下为少,并且非胸腔镜辅助下的 Nuss 手术可减少手术时间和失血量,而且一旦发现钢板位置不合适,需更换肋间隙时非常方便,并不增加额外的胸膜腔损伤,另外,非胸腔镜辅助下的 Nuss 手术一般从左侧进入胸壁,心脏位于左侧,从左侧开始操作,此处有解剖上心脏前胸膜裸区的存在,不易损伤胸膜,而且导引器的力臂短,操作更容易控制,不易损伤心包、心脏。因此严格的训练和细致操作才是避免并发症的重要前提。

5. 术后钢板安放时间　时间长一点有利于防止复发,但太长则可能影响胸廓发育,而时间太短却又可能增加复发概率,钢板安放多长时间最适当?如果加用螺钉及钢丝固定有利于钢板的稳定,但同时又可能加重对患儿肋骨生长发育的影响,是否采用目前均还存在争议。

6. 对手术使用几个固定片固定钢板尚不统一　多数认为小年龄者使用一个(一侧)即可达到效果,而且另一侧不放固定片可能有利于减少对儿童胸壁发育的限制,但大年龄或成年人以及重度病人,还是主张两端均用固定片,以增强稳定性。目前出现了可吸收材料制成的固定片,其可免除取出钢板的麻烦,但在体内吸收过程多长时间为好?较大的吸收材料在吸收降解过程中对儿童是否存在不利远期影响,也需讨论。

7. 手术对患儿心肺功能的实际影响究竟如何　目前比较一致地认为手术可以改善心功能状况,但对肺功能的影响仍无定论,有的检测认为术后肺功能得到了不同程度改善,但有很多报告却发现术后肺功能的改善有限,甚至不但没有改善,反而比术前更差,其结果和原因均存争议,术前畸形的严重程度、检测的方法、肺功能检测过程受主观因素影响较大或是手术打击对与呼吸有关的肌肉造成不同程度损伤、胸廓的改变并没有使其容积增加等原因均被提到,但尚无法确定,有待证实。

(六)小结和展望

Nuss 手术是漏斗胸诊治历史上的革命性创新,简单易行、创伤小和矫形效果良好,有良好的近、中期效果。但对非对称性及非典型性畸形,比如 PE 合并鸡胸(鸽胸)、严重胸骨旋转、严重脊柱侧弯等的效果还需要争取改进,因此对上述类型病人施行 Nuss 手术的经验尚需继续总结。随着一些改良术式的运用,Nuss 治疗指征也不断扩大,力求创伤更小、手术时间更短、出血少、治疗年龄范围更宽、美容效果更好,这些将是其长期发展的趋势。同时,对漏斗胸病人行 Nuss 手术治疗的适应证、心肺功能变化及中长期疗效等也需要进一步的临床研究评价。

第二节　鸡胸的发病
原理和处理选择

一、发病机制及临床表现

与漏斗胸相反,鸡胸发病多认为与钙磷代谢障碍有关,但在临床上发现也有家族中并存漏斗胸和鸡胸者,因此有极少数也可能是先天性的,还有个别继发于其他胸部手术后者。一般除胸壁畸形的外观外,多数病人并无其他不适。

鸡胸也可能是非对称的,仅局限于胸骨的一侧,肋软骨产生龙骨样的突起。混合性畸形常常既有突起,又有凹陷,胸骨常较明显旋转向凹陷的一边。极少见的鸡胸类型还包括胸骨柄和高位肋软骨的突起,同时胸骨体相对下陷,这就是所谓的"鸽状胸"。在这些病例中,胸骨可呈"Z"字形或"逗号"形状,有人认为上述畸形合并先天性心脏病率升高。鸡胸的主要特点是前胸壁的前凸畸形,多数病例是胸骨体和与之相连的下位肋软骨呈对称的向前突出,少数呈单侧凸起的不对称畸形,较少数病例呈混合畸形,一侧凸起而另一侧凹陷或上段呈鸡胸而下端则呈漏斗胸改变,但胸骨柄和与之相连的肋软骨前凸而胸骨体下陷的较为少见。鸡胸常伴有肋缘外翻,严重者可以继发脊柱侧弯,在放射影像学上主要表现为胸骨前凸。鸡胸对心肺功能的影响一般较小,仅极重度的鸡胸病儿也可能有肺功能受损的表现。

二、处理选择

一般较轻而对称的鸡胸畸形可以通过体育锻炼获得矫正,现在对年龄小、程度较轻的患儿也可以使用外部器械(如配戴特制矫形背心)挤压胸骨等办法来缓解或纠正,随着材料、器械的改进,现在这种方法使用逐渐增加,在部分病例取得一定效果。但较严重的鸡胸则需要手术矫正,其手术治疗的年龄一般在 8~10 岁左右,因为一般没有心肺功能的问题,其胸廓发育及钙磷代谢也相对稳定。但对特别严重者或者个别先天性鸡胸,可提早手术。

鸡胸的手术治疗过去主要是切除前凸的肋软骨,用胸壁肌肉或医用钢板将胸骨下压,矫正畸形,似乎一个反向的 Ravitch 手术。近年由阿根廷医师率先使用的一种微创鸡胸矫正术已经广泛开展,其采用与 Nuss 手术治疗漏斗胸相似的原理,具体方法也类似 Nuss 手术,但因矫正方向相反,所以又被称为"反 Nuss 手术"。

三、效果及争议

这种"反 Nuss 手术"比较过去方法,创伤小而更美观。目前讨论主要集中于手术年龄及术后钢板取出时间问题,尚无完全一致的结论。一般认为考虑到由于系与钙磷代谢有关疾病,学龄前儿童的胸壁处于较快生长发育期,也许还有通过补充钙剂或加强体育锻炼获得改善的可能,而且没有心肺受压迫问题,因此 8~10 岁左右是比较合适年龄。但是对非常明显的鸡胸(极重度),则手术年龄是否应该适当提前?另外术后钢板取出时间目前一般掌握在 2 年左右,但具体在术后什么时间取出钢板合适,缺乏大宗病例长期观察的资料,仍然是需要探讨的问题。至于矫正手术的效果,与 Nuss 手术类似,因为对外观的要求和感

觉因人而异,因此同样存在主观与客观的评判标准,主观上需要施术的医师与病人本人及其家属在术前充分沟通,尽量寻求互相理解及目的一致,客观上同样以一般正常人胸廓的 Haller 指数约为 2.7~2.8(中位数)作为参考,一般临床上需要手术的鸡胸病人 Haller 指数常为 2.1 左右,参考术前术后 Haller 指数的变化,可以作为手术效果进行客观评价的主要标准。

第三节　其他几种先天性胸壁畸形

其他几种先天性胸壁畸形比较少见,例如 Poland 综合征(Poland syndrome)是一组包含了胸壁、脊柱及上肢的先天性骨骼肌肉系统的畸形,其发病率为 1/100 000~1/7 000,虽然少数有家族史,但多数为散发,男女之比约为 3:1。Poland 综合征的病变多数发生在一侧,也有双侧发病的。其胸部表现主要有:胸大、小肌缺失。第 2~4 肋软骨和前方肋骨畸形。背阔肌、三角肌及棘上肌、棘下肌不同程度的发育不良。畸形还包括乳房发育不良或未发育。在男性病人中还可见到皮下脂肪组织发育不良,但女性病人的皮下组织发育不良不易发现。常见的上肢畸形有并指、短指。多数病人有肢体的发育不全,但程度有异,有的是一根手指指骨发育不全,有的是全手手指缺如,甚至整个上肢发育不全。其他合并畸形有脊柱侧弯、高肩胛、右位心、漏斗胸、肾发育不全、足发育不全,甚至遗传性球形红细胞增多症、白血病、神经母细胞瘤、肾母细胞瘤等。一般认为胚胎第 6 周时锁骨下动脉血供中断是形成该畸形的原因,称之为"锁骨下动脉血供中断序列征"。胸廓内动脉起始处近端的锁骨下动脉血供中断但椎动脉起始处远端的锁骨下动脉血流正常可导致锁骨下区域的发育不良,进而形成 Poland 综合征。造成血流中断的原因可能是内部机械因素和外部压迫(水肿、出血、颈肋、迷走肌肉、宫内压力以及肿瘤等)共同作用的结果。

Poland 综合征常需外科手术矫正。Hester 等和 Bostwick 等最先报告用背阔肌转移治疗男性 Poland 综合征的胸部畸形,Haller 等则采用自身

肋软骨移植、背阔肌转移术来治疗胸部畸形。无肋骨缺失的轻度畸形可考虑用背阔肌转移来进行治疗，但背阔肌转移术后一旦发生肌肉萎缩，远期的外形就不令人满意了。如果病人同时还有其他肌肉发育不良和胸大肌胸骨头未发育，或者背阔肌本身就有发育不良，则无法实施背阔肌转移术。对上述情况，可选用腹直肌转移或人工硅胶植入来成形胸廓。但严重的畸形，尤其明显肋骨缺损者，其胸腔缺乏骨性胸廓的保护，随呼吸可见局部凹陷或膨起，甚至体表看见明显的心脏搏动，容易受伤，此时单纯肌肉转移不能解决问题，可行自体肋（软）骨移植或加人工材料修补加强胸壁薄弱。对乳房发育不良、甚至未发育的女性病人，需在青春期重建其乳房。

由于 Poland 综合征是一组涉及多部位的先天性畸形，病变程度相差甚大，实际临床工作中，应根据病变的程度和范围制订具体的治疗方案。Vacanti JP 等曾试用组织工程重建肋软骨来治疗 Poland 综合征，其既可修复缺损，又可避免在治疗中造成新的损伤，但主要问题是，目前组织工程培养软骨细胞的增长速度非常慢，很难达到临床实际需要的量。如能解决体外软骨扩增的速度和量以及传代培养后的反分化问题，则将为治疗 Poland 综合征提供比较理想的方法。

其他如胸骨缺损（sternal defects）就更为少见，占所有胸壁畸形病人的 0.15%，需手术修补缺损的胸骨以保护心脏等胸内器官，以防损伤。

（刘文英）

参 考 文 献

1. 肖现民,刘文英,郑珊.临床小儿外科学—新进展、新理论、新技术.上海:复旦大学出版社,2007,229-234.
2. 刘文英.小儿胸外微创手术的历史和进展.实用儿科临床杂志,2011,26(23):1774-1776.
3. 刘文英.Nuss 手术治疗漏斗胸的现状及进展.中国微创外科杂志,2008,8(9):794-797.
4. 吉毅,刘文英,徐冰,等.非胸腔镜辅助微创 Nuss 手术矫治复发漏斗胸.中国修复重建外科杂志,2008,22(10):1213-1216.
5. 刘文英.漏斗胸与鸡胸的诊治进展.实用儿科临床杂志,2012,27(11):889-891.
6. Nuss D, Kelly RE Jr, Croitoru DP, et al. A 10-year review of a minimally invasive technique for the correction of pectus excavatum. J Pediatr Surg, 1998,33(4):545-552.
7. Wietse P. Zuidema, Alida F. W. van der Steeg, Jan W. A. Oosterhuis, et al. The Influence of Pain: Quality of Life after Pectus excavatumCorrection. OJPed, 2014,4(3):216-221.

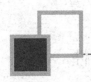

第二章 小儿先天性心脏病相关性肺高压

第一节 概 述

肺高压（pulmonary hypertension，PH）是指年龄≥3的患儿在海平面安静呼吸时由右心导管检查测得的肺动脉平均压（mean pulmonary arterial pressure，mPAP）≥25mmHg。新指南根据不同的病理学、病理生理学及治疗疗效将肺高血压分为五大类，分别为：①肺动脉高压（pulmonary arterial hypertension，PAH）；②左心疾病所致的肺高压（LHD-PH）；③肺部疾病和／或低氧所致的肺高压；④慢性血栓栓塞性肺高压和其他肺动脉堵塞性疾病；⑤原因不明和／或多种因素所致的肺高压。先天性心脏病（CHD，简称先心病）相关性肺动脉高压（CHD-PAH）通常是指由分流型CHD所引起的PAH，是第一类肺高压的一种亚型，在我国，先天性心脏病是引起PAH最常见的原因。至于先天性或获得性左心流入或流出道梗阻、肺静脉狭窄及先天性心肌病引起的PH不属于PAH范畴，而归入第二大类LHD-PH。两肺血流不对称的PH的病人应归类为节段性PH，可见于右肺动脉起源于升主动脉、肺动脉闭锁合并主-肺动脉侧支血管等病例中，节段性PH则被列入第5大类PH中。

一般认为，缺损处的大量左向右分流会导致肺血管处于高流量高压力状态，引起动力型PH；肺小动脉长期处于上述异常血流动力学状态，会导致基因表达异常，肺小动脉内膜增厚，纤维化重塑，肺血管床出现不可逆改变，形成梗阻型PH。肺动脉压力升高，阻力增加导致右心后负荷增加，影响右心室的功能，可继而可出现右心功能衰竭、外周器官淤血水肿。

PH是先天性心脏病（CHD）常见的并发症，约5%~10%的先心病病人继发不同程度的PH。

肺高压可发生于小儿先心病演变过程中的各个阶段，且是决定手术时机、手术方式甚至导致死亡的重要因素之一。CHD引起PAH的主要因素有缺损大小、分流水平、手术年龄和缺氧程度等。大缺损、室间隔缺损或动脉导管未闭、合并紫绀、年龄增长等更易出现严重PAH。

临床分类

根据CHD-PAH的解剖和病理生理学特点分为四类：

1. **艾森曼格综合征** 多由大缺损所致的体肺分流，初始为体循环到肺循环心内或心外分流，后因肺血管阻力（PVR）明显增加，进而导致双向分流或逆向分流，可出现发绀、继发性红细胞增多症及多器官损害。

2. **体肺分流性先天性心脏病** 中-大缺损导致PVR轻至中度增加，以体循环向肺循环分流为主，安静时无发绀。分为可矫治和不可矫治两个亚类。

3. **小缺损合并肺动脉高压** 小缺损合并肺血管阻力显著升高，且单用缺损无法解释其升高；临床特征与特发性肺动脉高压（IPAH）相似。此类缺损禁忌关闭。

4. **先天性心脏病术后PAH** 分为术后反应性PH（reactive pulmonary hypertension，RPH）和术后迟发性PH。

患儿术后早期由于术前PVR已经升高以及体外循环引起的肺血管内皮细胞损伤、肺血管收缩等原因引起术后早期（<30天）肺动脉压力仍高于正常，即术后反应性PH。当肺动脉压力迅速上升、达到或超过体循环压力，体循环压力下降，心率增快，中心静脉压上升，肝脏增大，尿量减少，肺交换功能下降，动脉血氧饱和度下降，高碳酸血症，代谢性酸中毒，患儿出现紫绀，此现象称为

肺高压危象(pulmonary hypertensive crisis, PHC)。PHC时,通过心室间的相互作用,扩张的右心室使室间隔左移,改变了左心室形态,衰竭的右心室射血分数减少降低了左心室的前负荷,继而导致体循环心排量降低,危及患儿生命。术后RPH以及PHC是先心病术后早期常见的并发症及死亡原因。

各类先心病患儿在外科根治术后,有15%~18%的患儿PVR仍有持续升高。术后迟发性PAH是指这类患儿在术后远期仍存在或再次出现的PAH。国外随访数据表明,相对于艾森曼格综合征保守治疗的患儿,此类患儿的预后要差得多。对于这类患儿,在术后应毫不犹豫地将其视为特发性PAH来治疗,但目前报道较少。

第二节 诊疗流程

应确认病人是否有PAH,是否有CHD。心脏超声对显示分流部位,分流量大小,分流方向有不可替代的作用,并可初步估计肺动脉压力。长期紫绀、杵状指和血气分析显示氧分压及氧饱和度低,提示双向分流或右向左分流,说明肺动脉阻力和压力已很高。心导管检查是重要的评价手段,可获得多项血流动力学资料,能直接测得肺动脉压力,并可计算出肺血管阻力(PVR),还可做急性肺血管扩张试验以明确肺血管病变的可逆性,阳性为可逆。通常来说,肺动脉压力越高,缺损的修补或封堵手术就越危险,需要右心导管测定血流动力学指标帮助判断预后。2015年ESC肺高压指南及2018年世界肺高压大会(WSPH)推荐PVRI<4wood·u·m² 可以修补,PVRI>8woods·u·m² 不能修补,而介于4~8wood·u·m² 之间需结合每个中心相应的诊治经验个体化治疗。2015年AHA儿童肺高压指南推荐PVRI<6wood·u·m² 或PVR/SVR<0.3可以修补;若PVRI>6wood·u·m² 或PVR/SVR>0.3则应做急性扩血管试验(AVT),若AVT阳性则可以修补,若阴性则不能修补,且推荐肺高压靶向治疗4~6个月后复查心导管。对于初次测试不达标的,可行急性肺血管扩张试验或一段时间的降肺动脉压治疗后再测。部分病人可在基础或靶向药物干预后使肺血管阻力和肺动脉压力下降,从而获得手术机会或提高手术疗效。对于肺血管阻力过高者,比如艾森曼格综合征病人,需考虑肺移植同期行缺损修补。

第三节 术后反应性肺动脉高压

先天性心脏病相关性肺高压患儿术前PVR已经升高,手术创伤以及体外循环引起肺血管内皮细胞损伤、肺血管收缩等。术后分流虽然被关闭,但肺动脉压力仍可高于正常,即术后反应性PH。部分患儿可在各种因素刺激下,引起肺动脉平滑肌强烈收缩,肺血管阻力急剧增加,肺动脉压力迅速上升、达到或超过体循环压力,导致右心功能严重衰竭,肺交换功能严重下降,继而导致体循环衰竭,而危及患儿的生命,即PHC。术后RPH以及PHC是先心病术后早期常见的并发症及死亡原因,重在预防,其重症监护策略见表3-2-1,具体防治措施如下:

表3-2-1 RPH和PHC的重症监护策略

鼓励	避免
解剖纠治	残余解剖问题
创建或保留心房水平右向左分流	右心衰竭时心房水平无分流
镇静/止痛	激惹/疼痛
轻度过度通气	呼吸性酸中毒
足够的吸入氧浓度	肺泡缺氧
正常的肺容量	肺不张或肺过度膨胀
适宜的血细胞比容	血细胞比容过高
正性肌力药物支持	低心排、冠状血管灌注不足
血管扩张剂	血管收缩剂、右心后负荷增加呼气末容积不足(气胸、纵隔气肿)

1. 机械通气 术后立即机械通气,并适当延长通气支持时间,一般维持48~72h。适量过度通气,适当PEEP,维持$PaCO_2$ 30~35mmHg,pH 7.45~7.55,维持PaO_2>60mmHg,最好在90~100mmHg。通气模式、潮气量大小、使用呼气末正压均可改变肺血管阻力。在正常的呼气末肺容积状态,肺血管阻力处于最低值。存在肺不张和肺水肿的病

例,使用呼气末正压可有效地降低肺血管阻力。然而,高水平的呼气末正压反而会增加肺血管阻力,原因为肺泡过度膨胀引起肺泡隔拉长、肺泡外血管受压。不同的通气模式通过刺激肺脉管系统产生前列环素来降低肺血管阻力。因此,不适宜的通气模式、气体交换和肺容量均可增加肺血管阻力,从而增加后负荷或右心室壁切应力,造成心室功能受损和由于室间隔偏移所致的左心室顺应性降低,最终导致低心排血量。右心室功能障碍体征包括:三尖瓣反流、肝肿大、腹水和胸腔积液。临床医生需密切关注右心衰竭的体征,了解此现象中心、肺之间的相互关系。机械通气时,尽可能降低跨肺压、驱动压也十分重要,过高的跨肺压会引起呼吸机相关性肺损伤甚至肺血管损伤,造成肺阻力增高,应始终坚持肺保护通气,以驱动压为导向设置合理的潮气量,尽可能避免肺损伤。

2. 镇静和麻醉　若机械通气的患儿处于激惹、应激反应、觉醒状态,会增加其呼吸作功,造成人机不同步,高碳酸血症。气管内吸引刺激交感神经,可造成肺血管阻力增高。若操作前给予高剂量的麻醉剂或经气管插管内滴入 1% 利多卡因,可缓解肺血管阻力的增高。

由于此种刺激的敏感性和血流动力学的不稳定性,即使手术纠治很成功且无并发症的病例,在手术当夜仍有猝死可能。这一现象在肺高压和单心室行姑息术病例尤为突出,因为此类患儿的体、肺血管阻力的平衡对血流动力学的稳定起着至关重要的作用。

由此,作为麻醉作用的延续,手术当夜可给予高剂量的芬太尼持续滴注 $[10\sim15\text{mcg/}(\text{kg}\cdot\text{h})]$,适应证为术后血流动力学不稳定、肺高压病例,以及体外循环后存在高危因素的新生儿病例。手术当夜,此类患儿的心输出量处于最低,心肌储备减少。此目的是为了降低氧耗量、减少血流动力学的波动。处于肌松、麻醉状态的患儿,可准确地控制其动脉血二氧化碳分压(arterial partial pressure of carbon dioxide, $PaCO_2$)、血 pH 值,从而达到控制肺血管阻力的目的。在此期间,需密切监测心内、肺动脉以及体动脉压力。

麻醉剂对肺血管的作用极小,这依赖于导致肺血管阻力增高的原因。曾有文献报道,氯胺酮和一氧化亚氮(笑气)可增加成人病例的肺血管阻力,尤其是二尖瓣狭窄病例,但并不影响机械通气时、吸入氧浓度稳定、肺血管阻力正常或增高的婴儿病例的肺血管阻力。然而,也有研究发现,在行心导管检查时,用于镇静的氯胺酮可增高自主呼吸、暴露于空气患儿的肺血管阻力。先心病患儿围术期处理中,应激反应对肺循环的影响不容忽视。大剂量合成型类阿片药物(如:芬太尼)可减轻患儿对有害刺激(如:气管内吸引)所引起的肺血管反应,但它们不改变基础的肺血管阻力。肺血管床的高压反应性部分由交感肾上腺轴介导,因此可被适宜深度的麻醉缓解,通常不改变基础的肺血管阻力。

高剂量的麻醉剂可稳定先心病患儿的心血管系统。长时间内缓慢给予吗啡 1mg/kg 或以上,可维持患儿心血管系统的相对稳定。患有重症先心病的婴儿,予泮库溴铵麻醉诱导时,同时给予芬太尼 25~75mcg/kg 缓慢滴注,可使心血管系统更趋稳定。泮库溴铵作用于交感神经系统,且有一定的持续作用,作为肌松剂,可选择与高剂量的合成型类阿片合用。短时肌松剂如顺式－阿曲库铵或维库溴铵(万可松)具有相对温和的血流动力学作用,由于作用时间短,需持续给药。合成型类阿片可降低小年龄和危重病例的体、肺循环应激反应。婴儿病例中应用芬太尼 5~25mcg/kg 静脉推注,对体、肺循环血流动力学影响不大;但有文献报道,短时作用的合成型麻醉剂阿芬太尼会造成轻度的低血压和心动过缓。在同时使用纯氧时,这些高剂量的麻醉剂是安全的,且可提高紫绀患儿的动脉氧饱和度。新生儿病例,予低剂量芬太尼 10mcg/kg 即可达到有效的基础麻醉作用,但维持长时间麻醉状态需高剂量。新生儿插管病例,予芬太尼 10~15mcg/kg 静脉推注可有效改善肺循环血流动力学效应。对于非常激惹的病例,补充高剂量的麻醉剂,可降低血流动力学的不稳定性。虽然低剂量芬太尼 2~5mcg/kg 可促进清醒患儿的机械通气和肺顺应性,但在新生儿病例中,高剂量麻醉剂可造成其胸壁强直。因此,在静脉持续滴注高剂量合成型类阿片制剂时,需间断给予肌松剂。

3. 碱中毒　酸中毒是一种潜在的肺血管收缩剂。机械通气不良,同时伴有酸中毒、高碳酸血症会增加肺血管阻力。体外循环后患儿处于镇静、肌松、机械通气不良状态，血 pH 值跌至 7.31，$PaCO_2$ 升至 53mmHg 时，其肺血管阻力增高 2 倍以上。反之，过度通气至血 pH 值超过 7.5，可降低小血管剧烈收缩婴儿病例的肺血管阻力。新生儿病例中应用此种处理方式可增加肺血流量、减少右向左分流、增高动脉血氧分压（arterial partial pressure of oxygen，PaO_2）。至关重要的是，过度通气期间，血 pH 值是降低肺血管阻力的有效因素，而非 $PaCO_2$。事实上，一些研究提示，有别于血 pH 值的作用，二氧化碳分子本身是一种肺血管扩张剂。长时间过度通气降低肺血管阻力的同时，还存在一定的副作用：造成脑血流量减少，尤其是低温体外循环后脑血流的自动调节功能受损的小年龄病例。过度通气造成婴儿脑损伤的证据并不确凿，但过分的过度通气所造成的高平均气道压、肺气压伤和潜在的神经系统损伤仍不容忽视。

4. 氧气补充 高浓度的吸入氧浓度，尤其是纯氧，可降低婴儿病例升高的肺血管阻力，对体循环阻力无明显影响。体外循环后氧气是否为一种有效的肺血管扩张剂，目前并不确定。因此，肺高压治疗中，并不推荐高氧治疗。一旦出现肺泡缺氧，PaO_2 达 80mmHg 以上，再增加吸入氧浓度并不能有效降低肺动脉压力，升高的吸入氧浓度反而会有肺毒性作用。

5. 最佳红细胞比积 虽然红细胞比积增高可提高氧携带和输送量，但对肺血管阻力增高的病例，其最佳红细胞比积不宜过高。研究发现红细胞比积对肺血管阻力的影响较之对体循环阻力大；若将红细胞比积从正常值升至 55%，则使肺血管阻力增高。与室间隔缺损术后并发中度肺高压病例相比，不适应 Fontan 循环的病例对红细胞比积的要求相对较高。

6. 正性肌力药物支持 氨力农和米力农是先心病术后应用较广的正性药物。它们属非糖苷、非儿茶酚胺类正性肌力药物，兼有血管扩张和心室舒张特性，被广泛应用于成人慢性心力衰竭中，近年来逐渐用于儿科病例。它们通过抑制磷酸二酯酶（参与环腺苷酸代谢的酶）来增加细胞内环腺苷酸（cyclic adenosine monophosphate，cAMP），促进钙离子内流，从而提高心肌细胞的收缩力。此外，钙离子的重摄取是一环磷酸腺苷依赖过程，这些介质可通过提高收缩后钙离子重摄取的速率来增加舒张期心肌的舒张功能。此类药物与低剂量的 β- 激动剂协同使用，其副作用少于儿茶酚胺类血管扩张剂（如：异丙基肾上腺素）。氨力农的半衰期为 2~4h，但对肝、肾功能的毒副作用阻碍了其进一步推广。米力农的优点为半衰期短，对肺高压和低心排病例，此药物与高剂量儿茶酚胺类药物相比，有明显的优势，可增加心排指数、降低肺动脉压力、心房压力以及心肌氧耗量。

7. 非选择性血管扩张剂 静脉用血管扩张剂广泛应用于肺高压病例。传统的血管扩张剂，如：妥拉唑林、苯氧苄胺（酚苄明）、硝普钠、异丙基肾上腺素等，缺乏生物学选择性。若心肌功能受损，左心室后负荷降低有助于心肌功能和心输出量，那么此类药物有一定的使用价值。但此类药物均造成体循环低血压、冠状动脉灌注压降低、肺内分流增加，使其应用受限。即使选择性静脉内滴注代谢极快的血管活性药物至肺循环，仍需评估其体循环的药物浓度以及引起的体循环血流动力学效应。前列腺素 E_1 对动静脉均有扩张作用，前列腺苷素 E_2 具有强烈的扩血管作用，但它们对肺血管无选择性。前列环素是近年来较为推崇的降低肺动脉压力药物，其作用机制包括：舒张血管平滑肌细胞，通过抑制血管平滑肌的增生对血管重塑有逆转作用，减轻血管内皮的损伤，影响血小板凝集，利于内皮素 -1 的清除，增加骨骼肌对氧的利用等。术后并发顽固性肺高压的不稳定病例中，使用前列环素虽对肺循环有一定的选择性，但高剂量仍会造成低血压危象。因此，低心排时建议使用兼有改善心室功能和降低后负荷作用的药物（如：磷酸二酯酶 III 抑制剂）。腺苷是一种内源性核苷，存在于血管内皮细胞和红细胞中，在血循环中被腺苷脱氨酶清除，血浆半衰期小于 10s。腺苷通过 cAMP 途径激活肺血管平滑肌细胞膜上的腺苷受体，起到舒张肺血管平滑肌的作用。

8. 肺血管靶向扩张剂 近几年，针对不同发病环节的特异性肺血管扩张剂（前列环素及其衍生物、内皮素受体拮抗剂、环磷酸鸟苷通道相关药物）取得了很好的疗效，但对于体循环至肺循环分流相关性 PH，只有少量随机对照试验报道。对于这类病人的治疗更多取决于专家的经验。不同作用位点及不同途径的特异性肺血管扩张剂联合应用,可提高疗效。CHD 术后肺高压的病因是多因素的,最佳疗法也需要一种多方位的治疗策略。磷酸二酯酶抑制剂中加入前列环素、内皮素拮抗剂、血栓素抑制剂以及吸入一氧化氮,可起到协同作用而增强药效。但是联合治疗费用昂贵,且需观察多种药物的不良反应,临床一般用于难治的顽固性 PH 患儿。

伊洛前列素是前列环素的衍生物,与前列环素具有相同的疗效,伊洛前列素能增加 cAMP,有效降低 PVR,吸入伊洛前列素可替代一氧化氮(nitric oxide, NO)治疗。相比 NO,吸入伊洛前列素更加安全,且避免了 NO 停用后的反跳现象。波生坦能有效降低 PVR、肺动脉压力,增加活动耐量。波生坦减少缩血管物质,起效时间慢,非急性扩张肺血管,也可用于单心室生理围术期 PVR 增高的病人。因此,推荐 Eisenmenger 综合征、心功能Ⅲ级的病人接受波生坦治疗。波生坦的主要副作用是肝功能损伤,基础转氨酶水平、女性以及结缔组织病是应用波生坦时肝脏毒性的危险因素。美国 FDA 规定,应用波生坦的病人至少每月检测肝功能,肝功能明显异常的病人不能应用波生坦。口服波生坦的目标剂量为:<10kg 7.8125mg b.i.d.p.o;10~15kg 15.625mg b.i.d.p.o;15~20kg 31.25mg b.i.d.p.o;20~40kg 31.25~62.5mg b.i.d.p.o;40~60kg 62.5~125mg b.i.d.p.o。具体给药方法:最初 2~4 周剂量为目标剂量的一半,如果患儿耐受良好,增加至目标剂量。2017 年,FDA 不推荐 1~17 岁儿童应用西地那非,EMA 推荐剂量为 10~20kg:10mg t.i.d.p.o;≥20kg:20mg t.i.d.p.o。

第四节　未来的研究方向及需要思考的问题

某些先心病合并重度 PH 的病人,虽然已有肺血管病变的部分依据,但尚不能完全符合 Eisenmenger 综合征,如动脉血氧饱和度略低于 95%,Qp/Qs 接近 2,PCWP、急性扩血管试验、肺小动脉造影有 1~2 项提示肺血管病变。目前,每个心脏中心对手术的适应证及禁忌证还存在不同的观点,因此有必要进一步探讨对于先心病合并重度 PH 的病人的手术适应证和禁忌证以及更加合理的手术方法,以便形成此类疾病的规范化治疗。

肺血管病理检查能了解肺血管病变程度以及指导临床治疗,是诊断肺血管梗阻性病变的“金标准”。早期日本学者得出的肺活检指征是:$PVRI>8wood \cdot u \cdot m^2$,急性扩血管试验吸氧后 $PVRI>4wood \cdot u \cdot m^2$、应用妥拉唑林后 $PVRI>7wood \cdot u \cdot m^2$。目前肺活检取左肺中叶 2cm 大小肺组织进行病理检查。但目前仍存在争议,首先是伦理问题,其次,病人能否耐受开胸手术?肺血管是并联的,全肺阻力是各节段 PVR 数值倒数之和的倒数,不同节段的肺血管病理变化是不同的,因此单一部位的肺活检不能代表全肺血管的病变程度。目前先心病相关性 PH 多部位肺活检仅限于动物实验。先心病相关性 PH 的治疗目前主要来自专家经验,故目前需要大量的多中心随机临床对照试验来发现治疗过程中所出现的问题,改进治疗方案。

（陈　军　魏　翔）

参 考 文 献

1. Galie' N, Humbert M, Vachiery JL, et al. 2015 ESC/ERS Guidelines for the diagnosis and treatment of pulmonary hypertension: The Joint Task Force for the Diagnosis and Treatment of Pulmonary Hypertension of the European Society of Cardiology (ESC) and the European Respiratory Society (ERS) Endorsed by: Association for European Paediatric and Congenital Cardiology (AEPC), International Society for Heart and Lung Transplantation (ISHLT). Eur Respir J, 2015, 46: 903-975.

2. Wessel DL. Current and future strategies in the treatment of chilidhood pulmonary hypertension. Prog Pediatr Cardiol, 2001, 12: 289-318.

3. Hoffman TM, Wernovsky G, Atz AM, et al. Efficacy and safety of milrinone in preventing low cardiac output syndrome in infants and children after cardiac surgery for congenital heart disease. Circulation, 2003, 107: 996–1002.

4. Channick RN, Simonneau G, Sitbon O, et al. Effects of the dual endothelin receptor antagonist bosentan in patients with pulmonary hypertension. Lancet, 2001, 358: 1119–1123.

5. Kiechle FL, Malinski T. Nitric oxide: biochemistry, pathophysiology, and detection. Am J Clin Pathol, 1993, 100: 567–575.

6. Gatzoulis MA, Alonso-Gonzalez R, Beghetti M. Pulmonary arterial hypertension in paediatric and adult patients with congenital heart disease. Eur Respir Rev, 2009, 18(113): 154–161.

7. Mulder BJ. Changing demographics of pulmonary arterial hypertension in congenital heart disease. Eur Respir Rev, 2010, 19(118): 308–313.

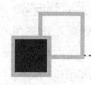

第三章 主动脉缩窄伴室间隔缺损

1760 年，Morgagni 首次在尸检中发现降主动脉局限性收缩，称之为主动脉缩窄（coarctation，CoA）。1903 年，Bonnet 将主动脉缩窄分为两类：婴儿型和成人型，又分别称为导管前型和导管后型。在婴儿型主动脉缩窄，动脉导管开放，主动脉峡部的管样狭窄位于主动脉近端，导管供应降主动脉血流。在成人型，动脉导管关闭，主动脉腔内呈搁板样狭窄。目前的主动脉缩窄的定义一般指胸主动脉存在先天性狭窄段，98% 主要在主动脉峡部，常伴主动脉弓横部和峡部管性发育不良，是第五大好发先天性心脏病，占先天性心脏病的 5%~10%，每 2 500 名先心患儿中约有 1 例主动脉缩窄。主动脉缩窄占活产婴儿的 0.2‰~0.6‰，先天性心脏病的 5%~8%。主要合并心内畸形，包括室间隔缺损（ventricular septal defect，VSD）、房间隔缺损（atrial septal defect，ASD）、房室间隔缺损等，其中 VSD 发生率最高，可达 55%。临床表现可从婴儿的心血管衰竭到成人无症状高血压。

自从 Crafoord 1945 年行第 1 例 CoA 纠治术后，手术并发症发生率和死亡率已大为降低。COA 伴非限制性 VSD，会严重影响患儿的血流动力学并引起继发左心室代偿性肥厚（left ventricular compensatory hypertrophy，LVH），引起不同程度的心力衰竭。对大多数 CoA/VSD 患儿而言，若婴幼儿期就进行手术干预，其日后血流动力学恢复好，总体生存率可得到明显提高。目前的研究焦点在于选择合适的手术方法和手术期别，以进一步优化治疗原则。

第一节 从复杂到简单 – 手术方式的演变

一、传统的三种手术技术

1. **切除加端端吻合术** 1944 年，Crafoord 首次采用的简单切除缩窄段和端端吻合（simple end-to-end anastomosis）（图 3-3-1A）技术治疗 1 例 12 男孩和 1 例 27 岁男子。1951 年，Kirklin 利用这一技术（加锁骨下动脉结扎）对 1 例 10 周婴儿成功手术。早期报道死亡率低，但是再狭窄率相

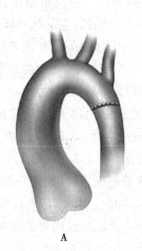
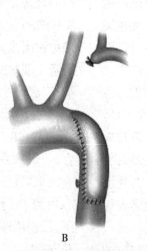
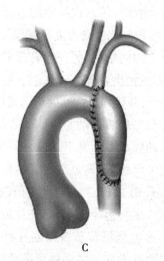

A   B   C

图 3-3-1 传统手术技术

A. 简单切除缩窄段和端端吻合技术；B. 锁骨下动脉补片主动脉成形术；C. 人造补片主动脉成形术

当高（20%~86%），特别是小于 1 岁组病人。狭窄率高的原因：①采用丝线，而没有现在使用的单丝缝线；②导管组织切除不够，因为它可延伸至正常的主动脉；③在环形缝线处缺乏生长；④发育不良的横弓缺乏生长。最近研究显示，采用现代缝线和微血管技术，可使再狭窄率降低。但是这一技术不能解决发育不良的横弓问题，且大龄儿童中不太方便使用，因为主动脉弓和降主动脉位置比较固定，不像婴儿可彻底松动进行安全、无张力吻合。

2. 锁骨下动脉翻转主动脉成形术 锁骨下动脉补片主动脉成形术（subclavian flap aortoplasty）（图 3-3-1B）由 Waldhausen 和 Nahrwold 在 1966 年提出，主要是改善简单切除缩窄段和端端吻合（simple end-to-end anastomosis）技术造成的高再狭窄率。左锁骨下动脉结扎和离断后，近端翻转成为自体补片扩大缩窄段。这种技术有较少的主动脉游离、避免人工材料、有生长潜能等优点，但争论也最多。多年的跟踪研究发现，残余导管组织再增殖和收缩是术后中晚期缩窄再形成的重要病理基础，并且这种术式常常不能解除主动脉缩窄并发较高的主动脉弓发育不良，术后有较高的残余梗阻发生。其他并发症尚包括左臂血流受影响致缺血坏死、晚期瘤样形成、锁骨下窃血综合征和霍纳综合征（Horner's syndrome）等。

3. 人工补片主动脉成形术 1957 年，Vossschulte 采用人工补片进行峡部成形术（图 3-3-1C）。该手术通过左侧胸腔切口，第四肋间进胸。游离血管、结扎动脉导管。在缩窄的近远端用血管钳阻断。一般用一把血管钳夹在左颈总动脉和左锁骨下动脉之间的横弓，另一血管钳夹在左锁骨下动脉上，第三把夹在降主动脉上。缩窄处降主动脉纵行剖开，并延伸至缩窄的近远段以外，近端意味着扩大到左锁骨下动脉。如果峡部发育不良、在左颈总动脉和左锁骨下动脉之间狭窄，补片应延伸至这一区域，并将近端血管钳移至左颈总动脉近端。采用 PTFE 剪成圆形（稍椭圆）补片沿着动脉切口纵行边缘缝入，将补片最宽处缝在缩窄水平。尽可能将胸膜关闭盖在补片上。这一技术的主要并发症是主动脉后壁动脉瘤形成，原因可能是缩窄膜被切除导致内膜层破坏、补片和动脉壁不同的张力强度导致血流动力学变化，前壁韧性小，搏动波完全朝向后壁的主动脉壁等。对 2 岁以上、16 岁以下的主动脉缩窄患儿常采用 PTFE 补片动脉成形术，不推荐对 1 岁以内婴儿采用该方法，对 16 岁以上的小儿也不采用此方法，后者一般选择人工管道连接。

二、扩大端端吻合术

1977 年，Amato 最先提出的广泛端端吻合术式（extented end-end anastomosis，EEEA），即主动脉远端和主动脉弓下缘吻合。1986 年，Lansman 等报道 17 例婴儿采用扩大端端吻合方法，其中 47% 的患儿有远弓和峡部的发育不良。Elliott 对横弓发育不良的患儿进行改良，近端阻断钳夹在左锁骨下动脉、左颈总动脉、甚至部分右无名动脉。这就允许近端切口比 Lansman 技术——"根治性延伸端端吻合"技术更靠近端。Zannini 等则采用正中胸骨切口、体外循环、峡部结扎以及降主动脉和升主动脉端侧吻合。尽管间断缝合理论上有利吻合口生长，Lansman 仍建议连续缝合减少阻断时间。随着吻合口愈合、缝线瓦解，吻合口也会生长。

EEEA 的手术主要步骤及注意点如下：充分游离主动脉弓、头臂干血管、动脉导管、降主动脉，并结扎离断动脉导管（图 3-3-2）。左锁骨下动脉、左颈总动脉、无名动脉能够广泛移动，主动脉弓能够下移到胸部，以尽量减少吻合口张力。解剖时注意勿伤喉返神经。近端阻断钳分别铗闭左锁骨下动脉、左颈总动脉、主动脉弓横部，注意避免钳闭张力过大引起升主动脉扭曲或阻断。离断降主动脉侧支。阻断钳闭降主动脉预期切口远端，广泛切除缩窄段及导管组织（图 3-3-3A）。主动脉弓下缘切至左颈总动脉，降主动脉相应切口（图 3-3-3B）。6-0 或 7-0 polypropylene 线端端吻合，一般从后缘开始（图 3-3-4A、图 3-3-4B）。吻合结束后，松解血管阻断带，开始体外循环，进行心内修补（图 3-3-4C）。术中监测右桡动脉血压，控制阻断时间在 40min 以内可防止神经系统并发症。

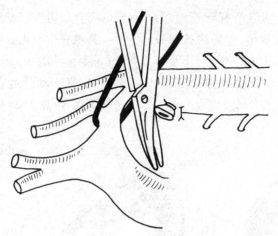

图 3-3-2　充分游离胸主动脉，结扎离断动脉导管

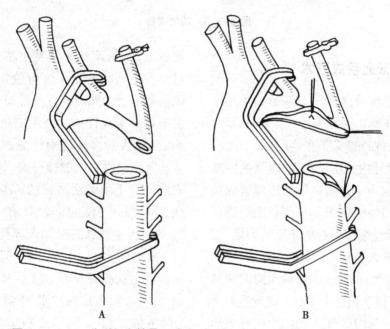

图 3-3-3　A. 分别闭左锁骨下动脉、左颈总动脉、主动脉弓横部和降主动脉预期切口远端，广泛切除缩窄段及导管组织；B. 主动脉弓下缘切至左颈总动脉，降主动脉相应切口

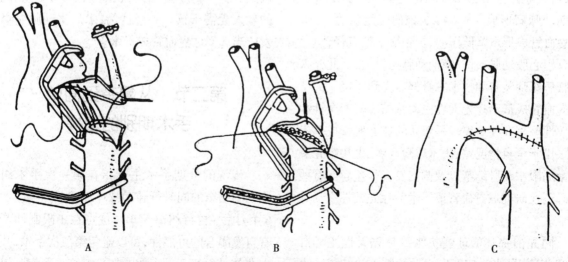

图 3-3-4　A、B. 端端吻合，一般从后缘开始；C. 吻合结束

EEEA 的优点主要包括切除所有导管组织,可同时纠治发育不良的主动脉弓,术后再狭窄发生率低;完全利用自身组织,有利于生长,不受年龄限制;保存左锁骨下动脉;减少瘤样形成等。缺点主要在于吻合口较高的张力易致出血和有一定的吻合口再狭窄发生率。

其他有中心选择类似于 EEEA 技术的端侧吻合(end-to-side anastomosis)技术。缩窄段切除后缝扎,降主动脉远心端与升主动和主动脉弓下缘端侧吻合,见图 3-3-5。

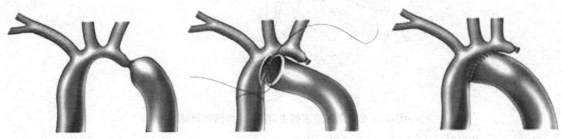

图 3-3-5 端侧吻合

三、球囊扩张血管成形术

1979 年,Sos 等报道,对外科切除的新生儿主动脉缩窄可应用球囊扩张导管治疗。Lock 等对 7 例切除的缩窄段进行球囊扩张,发现 8 个大气压的球囊可使主动脉内径明显扩大,内膜线性撕裂,中层扩张。1984 年,Lababid 等应用球囊成功治疗先天性缩窄。1986 年,Marvin 等首次报道在球囊扩张后的先天性缩窄附近动脉瘤的形成,在扩张后 1 年 11 个病人中有 4 例发生动脉瘤,外科切除缩窄段检查发现,在动脉瘤区域无肌肉和弹力层。Cooper 等报道 7 例病人中有 3 例发生动脉瘤,显微镜下观察显示内膜和弹力层破坏,导致动脉外膜壁变薄。1989 年,先天畸形瓣膜成形和血管成形(VACA)登记报告 140 例先天性主动脉缩窄,残余压差超过 20mmHg 的有 23 例(16%),晚期动脉瘤形成 6 例(4%),该研究组认为,尽管球囊血管成形可降低压差、扩张缩窄处直径,但是仍有担心股动脉损伤、晚期动脉瘤发生,因此介入心脏病医师装备和技术本身都需受到质疑。关于球囊血管成形治疗先天性主动脉缩窄的安全性和有效性一直存在争议。一般认为球囊血管成形术只限用于全身情况差、手术风险高者、大年龄儿童轻微局限主动脉缩窄以及侧支发育很差者。有些中心还在研究球囊血管成形术治疗先天性主动脉缩窄。

同先前描述的球囊扩张治疗先天性主动脉缩窄相比,扩张治疗复发主动脉缩窄的结果一直比较成功,远期动脉瘤发生率低。Saul 等报道,对复发主动脉缩窄 90% 有效。相对先天性主动脉缩窄形成动脉瘤的危险性而言,手术后血管周围疤痕纤维允许这一技术安全进行。26 个单位 200 例病人的多中心对球囊血管扩张治疗复发主动脉缩窄进行前瞻性研究,球囊血管成形术对先前各种手术方法造成的再缩窄效果一致。残余压差超过 21mmHg 者只有 41 例(20%),5 例(2.5%)因主动脉破裂(1)、猝死(2)、脑血管意外(1)和左心衰竭(1)死亡。1 例有脑血管事件,另一例因主动脉裂开需急诊手术,无远期动脉瘤形成。Hijazi 报道球囊扩张 27 例复发主动脉缩窄,1 例不能扩张,1 例形成稳定瘤,2 例出现再狭窄。Yetman 报道 90 例球囊扩张复发主动脉缩窄,1 例死亡,1 例主动脉撕裂需急诊手术。88% 的病人有良好的早期结果,长期(12 年)随访,72% 的病人无需干预。一般认为,术后主动脉缩窄复发应当选择球囊血管成形术。

第二节　从复杂到简单 - 手术期别的选择

传统的分期手术主要指在第一次手术纠治主动脉缩窄的同时行肺动脉环缩术,待后期(3 或 6 个月后)再行纠治 VSD。优点在于限制性 VSD 有自发闭合的可能性,可以避免第二次手术,并且在非体外循环下进行,减少了相关并发症。但由于 CoA 多合并非限制性 VSD，能够自发闭合的比例很低，二次手术几乎不可避免，残留的异常血流动力学反而引起肺部大量充血和心功能不全，加重心肺负担，严重影响预后，死亡率较高。

随着手术技术、体外循环和重症监护的进步，一期手术纠治 CoA 合并 VSD 已逐渐得到共识：在诊断明确后同时纠治 COA 和 VSD，即使在新生儿期，也可同时进行，不但及时纠正解剖异常，还尽量减少了心理影响和家庭经济负担。

20 世纪 80 年代初，采用左侧切口先纠治 CoA，然后再胸骨正中切口方法纠治 VSD。由于在体外循环肝素化后，易引起胸腔切口出血，并发左侧血胸，而且手术时间较长。尽管可避免二次手术，但并发的主动脉弓部发育不良多不能得到纠治，再狭窄的发生率达到 50%。目前，胸骨正中切口一期纠治逐渐成为首选方案，并发的主动脉弓部发育不良可得到有效治疗，误诊率和残余梗阻的发生率也明显降低。

目前争议较大的是灌注策略的选择：深低温停循环（deep hypothermic circulatory arrest, DHCA）和 / 或选择性顺行性脑灌注（selective antegrade cerebral perfusion, SACP）。

用 DHCA 并 SACP 技术行一期根治，可以在不影响脑血流灌注的前提下完成一期单切口修复。但也有发现，运用 DHCA 并 SACP 策略的患儿（特别是术前左心功能受损的患儿）术后恢复时间较长，从而造成延迟关胸相对较多、术后低心排综合征发生率高、CICU 滞留时间长、机械通气时间长等。在大多数发展中国家表现更明显，主要因为患儿营养不良、确诊较晚等因素造成术前严重左心功能受损和肺部感染，影响术后恢复。

DHCA 并 SACP 是通过降低组织需氧量来提高其对缺血缺氧的耐受性，有利于神经系统的保护，但 DHCA 的时间一般需控制在 20min 以内，而 SACP 技术中灌注的安全流量和时间也缺少统一标准。此外心肺转流会造成肺水肿、肺泡 – 动脉血氧梯度增高等，加上深低温本身会造成肺顺应性的异常变化。另外 DHCA 会大大降低血小板的数量，影响其结构和功能如血小板部分脱颗粒、变形、接触体外循环管道后出现异常的聚集等，其他负面作用如：凝血功能下降、微循环受损、

毛细血管网物质交换障碍（氧气、营养物质）、内毒素释放、葡萄糖代谢障碍、心肌收缩力降低等。

为了减少术中心肌缺血带来的负面效应、增加对心肌的保护，术中采用浅低温下选择性心脑灌注（selective cerebro-myocardial perfusion, SCMP）取得较好效果。Sano 和 Mee 最早提出在心肺转流期间对心肌进行单独灌注，通过在主动脉根部置动脉灌注管对心肌行单独的灌注技术可以有效地缓解术中心肌缺血带来的不良影响。Ishino 和他的同事在"心脏跳动状态下"（working beat heart, WBH）采取 SACP 灌注技术完成了主动脉弓部的手术，并进一步表明只要心肌有足够的血供，即使阻断升主动脉，心脏还是处于跳动的工作状态。Lim 在患儿直肠温为 28℃、心脏停跳状态下，利用单泵双管灌注技术成功地完成一例婴幼儿期主动脉弓的一期重建，但由于低温会造成明显的心动过缓，心室容量负荷增加，加大了体外循环管理的难度。

上海儿童医学中心自 2000 年起对部分 CoA/VSD 患儿采取浅低温下选择性心脑灌注策略。对于主动脉弓发育不全的 CoA-VSD 患儿，采取单泵单管技术完成主动脉缩窄段的修补；对于伴主动脉弓发育不全的 COA-VSD 患儿，则运用"Y 型"接管连接的单泵双管灌注技术完成手术。在 SCMP 灌注策略中，我们使心肌灌注和脑灌注维持在较高的流量，同时在主动脉根部插管处对冠脉平均灌注压进行测量。我们认为转流期间高流量灌注对心肌的保护是有益的，冠脉平均灌注压一般比上肢平均动脉压高出 10~20mmHg，即当流量为 50~75ml/（kg·min）时维持在 60~70mmHg，当肛温降至 32℃时，冠脉循环维持稳定且心电图各项指标均无明显变化。但在维持心肌高流量灌注的同时，需注意控制脑灌注流量，防止"脑过度灌注综合征"的发生，本中心采取 SCMP 灌注策略的患儿无一例出现"脑过度灌注综合征"。

SCMP 灌注技术有利于重要脏器的保护及其术后的恢复，可以避免 DHCA 并 SACP 带来的负面作用，对那些术前手术风险大的患儿来说是有益的。运用该项灌注技术的患儿术后出血减少（无一例需要二次开胸止血）、呼吸机辅助时间减少、肺部感染发生率低、CCU 滞留时间减少。

第三节 并发症的
发生及处理

1. 出血 在阻断时和阻断后,麻醉师准备输血,当阻断钳松开时可出现缝线处出血。即使没有使用肝素(除非采用体外循环),缝线也常常会有中等程度出血直到针眼出现凝块。术毕需置放引流管观察和引流血液丢失。任何突然大量胸腔闭式引流管出血需要即刻回手术室控制出血。

2. 术后反常高血压 术后血压意外的、不合逻辑的增高,称为反常高血压。术后高血压原因有两种高血压反应机制。第一反应是即刻发生,24h内逐渐衰减,主要是由于主动脉梗阻解除后颈动脉和主动脉弓压力感受器牵张刺激消失,直到压力感受器设定在低水平,血压才会正常。这一理论证据是术后交感兴奋、去甲肾上腺素水平增高。约超过一半稍多的病人会出现高血压,而多数病人在24h以内衰减。第二反应(舒张压更明显)发生在术后48~72h,对存在第一反应高血压的病人约1/3会出现,这和肾素、血管紧张素升高有关,这可能是由于第一期反常高血压刺激所致。

由于内脏动脉长期适应低血压,血压的突然增高可导致严重的反应性急性炎症变化,引起内脏动脉炎,甚至发展为内脏缺血。患儿出现严重腹痛、腹胀和脆弱敏感,偶尔可引起胃肠道出血腹部手术和肠切除。因此术后高血压一定要严密观察和治疗。在术后早期静脉使用硝普钠,然而硝普钠常常引起血压波动较大,最近静脉使用艾司洛尔,该药为短效β-受体阻滞剂,半衰期为2.7min,剂量为100~500μg/(kg·min)。也静脉使用依那普利(Enalapril)(血管紧张素转换酶抑制剂),在术后不久即开始使用,数天后转换为开博通。口服心得安也有效阻止交感兴奋,治疗高血压反应。Gidding等术前使用心得安能防止术后高血压。尽管在术后偶尔存在长期高血压,但是绝大多数都在术后2~4周内消失。

3. 截瘫 Gross首次报道在动物上进行缩窄手术可能引起该并发症。1948年,Bing首次报道人类缩窄术后发生截瘫。1972年,Brewer等复习12 532例主动脉缩窄病例后发现,脊髓并发症为0.41%,这一并发症不能和特殊原因如离断的肋间动脉数量、阻断时间联系起来。Lerberg等报道,截瘫发生率为1.5%(5/334),截瘫和主动脉阻断时间长短(截瘫病人平均49min)及存在缩窄下方迷走起源的右锁骨下动脉有关。Crawford等报道,有3例病人术中高温(最高温度为38.7℃、39.8℃和40℃),在术后有脊髓损伤。术中主动脉阻断期间远端压力非常重要,应当维持在40~45mmHg,为了保证这一效果,阻断期间近端主动脉压力必须保持在高水平(120~200mmHg,按病人年龄)。阻断期间避免酸中毒,因为酸中毒可导致低心排和低血压。体觉刺激电位(SSEP)可能是评价脊髓可逆性缺血损伤的方法。总之,以下方法可以避免截瘫发生:①主动脉阻断时间尽可能短;②技术吻合理想,避免再次阻断;③中度低温(34~35℃);④近端高血压;⑤无酸中毒;⑥足够远端平均动脉压(>40mmHg)。

4. 动脉瘤形成 在所有类型的主动脉缩窄术后均报道真性和假性动脉瘤形成。在没有进行手术的主动脉缩窄病人也有报道发生动脉瘤。但是,在人工补片动脉成形术后发生真性动脉瘤比任何其他手术都要高。1980年,Bergdahl报道4例成人在补片对侧形成动脉瘤,其中2例先前切除行端端吻合后再手术时植入补片,显微镜显示主动脉壁退行性改变,推测可能是由于部分环形主动脉壁被不同于动脉的抗拉特性的材料取代造成。1986年,Rheuban等报道45例采用涤纶补片的病人有8例发生动脉瘤,平均年龄为8.5岁。在这些病人中,如果有明显缩窄嵴存在,则予以切除,作者也提到这并不增加动脉瘤主动脉形成风险。Clarkson等报道,采用涤纶补片的38例病人中5例发生动脉瘤,其中20例病人内嵴被切除,在没有切除内嵴的病人中只有1例发生真性动脉瘤,4例假性动脉瘤。Del Nido报道63例补片成形病例动脉瘤的发生率为5%。3例发生动脉瘤的病人中2例为婴儿期进行过缩窄段切除和端端吻合再狭窄时补片扩大。

在最大一宗报道中,317例病人中有18例发生动脉瘤(6%)。12例广泛切除纤维缩窄膜。作者认为主动脉峡部纤维膜的切除和动脉瘤的形成有本质关系,后嵴不应被切除。实验证据支持这一观点。Heikkinen 等组织学研究表明，14 例中有 13 例中层坏死，其中 11 例有异物反应，因此认为，由于中层囊性退变导致主动脉壁内在缺陷。该组医师报道成功应用股-股动脉或左房-股动脉旁路，对动脉瘤切除并用人工管道连接。这组报道动脉瘤发生率最高（33%），可能是由于多数为成人病例，长时间血流动力学应激加剧主动脉病变。Bogaert 等报道，横弓发育不良也易于形成动脉瘤。动脉瘤形成的风险因素有年龄超过16 岁、先前进行切除加端端吻合术病人。涤纶片比 PTFE 补片发生率高，只有 1 例报道 PTFE 发生动脉瘤。Bertolini 采用 MRI 评估，26 例病人使用 PTFE 补片平均 7 年，无 1 例发生动脉瘤。

5. 再缩窄和再手术 各种主动脉缩窄手术方法都有报道发生复发或残余缩窄。许多因素显示增加再缩窄的发生，包括年龄小于 2~3 个月、体重小于 5kg、缩窄段形态、丝线代替 polypropylene 线和残余导管组织。再缩窄定义为术后跨修补区上下肢压差超过 20mmHg。运动后同步测定上下肢压力可以排除残余梗阻的可能性。磁共振、数字减影和自行车运动测试有助于测定残余主动脉缩窄。

最初报道的缩窄段切除和端端吻合方法再缩窄率高，和所使用的丝线、导管组织没有完全切除、环形缝线缺乏生长、发育不良横弓缺乏生长有关。最近采用微血管技术后的缩窄段切除和端端吻合方法报道的再缩窄率很低。锁骨下动脉翻转主动脉成形术最初感觉几乎消除再缩窄，但事实要比想象的高，补片主动脉成形术对大儿童很好，但由于高再缩窄率不适用于婴儿。缩窄段切除加扩大的端端吻合术再缩窄率最低。对所有婴儿采用缩窄段切除加扩大的端端吻合术，对大儿童采用补片动脉成形术，对 16 岁以上病人采用切除加管道间置。

现在，球囊血管成形术被认为是主动脉缩窄复发的首选方法。首次成功率高、并发症低。如果球囊扩张不成功或者无指征，则需要再手术。在多数病例中，由于先前手术疤痕，再手术相当困难。由于压差不大，侧支形成的动力减低，增加了脊髓并发症发生率。先前提到的部分左房-股动脉旁路维持足够的远端动脉灌注压或者使用低温停循环对每一例再手术都要慎重考虑。没有单一再手术技术适用于所有病人，但是多数病人可采用补片血管成形、切除间置移植物、局部移植旁路技术等。由于粘连和分离的难度，很难进行缩窄段切除和端端吻合手术。

第四节 结 论

在过去 25 年，婴幼儿主动脉缩窄治疗取得显著进步。主动脉缩窄一旦诊断应尽早手术，以避免远期高血压的发生。对主动脉缩窄伴室间隔缺损的纠治需要详细考虑病人的临床状况，包括年龄、主动脉弓的解剖、心脏功能和肺动脉压力。目前一期 EEEA 已成为多个先心外科中心的首选术式。球囊扩张是再缩窄治疗的首选，如果不成功，采用补片成形或管道连接再手术可取得较好的结果。目前的临床研究但仍缺乏和其他手术随机、长期、大样本、多中心的前瞻性比较研究。分子生物学和外科技术相结合可能会达到无缩窄和无晚期高血压的理想结果。有实验在吻合口处应用血管内皮生长因子，发现能增加愈合，减少纤维化，未发现钙化。随着研究的深入，主动脉缩窄合并室间隔缺损的手术方法会更加规范。

（陈会文）

参 考 文 献

1. Jacobs JP, Mavroudis C, Jacobs ML, et al. What is operative mortality? Defining death in a surgical registry database: a report of the STS Congenital Database Taskforce and the Joint EACTS-STS Congenital Database Committee. Ann Thorac Surg, 2006, 81: 1937-1941.

2. Kaushal S, Backer CL, Patel JN, et al. Coarctation of the aorta: midterm outcomes of resection with extended end-to-end anastomosis. Ann Thorac Surg, 2009, 88(6): 1932-1938.

3. Callahan C, Saudek D, Shillingford A, et al. Single-Stage

Repair of Coarctation of the Aorta and Ventricular Septal Defect: A Comparison of Surgical Strategies and Resource Utilization. World J Pediatr Congenit Heart Surg, 2017, 8 (5): 559-563.

4. Dedeoglu R, Saltık L, Atik SU, et al. Antegrade transvenous balloon angioplasty for coarctation of the aorta in infants with ventricular septal defect. Indian Heart J, 2016, 68 Suppl 2: S233-S236.

5. Zhang H, Ye M, Chen G, et al. A comparison of balloon angioplasty of native coarctation versus surgical repair for short segment coarctation associated with ventricular septal defect-a single-center retrospective review of 92 cases. J Thorac Dis, 2016, 8 (8): 2046-2052.

6. Duvan I, Ates MS, Onuk BE, et al. Single Stage Repair for Aortic Coarctation associated with Intracardiac Defects Using Extra-Anatomic Bypass Graft in Adults. Korean Circ J, 2016, 46 (4): 556-561.

7. Plunkett MD, Harvey BA, Kochilas LK, et al. Management of an associated ventricular septal defect at the time of coarctation repair. Ann Thorac Surg, 2014, 98 (4): 1412-1418.

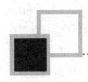

第四章 右心室双出口外科治疗的优化

第一节 命名演变的争议及临床命名的选择

右心室双出口（double-outlet right ventricle，DORV），简称右心室双出口，发生率约为0.09%，占先天性心脏病的1.0%~1.5%，东方国家的发病率远高于欧美等西方国家。

1972年，Lev等提出圆锥动脉干分隔不良来解释DORV的发生，并首先定义DORV的概念：①主动脉、肺动球都起始于形态右心室；②两组半月瓣之间存在圆锥结构，半月瓣和房室瓣纤维连续性中断，被肌性圆锥结构分隔开来；③室间隔缺损（ventricular septal defect，VSD）为左心室的唯一出口。

DORV命名上仍有争议，从外科治疗的角度上，半月瓣和房室瓣的纤维连续性并不重要，因为不影响手术方法的选择，而且手术中往往不太容易正确判定此纤维连续性。双侧圆锥是否一定是DORV的固有病变也存在争论，很多临床医生及研究采用主动脉瓣和二尖瓣的相互独立来区别DORV和法洛四联症（tetralogy of Fallot，TOF）。根据这一概念，DORV包括一系列畸形，从VSD伴主动脉骑跨，伴或不伴肺动脉狭窄，到Taussig-Bing畸形以及完全型大动脉转位合并VSD。在Walters近年发表的"DORV命名和数据库项目（congenital heart surgery nomenclature and database project）"中，根据外科解剖和手术治疗的要求，DORV被分为5种类型：①DORV，VSD型；②DORV，四联症（TOF）型；③DORV，大动脉转位（transposition of great arteries，TGA）型；④DORV，远离（remote）VSD；⑤DORV；室间隔完整型。这5种分类又被分成若干个亚型：

1. DORV, VSD型（艾森曼格型）

1.1 DORV,主动脉下VSD,无肺动脉狭窄

1.1.1 VSD限制型

1.1.2 VSD非限制型

1.2 DORV, VSD双动脉下,无肺动脉狭窄

1.2.1 VSD限制型

1.2.2 VSD非限制型

2. DORV, TOF型

2.1 DORV,主动脉下VSD,有肺动脉狭窄

2.1.1 VSD限制型

2.1.2 VSD非限制型

2.2 DORV, VSD双动脉下,有肺动脉狭窄

2.2.1 VSD限制型

2.2.2 VSD非限制

3. DORV, TGA型

3.1 DORV,肺动脉下VSD,有肺动脉狭窄

3.1.1 VSD限制型

3.1.2 VSD非限制型

3.2 DORV,肺动脉下VSD,有肺动脉狭窄

3.2.1 VSD限制型

3.2.2 VSD非限制型

4. DORV, remote VSD

4.1 DORV, remote VSD,完全性房室通道,有肺动脉瓣狭窄

4.1.1 VSD限制型

4.1.2 VSD非限制型

4.2 DORV, remote VSD,完全性房室通道,无肺动脉瓣狭窄

4.2.1 VSD限制型

4.2.2 VSD非限制型

4.3 DORV, remote VSD,无完全性房室通道,有肺动脉狭窄

4.3.1 VSD限制型

4.3.2 VSD非限制型

4.4 DORV,remote VSD,无完全性房室通道,无肺动脉狭窄

　4.4.1 VSD 限制型

　4.4.2 VSD 非限制型

5. DORV,间隔完整型

1957 年,Kirklin 等首先报道了 DORV 心室内修补获得成功。1965 年,Pacifico 等为房室关系不一致伴肺动脉瓣狭窄的病人采用心外带瓣管道治疗,以后关于 DORV 手术治疗的报告逐渐增多。Kirklin 等(1986)和 Aoki 等(1994)均分别报告了 DORV 双心室修补 10 年以上的治疗结果,我国徐志伟等报道了采用大动脉转位术治疗 DORV 合并肺动脉瓣下 VSD 成功的治疗经验,虽然取得了较好的近期结果,但远期随访有些病人需再次手术,因此,外科矫治方法仍需不断优化。

第二节　VSD 型和 TOF 型 DORV 手术方法的优化

一、病理解剖

VSD 型和 TOF 型 DORV 是最常见的 DORV 类型。如果是主动脉下 VSD,通常缺损位于室间隔的后下方,VSD 直接在主动脉瓣下或在主动脉圆锥下方,有的 VSD 位于膜周或在三尖瓣隔瓣与前交界区域。如果 VSD 是双动脉下,则缺损位置偏上,一般在室上嵴的上方,并且紧挨在两个半月瓣的下方,主动脉瓣和肺动脉瓣通常可在同一水平,如果存在双圆锥结构,圆锥结构可将两个半月瓣和两个房室瓣分别隔开,有接近 50% 的病例两个大血管的位置关系是侧侧位(side by side),另外房室连接一致,主动脉在肺动脉的右侧或右前方较为多见。

二、适应证和手术方法

DORV 合并主动脉下或双动脉下 VSD,如果无肺动脉狭窄(VSD 型),患儿因严重的肺动脉高压和充血性心功能不全,多在 2 岁内发生严重肺血管病变,因此主张在出生后 6 个月前手术治疗。如果伴有肺动脉狭窄(TOF 型),临床表现类似法洛四联症,目前也主张小于 1 岁内手术,以改善缺氧症状。

心室内隧道修补(intraventricular tunnel repair,IVR)是治疗 VSD 型和 TOF 型 DORV 的主要方法,IVR 手术治疗的目的是建立心内隧道使功能左心室血流通过 VSD 通畅地进入主动脉。对 TOF 型 DORV,需要补片扩大右心室流出道使功能右心室血流无梗阻地进入肺动脉,使体循环和肺循环恢复正常生理循环途径,同时矫治合并的心脏畸形。

三、IVR 手术指征的优化

近年来,随着对 DORV 手术方法选择认识上的进步,临床上认识到虽然 IVR 手术选择不受 VSD 的解剖位置的影响,但在决定行 IVR 手术前,心内探查三尖瓣与肺动脉间距离(tricuspid pulmonary valve distance,TPD)至关重要。由于心室内隧道修补术需在右心室腔内建立一个内隧道连接左心室与主动脉。它必须经过肺动脉瓣环与三尖瓣环之间的空间。如果 TPD 大于主动脉瓣口的直径,在右心室内建立左心室至主动脉隧道无梗阻。如 TPD 小于主动脉口的直径,术后有造成左至右流出道狭窄的危险,临床上则需行 Rastelli 或 REV 手术:补片修补室间隔缺损,建立左心室 – 主动脉隧道;管道连接右心室 – 肺动脉或肺动脉直接下拉吻合于右心室流出道。

因胚胎期圆锥部发育异常或肺动脉下圆锥和主动脉下圆锥吸收程度上的不同以及两大动脉位置关系的变异,TPD 在病理解剖上有许多变异,TPD 的变化取决于肺动脉下圆锥的发育,肺动脉下圆锥发育越好,TPD 越大,如果肺动脉下圆锥的吸收,甚至出现三尖瓣和肺动脉的纤维延续,可导致 TPD 明显减小。病理解剖上 TPD 可分为 4 级,即:0 级,三尖瓣和肺动脉存在纤维延续,TPD 实际为零;1 级,三尖瓣和肺动脉纤维延续轻度中断;2 级,三尖瓣和肺动脉纤维延续明显中断,但 TPD 仍然小于主动脉口的直径;3 级,三尖瓣和肺动脉纤维延续明显中断,TPD 大于主动脉口的直径。Aoki 分析了大动脉相互位置和 TPD 的关系,如果主动脉位于右后斜位,TPD 均大于主动脉瓣口的直径;主动脉位于右侧位,83% 病例 TPD 大于主动脉瓣口的直径;主动脉位

于右前斜位,42% 病例 TPD 大于主动脉瓣口的直径;如果主动脉位于正前位和左前斜位,TPD 均小于主动脉瓣口的直径。目前许多医生对术前 TPD 的测量还缺少经验,因此心内探查十分重要。

第三节 TGA 型 DORV 手术方法的优化

一、病理解剖

Taussig 和 Bing 首先报道 DORV 合并肺动脉骑跨于室间隔缺损之上,后被称为 Taussig-Bing 畸形。此类型约占 DORV 病例的 8%,少数病例伴有肺动脉狭窄,典型的 Taussig-Bing 畸形包括心房正位、心室右伴、主动脉下和肺动脉下圆锥均将主动脉瓣和肺动脉瓣与房室瓣分开。两个半月瓣并列在相同高度。大血管位置为侧侧位。主动脉完全起于右心室,而肺动脉瓣骑跨于室间隔,VSD 为肺动脉下,无肺动脉狭窄。

二、适应证和手术方法

Taussig-Bing 畸形,大都没有肺动脉狭窄,易在早年发生充血性心力衰竭或严重肺血管病变,多数儿在出生数月内死亡,因此一旦确诊,如有症状,新生儿期应该行大动脉换位手术治疗,一般手术年龄不应该超过 6 个月。如术前缺氧严重,可早期行大血管换位术。

Taussig-Bing 畸形手术方法包括大动脉调转联合心内隧道修补手术(ASO 手术)、Kawashima 手术、Damus-Kave-Stansel 手术等,而 ASO 手术近年来逐渐替代 Kawashima 手术,已成为治疗 Taussis-Bing 畸形的首选方法。

三、手术指征的优化

对于 Taussig-Bing 畸形目前首选 ASO 加心内补片重建室缺 - 新主动脉瓣内隧道手术,它适用于几乎所有大血管位置及冠脉解剖的 Taussig-Bing 畸形,且不受 TPD 的影响。术中往往需要通过原主动脉疏通新的右心室流出道,部分需要经右房剪除肥厚的肌束以避免新的右心室流出道狭窄。

如果大血管为侧侧位,且肺动脉瓣无法代替主动脉瓣功能、TPD 大于主动脉瓣口直径时,则选择 Kawashima 手术。

Kawashima 心内隧道方法修补可保留原来的主动脉瓣,避免冠状动脉移植。但术后远期易出现左心室至主动脉瓣的心内隧道狭窄及左心室流出道梗阻。

对于一些其他的 TGA 型的 DORV,合并严重肺动脉瓣及瓣下狭窄,可考虑行 Rastelli 手术或者 Nikaidoh 手术,对圆锥肌肉肥厚严重的主动脉瓣下狭窄病例可考虑行 DKS 手术。

第四节 DORV remote VSD 手术方法的优化

一、病理解剖

VSD 远离两大动脉开口的定义一向比较含糊且争议较大,Van Praagh 首先使用 "Noncommitted VSD" 这个术语,并用 "VSD 与大动脉开口有相当的距离" 来描述 VSD 远离两大动脉开口。Barbero-Marcial 将 VSD 在肌部流入道或房室通道定义为 VSD 远离两大动脉开口,但不包括膜周部 VSD。Belli 将 VSD 与大动脉的距离大于主动脉直径定义为 VSD 远离两大动脉开口,而且包括膜周。Lacour-Gayet 对 VSD 远离两大动脉开口的定义是:VSD 位于圆锥之下,与两大动脉开口无关,VSD 与两个大动脉开口的距离大于主动脉直径,有双圆锥结构,主肺动脉均完全从右心室发出。

在手术探查时,对 VSD 远离大动脉开口的判断常常不如论断标准严格,根据临床经验,一般主动脉下有长圆锥结构、VSD 上缘与主动脉瓣叶有宽厚的隔束分割、解剖位置在膜周部向流入道入延伸、房室通道型、小梁部向流入道延伸等类型的 VSD 被认为是远离大动脉开口,但是如果房室通道型 VSD 延伸到主动脉下,不属于远离两大动脉开口。另外,这种类型的 DORV 还可以同时伴有右心室漏斗部和肺动脉的狭窄、限制性 VSD、左心室发育不良、房室连接不一致、共同房室瓣或瓣膜骑跨等。大动脉的相互位置关系以侧侧位和主动脉右斜位比较多见。

二、适应证和手术方法

如果无肺动脉狭窄，DORV remote VSD 因容易发生充血性心力衰竭或严重的肺血管病变，手术年龄不应该超过 6 个月。对于合并漏斗部和肺动脉狭窄的病例，如果在新生儿阶段出现严重低氧，可首先建立体肺分流，2 岁左右进行选择性矫治术。

如果 TPD 大于主动脉瓣口直径，则在切除部分壁束肥厚的肌肉后可选择心内隧道重建左心室流出道，可考虑行双心室修补手术（IVR、Rastelli 或者 REV 手术），需要尤其注意预防术后 LVOTO 的发生；如果 TPD 小于主动脉瓣口直径，或者房室瓣膜腱索骑跨明显，或者一侧心室发育欠佳，则选择单心室纠治手术。

三、手术指征的优化

双心室修补也是治疗 VSD 远离大动脉开口的 DORV 的一个选项。虽然 IVR 手术选择不受 VSD 的解剖位置的影响，但在决定行 IVR 手术前，首先心内探查 TPD 至关重要。由于心室内隧道修补术需在右心室腔内建立一个内隧道，连接左心室与主动脉。它必须经过肺动脉瓣环与三尖瓣环之间的空间。如 TPD 小于主动脉瓣口的直径，术后有造成左心室流出道狭窄的危险，只能做单心室修补手术。其次由于 VSD 和主动脉之间室间隔的旋转，主动脉下的圆锥厚且长，从 VSD 到主动脉的内隧道必须折角 160°，这样建立的心内隧道十分容易产生左心室流出道梗阻，Barbero-Marcial 提出用分段补片的连接以建立心内隧道，防止补片打折。另外，有时三尖瓣的附属组织也会嵌入到 VSD 和主动脉之间的区域。心内隧道建立后也容易产生左心室流出道梗阻。

正确认识手术适应证是提高根治手术临床效果的关键。VSD 远离大动脉开口的 DORV 在小婴儿阶段做双心室修补，年龄是导致手术死亡的非依赖危险因素。如果患儿有严重的发绀或肺动脉高压，应该在小婴儿或新生儿阶段选择姑息手术，包括体肺分流手术或肺动脉环缩手术，以提高

氧饱和度或控制肺动脉压力，一般诊断确立后，手术年龄可以推迟到 2 岁后。在右心室切开之前，先通过三尖瓣探查心内结构，如果根据以上要求连接 VSD 和主动脉的心内隧道可以通畅建立，应该选择 IVR 手术；如果心内隧道不能建立，则选择单心室手术。

VSD 远离两大动脉开口的 DORV 手术死亡率较高，因此有学者选择单心室纠治 Fontan 手术。共同房室瓣、三尖瓣附属组织骑跨或嵌入到 VSD 和主动脉之间的区域，两个心室发育不平衡是选择改良 Fontan 的主要适应证。如果 DORV 同时伴有心房异构、瓣膜畸形、上下心室等复杂解剖畸形，也应该选择单心室的修补方案或姑息手术。选择手术方法不但取决于解剖的复杂程度，更应该考虑术者的技术水平和单位的临床经验，保证患儿的安全。

第五节 房室连接不一致 DORV 根治手术的优化

一、病理解剖

DORV 房室连接不一致包括 SLL、IDD、SLD 和 IDL 等，其中 SLL 最为多见，病理解剖主要表现为心房内脏正位，形态学右心室左袢与左心房连接，而形态学左心室与右心房连接，主动脉左袢、大动脉的位置关系多见为侧侧位或主动脉左前斜位。两个大血管均完全发自形态学右心室，一般有双圆锥结构，两组房室瓣和两组半月瓣分布被圆锥结构完全分开，不存在任何纤维延续。VSD 多见主动脉下或远离大动脉开口，但由于主动脉下圆锥较长，VSD 与肺动脉开口距离更近。大部分病人伴有肺动脉狭窄和右位心，其他并发畸形还包括：心脾综合征、完全性心内膜型缺损、肺静脉异位引流、心室发育不平衡和房室瓣骑跨等。SLL-DORV 的传导束走向与 SLL-TGA 相类似，房室结一般在二尖瓣和右心耳之间，传束沿肺动脉瓣环上缘心内膜下走向 VSD 的左侧，因此膜部 VSD 在靠近前上和前下缘有传导束通过，并靠近左心室面，IDD 型的传导束起自后房室结，在 VSD 的后下缘行走。

二、适应证和手术方法

DORV 房室连接不一致较少见,大多合并漏斗部和肺动脉狭窄,共同房室瓣,心脾综合征等,如果在新生儿阶段出现严重低氧,可首先选择体肺分流等减状手术,1~2 岁后进行选择性二期手术。如果无肺动脉狭窄,因严重的肺动脉高压容易发生充血性心力衰竭或肺血管病变,手术年龄不应该超过 6 个月,如果早期手术条件不成熟,可以先做肺动脉环缩术,2 岁后进行选择性矫治术。如果没有条件做双心室修补,则考虑做体肺分流术(<3 个月),改良 Glenn 手术(6~24 月),2 岁以后再考虑行 Fontan 手术。

单纯 DORV、房室连接不一致,如果心室发育平衡、室间隔缺损非限制性,可以考虑两个心室的修补手术包括"双调转"(Double-Switch)手术(心房内血流转换术加大动脉调转术、心房内血流转换术加 Rastelli 手术)和 VSD 修补联合形态学左心室 – 肺动脉心外管道连接术等。

三、手术指征的优化

治疗房室连接不一致 DORV 的可以考虑选择双心室修补,采用 VSD 修补和形态学左心室 – 肺动脉心外管道连接术有良好的近期治疗效果,手术方法相对比较容易。主要缺点包括容易发生 Ⅲ 度传导阻滞和心室功能的错位。形态学左心室(功能右心室)切口修补 VSD,由于传导束走向的变异和 VSD 边缘室隔厚度变薄,即使在传导束危险区将垫片放在形态学右心室侧,也容易发生 Ⅲ 度传导阻滞。另外,手术后右心室承担体循环心室的功能给远期效果带来不良影响。纠正型大血管错位的资料显示,解剖右心室不能长期承担体循环工作,因此 10 年生存率仅 50%~80%,大约 58% 的患儿术后远期出现三尖瓣反流。

以解剖上看:形态学左心室形态为圆柱形,收缩时力量可以集中,适合作压力泵;形态学右心室形态为新月形,内表面积和容积比大,更合适做低压容量泵;左心室有左前降支和回旋支两支冠状动脉供血,而右心室只有一根右冠状动脉;

二尖瓣前瓣半圆形,后瓣叶较浅,有一对大而有力的乳头肌起源于左心室的游离壁,这样即使心室扩张也不会牵拉二尖瓣叶导致反流,而三尖瓣为许多细小的腱索与室间隔和右心室游离壁相连,因此当右心室扩张时,牵拉三尖瓣叶使其分离,导致反流。因此从许多解剖特征提示,左心室与二尖瓣较右心室与三尖瓣更能承受长期的高压泵作用。由于主动脉下圆锥较长,主动脉瓣位置较高,肺动脉开口与 VSD 接近,甚至骑跨在 VSD 之上,血流动力学类似纠正型大血管错位,如果患儿年龄 <6 个月,无肺动脉狭窄,可以采用 Sening 和 ASO 手术,如果患儿伴有肺动脉狭窄,小婴儿阶段可以选择体肺分流等姑息手术改善缺氧情况,2 岁后采用 Sening 和 Rastelli 手术。这两种方法文献均归纳为 Double Switch 手术。

Double Switch 手术由形态学左心室承担体循环泵血功能,解剖上的彻底矫治免去了远期右心室和三尖瓣功能衰退的后顾之忧。另外,VSD 的修补可以通过形态学右心室切口进行,心内隧道上缘直接过渡到主动脉瓣下。VSD 的前上方无需缝针,彻底避免手术损伤导致的房室传导阻滞。Double-Switch 手术适应证除了疾病的诊断外,还包括心房位置和大小,心室功能和房室瓣关闭情况以及 VSD 位置和心室内隧道建立的可能性。如右心房较小,可采用 Mustard 方法增加心房容量,采用 Rastelli 方法时,心室经须发育平衡,肺血管阻力不能太高,无房室瓣骑跨等;采用 ASO 手术时,肺动脉流出道无梗阻或轻微梗阻,无肺动脉瓣狭窄,形态左心室收缩压大于体循环压力 70% 左右。房室连接不一致 DORV 如果解剖右心室功能不全和三尖瓣反流者,应首选 Double-Switch 手术。

房室连接不一致 DORV 还可以合并有多种复杂畸形,包括共同房室瓣、三尖瓣骑跨或附属组织嵌入到 VSD 和主动脉之间的区域、两个心室发育不平衡、上下心室等。如果双心室修补无法完成,应该选择单个心室的修补方案,包括改良 Fontan 手术或改良 Glenn 手术等。

(莫绪明)

参 考 文 献

1. Ebadi A, Spicer DE, Backer CL, et al. Double-outlet right ventricle revisited. J Thorac Cardiovasc Surg, 2017, 154 (2): 598-604.

2. Brown JW, Ruzmetov M, Okada Y, et al. Surgical results in patients with double outlet right ventricle: a 20-year experience. Ann Thorac Surg, 2001, 72 (5): 1630-1635.

3. Kleinert S, Sano T, Weintraub RG, et al. Anatomic features and surgical strategies in double-outlet right ventricle. Circulation, 1997, 96 (4): 1233-1239.

4. Sakata R, Lecompte Y, Batisse A, et al. Anatomic repair of anomalies of ventriculoarterial connection associated with ventricular septal defect. I. Criteria of surgical decision. J Thorac Cardiovasc Surg, 1988, 95 (1): 90-95.

5. Masuda M, Kado H, Shiokawa Y, et al. Clinical results of arterial switch operation for double-outlet right ventricle with subpulmonary VSD. Eur J Cardiothorac Surg, 1999, 15 (3): 283-288.

6. 徐志伟, 苏肇伉, 丁文祥, 等. 双调转术 (Double-Switch 手术) 的临床应用. 中华胸心血管外科杂志, 2003, 19 (3): 134-135.

7. Mavroudis C, Backer CL. 小儿心脏外科学. 4 版. 刘锦纷, 孙彦隽, 译. 北京: 世界图书出版公司, 2014.

第五章 完全性肺静脉异位引流的外科治疗

先天性心脏病（以下简称"先心病"）是最常见的新生儿出生缺陷，我国每年新增病人约20万例，其中50%属于危重复杂类型，是5岁以内儿童死亡首要原因。完全性肺静脉异位引流（total anomalous pulmonary venous connection, TAPVC）是危重复杂先心病代表病种之一，占先心病的1%~5%，其全部肺静脉未能与左心房连接，而是异位引流到上、下腔静脉或右心房（图3-5-1），必须合并有房间隔缺损或者未闭的卵圆孔。TAPVC的产前诊断率低（<20%），出生后一岁以内自然病死率近80%，是少数需行急诊手术的先心病之一，唯一的治疗方法是外科重建肺静脉与左心房的解剖连接。国外和我们的前期研究均显示：肺静脉狭窄（pulmonary vein stenosis, PVS）是影响TAPVC预后的主要并发症，发生率高达30%，其进展快、病死率高（>50%），是目前先心病外科最棘手的临床问题之一。

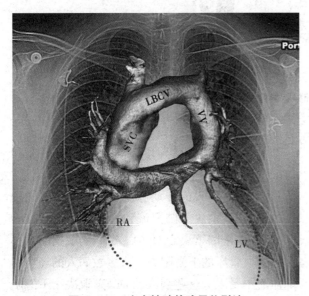

图3-5-1 完全性肺静脉异位引流
左、右肺静脉形成共汇静脉后经垂直静脉（VV）异位引流至无名静脉（LBCV），再到上腔静脉（SVC）

第一节 完全性肺静脉异位引流的胚胎学基础

呼吸系统发育的最初形态是原始咽板上形成萌芽，约在26~27天时，形成一个口袋样的结构。这个起源于前肠的萌芽后来融入到脏丛中，形成了主静脉和脐卵黄囊静脉系统的引流通道。约在孕27~29天时，左心房上产生一个突起并在第28~30天时，与脏丛相交通，发育成肺总静脉。在5~8周期间，肺总静脉被吸收入左心房壁。导致4根肺静脉均直接开口于左心房。正常情况下，在此期间，肺静脉和主静脉及脐卵黄囊静脉之间的交通退化消失，肺血流均引流入左心房。

肺静脉系统发育过程中的任何一个正常环节的中断，均会引起其中之一的肺静脉解剖异常，如TAPVC、部分性肺静脉异位引流（PAPVC）、三房心和涉及单独肺静脉的畸形。了解肺静脉系统的胚胎发育过程，对TAPVC的分类和治疗都非常有用。

第二节 完全性肺静脉异位引流分类系统演变——从复杂到简单，从研究到临床

TAPVC有很多分类系统。最常用的分类方法是基于肺静脉异位连接的解剖水平。1957年，Darling等阐明了这种分类系统，将TAPVC分为4个类型。Ⅰ型是肺静脉异位连接到心上静脉系统，包括上腔静脉和残存的左上腔静脉，或者奇静脉。Ⅱ型是在心内水平连接到右心房或者冠状

窦。Ⅲ型是在心下水平的异位连接,最常见的是与门静脉或者门静脉分支相连。Ⅳ型包括以上各种不同水平肺静脉连接发生混合病变。

在后来发表的报道中,Ⅰ型是最常见的类型,约占病人总数的40%~50%。Ⅱ型的发生率仅次于Ⅰ型,占病人总数的20%~30%。Ⅲ型占病人总数的10%~30%。Ⅳ型或混合型最少见,占病人总数的5%~10%。

1956年,Neill 探讨了 TAPVC 各亚型的胚胎学基础。虽然并不常用,但是这对阐明 TAPVC 各亚型起源是有用的。Neill 根据肺静脉异位连接的胚胎起源将病人分为4个亚型。与右心房相连,与右总主静脉系统(包括上腔静脉和奇静脉)相连,和左总主静脉系统(左无名静脉、左上腔静脉或冠状窦)相连,以及和脐卵黄囊静脉系统(门静脉或其分支)相连。

其他分类系统是基于肺静脉和体静脉之间引流通道的长度来划分的。这种分类系统引入了肺静脉引流梗阻的概念,是症状、病程缓急和预后的重要影响因素。通常,心上型和心内型的肺静脉异位引流很少或没有梗阻。相反,心下型因静脉通道的长度和肝窦状隙导致下游阻力高而发生不同程度的梗阻。

Herlong 等建议,根据异位的肺静脉引流的部位分为心上型、心内型、心下型和混合型(图 3-5-2)。心上型,指肺静脉共汇通过一根异常的"垂直静脉"向上引流入左侧主静脉系统,占45%~55%。心内型指肺静脉共汇引流入冠状静脉窦,占45%~55%。心下型指肺静脉共汇通过异常的垂直静脉穿过食管裂孔,然后进入门静脉,或者进入静脉导管、肝静脉或下腔静脉,15%~25%。混合型指肺静脉至少引流入两个不同的位置,占5%~10%。目前临床上应用最多的就是这种分类,能够很好地指导临床,评估预后。

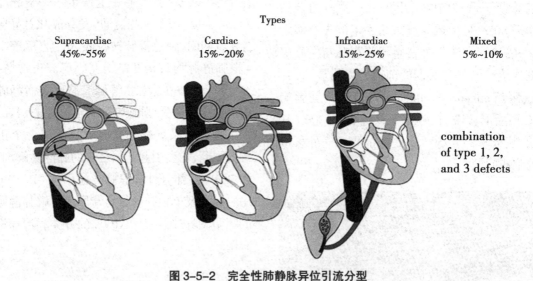

Types

Supracardiac
45%~55%

Cardiac
15%~20%

Infracardiac
15%~25%

Mixed
5%~10%

combination
of type 1, 2,
and 3 defects

图 3-5-2 完全性肺静脉异位引流分型
Supracardiac:心上型;Cardiac:心内型;Infracardiac:心下型;Mixed:混合型

第三节 为什么 TAPVC 病人需要在新生儿急诊手术

TAPVC 病人在婴儿期,由于轻度呼吸急促和紫绀、生长迟缓和在新生儿早期血流动力学迅速衰竭等不同症状而就诊。这些影响症状严重程度的因素为:是否合并其他畸形,肺静脉回流的梗阻严重程度,房间隔水平的梗阻程度。

非梗阻性肺静脉异位连接的儿童,其症状和体征取决于房间隔缺损的大小和右向左分流量。所有 TAPVC 病人的体动脉血氧饱和度有不同程度的下降,其取决于肺血流和体血流的比值(Qp/Qs)。有两个因素决定 Qp/Qs:房间隔缺损的大小和体肺血管床的下游阻力。大多数病人的经房间隔血流不受限。这些病人的 Qp/Qs 取决于下游阻力。肺静脉回流没有阻力的病人,会引起进行性右心扩张和肺动脉高压。这种情况直接导致心衰,如果不治疗的话,会发生不可逆的肺血管梗阻性病变。这种解剖情况（非限制性肺静脉回流和非限制性房间隔交通）可在新生儿期就被发现，其症状是渐进性呼吸急促、紫绀和右心衰竭。

另一种情况，就是肺静脉回流有梗阻。有这种情况的病人，在出生后早期肺动脉压力就增高，并引起大量的右向左分流。肺血流减少，且肺动脉流出道梗阻引起的肺水肿，会迅速导致进行性低氧血症，如果不加以治疗，血流动力学就会衰竭。胸片常示因肺水肿引起的进行性肺间质显影。血气分析的结果显著异常，有低氧和酸中毒。这类病人需要急诊行体外膜式氧合（ECMO）支持，或者急诊手术。这种临床症状和病情演变，多见于心下型 TAPVC 和肺静脉回流严重梗阻病人。

第四节　CT 诊断可以代替心导管造影或者 MRI 吗?

因 TAPVC 可合并其他大多数先天性心脏病变，所以需进行精确诊断。由于症状变化多端，所以早期诊断特别困难。无肺静脉梗阻，且早期轻度心衰的病人，其初发症状和体征与大型房间隔缺损病人相似。那些肺动脉高压，严重低氧血症的重症病人，可能被误诊为新生儿持续肺高压，持续性胎儿循环，或呼吸窘迫综合征。仔细询问病史、全面体检、胸片和超声心动图可为精确诊断提供足够的信息。

体检时，没有梗阻的病人常表现出肺血流增多的症状：胸骨旁抬高，第二心音明显分裂，肺血流杂音，高速血流经过三尖瓣的舒张期杂音。大多数病人有轻度呼吸急促，并且至少有不同程度的紫绀。肺静脉回流梗阻的病人，有肺水肿体征，伴或不伴体循环低灌注（例如四肢冷、心率快、血压低）。

胸片的情况随肺静脉梗阻程度而变化。肺动脉充血，伴或不伴肺水肿的现象。大多数类型 TAPVC 的心影呈"雪人状"或者"8 字型"。心上型的回流通过垂直静脉进入左无名静脉的病人，当胸腺退化时，在上纵隔的心影边缘上方，呈现一个圆形的阴影，形成特征性的雪人样外观。这种情况起初并不出现，直到婴儿后期，肺静脉连接扩张，胸腺缩小时才出现。

超声心动图是最常用的明确诊断 TAPVC 的手段，可以明确其解剖亚型。现代的超声心动图安全而准确，对很多病人来说，无需做心导管检查。超声心动图常发现，右心室扩张，左心房的肺静脉引流缺如，存在畸形的静脉通道（垂直静脉或者在心脏后方的肺静脉共汇），或者在右心房和其他体静脉结构中，存在涡流。

彩色多普勒超声心动图可以比较准确地诊断 TAPVC，但是由于肺静脉引流部位多变，并且可能合并其他复杂畸形，若操作者经验不足可能造成漏诊，并且超声对肺静脉的整个走行的检出率不如 CT 及 MRI，所以一般需要行 CT 或 MRI 检查来完善术前的诊断。但由于 MRI 扫描时间长、图像分辨率不如 CT 以及镇静或噪音等原因，使其在急症病人中的应用越来越少。CT 的横断位扫描图像都能清晰显示各心腔以及各大血管的解剖学结构，能准确显示异位引流的肺静脉、肺静脉共干以及垂直静脉的大小、形态以及引流的位置，并且具有快速、经济的特点。

第五节　正确、及时的术前准备是手术成功的必要保障

肺静脉回流无梗阻且非限制型房间隔缺损的病人，因其术前状况稳定，通常只需一般术前准备。对肺高压和充血性心衰病人，正性肌力药物、轻度利尿、提高吸入氧浓度有助于改善病情。一个中心发现，术前使用 α 受体阻滞剂可以减少术后肺高压的发生率。

肺静脉梗阻病人可有进行性缺氧，体循环低灌注和进行性血流动力学衰竭，而需要早期治疗。这些病人通常需要插管进行机械过度通气，给予 100% 的氧，这样可以降低肺血管阻力，并最大程度的提高氧运输。前列腺素可以保持动脉导管的开放，动脉导管可以作为右向左分流的保护性通道。正性药物支持可改善右心室的扩张和功能障碍，应纠正代谢性酸中毒，以提高对儿茶酚胺药物的敏感性。

如果这些措施不能改善氧合和体循环灌注，应考虑实施急诊手术或者术前 ECMO 支持。对术前有严重代谢紊乱且无法纠正的病人，术前

阶段性使用 ECMO 是非常有用的。短期(1~2 天)使用 ECMO,可以纠正和稳定终末器官(end-organ)的功能障碍,可以改善这类危重婴儿的预后。一旦手术结束,病人的肺高压得到纠正,可脱离心肺转流,并拔除 ECMO 插管。相反,术后使用 ECMO 也是有利的。

第六节 外科纠治方案

由于 TAPVC 的病程严重,第一年内的死亡率约为 80%,一旦诊断明确,且血流动力学条件许可,要尽快实施手术。血流动力学稳定,且代谢紊乱程度低的病人要尽快手术,而不是急诊手术。在另一方面,肺静脉梗阻,且血流动力学状态危重的病人,要实施急诊手术。这些病人需要早期使用 ECMO 来纠正终末器官的功能障碍和酸中毒,或者急诊手术。

不同的外科医生使用的手术技术也不尽相同。有些喜欢使用深低温停循环技术(DHCA),而有些尽量避免使用 DHCA。所有的病人,均先建立主动脉－右心房心肺转流,然后结扎动脉导管。在 DHCA 或持续性低温低流量转流前,病人体温降到 18~20℃。纠治技术方案的选择取决于病人的解剖情况。所有技术步骤的目的都是将肺静脉连接到左心房,消除所有异常连接,并纠正任何合并的其他畸形,包括房间隔缺损。虽然有不同的手术径路和技术,但是对于所有病人而言,术前明确解剖特征是非常重要的。有时术中也很难鉴别所有类型的 TAPVC,特别是混合型的 TAPVC。

一、心上型 TAPVC

心上型 TAPVC 的最常见类型是四根肺静脉汇入位于左心房后的静脉共汇,或者肺总静脉。肺静脉共汇通常通过垂直静脉回流到无名静脉。结扎垂直静脉时一定要小心,避免损伤紧贴垂直静脉的左侧膈神经。一旦异位体静脉引流消除,心脏得到松解,被拉向右上方;或者右心房得到松解,心脏被拉向左侧。任何手术方法必须能够暴露左心房和肺静脉共汇。在后侧路径行手术时,在肺静脉共汇和左心房做切口,再通过此路径,关闭房间隔缺损。在肺静脉共汇和左心房之间做一

个宽大的吻合口(图 3-5-3)。将吻合口尽量做大非常重要,避免缝线荷包样收缩,而造成肺静脉吻合口的残余梗阻。可通过单独的右心房切口关闭房间隔缺损或者卵圆孔,如果从左心房切口暴露良好,也可以从左心房切口关闭之。

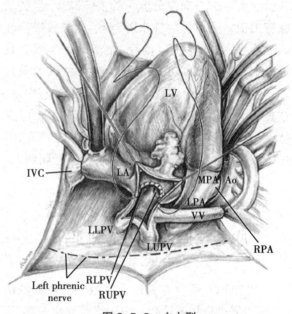

图 3-5-3 心上型
共汇肺静脉与左心房吻合口

对于那些肺静脉共汇直接引流到上腔静脉的病人,可以通过右心房切口,使用板障将肺静脉回流的血通过房间隔缺损进入左心房。必须注意防止肺静脉回流或上腔静脉因板障引起的梗阻。如果肺静脉引流的位置很高,必须切断上腔静脉,并将其头端吻合到右心耳上。Warden 及其同事使用这种方法,将整个上腔静脉－右心房连接部位包绕进板障缝线范围内。这样,这个可以用大型板障来一并关闭术中扩大的房间隔缺损。

二、心内型 TAPVC

心内水平的肺静脉回流,可以至冠状窦,或者直接至右心房,通常可经右心房切口修补。如同心上型引流一样,短时间的深低温停循环有助于改善小婴儿的手术视野。对于冠状窦回流的病人,冠状窦去顶(图 3-5-4),将冠状窦口与房间隔缺损相连。这种方法可在左心房和冠状窦之间形成一个大型开口。使用补片关闭房间隔缺损,并将冠状窦口也包绕在其中。这样,就引导肺静脉和心脏静脉血流至左心房。

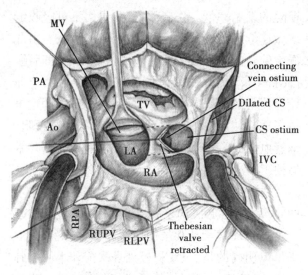

图 3-5-4　心内型
冠状窦去顶

三、心下型 TAPVC

虽然心下型 TAPVC 的生理和临床表现与其他亚型有很大差异，但是外科手术修复的方法与心上型类似。肺静脉常在左心房后进入肺静脉共汇，降垂直静脉向下经纵隔穿过横膈裂口。应在横膈水平结扎垂直静脉。通过先前说明的左侧或右侧路径，将肺静脉共汇吻合到左心房（图 3-5-5），关闭房间隔缺损。另一种方法是，在横膈水平结扎垂直静脉，在肺静脉共汇的头侧方向做切口。

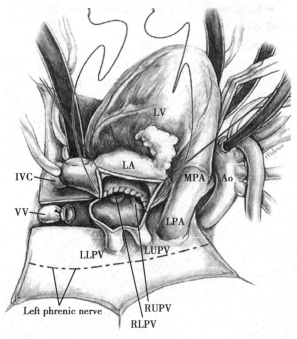

图 3-5-5　心下型
共汇肺静脉与左心房吻合

这种技术可以在松解肺静脉后，做一个大型的吻合口。重要的是要做一个宽而通畅的吻合口，避免肺静脉回流存在任何阻力。

四、混合型 TAPVC

最常见的混合型 TAPVC 的形态为三根肺静脉形成共汇，第四根肺静脉独立回流到体静脉系统。手术治疗的原则取决于上述异位回流的部位。三根肺静脉共汇处理方法是将其重新引导到合适的连接水平。如果可能的话，单独引流的肺静脉也应该重新改向或者重新吻合到正确位置，但是，这种独立的小静脉再吻合后，远期狭窄的发生率很高，所以决定是否修正单独引流的肺静脉是比较困难的。如果单独引流的单根肺静脉并无梗阻，有报道建议不予处理，可待其日后进一步生长后再重新移到正确位置，或无限期推迟。Imoto 及其同事报道了 7 例病人，其中有单根肺静脉在左侧异位连接并回流入体静脉循环。心导管检查示其 Qp/Qs 为 1.02~1.82。这比值的最高值是一个有右上和中叶肺叶残余异位回流的病人。据报道，所有这些病人均无症状，其体格发育参数正常。

对于那些更复杂的病人，例如两对肺静脉回流入不同位置，且无中央共汇，或者多处肺静脉独立回流的病人，必须进行分别修复。van Son 及其同事报道过一例这种改良过的修复手术。这个病人的肺静脉引流到上腔静脉、右心房和冠状窦，手术方法正如心房水平的连接将冠状窦去顶并入左心房，并用大板障将与上腔静脉和右心房肺静脉的回流通过房间隔缺损引流到左心房。这个手术如上所述需要将切断的上腔静脉重新吻合到右心耳。

第七节　TAPVC 的结局

大量的文献报道的结果表明，TAPVC 病人的死亡率大幅降低，从 20 世纪 70 年代至 80 年代前期的 10%~30%，降低到现在的 5%~9%。术前严重的肺静脉梗阻和术后残余的肺静脉梗阻，以及合并的其他心脏畸形都可能导致预后不良。

报道的 TAPVC 手术后并发症的发生率的变化范围很大。Yee 及其同事的早期研究表明，在他们的 68 例住院存活病人中，有 12 例需要再次手术。手术主要原因是残余的肺静脉梗阻和心内分流。Raisher 及其同事最近的报道表明，在他们的 19 例存活者中，皆无肺静脉梗阻而需再次手术，但是作者注意到心律失常的问题，有 4 例病人在术后早期发生结性或者室上性的心动过速。所有这些患儿在术后 1 年内均恢复正常的窦性心律。如果术后出现肺高压，一氧化氮吸入均有反应。

第八节 结 论

虽然近来的回顾性研究发现，TAPVC 手术后死亡率低，且效果较好，但是仍要重视对于需要再次手术特别是肺静脉狭窄病人的治疗方法。术后肺静脉狭窄的发生率为 6%~11%；心下型或混合型 TAPVC 常有这种情况。一个临床中心回顾性研究了可吸收缝合和不可吸收缝线的使用，结果发现，使用可吸收缝线的病人，其远期肺静脉梗阻的发生率低。作者假设，如果用不可吸收缝线做连续缝合，可能会限制吻合口的生长。由此派生的新的外科技术旨在解决这一难治性问题。Lacour-Gayet、Najm 及其同事提出了原位心包非缝合技术来解除肺静脉狭窄。其他外科医师也报道了成功使用单纯切除手术来解决肺静脉梗阻。球囊血管成形术和放置血管内支架也用于解除术后梗阻。

由此得出结论，TAPVC 是少数需要急诊手术的儿童先天性心脏病之一。虽然这种病变会引起严重的生理学紊乱和早期血流动力学不稳定，但是可以明确的是，只要积极处理术前和术后的肺高压，并精确诊断解剖特征，大多数 TAPVC 婴儿或新生儿都可以进行手术治疗并效果良好。成功接受手术并渡过术后早期的存活病人，有希望正常生长发育，且右心室扩张得到消除，解决了肺血管畸形后，长期效果良好。

（施国丞 陈会文）

参 考 文 献

1. Horer J, Neuray C, Vogt M, et al. What to expect after repair of total anomalous pulmonary venous connection: data from 193 patients and 2902 patient years. Eur J Cardiothorac Surg, 2013, 44: 800-807.

2. Yoshimura N, Fukahara K, Yamashita A, et al. Current topics in surgery for isolated total anomalous pulmonary venous connection. Surg Today, 2014, 44: 2221-2226.

3. Karamlou T, Gurofsky R, Al Sukhni E, et al. Factors associated with mortality and reoperation in 377 children with total anomalous pulmonary venous connection. Circulation, 2007, 115: 1591-1598.

4. Yong MS, d'Udekem Y, Robertson T, et al. Outcomes of surgery for simple total anomalous pulmonary venous drainage in neonates. Ann Thorac Surg, 2011, 91: 1921-1927.

5. Shi G, Zhu Z, Chen J, et al. Total anomalous pulmonary venous connection: the current management strategies in a pediatric cohort of 768 patients. Circulation, 2017, 135: 48-58.

6. Liufu R, Shi G, Zhu F, et al. Superior Approach for Supracardiac Total Anomalous Pulmonary Venous Connection. Ann Thorac Surg, 2018, 105(5): 1429-1435.

7. Shi G, Zhu Z, Chen H, et al. Surgical repair for primary pulmonary vein stenosis: Single-institution, midterm follow-up. J Thorac Cardiovasc Surg, 2015, 150(1): 181-188.

第六章 功能性单心室的外科治疗

第一节 概 述

功能性单心室（functional single ventricular）是一类范畴广泛的复杂性先天性心脏病，同时也是一种较少见的先天性畸形，其发病率在活婴中约为 1/6 500，占先天性心脏病的 1%~3%。解剖学上的单心室是指具有一个发育良好的心室腔，并且可能也有一个发育不良的心室，其特点是缺乏两个完全发育完善的心室，承担收缩功能的主导心室接受来自三尖瓣和二尖瓣两者或共同房室瓣的血液（图 3-6-1）；STS-EACTS 数据库对单心室的命名认为应包括：①双流入道房室连接；②单侧房室连接缺如；③不平衡型共同房室通道。功能性单心室在解剖学单心室外，涵盖了一些具有两个发育良好的心腔，但临床上无法进行双心室修补手术的疾病，如室间隔缺损远离大动脉的右心室双出口、右心室发育不良的室间隔完整型

肺动脉闭锁、一部分大动脉转位合并肺动脉狭窄或者闭锁等疾病。

1968 年，法国医师为三尖瓣闭锁病人进行了最初的心房 - 肺动脉吻合术，即 Fontan 手术。手术将腔静脉回流血液不通过心室泵作用而直接引向肺动脉进行氧合。在以后的 40 年间，Fontan 手术逐渐成为生理性纠治功能性单心室的首选术式。早期 Fontan 手术的死亡率高，因此在 Fontan 手术中引入了分期手术的策略，即患儿 6 个月龄时首先施行双向上腔静脉肺动脉吻合术（双向 Glenn 分流术），在双向 Glenn 分流术后 18~24 个月左右进行 II 期 Fontan 手术。分期手术可以早期改善功能性单心室患儿低氧症状并减轻心脏容量负荷，已逐渐成为国际上 Fontan 循环建立的常规操作。

随着基于影像学数据的 3D 打印技术的发展，心脏外科医生可以在术前 3D 打印畸形的心脏，克服传统手术术中探查时间短、视野有限的缺

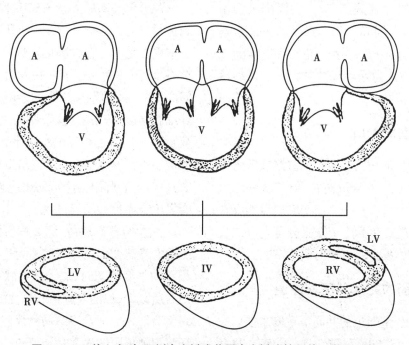

图 3-6-1 单心室时，双侧房室瓣或共同房室瓣连接至单一主导心室

点,也使得一部分功能性单心室(特别是室间隔缺损远离大动脉的右心室双出口和大动脉转位合并肺动脉狭窄或者闭锁)进行双心室修补成为部分先进心脏中心的优先选择。

第二节 主要的单心室畸形

一、左心发育不良综合征

左心发育不良综合征(hypoplastic left heart syndrome,HLHS)是需行单心室途径治疗最常见的畸形。虽然第二和第三期手术治疗与其他类型的单心室相同,但新生儿期的第一期手术需要实施 Norwood 手术。

二、内脏异位

在单心室途径治疗的病人中,内脏异位(heterotaxy syndrome)在治疗上存在一些挑战。体静脉、肺静脉畸形和房室瓣形态差常使手术治疗变得复杂。这些病人的基本病变在于躯体左侧和右侧的偏侧性分化程度差。这会造成双右侧结构(无脾综合征),可能会双侧均为右肺(即双侧均提前发出上叶支气管,且为三个肺叶而不是两个肺叶)。

三、三尖瓣闭锁和狭窄

在 20 世纪 60 年代晚期,对三尖瓣闭锁实施了首例 Fontan 手术,且认为该畸形是 Fontan 手术治疗单心室的典范。大动脉位置关系正常的三尖瓣闭锁,通常被认为是功能性单心室的最简单类型。

四、单心室双入口

单心室双入口的病人有两组房室瓣或流入道瓣膜。虽然可为心室左襻或右襻,但其优势心室通常是形态学左心室。其中一组房室瓣可能存在狭窄,且通常合并发育不良。可能会有来自二尖瓣或三尖瓣的腱索发生跨越至对侧心室。

五、不平衡的完全型房室通道

如果完全型房室通道的共同房室瓣未能以平衡的方式与两个心室进行对接,且可能存在显著不平衡时,那么最好将病人当作单心室来进行治疗。如果是右心室占优势时,对完全型房室管进行修补则会造成二尖瓣不够大,甚至可能造成左心室不够大,更应行单心室治疗。

六、功能性单心室

所有不能进行双心室修补的复杂先心病,主要包括室间隔缺损远离大动脉的右心室双出口、右心室发育不良的室间隔完整型肺动脉闭锁、一部分大动脉转位合并肺动脉狭窄或者闭锁等疾病。

第三节 病理生理学

在正常的双心室循环中,离开左心室的血液除了能进入体循环外别无他路可走。随后再依次通过右心室,进入肺循环,最后回到左心室。这是一种串联循环。与之相反,未经手术的单心室病人的体循环和肺循环是并联的。血液离开单心室后,可以选择进入体循环或进入肺循环。因此,除非是体循环或肺循环流出道存在梗阻,体、肺血管床之间的相对阻力将决定进入每个血管床的血流量。当体、肺循环流出道都不存在梗阻,也不存在肺血管病变时,肺循环的血流量将比体循环大得多。

部分单心室病人在未经手术的情况下可以达到体循环与肺循环平衡,长期处于平衡状态的单心室更多见的是存在肺循环流出道进行性梗阻的单心室,因此病人逐渐变得发绀更严重。随着时间的推移,病人将出现严重发绀的常见后果,包括红细胞增多、脑卒中、脑脓肿、咯血等,且最终发生死亡。而在与之相反的情况下,那些肺血流梗阻程度不够的病人,则可能在出生后的最初数周和数月内,随着肺阻力降低而出现肺血流过多,并将会发生充血性心功能衰竭。如果心脏能够承受住如此巨大的容量负荷,那么病人此后就会逐渐发生肺血管病变。虽然在肺阻力达到与体循环阻力相等的平衡状态时,病人的症状可能在一段时间内有所减轻,但随着肺血管病变的进一步进展,发绀将会加重。其最终结局和那些存在严重的肺循环流出道梗阻的病人是相似的。

第四节 单心室病人的临床特征

单心室病人的临床表现取决于体循环与肺循环之间的血流平衡。例如,一个存在严重的肺循环流出道梗阻的新生儿,将在动脉导管关闭时出现严重发绀。另一方面,肺循环流出道没有梗阻的病人可能最初没有症状,但在出生后数天到数周内,随着肺阻力的下降,将渐渐出现充血性心功能衰竭的症状。即使病人存在充血性心功能衰竭的症状和体征,但肺静脉和体静脉回流血通常仍在心房和心室水平进行混合,这就意味着病人将至少存在一定程度的发绀。胸部听诊时会发现由体循环或肺循环流出道梗阻引起的收缩期杂音。而如果上述梗阻均不存在,可能会听不到什么杂音,因为单心室本身并不产生杂音。

第五节 手术适应证和时机

未经治疗的单心室,其自然病史多不尽如人意,所以单心室的诊断本身就是进行姑息性减症手术的适应证。单心室病人接受一系列外科手术的最终目标是在体静脉压力尽可能低的前提下,获得最佳的全身氧运输。

对于目前用于单心室的姑息手术而言,其各个步骤的最佳时机尚难界定。有一点可以明确,即在婴儿期更早期阶段,甚至最好在新生儿期时就需要对病情给予非常仔细的关注,以避免单心室承受过度的容量或压力负荷。此外,必须极其小心地保护肺血管床,并避免中央肺动脉的扭曲。外科手术时也必须保全窦房结功能。

在新生儿期的姑息术后,大多数单心室病人在6个月龄前接受双向Glenn分流手术,这样可以将之后的Fontan手术推迟很多年。推迟Glenn手术的指征包括:持续的肺动脉高压;患儿体重小(尤其小于4kg时);解剖异常(如双侧上腔静脉、下腔中断奇静脉回流等)。过早行Glenn手术可能因肺动脉中失去搏动性血流而影响肺动脉分支的正常发育。

通常,我们首选在双向Glenn手术后的1~2年

内实施Fontan手术。在此期间,对病人进行非常密切的监测至关重要,以确保双向Glenn循环功能足够良好,且患儿没有出现过度发绀。早期Fontan手术的经典十戒包括:①手术年龄大于4岁;②心功能正常;③房室瓣功能正常;④体静脉回流正常;⑤右房容积正常;⑥窦性心律;⑦肺动脉发育良好;⑧肺动脉形态无扭曲;⑨无肺动脉高压;⑩肺血管阻力低。

随着外科与监护技术的进步,Fontan手术的适应证逐渐扩大,心功能状态和肺血管阻力成为术前的主要关注点,目前普遍认为,其手术高危因素包括:①肺动脉平均压力大于15mmHg;②肺动脉形态扭曲;③主导心室舒张末压力大于12mmHg;④肺血管阻力大于2woods单位。

第六节 手术方式

一、新生儿期姑息手术

1. **体肺分流术** 迄今为止,在单心室生理的新生儿或低龄婴儿中,造成肺血流不足的最常见原因是肺循环流出道梗阻。如果动脉导管闭合,且动脉氧饱和度持续低于70%~75%,那么新生儿就应该接受建立体肺动脉分流的手术(图3-6-2)。

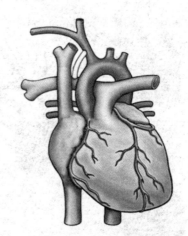

图3-6-2 B-T手术

2. **房缺扩大术** 二尖瓣闭锁的病人在房间隔水平存在强制性左向右分流。如果ASD不够大,则可能会因为肺静脉高压而造成肺血流受到限制。此类患儿通常肺血流为非限制性,且需要在手术切除房间隔时再进行肺动脉环扎。诸如房

间隔球囊切开术或房间隔球囊扩张术等心导管介入方法只能起到临时性作用,其对左心房的减压作用最多只能持续数天或数周的时间。除非通过手术切除房间隔,否则房间隔水平的梗阻几乎总是会复发。

3. 肺动脉环缩术(pulmonary artery banding, PAB) 肺循环流出道没有梗阻,且肺静脉回流在静脉水平(梗阻型完全型肺静脉异位连接)或在房间隔水平都没有梗阻的单心室新生儿或低龄婴儿,将在出生后最初数周后随着肺阻力下降而出现肺血流过多。过多的肺血流均不利于最大程度降低肺阻力和心室功能的优化。85% 以上的高氧饱和度对于单心室患儿非常不利,因为只有通过极高的肺血流量才能达到如此高水平的动脉血氧饱和度。可以通过实施肺动脉环扎来达到在婴儿期的早期阶段内就消除单心室的过度容量负荷,并降低肺动脉所承受的压力。在实施肺动脉环扎前,需积极排除单心室体循环流出道梗阻的可能性。如果存在体循环流出道梗阻或看似可能会出现这种情况(例如球室孔面积小于 $2cm^2$),那么就不该进行环扎,而应对病人代之以实施 Norwood 手术或 Damus-Kaye-Stansel 手术(图 3-6-3)。

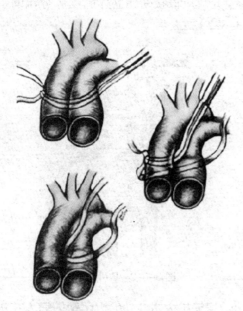

图 3-6-3 肺动脉环缩术

4. DKS 手术 Damus-Kaye-Stansel(DKS)手术是由 Damus、Stansel 和 Kaye 在 20 世纪 70 年代各自独立提出的一种用于纠治室间隔完整的

大动脉转位的创新手术方法。这一名称最常用于描述一种通过离断肺总动脉,并将离断的肺总动脉近端与升主动脉吻合,来对合并体循环流出道梗阻的单心室构建绕行旁路的手术方法(图 3-6-4)。

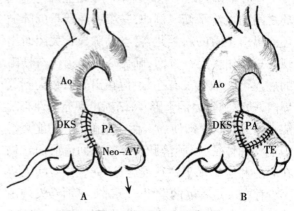

图 3-6-4 DKS 手术

5. Norwood 手术 和 DKS 手术一样,Norwood 手术也使用离断的肺总动脉近端来作为绕行旁路,以绕开病人位于功能性单心室和体循环之间的梗阻区域(图 3-6-5)。当然,左心发育不良综合征的梗阻是完全性的,即室间隔通常完整,且病人的功能性右心室型单心室仅与肺总动脉相连。由于几乎总是存在主动脉弓发育不良和主动脉缩窄,所以 Norwood 手术必然包括重建主动脉弓和近端降主动脉,并将肺总动脉连接到新主动脉。

二、Ⅱ期姑息手术:双向 Glenn 分流术或半 Fontan 术

1. 双向 Glenn 分流手术 双向 Glenn 分流术包括离断肺总动脉,离断上腔静脉,近心端缝闭,远心端与肺动脉分支吻合。接受了双向 Glenn 分流术的婴儿可明显地苗壮成长。将上腔静脉连接到肺动脉(双向 Glenn 分流、腔肺分流)消除了所有新生儿期姑息手术所产生的固有的循环效能不足状态。经验表明,在 2.5~3 个月龄后,肺阻力就能降低到足以进行二期手术的水平,但是如果将二期手术推迟到 4~5 个月龄时再做,则术后病程将更加平稳,恢复也更加迅速。如果将二期手术进一步推迟到 6 个月龄之后,就似乎没有任何益处了。因此,通常应该将心导管检查安排在 3~4 个

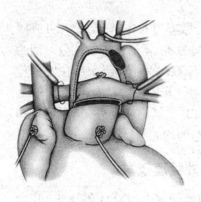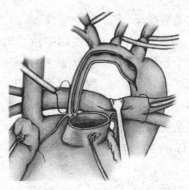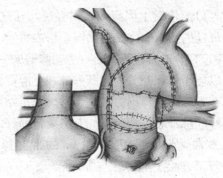

图 3-6-5 Norwood 手术

月龄时进行,并根据心导管检查结果在数周内进行手术。

2. 半 Fontan 手术 半 Fontan 手术是双向 Glenn 分流术的一种改良形式,许多中心将其作为单心室生理病人,特别是左心发育不良综合征病人的二期姑息手术。半 Fontan 手术也简化了后续 Fontan 手术的操作步骤(图 3-6-6)。

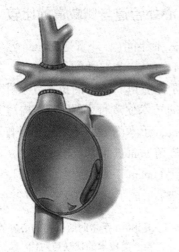

图 3-6-6 双向 Glenn 分流术

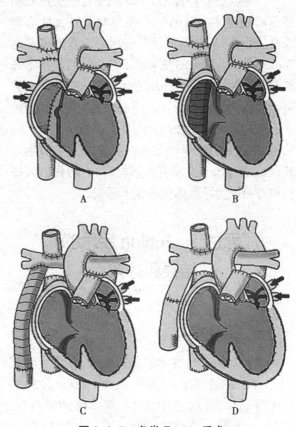

图 3-6-7 各类 Fontan 手术

3. 单心室的Ⅲ期姑息手术 自 20 世纪 60 年代晚期 Fontan 手术问世以来,其术式本身已历经数代变革(图 3-6-7)。

第Ⅰ代术式是房肺吻合。大部分右心房组织都暴露于 Fontan/肺循环回路的高压状态下。存在晚期室上性心动过速、肺静脉梗阻以及不断扩张的巨大右心房造成心房内血栓的高发生率。

第Ⅱ代术式是侧隧道。暴露于高压状态下的心房壁组织更少。虽然开窗简单,但这种手术的技术要求高,包括在靠近窦房结的部位进行缝合。存在晚期心律失常的重大发生率,且偶尔会有肺静脉梗阻。

第Ⅲ代术式是心外管道。虽然技术上比侧隧道更简单,但其存在一个重要缺点,即开窗困难。为了便于构建下端吻合口而需要切取一大块心房袖片,其所造成的心律失常发生率可能会高于预期发生率。

第Ⅳ代术式是心内/外管道 Fontan。因为其易于开窗,且其窦房结损伤风险在所有术式中为最低,这是一种技术上最简单的术式。

(1)心内/外管道 Fontan 手术:多年来,这种手术被选择性地用于静脉解剖结构复杂的患儿,尤其是那些内脏异位患儿。例如,肝静脉可能不与下腔静脉汇合,独自回流入共同心房底部。肺静脉可能形成共汇,并在相对靠近一侧上腔静脉入口的位置上回流入共同心房。在这些情况下，最佳的技术通常是在共同心房内置入一根心房内 PTFE 管道。将管道的心房端修剪成一个长斜面，以便于将相互分离的肝静脉和下腔静脉一并包绕在近端吻合口内。做一个远离窦房结和窦房结动脉的标准心房切口。如有必要，切除残余房间隔。通常选择一根 16 或 19mm 的带支撑环的 PTFE 管道连接下腔静脉与肺动脉，管道在心房内走行部分开窗 4mm，穿出心房切口后与肺动脉吻合。

（2）改良心外管道 Fontan 手术：接受过初期型房肺连接 Fontan 的病人存在晚期室上性心律失常发生率高，故而促使再采用心外管道来实施 Fontan 手术。手术的基本准备和心肺转流技术细节与心/内外管道 Fontan 手术所用的相同，但管道全程行走于心房外。采用心内/外管道相同的方法来构建远端吻合口。心外管道的一个重大的缺点是开窗困难，而优点之一是在心房内，特别是肺静脉心房内完全没有人造材料，心房内的人造材料有可能会导致体循环栓子形成。

第七节 Fontan 手术的结果和疗效

一、总体疗效

随着心胸外科技术的迅速发展，在顶尖心脏中心，Fontan 手术的早期失败率已经从最初的 15% 降到 0~5%，术后十年的生存率在 92% 左右，术后 20 年的生存率在 85% 左右，术后 30 年后的生存率在 75%~80%。2006 年 1 月至 2014 年 5 月，在上海儿童医学中心心胸外科施行 Fontan 手术的患儿连续 566 例，一期 Fontan 手术 166 例，400 例患儿行二期 Fontan 手术，其中单侧双向 Glenn 分流术 411 例，双侧双向 Glenn 分流术 155 例。28 例患儿行 Glenn 分流前行 B-T 分流术，27 例患儿行 Glenn 分流术前行肺动脉环缩术。在施行的 Fontan 手术中，外管道 Fontan 手术 278 例、内管道 Fontan 手术 110 例、侧隧道 Fontan 手术 114 例、内/外管道 Fontan 手术 36 例、直接下拉式 Fontan 手术 27 例。院内手术死亡 34 例。术后不能承受 Fontan 循环而拆除全腔静脉肺动脉连接 4 例，其中死亡 2 例。因此，这组患儿中，Fontan 手术

失败总共 36 例，失败率为 6.4%。566 例患儿呼吸机使用中位数时间为 8h、术后监护中位数时间为 4 天、胸腔引流中位数时间 10 天、术后住院中位数时间为 19 天。出 CICU 平均氧饱和度为 90%。上述临床结果除 CICU 氧饱和度外，其余结果在五类 Fontan 手术组间均无明显差异。

二、心内/外管道技术

Sinha 等回顾性地总结了 134 例病人，其中 50 例接受了有限心房切口的心内/外管道 Fontan 手术，19 例接受了标准的心外管道 Fontan 手术，还有 65 例接受了侧隧道 Fontan 手术。随访时间中位数为 36 个月。使用心内/外管道技术的病人在术后 2 周以后出现心脏节律异常的发生率显著低于侧隧道 Fontan 手术病人。此外，病人接受 Fontan 手术时的年龄更大和术前肺动脉平均压更高是术后 2 周以后发生心脏节律异常的预期指标。

三、心外管道与侧隧道的比较

在过去十年间，心外管道 Fontan 已成为一种比侧隧道 Fontan 更为普及的手术技术。这可能更多地是由于侧隧道 Fontan 的技术复杂性和心外管道 Fontan 的技术便利性所致，因为构建开窗孔的侧隧道 Fontan 手术的远期结果依然是普遍令人满意的。侧隧道 Fontan 手术普遍令人满意的晚期结果与第 I 代 Fontan 手术引起右心房极度膨胀和令人失望的结果形成了鲜明的反差（表 3-6-1）。

表 3-6-1　Fontan 手术时所采用的心外管道与侧隧道技术的优缺点对比

心外管道	侧隧道
技术更简单、更便利，对于存在各种不同解剖形态的病人具有可重复性	需要判断
心房上的缝合线列距离最短	心房上的缝合范围更大、缝合线列距离更长
无心房组织暴露于高压环境	有一窄条心房组织暴露于高压环境
难以构建开窗	易于构建开窗
没有可供心导管进入心房的通路	有可供心导管进入心房的通路
无生长潜力	可生长
可避免使用 CPB 和主动脉阻断	必须使用 CPB，需要短时间阻断主动脉

四、是否有必要构建开窗孔

虽然一些研究者提出构建开窗孔对大部分接受 Fontan 手术的病人是没有帮助的，但大多数新近报道都提出，构建开孔有助于降低术后并发症发生率，尤其改善了胸腔积液的问题，并能缩短住院时间，且有可能降低死亡率。例如，Lemler 等进行了一项前瞻性随机化研究，25 例病人被随机分配入构建开窗孔的 Fontan 手术组，而另 24 例病人则被随机分配入不构建开窗孔的 Fontan 手术组。开窗组和非开窗组在年龄、体表面积、风险因素的数量、转流时间、主动脉阻断时间、术前氧饱和度和优势心室的形态学方面的情况都相当。但在术后阶段内，开窗组病人的胸腔引流总量要比非开窗组少 55%，总住院时间缩短 41%，额外的手术操作次数减少 67%。

五、远期并发症

随着 Fontan 手术术式的变化及术后支持治疗的进步，功能性单心室患儿的预后已发生巨大的变化，尽管手术难度逐渐提高，患儿术后死亡率仍显著下降。但术后患儿体循环静脉压增高，可能出现 Fontan 循环失败、慢性心功能不全、蛋白丢失性肠病、肝功能损伤等远期并发症；由于缺乏双心室泵血功能，晚期循环衰竭在所难免。约 12.7% 患儿需要在术后再次接受医疗介入，包括心脏起搏器植入、再次手术等；文献报道约 3% 的术后病人需要拆除 Fontan 循环；心脏移植是 Fontan 循环失败后的最终治疗途径。

第八节 未来诊疗趋势

近年来，随着基于影像学数据的 3D 打印技术的发展，心脏外科医生可以在术前 3D 打印畸形的心脏，克服传统手术术中探查时间短、视野有限的缺点，进行术前导航熟悉患儿个体化的畸形结构和预先设计研究个体化手术策略，从而使得一部分功能性单心室进行双心室修补成为功能性单心室个体化临床诊疗方案的一部分，并且日益成为部分先进心脏中心的优先选择。目前，作为儿童先心病治疗领域标杆的波士顿儿童医院已成立"边界（Borderline）双心室循环"亚专业，每年有近 100 名儿童在其诊疗中心接受单心室向双心室转换手术。而在单心室向双心室转换的临床过程中，结合术前侧支血管封堵、术中经导管支架血管成形术、术后经导管瓣膜植入等心内科介入技术，也最大限度减少了功能性单心室向双心室转换的手术创伤、操作时间和手术次数，从而为单心室向双心室转换过程顺利安全的施行建立了良好的技术支持。

与此同时，考虑到单心室循环的特殊性，通过自身血流产生动力，从而辅助 Fontan 术后血流动力学稳定的植入泵装置也成为研究热点（图 3-6-8、图 3-6-9）。此类自身动力型 Fontan 装置虽尚停留于实验与计算机模拟阶段，但有望通过减少血流能耗损失而推迟 Fontan 循环失败时间，改善患儿远期预后。

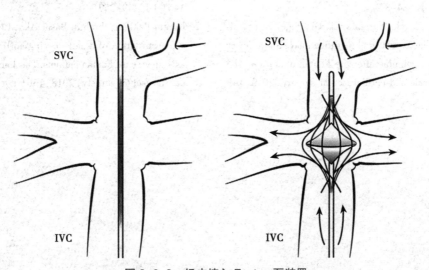

图 3-6-8 经皮植入 Fontan 泵装置

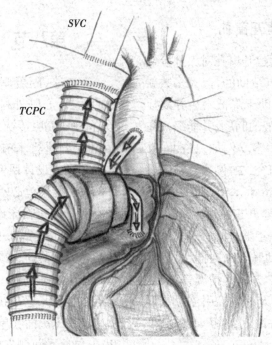

SVC

TCPC

图 3-6-9 手术置入 Fontan 泵装置

（张海波）

参 考 文 献

1. 杨思源,陈树宝.小儿心脏病学.4版.北京:人民卫生出版社,2012.

2. Kverneland, Laura S, Peter Kramer, et al. Five decades of the Fontan operation: A systematic review of international reports on outcomes after univentricular palliation. Congenital heart disease, 2018, 13（2）: 181-193.

3. 洪海筱,刘旭,郑景浩,等.连续566例Fontan手术临床报道及早期危险因素分析.中华胸心血管外科杂志,2018,34（2）: 84-87.

4. Pranava Sinha, David Zurakowski, Dingchao He, et al. Intra/extracardiac fenestrated modification leads to lower incidence of arrhythmias after the Fontan operation. The Journal of thoracic and cardiovascular surgery, 2013, 145（3）: 678-682.

5. Lemler MS, Scott WA, Leonard SR, et al. Fenestration improves clinical outcome of the Fontan procedure: a prospective, randomized study. Circulation, 2002, 105（2）: 207-212.

6. Guruprasad A Giridharan, Steven C Koenig, Jeffrey Kennington, et al. Performance evaluation of a pediatric viscous impeller pump for Fontan cavopulmonary assist. The Journal of thoracic and cardiovascular surgery, 2013, 145（1）: 249-257.

7. Kerem Pekkan, Ibrahim Basar Aka, Ece Tutsak, et al. In vitro validation of a self-driving aortic-turbine venous-asist device for Fontan patients. The Journal of thoracic and cardiovascular surgery, 2018, 156（1）: 292-301.

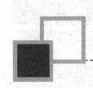

第七章　3D 打印、计算流体力学与虚拟现实

第一节　3D 打印技术在小儿外科领域中的应用

3D 打印技术（又称"增材制造"，material additive manufacturing）是以三维几何模型为基础、运用粉末状金属或塑料等可黏合材料，通过增加材料逐层打印的方法来制造物体的技术。其涵盖了"快速成型制造"（rapid prototyping manufacturing）相关的所有打印工艺、技术、设备类别。近年来，随着 3D 打印技术飞速发展，其已成为全球制造业研究的焦点。2012 年 4 月，英国 The Economist 杂志 "The Third Industrial Revolution" 将 3D 打印技术称作为"第三次工业革命的重要标志之一"，认为 3D 打印技术是先进制造技术与生产方式变革的产物，也是制造业迈向数字化的重要阶段，其影响范围会超出制造业本身。在美国，前奥巴马政府视 3D 打印技术为引发制造业革命的一项战略举措，将其与机器人、人工智能视为重振美国制造业的三大重要支柱。3D 打印被 Times 周刊评为"美国十大增长最快的工业"。在过去的短短几年间，3D 打印技术以个性化、复杂化、高难度化，以及体外结构模型制造方面独特的优势，快速地从传统模具制造、工业设计等领域，向建筑、教育、家电、服装、鞋类、影视、食品、考古、艺术、文物保护、轻工、雕刻、配件饰品、生物、医疗等几乎每一个行业迅速发展。特别是在生命科学和医学研究领域中，3D 打印技术的应用及临床转化日渐成熟，为病人个体化的精准治疗提供了更多的选择，也为临床医学新的发展及多学科交叉研究开辟了新的途径。

一、3D 打印技术基本原理

3D 打印概念最初源于 18 世纪欧洲雕塑艺术，19 世纪在北美受到越来越多的重视，直到 20 世纪 80 年代得以实现与发展。1986 年，第一台 3D 打印机雏形形成。伴随着计算机与网络技术的快速发展，1995 年，美国 ZCorp 公司在麻省理工学院的技术支持下开始了第一台商业 3D 打印机的研发，由此迎来了 3D 打印技术真正的发展。在我国，3D 打印技术起步较晚，目前还处于研发的快速成长阶段，企业主要以高校、科研机构为依托，通过产学研合作方式直接或间接的获得 3D 打印技术研发动力及市场转化。同时，一些企业也采取与国外公司合作发展的方式来加速推动我国 3D 打印产业的发展。但在技术层面仍与美国、德国、日本存在较大的差距，距离大规模商用并为相关产业带来实际收益尚需时日。

3D 打印技术是融合现代计算机辅助设计（computer-aided design，CAD）、计算机辅助制造（computer-aided manufacturing，CAM）、材料科学、机械工程、计算机数控技术、激光技术、网络信息、精密伺服驱动技术等多学科知识的基础上集成发展起来的制造业领域的一项新兴技术。其打印系统通常由 3D 打印机、打印材料、打印工艺、设计与控制软件等重要部分组成。其中 3D 打印机是 3D 打印系统的核心装备，是集机械、控制及计算机技术等为一体的复杂机电一体化系统。3D 打印技术与普通喷墨打印技术原理基本相同，利用光敏固化成型法（stereo lithography appearance，SLA）、分层实体制造法（laminated object manufacturing，LOM）、选择性激光烧结法（selective laser sintering，SLS）或熔融沉积制造法（fused deposition modeling，FDM），将电脑上设计的完整的三维实体模型，通过控制 3D 打印喷头沿水平与垂直方向移动，把胶体或粉末状的打印材料与支撑材料逐层叠加，最终实现电脑设计 3D 模型的实体化制作。表 3-7-1 列出了常见 3D 打印方式、材料及原理。

表 3-7-1 3D 打印常用技术介绍

成型技术	基本材料		原理
	形态	种类	
光敏固化成型 （stereo lithography appearance, SLA）	液态	光敏树脂	液态光敏树脂在一定的紫外线照射下发生聚合反应,材料从液态变固态
分层实体制造 （laminated object manufacturing, LOM）	薄片	纸、金属膜 塑料薄膜	加工时,热压辊热压片材,使之与已成型工件粘接,用激光器在新层上切割出截面轮廓,如此反复
选择性激光烧结 （selective laser sintering, SLS）	粉末	热塑性塑料 金属粉末	将粉末材料平铺在已成形零件上表面,并刮平,高激光器烧结成型
熔融沉积型 （fused deposition modeling, FDM）	丝状	热塑性塑料 金属粉末	以丝状供料,被加热熔化的材料从喷头内挤出,迅速固化的方法
3D 印刷工艺 （3D printing TM, 3DP）	粉末	石膏	有选择性地喷射粘接剂将零件上平铺好的粉末粘结起来,最后烧结成型

无论是哪种打印方法,其基本原理都是一样的,即"分层制造,逐层叠加"。通过 3D 打印方法制作的模型与传统加工相比,其制作精度高,周期短,材料多样,可实现个体化加工,同时,还克服了传统工艺中模具的制作,节省了大量的人力物力与时间成本,提高生产效率,缩短产品的研制周期。由于 3D 打印的模型可无缝连接制造,零部件各结构之间可一体化打印完成,从而大大提高了模型整体的稳固性和各部件之间的链接强度,远优于传统加工制造。因此,3D 打印技术被称为是一项革命性的技术。

利用 3D 打印制作模型,通常需要经历四个主要的阶段,将计算机中构建的 3D 数字化模型进行实体化制作,即:模型构建、分层处理、打印制作和后处理。在模型构建中,主要通过计算机辅助软件（如 ProE、Solidworks、UG 等）直接三维建模;也可以将已有模型的二维图样转换成三维模型;或对实体进行激光三维扫描通过计算机软件得到点云数据生成三维模型;在生命科学或医学领域中,亦可利用 CT/MRI 断层扫描、超声影像等医学影像学 DICOM 数据,通过计算机医学图像处理软件（如 Materialise-Mimics 等）构建个体化三维解剖模型,然后利用逆向工程方法处理、光顺、完善三维模型,并以目前 3D 打印机控制软件接受的 STL 文件格式保存模型数据。

在获得三维模型之后,根据被加工模型的用途与特征,选择合适的材料、成型方式与方向。由于 3D 打印为"分层制造,逐层叠加",因此在模型成型高度方向上打印控制软件会用一系列一定间隔的平面切割模型,以便打印过程中提取截面轮廓信息。通常间隔越小,打印精度越高,但打印时间也越长,打印效率越低。

根据分层处理的片层截面轮廓,在计算机控制下,3D 打印机激光头或喷头按各截面轮廓信息作扫描运动,在工作区域一层层堆积材料并粘结各层,最终得到三维模型原型。最后,将打印中支撑材料剥离,对模型进行固化、修补、打磨、抛光、涂挂等一系列后处理,以降低表面粗糙度,提高模型强度。

二、3D 打印技术在医学领域中的应用

目前,3D 打印技术在医学领域中的应用主要体现在三个方面:一是以医学教学、手术规划或练习,以及标本制作为代表的模型制造;二是用于如骨骼、口腔材料等替换为代表的可移植性假体制造;三是组织工程领域中,以生物材料、生物化学物质和细胞为基础制造的生物 3D 打印。伴随着医用 3D 打印材料的快速发展,3D 打印模型在仿真外观性、机械性和生物相容性等方面有了很大的提高,扩宽了 3D 打印技术在医学领域中的应用,已有大量国内外研究报道 3D 打印技术应用于假肢制作、五官整形、颅骨修复、口腔矫治、气管支架、胎儿诊疗、虚拟手术设计、细胞打印,以及血管、器官和活体组织构建,这些研究的开展为病人个体化精准治疗奠定了坚实的基础。

由于不同材料需由不同的打印技术来实现,且应用领域和目的不同,故根据医学研究的需求,3D 打印在医学研究中的应用大体归纳如表 3-7-2。

表 3-7-2　3D 打印常用材料、打印方式、优缺点及实例

	模型材料	成型技术	优点	缺点	实例
硬质	液态光敏树脂	SLA	坚硬,透明,精度高,快速,低气味,低刺激性	易脆 价格高	骨骼、牙齿、气管等手术练习模型;示教模型
	工程材料	SLS,FDM	材料及设备便宜	精度低 (FDM)	骨骼等手术练习模型;示教模型
	石膏	3DP	便宜,真彩色 (用黏合剂上色)	易脆 设备贵	手术导板 示教模型
	金属	SLS	坚固,精度高	价格高 耗时长	手术导板
	磷酸钙	3DP	良好骨诱导性	易脆	骨移植物 骨组织工程
软质	树脂	SLA	有弹性	价格高	动脉、心脏等手术练习模型
	合成聚合物	SLA SLS	性质可控,无免疫原性	机械性能不佳,生物相容性相对不足	心脏、骨、心脏瓣膜、软骨、皮肤、膀胱、科研用支架
	橡胶	SLS	有弹性,绝缘性好,防滑性和抗拉性好	易老化	医疗设备

个体化精准治疗是目前临床医疗发展的重要方向之一,如何利用 3D 打印技术为病人设计个体化最优精准治疗方案和植入体,如何通过 3D 打印提高外科复杂高难度手术的成功率,使手术更精确、更安全,以提升病人的治愈率及术后的生存质量,减少并发症的发生,减轻病人的病痛,缩短住院时间及节省治疗费用,是当今临床医学关注的焦点和热点。为此,加快开展 3D 打印技术在医学领域中的应用具有非常重要的意义。

三、3D 打印技术在小儿心脏外科领域中的应用

相比较 3D 打印技术在医学其他领域中的应用,该技术在小儿心脏外科手术治疗中起步较晚,技术难度较大,发展不平衡。先天性心脏病(以下简称"先心病")其发病率约为 7/1 000,我国每年约有 15 万新增病人,加上累发病例,现存病人约有 150 万例,其中复杂先心病占 30%~40%。随着医学科技的进步,简单先心病已经可以通过外科手术得到根治,效果良好,但复杂先心病的治疗仍是临床医学中的一大难题。因此,加快该领域的研究显得尤为重要。

在 3D 数字医学技术的支持下,利用虚拟手术设计技术与计算血流动力学、材料力学、结构力学等学科开展医工交叉研究分析,医生可为病人定制个性化、精确化的手术方案,缩小手术创面,减少手术时间,大大提高复杂手术的成功率,大幅提高病人的生存质量。

术前根据临床医学常规检查,获取病人个体化 DICOM 临床影像数据,如 CT、MRI,利用计算机重建技术 3D 构造病人病灶解剖模型,通过 3D 打印技术制作体外模型,与传统影像诊断相比,可以更加直观地从多角度三维观察个体化心血管解剖学结构,特别是复杂先心病病人个体化情况,精确掌握心脏缺陷的形态、大小、位置、程度,以及周边组织的结构,同时可以对心脏功能进行深入分析。这弥补了常规影像检查中的局限性,更改变了以往复杂心脏手术仅靠主刀医师的经验和临床判断的现状。为在术前规划手术操作流程,改进手术设计,预估术中手术操作特点提供了坚实的依据。同时,3D 打印技术也为个体化治疗手术方式的完善、创新提供了一种非常有效的工具,为临床医生深刻掌握患儿生理解剖结构及其血流动力学特性,实施个体化治疗奠定了良好的基础。

据报道,2006 年已有国外学者根据病人个体化解剖数据,利用 3D 打印技术制作弹性心脏模型应用于临床手术的规划与研究。在我国,上海儿童医学中心和上海市小儿先心病研究所是国内最早开展这方面研究工作的单位之一。无论是利用 3D 打印技术制作病人个体化先心病模型用于

术前手术规划(图3-7-1),还是通过3D打印与虚拟手术设计结合,并利用流体动力学研究模拟分析寻找病人个体化最适治疗方案,都取得了良好的效果。

同时,还将3D数字医学研究与3D打印技术结合,用于复杂先心病病例模型制作,克服了传统生物标本模型收集、制作、保存中存在的种种困难,节省大量的人力、物力和财力,为临床医学教学与展示、病理图谱制作及小儿先心病数字化样本库的建立,开展了大量的前期开拓性研究准备工作。特别是对各种罕见的复杂先心病案例的搜集,数字化建模及3D打印实体模型的制作,为相同病理病人之间个体化表现差异的研究,病种图谱建立与模型收集制作等工作的开展提供了条件,无疑将对我国小儿先心病治疗与研究起到积极的推进作用。图3-7-2所示为上海儿童医学中心部分复杂先心病3D打印模型。2015年8月,上海儿童医学中心与比利时玛瑞斯公司携手共建我国首个小儿3D数字医学研究中心,为更好地实现我国小儿数字化医疗与3D打印定量化精准医学研究起到了积极的推动作用。

在教学与人才培养方面,通过开展3D数字医学研究,带动了基础领域研究新的发展,促进组织工程、分子生物学等领域的创新,同时,培养一批既懂医学临床知识,又懂工学研究的医工交叉复合型人才队伍,有利于儿科医学教育、临床应用的现代化改革与创新,带动新的学科建设,构建儿科精品课程培训与教学,推动儿科其他相关专业发展。

基于医学影像及相关数据制作的3D打印解剖模型,为诊疗提供直观、能触摸的信息记录,促进了医患之间的沟通与理解,方便医师、病人及其家属对所患疾病与病情的了解,与传统利用二维影像资料相比,3D模型更加形象生动,降低了医患之间的交流障碍,增进理解,减少误会,从而大大减轻医生的工作负担,并提高病人满意度。通

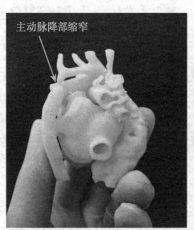
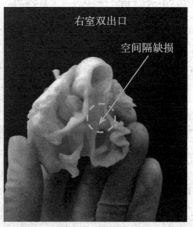

图 3-7-1 利用 3D 打印技术制作病人个体化心血管 3D 模型用于术前评估诊断

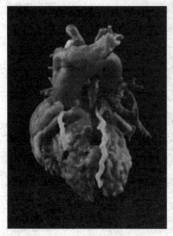
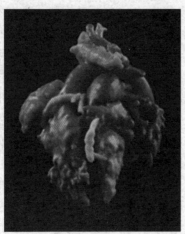
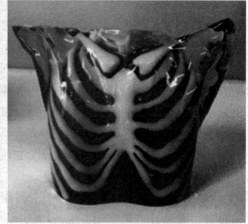

图 3-7-2 上海儿童医学中心部分复杂先心病相关 3D 打印模型

过对不同病人个体化模型和虚拟手术设计,也为以后扩展到心血管手术训练以及远程手术指导提供研究基础。

第二节　计算流体力学在小儿外科领域中的研究与应用

心血管流体力学是基础和临床心血管疾病研究的重要内容,它是医学、生物学、力学、计算机科学等多个学科互相交融、渗透、发展而形成的热点前沿研究领域。各种心血管疾病的本质是心血管内血液流场的异常变化,以及由此带来的血管损伤,加速了疾病的发生和发展。因此,深入揭示各心血管疾病的血液流变学特征,有可能为其早期诊断和精准治疗提供重要线索。

一、心血管流体力学研究方法

在心血管功能的研究及对心血管疾病的临床评价中,血流参数的评估起着举足轻重的作用。目前心血管流体力学研究方法主要有相位对比磁共振技术和计算流体动力学技术。

1. **相位对比磁共振技术**　心血管相位对比磁共振技术近几年在心脏及大动脉的血流测量中取得巨大进展,实现了从二维单方向成像到三维容积成像的实质性转变,可三维动态显示心血管局部血流动力学特征,甚至可获得压力梯度和壁面切应力等评估血管管壁特性的高级参数,并以此为基础从流体力学角度对心血管功能进行量化评价,为临床诊疗提供更加完善的参考指标。然而二维相位对比磁共振技术只是对二维层面的成像,只能计算截取平面与血管内皮相交处的血流动力学信息,不能综合考虑所有方向层面的血流信息,且平面位置由技术人员选择,可能低估血流速度,故计算结果与在体数据存在一定的差异,也无法了解评估参数的整体空间分布特性。目前最新的四维血流分析可在 3 个垂直的空间方向上,利用心电门控技术和膈肌导航技术获得相位流速编码的数据,通过三维空间内速度矢量的改变,以流速图、流线图及迹线图等三维可视化形式描述血流状态与变化。

2. **计算流体动力学技术**　近年来,随着计算机和医学影像处理技术的不断发展,以数值模拟为基础,基于医学影像结合流动三维可视化技术发展起来的用于定量化评估的计算流体动力学技术作为一种新的研究方法逐步应用于心脑血管血流动力学研究,无创获取所需部位血流动力学信息,并将其直观、立体、形象地呈现出来。这种将工学研究方法应用于医学领域,尤其是在心血管血流计算模拟、植入性医疗器械和复杂手术决策等与血液流动相关的疾病评估取得了一定的成果。基于医学影像的计算,血流动力学分析可保留血管的三维空间几何特性,通过灰度差自动识别血流边界,以真实脉动血流生理信息作为边界条件,利用求解三维血流运动控制方程可获取肺血管内部空间任何一点的三维流动信息,包括空间压力、剪切力分布、血流分配、运动轨迹、血管阻力、血液的能量损失及分布等信息,可以较好地解决血管较复杂的血液运动情况,亦可以估算因血流脉动、旋转、顺应性及阻力改变等引起的血流动力学异常变化,而这恰恰是研究心血管疾病发生、发展的关键。

二、数值模拟方法

心血管系统的计算血流动力学研究在过去的二十几年中得到了广泛关注,其建模方法在计算模拟中至关重要。综合文献报道,目前常用的建模方法主要包括描述血压和血流传播的零维/一维模型、描述复杂三维血流特征的三维模型和多尺度模型,每种方法都各有其优点和局限性。

1. **零维/一维数值模拟**　在人类心血管系统血流动力学研究中,零维/一维数值模拟方法被广泛应用,基于其双曲型的流动,主要用来研究脉搏波传播机制和波强分析。该方法只需对一个空间维度进行分析求解,计算复杂度较低。研究中常假定计算区域内血管为恒定横截面的理想管道,血液单向流动,血管截面积不存在突变,血管内任意一点的速度剖面形状相同。该方法可计算模拟较大范围血管的血流动力学特性,准确揭示任何血管节段不同生理病理条件下血流和压力变化,评估血流在不同生理参数条件下(如管壁弹性、阻力和外周血管容量等)的敏感性,以分析血管病变程度。计算模拟中很多参数都是非生理性数据,因此,全面的定量化验证显得尤为重要。然而,许多病人特异性参数难以获取,使得体内验证无法完成。且该方法不能用于血管弯曲和分叉部位二次流（如涡流和逆流等）的计算模拟。因此，当血管存在弯曲、狭窄和动脉瘤，引起回流和压力损失时就需要通过三维模型数值模拟求解。

2. **三维数值模拟** 随着计算数值模拟方法的改进，使动脉网络的高保真三维数值模拟成为可能。研究中常根据胸部 CT 和 CMR 重建计算区域，并进行合理分割和网格化处理，假定血液为连续的牛顿或非牛顿流体，求解流体连续性方程和动量方程。其在计算上非常密集，分辨率较高，可深入了解血管空间整体或局部血流流动特性，定量化揭示更多血流动力学信息，解释一些重要的三维解剖特征，如曲率、血管分叉、血管截面和管壁周向突变对疾病的影响。因此，计算工作量大，计算成本较高，对整个肺循环系统的三维重建及计算比较困难，通常只对心脏和邻近大血管进行局部模拟。三维数值模拟也可用于血管网的压力和流量波研究，以往研究表明，在血流单向且截面面积无突变的情况下，可从三维压力和速度场中获得空间平均压力和流量，结果可与零维 / 一维数值模拟结果比拟。

3. **多尺度模型** 多尺度模型是将零维、一维和三维模型进行耦合，为三维计算提供一种更真实的边界条件，建立可详细描述整个心血管系统的闭环或开放模型，在系统生理反应背景下研究局部血流动力学。肺循环由大量不同管径和长度的血管以及其复杂的方式连接而成，在结构和功能上呈现一种多尺度现象，其微循环和大动静脉血流动力学研究需要不同的模型假设，多尺度建模便成为整个循环系统同时模拟的一种选择。然而，该模型实际上是一种降维模型，耦合处的处理具有一定的挑战性，必须精确地对各参数进行调整。由于全面的体内血流动力学数据获取较难，一些模型参数使用非病人特异性信息设定，因此，必须进行进一步的验证，才能向个体化研究应用转化。

第三节 虚拟现实技术在小儿外科领域中的研究与应用

虚拟现实（virtual reality，VR），简称虚拟技术或者虚拟环境，是以计算机技术为核心，结合相关科学技术，生成与真实环境在视、听、触感等方面高度近似的三维虚拟世界空间。用户通过借助必要的装备与虚拟环境中的对象进行交互作用、相互影响，可以产生亲临对应真实环境的感受和体验。虚拟现实系统具有沉浸 - 交互 - 构想（immersion interaction imagination）三个基本特征。该技术集成了计算机图形、计算机仿真、人工智能、感应、显示及网络并行处理等技术的最新发展成果，是一种由计算机技术辅助生成的高科技智能化模拟系统。

增强现实（augmented reality，AR），也称混合现实（英语：mixed reality，简称 MR），是虚拟现实技术的分支和重要组成部分。AR 是一种实时计算影像的位置及角度并加上相应图像的技术，这种技术的目标是在屏幕上把虚拟世界嵌入现实世界中并进交互作用分析。AR 结合真实和虚拟世界，从而创造了新的环境和可视化，也使物理实体和数字对象的共存成为可能。

在医学研究方面，以上两种技术国外处于领先地位。美国的 Millersville University 开发出一套具有触觉的仿真系统，用来进行简单的创伤缝合训练。德国卡尔斯鲁厄的虚拟腹腔镜手术，能够用图像表现出切割时组织裂开、牵拉时组织的变形、脉动和流血等物理现象。操作者可使用该系统进行虚拟腹腔镜训练，如切割和缝合伤口等操作。美国波士顿动力学研究中心（Boston Dynamics）研制的虚拟手术系统能产生十分逼真的血管、心脏、大脑等三维图像。在虚拟手术系统研究方面处于较前沿的还有加利福尼亚的 San Francisco 大学外科系与伯克利学院的电子工程与计算机科学系对虚拟腹腔手术的研究；斯坦福大学的 SRI 对组织和脉管缝合的虚拟手术仿真器技术的研究等，法国国家信息和自动化研究所（INRIA）、德国国家信息技术研究中心（GMD）、法兰克福计算机图形研究所（IGD）等研究单位也对虚拟手术及相关技术进行了深入的研究。

目前国内也有很多单位在积极开展虚拟现实技术在外科手术方面应用的研究，如清华大学、浙江大学、国防科技大学、空军总医院、中科院自动化研究所、解放军总医院等。2002 年 3 月，由解放军总医院承担与国防科技大学计算机学院协作，历时两年研究开发的国内第一套虚拟鼻内镜手术仿真系统在解放军总医院通过鉴定,标志着我国在虚拟手术仿真方面取得了一定的进展。在心血管疾病领域,上海儿童医学中心通过计算机虚拟仿真,开展先天性心脏病个体化手术方案设计与结果预测,并且术前定制适合病人个体化的最优手术方案,并结合随访、血流动力学特性追踪监测,完善虚拟手术技术在先天性心脏病诊疗中的应用,研究结果发表于 *European Journal of Cardiothoracic Vascular Surgery* 和 *Pediatric Cardiology* 等心脏病学权威杂志。但目前我国虚拟现实医学转化研究主要集中在医学图像的三维重构及可视化、虚拟手术中的碰撞检测、变形仿真以及手术引导辅助系统等方面。对实际采用虚拟手术器械作为接触交互接口的虚拟手术系统的研究较少,国内开发的虚拟手术系统大部分采用键盘和鼠标作为人机交互接口,而仅使用键盘和鼠标作为人机交互接口,没有具有力反馈的虚拟手术器械,很难使用户产生沉浸感。同时这些研究交互性差,人机界面不够完善,人机交互接口严重落后于国外同类研究。

一、虚拟现实技术在医学领域的发展

虚拟现实技术在医学领域发展迅速,特别是虚拟手术系统近年来得到广泛关注。虚拟手术系统是一个融合了计算机技术、计算机图形学、计算机图像处理技术、传感器技术、生物力学、现代医学、计算机视觉、机器人学、科学计算可视化等学科的多学科交叉研究领域。虚拟手术系统主要由医学数据可视化与建模、人体组织器官(主要是软组织)受力形变仿真两部分构成,在视觉与触觉感官上为使用者提供了手术场景的真实再现。

虚拟手术系统通过基于各种医学影像数据的虚拟现实在计算机中建立人体真实模拟环境,医师借助虚拟环境中的信息进行手术计划、训练,以及在实际手术过程中引导手术。传统的手术训练主要采用动物和尸体作为实验对象。但是动物的解剖结构与人体的解剖结构不同,而尸体的材料特性与活体组织存在较大差异,此外由于动物和尸体都不能反复使用,都限制了传统外科培训的效果。

而基于虚拟现实技术的虚拟手术可以使医务人员沉浸于计算机生成的虚拟手术环境内,通过虚拟手术器械体验和学习如何进行各种手术,并培养应付各种突发情况的能力。同时用户可以根据自己的需要重复进行各种必要的操作训练,并可以定制专家手术系统以得到进一步的专科指导,可大大节约培训医务人员的费用和培训时间,达到迅速提高学习者手术及其他操作技能的目的。例如,导管插入动脉的模拟器,可以使学生反复实践导管插入动脉时的操作;还有麻醉虚拟现实系统和口腔手术模拟器等都已经在医学培训中发挥了重要作用。

此外,基于虚拟现实技术的虚拟手术系统还可以使医师在进行复杂外科手术前进行各种必要的手术预演,提高正确处理各种突发情况的能力,降低非熟练人员进行实习手术时的风险,显著提高手术的成功率。应用虚拟现实技术和手术机器人以及与高速远程信号传输网络相结合,也使得远程外科手术在未来成为可能。

虚拟现实中的AR技术可以将术前检查过程所获取的病人病灶区域的数据,通过计算机处理生成图像,与实时获取的图像进行匹配定位融合,或利用视频技术将其叠加在病人身体上,以达到引导手术、提供辅助信息的目的,有效提高外科手术人员的能力和手术成功率。

二、虚拟现实技术在先天性心脏病治疗领域应用前景

1. 手术方案选择 先天性心脏病的疾病病理生理特征是心脏结构出现先天性缺陷或者后天性病变。先天性心脏病手术的难点之一是医生需要在有限的时间内纠治畸形的结构,从而避免心脏长时间的缺血停跳。虚拟现实技术可以在术前模拟心脏结构的病变并完整呈献给外科医生,帮助医师合理、定量地制订手术方案,对于选择最佳手术路径、减少手术时间、减少对临近组织损害、执行复杂外科手术和提高手术成功率等具有十分重要的意义。

2. 手术教学训练 先天性心脏病手术的难点之二是手术难度偏大并且缺乏有效的培训方式,导致年轻医生的培训周期偏长。虚拟现实技术减少了对昂贵的实验对象的需求,医师可在虚拟手术系统上观察专家手术过程,也可重复实习,使得手术培训的时间大为缩短。此外,虚拟现实

技术可为操作者提供一个极具真实感和沉浸感的训练环境,力反馈绘制算法能够制造很好的临场感,所以训练过程与真实情况几乎一致,尤其是能够获得在实际手术中的手感,计算机还能够给出一次手术练习的评价,因此先天性心脏病领域年轻医生培训的质量也将大幅度提高。

3. 术中导航 先天性心脏病手术的难点之三是为了避免术中心脏的过度损伤,心脏内部的畸形结构暴露困难,导致术中视野受到局限。而虚拟现实技术的技术优势之一是将计算机处理的三维模型与实际手术进行定位匹配,使得医师通过叠加的模拟图像可以增强手术现场对于病变的理解,从而增强了手术精度。

4. 降低手术费用 通过虚拟现实技术能够缩短病人的恢复周期、降低病人和医院的开支。由于在虚拟环境中对可能在手术治疗过程并发症的产生有充分的预估,从而有效的改善病人的预后,使病人恢复更迅速。

5. 远程干预 基于虚拟现实技术的虚拟手术与远程干预的结合将能够使在手术室中的外科医师实时地获得远程专家的交互式会诊。这能使专家们技能的发挥不受空间距离的限制,充分有效的利用医疗资源,使病人得到最大的帮助。

（张海波 刘金龙）

参 考 文 献

1. 杰里米·里夫金,张一萌.第三次产业革命.国际研究参考,2013,(06):31-34.

2. Sames WJ, List FA, Pannala S, et al. The metallurgy and processing science of metal additive manufacturing. International Materials Reviews, 2016, 61(5): 315-360.

3. Schafer M, Ivy DD, Barker AJ, et al. Characterization of CMR-derived haemodynamic data in children with pulmonary arterial hypertension. European Heart Journal-Cardiovascular Imaging, 2017, 18(4): 424-431.

4. Tang BT, Pickard SS, Chan FP, et al. Wall shear stress is decreased in the pulmonary arteries of patients with pulmonary arterial hypertension: An image-based, computational fluid dynamics study. Pulmonary circulation, 2012, 2(4): 470-476.

5. Kheyfets VO, O'Dell W, Smith T, et al. Considerations for numerical modeling of the pulmonary circulation-a review with a focus on pulmonary hypertension. Journal of biomechanical engineering, 2013, 135(6): 61011-61015.

第四篇　小儿普通外科学

第一章　腹股沟斜疝

第一节　概　述

腹股沟斜疝的发现可以追溯到公元前1500年，在希腊的一座小雕像上有展现，而关于斜疝手术的记载也可追溯至公元前1200年。但现代腹股沟斜疝手术兴起于19世纪，在明确了腹股沟管的解剖以及无菌术发明之后才蓬勃发展起来。1871年，Marcy首创了疝囊高位结扎术。

腹股沟斜疝是儿童最常见的外科疾病之一，发病率高达0.8%~4.4%，早产儿更是高达16%~25%。出生时，80%的新生儿鞘状突呈开放状态，6个月后明显减少，在3~5年后达到平台期。男性多见，男女比例为3∶1~10∶1；60%的患儿为右侧斜疝，10%为双侧。曾有报道称右侧斜疝的患儿后期更易出现左侧斜疝，但近期研究发现并非如此，侧别与对侧异时斜疝的发生无明显相关性。

腹股沟区的可复性肿块是腹股沟斜疝的典型临床表现。肿块多于哭闹、站立及用力时突出，安静平卧时消失。查体可遵循以下步骤：首先让患儿平躺于检查台，脱掉下肢衣物，充分暴露下腹部及会阴部，触诊睾丸（男性患儿），辨识肿块（可复位）。如未及肿块，大龄患儿可嘱其站立屏气，婴幼儿可使其哭闹，再次触诊肿块。如仍未触及肿块，可触摸精索或圆韧带，腹股沟斜疝患儿可触及增粗的精索或圆韧带，称为丝手套征（silk glove sign）或塑料袋征（plastic baggy sign），但此征较主观，不够准确。对于诊断模棱两可的病人，可行B超检查帮助诊断，Erez等发现B超测量腹股沟管直径为（3.6±0.8）mm时，手术多发现鞘状突已闭；腹股沟管直径为（4.9±1.1）mm时，手术多发现鞘状突未闭；腹股沟管直径为（7.2±2）mm时，手术多发现腹股沟斜疝。也可对家长做好宣教后嘱其回家观察拍照，明确者也可诊断。

第二节　腹股沟斜疝手术治疗的演变

腹股沟斜疝诊断明确后，需进行手术治疗。腹股沟斜疝手术的发展经历了一系列变革，包括手术时机和手术方式的演变。

一、手术时机的演变

早期的观点建议手术在患儿1岁以后实施，认为1岁以内的腹股沟斜疝患儿有自愈的可能。随着医学科学发展和小儿外科临床实践，证明腹股沟斜疝自愈的观点是错误的，且延迟手术会增加斜疝发生嵌顿的风险。有研究表明，腹股沟斜疝确诊后1月内进行手术治疗可避免90%的并发症；对于小于1岁的患儿，确诊后2周内手术比确诊1月后手术者减少了50%的嵌顿疝发生。目前建议腹股沟斜疝一经诊断，尽早手术，早产儿和有严重心肺疾病者例外。早产儿建议在患儿体重达到2kg以上时手术。

二、手术方式的发展

儿童腹股沟斜疝的治疗原则是疝囊高位结扎。传统的腹股沟入路疝囊高位结扎术是治疗儿童腹股沟斜疝安全且有效的方法，自Marcy首创之后，已延用了百余年，文献报道复发率在0~6%之间，并发症包括阴囊水肿/血肿（1.5%~8.2%）、输精管损伤（0.23%~1.6%）、睾丸萎缩（1%~5%）、医源性隐睾（0~0.2%）、慢性疼痛（10%）。由于传统疝囊高位结扎术具有切口小、疼痛轻、恢复快等优点，而在刚开始尝试腹腔镜手术时存在手术时间长、费用高、学习曲线长等缺点，未被儿外科医生普遍接纳。近年来，随着腹腔镜手术技巧的提高及器械的改进,腹腔镜治疗儿童腹股沟斜疝逐渐兴起且有取代传统手术的趋势。

三、腹腔镜手术的兴起及争议

近年来,文献报道了许多腹腔镜治疗儿童腹股沟斜疝的方法,分为两类,包括腹膜外途径和腹腔内途径。腹膜外途径的特点是结扎线在腹膜外潜行绕内环口一圈,在腹膜外打结高位结扎疝囊;腹膜内途径的特点是在腹腔内缝合内环口并打结,高位结扎疝囊。目前没有确定的证据表明哪种方法更优,但有文献报道腹膜外途径较腹膜内途径复发率更低。腹腔镜手术由于腹股沟区的操作损伤小,术后阴囊水肿的发生率低于传统手术(1.5% vs 8.2%);而其他并发症,如睾丸萎缩、医源性隐睾等,两者无显著差异。文献报道的腹腔镜手术的复发率在0~4%,与传统疝囊高位结扎术(0~6%)相似。

腹腔镜手术的优点包括伤口更美观、术后疼痛轻、恢复快、可以鉴别少见的股疝/直疝以及可以探查对侧鞘状突是否闭合。术中发现对侧未闭鞘状突(contralateral patent processus vaginalis,CPPV)的处理目前还存在比较大的争议,1955年,Rothenburg 和 Barnet 报道称小于1岁的患儿100%存在双侧斜疝,大于1岁者有65%存在双侧斜疝,主张行对侧腹股沟探查。直到1981年,仍有80%~90%的医生对小于1岁的单侧斜疝患儿手术时常规探查对侧腹股沟。后发现对侧探查的阳性率并不高才逐渐摒弃了这一做法。而随着腹腔镜手术的兴起,CPPV 很容易被发现。文献报道的 CPPV 的发现率从28%~66%不等,而对侧斜疝的发生率在3.6%~10%之间。所以 CPPV 不等同于对侧斜疝。主张术中同时结扎 CPPV 的学者认为这样可以有效避免对侧斜疝的发生,避免二次手术及斜疝发生嵌顿的风险。而不主张术中同时结扎 CPPV 的学者则认为,CPPV 的发现率与对侧斜疝的发生率为4~10∶1,同时结扎CPPV 存在过度治疗,且增加了手术并发症的风险及手术费用和手术时长。那么,哪些 CPPV 易发展为斜疝呢?曾经认为年龄小于1岁及左侧斜疝的患儿术后易出现对侧斜疝,但近来的研究发现,年龄和侧别并不是对侧斜疝发生的危险因素。这是需要进一步探索的问题。找到风险与受益的平衡点,使得病人的利益最大化是下一步研究的方向。在没有明确的结论之前,两种选择都应告知患儿家长,包括风险及获益,根据家长意愿决定是否处理 CPPV。

四、腹腔镜手术的适应证

所有腹股沟斜疝患儿均适用,特别是小年龄患儿,包括早产儿。小年龄患儿因疝囊壁菲薄,传统手术易撕裂,手术难度高。而小年龄患儿腹膜松弛,结扎无张力,更适合腹腔镜手术,但操作有一定难度,需要有经验的术者进行。大年龄患儿因腹膜张力高,腹腔镜手术仅可以行疝囊高位结扎术,不能同时行疝修补术加强腹股沟管壁,腹腔镜手术是否会增加复发率目前尚缺乏数据。且CPPV 的发现率随着年龄增长而下降,有研究称,<1岁者,CPPV 的发现率是50%;<2岁者,CPPV 的发现率是45%;<5岁者,CPPV 的发现率是37%;>5岁者,CPPV 的发现率是15%。大年龄患儿是否适宜行腹腔镜手术是需要进一步探讨的问题。就总体而言,腹腔镜手术与传统手术复发率相似。

对于传统疝囊高位结扎术后复发的患儿,腹腔镜手术应作为首选,不仅在操作上较再次传统手术更简单,而且可以明确复发的原因。

对于嵌顿性疝及绞窄性疝的处理,腹腔镜手术不劣于传统手术。嵌顿性疝和绞窄性疝实际上是一个病理过程的两个阶段,临床上很难截然区分。目前关于腹腔镜手术治疗嵌顿性疝及绞窄性疝的研究多为回顾性研究及文献分析,循证医学证据等级不高,尚无处理"金标准"。多数报道嵌顿性疝腹腔镜手术时间较传统手术长;而在术后并发症方面,包括复发、睾丸萎缩、伤口感染等,腹腔镜手术优于传统手术;住院时长两者无显著差异。腹腔镜处理嵌顿性疝的优点包括切口美观、精索损伤率低、嵌顿物更易回纳、更易观察嵌顿物的血供及活力,腹腔适宜的温度也有利于嵌顿物恢复血供及活力。观察嵌顿物的血供及活力对于逆行性嵌顿疝,即"W"型疝更为重要,因其有部分受压肠管位于腹腔内,传统手术易疏漏,腹腔镜手术更直观、安全。如嵌顿物已出现绞窄坏死,多可在腔镜下进行处理。如绞窄物为肠管,可扩大脐部切口,将坏死肠管拖出,进行切除吻合或修补。总而言之,腹腔镜手术治疗嵌顿性疝是趋势,但需有一定腹腔镜手术经验的医生实施。

儿童滑疝常见的为女性卵巢或输卵管滑疝,膀胱滑疝及乙状结肠滑疝罕见。目前文献报道关于滑疝的腹腔镜处理也聚焦于女性患儿卵巢或输卵管滑疝。轻者可置入辅助钳,在腹腔镜下将卵巢及输卵管拉回至腹腔,再行腹膜外疝囊高位结扎术。卵巢多可完全回复进腹腔,有些输卵管牵拉后仍位于内环口处,无法行疝囊高位结扎,可将输卵管与内环口处腹膜分离,再行腹膜外疝囊高位结扎。严重者需转传统手术。腹腔镜治疗女性滑疝安全、有效,操作较传统手术简单,有些学者建议将其作为处理女性儿童滑疝的金标准。

（吕志宝）

参 考 文 献

1. Esposito C, Escolino M, Turra F, et al. Current concepts in the management of inguinal hernia and hydrocele in pediatric patients in laparoscopic era. Semin Pediatr Surg, 2016, 25(4): 232-240.
2. Zhu LL, Lv ZB, Xu WJ, et al. Comparison of laparoscopic hernia repair and open herniotomy in children: a retrospective cohort study. Hernia, 2017, 21(3): 417-423.
3. 李宇洲,姚干,梁健升,等.微型腹腔镜下小儿腹股沟斜疝高位结扎术.中国内镜杂志,1999,5(1): 58.

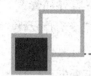

第二章　肥厚性幽门狭窄

肥厚性幽门狭窄（hypertrophic pyloric stenosis）是婴儿期需手术治疗的最常见胃肠道疾病，是由于幽门括约肌异常肥厚使幽门管腔狭窄而引起的幽门不完全梗阻。男性发病率远高于女性，男女之比约为5∶1，白种人发病率高于其他人种。

第一节　历史回顾

对肥厚性幽门狭窄的认识最早可追溯到1717年，Blair在一例婴儿尸检结果中描述了这种现象，1888年，Hirschsprung第一次完整描述了这种疾病并称之为"先天性肥厚性幽门狭窄"，但一直都没有有效的治疗措施，直至19世纪末20世纪初，人们尝试了多种试图解除幽门梗阻的方法，包括幽门扩张、胃空肠分流术等，但都未取得成功，1911年，Ramstedt给一名肥厚性幽门狭窄的婴儿实施手术，他将幽门肌纵行切开并试图横行缝合，但是由于肌层水肿肥厚、张力高等原因横行缝合未能成功，为防止幽门裂开，他将一片大网膜覆盖在切面上，术后病人很快康复，1年后他又实施了第二例肥厚性幽门狭窄手术，这次他没有试图再横行缝合肌层，术后病人很快康复，据此，Ramstedt得出结论：幽门肌层切开可以成功解除幽门梗阻、横行缝合是不必要的，自此Ramstedt幽门环肌切开术成为治疗肥厚性幽门狭窄的标准术式，至今未曾改变。在Ramstedt术式发明之前，无数肥厚性幽门狭窄的患儿因饥饿和严重营养不良而悲惨地死去，而这一手术使无数患儿得以迅速康复，因此在该术式发明30年后有人指出肥厚性幽门狭窄的诊断和治疗堪称现代医学的奇迹。

第二节　病因研究改变了疾病命名

尽管肥厚性幽门狭窄的诊断和治疗取得如此巨大的进步和成功，其病因仍然不清楚。与Hirschsprung当年的认识不同，现在的普遍认为肥厚性幽门狭窄并非是先天性畸形，而是新生儿出生后在发育过程中逐渐形成的一种疾病，因此，现在基本摒弃了"先天性肥厚性幽门狭窄"这一名词，更倾向于称之为"婴儿型"或"发育型肥厚性幽门狭窄"，或简单称之为肥厚性幽门狭窄。有两项研究结果支持这一观点，其一为给1 000名新生男性婴儿做钡餐透视，均未发现异常，随访中这组患儿中有5名发生了肥厚性幽门狭窄；另一项研究给1 400名新生男性婴儿做幽门超声检查，均未发现异常，后来其中9名婴儿发生了肥厚性幽门狭窄。这两项研究结果表明肥厚性幽门狭窄并非先天性疾病。

迄今为止尚未发现与肥厚性幽门狭窄明确相关的基因，遗传易感性和环境因素共同作用可能是肥厚性幽门狭窄的病因。有研究结果提示红霉素、头生子、剖腹产、人工喂养、母亲年龄偏小、俯卧体位等都是婴儿患肥厚性幽门狭窄的风险因素。

第三节　诊断中应注意的几个问题

一、经典的临床特征

肥厚性幽门狭窄的一系列临床表现均为幽门括约肌异常增厚导致的胃出口梗阻所致。

呕吐：是就诊的首要症状，根据狭窄程度不同，呕吐出现时间和严重程度不同，就诊的早晚也不同，多于生后2~8周发病，发病高峰期为3~5周，少数病例生后即吐。

一般开始为溢奶，逐渐加重呈喷射状剧烈呕吐，由于梗阻部位在幽门，所以呕吐物中不含胆汁。患儿呕吐后饥饿感明显、求食欲强烈，随着患儿胃腔容积的增大，呕吐次数可以减少，但是呕吐量增多，有时可将前几次吃的奶一并吐出，由于胃酸的作用，此时呕吐物多含奶块，伴有强烈的胃酸味。反复剧烈呕吐的患儿由于胃黏膜破溃糜烂，黏膜下毛细血管出血，血液经胃酸作用后成为咖啡色。

随着呕吐的加重，营养摄入不足，患儿体重不增，有时反而下降，伴随尿少、便少，并逐渐出现脱水、消瘦、营养不良等。

腹部体征：由于幽门梗阻，胃内容物排出不畅，患儿上腹胀、下腹平坦，随着每次剧烈的胃蠕动，上腹部可见巨大的胃型和自左向右的蠕动波，用手轻轻刺激上腹部即可诱发，呕吐后胃排空、腹胀缓解、蠕动波消失。仔细触诊患儿上腹部，可于肋缘下腹直肌外缘深部、肝叶下触及肥厚水肿的幽门包块，患儿安静时检查者可以体验到橄榄样的幽门包块在手指下方滑动。检查者需要有耐心，可通过少量哺乳、应用安抚奶嘴、口服少量蔗糖溶液等安抚患儿，分散其注意力，使其腹壁松弛，往往能达到满意的检查效果。

黄疸：据统计，约2%的肥厚性幽门狭窄患儿会出现黄疸，血生化表现为间接胆红素升高，具体原因不清楚，可能与饥饿所致的肝葡萄糖醛酸转移酶活性缺失有关，手术后黄疸逐渐缓解。

水、电解质、酸碱平衡紊乱：由于剧烈呕吐丢失大量胃酸，病人早期常表现为低钾、低氯性碱中毒，随着病情加重，患儿脱水、末梢循环不良、尿少等导致代谢产物在体内潴留，此时常常表现为代谢性酸中毒。

二、诊断方法选择

根据典型的呕吐病史即应高度怀疑该病，体格检查如可触及典型的橄榄型包块，即可诊断肥厚性幽门狭窄。

诊断肥厚性幽门狭窄的首选辅助检查为幽门超声，足月儿诊断标准为幽门肌厚度超过4mm（早产儿超过3.5mm即可诊断），幽门管长度超过16mm，幽门直径超过14mm（图4-2-1）。

钡餐透视现在已经很少用于肥厚性幽门狭窄的辅助诊断，限于没有条件做幽门超声或者需要排除其他疾病的情况。钡餐透视下可见细长、向头侧弯曲的幽门管，并可见胃窦侧和十二指肠侧的幽门肌压迹（图4-2-2），其他征象包括胃扩张、随着每次强烈的胃蠕动可见呈鸟嘴状的幽门窦、造影剂通过幽门受阻，并可见造影剂反流入食管。

三、鉴别诊断要点

肥厚性幽门狭窄应与其他引起新生儿呕吐的情况鉴别，主要包括以下情况：

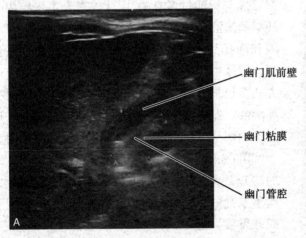
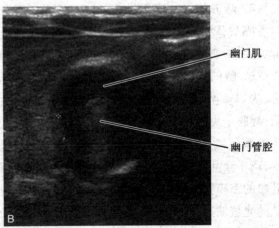

图4-2-1 幽门超声
A. 幽门超声纵切面；B. 幽门超声横断面

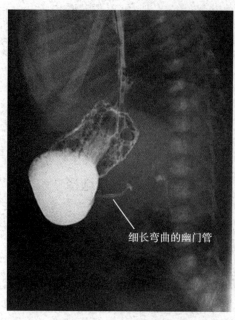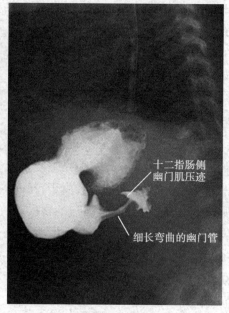

细长弯曲的幽门管

十二指肠侧
幽门肌压迹

细长弯曲的幽门管

图 4-2-2 钡餐透视显示细长的幽门管腔和十二指肠侧幽门肌压迹

1. 幽门痉挛 多在出生后即出现呕吐,为间歇性、不规律的呕吐,有时与肥厚性幽门狭窄症状非常相似,也可呈现喷射状呕吐,但程度较轻,患儿很少出现脱水、消瘦、营养不良等,不能触及幽门包块,超声可见幽门肌不厚,钡餐透视可见幽门管间歇性开放。

2. 胃食管反流 为自限性疾病,通常生后出现,6~12 个月缓解,呕吐很少呈喷射状,钡餐透视可见 His 角消失、造影剂随胃蠕动反流入食管。

3. 食管裂孔疝 先天性膈肌食管裂孔发育异常所致,呕吐无明显规律性,很少出现喷射性呕吐,钡餐透视可见食管胃底交界处上移,甚至胃底、胃体均上移至膈肌上方。

4. 喂养不当 喂奶过多、过急,或人工喂养时吞咽气体等原因均可导致新生儿呕吐,注意喂养方式,喂奶后抱起拍嗝可防止呕吐。

5. 幽门前瓣膜 是一种叫少见的先天性畸形,为胃窦至幽门之间先天性隔膜导致的幽门梗阻,瓣膜中央如有小孔则为瓣膜狭窄,如无小孔则为瓣膜闭锁,该病发病早,呕吐严重,较早出现脱水、离子紊乱等。完全闭锁术前很难明确诊断,有开口的瓣膜狭窄行钡餐透视可在幽门处见到瓣膜状的充盈缺损,提示该病,瓣膜切除是治疗的唯一方法。

第四节 保守治疗与手术治疗的焦点问题讨论

Ramstedt 手术发明以前关于肥厚性幽门狭窄有两种不同的观点,一种认为幽门痉挛是首发改变,肥厚狭窄为继发病变,因此应以解痉挛药物治疗为主,相反的观点则认为幽门肥厚狭窄是原发病变,因此手术是最好的治疗方法。

迄今为止,药物治疗肥厚性幽门狭窄仍被采用,其目的是缓解幽门痉挛,曾经报道过的方法包括洗胃、抗痉挛和饮食疗法等。由于认为幽门痉挛可能与胃酸过多有关,因此曾有人主张应用碳酸氢盐溶液洗胃;其他抗痉挛药物包括颠茄、可卡因和阿托品等,抑制迷走神经活动;饮食疗法包括口服冰牛奶、少量多次喂养、稠厚饮食等。上述方法多已摒弃,目前保守治疗主要采用口服阿托品溶液。保守治疗症状缓解缓慢、住院时间长、疗效不确切、存在相应副作用等,不建议广泛采用。

Ramstedt 手术开展近百年来已经取得了良好的治疗效果,成功率接近 100%,对于严重脱水、离子紊乱的患儿术前要给予纠正,防止出现围术期并发症。近 20 年来,随着腹腔镜技术的推广,由于其创口小、并发症少、术后恢复快等优点,已经被广泛应用于肥厚性幽门狭窄的手术治疗,且取得了良好的治疗效果。

　　无论是传统的开放手术还是腹腔镜手术,手术的要点均为沿幽门走行方向纵行、全长切开、分离幽门纵肌及环肌,暴露黏膜和黏膜下层,并保持其完整,使黏膜层膨出,解除幽门梗阻(图4-2-3)。肌层分离后常会有少量出血,纱布条压迫后很快止血,不需特殊处理。如术中黏膜破裂,应将黏膜破口修补并缝合其上肌层、覆盖创面,另外再选纵行切开的位置分开肌层。

　　肥厚性幽门狭窄术后很快可以恢复喂养,常规术后6h少量给水,如无呕吐逐渐增加奶量达正常。随着奶量的增加,患儿营养状很快改善、体重迅速增加,生长发育与同龄儿无差异。

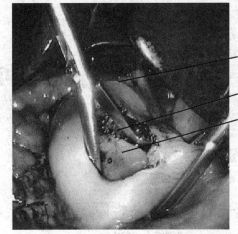

幽门十二指肠交界

分离开的幽门肌

膨出的幽门黏膜

图4-2-3　腹腔镜治疗肥厚性幽门狭窄

(张志波)

参 考 文 献

1. Krogh C, Gortz S, Wohlfahrt J, et al. Pre- and perinatal risk factors for pyloric stenosis and their influence on the male predominance. Am J Epidemiol, 2012, 176: 24-31.
2. McAteer JP, Ledbetter DJ, Goldin AB. Role of bottle feeding in the etiology of hypertrophic pyloric stenosis.

JAMA Pediatr, 2013, 167: 1143-1149.
3. Krogh C, Biggar RJ, Fischer TK, et al. Bottle-feeding and the risk of pyloric stenosis. Pediatrics, 2012, 130: e943-e949.

第三章 小儿急性阑尾炎

第一节 小儿急性阑尾炎的 诊断与误诊

急性阑尾炎（acute appendicitis）是小儿外科最常见的急腹症，也是最容易误诊的疾病，如何减少误诊和漏诊，是小儿急性阑尾炎诊治中的关键问题。小儿急性阑尾炎的诊断主要依据病史、腹部体征和辅助检查，其中腹部体征尤为重要。

一、病史

腹痛、发热和呕吐是小儿阑尾炎常见的症状，但这些症状无特征性，是许多疾病的共同表现，而且小儿常不能够正确陈述和准确诉说腹痛的性质、部位和程度，所以病史对于诊断小儿急性阑尾炎没有决定性意义。

二、查体

右下腹或下腹部局限性固定压痛和腹肌紧张是最有价值的体征，对诊断小儿急性阑尾炎具有决定性意义。但小儿盲肠的移动性较大，阑尾位置不固定，故压痛点可在右中腹、脐部附近、下腹中部甚至左下腹。病初时压痛可能在右下腹，弥漫性腹膜炎时全腹均有压痛、肌紧张，盆位的阑尾炎压痛点在下腹部，深压时压痛明显。

对于儿童而言，尤其是婴幼儿，腹壁肌肉薄弱，腹壁肌紧张不明显，再加上患儿不合作，要准确判断腹部有无限局性压痛和肌紧张往往很困难，这时就需要耐心反复地进行腹部检查，仔细观察患儿对检查的反应，才能做出正确的判断。如何获得一个可靠的腹部查体结果，对于早期诊断小儿急性阑尾炎至关重要。

首先让家长把患儿抱入检查室，简单熟悉一下周围环境，将患儿衣裤解开，上至乳头水平，下至大腿中部，观察腹部膨胀程度和腹式呼吸情况。腹部查体前与小儿说话和逗耍，减少陌生感，消除恐惧心理，取得患儿信任，尽量争取患儿的配合。也可以让家长逗耍患儿，分散其注意力，使其腹壁松弛再检查。或用开塞露 20ml 注肛，排空直肠，患儿安静后再检查，以排除便秘或肠痉挛引起的"假性肌抵抗"。

在做腹部触诊检查时，先按照左下腹→左上腹→右上腹→右下腹的顺序进行。手法要轻柔，在检查时而要仔细观察患儿的面部表情和反应，如果触摸右下腹时患儿面部出现痛苦表情、哭闹或用手推开医生的手，则说明在该处有压痛。为了进一步核实压痛的部位，可让家属握着患儿一只手，医生用两手同时分别按压左右下腹部，患儿必然用自由的手推开压迫时引起疼痛加重部位的手，如此反复几次核实，即可确定疼痛部位。对于腹肌紧张也要用对比方法进行核查，即用左右下腹部和右侧上下腹部对比核查，这样才能发现右下腹部较右上腹部和左下腹稍紧张。如果一两次检查对固定性压痛区和紧张尚判断不清，不可轻易做出否定性诊断，更不能注射镇痛剂，应做短时间的留观，待患儿安静，最好在入睡后，再进行检查。因为急性阑尾炎的病儿，在睡眠时局部疼痛和肌紧张仍然存在，这时可清楚地发现右下腹肌紧张，如进一步按压，患儿立即醒来和哭闹，则说明该处有压痛而可确定诊断。

只有耐心、认真、仔细、反复地做好腹部触诊，才能获得一个可靠的腹部查体结果，才能使小儿急性阑尾炎得以早期诊断，不至于误诊和漏诊。

三、辅助检查

1. **实验室检查** 白细胞计数增高、中性粒细胞占 85% 以上、C 反应蛋白增高，对诊断急性阑尾炎有帮助;但白细胞计数和C反应蛋白检查正常时,也不能排除急性阑尾炎的诊断。

2.影像学检查

(1)腹部超声:为首选检查方法,具有简单易行和避免X线辐射等优点,阑尾炎时,超声下可见肿大的阑尾影像或阑尾粪石,后期炎症局限包裹形成阑尾周围脓肿时,超声检查可显示下腹部炎性包块影,可提示诊断。目前还没有统一的超声检查诊断阑尾炎的影像学标准。超声检查对阑尾炎的诊断有辅助和参考价值,但超声检查阴性时,不能否定阑尾炎的诊断。

(2)腹部CT检查:CT检查可显示阑尾增粗、阑尾粪石和阑尾周围炎症表现。辅助诊断阑尾周围脓肿或阑尾炎性肿块等,与超声相比,腹部CT对于诊断小儿急性阑尾炎具有更高的敏感度和特异度,适用于腹部超声阴性的病例,同时有助于排除其他疾病。但是CT检查结果正常也不能排除阑尾炎的诊断。

当实验室检查和影像学检查阳性时,尤其是影像学检查阳性对明确诊断小儿急性阑尾炎有重要意义,同时可以评估阑尾炎症的轻重程度和腹部炎症的范围,此时的阑尾炎一般不会被漏诊和误诊。但是实验室检查和影像学检查阴性时,不能排除急性尾炎的诊断,此时小儿急性尾炎的早期诊断主要依靠腹部体征。

临床工作中,对于到小儿外科门急诊就诊,怀疑急性阑尾炎的患儿,一般分为三种类型。第一种类型是具有典型的病史,明确的右下腹固定压痛或肌紧张,临床确诊急性阑尾炎没有疑问的,收住院治疗。第二种类型是病史不确切,腹部查体没有任何固定压痛点的,临床上可以明确排除急性阑尾炎的,儿科就诊或回家随访。第三种类型是经过询问病史和仔细查体,仍然模棱两可的,既不能诊断急性阑尾炎也不能排除急性阑尾炎诊断的,需要进行实验室检查和影像学检查,包括血常规、CRP、腹部超声或CT检查,待检查结果回报后,再次对患儿进行仔细的腹部查体,并根据查体结果和辅助检查结果综合分析,做出急性阑尾炎诊断或排除急性阑尾炎;仍然不能做出诊断,模棱两可的,可以4~6h后再次仔细查体或收住院观察,以免漏诊和误诊。

防范漏诊和误诊的措施:①对到外科就诊的

5岁以下的婴幼儿,这一年龄段的患儿,一定要提高警惕,高度重视,切不可掉以轻心;②掌握小儿腹部查体技巧,尽可能排除不合作因素,剧烈哭闹患儿可给予镇静,患儿睡熟后再进行腹部检查;③认真仔细了解病情,反复进行腹部检查,密切观察病情演变,没有十分把握情况下,不要单凭一次腹部查体就下定论;④熟悉婴幼儿尚不健全的发育特点,要熟悉婴幼儿阑尾炎容易出现的一些不典型的症状体征,如腹泻、腹胀等;⑤腹部体征不明确的情况下,要想到急性阑尾炎的鉴别诊断,如:上呼吸道感染、急性胃肠炎、过敏性紫癜、肠痉挛、肠系膜淋巴结炎、右侧肺炎和原发性腹膜炎等;⑥重视辅助检查,但是不要过度依赖辅助检查,任何辅助检查对诊断急性阑尾炎都没有特异性,辅助检查阴性也不能否定急性阑尾炎的诊断,要结合症状体征综合分析;⑦反复检查仍然不能确诊的患儿,可以收住院观察治疗。

第二节　小儿急性阑尾炎的治疗及争议

目前,关于小儿急性阑尾炎手术时机的选择和治疗方法的选择仍存在一些争议。

一、无并发症的小儿急性阑尾炎手术时机的选择

大多数学者认为,无并发症的小儿急性阑尾炎一经确诊,原则上需要早期急诊手术治疗。支持这一观点的理由是:小儿尤其是婴幼儿阑尾管腔狭小且阑尾壁薄,进入阑尾腔内的粪石和食入的不易消化的食物等易引起阑尾管腔梗阻,导致阑尾壁的缺血、坏死和穿孔,病情变化快,炎症容易扩散,应积极手术去除感染灶,消除腹腔炎症,避免炎症迁延和扩散,减少并发症发生。一些小儿外科医生认为急性阑尾炎可以不进行急诊手术治疗,该手术属于亚急诊手术性质。根据国外的一份调查报告显示,约有半数以上的医生对急性阑尾炎采取亚急诊手术方式,不在半夜行阑尾切除术,而是首先充分补液,应用抗生素治疗,第2天日间再安排手术。支持这一观点的理由是:与6~18h内手术相比,后者并没有增加阑尾穿孔

或并发症的风险。另一研究证实，没有并发症的小儿阑尾炎早期可以先行抗炎保守治疗24~48h，如无明显好转再行手术治疗，并不会增加术后并发症的风险。然而一份683 016例小儿急性阑尾炎的大样本研究发现，入院2天后行阑尾切除术的患儿术后并发症显著高于入院2天内手术的患儿。一项成人急性阑尾炎的荟萃分析显示，入院后当天立即急诊手术的病人与次日手术治疗的阑尾炎病人相比，阑尾穿孔率并没有增加，但是次日手术的未穿孔阑尾炎的病例切口感染风险则显著增加。

二、阑尾周围脓肿治疗方法的选择

阑尾周围脓肿手术时机的选择也存在一定争议。多数小儿外科医生认为，病程超过3天，局部形成阑尾周围脓肿者，可以首先静脉滴注抗生素，保守治疗，控制感染。对于脓肿较大（直径大于5cm）的患儿可在CT或超声引导下经皮穿刺置管引流，待炎症控制后6~8周再行延迟性阑尾切除术。支持这一观点的理由是：病程超过3天，局部形成阑尾周围脓肿者，由于阑尾炎性粘连包裹，与周围组织紧密粘连固定，手术分离时可能造成肠壁穿孔或大出血，完整切除阑尾困难，术中损伤相对较大，术后并发症相对较多；炎症控制后，6~8周再做延迟性阑尾切除术，手术的难易程度与单纯性阑尾炎几乎没有区别，损伤小，术后并发症少。近期中国台湾地区的一项研究证实，抗炎＋经皮穿刺引流与单纯抗炎治疗相比，阑尾炎复发率低，再次行阑尾切除术术后并发症发生率较低。2019年的一项荟萃分析结果显示，有研究证实，早期手术和保守治疗相比，术后阑尾炎复发率和并发症的发生率都较低。

对于病程超过3天，含有粪石的阑尾周围脓肿，即粪石性阑尾周围脓肿，以往的观点认为这样的病例是手术治疗的适应证，保守治疗很难治愈。最近有文献报道，粪石性阑尾周围脓肿可以保守治疗，保守治疗后大多数病例粪石可以消失。粪石持续存在是阑尾周围脓肿阑尾炎复发的高危因素，粪石持续存在的阑尾周围脓肿建议行延迟性阑尾切除术（8周以后），而无粪石或粪石消失的阑尾周围脓肿不建议行延迟性阑尾切除术，理由

是经保守治疗后，仅有10%左右的病例在2年内出现阑尾炎复发症状。

与传统手术相比，腹腔镜下阑尾切除术具有损伤小、并发症少、恢复快、疼痛轻和住院时间短等优点，其安全性和有效性已得到较多研究的证实，目前已广泛应用于临床，并逐渐成为治疗无并发症小儿急性阑尾炎的标准术式。但腹腔镜在阑尾周围脓肿的应用目前存在争议。近期的一项研究证实，与开腹手术相比，腹腔镜阑尾切除术治疗儿童阑尾周围脓肿是安全有效的，术后患儿的肠道功能恢复较快，术后并发症（切口感染和切口裂开）发生率较低。

三、小儿急性阑尾炎的保守治疗

小儿急性阑尾炎一经确诊，原则上需要早期积极手术治疗。但是，越来越多的研究证实，抗炎保守治疗对于无并发症的小儿急性阑尾炎也是安全有效的，其应用也逐渐得到认可。对于早期阑尾炎或单纯性阑尾炎选择保守治者认为，早期阑尾炎，发病时间12h以内，可以选择保守治疗，应用抗生素，多数患儿炎症可以得到控制而免予手术治疗，甚至有证据显示，一些急性阑尾炎可以自发消退。近期的一个系统综述研究证实，在成人和儿童中，抗生素治疗对于影像学证实的无并发症的急性阑尾炎是有效的，不会增加阑尾穿孔的风险，首次住院保守治疗的有效率是92%，复发率是20%。近期的一个荟萃分析研究证实，对于无并发症的小儿急性阑尾炎，非手术抗炎治疗的有效率是97%，复发率是14%。但是更多的小儿外科医生普遍接受的治疗方法是早期迅速手术。因为，虽然是早期阑尾炎，对于儿童，尤其是婴幼儿，不论应用何种抗生素，在保守治疗期间，始终存在阑尾穿孔、炎症扩散、出现并发症的隐患。

总之，对于无并发症的小儿急性阑尾炎，目前首选的治疗方式是早期积极手术治疗。早期阑尾炎，发病时间12h以内，可以选择保守治疗，如无明显好转再行手术治疗。小儿阑尾周围脓肿的治疗以抗炎治疗＋经皮穿刺引流（脓肿直径大于5cm者）为好，粪石持续存在的阑尾周围脓肿建议行延迟性阑尾切除术。

（白玉作）

参 考 文 献

1. Pogorelic Z, Buljubasic M, Susnjar T, et al. Comparison of Open and Laparoscopic Appendectomy in Children: A 5-year Single Center Experience. Indian Pediatr, 2019, 56 (4): 299-303.

2. Childers CP, Dworsky JQ, Massoumi RL, et al. The contemporary appendectomy for acute uncomplicated appendicitis in children. Surgery, 2019, 165(5): 1027-1034.

3. Podda M, Gerardi C, Cillara N, et al. Antibiotic Treatment and Appendectomy for Uncomplicated Acute Appendicitis in Adults and Children: A Systematic Review and Meta-analysis. Ann Surg, 2019, 270(6): 1028-1040.

第四章　先天性巨结肠与儿童便秘

第一节　概　述

　　1888年，来自丹麦的儿科医生Harald Hirschsprung在德国柏林儿科学学会上发表了一篇题为"结肠扩张和肥厚导致的新生儿便秘"的报道，由于他对此类病例的详细报道引起了学术界的广泛注意，最终这种由先天性因素导致结肠梗阻、扩张的疾病被命名为Hirschsprung's disease（HD）。而在此之前，人们认为该病的病例特征是结肠扩张、形成巨结肠，从而导致便秘的发生，所以也将其命名为"congenital megacolon"，国内学者命名该病为"先天性巨结肠"亦是从这一英文命名中直接翻译而来。

　　HD为肠神经系统（enteric nervous system，ENS）的胚胎发育异常所致，ENS起源于神经嵴细胞，神经嵴细胞由头向尾迁移障碍是肠神经节细胞缺如的原因，神经嵴细胞迁移失败发生越早，无神经节细胞肠段越长。

　　引起胚胎时期ENS发育异常的原因非常复杂，有遗传因素也有环境因素。目前，人们发现了9个基因编码区的突变与HD的形成有关，包括RET、GDNF、NRTN、PHOX2B、EDNRB、EDN3、ECE1、SOX10、ZFHX1B、KIAA1279、NRG1、TAM等。同时，环境因素也参与了HD发病，环境致病因子可使胚胎发育期间肠道血供减少，肠道组织缺氧，而神经组织对缺氧非常敏感，一经受损很难再生。Cajal间质细胞（ICC）是分布在消化道自主神经末梢与平滑肌细胞之间的一类特殊细胞，由于其具有产生、传播慢波的功能，并能传导肠神经系统至平滑肌的信号，因此ICC的异常也可导致肠道蠕动异常，在HD发病中有一定的作用。

　　HD特征性的病变是狭窄段肠壁内神经节细胞缺如，肌间及黏膜下通常不能见到正常形态的肠神经丛；而外源性神经纤维大量增生，数量增多，粗大，呈波浪状或旋涡状。通常移行段神经节细胞也缺如或减少，扩张段神经节细胞可呈先天性巨结肠同源病改变。一般认为并经组织学检查证实，距痉挛段15cm以上的肠管神经节细胞已正常。

　　便秘是HD主要的临床表现，但其他原因也可引起儿童便秘，其中研究较多的巨结肠同源病。1964年，Bentley首次报道了神经节细胞减少症；此后，神经节细胞未成熟症、肠神经元发育不良症等被陆续报道，这些疾病被统称为巨结肠同源性疾病（Hirschsprung's allied disease，HAD）。与HD相比，HAD患儿发病年龄较大，起病缓，病情轻，表现为慢性便秘。Scharli等报告巨结肠根治手术115例，回顾性病理复查，HD仅占2/3左右，国内有人报告HD占手术病例的44.3%。HAD有神经节细胞，然而其细胞数量、质量异常。由于HD与HAD的病理改变、治疗及预后等方面都有相当多的差异，所以术前诊断鉴别非常重要。对HAD的研究加深了人们对肠神经功能障碍疾病的认识，但关于HAD的诊断和治疗尚有很多的争论，仍然需要进一步的研究。

第二节　各种诊断方法的
优缺点评价

　　凡新生儿时期出现胎便排出异常，以后反复便秘，肛门指检壶腹部空虚，拔出手指后有大量气体、粪便排出而症状缓解者，均应怀疑有HD之可能。

一、诊断方法介绍

1. X线检查

　　（1）直立前后位片：平片上可以看到低位性肠梗阻、瘀胀扩大的结肠及气液平面。

（2）钡剂灌肠：病变肠段肠壁无正常蠕动，肠管如筒状、僵直、无张力。如果显示典型的狭窄段与扩张段和移行段则有助于明确诊断。24h后重复拍片，观察钡剂潴留情况，进一步确诊及决定肠管的切除范围。

2. 直肠肛管测压　正常儿童测压时可以见到直肠肛管抑制反射，HD则无此反射。

3. 直肠黏膜组化检查　正常肠黏膜内乙酰胆碱酯酶（AchE）反应阴性，HD可以看到狭窄段出现乙酰胆碱酯酶染色阳性神经纤维。

4. 肠壁活检　病理切片见神经丛内无神经节细胞存在。

二、各种诊断方法的价值评估

目前有关HD的术前诊断方法尚无广泛接受的"金标准"，美国学者强调术前的全层活检，而欧洲学者则更推崇直肠黏膜乙酰胆碱酯酶染色。虽然近年出现了一些针对神经节细胞及神经纤维的组织化学染色方法，大多数学者认为这些染色方法对一些疑难病例的诊断或有帮助，但无普及之必要。

钡灌肠是最常用的诊断方法，它能准确的定位扩张段与狭窄段之间的移行区，钡灌肠如能见到明确的狭窄段和扩张段是诊断HD的重要征象。在70%~90%的病人中可以清楚的看到移行区。乙状结肠下端不规则收缩波、粪钡相混征的出现亦有诊断意义。另外，钡灌肠检查后24h复查腹部平片，如发现钡剂残留也提示巨结肠可能。

美国学者认为确诊HD的金标准是直肠活检组织学检查。如在活检标本中发现肠神经节细胞缺失或神经干肥大则可以确诊。该技术不需要麻醉，可以在门诊或病房完成。但亦因有如下缺点而影响了在临床的广泛使用：①取材有一定的盲目性；②不同病例活检的部位和标本的厚度难于统一；③粪便或黏液对标本厚度的影响；④标本可能因黏膜层水肿而取材不足。另外，直肠活检组织学检查费时较长，不利于临床应用。

目前国内外多数学者认为直肠黏膜乙酰胆碱酯酶（AchE）染色检测对HD的诊断有重要意义。正常肠黏膜下AchE呈阴性，但在病变狭窄段肠管可见AchE阳性神经纤维。有人曾对1 008例便秘患儿直肠黏膜活检AchE检测结果进行分析，发现直肠黏膜活检AchE染色诊断HD的阳性率高达95.3%，且各年龄组假阴性发生率无明显差异，说明该检查是诊断新生儿HD的有效方法。另外，该组织化学染色方法可在短时间内完成，易于临床应用。所以欧洲和国内学者认为直肠黏膜活检AchE检测可替代直肠黏膜吸引活检组织学检查而成为诊断HD的"金标准"。

以前的研究也发现直肠肛管测压对HD的诊断有重要意义，准确率可达90%。但该检查受外界环境影响大，准确率又较直肠黏膜活检AchE检测低，所以有人认为不必要行此检查。但该检查可发现内括约肌失弛缓症，而且巨结肠同源病（HAD）还有典型的压力曲线，对判定巨结肠同源病也较大的意义。另外，该项检查也可用于术后病人排便功能的评价，有其无法替代的价值。

HAD患儿出生时多无胎粪排出延迟或便秘，多数为生后数月或一年后发生便秘，腹胀不明显，便秘逐渐加重或有短期缓解。扩张段长短不一，一般局限于直肠及乙状结肠，直肠肛管测压检查85%以上的患儿都存在有直肠肛管抑制反射（RAIR）。但与正常组相比，其反射波波形发生明显改变，如反射阈值增大、弛缓、波幅恢复变慢，出现特征性的"W""U"波形，有时反复多次刺激后才能出现反射波。直肠黏膜AchE组化染色79%为阴性。钡灌肠常不能发现明显的狭窄、移行段。

由于HAD是一大类疾病，其病理改变千差万别，神经节细胞的发育程度又无统一的评价指标，所以对这类疾病的诊断有一定的困难。组织活检时不同的切片方向可能导致单位神经丛内神经节细胞的计数不准确，这就要求切片时一定要由肠轴垂直的方向切片。而HE染色还无法判定神经节细胞的发育是否成熟，所以一些反映神经节细胞发育程度的标记物染色也是必须的。乳酸脱氢酶可显示黏膜下丛神经细胞并能区别小神经细胞与施万细胞，而琥珀酸脱氢酶的测定则可鉴别成熟神经细胞与未成熟神经细胞。它们与乙酰胆碱酯酶联合应用，可有效鉴别HD及其同源病。

尽管目前尚无多中心、前瞻、对照研究来分析这些术前检查方法在诊断HD中的价值，但近年来有学者依据病人的临床资料以及钡灌肠、直肠肛管测压及AchE组化检查结果开发出一种新的评分系统,以鉴别HD及其他原因引起的便秘。回顾性分析967例巨结肠根治术患儿的临床资料,并对术前三项检查进行分析评分。结果发现,胎粪排出延迟、年龄小于3岁及男性性别为与HD相关的危险因子。预测评分ROC曲线下面积为0.927(95% *CI* 0.910~0.944)。预测评分大于5分为诊断HD的临界值,其诊断HD的敏感度为83.1%,特异度为89.5%,准确度为85.9%。所以综合考虑HD相关危险因子与三项术前检查的结果,可有效诊断HD。

第三节 经典术式的演进与启示

一、经典手术介绍

国内外治疗HD的经典手术有四种:

1. 拖出型直肠结肠切除术(Swenson 手术) 此手术的特点是经腹腔游离直肠,在腹腔内切断直肠上端,切除扩大结肠。封闭两端断端,然后将直肠内翻,结肠由直肠腔内拖出肛门外进行环状吻合。由于分离面广泛,出血多,术后并发症多,目前使用此法者已不多。

2. 结肠切除、直肠后结肠拖出术(Duhamel 手术) 开腹后在耻骨平面切断直肠,分离结肠至脾曲切除巨大结肠,近端结肠断端封闭。分离直肠后间隙至齿状线平面,将肛管后半环切开,分离至盆腔原已分开的通道。由此通道将结肠拖出肛门,行结肠、肛管后半环吻合。用两把血管钳或压榨钳将拖下的结肠前壁、直肠后壁"∧"形钳夹。两钳夹肠壁坏死,肠管相连贯通形成一新肠腔,前壁为原来无神经节细胞的直肠,后壁为拖下的结肠,有正常的蠕动功能。

3. 直肠黏膜剥除、鞘内结肠拖出术(Soave 手术) 直肠黏膜剥离,结肠由直肠肌鞘拖出与肛管黏膜吻合。

4. 经腹结肠切除、结肠直肠吻合术(Rehbein 手术) 在腹腔内切除巨大结肠行结肠直肠端吻合。这一术式保留了约5cm的无神经节细胞肠段,相当于短段型HD,术后常有便秘复发。

二、科学需要不断探索及前进

1. 直肠肛管背侧纵切、心形斜吻合术(简称心形吻合术) 根据国内外大量文献报告,HD根治术后远期并发症仍较多见,如便秘、污粪及小肠结肠炎等。经过长期的临床实践与研究,国内外学者发现这些并发症的主要原因与腹腔盆腔内切除巨大结肠及吻合时的污染有关,而且术后污粪、失禁、便秘复发多与内括约肌处理不当有关。有鉴于此,国内学者吸取各种术式的优点,加以改进,设计出一种新的术式:"直肠肛管背侧纵切、心形斜吻合术",即直肠背侧纵行劈开至齿线而不切除内括约肌,然后将拖出肛门外的正常结肠与直肠肛管作心形斜吻合术。其目的在于防止切除内括约肌过多或过少,防止术后引起污粪、失禁或便秘,以及内括约肌失弛缓症和减少小肠结肠炎等。自1986年1月至今,国内20余省市教学医院均相继采用这一术式已超过2 000例,均取得良好效果。近年来治疗HD多采用微创手术,如经肛门巨结肠手术、腹腔镜辅助巨结肠根治手术,可是许多术者在吻合时仍采用"心形吻合术"方法。

此手术的特点是结肠直肠套叠式拖出肛门外吻合,不在腹腔内切除吻合,减少了盆腔及腹腔污染机会,也节约了腹腔内操作时间,同时消灭了盲袋、闸门、吻合口感染和裂开等并发症,而且吻合口宽大,不需扩肛。另外此术式区别于前述四大术式,在最大限度的保留了内括约肌,同时也解决了内括约肌痉挛,从而基本上解决了术后感染污粪、失禁和便秘复发。

2. 经肛门直肠壁、内括约肌切除术 文献报告90%的肠神经元发育不良症(intestinal neuronal dysplasia, IND)经保守治疗或者加内括约肌切开即可治愈,不必行根治术。Meier-Ruge报告15年经验时指出,HD超短段约占13.4%,AchE不增生仅作内括约肌切除。Beschorner也指出IND多数可用保守治疗方法治疗,少数需造瘘或切除内括约肌。因此超短段HD、巨结肠同源病可采用内括约肌部分切除术,手术简单易行。

但要特别注意的是,传统的巨结肠根治术式治疗HAD疗效不佳,常有便秘复发。Banani报告一组215例HD术后复发20例(9.3%),检查证明全部为 HAD。病理研究提示,HAD 的肠道神经系统的病变要比 HD 广泛,并非像 HD 无神经节病变只局限结肠远端,而后继发近端扩张。因此,传统的巨结肠根治术式切除狭窄段肠管常无法彻底切除病变肠管,易导致复发。所以近年来国内外学者多主张对病变广泛者采取结肠次全切除术,将升结肠拖出吻合以求较彻底切除病变肠管,防止症状复发。

尽管近年来微创手术发展迅速,大有取代经典手术的趋势,但这些微创手术的治疗原理仍植根于这些经典术式;此外,一些微创手术失败或无微创手术适应证的病例仍需接受经典手术治疗,所以掌握这些经典手术的原理对解决临床实际问题有重要意义。

Swenson 手术有划时代的意义,是小儿外科发展过程中重要的"里程碑"。在此之前,人们对 HD 的发病机理认识不清,认为扩张的结肠是病变的原因而行扩张肠管切除,术后患儿很快死于腹胀或肠炎。Swenson 等人在对 HD 病人的钡灌肠检查中发现了远端结肠或直肠狭窄是 HD 患儿便秘的原因,并发现这些狭窄肠管神经节细胞缺失,从而设计出狭窄肠管切除、近端肠管拖出与直肠吻合的新术式,在临床应用后取得了成功,从而开启了 HD 治疗的新纪元。

但 Swenson 手术存在吻合口瘘的风险,所以有人主张新生儿 HD 均需行肠造瘘、待患儿一般情况好转后再行根治手术,以减少吻合口瘘的发生。此外,该手术对盆腔进行了一定程度的游离,术后有尿潴留等并发症。术后的吻合口狭窄也较为常见。

为减少对盆腔的游离及防止吻合口狭窄,Duhamel 将近端结肠从直肠后拖出,避免了直肠前的分离,从而减少了术后尿潴留的发生;而行近端结肠与直肠的半圈吻合,也减少了术后发生吻合口狭窄的可能。但 Duhamel 手术近端结肠与直肠的吻合容易形成"闸门"症候群,所以 Ikeda 将 Duhamel 手术的吻合方式改为"Z"形吻合,从而避免了该并发症的发生。

同样为避免对盆腔的干扰,Soave 将近端结肠从已行黏膜剥离的直肠内拖出。该术式还能避免盆腔内的吻合口瘘,对一般情况轻差的患儿尤为适宜。但该手术保留了无神经节细胞的直肠,术后需扩肛。

在吸取上述几种术式的优点后形成的"心形吻合术",避免了盆腔广泛游离的同时扩大了吻合口,也减少了术后吻合口狭窄的可能。该手术是在分析已有手术优缺点的基础上发展起来的,取得了较好的治疗效果。由此也可以看出,任何一种术式都是在克服已有术式缺点的基础上发展起来的,只有认真分析已有术式的优缺点,并加以总结提高,才可能创造出更为完美的手术方式。在此要特别强调的是,只有对疾病的发生原因有相当的了解才能创造出恰当的手术方式,Swenson 手术的出现及其后出现的各种改良术式就是值得认真学习的经典范例。

第四节 微创手术指征的争论与共识

一、腹腔镜巨结肠根治手术

1994 年,Smith BM 在腹腔镜辅助下成功为一例 2 岁巨结肠患儿施行 Duhamel 手式,之后国内外相继开展腹腔镜巨结肠根治手术,目前,腹腔镜辅助 Soave 手术是最流行的术式。也有人也施行"心形斜吻合术",效果同样满意。

腹腔镜技术运用于巨结肠手术有腹腔镜技术共同的优势:创伤小、恢复快、住院短、美容效果好,腹腔粘连少等无可比拟的优点也大幅度减少了开腹手术的并发症发生率。但这一技术的更大的意义却是最终将巨结肠的治疗方法改进并发展,形成了后来的单纯经肛门拖出式术式,也为后来发展的单纯经脐部入路无明显腹部疤痕的腹腔镜技术打下了坚实的基础。

该手术适应证广,可适用于所有类型 HD 及其同源病病例,尤其适用于单纯经肛门无法完成的巨结肠根治术。但腹胀明显、腹腔粘连严重,无法建立理想的腹腔内操作空间,以及心肺功能不能耐受较长时间气腹的病例仍需开腹手术。

但该手术需要特殊器械(腹腔镜及其操作器械、超声刀等),而且住院费用较高。传统的腹腔镜手术在腹部有三个穿刺孔,术后仍有疤痕形成的可能。

二、经脐腹腔镜巨结肠根治术

伴随着自然腔道技术（NOTES）的飞跃发展，无疤痕手术成为现实，而且迅速成为流行趋势，如单孔经脐腹腔镜手术（SILS）。SILS 是自然腔道内镜手术的一种特殊类型，它的特点是在脐部行通入腹腔的切口，置入常规 trocar，应用常规的腹腔镜操作器械来完成手术。SILS 所需要的技术以及手术器械均比 NOTES 简单，但其美容效果可以和 NOTES 相媲美。由于 SILS 手术微创，术后并发症少，手术感染风险低，胃肠道功能恢复快的优点，赢得了越来越多人的关注。

该手术适应证与禁忌证与常规腹腔镜相同。

三、经肛门 Soave 手术

尽管腹腔镜巨结肠根治术有较好的美容效果，但需特殊器械、且住院费用昂贵。所以 1998 年 Torre 从腹腔镜巨结肠根治术得到启发，不用腹腔镜辅助而直接经肛门分离切除无神经节细胞肠段，并将近端正常结肠拖出与肛管吻合。此手术不必开腹，损伤小、出血少，术后次日即可进食。全身情况恢复快，住院时间短，费用低，腹部无伤口疤痕，美观。我国自 2001 年开展该术式以来，至 2006 年 2 月全国有条件的医院已普遍应用，已施行数千例，充分证明上述优点。

但此手术切除病变范围局限，仅可达至乙状结肠或降结肠远段，故应严格掌握适应证，如估计切除病变肠管不够，应及时中转开腹手术或腹腔镜手术。适应此式者约占 HD 的 50%。从文献分析来看，该手术适用于年龄在 3 岁以内的短段型及常见型 HD（病变段位于降结肠远端者），长段型、甚至全结肠型 HD 病例并不适合经肛门巨结肠根治，否则术后便秘很快复发。

采用此术式要求诊断正确，包括术前、术中及术后诊断。国外报告施术前均需活检（经肛门或腹腔镜）确诊。而我国一般医院仅凭症状及钡灌肠检查，故可能将一些特发性便秘及轻型肠神经元发育不良等本可用非手术治疗者而施行此术式，以致有扩大手术之嫌。并且要确保近端肠管神经节细胞正常，术中快速组化染色可帮助识别神经节细胞。近端结肠张力应降低至最低。否则，一是影响吻合口血运，妨碍吻合口愈合。二是

张力高结肠被拉成直条状，使之不易直肠壶腹化，从而影响控便功能。

四、经肛门腹腔镜巨结肠根治术

2009 年，Velhote 等报道了 NOTES 经肛门 HD 根治术的个案报告，该手术没有腹壁瘢痕，直视下游离乙状结肠系膜，减少了肛管的牵拉，拖下肠管没有张力，近期结果满意。国内余东海等人也有类似报告。由于该方法所有操作件均来自于肛门这一位置，器械之间的相对位置几乎平行，实际操作的难度较大。该手术需要更多的临床经验总结，并进行远期疗效评估。

最大程度降低外科手术对病人造成的生理和心理创伤一直是外科医师不懈的追求。先天性巨结肠手术方式的演变体现了手术微创化的过程，早期各经典手术均为开放性，创伤大，恢复时间长，术后并发症较多。自 1994 年以来，国外通过腹腔镜技术完成各式儿童巨结肠根治术，改变了传统的手术途径，相对于开放手术，对患儿打击小，提高了婴幼儿对手术的耐受性。而单纯经肛门直结肠拖出术治疗先天性巨结肠，使儿童先天性巨结肠手术方式更趋于微创化。由于普通型巨结肠患儿多数可经肛门直肠拖出，切除病变肠段，避免了腹腔的操作，手术打击小，出血少，术后恢复快，因而更符合微创的理念。另外，婴幼儿结肠拖出时，结肠相游离度相对大，盆底肌发育不完善，结肠经肛门拖出更为容易，也进一步促进了先天性巨结肠的手术治疗向低年龄发展。由于手术风险降低，目前婴幼儿甚至新生儿期施行先天性巨结肠根治术已较为普遍。

近年来，有关经肛门巨结肠根治手术和腹腔镜巨结肠手术的适应证有较大争论。对于常见型和短段型 HD，经肛门巨结肠根治手术有较大优势；但对于长段型及巨结肠同源病，仍需行腹腔镜巨结肠手术。术前准确判断病变肠管范围就显得特别重要，如果术前无法确诊的病例，术中需行活检。要特别强调的是，术中活检发现神经节细胞不一定就是正常肠管，因为巨结肠同源病也可发现神经节细胞，此时需注意识别神经节细胞的数量及发育状况是否正常，只有将神经节细胞正常的肠管拖出才能避免术后便秘复发。

第五节 日本学者发表的巨结肠同源病诊疗指南的解读

近期,日本学者对巨结肠同源病中的肠神经节细胞减少症、巨膀胱小结肠肠蠕动不良综合征(megacystis microcolon intestinal hypoperistalsis syndrome,MMIHS)、慢性特发性假性肠梗阻(chronic idiopathic intestinal pseudo-obstruction,CIIP)的诊断与治疗进行了专家讨论,并在一些方面达成共识,为该类疾病的诊治提供了新的思路。但需结合我国实际情况,对这些共识进行详尽的研究,进一步提高对该类疾病治疗效果的认识。

一、巨结肠同源病的诊断

肠神经节细胞减少症是同源病中最难诊断的疾病,发病机制不明,诊断标准不一。目前普遍认为全层肠标本活检为诊断所必需。

MMIHS的诊断:①出生后即出现肠梗阻症状,如腹胀、呕吐以及腹痛等;②巨大膀胱;③新生儿期钡灌提示细小结肠;④肠管无机械性梗阻;⑤肠壁全层活检神经丛无病理异常。

CIIP的诊断:①持续或反复的严重肠梗阻症状;②新生儿症状持续2月及以上,婴幼儿持续6个月及以上;③腹部平片提示肠管扩张伴气液平面;④无机械性肠梗阻表现;⑤全层活检神经丛正常;⑥排除MMIHS及肠节段性扩张;⑦排除继发性、慢性假性肠梗阻。

上述标准对确立诊断有积极意义,但未完全解决这三种疾病与其他类型肠神经发育异常的鉴别诊断问题,尚需进一步研究。

二、巨结肠同源病的治疗

1. 药物治疗 常用药物包括胃肠动力药、益生菌、传统草药、抗生素、轻泻剂、止泻剂等。基于现有的证据,无药物可以推荐用于改善肠神经节细胞减少的胃肠道功能紊乱。CIIP病人可以应用益生菌和红霉素治疗,在此基础上,可适当应用中药制剂。其他药物治疗尚需进一步研究。

2. 胃肠减压 有效的胃肠减压可实现肠神经节细胞减少症病人的肠内喂养,并达到长期生存的目的。

有报道显示,造口减压并没有改善MMIHS的症状。间歇性肠管减压和肠造口术在某些CIIP病例中可能有效。

3. 营养治疗 肠神经节细胞减少症的早期营养支持可以有效的预防术后并发症、改善预后。MMIHS及CIIP也推荐肠内和肠外营养。但应进行进一步研究,以确定最有益的营养类型。

4. 手术 国外的一些研究表明,在单纯的肠神经节细胞减少症中,病变肠管切除可改善肠梗阻症状。我国的相关文献报道普遍认为,该病保守治疗效果不佳,彻底切除病变肠管对根治此症有重要意义。

扩张段切除并不能改善MMIHS病人的腹胀或肠梗阻症状,根治性手术的疗效尚未得到证实。另外,尝试根治性CIIP手术是有害的。国内关于CIIP根治性手术的研究病例数较少,证据等级较低,预后不佳。

肠神经节细胞减少症、MMIHS、CIIP均可进行小肠移植,但应谨慎地确定其指征。小肠移植最常见的适应证是短肠综合征所致的持续性肠衰竭,其次为肠蠕动紊乱性疾病。目前国际上小肠移植术后第1、5和10年生存率分别为77%、58%和48%;术后常见的并发症包括手术相关并发症及移植相关并发症。鉴于小肠移植的高风险性,我国目前对于小肠移植在巨结肠同源病的应用尚无报道,缺少相关经验,是未来发展的方向之一。

三、巨结肠同源病的预后

肠神经节细胞减少症患儿通过适当的治疗,可以长期生存。MMIHS病人预后较差,许多病人都需要足够的营养支持和肠道造口护理。在我国尚无MMIHS患儿长期生存的报道。CIIP病人预后较差,常需要长期人工全胃肠道外营养支持,但最终仍因营养不良、慢性消耗、衰竭或并发感染而死亡。

(冯杰雄)

参 考 文 献

1. 王果,袁继炎,周学峰,等.直肠肛管纵切、心形吻合术 - 巨结肠根治术的改进.中华小儿外科杂志,1991,12:344.

2. 冯杰雄.先天性巨结肠及其同源病.2 版.北京:人民卫生出版社,2019.

3. Dasgupta R, Langer JC. Transanal pull–through for Hirschsprung disease. Semin Pediatr Surg, 2005, 14（1）: 64–71.

4. Guo X, Feng J, Wang G. Anorectal electromanometric patterns in children with isolated neuronal intestinal dysplasia. Eur J Pediatr Surg, 2008, 18（3）: 176–179.

5. Nofech–Mozes Y, Rachmel A. Difficulties in making the diagnosis of Hirschsprung disease in early infancy. J Paediatr Child Health, 2004, 40（12）: 716–719.

6. Zhu T, Feng J, Zhang W, et al. Subtotal colectomy with a single–incision laparoscopic surgery technique in children with long–segment Hirschsprung disease and allied disorders. Pediatr Surg Int, 2013, 29（2）: 197–201.

7. Muto M, Matsufuji H, Taguchi T, et al. Japanese clinical practice guidelines for allied disorders of Hirschsprung's disease. Pediatr Int, 2018, 60（5）: 400–410.

第五章　先天性肛门直肠畸形

先天性肛门直肠畸形（congenital anorectal malformations，ARMs）是小儿最常见的消化道畸形，男女发病比率大致相等，男性稍多。该畸形病因尚不清楚，病理类型繁多，病理改变复杂。肛门直肠畸形治疗的现代理念是通过精准外科技术完成肛门成形的解剖重建，再通过连续系统的随访和康复策略完成术后的肛门功能重建，以期显著改善排便控制功能，提高远期生活质量。

第一节　先天性肛门直肠
畸形的基础研究进展

肛门直肠畸形的发生是胚胎早期后肠发育障碍的结果。在胚胎第三周末，后肠末端膨大与前面的尿囊相交通，形成泄殖腔。泄殖腔的尾端被外胚层上皮细胞膜所封闭，称为泄殖腔膜，使其与体外相隔。第四周，位于泄殖腔与后肠间的中胚层皱襞形成并向尾侧生长，同时泄殖腔二侧壁内方的间充质增生形成皱襞，向腔内生长，构成尿直肠隔，将泄殖腔分为腹侧和背侧两部分，腹侧为尿生殖窦，背侧为直肠。同时泄殖腔膜也被分为腹侧和背侧两部分，腹侧为尿生殖窦膜，背侧为肛膜，从第五周开始，肛膜处形成肛凹，且逐渐加深接近直肠。第七、八周时，两个膜先后破裂。肛膜破裂后便与直肠相通，形成肛门。至胚胎第九周，肛门直肠及其周围肌肉组织发育完成。胚胎第四个月时，会阴向前后方向迅速增长，最后使肛门后移到通常位置。男女各生殖器官和会阴的形成与上述过程同时进行。

肛门直肠畸形的病因尚不清楚，目前研究认为肛门直肠畸形是一组由环境因素和遗传因素共同作用导致的，涉及多个基因的复杂畸形。首先，许多文献报告过家族性肛门直肠畸形病例，有些甚至是几代畸形病例。其次，部分肛门直肠畸形是遗传综合征的一部分，而这些综合征是某些特定基因突变造成的，如MNX1基因突变导致Currarino综合征。再次，动物模型研究显示肛门直肠畸形具有遗传特性；*Wnt5a*、*Cdx*、*HoxA-13*、*HoxD-13*、*Notch-1*、*jagged-2*、*SHH*、*Gli2/3*、*BMP*、*EphB2*等基因在肛门直肠畸形胎鼠的泄殖腔和后肠发育过程中时空表达不平衡，提示这些基因表达异常可能与肛门直肠畸形的发生相关。最后，给妊娠早中期大白鼠经胃管注入乙烯硫脲、向腹腔注射视黄酸或服用阿霉素等，均可产生肛门直肠畸形鼠仔，提示这些药物可能是导致肛门直肠畸形的直接原因。

肛门直肠畸形的发生不仅是出生时的肛门异常，在肛门直肠畸形胚胎发育过程中，其周围的神经、肌肉、骨骼系统发育也同样受到影响。畸形发生的时间越早，畸形越严重，其周围组织的发育越差。

肛门直肠畸形神经病理改变包括骶髓、骶神经、盆神经丛、肛周组织及肛门皮肤神经末梢和直肠远端肠壁内神经系统均存在发育障碍。肛门直肠畸形患儿的末段骶髓异常，如中央管呈菱形扩大，实质变薄；中央管和前正中裂未发育，左右前角内侧群的运动神经元在中线处融合；末端骶髓的中央管横向扩大，似脊髓裂样改变；前角内侧群的运动神经元数目减少。动物实验研究显示肛门直肠畸形胎鼠支配肛提肌的脊髓运动神经元、感觉神经元和支配直肠的骶髓副交感神经元发育异常，畸形位置越高其形态异常、数量减少越明显。高位和中位肛门畸形患儿耻骨直肠肌、肛门外括约肌和骶前间隙内的感觉神经末梢均呈发育不良改变。近年来的研究显示，肛门直肠畸形直肠神经系统的发育也存在异常。肠神经节细胞、Cajal

间质细胞和一些神经递质如神经生长因子及其受体、胆碱能、肽能和肾上腺能神经等均有不同程度的改变,这些改变可能与肛门直肠畸形患儿术后便秘有关。

肛门直肠畸形肌肉病理改变包括肛门括约肌复合体、肠壁纵肌和肛门外括约肌发育不良,其肌肉内的运动终板和肌梭等神经器发育基本与周围的神经发育障碍同步,与畸形的严重程度相一致。

肛门直肠畸形的发生机制的研究任重而道远,探讨人类肛门直肠畸形胚胎发生及其调控机制,寻找肛门直肠畸形发生的早期分子生物学标记物,通过基因修复预防和矫正畸形将是未来的研究热点。判定畸形及其伴随的神经肌肉损伤的可逆临界点,可为通过干细胞移植和胎儿外科技术治疗肛门直肠畸形提供理论依据。

第二节 肛门直肠畸形分类的更新与发展

随着人们对肛门直肠畸形神经肌肉病理改变的深入研究,进一步认识到肛门直肠畸形种类繁多,病理改变复杂,且不同病理类型的预后又有较大差别,制订统一的分类标准,便于指导治疗方法的选择和评价治疗后效果。

最早的分类以畸形的病理解剖学为主,1934年,Ladd 和 Gross 提出的肛门直肠畸形分类法(4型),即第1型肛门或直肠下端狭窄;第2型肛门膜状闭锁;第3型肛门闭锁,直肠盲端距肛门皮肤有相当距离;第4型直肠闭锁。以后又将第3型分为高位和低位2型。这种分类方法是单纯从解剖形态上制订的,对手术方法和途径的选择以及预后的估计均无重要意义。

1970年在澳大利亚召开的国际小儿外科医生会议上,制订了高位、中间位和低位的分类方法,提出以直肠盲端与肛提肌,特别是耻骨直肠肌的关系作为区分高、中、低位的标准,即直肠盲端终止于肛提肌之上者为高位畸形;直肠盲端位于耻骨直肠肌之中,被该肌所包绕为中间位畸形;穿过该肌者为低位畸形。作为经典的国际分类标准,肯定了 Stephens 关于肛门直肠畸形手术中保护耻骨直肠肌的重要性,强调在做肛门成形术时注意保护该肌,并使直肠通过该肌环,对决定术后肛门排便功能有重要性。其次,该分类提出了介于高低之间的移行型,即中间位畸形。而这种畸形大部分应行骶-会阴肛门成形术,对合理选择术式有指导作用。该分类的不足之处是包含了若干亚类,种类达27种之多,过于复杂,不易推广。

1984年,经过简化修改的肛门直肠畸形国际分类法,即 Wingspread 分类发布,该分型基本标准没有变化,仍然将肛门直肠畸形分为高、中、低位,但亚类减少到17类,使其更简洁便于临床应用(表4-5-1)。

表4-5-1 肛门直肠畸形 Wingspread 分类法(1984)

女性	男性
(一)高位	(一)高位
1. 肛门直肠发育不全	1. 肛门直肠发育不全
(1)直肠阴道瘘	(1)直肠前列腺尿道瘘
(2)无瘘	(2)无瘘
2. 直肠闭锁	2. 直肠闭锁
(二)中间位	(二)中间位
1. 直肠前庭瘘	1. 直肠尿道球部瘘
2. 直肠阴道瘘	2. 肛门发育不全,无瘘
3. 肛门发育不全,无瘘	
(三)低位	(三)低位
1. 肛门前庭瘘	1. 肛门皮肤瘘
2. 肛门皮肤瘘	2. 肛门狭窄
3. 肛门狭窄	
(四)泄殖腔畸形	(四)罕见畸形
(五)罕见畸形	

80年代以后,肛肠畸形分类逐渐重视对临床治疗的指导作用。Pēna 在大量的肛门直肠畸形手术实践中感到 Wingspread 分类有许多不合理之处。比如同属高位畸形的直肠尿道前列腺部瘘与直肠膀胱瘘治疗术式的选择与预后有差异,中位畸形直肠前庭瘘与低位畸形的肛门前庭瘘的手术方式相同,无需单独分类。1995年,Pēna根据其手术所见和经验,将先天性肛门直肠畸形的分类进行了进一步简化,提出 Pēna 分类方法(表4-5-2)。

表 4-5-2 先天性肛门直肠畸形的 Pēna 分类

女性	男性
会阴瘘	会阴瘘
前庭瘘	直肠尿道瘘:球部、前列腺部、直肠膀胱瘘
一穴肛:共同管 <3cm、共同管 >3cm	—
无瘘	无瘘
直肠闭锁	直肠闭锁

2005 年 5 月,在德国 Krickenbeck 举行的肛门直肠畸形治疗标准会议上,与会人员将 Wingspread 分类和 Pēna 分类进行整合,进一步简化了肛门直肠畸形的分类(表 4-5-3)。该分类取消了原有的高、中、低位分型,根据瘘管不同进行分类,并增加少见畸形,其目的是使其进一步实用化,为临床术式选择提供具体指导。

表 4-5-3 肛门直肠畸形国际诊断分型标准
(Krinkenbeck, 2005)

主要临床分型	罕见畸形
会阴(皮肤)瘘	球形结肠
直肠尿道瘘	直肠闭锁/狭窄
前列腺部瘘	直肠阴道瘘
尿道球部瘘	"H"瘘
直肠膀胱瘘	其他畸形
直肠前庭(舟状窝)瘘	
一穴肛(共同管长度 <3cm、>3cm)	
肛门闭锁(无瘘)	
肛门狭窄	

虽然先天性肛门直肠畸形的病理改变复杂,但其分类标准逐步向简单明了发展,其目的是基于该畸形的基本病理改变,着眼于与临床外科术式在解剖与功能上的相互对应,既达到病理分型的归类,又方便指导治疗方法的选择。随着对维持排便功能的解剖生理以及肛门直肠畸形的肛周肌肉和神经病理改变的深入研究,肛门直肠畸形的手术方法不断改良,治疗理念不断更新,体现了循证医学的"理论-实践-理论"循环上升模式,使肛门直肠畸形的治疗日臻完善和成熟。

第三节　肛门直肠畸形术式的选择和争议

肛门直肠畸形的治疗从早期的手术切开闭锁肛门,解决患儿排便问题,到研究畸形的发生机制及病理生理改变,总结手术经验、改良术式,重视术后随访及术后并发症的预防与治疗。现代医学对肛肠畸形治疗的要求是不仅解剖重建肛门,术后还要通过各种康复策略达到肛门功能重建,努力恢复或改善肛门功能,使其获得正常或接近正常的排便控制能力,提高远期生活质量,能在正常儿童群体中生活、学习、工作以及参加社会活动。

一、手术方式的历史演变

20 世纪中期之前,肛门直肠畸形外科治疗的目的主要是切开闭锁的肛门,挽救患儿生命。

20 世纪 60 年代开始,人们逐渐认识到肛门直肠畸形术后便失禁的严重性,有关病理解剖的研究开始进行。Stephens 发现,高位畸形耻骨直肠肌发育不良,并向前上方前移,肛门外括约肌也有不同程度的发育不良,认为术后便失禁可能与手术时直肠盲端未能穿过耻骨直肠肌环有关。提出了骶会阴或腹骶会阴肛门成形术,游离直肠与尿道时,注意保护耻骨直肠肌环,并使直肠盲端穿过该肌环,以减少术后排便功能障碍。

20 世纪 80 年代,de Vries 和 Pēna 提出骶后矢状入路肛门成形术,这一术式将横纹肌复合体(包括耻骨直肠肌和肛门外括约肌)肌纤维从正中分开,直视下将直肠置于横纹肌复合体之中,达到充分利用耻骨直肠肌、肛门外括约肌,提高术后排便控制能力的目的,使术后便失禁的发生率明显降低,是先天性肛门直肠畸形治疗中的重要进展。该手术方式被迅速推广到世界各地,成为治疗先天性肛门直肠畸形的标准术式。

随着微创外科技术的迅速发展,2000 年,Georgeson 首次报道了腹腔镜肛门成形术,后被广泛而迅速的应用于治疗高、中位肛门直肠畸形,适用于直肠膀胱瘘、直肠前列腺部尿道瘘和部分一穴肛畸形,其安全性和有效性已得到研究证实,已成为目前较为流行的手术方式之一。该术式的主要优点是游离直肠充分、对括约肌复合体损伤小、会阴部切口小、感染率低和术后便秘发生率低。

二、肛门直肠畸形手术术式的争议

目前国内外治疗肛门直肠畸形的手术术式主要为：会阴肛门成形术、骶会阴肛门成形术、腹骶会阴肛门成形术、后矢状入路肛门直肠成形术、腹腔镜会阴肛门成形术及腹腔镜下后矢状入路肛门成形术。手术医生根据患儿畸形位置及手术经验，选择具体术式，目前有争议的问题主要为：①中高位肛门直肠畸形生后是否造瘘？是一期手术还是分期手术？②腹腔镜能在直视下将直肠经横纹肌复合体中心拖出、与会阴皮肤吻合，后矢状入路切开尾骨、分离横纹肌复合体是否必要？

以 Pēna 为代表的学者主张中、高位肛门直肠畸形在新生儿期先施行结肠造瘘术，行造瘘手术的理由是由于随年龄的增加，盆腔结构发育逐渐成熟，直肠易于通过耻骨直肠肌环，术后能保持良好的排便功能。结肠造瘘术后再行根治手术，术后并发症显著减少，伴有泌尿系瘘者，造瘘术后能仔细清洁末端结肠，改善泌尿系感染，亦可减少骶部及肛门切口感染及利用结肠造瘘行结肠造影，正确判断畸形类型和瘘管位置及走向。但新生儿期结肠造瘘并发症较高，还增加患儿的腹部创伤、增加家属的负担，不易被患儿家属接受。

随着手术技术的不断提高和腹腔镜的应用，已有研究证实，新生儿期行后矢状入路肛门直肠成形术或腹腔镜会阴肛门成形术是安全可靠的。一期根治手术，不仅减少麻醉次数，而且减轻患儿的痛苦及家属的精神、经济负担。有研究发现，出生时早期建立大脑排便反射极其重要，在新生儿期即恢复胃肠道的连续性可以进行早期的会阴肌肉训练、改善排便功能；而延迟肛门直肠修补可能错过通过训练使肛门直肠支配神经网的功能恢复至正常或接近正常的关键时机。因此，越来越多的学者倾向一期手术治疗。

腹腔镜能在直视下分离直肠尿道或膀胱（阴道）瘘及其周围组织以避免损伤尿道或阴道，充分游离直肠，准确地将肠管从横纹肌复合体中央穿过，减小手术的创伤，加强对肌肉的保护，从而保证良好的控便。术后随访研究发现，腹腔镜手术组肛门内括约肌松弛反射的发生率、括约肌对称性优于传统手术组，肛管周围的纤维化小于传统手术组。因此，一些学者认为腹腔镜手术可替代后矢状入路肛门直肠成形术，成为治疗中高位肛门直肠畸形的主流术式。但也有研究证明，腹腔镜肛门成形术与后矢状入路肛门成形术相比，术后的患儿排便功能无明显差异，但后尿道憩室和直肠黏膜拖垂的发生率更高。因此，腹腔镜肛门成形术的术后长期随访效果，尚需更多研究进一步证实。腹腔镜手术应用时间尚短、对手术技能要求较高，需根据患儿的一般状态和病情、综合考虑医院的设备条件和术者的经验，酌情选择术式。

第四节　肛门直肠畸形术后远期疗效评价

肛门直肠畸形手术在新生儿和婴儿期完成，其治疗效果，近年来已有明显改善，病死率由过去的 25%~30% 降至 10% 左右，手术死亡率已降到 2% 左右。

由于肛门直肠畸形的病理改变复杂，常常合并泌尿系统等其他畸形，又处于排便控制系统发育逐渐完善时期，部分并发症症状直到青春期乃至成人期才表现出来，包括：便秘、便失禁、性功能障碍等。因此，肛门直肠畸形术后短时间的随访很难全面反映治疗的实际效果，至少需要 15 年以上的随访时间才有说服力。众所周知，临床随访是术后疗效评估、获得循证依据和制定治疗指南的前提和基础。因此，肛门直肠畸形病人术后远期随访至关重要。

国外一篇临床研究系统综述回顾了 12 篇来自英国、德国、瑞典、挪威、芬兰、日本和新加坡 7 个国家、随访 10 年以上的 455 名肛门直肠畸形术后病人，年龄在 11~56 岁，研究结果显示，术后远期效果并不理想，依然存在许多问题：其中大便失禁的发生率为 16.7%~76.7%，慢性便秘的发生率为 22.2%~86.7%，尿失禁的发生率为 1.7%~30.5%，射精障碍的发生率为 15.6%~41.2%，勃起障碍的发生率为 5.6%~11.8%。目前，我国肛门直肠畸形病人术后远期随访研究报道严重匮乏。

国外很多医疗中心都配备了专门人员对肛门直肠畸形患儿进行长期随访和管理,应对他们从儿童期、青春期向成人转变时可能出现的各种问题,解决成人肛肠外科医师对肛门直肠畸形病人诊治不够熟悉、并发症认识不够准确、处置不够合理的问题,实现病人从儿童至成人期随访的顺利过渡和衔接,即所谓的从儿童期到成人期的"过渡期健康护理"(transitional health care)。

目前,欧洲、美国、日本等国家和地区早已拥有肛门直肠畸形的专门管理研究机构和多中心的协作组织,包括欧洲的肛门直肠畸形网络联盟(European anorectal malformation network consortium)、美国的中西部小儿外科联盟(Midwest Pediatric Surgery anorectal malformation Consortium)以及日本的肛门直肠畸形研究协会(Japan Society of Anorectal Malformation Study Group)等。他们具有比较完善的肛门直肠畸形病例的专病登记制度、随访制度和病例管理制度等,多个中心联合协作,对区域内所有的肛门直肠畸形病例进行统一的登记、随访和管理,发表了较多的多中心长期随访研究结果,为肛门直肠畸形的诊治提供了可靠的循证依据。我国虽然肛门直肠畸形病例资源丰富,但由于缺乏相应的肛门直肠畸形的专病管理机构和制度,缺乏多中心协作,肛门直肠畸形的流行病学基本数据和长期随访结果资料严重匮乏,更没有能够成为可靠资源和最佳证据并被国际同行认可的临床研究成果。

小儿外科医生应该明确肛门直肠畸形患儿术后长期随访的重要性,明确多中心协作的必要性,开展多中心大样本临床队列研究,大样本临床随机对照研究,依据研究结果,制定不同阶段的肛门直肠畸形术后排便功能评价体系,对先天性肛门直肠畸形不同术式的近期与远期治疗效果对比评估,分析影响手术成功的相关因素,选择最佳术式进行规范化治疗,最大限度地降低肛门直肠畸形术后并发症的发生率,不断提高肛门直肠畸形患儿的远期治疗效果和生活质量。

（白玉作）

参 考 文 献

1. 王维林.我国先天性肛门直肠畸外科治疗理念的更新与进步.中华胃肠外科杂志,2011,14(10):741-743.
2. 白玉作.关注肛门直肠畸形的远期随访和多中心研究.中华小儿外科杂志,2018,39(12):881-882.
3. Danielson J, Karlbom U, Graf W, et al. Outcome in adults with anorectal malformations in relation to modern classification-Which patients do we need to follow beyond childhood？J Pediatr Surg, 2017, 52(3): 463-468.
4. Minaev SV, Kirgizov IV, Gladkyy A, et al. Outcome of Laparoscopic Treatment of Anorectal Malformations in Children. World J Surg, 2017, 41(2): 625-629.
5. Tainaka T, Uchida H, Tanaka Y, et al. Long-term outcomes and complications after laparoscopic-assisted anorectoplasty vs. posterior sagittal anorectoplasty for high-and intermediate-type anorectal malformation. Pediatr Surg Int, 2018, 34(10): 1111-1115.
6. Xiao H, Huang R, Chen L, et al. The midterm outcomes of 1-stage versus 3-stage laparoscopic-assisted anorectoplasty in anorectal malformations with rectoprostatic fistula and rectobulbar fistula: A retrospective cohort study. Medicine (Baltimore), 2018, 97(32): e11843.
7. Chung PHY, Wong CWY, Wong KKY, et al. Assessing the long term manometric outcomes in patients with previous laparoscopicanorectoplasty(LARP) and posterior sagittal anorectoplasty(PSARP). J Pediatr Surg, 2018, 53(10): 1933-1936.

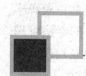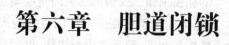

第六章 胆道闭锁

第一节 胆道闭锁病因学研究的现状和困惑

胆道闭锁（biliary atresia，BA）是一种极为严重的疾病。如果不治疗，不可避免的会发展为肝硬化、肝衰竭以至死亡。在发展中国家，此病是小儿肝移植的最常见原因。其发病率在成活新生儿中约 1/5 000~1/12 000，亚洲明显高于西方国家，日本的发病率为 1/9 600，美国及英国等为 1/15 000。

该疾病的发病机制仍不明确，使其在诊断和治疗上存在很大困惑。正如许多相关的研究者指出：胆道闭锁的病因目前仍不清楚，越来越多的焦点集中于胆系的自身免疫炎症反应造成胆管损伤、狭窄、闭锁，而免疫炎症反应的触发可能与病毒感染相关。

一、流行病学调查研究的指导意义

一个多世纪前，就已见到新生儿胆道闭锁的病例报道，但这多诱因所致的疾病，究竟是哪一项或哪一些病因起主要作用，至今尚不明确，面对其众多的相关因素，诸如地域、人种（民族）、出生体重、性别、出生及受孕季节、病毒感染、家庭成员、胎数、早产、母亲孕龄及营养状况等等，如何筛选真正相关的因素？在这些真正相关的因素中如何判别确实有因果关系的因素？在这些因果关系的因素中，又如何辨析何是因还是果？在确定了一些原因后，又如何印证确有直接因果关系的因素？这些都需要缜密的思考与严谨的步骤，这也是流行病学研究的初衷与基核。

1. 地域及人种对胆道闭锁发病的影响 地域对胆道闭锁发病率是否有影响，虽然文献报道结论不一，但越来越多的研究结果显示，某些地域

胆道闭锁发病率更高，表 4-6-1 显示各地区的发病率，东亚国家最高，欧洲国家之间均比较相近，美国居于二者之间。关于人种对胆道闭锁发病率的影响，学者们的观点似乎是一致的，夏威夷华裔父亲的婴儿发病率比白人父亲的婴儿发病率高出 5 倍；非洲裔婴儿的胆道闭锁发病率比白人婴儿高大约 2 倍；胆道闭锁在中国台湾地区的发病率为西方国家（除了法属玻里尼西亚）的 1.5~2 倍。不同人种之间发病率的差异支持了胆道闭锁的发生和发展是由基因决定的这一假说。不过，目前的人种研究都存在样本量不够大的共同缺陷，尚无法确定人种和胆道闭锁的直接关系。然而，人种与胆道闭锁的关联，未必只是基因使然，除了人种效应之前的基因因素外，效应之后还有许多可能的因素，诸如不同的社会经济阶层导致了不同的环境暴露因素（病毒传染、有毒物接触）等，均有待进一步控制变量后的研究结果。

2. 出生体重与性别对胆道闭锁发病的影响 研究报道，<2 500g 的婴儿胆道闭锁发病率要高于体重正常的婴儿，并认为过低的胎龄体重是胆道闭锁的独立危险因素之一，足月低体重儿比正常体重儿患胆道闭锁的风险要高 3.5 倍，但目前的研究结果显示，即便出生体重与胆道闭锁相关，也未必是因果关系，即便是因果关系，也不能显示出生体重是"因"或胆道闭锁是"因"，更明确的关系有待进一步研究。性别与胆道闭锁的相关，文献报道也不一致，也许性别因素对胆道闭锁发病率影响的权重不高，学者对此关注度也不高。

3. 出生、受孕季节及病毒对胆道闭锁发病的影响 受孕以及分娩季节的不同，带来胎儿和新生儿生长发育环境、暴露病毒等情况的多样性，有可能成为胆道闭锁形成的重要原因。对此，不同的研究有着截然相反的结论，分析两种相反的结

表 4-6-1 世界各地区的发病率

洲/国家/地区	时期	BA病例数	活产	发病率	95%CI
欧洲					
法国	1986—1996	421	8 221 167	1/19 500	1/17 800~1/21 600
荷兰	1969—1986	89	1 763 577	1/19 800	1/16 400~1/25 000
挪威	1955—1974	64	1 113 600	1/17 400	1/14 000~1/2 3100
英国	1993—1995	93	1 553 100	1/16 700	1/13 900~1/21 000
瑞典	1987—1997	85	1 204 791	1/14 200	1/11 700~1/18 000
瑞士	1994—2004	48	854 186	1/17 800	1/13 900~1/24 800
欧洲	1955—2004	800	1 410 421	1/18 400	1/17 200~1/19 500
北美洲					
亚特兰大	1968—1993	57	773 360	1/13 500	1/10 800~1/18 300
纽约州	1983—1998	369	4 365 940	1/11 800	1/10 700~1/13 200
得州	1972—1980	30	461 910	1/15 400	1/11 300~1/24 000
太平洋地区					
法属波利尼西亚	1986—1996	40	449 528	1/11 200	1/8 500~1/16 300
夏威夷	1947—1971	20	188 564	1/9 500	1/6 500~1/16 800
日本	1989—1999	1 381	13 313 000	1/9 600	1/9 100~1/10 100
中国台湾	2002—2003	30	119 973	1/2 700	1/2 400~1/5 100
澳大利亚维多利亚	1963—1974	55	790 305	1/14 400	1/11 400~1/19 500

论,这些区别可以因为几种原因,包括地域差异造成的季节差异性,样本量的大小差异等。胆道闭锁发病率的季节性差异是对病因学中病毒假说的有力佐证。

4. 同胞情况及胎数对胆道闭锁发病的影响 在人种对胆道闭锁发病率的影响研究中,学者们探索了基因的倾向性,但确信的基因遗传证据仍属罕见。孟德尔的遗传假说若要在胆道闭锁的遗传模式上成立,则必须至少有三对同卵双胞胎皆患病,可是至今的病例报道中未得到相关数据。双胞胎中的不一致性,也间接佐证了胆道闭锁并非单纯基因遗传因素造成,有趣的是,研究发现,新生儿在一个家庭中的胎数被视为是一个风险因素,并与母亲高龄生育无关,多胎生育后,有最高相关风险度的疾病是:无脑儿、胆道闭锁、无合并脊柱裂的脑积水,肺动脉瓣闭锁和狭窄,膀胱外翻。各种研究倾向于胆道闭锁是由多种因素造成,而非是一种基因异常或家族遗传而导致的疾病。

5. 母亲孕龄及营养状况等对胆道闭锁发病的影响 研究显示,年纪更大的母亲的婴儿有更大的患病风险,糖尿病母亲和此病有关被广泛重视,尽管人们还不知道这种关系是否因为胚胎时期暴露于过高血糖环境还是过低血糖环境造成的,母亲的孕龄及营养等情况无疑对胎儿的生理会有影响,进而推测对胆道闭锁发病的影响,然而其对胆道闭锁发生发展是直接还是间接的影响,还有待进一步研究。

总之,流行病学调查对胆道闭锁原因的研究不可谓不广,研究结果所提示的危险因素却众说纷纭,这也许是数据的来源不同、样本的大小不同、采集的年代不同、分析的方法不同、偏倚排除的不同等所致,如此的未定论也揭示了胆道闭锁病因研究的迫切性。在比较有共识的"人种"数据中,缺失了占世界人口 1/5 的中国大陆的数据,也印证了开展中国胆道闭锁流行病学研究的必要性。今后在国内建立全面、科学、高效、完善的胆道闭锁筛查、上报、跟踪的全国注册监测系统,学习欧洲、英国、中国台湾等地区集中化、普及化地对胆道闭锁进行宣传、筛查以及发病全过程的数据收集,从而获得可靠的流行病学研究结果,从方法学的改善进一步提高对此病的认识,亦是刻不容缓。

二、发病机制研究的难点和困惑

目前胆道闭锁病因不详,发病机制更令人困惑,研究仍然支持胆道闭锁是一类病毒诱导的自身免疫性疾病,机体在致病因素的作用下对胆道特异性抗原产生了自身免疫损伤,在这个过程中包括遗传易感性,发育异常,病毒感染或异常的免疫反应等错综复杂的相互作用。

1. **胆道闭锁与病毒感染** 既往的研究多集中在呼肠孤病毒、轮状病毒、EB 病毒及巨细胞病毒等病毒与胆道闭锁发病的关系,并且相关机制也得到较为详细的阐述及验证,在未来的研究中,尚需要进一步通过病人样本确定致病毒株并阐明具体机制。

在中国人群中巨细胞病毒的感染率非常普遍,是新生儿肝炎的主要发病原因之一。既往研究发现,大部分 BA 病人母亲及新生儿 BA 病人均伴有巨细胞病毒感染,并且相应的巨细胞病毒抗体免疫球蛋白在肝细胞微管区富集,提示巨细胞病毒与 BA 的发生发展密切相关。在 BA 病人中,部分巨细胞病毒感染病人可出现 Treg 细胞的缺乏,这提示 CMV 导致胆道闭锁的具体机制可能与自身免疫抑制及自身免疫反应相关。除此之外,巨细胞病毒的感染可能与 BA 病人的预后相关。然而未来的研究还需要进一步探索 CMV 病毒在疾病发生发展过程中的具体分子反应及相关反应通路,为 CMV 导致 BA 的学说提供更明确的解释。

2. **胆道闭锁致病基因研究方向** 在胚胎发育期,胎儿基因的表达失衡可以导致胆管发育不良,数个基因的突变与除 BA 外其他发育异常综合征相关,提示胆道闭锁的病因可能也与基因突变导致发育异常相关,例如部分 BA 病人中存在携带先天性发育相关基因 CFC1 或 ZIC3 突变所致的镜面人异常、多脾异常及先天性心脏损伤等症状。近年来,许多研究者也将目光转向了非编码 RNA 和长链非编码 RNA 在胆道闭锁发生发展过程中所扮演的角色,其中较多的研究集中在 microRNA 与 BA 之间的联系,与 microRNA 相关的细胞生理学功能大多集中于细胞增殖、炎症反应、纤维化、细胞凋亡等,进一步的阐明其在 BA 发生发展中的作用,细胞信号通路中的调控机制和作用方式可能是未来研究的方向之一。DNA 的甲基化也在 BA 的发病机制中有一定的影响,在 BA 病人中基因毒性药物可导致反转录转座子 Alu 和 LINE-1 的甲基化水平降低,这两个基因的低甲基化会导致基因转录的不稳定性及一些生物学功能的异常,进而导致 BA 的发生与发展,此外遗传缺陷引起的 DNA 甲基化也在 BA 的发生发展过程中起到明显的作用,基因的异常表达可以导致纤维化的快速发展,从而引起 BA 的发生。

3. **胆道闭锁与免疫调控异常** B 淋巴细胞在胆道闭锁发病过程中的重要性已经被数个研究证实,在过去的研究中,学者们发现 RRV 造模的 BA 小鼠中的胆管上皮细胞会有免疫球蛋白沉积,而在 RRV 造模的 BA 小鼠中敲除 B 细胞表达可以阻止 BA 的发生,而 B 细胞反应的激活也与 T 淋巴细胞反应和巨噬细胞反应密切相关,然而其在一系列复杂免疫反应中起到的角色尚未被明确阐述,这也是未来临床研究的方向之一。BA 的发病过程中获得性免疫也起到了重要的作用,辅助性 T 细胞,诸如 Th1、Th2、Th17 及调节性 T 细胞不同程度的参与到了 BA 的发病过程中,这些免疫相关研究可能给今后临床干预带来了新的治疗靶点。

三、实验动物模型的变迁和选择

对胆道闭锁动物模型的研究,多是预先明确设定唯一的单项干扰因素来造模,这些研究为其发病机制的探索造就了局部的跨越,然而,建立在这些模式动物上的发病机制研究,其局限性不言而喻。

1. **胆管结扎模型** 结扎大鼠胆总管是经典的胆道梗阻模型,可用来研究胆汁淤积对肝脏形态、血清和组织酶学、代谢过程、胆汁分泌和免疫学的影响,但未能模拟出胆道闭锁病理特征,特别是胆管增生、胆汁淤积、巨细胞形成、肝细胞坏死、进行性硬化性胆管炎和不同程度的炎症等,因此,其未能还原胆道闭锁的真正发病机制。

2. 病毒诱导模型 2002 年，Szavay PO 建立了呼肠病毒、轮状病毒经腹腔注射感染孕鼠，导致新生鼠发生胆道闭锁的动物模型，在轮状病毒感染的肝外胆道闭锁模型中，病毒感染可在肝脏以及肝内外胆管中诱发炎症反应，该模型 3 周内可观察到整个胆道水肿型增大伴细胞浸润，在肝外胆管中炎细胞浸润导致完全阻塞，有时伴有狭窄性扩张，但肝内胆管的变化很少，仅见到一些实质性坏死，此外，肝外胆管的闭锁范围和分布不固定，并且不遵循任何模式。因此，轮状病毒感染的肝外胆道闭锁模型并没有为疾病分类提供任何有用的帮助。

3. 斑马鱼模型 斑马鱼作为重要的模式生物，具有肝胆系统，且产卵多、生长周期快的特点。斑马鱼与哺乳动物在胆道系统发育过程中具有共同的保守基因，且许多解剖结构相似，因而被广泛用于胚胎发育和基因筛选研究。一些胆管疾病已经在斑马鱼中建立了模型，包括肝内胆道闭锁。近年来，利用刺藜属植物分离出新型胆道毒素——胆闭素，此胆闭素处理后的斑马鱼模型出现了选择性肝外胆道闭锁的现象，虽然斑马鱼模型不可能模拟人类胆道闭锁真实情况，但利用该模型有助于阐明正常和异常胆管发育的分子调控机制。

第二节 胆道闭锁早期筛查和临床诊断方法的评价与进展

胆道闭锁 Kasai 手术年龄是影响生存的重要因素已得到广泛认可，即患儿手术年龄越大，预后越差，因此胆道闭锁的早期筛查和早期诊断是困惑临床的重要问题。近年来，随着对 BA 全方位的研究，包括各种诊断方法的应用和选择，早期诊断率有了明显提高，国际上平均手术年龄一般在 60 天左右，但作为该疾病高发地区的大陆，仍然有较高的延误诊断率。

一、早期诊断的关键——新生儿筛查

所有胆道闭锁患儿都存在黄疸、陶土样大便、尿色加深。但临床症状出现的时间和程度存在差异，一些患儿新生儿期即出现陶土样大便和日渐加深的黄疸，就诊可能较早；另一些则相反，出现症状较晚，大便也只是呈现淡黄色，这些病人容易延误；同时，在一些病人，由于胆红素水平很高，眼泪和所有机体分泌的液体均为黄色，所以粪便颜色也较深，容易混淆。外科性黄疸的预后与病程相关，纵观疗效较好的地区和国家，对于新生儿黄疸，特别是梗阻性黄疸，都有十分有效的警惕机制，粪便比色卡就是最简单而便捷手段，中国台湾地区设计的婴儿大便颜色筛查卡片被收录到儿童健康手册中，每一位新生儿的家属都会得到这本手册。对于我们高出生人口，地域分布极广，且文化经济差异很大的大陆地区，这种方法的推广有一定局限性，包括各级机构对色卡发放的政策落实度、家长和基层医生颜色判断的主观性等等，使我国大便色卡筛查胆道闭锁基本处于停滞阶段。但即便日本这一对胆道闭锁诊断极其规范的国家，1995 年在 432 名注册人中，只有 114 名病人（26.64%）提供了粪便比色卡号，大部分小于 1 个月及 1 个月大的 BA 病人色卡识别存在困难。在智能手机普及的今天，手机软件已经成为健康评估的重要途径，约翰斯霍普金斯大学医学院率先开发了第一款识别胆道闭锁患儿色浅大便的软件——PoopMD，用于辅助家长和全科医生识别胆道闭锁色浅大便；2016 年，我国开发了一款大便探色软件，首次利用数字化颜色模型形成识别胆道闭锁色浅大便的客观指标，并通过手机读色软件读取并判断进行尝试，HSV 颜色模型是电子设备常用的颜色空间，该模型利用色相（hue，H）、饱和度（saturation，S）和明度（value，V）三个坐标定义 HSV 颜色空间的某个颜色，研究证明，用智能手机读取大便颜色 HSV 模型参数识别色浅大便的方法具有可行性，这一软件已通过微信小程序迅速播散至全国，甚至国外华人，取得良好应用效果，需要进一步深入的是对家长和基层保健人员的普及推广。

二、诊断方法的选择和应用参考

胆道闭锁与其他非胆道闭锁病因引起的新生儿胆汁淤积，在临床表现及实验室检查上特征相似，这为胆道闭锁的早期诊断带来了挑战，所以诊断方法的选择和判断尤为重要。

1. 产前检查 产前 B 超对 I 型胆道闭锁有

一定意义,可以发现肝门部的囊性占位,但此时与先天性胆管扩张较难鉴别,临床上如果肝门部囊肿很小,或随访中囊肿缩小消失,应该提高警惕,B超对占多数比例的Ⅲ型病例诊断价值有限。目前的产前彩色多普勒B超检查越来越精准,但没有证据表明胆囊未探及或胆囊较小是胆道闭锁的诊断征象。

2. 肝功能和其他生物学标志物检查　血清胆红素水平持续不变或进行性上升,特别是当直接胆红素占总胆红素50%以上时,是诊断胆道闭锁最重要、最简单,也是最有价值的检查项目,研究认为,当结合胆红素占总胆红素的20%以上,就应该开始评估。血清γ-谷氨酰转肽酶(GGT)已被广泛研究并提出用于诊断,有报道GGT血清截断值(>286U/L)对BA诊断的敏感性为76.7%,特异性为80%,GGT水平在诊断61~90天的患儿中具有最高的灵敏性和特异性,分别为82.8%和81.6%。

IL-8是趋化因子家族C-X-C/α亚族的一员,在中性粒细胞的趋化和激活过程中扮演着重要角色。研究认为,BA患儿血清中的IL-8水平较肝内胆汁淤积的患儿高,单独IL-8诊断敏感性为63.0%,特异性为53.0%,而IL-8和LAMC2联合诊断,其敏感性可达96.9%,特异性可达85.7%。对微核糖核酸(microRNA,miRNA)在发病机制的研究也提示其可作为诊断BA的潜在生物标志物,但目前尚无商业上可用的标准试剂盒用于检测上述小分子标记物。

基质金属蛋白酶(matrix metalloproteinase,MMPs)是一类能够降解所有细胞外基质蛋白的蛋白酶,又称基质溶解素,是一种分泌型蛋白,可表达于多种组织的病理和生理过程中,最新研究发现并验证了MMP-7的诊断敏感性和特异性分别为98.67%和95.00%,为今后胆道闭锁精准术前诊断提供了很好的应用前景。

3. 影像学检查　超声对胆道闭锁诊断的敏感度70%~80%,超声发现正常胆囊也不能完全排除胆道闭锁,纤细的胆总管结构,直径1~2mm,这些病人的手术中往往可见已经闭塞胆总管,而闭锁最严重部位大多位于肝门,目前越来越多的发现肝门部纤维块,此征象可明确诊断,但不同操作者,阳性结果差别很大。用^{99m}Tc标记的亚氨基乙酸(IDA)进行同位素肝胆显像检查可以区分肝细胞功能障碍和胆道梗阻。在静脉注入^{99m}锝制剂后,如放射性核素积聚在肝内,肠道不显影,则提示胆道完全性梗阻,胆道闭锁可能性大,但对于同时存在肝内细胞性梗阻的新生儿肝炎病例而言,该项检查的鉴别作用有限,故其缺陷是特异性不高。

CT及核磁共振成像在胆道闭锁的诊断方面并不具有优势,不推荐为Ⅲ型胆道闭锁的常规检查手段,目前国际上对婴幼儿应用CT的放射暴露已逐渐得到重视,故建议不要轻易进行CT检查。

4. 肝脏穿刺活检　通过对胆汁淤积患儿取肝脏活检标本进行病理学诊断,据报道准确性高达90%以上,尽管某些西方国家将其作为重要的诊断手段,甚至作为诊断金标准之一,但肝脏穿刺的标本要求至少要包括6个肝小叶结构,由于许多肝胆疾病的组织学改变往往相互重叠,难以区分,穿刺活检的肝细胞量只占肝细胞总量的1/100 000~1/50 000,很容易导致判断误差,病理判断的局限性包括:①其准确性很大程度上依赖病理医生的经验和标本的取材;②穿刺有一定风险;③年龄在6周以内的患儿由于肝脏病变有一个发展渐进的过程,故常需要重复穿刺;④部分晚期梗阻性黄疸的非胆道闭锁肝脏也有与胆道闭锁相同的病理改变。目前大陆地区并未做为常规检查手段。

5. 术中胆道造影　开腹或腹腔镜技术实施胆道造影检查是确诊的金标准,造影可以清晰显示肝内外胆道情况,首先胆囊穿刺为白胆汁,胆囊置管注入浓度30%左右欧乃派克或泛影葡胺,胆总管远端通畅而近端未显影需压迫胆总管再次造影,如仍无肝内胆管显影则诊断胆道闭锁。肝门部有囊肿,也可直接穿刺囊肿造影。当胆囊萎缩无法置管造影时应诊断为胆道闭锁。

三、如何进一步提高基层临床医师的诊断水平

对于胆道闭锁的诊断和鉴别诊断,临床上没有特异性方法,主要根据进行性加深的黄疸、陶土样便和一系列提示胆道梗阻的实验室检查。以往研究显示我国患儿平均首次就诊年龄大多在

30天左右,但手术年龄为70天以上,说明其实患儿就诊时间并不晚,晚的是我们医生的认知水平,特别是基层医生和儿内科医师的鉴别诊断,包括感染性、代谢性以及血液性因素的诊断分析往往要花费很多时间;更有甚者是内科所谓2~4周的诊断性治疗,辗转几家医院的病例亦屡见不鲜。最近的研究发现1 728例新生儿梗阻性黄疸,胆道闭锁DB、ALP和GGT水平较非胆道闭锁有显著差异,基于此多因素逻辑回归建立的Nomogram诊断模型,在BA的早期诊断中有较高的价值,具有良好的临床应用前景,尽管这还是单中心的结果,但提示胆道闭锁Nomogram诊断模型对于早期筛查阳性患儿而首诊的非专科医师可以快速鉴别。

中华医学会小儿外科分会新生儿外科学组和小儿肝胆外科学组联合,根据专家经验、我国现实情况和文献报道,对目前胆道闭锁的诊断达成以下共识(图4-6-1),供参考。

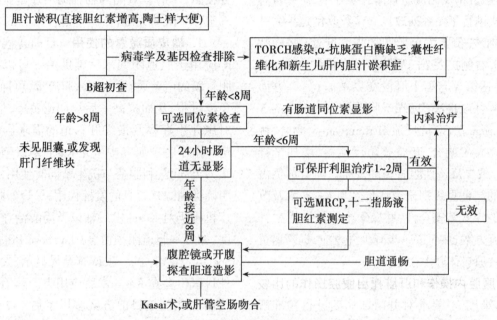

图4-6-1 胆道闭锁的诊断基本流程

总之,胆道闭锁的早期诊断为其根治手术——Kasai术赢得了更好的机会,也是提高自体肝生存率的关键点之一,在现有条件下,临床医师应该提高对胆道闭锁的警觉性,争取根治手术的年龄控制在出生后60天内。

第三节 胆道闭锁手术时机及手术技巧和改进

1. 胆道闭锁的手术时机 胆道闭锁患儿的肝脏损害是进行性的,手术延迟,治疗效果会降低,接受Kasai手术的年龄是影响预后的一个重要因素已被广泛接受,然而,近年越来越多的研究发现手术年龄60~100天的患儿,年龄并未对预后造成重要影响,部分较大年龄患儿仍然可以取得较好的退黄率和生存率,因此,仅仅按照年龄大小决定放弃Kasai手术是很武断的。Kasai术对于大多数胆道闭锁患儿可达到退黄或延长自体肝生存时间的目的,手术年龄不应作绝对限制,根治手术应根据病情和家长治疗意愿个体化,尽管存在一些争议,多数学者建议胆道闭锁一旦诊断应尽早行Kasai手术,手术年龄60天左右预后最好,超过120天预后极差。

2. Kasai手术经典术式 自1959年日本学者Morio Kasai创立了肝门空肠吻合术(Kasai术),胆道闭锁患儿预后得到极大改善,至今一直是治疗胆道闭锁的最主要一线手术方案。经典Kasai术在肝动脉、门静脉左右分支之间游离纤维块,两侧至血管入肝处结束,结扎后方细小门静脉分支,并游离牵开门静脉以暴露后方纤维块,完整剪除纤维块至肝脏表面留一层白膜,再行胆肠端侧连续或间断缝合,2点和10点处不缝合,缝合主要在肝实质表面浅层,为防小胆管被吻合口堵塞,纤维块边缘需完全套入吻合口内,空肠胆支与空肠近断端作Y式吻合。

3. Kasai手术技巧的改进 Kasai术后可有一系列并发症,如胆管炎、肠梗阻、吻合口狭窄、胆漏、胰漏、消化道出血等,其中胆管炎是常见且严重的并发症,反复发生会影响退黄率及自体肝生存率。因此,从20世纪70年代开始,为减少并发症,提高退黄率及无黄疸自体肝生存率,研究者对经典术式进行了一系列改良。多数改良是扩大肝门部范围,左侧扩大至肝圆韧带入肝处(脐静脉汇入点),右侧扩大至门静脉右支或肝右动脉入肝处,下界达第Ⅳ与第Ⅰ肝段交界平面;另一方面是通过各种改良法(远端空肠造瘘双Roux-en-Y吻合,Suruga法,双抗反流瓣Roux-en-Y吻合,棘瓣Roux-en-Y吻合,套叠式防反流瓣,增加Y襻长度等)减少反流性胆管炎的发生。但目前仍需要更多的高证据级别研究评价经典Kasai术及改良术式的疗效和安全性,并探索个体化最优Y襻及抗反流方案,从而进一步减少并发症,提高退黄率及无黄疸自体肝生存率。

4. 腹腔内操作和肝脏托出腹腔操作的比较 Kasai术难度大,要求对肝门部病变进行精准解剖,使肝门部闭锁的胆管获得最大的开放和最小损伤,并重建胆道和肠道,传统开腹Kasai术多将肝脏托出腹腔外完成,手术视野更清晰,手术时间及麻醉时间更短,有研究认为腹腔外Kasai术需要充分游离肝脏,肝周组织损伤多,容易出血渗出,术后易发生粘连,增加后续肝移植的技术难度,且肝脏托出腹腔外的过程中,门静脉及肝动脉容易牵拉压迫缺血,术后肝脏回纳腹腔可能会存在缺血再灌注损伤,但多数研究发现腹腔外和腹腔内Kasai术自体肝存活率无明显差异,对日后肝移植操作也无影响,且手术操作更为简便,因此,关于评价比较腹腔外和腹腔内Kasai术疗效及安全性需要开展更多高质量循证医学研究。

5. 腹腔镜与开腹Kasai术 随着微创腹腔镜技术的发展,2002年腹腔镜Kasai术开始用于治疗胆道闭锁,其疗效及安全性尚有争议。目前,绝大多数研究数据认为腹腔镜Kasai术2年、5年、10年自体肝生存率比开腹Kasai术明显降低,普遍意见是不建议腹腔镜Kasai术治疗胆道闭锁。

第四节 胆道闭锁术后药物治疗的关键和反流性胆管炎诊治现状

胆道闭锁病因尚不明确,越来越多的证据表明其发病与免疫炎症反应相关,手术仅仅解决部分梗阻,术后有效的药物辅助治疗是延长自体肝的生存年限的关键。

1. 糖皮质激素的使用 目前普遍认为类固醇应用于胆道闭锁术后辅助治疗可以提高毛细胆管膜的电解质转运,刺激胆流量,可抑制炎症和免疫过程,从而提高术后早期退黄率,但是,激素对患儿生存率及最终肝移植的需求影响尚不肯定。由于各项研究中患儿Kasai术后辅助治疗方案为类固醇、利胆药与抗生素同时使用,因而不能明确类固醇是否真的发挥作用,尽管如此,大多治疗机构仍对Kasai术后辅以类固醇治疗持积极态度,如日本胆道闭锁协会(Japanese Biliary Atresia Society,JBAS)的一项调查结果显示,大部分日本外科医生会在Kasai术后应用类固醇治疗。激素的用法和剂量目前方案多以术后5~7天通过静脉途径使用4mg/kg甲基泼尼松龙,每3天减量1mg/kg,黄疸消退效果不佳则重复冲击治疗一次,后减量至2mg/kg并维持8~12周。

2. 术后预防性抗生素的使用 胆-肠通道中的肠道微生物的迁移及长期使用激素使患儿免疫力下降,增加胆管炎的发生风险,术后预防性应用抗生素,效果虽然还有待于进一步证实,但多数单位均列为常规。具体方案:术后预防性静脉滴注三代头孢抗生素,如:头孢曲松或头孢哌酮50~80mg/(kg·d)每天2次,加甲硝唑或奥硝唑10mg/kg每天2次静点,静脉用药2~4周后,予两种抗生素低剂量每2周交替口服至6个月,例如口服SMZco与先锋六糖浆每2周交替服用6个月。

3. 其他药物的使用 熊去氧胆酸可以减少肝脏有毒胆汁酸产生,加速毒性胆汁酸代谢,并抑制细胞毒性T细胞扩增及HLA抗原的提呈,从而改善肝脏胆汁酸代谢及缓解免疫损伤,降低肝脏转氨酶及谷氨酰转肽酶水平，并缓解搔痒症状。熊去氧胆酸可术后常规使用，剂量10~20mg/（kg·次）每天2~3次，疗程12~24个月。胆道闭锁患儿无论Kasai术后黄疸是否消退，都存在一定程度的营养不良和各种脂溶性维生素及微量元素缺乏，通常需要富含MCT的奶和补充维生素。

4. 反流性胆管炎诊治现状 胆管炎是胆道闭锁病人Kasai术后最常见的严重并发症，发病率为40%~80%，多数发生于术后一年内。胆管炎反复发作将影响胆汁引流，引起胆汁淤积、胆管硬化，细菌侵入和炎症反应可进一步加剧肝脏的纤维病变和损伤，进一步导致肝硬化、门静脉高压、消化道出血和持续性脓毒血症等一系列并发症，是影响患儿近期和远期预后的重要因素，胆管炎发生的次数越多，肝脏纤维化程度越重，病人的预后越不理想，而首次发生早期胆管炎将增加晚期胆管炎和胆管炎反复发作的风险。因此，早期诊断和治疗胆管炎是胆道闭锁治疗过程中至关重要的环节。

尽管Kasai术后胆管炎发生的确切机制尚未明确，但早期诊断将有助于及时采取积极的防治措施降，低胆管炎的发生率，改善患儿的预后，Kasai术后胆管炎诊断标准归纳为：①临床表现，不能由其他原因解释的发热（肛温>38℃），皮肤黏膜黄染加深或退而复现，大便颜色变浅或白陶土样便；②实验室检查，血清胆红素升高，血常规白细胞（WBC）增多，谷丙转氨酶（ALT）、谷草转氨酶（AST）等提示的肝功能异常；③血培养阳性；④其他辅助手段如B超检查、肝脏活检等，其中以临床症状和血清胆红素升高多见，其他多项指标有助于证实诊断。尽管血培养可以直接检测出胆管炎的致病菌，但其阳性率较低，仅20%左右，有研究指出，在Kasai术后发生胆管炎的病人血清中，检测bactDNA的阳性率高于未发生胆管炎的病人，且这种方法的阳性率显著高于血培养，提示它可以作为一种早期诊断术后胆管炎的工具，有助于早期发现无症状性菌血症。

对于Kasai术后发生胆管炎的病人，包括那些高度怀疑的病例，都应该采取积极的治疗方案，阻止疾病进一步恶化。抗生素被广泛应用于Kasai术后胆管炎的治疗，由于及时治疗的需要和致病菌确定的困难，除非病人有耐药、过敏史、症状恶化等情况，通常采用经验性的规范用药，头孢哌酮通过被动分泌途径在胆汁中达到足够的浓度，可显著降低早期和晚期胆管炎发生的风险，美罗培南是一种广谱β-内酰胺类抗生素，在胆汁内浓度较高，能对抗细菌产生的β-内酰胺酶的降解作用，抑制细菌细胞壁合成，对革兰氏阴性及阳性细菌均有作用，且耐药性低，对反复发作的胆管炎仍有效。但随着使用时间的延长，细菌的耐药性逐渐产生，成为抗生素治疗的一大难题，一些方法如制定临床用药指南、抗生素轮换使用策略、抗生素联合等或许可以作为应对措施，对于难治性胆管炎，口服抗生素的作用不足，中断静脉注射抗生素将导致胆管炎的复发，推荐家庭静脉注射抗生素（HIVA）作为难治性胆管炎的有效治疗方法，病人可经短期住院应用有效的抗生素治疗，出院后在家里通过中心静脉留置导管继续维持抗生素治疗，控制胆管炎，如此它可以降低胆管炎的发生率，提高自体肝生存率，并减少住院时间和开支，提高患儿家庭的生存质量。

第五节 国内专家共识的解读和日本胆道闭锁注册网络的现状

一、中国大陆地区胆道闭锁诊断及治疗（专家共识）的进一步解读

2013年9月，中华医学会小儿外科学分会新生儿外科学组及小儿肝胆外科学组共同发表了关于《中国大陆地区胆道闭锁诊断及治疗（专家共识）》（以下简称共识），从胆道闭锁的诊断及治疗两方面进行了阐述，并提出了不同级别的推荐意见，为胆道闭锁诊治规范化提供了一个良好的理论基础，随后对于《共识》中所提几个容易引发困惑的问题又做了进一步分析和解读。

《共识》中对于各种辅助检查方法进行了不同级别的推荐，甚至包括可以进行内科保守治疗，观察胆红素波动情况，但基本原则是临床上出现皮肤巩膜黄染、大便颜色变淡（甚至呈陶土色），体检发现肝脏肿大；血清胆红素进行性上升或持续不变，直接胆红素占50%以上；超声显示胆囊

充盈不佳或放射性核素显像胆道排泄受阻,应高度怀疑胆道闭锁,上述检查应在生后第6~8周内完成,诊断不明确者应及时进行手术探查。对于年龄>8周的梗阻性黄疸患儿不应再多做诊断不肯定的辅助检查,直接探查为好。

临床上遇到的胆道闭锁呈现多样性,同样是Ⅲ型胆道闭锁,部分患儿年龄较小但肝脏增大较快,硬化明显;部分患儿腹腔淋巴结多发肿大且肝脏水肿呈结节样改变,其预后往往有很大差异。对胆道闭锁分类有利于不同预后患儿根据需要区分治疗,所以近年不少学者开始尝试按病因分为进行性胆道闭锁和单纯胆道闭锁两大类,进行性胆道闭锁中,合并多脾等畸形及巨细胞病毒感染的患儿预后较差,肝门部有囊泡的胆道闭锁预后相对较好,而单纯的胆道闭锁预后则介于两者之间;《共识》中提到了肝门部有囊泡的胆道闭锁,如何对囊性胆道闭锁与胆管扩张症的区分有时比较困难,由于胆道闭锁是进行性累积肝内外胆管的疾病,肝内胆管的病变往往决定预后,当术中胆道造影肝内胆管中断、不连续,肝内病理显示汇管区纤维化较重、胆汁淤积,患儿预后与胆道闭锁类似,划为胆道闭锁治疗更为恰当。

对于手术、术后用药及胆管炎防和治不再赘述,但由于胆道闭锁术后患儿门脉高压的发生率高达70%,故共识中对术后门脉高压的发生发展和治疗进行相应指导,黄疸明显消退可延缓肝纤维化发展的过程,从肝硬化到食管胃底静脉曲张有一个时间过程,大出血最早可在9个月左右出现,而大多数发生在患儿2~3岁。术后2年有食管胃底静脉曲张的患儿占胆道闭锁患儿的60%,但真正出血的仅占其中的20%~30%。大多数患儿由于年龄较小,出血或静脉曲张可以通过套扎或硬化剂注射来解决,口服心得安(1~2mg/kg)可预防消化道出血。急性大出血可用奥曲肽、垂体后叶素等对症治疗。

在《共识》中详细的记叙了胆道闭锁主要的肝移植指征和参数,儿童终末期肝病评分(PELD)对于12岁以下患儿有重要的参考价值,但公式计算比较复杂,且单位换算容易出错,这里推荐http://www.mdcalc.com或http://www.cot.org.cn(中国人体器官分配与计算机共享系统),可输入相应的数值进行自动运算,患儿小于2岁

和体重小于均数2个标准差,均有相应的上浮参数。评分要求有肝功能、凝血及身高、体重等参数,对于PELD评分小于10分患儿需要每年进行重新评分,11~18分的患儿则需要每3个月进行重新评估,19~24分需每月重新评估,而对于大于25分患儿需每隔14天进行重新评价一次。目前认为10分以上患儿需积极考虑移植,而20分以上患儿则需考虑急诊肝移植。

值得注意的是,虽然目前随着经济发展和捐献意识的普及,国内肝脏移植成为了一种常规手术,肝移植数量和质量也迅速提高,我国已经成为儿童肝移植的大国,但是2016年中国人体器官分配与计算机共享系统数据显示,仅有38%的胆道闭锁患儿有Kasai手术史,相比世界各国95%以上的数据有很大差距,同时平均肝移植年龄9.6个月,也十分令人费解,根据PELD公式,小于一岁的患儿且病情严重(Kasai手术失败或未进行Kasai手术)PELD分数不太可能会低。这些数据的推测有三种可能性:首先是家属甚至医护人员对Kasai手术的错误认识和导向,导致胆道闭锁一期进行肝移植的比例大幅升高;其次是中国大陆Kasai手术后发生各种并发症比例很高或很严重,这种情况与Kasai术后疏于规范化的管理和随访指导有关;最后不得不承认我国大陆地区胆道闭锁肝移植的指征掌握存在一定问题,这一现象值得肝移植医生注意。

二、日本全国胆道闭锁注册网络的现状

日本胆道闭锁注册(JBAR)于1989年由日本胆道闭锁协会(JBAS)发起,采用初步问卷调查、肝移植问卷调查和随访问卷调查,调查问卷发送给JBAS成员机构的儿外科医生和日本儿外科医师协会理事会成员所在的医院。在1989年至2015年期间,JBAR已将123所医院纳入其中,每位病人将被随访30年,在此期间,有3 160名病人在JBAR注册。

初步调查问卷有80个问题,包括家族史、围产期病史、诊断、手术、术后病程、再手术和结局。在诊断方面结果显示,新生儿超过一半的病人排正常胎粪和黄色粪便,虽然日本自2012年以来,全国范围内用粪便比色卡筛查,直到2015年,

在 432 名注册人中,只有 114 名病人提供了粪便比色卡号,超声检查是 JBAR 中 BA 最常用的诊断方式;治疗结果手术平均年龄为 68.1 天,没有发现明显的早期 Kasai 肝门肠吻合的趋势,但手术年龄和黄疸清除率相关,新生儿期间接受手术显示出最佳的黄疸清除率(>70%),在 80 天龄之前,黄疸清除率几乎是稳定的(约 60%),其后随着手术年龄的增长,黄疸清除率下降,Kasai 手术 Roux-en Y 袢的长度和胆管炎的发生率显著相关,在 Y 袢长度短于 40cm 的病人组中胆管炎发生率更高,抗反流瓣组最低,黄疸清除率在 I 型最高(78%),Ⅲ型最差(59%)。

随访调查问卷包括肝移植、肝功能检查、并发症、其他手术治疗、黄疸复发率、智力和体格发育、日常生活、婚姻、怀孕和分娩、职业等,一共 43 个问题,随访问卷设计了 2 年、5 年、10 年、15 年、20 年、25 年和 30 年的随访问题,虽然这些检测值在 15 年随访期内似乎是稳定的,但在 20 和 25 年的随访中会波动或变得更差,约 30% 的病人出现门静脉高压,如食管静脉曲张和脾功能亢进,但自体肝存活者的体格生长和智力发育几乎在正常范围内。20 世纪 90 年代后存活率明显增加,目前约 60% 病人是无黄疸存活,10% 病人有黄疸存活,30% 病人肝移植后存活,只有 2%~3% 病人死亡。

肝移植问卷包括受体和供体信息、肝移植类型、受者肝功能检查、肝移植并发症、免疫抑制等结局。在日本,肝移植自 20 世纪 90 年代末开始广泛应用,肝移植受者人数越来越多,在注册者 25 年随访中,约 40% 病人需要进行肝移植,直接肝移植术是一种可选方案,但是需要严格筛选病例,1 236 名肝移植登记者中,1 134 名(92%)存活,但是主要捐助者来源是活体捐献者。

总的数据显示,20 年的总体存活率和自体肝存活率分别为 89% 和 49%,如今,最高龄胆道闭锁病人来自日本仙台市,已有 60 余岁。由于 Kasai 肝门肠吻合术和肝移植的联合使用,BA 的手术预后显著改善。日本的 BA 大数据库注册者预后数据很完善,失访病人非常少。这些数据的统计结果会给临床治疗方案的制订提供极大的指导,我们期待国内能够建立全国或区域的胆道闭锁注册网络,对制定指南有很好的作用。

第六节 胆道闭锁长期生存的伴随问题

作为该疾病高发地区的大陆,近十年来胆道闭锁的治疗预后已有长足的进展,但是,由于长期生存率较低,无论是患儿家属还是网络宣传,包括我们许多儿外科医师自己,信心十分低迷,造成许多患儿家长主动或被动(由于主治医师的劝说)的选择放弃治疗,使我们的自体肝生存进一步减少。胆道闭锁患儿随访和指导非常重要,术后 1 月、3 月、6 月、1 年、2 年、5 年和 10 年应作为常规随访节点,包括谷丙转氨酶、谷草转氨酶、胆汁酸、胆红素、白蛋白水平等肝功能指标对预后判断及是否需要移植具有重要作用;B 超可了解肝脾大小、腹水程度;血小板水平可协助判断门静脉高压;CT 及 MRI 可协助判断肝硬化程度、肝内胆管囊肿及门静脉高压侧支血管情况,胃镜及钡餐可判断门脉高压大出血可能。

一、胆道闭锁多学科综合诊治的必要性

中国大陆胆道闭锁的总体疗效与世界先进水平还存在明显差距,差距主要源于就诊时间晚、手术日龄晚、手术技巧不足、缺乏术后规范的随访和综合管理,特别要指出的是,术后综合管理不完善、随访率低,因为对于部分患儿即使能早期诊断,Kasai 手术却无法一劳永逸地终止胆道闭锁病程,另一些患儿尽管 Kasai 术后胆汁排泄通畅从而无需肝移植,肝纤维化和胆汁流通受损也将终生伴随,这就需要对术后长期保肝护肝、抗感染、营养支持、免疫接种和移植前准备等等有一个规范的方案和流程,很明显,对于胆道闭锁这一复杂而未知的疾病,多学科综合诊治(multi disciplinary team, MDT)管理团队就非常重要。

一个完整的胆道闭锁多学科综合诊治团队包括外科、肝病科、麻醉科、重症监护室、临床护理、营养科、消化科、病理科、感染科、儿童保健、心理科等部门合作,主要工作包括:①外科、新生儿科和肝病科对胆道闭锁早期诊断流程的建立和实施;②外科、麻醉科、重症监护室、临床护理对围手术期处理和术后快速康复方案的优化;③术后

综合管理团队的建设,除了外科和肝病科共同对反流性胆管炎诊治和保肝利胆药物应用外,消化科需要针对出现脾脏功能亢进、曲张静脉出血等肝硬化表现的患儿,进行门静脉高压的内科药物治疗和内镜套扎治疗,营养科需要定时的营养评估和喂养指导,感染传染科需要制订针对特殊儿童的免疫接种方案,心理科需要对患儿和其家庭进行定期的心理辅导;④肝移植等待者管理团队需要肝移植术前心理和营养支持、免疫接种、信息登记管理和伦理咨询等方面大量工作,如此可提高肝移植的接受程度,提高肝移植率,改善肝移植预后,也完善了随访资料。

二、胆道闭锁患儿营养指导

胆道闭锁患儿胆汁分泌减少,造成身体对食物中脂肪的消化和吸收功能减弱。同时由于肝功能受损,容易发生蛋白质和部分维生素的缺乏,这使得患儿比同年龄的婴儿需要更多的能量。在胆道闭锁婴幼儿喂养期间,需要一些特殊配方奶,比如富含中链脂肪酸(MCT)的配方奶,对于生长落后的患儿,在医师和营养师的指导下给予一些高能量的奶制品和食物,对于一些病情比较严重的患儿,建议置入鼻胃管,这些特殊的喂养方法对于一岁以内的婴儿尤其重要,因为这个阶段生长速度非常迅速。

WHO 推荐在生后 4~6 个月龄时添加辅食,最早不早过生后 17 周,对于胆道闭锁患儿也一样,可以在生后 5~6 个月添加辅食。最初添加时要遵循:由少到多、由稀到稠、由细到粗、由单一到复杂,一样一样逐渐添加。婴儿配方米粉是第一口辅食的最佳选择,尤其是胆道闭锁患儿,他们对于碳水化合物的消化吸收功能相对正常,随后添加米粉 2~3 周后,如果没有不良情况,可以添加菜泥、果泥和肉泥等,建议提供新鲜高热量食物。部分家长会舍弃含油脂的食物,比如肉类,但这些食物正是人体蛋白质和脂肪的最主要的来源,随着年龄的增长,奶制品摄入的减少,更需要从一日三餐中获取人体所需的营养物质,对于患儿可以兼顾少吃多餐的原则,尽可能逐步推进辅食添加的进程,做到和同龄儿童一样的均衡饮食。

需要关注患儿身高体重和头围等生长指标,做到定时监测,如果患儿的身体测量偏离原来的轨迹,跌落至第 10~25 百分位以下,需要就诊及时调整治疗给予相应支持。

三、胆道闭锁患儿的预防接种计划

胆道闭锁儿童,疫苗接种无禁忌,建议按计划免疫推荐的时间和程序完成灭活和减毒活疫苗的接种(表 4-6-2),尤其是乙肝、麻疹和水痘疫苗。

表 4-6-2 胆道闭锁 Kasai 术后患儿及肝移植准备前的免疫接种主要疫苗

疫苗	接种时间	说明
BCG	移植前至少 3 月	结核菌素试验阴性者,有感染危险性或既往未接种者 接种后 2~3 个月 BCG 产生细胞介导的免疫
水痘疫苗	建议 6 个月龄 ~12 岁儿童接种 1 剂;12 岁以上儿童,接种第 2 剂:0 及 6 周(移植前至少 2 月),在紧急情况下,移植前 2 周接种 1 剂	血清学抗体阴性
麻疹、风疹联合疫苗	6 个月龄接种(如果计划在 12~15 个月龄时接受移植),或提前给予强化剂量	孩子快到入学年龄,血清学检测麻疹抗体阴性
甲肝疫苗	适用于 1 岁以上儿童,需要 2 剂,间隔 6 个月	
乙肝疫苗	3 剂:建议 0,1,6 个月龄	接种后已 5 年者,需要再强化接种 1 剂;接种后检测 HBsAb 滴度,必要时再次接种
灭活脊髓灰质炎疫苗(IPV)	全程共 4 剂:2,4,6 个月龄,及 4~6 岁	已全程口服 OPV 者,不必再接种 IPV 疫苗

对于Ⅱ类疫苗中的流感疫苗、肺炎球菌疫苗及流感嗜血杆菌疫苗建议积极接种。若患儿因严重肝损伤和黄疸或者感染急性期，暂缓接种疫苗，等待病情好转稳定后，再补种疫苗。

胆道闭锁患儿接受 Kasai 术后应用激素的患儿，需要根据激素使用的剂量和疗程制订合适的疫苗接种方案。大剂量激素和长时程激素治疗的患儿，建议灭活疫苗在激素治疗前2周或者停止激素治疗后再接种，减毒活疫苗在激素治疗前4周或者停止激素治疗4周后再接种；低剂量激素治疗的儿童，按计划接种灭活疫苗，需要评估发生麻疹和水痘等传染病的风险以及疾病对患儿影响的严重程度，充分权衡利益与风险，酌情推荐减毒活疫苗接种。肝移植前儿童建议常规接种疫苗，灭活疫苗应在免疫抑制剂治疗前2周以上完成接种，减毒活疫苗在免疫抑制剂治疗前4周以上完成接种。

肝移植后儿童需要长期接受抗排斥免疫抑制剂治疗，接种疫苗需慎重，需要在专业的医生指导下制订疫苗接种的个体化方案。肝移植后2~6个月可以开始接种灭活疫苗，乙肝、流感、肺炎球菌等灭活疫苗应及时接种，降低感染风险；肝移植后接种水痘、麻疹或者麻疹风疹腮腺炎减毒活疫苗需谨慎对待，在肝移植术后至少1年，如果无排斥反应，经过严格评估机体的免疫状态及接种活疫苗的利弊后，由医生指导减毒活疫苗的个体化方案接种。由于移植后儿童一直接受免疫抑制剂治疗，需要随访评估接种疫苗的保护效果和可能的不良反应。肝移植儿童的家庭成员也应当进行疫苗接种评估，免疫正常的家庭成员可以常规接种灭活疫苗和除脊髓灰质炎减毒活疫苗以外的其他活疫苗，建议肝移植儿童的家庭成员每年接种流感疫苗，推荐麻疹、水痘、乙肝疫苗的常规接种。

不同患儿会面对不同的疫苗接种问题和个体化的优先接种程序，家长应该接受疫苗评估专业咨询，制订个体化的疫苗接种方案，减少患儿发生疫苗可预防传染病的发病风险和危害。

（郑 珊）

参 考 文 献

1. Chiu CY, Chen PH, Chan CF, et al. Biliary atresia in preterm infants in Taiwan: a nationwide survey. J Pediatr, 2013, 163: 100-103.

2. Yang L, Zhou Y, Xu PP, et al. Diagnostic Accuracy of Serum Matrix Metalloproteinase-7 for Biliary Atresia. Hepatology, 2018, 68: 2069-2077.

3. Dong R, Jiang JY, Zhang S, et al. Development and Validation of Novel Diagnostic Models for Biliary Atresia in a Large Cohort of Chinese Patients. EBioMedicine, 2018, 34: 223-230.

4. Nio M. Japanese Biliary Atresia Registry. Pediatr Surg Int, 2017, 33: 1319-1325.

5. 中华医学会小儿外科分会新生儿外科学组，小儿肝胆外科学组. 中国大陆地区胆道闭锁诊断及治疗（专家共识）. 中华小儿外科杂志，2013, 34: 700-705.

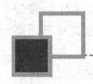

第七章　先天性胆管扩张症

先天性胆管扩张症（congenital biliary dilation，CBD）是一组临床较为少见的原发性胆管病变，表现为肝外胆管和/或肝内胆管不同位置和程度的局限性扩张。CBD 病因与发病机制不清，命名分类混乱。随着产前诊断、胆管成像以及内镜外科技术的进步，近年来，国内外有关 CBD 的诊治理念发生重大变化，但以切除肝外胆管（包括胆囊）、胰胆分流、肝管空肠吻合恢复胆道连续性的手术原则，以及预防/降低相关并发症为手术目标始终统一。CBD 研究的重要节点如表 4-7-1。

表 4-7-1　胆总管囊肿研究简史

时间	研究贡献
1723	Abraham Vater 首次描述一例胆总管囊肿
1852	Halliday Douglas 首次详细报告一例 17 岁胆总管囊肿女孩的临床特征和外引流
1895	William Swain 成功实施囊肿空肠内引流
1924	Golder Lewis McWhorter 首次成功实施胆总管囊肿切除、肝管十二指肠吻合术
1959	Alonso-Lej 胆总管囊肿分类
1969	Babbitt 提出胰胆管合流异常假设
1974	Landing 提出婴儿梗阻性胆道病理论
1977	Todani 胆总管囊肿分类
1979	Todani 报告了胆总管囊肿癌变
1980	Yamaguchi 提出胆总管囊肿胚胎学发育异常理论
1995	GianantonioFarello 首次腹腔镜胆总管囊肿切除、Roux 祥胆道再建

第一节　混乱的命名

在《疾病和有关健康问题的国际统计分类（第 10 次修订本）》中，CBD 编码定义为胆管囊肿（biliary cyst，K83.5）。在美国国立医学图书馆编制的《医学主题词表》中，仅用胆总管囊肿（choledochal cyst）一词代表该类疾病。欧洲 Filippo Parolini 和 Mark Davenport 主张用先天性胆管畸形（congenital choledochal malformation，CCM）或先天性胆管扩张症（congenital biliary dilation，CBD）。日本胰胆管合流异常研究组采用先天性胆管扩张症。国内近年来关于本病的命名较为一致——先天性胆管扩张症或胆管扩张症。在国内医学教材《外科学》（第 8 版，人民卫生出版社）、《小儿外科学》（第 5 版，人民卫生出版社）中仍沿用"先天性胆管扩张症"。中华医学会胆道外科学组用胆管扩张症，小儿外科学分会新生儿学组和肝胆学组的共识中依然采用先天性胆管扩张症。目前多种命名混淆使用的现状亟需改变。

第二节　分类的演进

在 Alonso-Lej 分类（三型）的基础上，Todani 分类法是目前应用最为广泛（图 4-7-1）。①Ⅰ型为胆总管扩张（最常见），分为 3 个亚型：Ⅰa 型，胆总管囊状扩张；Ⅰb 型，节段性的胆总管囊性扩张，无胰胆合流异常，极少见；Ⅰc 型，胆总管梭形扩张。②Ⅱ型为胆总管憩室样扩张。③Ⅲ型为胆总管十二指肠壁内段扩张，又称胆总管末端囊肿。④Ⅳ型为肝内或肝外胆管多发性扩张，分为 2 个亚型：Ⅳa 型，肝内外胆管多发性囊状扩张；Ⅳb 型，仅肝外胆管多发性囊状扩张。⑤Ⅴ型为肝内胆管单发或多发性囊状扩张，又称 Caroli 病。

Todani 分型中Ⅰa、Ⅰc 和Ⅳa 型在临床上最为常见，即囊肿型和梭型伴或不伴肝内胆管扩张，且常合并胰胆管合流异常（pancreaticobiliary malformation，PBM）。Iwai 和 Stringer 分别研究囊

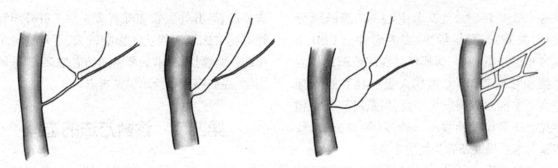

图 4-7-1　PBM 研究组诊断标准委员会提出的 PBM 分类

肿型和梭型 CBD 胰胆管合流异常的不同类型和胆管末端括约肌压力测定,发现胆管内压与反流负相关。李龙等人发现囊肿型和梭型在发病年龄、临床表现上的明显不同:胎儿、新生儿、婴幼儿 CBD 以囊肿型为主,临床表现为无痛腹部包块、黄疸,而梭型囊肿多见于年长儿,临床以一过性腹痛、血清胰淀粉酶增高的轻症"胰腺炎"为特征。

Todani Ia 描述胆囊管汇入扩张胆总管的位置差异,与发病机制、手术切线位置关系不清。胰胆管合流异常常见于 Ⅰa、Ⅰc、Ⅳa,但几乎未在其他 Todani 分型中见到。Fumino 等曾提出胆囊管高位或低位汇入胆总管的可能发病差异,认为低位汇入者易于胰液反流至胆管、胆管壁炎症较重。Li L 等发现,部分患儿胰胆管合流部低位进入十二指肠,并认为这是支持腹侧胰叶发育异常是 CBD 发病机制的证据。

Ⅲ 型(胆总管脱垂型)极为罕见,男性多见,成人多于儿童,是发育畸形还是长期慢性胆总管末端狭窄导致的继发性改变? 与壶腹乳头部狭窄、共同管扩张如何鉴别均无定论。

Ⅴ 型一般为单一病变,可与 Caroli's 病鉴别,产前可以诊断。Caroli 病是一种罕见的常染色体隐性遗传病,由位于染色体 6p12 的 *PKHDl* 基因变异所致。Caroli 病分为两种类型:①单纯性肝内胆管扩张型,仅在扩张的胆管壁上有纤维组织增生,约有 >50% 的病人合并肾囊性病变或髓质海绵状肾。肝内胆管呈多发串珠样小胆管扩张,临床特点为反复胆管炎、肝纤维、胆管癌。②静脉周围纤维化型。除肝内的胆管节段性扩张外,常伴有肝脏先天性纤维化。从门静脉间隙到肝小叶周围均有广泛纤维增生,甚至可导致肝硬化及门静脉高压症,称为 Caroli 综合征。

英国国王学院、国内首都儿科研究所李龙均提出 CBD 的新分类:囊肿型、梭型,伴或不伴肝内胆管扩张。这一分类充分反映临床特征、揭示可能发病机制,并可指导临床手术,简洁实用。

第三节　胆管扩张症与胰胆管合流异常

30%~96% 的 CBD 病人合并有胰胆管合流异常(pancreaticobiliary maljunction,PBM),其发病率显著高于普通人群的 2%。胆总管与胰管汇合于十二指肠壁外,形成过长的胰胆合流共同管。Oddi 括约肌失去对胰胆合流部的控制,胰液反流入胆管导致胰酶激活,损伤胆管上皮,导致胆道炎症、蛋白栓、结石、胆道自发穿孔、甚至胆道癌变,而胆汁反流入胰管则会引起胰腺炎。

PBM 发生机制尚未完全阐明。目前认为 PBM 与妊娠 4 周时,从双叶腹侧胰原基发生而来的腹侧胰腺的发育不良有关。胆管扩张的形成与原肠空化形成机制有关。Matsumoto 等认为,正常胚胎发育过程中,胰、胆管汇合部在胚胎发育 8 周之前位于十二指肠壁外侧,随着胚胎的发育,开始不断向十二指肠壁内迁移;而 PBM 是在胚胎第 8 周时这种向十二指肠壁内的迁移停滞所产生。

1977 年,Komi 提出 PBM 分类:胆总管垂直汇入主胰管(C-P)型、主胰管呈锐角汇入胆总管(P-C)型、复杂型 PBM。Komi 的 PBM 新分类添加了是否存在共同管扩张和胰腺分裂的概念,种类复杂、临床应用少。2015 年,PBM 研究组诊断标准委员会提出新的 PBM 四分类:A 型 - 狭窄型、B 型 - 非狭窄型、C 型 - 共同管扩张型、D 型 -

复杂型（图4-7-1）。经7个中心317例回顾分析验证，发现：A型年龄小、多为囊肿型CBD，B型多为非扩张型CBD，腹痛伴高胰淀粉酶血症多见B型和C型PBM。C型病人蛋白栓和胆管穿孔率高。术前胰腺炎发生率高，但重度胰腺炎相对罕见。D型伴发胰腺畸形较多（胰腺分裂、环行胰腺），术后慢性胰腺炎发生率高。

这一分型简洁实用，可以指导手术方式选择。根据PBM分型，囊肿型CBD切除至狭窄段，非扩张型切除至胰胆管合流部，依术中胆道造影或胆道镜确定。反复胰腺炎的D型患儿应考虑乳头切开治疗策略。

胆道穿孔是CBD患儿严重并发症之一，发生率1.8%~18%。C型PBM患儿胆管穿孔率最高。CBD患儿蛋白栓发生率9.3%~40%。蛋白栓的形成机制考虑与胰液反流入胆管，胰液和胆汁混合有关。共同管或胆管远端的蛋白栓导致胆汁流和/或胰液流一过性梗阻，引起腹痛、高胰淀粉酶血症和黄疸，其临床特点是病情轻、持续时间短、保守治疗有效；同样机理，引起胆管内压升高和/或胰液易于反流进入胆管，导致胆管穿孔。

无胆管扩张PBM是指胰胆合流异常并伴有轻微或无胆总管扩张，该现象由Lilly在1985年首先提出，之后逐渐得到确认。无胆管扩张型PBM患儿，临床通常表现为胰胆管反流所造成的胆管炎或轻症胰腺炎症状（腹痛，尤其是上腹或右上腹疼痛）或无症状，一般于成人后才发现。因临床表现隐匿，容易延误诊治，其胆道肿瘤发病率较胆管扩张型病人明显要高。日本的一项大样本全国性调查表明，成人PBM病人中，有胆管扩张的胆道癌变发生率为21.6%，无胆管扩张的胆道癌变发生率为42.4%；胆道癌变主要为胆囊癌和胆管癌，在有胆管扩张病人中分别占62.3%和32.1%，在无胆管扩张病人中分别占88.1%和7.3%。而年龄小于15岁的PBM患儿有9例发生了胆道癌变，其中7例是胆管癌，2例是胆囊癌。癌变发生率随病人年龄增大而递增：年龄<10岁为0~10岁0.7%，11~20岁为6.8%，21~40岁为15.0%，41~70岁为26.0%，>71岁达45.5%。超声检查可能发现胆囊壁内层增厚、胆汁胰淀粉酶显著升高有辅助诊断价值。合理的手术年龄、手术方式仍有争议。日本小儿外科学者倾向早期手术，过去

选择胆囊、肝外胆管切除者多。鉴于肝外胆管切除对正常胆道胰腺功能影响较大，近年选择单纯预防性胆囊切除，术后严密随访者增多，遴选随访指标、提高癌变早诊率仍是难点。

第四节 诊断方法的选择

关于胆管扩张标准采用超过正常年龄胆管内径上限（表4-7-2）。推荐B超或MRCP，以避免增加胆管压力增高对管径的影响（如：ERCP、术中胆道造影），同时强调严格排除远端胆管、Vater壶腹狭窄所致继发性扩张。PBM诊断标准为MRCP或术中胆道造影检查发现胰胆管汇合于Oddi括约肌之外、且共同管长度过长，胆汁淀粉酶明显升高（>10 000U/L）。

表4-7-2 超声诊断胆管扩张标准

年龄/岁	正常（均）值/mm	正常内径上限（同年龄段）/mm	诊断胆管扩张标准（≥）/mm
0	1.5	3.0	3.1
1	1.7	3.2	3.3
2	1.9	3.3	3.4
3	2.1	3.5	3.6
4	2.3	3.7	3.8
5	2.4	3.9	4.0
6	2.5	4.0	4.1
7	2.7	4.2	4.3
8	2.9	4.3	4.4
9	3.1	4.4	4.5
10	3.2	4.5	4.6
11	3.3	4.6	4.7
12	3.4	4.7	4.8
13	3.5	4.8	4.9
14	3.6	4.9	5.0
15	3.7	5.0	5.1
16	3.7	5.1	5.2
17	3.7	5.2	5.3
18	3.8	5.3	5.4

CBD 诊断应包括胆管扩张的位置、范围、程度，有无肝内胆管狭窄、胆总管远端狭窄、共同管长度、是否扩张。有无并发症胆管炎、结石、胰腺炎、穿孔、癌变征象（胆囊厚壁、局限隆起）、肝纤维化、门脉高压症等。同时明确有无 PBM 及其类型，这对病人病情评估、临床分型、预后判断、治疗方案的制订有重要意义。

彩色多普勒超声检查是 CBD 的主要筛查手段。多排螺旋 CT 检查在评估病变胆管周围解剖关系和是否存在并发症上具有优势。MRCP 检查可作为诊断 CBD 的首选方法。ERCP、术中胆道造影、术中胆道镜可作为补充诊断或治疗手段，有助于更加精确、全面地评估病变情况。三维可视化及 3D 打印立体成像技术有助于精准定位。判定病变胆管与相邻脉管（肝动脉、门静脉）的关系，并可行术前虚拟手术，拟定精准手术治疗方案，指导临床具体手术操作。胆汁淀粉酶含量检测对判断 PBM 具有辅助诊断意义。血清淀粉酶、胆红素、胆道酶谱（ALP、Y–GGT）和肿瘤标志物（CA19.9）有助于评估 CBD 并发症。

第五节　产前诊断的胆管扩张症患儿手术时机的共识与争议

随着妊娠期超声检查的普及，产前诊断的 CBD 逐年增多，在一些中心高达 60%。产前超声或 MRI 检查可以发现囊状扩张型 CBD，囊性肿块位于肝门部、朝向肝下方，一般不伴有肝内胆管扩张。最早检出 CBD 可在妊娠 15 周，但多数在妊娠 20 周后。胎儿 CBD 诊断较难，一般在孕中、晚期产前检查发现右侧腹部囊性肿块时，需要与肠闭锁、胆道闭锁 I 型、肠重复畸形、肝囊肿、卵巢囊肿等鉴别。

产前诊断为 CBD 多数属囊肿型，多数患儿在新生儿期无临床症状。无症状 CBD 新生儿首先要与胆道闭锁鉴别，反复超声检查可提供帮助。观察囊肿大小变化、胆囊有（提示 CBD）或无（提示胆道闭锁）有助鉴别，必要时手术造影确诊。

有症状的产前诊断 CBD 尽早手术已达成共识，手术原则方案同其他年龄组患儿。但对无症状的患儿，欧洲学者主张观察，在年龄大于 2 个月、3 个月、甚至 6 个月或体重大于 6kg 手术，也有人认为出现临床症状后手术。国内、日本部分学者主张早期手术。临床上确有部分患儿肝纤维化程度随年龄增长而加重，发生黄疸和肝功能异常、甚至胆道穿孔的风险提高。Diao M 等人的前瞻性研究表明，33 例产前诊断的 CBD，75% 发现肝纤维化。早期手术组（平均 20 天）患儿肝纤维化分级、胆管周围的炎症反应程度及肝内胆管的扩张程度均比晚期手术组（46.5 天）明显要轻；同样，Diao M 等人发现，囊壁内穿孔（intramural perforation）患儿（3 型），70.5% 穿孔发生在婴儿期，其中 65.9% 在产前诊断，明显高于 1 型（完全穿孔）和 2 型（细小穿孔、形成胆汁假性囊肿）。作者建议，对无明显症状、体征的患儿在出生后，如果情况合适，应尽早手术根治，去除病因，避免肝功能损害的发生。

无症状产前诊断的 CBD 自然病史不清，导致病情加重进展的因素不明，是否早期手术应在充分权衡围手术期并发症发生率、死亡率、麻醉（脑发育影响？）和降低 CBD 并发症（尤其是胆道穿孔、肝纤维化进展）的利弊后确定。

（高　亚）

参 考 文 献

1. Friedmacher F, Ford KE, Davenport M. Choledochal malformations: global research, scientific advances and key controversies. Pediatr Surg Int, 2019, 35: 273–282.
2. 中华医学会小儿外科学分会新生儿学组中华医学会小儿外科学分会肝胆学组. 儿童胰胆管合流异常临床实践专家共识. 中华小儿外科杂志, 2019, 40（6）: 481–487.
3. 中华医学会外科学分会胆道外科学组. 胆管扩张症诊断与治疗指南（2017 版）. 中华消化外科杂志, 2017, 16（8）: 767–774.
4. Hamada Y, Ando H, Kamisawa T, et al. Diagnostic criteria for congenital biliary dilatation 2015. J Hepatobiliary PancreatSci, 2016, 23: 342–346.
5. Ishibashi H, Shimada M, Kamisawa T, on behalf of the

Japanese Study Group on Congenital Biliary Dilatation (JSCBD). Japanese clinical practice guidelines for congenital biliary dilatation. J Hepatobiliary PancreatSci, 2017, 24: 1-16.

6. Urushihara N, Hamada Y, Kamisawa T, et al. Classification of pancreaticobiliary maljunction and clinical features in children. J Hepatobiliary PancreatSci, 2017, 24: 449-455.

7. Kamisawa T and Honda G. Pancreaticobiliary Maljunction:

Markedly High Risk for Biliary Cancer. Digestion, 2019, 99: 123-125.

8. Diao M, Li L, Cheng W. Timing of surgery for prenatally diagnosed asymptomatic choledochal cysts: a prospective randomized study. J PediatrSurg, 2012, 47(03): 506-512.

9. Diao M, Li L, Cheng W. Timing of choledochal cyst perforation. Hepatology, 2020, 71(2): 753-756.

第八章　小儿肛门直肠周围感染与瘘

第一节　肛周脓肿和肛瘘

　　肛周脓肿和肛瘘是小儿常见的肛门直肠感染性疾病,尚无确切的发病率,是一种疾病的两个阶段。肛周脓肿是肛瘘的初始阶段,肛瘘是其继发改变。为强调两者之间的关系,肛周脓肿有时被冠以"致瘘性"。肛周脓肿常见于小婴儿,尤其是满月前后的新生儿,绝大多数为男性,女性罕有发生肛周脓肿的。但该年龄段的女婴,可出现前庭部感染,为一种特殊类型的肛周感染。女婴肛管前壁与前庭之间组织相对薄弱,排便时因肛管直肠内压的作用,炎症易向前蔓延,导致前庭部或一侧大阴唇出现红肿,继而红肿部位破溃流脓,随之由流脓变为漏粪。男孩肛周脓肿仅出脓,不漏粪,但继发于肛门直肠术后的感染,有时可经感染破溃处漏粪。小婴儿该年龄段发病,有其明显的年龄原因:①小婴儿大便不成形,并且较常发生腹泻,可造成粪便对直肠肛管及肛周皮肤的侵蚀;②一过性的雄激素分泌增高,导致肛门腺分泌增多,若腺管阻塞,易出现感染;再者,激素分泌旺盛,可导致深层的覆盖上皮组织的隐窝加深,粪便易于储留,诱发感染;③由于新生儿及小婴儿直肠肛管局部分泌型的 IgA 和 IgM 含量减少,导致局部免疫力低下;以上因素共同作用的结果,可导致肛周感染,继而形成脓肿,脓肿破溃或切开引流后形成肛瘘。

　　青春期是肛周脓肿和肛瘘的第二个高发年龄,此年龄段皮脂腺等腺体分泌较为旺盛,此年龄段女性也可发病。在非高发年龄段发病,同时有不典型表现者,要考虑克罗恩病的可能,必要时可行瘘管组织活检。

　　肛周脓肿初始表现为肛周红肿、硬结,触摸病变部位和排便时患儿哭闹。脓肿破溃或切开引流后,一半以上的患儿形成肛瘘,这种肛瘘绝大部分为简单肛瘘(一个内口相对于一个外口),但可多发,复杂瘘罕见。成人肛门直肠周围瘘管多为复杂瘘,即一个内口对应多个外口,并且瘘管可穿越直肠肛管的不同平面。

　　肛周脓肿和肛瘘的治疗:在肛周脓肿形成的急性期,有些医生会给予抗生素,这完全没有必要。因为应用抗生素并不能缩短病程,另外,罕有小儿肛周脓肿发展为败血症、蜂窝织炎或其他更为严重感染的情况。可局部用抗菌药膏,如红霉素软膏、莫匹罗星软膏涂擦,同时可用盐酸小檗碱溶液(2 片溶于 1 000ml 左右的温水中)、3% 硼酸液等温水坐浴。肛周脓肿一旦形成,出现较为明显的波动感,尽早切开引流,切口呈放射状,要足够大,以利充分引流。切开引流后可继续坐浴。对于肛瘘的治疗,以坐浴等保守治疗为主,部分肛瘘可长期处于无症状的静止期,但在此后人生的某个时期,若出现腹泻,抵抗力下降及刺激性食物的摄入等情况时,可出现肛瘘感染的复发。若肛瘘反复感染,待患儿 6 个月以后,根据患儿瘘管长短(瘘管外口距离肛门口的位置),可行瘘管挂线、瘘管切开或瘘管剔除手术。术后处理同样以坐浴为主。肛瘘术式选择的主要原则是:患儿年龄较大(如学龄儿童)和瘘管较长(>2cm),可手术将瘘管完整切除;年龄较小和瘘管较短的患儿可行挂线或瘘管切开手术;另外,术式的选择也要考虑接诊医生对肛瘘术式的理解和掌握的程度。有学者认为肛瘘属于自限性疾病,瘘管切开或挂线手术均为破坏性手术且无必要,尤其是挂线手术。

第二节　感染性直肠前庭瘘

　　感染性直肠前庭瘘是女孩常见的肛门直肠疾患,尚无确切发病率的统计,总体上亚洲国家较西方国家多见。

一、病因学方面的争论

在病因学上一直存在先天形成和后天获得两种学说的争论。先天形成学说认为是肛门直肠双重末端畸形的一种类型。后天获得学说认为其形成的机制与肛瘘相同，是肛瘘的一种特殊类型，其主要依据是：①大多数患儿有明确的前庭部感染病史；②瘘管组织病理检查没有完整的黏膜层、黏膜下层及较连续的平滑肌；③罕见合并肛门狭窄和有家族史的。但极少数患儿生后即有瘘口存在，且追问不到局部感染病史，用后天获得不好解释。无论是先天形成或后天获得，其最终局部的病理改变基本相同，治疗方式和预后亦没有区别。

二、两种手术入路的评价与操作要点

感染性直肠前庭瘘对患儿生长发育并无影响。家长及患儿的心理需求常是手术的主要原因，因生活不便要求治疗者非常罕见，因而家长对手术的期望值较高。

感染性直肠前庭瘘的手术主要有前会阴和经直肠入路两种手术方式，但无论何种手术入路，切忌瘘管切开和挂线手术。其原因如下：感染性直肠前庭瘘之瘘管外口多位于舟状窝处，内口在直肠前壁正中齿状线水平，因而其瘘管在肛门括约肌近端；另外，女孩前庭部组织薄弱，仅有肛门括约肌而缺乏其他肌肉和皮下组织；一旦行瘘管切开或挂线手术，将造成内括约肌损伤和外括约肌断裂。因周围无其他组织支撑，肛门外括约肌断端向两侧回缩，使切口难以愈合，失去正常的女孩会阴外观。由于有肛门内括约肌损伤和外括约肌断裂，可导致患儿排便节制障碍，造成患儿不同程度的大便失禁，给患儿心理和生理带来极大的负面影响。

早年施行的前会阴入路手术（H手术）为达到直肠瘘口的无张力缝合，直肠阴道间隔分离范围广泛（约3cm），损伤较重。虽然手术效果确实，但手术一旦失败，局部疤痕较重，给再次手术带来困难，会阴亦可能失去正常外观。随着针形电刀的临床应用以及手术理念的更新，现行的前会阴入路手术主要采用单纯瘘管游离，即从瘘管

外口游离至内口，不再分离直肠阴道间隔。与早年的前会阴入路手术相比较，分离范围明显缩少，对患儿的损伤也随之减小，前、后期手术方法的愈合效果没有显著性差异。另外，直肠前壁齿状线处的瘘口原位缝合或缝扎，对齿状线的完整性无影响。而齿状线向上1cm的范围内，分布着特发的神经末梢组织，保持其完整性对人体的精细感觉有重要意义。

前会阴入路手术的几个关键点：

1. **明确瘘口**　有时瘘口细小，需借助示踪剂来显示瘘口，常用的方法是经肛门向直肠腔内注入10ml混有亚甲蓝的生理盐水，能很好的辨别瘘口。

2. **游离瘘管**　用针形电刀游离瘘管并不困难，瘘管长度一般6mm左右，与周围组织界限清楚。游离近直肠壁时，可清楚看到白粉色的直肠壁。用纹氏钳通过肛门口可探及瘘管内口，并可依此来预估分离的层次。当瘘口较大时，内、外口几乎重叠，没有明确的管型结构，仅仅是一个环形缺损，但也需要完整剔除内、外口之间的组织，才能满意修补瘘口。

3. **缝扎瘘管或缝合瘘口**　瘘管直径<3mm，可紧贴直肠壁缝扎并切除瘘管；瘘管直径>3mm，基底部较宽广，若结扎或缝扎瘘管，其基底部形成的皱褶较多，且有一定的张力，此时，以切除瘘管后直肠壁缺损行黏膜外间断或连续缝合为妥。肠壁的黏膜下层是肠壁各层最坚韧的结构，不缝黏膜，仅缝合肌层和黏膜下层，可保证肠壁断面边缘既不内翻亦不外翻，整齐对合，相当于解剖复位，利于切口愈合。

经直肠入路手术的几个关键点：

1. **手术体位**　臀高蛙式位俯卧于手术台上。

2. **显露瘘口**　用小直角拉钩向两侧牵开肛门口，显露瘘口，瘘口均位于直肠前壁正中肛窦附近。

3. **游离瘘管**　瘘口3、6、9、12点各缝一根牵引线，拉紧牵引线，用针形电刀由瘘管内口向外口方向游离瘘管，近前庭部外口时，缝扎、离断瘘管。

4. **闭合切口**　吸收线纵行间断缝合两侧肛提肌，然后横行全层间断或连续缝合直肠切口。

感染性直肠前庭瘘前会阴入路手术与经直肠

入路相比,手术野显露清楚,操作便捷。这是因为直肠入路是通过肛门口在直肠腔内操作,其手术空间相对狭小,导致操作不便。另外,肛门过度牵拉有可能造成肛门括约肌损伤。经直肠入路手术最大的优势是会阴部没有切口,尤其对于外口位于舟状窝处的患儿,可以最大限度的保证会阴的正常外观和完整。

若术后瘘口感染复发,因手术完整的切除了瘘管,再次愈合的可能性较大,一半的复发病人经坐浴等对症处理,可自行愈合。若不能自行愈合需再次手术时,最好与首次手术间隔半年以上,手术方式仍可采用前会阴入路手术。

前会阴入路手术较为适宜的手术年龄为3~5岁。这是因为此年龄段会阴已有一定发育,便于术中解剖和手术操作,同时,下肢关节活动度仍较大并且柔韧性较好,便于术后两腿外展,会阴部易于暴露,清洁护理相对方便。

(陈亚军)

参 考 文 献

1. Li L, Zhang TC, Chen YJ, et al. Rectovestibular fistula with normal anus: a simple resection or an extensive perineal dissection？J Pediatr Surg, 2010, 45(3): 519-524.
2. 王增萌,阿里木江·阿不都热依木,陈亚军,等.前会阴入路手术治疗女童感染性直肠前庭瘘.中华小儿外科杂志, 2014, 35(10): 783-785.
3. Wang ZM, Zhang TC, Chen YJ, et al. Anterior perineal fistulectomy in repairing H-type rectovestibular fistula with a normal anus in female children. J Pediatr Surg, 2015, 50: 1425-1428.

第五篇 新生儿外科学

第一章 新生儿外科的若干基本问题

新生儿外科是小儿外科的一部分,有其一定的特殊性,而围产医学和胎儿外科更是与新生儿外科密不可分。胎儿分娩后称为新生儿,因此胎儿期的生长发育状态基本决定了出生时的新生儿状态,而很多胎儿结构异常或围产期的疾病状态将延续到出生后需要新生儿外科医师的积极评估与治疗,其中有少数胎儿期疾病需要宫内治疗。因此,了解胎儿结构畸形的前生——产前诊断与咨询原则,掌握新生儿结构畸形的今世——目前的治疗原则,展望结构畸形的未来——基因治疗,是小儿外科研究生必要的基本知识。

第一节 前生:围产医学与胎儿外科

"Fetus as a Patient"是国际胎儿学会宣言的标题,目前以胎儿为对象的诊断和治疗技术已充分开发与进步,社会上对待"胎儿病人"的思想,也逐渐被接受与承认。目前,国际上许多先进或发展中国家与地区均成立有胎儿治疗中心或母胎医学中心,小儿外科与产科医师形成团队,从产前诊断到共同治疗一些重症畸形,获得良好效果,这样的学科交叉和联合,已成功救治很多结构畸形胎儿和新生儿,也必将带来更多更新的进展。

一、围产医学和产前诊断

围产医学是20世纪70年代发展起来的一门新兴学科,是从妊娠确诊起对孕妇和胎儿进行监护、预防和治疗的学科,对降低胎儿、婴儿死亡率、保证母婴健康、提高子代素质有着非常重要的意义。参与围产医学研究与工作的很多是产科(母胎)医生、胎儿超声医生、胎儿心脏超声医生、胎儿磁共振医生、临床遗传医生、新生儿内外科医

生、新生儿重症监护室护士、实验室研究员等,需要团队的紧密合作与相互配合,才能真正做好围产工作。

目前,小儿外科医生涉及较多的围产工作多为胎儿结构畸形的产前诊断及生后治疗。胎儿结构畸形是危害新生儿生命和健康的重要出生缺陷性疾病群之一。普及产前筛查、提高产前诊断率,有利于结构畸形的早期诊断和治疗,产前诊断既给小儿外科医师带来胎儿或新生儿早期干预治疗的机遇;但与此同时,也带来了挑战。目前先天性畸形的产前诊断国外已形成系统的管理模式,我们国内也成立了全国性的出生缺陷监测网。产前诊断从纵向分析,始于妊娠前,贯穿整个妊娠期,直到新生儿期;从横向分析,涉及多个学科,包括产科、胎儿超声、遗传、儿内、外科以及病理等专业,所以它是一个综合多学科的、复杂的系统工程,目前国内已有较多产科医院建立了产前诊断中心,全面开展产前诊断,为降低出生缺陷的发生率,提高人口素质做出了很大努力。

50年代中期,羊膜腔穿刺首先用于胎儿性别鉴定和胎儿Rh溶血性疾病的诊断。60年代放射显像技术用于诊断胎儿骨骼发育畸形。70年代超声影像技术问世,使更多的胎儿结构畸形得以诊断。80年代早孕期绒毛活检和胎儿宫内取血的应用以及分子生物学技术的发展,使产前诊断进入新的领域,随着医学生物技术的不断完善,90年代更是进入了胎儿遗传的早期诊断(妊娠14周以内),为胎儿期开展宫内治疗提供了遗传学基础。

二、产前诊断的人群与技术方法

我国目前需要产前诊断和筛查的人群定为:在孕前或孕期发现病人有出生缺陷高危因素(如不良分娩史、遗传病家族史、慢性疾病合并妊娠

等），胎儿超声检查发现结构异常或染色体疾病的标记，血清学和遗传学检查异常的病人。产前诊断的技术方法包括：

（一）超声

超声检查作为一种无创伤性产前常规检查技术容易被孕妇接受，它及时、直观、准确，并可以反复进行。现代超声技术已从常规关注胎儿发育及大体结构变化进入到关注胎儿各个组织结构之间的比例关系及结构异常的阶段，是产前诊断宫内畸形的首选方法。在中国，超声检查已成为所有孕妇在孕 20~24 周需要常规做的产前检查之一。约有 45.7% 产前胎儿结构畸形是在孕 28 周以前得出诊断，所以孕中期是发现先天畸形的重要时期，加强这一时期的监测十分重要，对先天畸形的早期诊断、早期处理、宫内治疗都具有重要的意义。

早孕期超声需要确认是否宫腔内妊娠，之后的超声通常安排在孕 12 周时检查胎儿发育情况，孕 20~24 周时超声诊断胎儿是否结构畸形，孕 32~36 周时对结构畸形胎儿评价，确定疾病状态、提供信息，终止妊娠或早期治疗。一些畸形，例如食管闭锁合并气管 – 食管瘘、肠闭锁、膈疝或脑积水，常出现在孕晚期，而在孕中期常规检查难以发现。对常规超声检查怀疑胎儿心脏畸形或胎儿有心脏畸形高危因素的，需做胎儿心脏超声检查。胎儿心动超声可以比常规超声检查提供更好的胎儿心脏图像及功能评估。

虽然超声检查已是产前常规检查之一，值得注意的是，由于其检查结果的可靠性非常依赖于超声医师的技术与经验，因此需要有经验的超声医生才有可能做出相对精确的产前诊断，也只有在准确产前诊断的基础上，儿外科医生才有可能提供正确的产前咨询。

（二）磁共振成像

以往，磁共振成像（MRI）技术由于检查所需时间较长、胎动影响图像质量等因素，在一些医院不被常规用于胎儿疾病的产前诊断。而且，传统的旋转回波（spin-echo）MRI 扫描需要对胎儿进行镇静或麻醉，才能获得足够清晰的图像。随着科学技术的进步，借助超高速 MRI 扫描可以基本排除由于胎动导致的图像伪影。因此，目前超速胎儿 MRI 检查已成为胎儿产前评估的一项重要

组成部分，可重建胎儿解剖结构，明显地提高了产前诊断的准确性，特别是对于胎儿的脑、脊髓、颈、胸、腹和泌尿系统方面的畸形，可提供详细而重要的解剖信息，帮助制订生产时的计划和外科治疗方法。目前为止，其对发育中胎儿的安全性是公认的。所以，在国外发达、发展中国家均已开始广泛应用。

（三）侵入性检查

羊膜腔穿刺和绒毛膜绒毛活检是两个最常用的侵入性检查。

1. **羊膜腔穿刺（amniocentesis）**　羊膜腔穿刺主要用于孕中期诊断染色体异常疾病，目前也用于分子生物学研究和代谢性疾病研究，但有造成宫内感染的风险。羊膜腔穿刺一般在孕 17~22 周进行，过早的羊膜腔穿刺（孕 11~12 周）更容易引起流产，并增加医源性胎儿畸形的风险和羊膜腔穿刺后的羊水外漏概率。胎儿完全性染色体核型分析检查一般需要 2 周左右的时间，但一些新技术如荧光原位杂交（fluorescent in situ hybridization，FISH）和聚合酶链反应的运用，可在 2~3 天内完成一些特定项目（常为 21、18、13 号染色体的三体综合征和 Tuner 综合征）的检查。

2. **绒毛膜绒毛活检（chorionic villus sampling，CVS）**　CVS 是孕早期诊断最为可靠的一项检查，一般在孕 10~14 周时进行。这项技术主要是对胎盘前体 – 叶状绒毛膜进行穿刺活检。通常在超声引导下，可以选择经子宫颈穿刺，或经腹部穿刺，获得的细胞可以进行一系列检查，如完全性染色体核型分析、快速染色体核型分析（FISH-PCR）、酶学检查，以及分子生物学研究。由于绒毛膜绒毛细胞有丝分裂率高，24h 内即可获得胎儿染色体核型结果，完全性核型分析结果也快于羊膜腔穿刺所需要的时间。该技术的缺点是存在一定的诊断误差，这与母亲蜕膜细胞污染或胎盘滋养层细胞的遗传嵌合体有关。如果 CVS 由有经验的医师操作，其发生流产的概率和孕中期进行羊膜腔穿刺术的流产率相同，为 1%~2%。

3. **胎儿血取样**　在许多情况中，胎儿血取样已经被 CVS 快速核型分析以及羊水样本 FISH/PCR 取代。但在诊治一些血液系统疾病或病毒感染时仍然需要用到胎儿血取样。操作时，一般需在孕 18 周时在超声引导下针刺采血取样，而非

使用侵入性更强的胎儿镜。据报道,该操作的胎儿死亡率为1%~2%。

4. 生化标志物 母亲血液和羊水均可用来筛查与胎儿疾病相关的生化标志物。在美国,2/3的孕妇都会采用"三联筛查方案"(血清AFP、绒毛促性腺激素、游离雌二醇)来筛查包括唐氏综合征在内的染色体异常疾病。筛查主要在孕中期进行,而且唐氏综合征的检出率可高达69%,其中假阳性率为5%。阳性血清结果往往代表该孕妇需要羊膜腔穿刺进行胎儿染色体核型分析。

5. 母体循环中的胎儿细胞学检查 借助荧光激活细胞分类方法(fluorescence-activated cell sorting, FACS),越来越多的学者开始关注通过母体血液循环中的胎儿细胞或无细胞核酸来诊断胎儿疾病。由于母亲血液中的胎儿完整细胞数量很少,因此利用胎儿无细胞核酸通过RT-PCR(实时-PCR)扩增技术进行早期胎儿疾病的诊断正被逐渐推广运用。胎儿DNA一般可在孕9周时检测到,并随着孕周增加,其检测成功概率增加。胎儿DNA检查在孕早期可用于鉴定胎儿性别,指导X染色体连锁遗传疾病的产前咨询与处理。胎儿DNA检查也可以精确测定血Rh因子,避免对Rh阴性母亲不必要的治疗。将来它还有可能用于检测遗传自父母的单基因突变。这是一个很有前景的研究领域。国内目前将其作为一项非侵入性检查项目,对胎儿疾病进行筛查;而之前介绍的几种母亲或胎儿侵入性检查取样、胎儿染色体核型分析依然是对胎儿非整倍体和其他遗传病做出产前诊断的金标准。

6. 基因诊断 目前产前可以发现越来越多的基因遗传病,特别是对于高危孕妇。以前一些不能在产前诊断的疾病,如囊性纤维化、伯-韦综合征(Beckwith-Wiedemann syndrome)、先天性巨结肠、地中海贫血等,现在可以在孕早期通过侵入性检查、遗传咨询评估的方法做到产前诊断。第三代试管婴儿技术为单基因疾病的产前诊断和预防提供了可行性。

三、胎儿外科现状与未来

在人类开展胎儿外科前,进行了大量的动物实验。大鼠、兔子、羊和非人类的灵长类动物都是研究对象。通过大量的动物实验,在证实了胎儿期手术的安全性后,世界第一例开放性胎儿外科手术在1982年由美国加利福尼亚大学(University of California, San Francisco, UCSF)报道。事实上,目前任何一项技术在进行胎儿外科临床操作前,必须先建立动物模型,在动物模型的研究中证实胎儿期干预能改善出生后疾病预后,才可用于临床。

胎儿外科手术是个复杂过程,不仅涉及未出生胎儿的性命,也涉及母亲所承担的风险。胎儿在母亲体内接受外科治疗,能获得明显益处,而母亲在胎儿外科中是一名无辜受害者,承担明显风险甚至可能致残。她需要在平衡自身利与弊的情况下,尽量救治自己的胎儿。因此,从事胎儿外科的医生必须对母亲及其家庭承担重大责任。

尽管目前尚没有胎儿外科治疗后母亲死亡的报道,但有关胎儿治疗后母亲发生短期功能障碍的文献时有报道。例如母亲气管插管、输血、羊膜早破、胎盘剥离、羊水过少、羊水感染、胎盘早剥等。胎儿外科手术后的母亲,不影响母亲再次妊娠,但在以后的妊娠中,终身采用剖宫产方式进行分娩,以避免潜在性子宫破裂的风险。胎儿期干预后胎儿的主要并发症是25~35周的早产和胎儿不成熟,是影响胎儿预后的主要因素。因此,胎儿外科涉及的疾病必须是严重的、危及生命或削弱生命力的畸形。

开展胎儿外科,需要多学科合作。每一个胎儿手术病例术前需要病史回顾、影像学分析与手术方法讨论,各个合作医生间需要达到一致意见。多学科包括产科医生、新生儿科医生、麻醉师、心脏科医生、影像学医生、遗传学医生和儿外科医生。在特殊病例中需要特殊类型医生,如胎儿脊髓脊膜膨出需要小儿神经外科医生。胎儿治疗组的成员不仅讨论手术时间和手术方法选择与安排,还应包括医学伦理学和社会学范畴;必须经常回顾与总结所治疗胎儿病例的病史、过程与预后,必须要有胎儿外科手术的质量监控与监督。

(一)胎儿外科的路径和方法

胎儿外科的路径通常有三种:超声引导下经皮穿刺、微创胎儿镜和开放性手术。所有方法中术前和术中超声监护均十分重要。超声可以确定胎盘位置和胎儿体位,监测脐动脉血流,并在整个操作过程中监测胎儿心率。在经皮穿刺和胎儿镜操作过程中，超声监护更为重要，因为在这两种操作过程中，并没有直接暴露胎儿和子宫，从而无法观察其变化；而在开放性胎儿手术操作中，可以直接接触到胎儿和看到子宫情况，而超声监护仍不可缺少。

操作时，母亲常采用平卧位，亦可左侧卧位以减少巨大子宫对下腔静脉的压迫。麻醉采用硬膜外麻醉或全身麻醉，取决于操作的路径和持续时间。只有在开放性手术时，可以直接给胎儿使用麻醉药物。胎儿常用麻醉为肌内注射阿片类和非去极化神经肌肉阻滞剂。

超声引导、经皮穿刺通过母亲皮肤小切口进行操作。必须超声实时监测胎儿及母亲解剖结构情况。通过这个方法，可以放置分流管，引流胎儿囊肿性结构、胸腔积液、或腹水到羊膜腔。另外，射频消融（ratio frequency ablation, RFA）的探针可以通过超声引导、经皮穿刺放入羊膜腔内，治疗双胎妊娠发生的各种并发症。RFA 需要放置的探针一般直径在 1.5~2mm，对母亲产生的损伤较小。

胎儿镜或者"FETENDO"（fetal endoscopic surgery）常用 3mm 的胎儿镜操作孔，偶尔使用 3mm 和 5mm 腹腔镜操作孔。很多情况下，胎儿镜操作过程中仅使用一个 3mm 操作孔和一个 1mm 的工作通道即可。但在放置目镜时，要注意选择目镜位置，除了需保证有足够的观察空间外，还应尽量避开胎盘，减少母亲出血、胎盘剥离等风险，同时注意避免伤及胎儿。操作时，可以先在母亲腹壁选定一个操作点，在皮肤做一个 3mm 切口，超声引导下穿刺不用开腹也可达到子宫。如果治疗需要使用多个操作孔或更多标准腹腔镜器械进行时，应倾向于选择母亲剖腹和直接打开子宫操作。在一些情况下，胎儿镜下羊水浑浊、小范围内镜视野下无法得到清晰图像，可用温热的晶体液进行羊水交换，以便获得清晰的操作视野。

在开放性胎儿手术中，母亲除了术前联合运用吲哚美辛及高 MAC（minimum alveolar concentration，最低肺泡有效浓度）吸入药物外，还需要全身麻醉，以维持子宫足够松弛，不引起宫缩。手术切口采用下腹部皮肤横切口，筋膜层可以横切口或竖切口，主要取决于胎儿暴露的需要。

术前超声定位、术中超声监护是避免损伤胎盘的关键。为开展胎儿外科而研发的特殊可吸收直线吻合器，可将子宫切开时的出血量降至最低。手术过程中的胎儿监护主要依靠超声和持续脉搏血氧监测。补充子宫内丢失的液体，维持子宫张力，同时仅需暴露胎儿需要手术解决的部位，而不过多暴露胎儿。胎儿身体的绝大部分仍应留在子宫内，同时更要严密关注并保护脐带不从子宫内脱出，不让脐带受到过多牵拉或变得僵直，因为在这些情况下会造成胎儿缺血。在操作结束后，胎儿重新还纳入子宫，并补充羊水至足够量，用可吸收线多层缝合子宫壁。术后子宫处于易激惹和易收缩状态，需要使用宫缩抑制剂；母亲和胎儿需要持续监测子宫收缩情况、羊水量和胎儿心率。

（二）子宫外产时处理

子宫外产时处理（ex-utero intrapartum treatment, EXIT）是先天性膈疝胎儿治疗的副产品。无论是先前的气管夹闭术，还是目前的胎儿镜下气道球囊插入，在胎儿离开母体前均需要立即解除气道阻塞，建立气道通气，由此产生了 EXIT 技术。随着近年胎儿诊断和治疗的进展，母体与胎儿管理及子宫收缩控制的不断进步，EXIT 作为一种胎儿手术的方式得到确立，适应证逐渐扩大。

所谓 EXIT，即在保持胎儿胎盘循环的同时进行胎儿手术的方法：剖腹产时，在超声指导下确认胎盘位置和胎儿体位，然后打开子宫，暴露胎儿上半身；解除气道阻塞的原因，确保气道通畅，充分氧合后，结扎脐带，将胎儿从母体分离。此项新技术成功的关键是有一支通力协作的团队，具有专业知识和有效的组合，包括小儿外科、产科、放射科、新生儿科、麻醉科和护理人员，其中最重要的是麻醉。麻醉时，要保持较深的吸入麻醉，同时要充分注意母体低血压的风险，为了防止胎儿胎盘循环低下和术中早期胎盘剥离，要保持子宫充分松弛，这样可能会增加出血量，只有在脐带结扎后才能给予收缩子宫的药物。

目前 EXIT 适应证：

1. 先天性膈疝 主要针对孕期通过胎儿镜下放置可分离气囊的病例，在分娩时需要先去除气管内的球囊，通过 EXIT，采用胎儿支气管镜刺破气囊，通过气管镜取出球囊，再进行气管插管，这种新的方法可避免颈部的解剖、神经损伤和由于气管夹造成的气管损伤。也有报道将 EXIT 用于膈疝胎儿出生时即刻 ECMO 处理重症膈疝，即 EXIT-to-ECMO。

2. 颈部巨大肿块　颈部巨大肿块是子宫外产时处理最好的适应证，常见有畸胎瘤和淋巴管瘤，患儿由于出生后肿块压迫气道，无法通气，此时如能在胎儿胎盘循环下，先进行气管插管或气管切开，建立气道通气，再断脐带，随后处理肿块，即可挽救患儿的生命，对此类病例进行成功治疗的报道较多。

3. 先天性高气道阻塞综合征　包括喉部瓣膜、喉闭锁、喉部囊肿、气管闭锁和狭窄，特征为肺部和远端气道扩大、膈肌外翻、腹水乃至胎儿水肿。这种疾病综合群是非常罕见但能致死的疾病，目前施行了 EXIT 后，报道中病例均存活。

4. 胸部异常　目前报道的病症包括双侧胸水引流、单侧支气管发育不全在 EXIT 下气管内插管、先天性囊状腺瘤应用 EXIT 摘除腺瘤后生产等。

5. 其他　其他 EXIT-to-ECMO 的病例，如左心发育不良、肺动静脉畸形合并肺发育不良等严重心脏畸形病例。今后 EXIT-to-ECMO 也许会被逐渐推广或广泛应用。

（三）目前胎儿外科开展的疾病

1. 双胎输血综合征　于胎儿镜下应用激光直接烧灼离断异常血管在临床上已取得公认的疗效，操作困难不大，并发症很少。

2. 后尿道瓣膜、尿道闭锁和梅干腹综合征　后尿道瓣膜、尿道闭锁和梅干腹综合征所造成的双侧巨大肾盂积水出生后造成不可逆的新生儿肾衰竭，早期发现可在胎儿镜下进行膀胱羊膜腔引流术（shunt 分流术）。近年已有接近 95% 的病例肾功能能得到保障，而胎儿流产仅 5%，发生引流管移位为 30%~50%。手术可在门诊完成，一般不需留院观察过夜。术后孕妇应口服广谱抗生素预防感染。目前亦有报道胎儿镜下尿道瓣膜切除术取得治疗成功。

3. 双侧胸腔积液　胎儿胸腔积液可造成胎儿积水，存活率仅 21%~23%。对于胸腔积液胎儿可先在超声引导下行胸腔穿刺，穿刺的部位在胎儿腋后到腋中线之间，将胸腔液体完全引流出，24~72h 复查液体再生的情况，如果胸腔渗出快速增多，可以考虑放置胸腔羊膜囊引流管，shunt 分流术后的存活率可达 75%，技术要点相同于膀胱穿刺引流术。

4. 重症膈疝　目前对胎儿期评估的重症膈疝，临床糖皮质激素小剂量早期使用是公认的产前干预手段之一，同时可选择胎儿镜堵塞气管以促进胎儿肺发育。以往常用有气管夹闭和气管球囊封堵两种方式，目前更多倾向选择球囊封堵，球囊封堵可以单用一个 5mm 镜鞘，B 超引导下即完成全部操作，创伤小。这使得宫内手术疗效得以提高，并发症明显减少。结合产时 EXIT 取出球囊，患儿早期生存率得到一定的提高。

5. 脊髓脊膜膨出　于胎儿背部直视下运用显微外科技术进行修补手术已在少数胎儿治疗中心得以成功，术后显示脑疝改善，后颅窝脑脊液聚集。而胎儿镜下的脊髓脊膜膨出修补术亦有成功报道的案例。

6. 巨大肺部病变　如胎儿大叶肺气肿、肺纤维囊性病变或影响胎儿肺发育的巨大肺内肿瘤常可引起胎儿水肿，发生胎儿水肿造成胎儿或新生儿很高的死亡率，目前开放式的胎儿外科手术切除肿大的肺叶，已有成功的报道。

7. 巨大骶尾部畸胎瘤（sacrococcygeal teratoma，SCT）　SCT 是最常见的新生儿肿瘤，产前诊断 SCT 要比那些出生时诊断的 SCT 预后差。实质性为主且血流丰富的 SCT 比较容易出现胎儿水肿。由于大量的血液流向肿瘤，可能会引起胎儿高输出量型心力衰竭，而且由于出血引起的贫血很可能加重心衰。在一些严重的 SCT 病例中，孕妇可因为胎盘水肿而引起"镜像综合征"（mirror syndrome），主要表现为一种严重的子痫前期状态，出现呕吐、血压升高、多尿和水肿。可能是由于水肿的胎盘释放一些血管活性物质造成的。和其他胎儿肿块一样，SCT 胎儿一旦出现胎儿水肿，常提示病情严重，预后不良；如果不进行及时胎儿干预，死亡率为 100%。对这些病例，开放性胎儿手术切除骶尾部肿块可挽救胎儿生命，同时缓解孕妇相关症状。目前也有报道经骶部射频消融肿瘤滋养血管减少肿瘤血供，起到缩小肿瘤、改善肿瘤盗血、胎儿水肿和孕妇镜像综合征等症状的效果，而其创伤明显小于开放性胎儿手术。

（四）胎儿外科面临的思考与未来

最早的开放式宫内外科手术的发展,使威胁生命的胎儿畸形和疾患得以纠治。随着医学伦理学和医学生物技术的不断完善,及20世纪末医疗器械和技术的精炼,开展胎儿镜和微创操作越来越被接受和推广,其将有很广阔的指征和治疗任务,引起医学界的关注。

从国际胎儿外科的发展来看,从最早的开放性胎儿手术直接治疗胎儿相关畸形,到目前胎儿镜下shunt分流、气管堵塞、尿道瓣膜切除、骶尾部畸胎瘤滋养血管射频消融、甚至脊髓脊膜膨出胎儿镜下修补等,都提示着胎儿外科倾向创伤小的操作,胎儿期处理并不一定要完全纠正结构畸形,而以改善胎儿的病理状态、改善出生后治疗预后为主目的。以目前国内的医疗现状,开展胎儿镜治疗的技术已较为完善也被越来越多的推广,但给胎儿施行开放性手术,再将胎儿返回子宫内继续生长发育的临床道路还相当长,并不是国内的医疗技术水平不够,而是更多的涉及治疗费用谁来承担、孕妇及家属是否能接受这些有畸形的胎儿、如何实施医学伦理评估等等。作为一名小儿外科医生,有几个问题需要思考:

1. 胎儿的生长发育及畸形产前干预的归属问题仍然存在矛盾。目前,国外著名的产前诊断中心和胎儿外科中心均明确,孕妇的治疗问题归属妇产科范畴,胎儿的治疗和干预归属儿科和儿外科范畴,因此国外胎儿诊疗中心均包含产科医生和儿内外科医生。目前国内开展胎儿诊疗的中心很多均是妇幼保健院,因为妇幼保健院既有产科又有儿科,符合开展胎儿外科的基本条件,而国内妇幼保健院的医疗技术很多情况下不如产科专科和儿童专科医院,但产科专科医院和儿童专科医院想开展胎儿外科,需要跨医院合作与转运,存在一定难度,相对限制了胎儿外科的发展,需要更好的解决方法。

2. 胎儿外科适应证 胎儿外科刚开展时,儿外科医生预对各种结构畸形都进行宫内治疗,以期阻断病理生理变化,但事实证明,很多疾病并不需要胎儿期处理,如腹裂、唇腭裂、常见消化道畸形等。而一些疾病的宫内治疗也由复杂化转变为简单化,如重症膈疝、巨大骶尾部畸胎瘤引起的胎儿水肿等。因此,胎儿外科的适应证在国内外均

有待进一步认定,这必须通过长期随访和资料积累。医学的进步往往需要经过循环往复的过程。

3. 今后胎儿外科的研究重点 单基因疾病目前可以通过第三代试管技术减少或避免出生,但事实上基因治疗是对胎儿外科以及小儿外科的一种挑战。如果真有一天,胎儿可以通过选择各种基因组合最终发育而成,除了存在极大的伦理问题外,其后续治疗亦将是巨大挑战。目前认为,除了很多研究者如火如荼地研究着胎儿基因治疗外,也有很多学者致力于研制安全耐久的胎儿监护装置和建立安全胎儿血管通路方法和装置、研制高效的子宫松弛剂、开展类似宇宙飞行员半失重状态下的胎儿生理生化学研究以及开发和建立健全覆盖面完善的胎儿医疗网络系统。

第二节 今世:微创、精准、根治

随着产前大结构畸形筛查与诊断技术的提高,很多新生儿外科疾病在出生前即已有诊断,有利于其出生后的早期、规范治疗,提高手术成功率和一期根治术率,改善预后。新生儿结构畸形的早期、规范治疗包括出生后、手术前的积极准备、明确诊断、精准手术操作、微创、根治和规范术后随访及并发症处理。

腔镜手术由于对腹腔内肠管操作减少,有利于术后早期喂养及术后肠功能恢复,也使术后肠梗阻发生率降低,减少长期相关肠道并发症;有研究显示,腔镜手术患儿的免疫抑制较开放性手术程度减轻,腔镜手术后伤口感染率也较开放性手术低,这些都可使患儿术后更快恢复。另外一点重要的是,伤口小、美观是对患儿及其父母最大的安慰。近20年来,国内儿外科医生因拥有高容量的腹腔镜手术操作而能够在短时间内积累大量微创手术精准、根治经验。新生儿微创手术的开展对儿外科医生有一定要求。儿外科医生最好在大年龄儿童微创手术基础上,掌握了足够的专业知识和技巧,再为符合条件的新生儿实施微创手术,即保障手术安全性,又做到精准治疗,才是最高境界。

一、新生儿微创手术下的生理改变

开展新生儿外科微创手术前,需要先了解微

创手术对新生儿生理状态造成的可能改变。首先是代谢反应。新生儿手术的代谢反应表现为手术一开始其氧耗和静息能量消耗增加，而在术后12~24h恢复到正常消耗水平；大手术静息能量消耗明显高于小手术；增加的能量消耗可能主要用于组织修复。关于大年龄儿童的代谢相关数据报道不多，但有限的数据提示，大年龄儿童术后的静息能量消耗模式与新生儿似乎有所不同，表现为术后早期能量消耗下降，与成人收集的数据相似，同时也没有后期的高代谢反应表现。其次是蛋白质代谢。蛋白质代谢与能量消耗呈镜像关系。其他因素也可影响术中代谢反应和应激状态，如术中体温的调节，体温调节影响新陈代谢的增加或减少，并与术后代谢改变有关，而微创手术的优势在于其较开放性手术能较好的维持术中体温，减少对代谢的影响。以往认为胸腔中注入冷的二氧化碳可能会使婴儿降温，但实际情况并非如此。有研究发现，胸腔镜操作与术中核心体温升高有关；另有研究亦支持腹腔镜手术和胸腔镜手术均与儿童核心体温升高相一致。这个现象可能是因为微创手术没有开放的手术创面，更容易保持体温。

无论胸腔镜还是腹腔镜手术，都需要在体腔内注入二氧化碳气体建立气胸、气腹才能进行微创手术。进入体腔的二氧化碳气体对小婴儿以及较大年龄儿童产生更为显著的影响。在胸腔镜手术中，肺塌陷引起的呼吸容量受损对氧合和二氧化碳排泄有重要影响。此外，注入体腔的二氧化碳被吸收，同时伴随着通气功能的减弱，都可导致动脉血二氧化碳浓度显著增加。因此，腔镜手术由于二氧化碳气体吸收可导致高二氧化碳血症，术中需要调节呼吸机参数增加二氧化碳排泄能力，这对安全开展儿童腔镜手术至关重要。

二、新生儿开展的胸腔镜手术

1. 膈疝　1995年，van der Zee首先报道了1例6个月龄膈疝腹腔镜手术完成；之后2001年Becmeur等提出膈疝修补术应由胸腔镜下完成更为合理。通常新生儿膈疝胸腔镜手术需要1个5mm目镜和2个3mm操作孔完成。二氧化碳流速0.5L/mim，胸腔压力约6~8mmHg。建议用可吸收线缝合膈肌缺损。有时需要GORE-TEX®补

片修补较大的膈肌缺损，补片可以卷起后通过操作孔放置进入胸腔并在腔镜下完成修补。膈疝术后原本塌陷的肺会逐渐膨胀，胸腔引流并不是必需的。

2. 食管闭锁　1999年，柏林IPEG（International Pediatric Endo-surgery Group）会议上Lobe和Rothenberg首次报告完成了1例2个月龄Ⅰ型食管闭锁胸腔镜手术。2000年，Rothenberg报道了首例胸腔镜下分离食管气道瘘并修补食管闭锁，完成食管闭锁合并食管气道瘘新生儿期一期根治术。英国开展的第一例胸腔镜食管闭锁手术在2001年。之后越来越多的地区开展和报道食管闭锁腔镜手术，目前该方法运用已较为广泛，且技术成熟。食管闭锁腔镜手术多采用半俯卧位。可以常规气管插管麻醉，有条件的医疗中心也有采用单肺通气。通常也需要1个5mm目镜和2个3mm操作孔完成。二氧化碳流速0.5L/mim，胸腔压力约6mmHg。结扎食管气道瘘建议用可吸收线；需要切断瘘管。尽量无张力或低张力下缝合食管，术后镇静、机械辅助通气有可能减少吻合口相关并发症；可以通过食管吻合口放置鼻胃管，既有利于食管前壁黏膜及全层缝合又有利于术后早期肠内喂养。手术操作结束后，通常在最低位的操作孔放置引流管。术后5~7天进行食管造影。食管闭锁腔镜手术除了切口美观外，胸廓畸形并发症明显减少。

3. 主动脉固定术　食管闭锁相关的气管软化主要与闭锁远端食管的气管瘘与气管内在发育异常有关。这种情况下的主动脉固定术可在胸腔镜下完成。手术时患儿采用仰卧位，左侧胸部抬高15°~20°。1个5mm的30°目镜和2个3mm操作孔，二氧化碳流速0.5L/mim，胸腔压力5mmHg。注意缝线缝在主动脉壁上而不能进入主动脉腔。手术完成后需要在支气管镜下看到气管腔开放不再塌陷。术后一般不需要放置引流管。

4. 新生儿肺部病变　因为新生儿期腔镜手术操作空间受限，因此新生儿期腔镜下切除肺部病变很少是必要的。很多新生儿的肺部病变可以暂时观察等年龄大一点再进行腔镜下手术治疗，如先天性肺囊肿、先天性肺囊性腺瘤样病、先天性肺气肿等。新生儿期切除或晚一些时间切除并不影响总体预后。因此对于新生儿期没有症状的肺

部病变,建议短期观察、择期手术。但所谓的年龄大一点再手术,不是等至好几岁,一般指出生后数月择期腔镜治疗。通常建议在病灶出现感染前手术切除,因为一旦病灶感染后再手术,增加手术难度,腔镜中转开放率增加。

5. 囊肿切除术 气管源性囊肿或其他囊肿也可以在腔镜下紧贴囊肿分离而安全完成手术。食管重复畸形腔镜手术可以采取和食管闭锁类似的手术体位。腔镜下切除重复食管时可以在重复食管壁内分离,保留黏膜不破损,切除囊肿后缝合食管肌层,从而达到精准切除的目的。

6. 乳糜胸 少数胸导管发育异常引起的顽固性乳糜胸,可以通过胸腔镜下结扎胸导管治疗。胸腔镜下有放大作用,更容易发现乳糜漏。放置腔镜操作孔的位置同食管闭锁。对发现乳糜漏的胸导管进行结扎或夹闭。

7. 纵隔肿块 新生儿时期纵隔肿块很少见,常见是交感链来源的神经母细胞瘤、神经节母细胞瘤或神经节细胞瘤。这些病例联合肿瘤科医师、多学科团队一起评估显得更为重要,而很少需要新生儿时期手术。如果需要手术切除或活检,术中标本必须使用组织病理袋取出。

三、新生儿开展的腹腔镜手术

1. 幽门环肌切开术 可以安全有效的在腔镜下完成,且腔镜手术明显优于开腹手术。脐部5mm目镜,一个右上腹季肋部3mm操作孔和一个左上腹中线3mm操作孔。幽门环肌切开专用刀切开或电刀烫开环肌浅表肌肉,分离钳钝性分离肌层直至黏膜膨出。手术结束取出戳卡时注意不要让大网膜嵌入操作孔。深层缝合伤口,皮肤可用医用胶水固定。腔镜手术后较开放手术胃轻瘫发生率低,术后可尽早经口喂养。

2. 胃底折叠术 早产儿严重的胃食管反流病导致撤离呼吸机困难、反复肺部症状,需要抗反流手术。腔镜下胃底折叠术耐受性较好,可明显改善反流引起的相关症状。5mm目镜,2~3个3mm或5mm操作孔。二氧化碳流速0.5~1L/mim,腹腔压力8~10mmHg。最小范围内游离食管下段、确保腹腔段食管2~3cm以上、食管内置入相当直径的胃管避免缝合后食管下段狭窄;缩小膈肌裂孔,缝线需要缝合在膈肌角肌肉组织上,而非周围韧带或纤维组织;缝合膈肌裂孔时可带上食管前壁做固定缝合,以防抗反流的胃底组织进入胸腔。手术结束用可吸收线缝合伤口的深筋膜,皮肤可用医用胶水固定。

3. 胃造口术 新生儿期需要胃造口术,腹腔镜下完成是安全有效的。国外主要采用的纽扣式胃造口管,目前国内仍较多采用蕈状管行胃造口术。

4. 十二指肠闭锁 2001年,开始开展腹腔镜下十二指肠闭锁手术。患儿放于手术台尾部,手术者站在手术台脚部,助手站在手术者左侧。5mm脐部目镜,右下腹及左季肋部各置3mm操作孔,肝脏可以牵引悬吊,暴露十二指肠区域。一般梗阻近端十二指肠扩张,梗阻远端十二指肠空瘪狭窄,腔镜下易于辨认。通常可采用近端肠管横切、远端肠管纵切、近远端肠管菱形侧侧吻合。腹腔镜下十二指肠闭锁根治手术对小儿外科医师还是具有一些挑战的,需要具有一定操作基础的医师完成。

5. 肠旋转不良 1998年,最早开始了腹腔镜下肠旋转不良复位术。刚开始仅选择没有发生中肠扭转的病例进行腹腔镜手术,而现在即使发生中肠扭转或肠道缺血症状,仍可腹腔镜下完成手术操作。患儿放置位置同十二指肠闭锁。5mm的30°目镜脐部置入,二氧化碳流速0.5L/mim,腹腔压力8~10mmHg,操作孔置于两侧腹部平脐略低,用无损伤抓钳复位肠管,单极电钩分离Ladd's瓣膜的压迫,充分展开肠系膜根部。切除位置改变的阑尾。手术后24h胃肠功能恢复后可以进食。腹腔镜手术后进食开始时间较开放手术缩短,体现了手术操作更为精准带来的益处。

6. 小肠闭锁和肠重复畸形 小肠闭锁可以通过腔镜手术探查定位后,将闭锁小肠从脐部切口取出,在外部进行闭锁肠管切除、成形和吻合。肠重复畸形也可以通过这种方法,将囊肿内的囊液抽吸囊肿缩小后从脐部切口取出,进行外部手术操作。这种手术方法还是有效的缩小了腹部切口,在安全手术前提下,做到了美观、创伤小及定位精准。

7. 先天性巨结肠 20世纪90年代早期,Georgeson介绍了腹腔镜下经肛门结肠拖出巨结肠根治术。新生儿或小婴儿均能安全完成该手术操作。腹腔镜手术的优势在于可以在腔镜下活检并明确病变肠管的长度,也能精确定位下拖肠管与肛门行吻合。目前全结肠型巨结肠在有经验医师操作下也可在腔镜下安全完成。巨结肠腔镜手术采用截石位,右侧倾斜,5mm 目镜可以放置在脐部,也可以按照 Georgeson 介绍的放置在右侧季肋部,放在右侧季肋部的目镜腹部视野更广。在腹腔镜下游离需要切除肠管的系膜、夹闭、离断肠系膜血管,最低分离至腹膜反折下 2~3cm,再经肛门操作,游离直肠黏膜直至与腹腔内分离的肠管全层汇合,必须在腔镜直视下拖出结肠,避免系膜扭转,进行结肠肛门吻合。腹腔镜辅助下巨结肠根治术减少了术后肠粘连,亦有利于术后早期肠功能恢复早期肠内喂养,同时腹部切口美观。

8. **高位的肛门直肠畸形**　2000 年,Georgeson 介绍了高位肛门直肠畸形的一种新手术方法,新生儿时期腹腔镜下结肠造口、出生几周后再腹腔镜下将直肠拖出行肛门成形术。与广为接受的 Pena 术不同,这种手术方法不采用后矢状入路,其在腔镜下游离及夹闭直肠尿道瘘,不分离耻骨直肠肌和肛门内、外括约肌,而是在腔镜下定位肌肉收缩中心、穿刺至肛门皮肤、扩张直肠下拖隧道,完成肛门成形术。这种腹腔镜辅助下肛门成形术目前用于肛门闭锁合并直肠尿道瘘或前列腺部瘘仍有争议,而用于肛门闭锁合并直肠膀胱瘘更能被接受。

9. **坏死性小肠结肠炎**　有报道将腹腔镜探查用于情况不稳定早产儿坏死性小肠结肠炎的疾病评估,可避免不必要的开放手术。对于小早产儿,腹腔镜探查建议脐部打开放置 30° 的 3mm 目镜,二氧化碳流速 0.2L/mim,腹腔压力 5mmHg。在放置脐部目镜时,如果已有游离气体或肠内容物从脐部切口排出,提示肠道已有穿孔,需要改为开放性手术。不然可进入目镜观察腹腔内肠管情况,有时可以清楚看到肠壁积气,没有坏死穿孔,可以继续保守治疗,避免或减少了剖腹探查手术对危重早产儿可能造成的致死致残并发症。坏死性小肠结肠炎手术治疗后出现的肠狭窄,在腹胀不严重情况下,也可以通过腹腔镜探查明确病变段,并将病变肠管拖出腹腔外进行切除和吻合,同样可达到根治、精准和伤口美观的目的。

10. **胆道疾病**　2002 年最早有报道提出腹腔镜下完成胆道闭锁根治术——葛西术。但之后在 2007 年 IPEG 会议上,有学者提出腹腔镜葛西术疗效不如开放性葛西术,而不建议开展。而目前胆道闭锁较为常见的日本及东方国家仍在做相关腔镜下葛西手术后的长期随访,其数据还有待公布。虽然腔镜用于胆道闭锁有争议,但腔镜治疗胆总管囊肿却广为接受和运用,且其效果肯定。胆总管囊肿腔镜手术多采用 5mm 脐部目镜及左右上腹部各一 3mm 操作孔。二氧化碳流速 1L/mim,腹腔压力 10mmHg。为暴露囊肿及肝门区,可以悬吊肝圆韧带或者在上腹部多放置一个操作孔用 Nathanson 肝牵开器牵拉。可以在腔镜下经腹壁皮肤穿刺进入胆囊或囊肿完成胆道造影。腔镜下游离并切除胆囊及囊肿,空肠 Rouen-Y 的肠支吻合可以从脐部切口拖出在腹腔外吻合,肝支仍回纳入腹腔在腔镜下完成空肠肝管吻合。一般术后在空肠胆管吻合口下方从戳卡处放置引流管一根。有学者提出如果做十二指肠肝管吻合手术时间更快。但这一技术目前运用并不广泛。

11. **胰腺手术**　新生儿时期的高胰岛素血症,药物治疗无效,需要手术治疗,选择腔镜手术比开放性手术具有视野放大作用,解剖结构更为清楚,手术更为精准。2001 年,最早报道了小婴儿腔镜下胰腺切除术治疗持续性高胰岛素血症引起的低血糖。通过悬吊胃体和胃窦部,可以更好暴露胰腺。对于局灶性病变,腔镜下切除病灶更为清楚,对于弥漫性病例,腔镜下切除胰腺至胰胆管共同通道处,结扎缝扎胰腺断面。

12. **卵巢囊肿**　腹腔镜探查有助于诊断新生儿腹腔囊性占位的来源,是卵巢囊肿,亦或是肠重复畸形或是其他囊肿。超声引导下穿刺囊肿有一定风险。二氧化碳流速 0.5L/mim,腹腔压力 8mmHg。30° 目镜经脐部置入,可以观察到囊肿来源。取出囊肿前可以腔镜直视下穿刺囊液缩小体积。有时卵巢囊肿扭转坏死并脱落,囊肿游离在腹腔内而一侧卵巢未探及,腔镜有助于诊断。

13. **性发育异常**　新生儿生殖器性别模糊,存在性发育异常可能,作为多学科工作的一部分,必要时需要进行性腺活检,可以通过腔镜完成性腺活检。

四、新生儿肿瘤外科

1. 肾脏肿瘤 新生儿期腹腔镜肾肿瘤切除术在一些特殊情况下可采用，如新生儿中胚层肾瘤，瘤体边界清且具有一定活动度，取出瘤体需要用病理袋，避免瘤体破裂或沾染。

2. 肝脏肿瘤 新生儿期为明确肝脏病变的诊断，可以腔镜引导下活检针活检肝脏病灶，这个比超声引导下穿刺活检更为安全。可以观察到出血，也可以处理出血。除了放置目镜以外，需要在活检前另外放置一个5mm戳卡，这个戳卡里需要准备好内镜下的脱脂棉，一旦活检针退出组织有出血，局部可以加压止血和控制潜在的血肿增大。

3. 骶尾部畸胎瘤 新生儿骶尾部巨大畸胎瘤血流动力学不稳定者，切除肿瘤前经腹腔镜结扎或阻断骶中动脉有助于增加手术安全性。

五、新生儿腹股沟斜疝

新生儿、早产儿腹股沟斜疝开放手术因疝囊壁薄而容易撕裂增加手术难度。对于有一定手术技巧和基础的外科医生而言，腹腔镜下斜疝疝囊结扎术反而显得简单易做，疝囊撕裂较少，且腔镜下有放大作用，较少损伤输精管，对男性患儿更为有利。同时还能探查对侧是否存在潜在的开放内环口，如果存在，可以一期完成双侧手术。二氧化碳流速0.5L/mim，腹腔压力8mmHg。30°目镜经脐部置入，目前国内采用较多的腹膜外疝囊结扎术，线结则在皮下，采用特殊的疝囊针完成操作，多数疝囊结扎仅需要脐部一个目镜和腹股沟一个2mm的小切口即可完成，不需要另外放置操作孔。Trendelenberg体位暴露腹股沟内环口更清楚。而对于较大的疝囊，建议加放一个操作孔辅助完成完整的疝囊结扎。手术复发率没有明显高于开放性手术，甚至有报道较开放性手术复发率低。

很多资深小儿外科医师认为新生儿开放手术转为微创手术更具优势的证据并不充分，因为临床上支持这一观点的随机对照研究确实很少。尽管如此，相对于腹部正中切口、腹直肌旁切口、上腹部横切口等而言，腹腔镜小切口只是进腹的方法不同，但近20多年，儿外科医生的实践结果显示其具有手术视野放大、解剖结构精准、创伤小、美观等明显优势，且熟练医生的腔镜操作并不增大开放性手术的相关并发症，反而可减少术后肠粘连、胸廓畸形等相关并发症，这就要求新生儿外科医生更好的掌握腔镜技术，为新生儿选择合理的手术方法，真正做到疾病的微创、精准治疗和早期根治，更有利于新生儿术后恢复，提高生存质量。

第三节 未来：细胞和基因治疗

细胞和基因治疗的应用范围正在以极快的速度扩大与发展。先进的治疗药物产品（advanced therapy medicinal products，ATMPs）是目前新型药物中最热门的话题，尤其是对遗传性疾病和相关基因异常导致的结构畸形具有较好疗效。目前，已有细胞或基因疗法来治疗多种遗传性疾病，儿科病人将从这些新治疗方法中获益良多。

一、干细胞治疗与细胞疗法

现在，干细胞疗法、基因疗法和体细胞疗法的发展已经应用于多种组织，即使在儿童中也运用广泛。如：

1. 角膜和视网膜修复 早期的眼细胞治疗主要在英国伦敦Moorfields眼科医院NHS基金会信托基金和其他地方进行，包括胚胎干细胞和iPS干细胞的光感受器生成，期望细胞疗法能够影响更多的遗传性失明疾病。

研究人员一直在解码胚胎干细胞（ESCs）向眼睛的功能细胞类型转化的发育和分化途径。其目的是利用供体ESCs替换视网膜的失活区域，以改善视网膜疾病导致的失明。美国加州大学洛杉矶分校的眼科医生施瓦茨和他的同事是人类胚胎干细胞视网膜色素上皮细胞（RPE）移植的先驱，他们将胚胎干细胞中提取的RPE移植至病患作为一种细胞治疗用于Stargardt's病（一种遗传性幼年黄斑变性，影响约1/10 000名儿童失明）。这种新的细胞疗法目前正在美国Jules Stein眼科研究所和伦敦Moorfields眼科研究所进行多中心I/II期临床试验，且RPE细胞已获美国FDA批准，这意味着一旦临床试验证实RPE细胞治疗的安全性，其将更容易为其他病人提供这种细胞治疗，有助于开展和推广临床治疗。另外，米兰的研究人员已经开发出一种从健康眼睛移植而来的体外扩增自体边缘干细胞的方法,为化学物质和其他类型受伤眼睛提供边缘干细胞治疗角膜破坏。英国纽卡斯尔也正在进行第二阶段临床试验,目前已有7名受试者获得成功治疗。

2. 胰岛细胞疗法　1型和2型糖尿病在儿童中的患病率逐渐上升。大约10%的1型糖尿病(T1DM)病人对胰岛素非常敏感,因此注射性替代药物不能充分或最佳控制血糖水平。胰岛细胞疗法被认为是这部分病人的另一种选择。1972年,第一次大鼠模型胰岛成功移植;1990年,人胰岛移植成功。2000年,Shapiro和他在加拿大埃德蒙顿的同事开发出一种优化的细胞疗法,使用更大剂量的胰岛细胞同时结合非糖皮质激素免疫抑制,包括抗cd25单抗诱导、西罗莫司和低剂量他克莫司。这一埃德蒙顿方案目前已在世界各地至少10个中心进行了测试,并显著改善了接受胰岛细胞移植受试者对胰岛素的依赖性。随后胰岛细胞分离、消化、培养和运输方法不断发展,移植后1年和3年预后明显提高。然而,可能由于急性和慢性排斥反应、自身免疫的复发以及移植药物持续的药理学损伤,超过5年的长期可持续性胰岛素生产尚未实现。

3. 肌肉修复　目前无论是自体移植还是同种异体的成肌细胞移植,均应用于多种疾病研究,如心肌梗死、尿失禁、肛门失禁和肌营养不良等。其中以成肌细胞为基础的细胞治疗肌营养不良的新策略与儿童尤为相关。X连锁隐性遗传、杜氏肌营养不良,又称进行性肌营养不良(DMD)是儿童最常见和严重的肌肉变性病,其症状通常在儿童早期出现,可以早至胎儿期。CD34$^+$或CD133$^+$自体干细胞治疗DMD的Ⅰ/Ⅱ期临床试验提示DMD病人肌肉功能有所改善。另外,人类脐带血来源的单核细胞同种异体移植治疗遗传性共济失调的临床试验也处于Ⅰ/Ⅱ期。

4. 造血干细胞辅助疗法　造血干细胞移植(HSCT)是治疗多种儿童疾病的主要手段。然而,接受部分匹配移植的病人发生移植物抗宿主病(GvHD)的风险很大。在移植细胞进行免疫重建之前,即HSCT后的前6个月,病人感染的风险也很高。此外,以前的病毒感染,如巨细胞病毒,可能会在移植后的最初几个月内被重新激活。因此,许多基因和细胞疗法正在研究与开展中,以

期提高HSCT安全性。主要包括特定细胞子集的富集和去除。如去除CD3阳性的T细胞可于降低GvHD,但同时将牺牲抗病毒免疫功能。因此,Amrolia和同事们开发了一种方法,可以在移植前从HSCT中清除异种反应性T细胞。目前在临床试验阶段。伦敦国王学院、盖伊和圣托马斯NHS基金会的研究人员也致力于通过另一种方法来降低GvHD的发病率,该方法使用了体外扩增调节性T细胞;他们的临床试验也将很快进行。另外,去除CD3的HSCT可以通过只添加病毒特异性T细胞来补充。这就是所谓的抗原特异性供体T细胞过继转移,可以作为预防性或治疗性治疗,并已在多个临床试验中成功重建对EBV、CMV和腺病毒的免疫应答。细胞的遗传修饰可用于产生抗原呈递细胞系,它可以作为抗原或肽活化的替代,或通过在单一培养过程中产生对多种病毒具有特异性的细胞毒性T淋巴细胞,进一步加强这种治疗。由于在每个病人身上产生病毒特异性T细胞,成本很高,在某些情况下可能过慢,因此提出了一种"细胞库"方法,并正在探索其可行性。

二、基因治疗

基因治疗可以是体外、原位或体内治疗。体外基因治疗主要用于骨髓源性细胞和表皮细胞的基因修饰。体内基因治疗是指将基因载体直接给予病人。体内基因治疗也可以描述为原位治疗,例如吸入基因治疗载体,该载体用于修饰肺上皮细胞。基因传递载体通常针对特定的靶向细胞。治疗途径主要是由靶向细胞的位置和可操作性决定。第一个获得批准的基因治疗是alipogene tiparvovec(Glybera®),通过一系列肌肉注射进行治疗。静脉注射血友病基因治疗载体临床试验也正在进行。迄今为止大多数基因治疗产品都是体外ATMPs,其中绝大多数是造血干细胞产品,但利用造血干细胞所取得的进展正开始应用于其他领域。

(一)体外基因治疗

1. 造血干细胞的体外基因治疗　从骨髓或单采血制品中选择自体CD34$^+$细胞,然后在含有细胞因子和基因治疗载体混合物的细胞培养液中培养,将治疗基因导入目标细胞的基因组并进行复制,最后将这些"基因修饰的"细胞以"自体基

因修饰 CD34⁺ 细胞"移植的形式重新注入病人体内。利用基因疗法治疗原发性免疫缺陷和代谢性疾病,包括 X 连锁严重联合免疫缺陷(SCID)、腺苷脱氨酶缺乏症(ADA)、Wiskott-Aldrich 综合征(WAS)和慢性肉芽肿病(CGD),取得了很大进展。这项技术的应用范围正在扩大,包括其他类型的遗传疾病,如 Fanconi 贫血症、儿童脑肾上腺脑白质营养不良症(CCALD)、白质营养不良症(MLDs)和 X 连锁淋巴增生性疾病综合征(XLP)。

2. **成熟 T 细胞的体外基因治疗** 有许多正在开发的疗法使用基因治疗载体来产生基因修饰的 T 细胞。早期 T 细胞的基因治疗试验主要使用逆转录病毒(RV)载体,目前正在进行的许多是使用慢病毒(LV)载体的批准试验。基因修饰的 T 细胞用于治疗癌症,主要作用是产生直接靶向肿瘤细胞的 T 细胞或增强同种异体骨髓移植(BMT)的安全性。

产生肿瘤特异性 T 细胞有两种主要策略:①使用基因疗法产生具有嵌合抗原受体(CAR)或重定向 T 细胞受体(TCR)的 T 细胞;②肿瘤浸润淋巴细胞(TIL)的扩增。自体基因修饰的 CD19 或 CD30 CAR⁺ T 细胞正在用于小儿急性淋巴细胞白血病(ALL)和慢性淋巴细胞白血病(CLL)和 HBV⁺ 肿瘤等试验中,部分已取得实质性进展及临床应用。2017 年 8 月 30 日,诺华公司治疗 B 细胞急性淋巴细胞白血病的以慢病毒为载体的 CAR-T 疗法获 FDA 批准上市,成为 FDA 批准的第一款基因疗法。

3. **皮肤细胞的体外基因治疗** 角蛋白、胶原蛋白和层粘连蛋白基因的破坏导致罕见但具有毁灭性的皮肤疾病,婴儿死亡率很高。学者们在掌握了造血干细胞和 T 细胞的相关知识后,直接着手对 LV 载体进行修改,以期治疗大疱性表皮松解症(epidermolysis bullosa,EB),并已进入临床试验。对于皮肤疾病的基因治疗,主要挑战来自于皮肤病变范围的大小。

(二)体内基因治疗

腺相关病毒(AAV)载体由于其较低的免疫原性和广泛的病毒趋向性,可进入多种靶细胞,已被广泛用做体内基因治疗载体。与 LV 载体一样,腺相关病毒(AVV)可以进入分裂细胞和静止

细胞。利用伪分型技术对 AAV 载体的侵染性进行微调。

1. **代谢紊乱性疾病的体内基因治疗** Glybera® 是世界上第一个获得批准的基因治疗,是一种治疗脂蛋白脂肪酶(LPL)缺乏症(LPLD)遗传性疾病药物。LPLD 发病率约为 1/500 000。大多数 LPLD 病例仅在成年时才被诊断,但症状往往出现在出生后前几个月。LPLD 的诊断方法正在不断改进,并有望早期诊断。LPL 基因被包装在 AAV 载体中,该载体通过肌肉注射给药。已在 3 项临床试验中证实了功效,其具有脂蛋白脂酶长期表达的生物活性和降低胰腺炎发作频率的作用。虽然仍在长期随访中,但到目前为止,所有 3 项试验都具有良好的安全性。

其他代谢紊乱性疾病使用慢病毒载体介导的基因靶向 HSC 基因疗法,目前也已进入临床试验阶段。肾上腺脑白质营养不良(ALD)是一组进行性神经病变。儿童脑 ALD 约占 ALD 病例的 1/3,若不治疗将导致儿童早期就处于植物人状态。异染性脑白质营养不良(MLD)同样具有破坏性,如果不进行治疗,婴儿型 MLD 将在 5 岁前死亡,而幼年型 MLD 可能会存活到 20 岁或 30 岁出头。ALD 和 MLD 的基因治疗正处于 I/II 期临床试验阶段。黏多糖病(MPS)的基因治疗目前处于临床前阶段。

2. **儿童性失明的体内基因治疗** 基因治疗的体内应用非常适合于免疫特免器官,例如眼睛。用于光学研究的载体通常设计在 AAV2/2 或近期常用的 AAV2/8 骨架上。先天性黑蒙(LCA)是一种常见的视网膜营养不良症,占儿童失明病例的 1/5。伦敦 Moorfields 眼科研究所的研究人员正在为视网膜基因突变(包括 RPE65、AIPL1、RDH12 和 RetGC-1)导致的 LCA 展开研究一系列治疗。全色盲和 X 连锁视网膜色素变性(RP)的基因治疗也在研究中。已有 RPE65 突变引起的 LCA 病人参加 I/II 期研究,显示出令人印象深刻的视敏度改善。其他中心正在开发针对年龄相关性黄斑变性、葡萄膜炎、脉络膜血症和糖尿病眼病的基因疗法。随着视网膜、角膜和黄斑功能障碍的治疗进展,眼内的许多结构在将来有可能通过某种形式的细胞疗法进行治疗,这将明显改善遗传和获得性失明患儿的预后。

3. 血友病的体内基因治疗　基因疗法作为一种治疗血友病的方法已被提出多年。第一次治疗血友病 A 或 B 的试验要么不能产生持续的蛋白表达，而且具有免疫毒性，要么由于免疫介导的转导细胞缺失，只能产生短暂的蛋白表达。目前正在研究的改进血友病基因治疗的许多策略，包括转向使用 AAV8 血清型载体以及随后对载体设计的修改，例如通过引入有利变异序列来增加凝血因子Ⅸ（FⅨ）的特异活性以及改进制备方法，降低空衣壳水平，从而降低免疫源性负荷。伦敦大学医院、斯坦福医学院和圣犹达儿童研究医院多中心报告了使用 AAV 进行 B 型血友病因子Ⅸ表达的基因治疗试验在成人中取得了巨大成功。在该试验能证明足够的安全性和有效性的前提下，将进一步为青少年以及儿童完成临床试验。基因介导的因子Ⅸ缺乏校正的成功可望加速因子Ⅷ和血友病 A 策略的发展。

（三）非病毒载体传递系统

呼吸系统疾病　囊性纤维化（CF）是一种严重的、限制生命的疾病，其特征是肺、胰腺、肝脏和肠道的黏性分泌物、多发囊肿和纤维化。大多数病例在出生后的第一年出现，全世界 CF 的发病率为 1/2 000~15 000。致病的 CFTR 基因在 20 世纪 80 年代被发现，约 1/30 的西方人携带导致疾病的突变基因。CFTR 基因突变骨髓移植是不适用的。用吸入载体基因治疗 CF 疾病的呼吸系统很有吸引力，但任何基因治疗剂都需要在充满黏液的不良环境中重复使用，而病毒载体是不适合重复使用的。因此，针对 CT 疾病的特殊性，已开发出与阳离子脂质"纳米颗粒"复合表达 CFTR 的质粒，并且目前正在临床试验中。

三、胎儿干细胞和基因治疗

随着对干细胞、基因编辑、产前成像和胎儿干预手段的更深入了解，宫内干细胞移植或宫内基因治疗为先天性疾病开辟了新的机会。超声引导下胎儿血管介入的改进也提高了细胞递送的安全性和有效性。胎儿环境为干细胞提供了合适的生理环境，具有巨大增殖潜力的定植细胞群以及能够获得供体特异性耐受的免疫系统。宫内治疗利用这些因素，有望在症状出现之前治愈疾病，这一战略提供了巨大社会经济效益。

（一）产前（宫内）干细胞治疗

1. 宫内造血干细胞移植（IUHCT）　目前主要仍处于模型研究阶段。IUHCT 模型研究最早是将造血干细胞经胎盘注射到含有 c-kit 突变的贫血胎鼠中。随着注射技术的进步，宫内经血管内途径的使用，使越来越多的供体细胞被转移，出现嵌合的现象也增加（1%~10%）。然而，这些造血干细胞水平仍然低于治疗目标疾病。随后在小鼠模型中进行 IUHCT 之前，通过对供体造血干细胞的体外操作或内源性胎儿造血干细胞的体内操作，试图为供体细胞提供竞争优势。除了与内源性胎儿造血干细胞争夺有限的造血生态位外，研究还提出了免疫屏障在 IUHCT 后成功移植的可能性。胎儿受体的一个假定好处是在同种异体 IUHCT 后诱导供体特异性免疫耐受的能力。通过直接和间接抗原呈递，供体特异性宿主 T 细胞被部分清除，从而产生耐药性。剩余的供体反应性宿主 T 细胞通过周围抑制机制维持在无应答状态。对宫内移植潜在免疫屏障的进一步分析发现，胎儿的适应性免疫系统能耐受诱导；相反，异基因移植的免疫屏障主要来自于母体的免疫反应。

IUHCT 的临床应用有可能通过两种途径。第一种方法，单次 IUHCT，用足够高的移植水平以期达到治疗目标疾病。目前为了克服现有技术的障碍，主要研究考虑将高水平的供体细胞移植作为目标。然而，IUHCT 的第二个临床应用是诱导供者的特异性耐受，使得第二个相同供者具有非清髓性、非免疫抑制的产后移植来增强或"促进"移植。这一方法已被证明在正常和疾病小鼠模型中是可行的，如纠正镰状细胞型地中海贫血。

2. IUHCT 的临床经验　IUHCT 已有成功治疗病例报道，如淋巴细胞缺如综合征、X 连锁重症免疫缺陷（SCID）等，但大多数 IUHCT 试验都没有达到预期足以改善疾病表型持续供体细胞嵌合的疗效。曾有报道 26 名胎儿进行 IUHCT 治疗。26 例中有 6 例胎儿死亡。目前，胎儿介入治疗的技术经验有了很大改善。在以后的研究中，母亲将作为供体细胞来源。因此，IUHCT 的未来应用可能涉及通过血管内途径（脐静脉或心内）注射更高的母体供体细胞源的细胞剂量。就 GVHD 的潜在风险而言，目前还没有胚胎干细胞移植导致明显 GVHD 的病例。

（二）产前基因治疗

1. 宫内基因治疗的试验研究 基因治疗包括转移治疗性转基因至目标细胞群使其在目标细胞群中表达。虽然已有研究非病毒载体方法，如直接向羊膜腔或胎儿表面注射质粒 DNA 或裸 DNA，但大多数宫内基因转移的研究都使用了病毒载体传递系统。如前所述，使用胎儿作为病毒载体基因转移受体的原理与 IUHCT 相似。具体来说，胎儿的体积较小，可以使每千克受体的病毒载体剂量达到最大，这在理论上有可能提高靶细胞转导的效率。此外，胎儿不成熟的免疫系统也支持将其作为病毒载体基因治疗的受体。对人类的研究表明，囊性纤维化病人循环系统中的抗囊性纤维化跨膜电导调节（CFTR）T 细胞有可能限制生后基因治疗。同样，腺相关病毒 2（AAV2）介导的人血友病因子Ⅸ基因治疗的临床试验表明，在病毒载体的体循环中存在抗 AAV2 衣壳特异性 T 细胞。这些 T 细胞的水平从基因治疗后第 2~5 周开始升高，这与Ⅸ因子表达的降低有关。最后，一项以人群为基础的研究表明，许多人从出生后几天就开始在血液循环中对自然感染的 AAV 载体产生中和抗体，且抗体水平在整个生命周期中不断升高。因此，T 细胞和抗体介导的对病毒载体和 / 或治疗性转基因产物的反应可能限制产后基因治疗的有效性是合理的。胎儿发育的环境有可能避免这种免疫反应。

2. 基因编辑 包括 CRISPR/Cas9 在内的强大的新基因组编辑技术的出现，为单基因疾病的治疗性基因纠正提供了前所未有的机会。简单地说，cas9 介导的基因组编辑可在基因组的目标位点诱导双链 DNA 断裂，随后的编辑通过非同源的末端连接进行，有时这样的编辑并不十分精准并且容易插入 / 删除和过早停止密码子的引入。另一种方法，有两个引导 RNA 能够针对两个特定位点使双链 DNA 断裂，则可以切除一段 DNA。最后，DNA 修复模板具有 Cas9 核酸内切酶，则双链 DNA 断裂可以结合通过同源定向修复（HDR）的修复模板进行修复，这是一种自然发生的环状核酸修复系统。基因组编辑技术通常以质粒 DNA 的形式引入靶细胞，或与病毒载体系统相结合。这些技术已经被用于纠正人类疾病的小鼠模型中

的单基因突变，包括肌营养不良和鸟氨酸氨甲酰转移酶缺乏。将基因编辑技术应用于胎儿的潜在好处与上述讨论的类似，包括胎儿体积小、避免对病毒载体或转基因产生免疫反应的能力，以及在发病前治疗疾病的能力。然而对胎儿受体来说，可能最有前景的治疗与胎儿中干细胞和祖细胞的高度增殖有关。

四、基因治疗的伦理

目前明确的结构畸形通过基因治疗的临床病例尚无报道。但在研究中，很多先天结构畸形疾病是由于相关基因突变导致，随着基因治疗的深入研究，通过宫内或生后基因治疗改善结构畸形患儿的预后可能在不久的将来被实现。但基因治疗涉及的伦理问题需要小儿外科医生积极面对和做出正确选择。宫内开展的基因治疗需要在生后基因治疗安全有效验证的基础上进行。目前血友病、视网膜病变的基因治疗有望在将来用于胎儿宫内基因治疗，而其他疾病的宫内基因治疗之路仍然很漫长。基因治疗可能在改善结构畸形患儿预后的同时，也会带来不少问题，如基因导入对种系细胞的改变，导入基因对正常细胞、组织器官发育的影响等等，这将是更为复杂的研究过程，也涉及基因治疗的伦理问题，需要研究者对基因治疗面临的伦理问题达成共识。

第四节　极低体重儿外科治疗伦理与常见问题

随着医疗技术的发展和医务工作者的不断努力，越来越多的未成熟儿得以救治成功。由此，新生儿科医生、小儿外科医生应该充分了解一些关于极低出生体重儿的外科问题。出身体重低于 2 500g 者称为低体重出生儿（low birth weight，LBW）；低于 1 500g 者称为极低体重出生儿（very low birth weigh，VLBW）。最近又出现了超低体重出生儿（extremely low birth weight，ELBW）或微小儿（micro preemie），指的是出生体重小于 1 000g 或 800g 者。在早产儿中，常用概念还包括小于胎龄儿（small for gestational age，SGA）或大于胎龄儿（large for gestational age，LGA），前者指的是

出生胎儿在同期胎儿中处于 10 个百分点以下，后者指处于第 90 个百分点以上。对于 VLBW 来说，了解出生体重相对应的孕周，可以帮助我们更好地理解 VLBW 出生时的成熟度和生后的成熟过程。

一、早产儿生存能力的界限

由于 VLBW 婴儿抢救存活率的提高，对婴儿生存能力的定义在逐渐降低标准，这引起了胎儿宫外存活界限的争论，也是 VLBW 的外科治疗伦理问题。国际上以往认为 400~599g 的胎儿是无生存能力的，但现在报道提出，其存活率已由原来的 10% 上升到 55%。国内著名的大型儿童医疗中心出生体重在 750~1 000g 之间的早产儿救治成功率约为 60%~70%，目前国内救治成功的最低出生体重儿为 650g。在这里需要指出，我们关注的不应仅仅是存活，而是要健康存活，有良好的生存质量。当处理 VLBW 婴儿合并窒息、先天性畸形或需要多次外科大手术时，这一准则显得尤为重要。在开始大范围外科操作之前，必须告知家属可能存在的高死亡率和带来的高致残率，家属愿意大量投入精力、财力是至关重要的一步。

二、极低出生体重儿的外科治疗伦理

小儿外科医生能够救治多数新生儿先天畸形并取得良好预后。因此当出生体重在 500~1 500g 的 VLBW 发生先天畸形和危及生命的疾病时，要让小儿外科医生放弃治疗是很困难的。作为治疗方面的顾问，小儿外科医生必须处理危及 VLBW 婴儿生命的先天性心脏病、肾脏发育异常和神经管缺陷等严重疾病，并需要处理其伴随症状。在足月儿中可能是低危险因素，而在 VLBW 婴儿中就有可能成为高危险因素。因此，对患儿家属，无论是产前还是生后，均要给予足够的外科方面咨询，告知其婴儿需要外科干预的时机和方法及可能的并发症与预后。目前能有效挽救 VLBW 婴儿生命的技术与治疗常可增加坏死性小肠结肠炎的发病率，临床伦理问题的焦点围绕着外科干预的选择、TPN 技术的运用、小肠移植的可取之处和对垂死患儿的处理而展开。国外社会学问题讨论的焦点在于，即使平衡了治疗 VLBW 婴儿和预防早产之间的费用外，还应考虑如何合理分配用于保障健康的资金。

很多情况下，小儿外科医生需要考虑的不仅仅是我们可以做什么，而是需要考虑我们不需要做什么，我们怎能做的更好，或者说需要考虑我们这样做带来的好处是什么，可能出现的危害又是什么。在婴儿得到这些预期的好处之前，他 / 她所需要承受的是什么，是否值得。对是否值得的判断取决于各种因素的平衡，如维持生命、减少痛苦和提高生活质量等。考虑早产儿、VLBW 长期生存质量与家属充分沟通预后做出符合伦理的选择有时是非常困难、甚至是艰难的，但家属和医生必须共同对其做出选择。

三、极低出生体重儿常见问题和外科疾病治疗

（一）VLBW 先天结构畸形的外科治疗

胎儿消化道畸形可造成早产，双胎合并早产、消化道畸形亦是常见问题。常见的为十二指肠梗阻（十二指肠闭锁或肠旋转不良）、小肠闭锁或肛门直肠畸形（肛门闭锁合并直肠会阴皮肤瘘），少见食管闭锁、膈疝等。目前对早产儿明确的消化道畸形的建议是，条件足够的情况下尽可能一期根治术。一期肠吻合或食管手术后胃肠喂养联合静脉营养，充分保证术后营养支持，患儿绝大多数预后良好。

早产儿其他结构畸形的外科治疗，如腹裂、脐膨出等，其存活率与出生体重无密切关系，而主要取决于患儿是否合并其他主要畸形，如肠闭锁合并短肠综合征、进展性小肠结肠炎或其他染色体异常，这些因素有可能增加早产儿死亡率。即使是极低体重出生儿也可施行一期关闭术，术后机械通气 2~3 天，待病情平稳后拔管，恢复良好。极低体重出生儿如不合并其他严重畸形，通过良好的护理和监护，治疗方案与其他患儿相同，采用统一的标准措施治疗腹裂和脐膨出，也可达到近 100% 的存活率。

（二）VLBW 胎粪延迟排出

VLBW 胎粪延迟排出的原因有胃肠道的低运动性、胎粪成分改变和药物因素。早产儿的胎粪梗阻有多种称呼，如功能性小肠梗阻、浓缩胎粪综合征、早产儿的胎粪性疾病、未成熟儿的小结肠征、延迟性胎粪塞或胎粪性肠梗阻等。临床表现

主要包括排便次数的减少和腹胀,随着疾病进展,可伴有胆汁性或非胆汁性呕吐。出现症状通常不在生后1~2天,而在2周左右。一旦这种梗阻发生,进展极快,常可导致穿孔,亦有因胎粪导致肠套的报道。胎粪性梗阻的处理取决于诊断时疾病的进展程度。总的说来,需要胃肠减压、禁食、给予静脉输液或营养支持以维持所需能量。胎粪性梗阻如能早期诊断和早期治疗,外科手术并不是必须和常用方法。穿孔是手术治疗的绝对指征。进行性腹胀和临床症状恶化伴随治疗性灌肠失败是手术治疗的相对指征。如术中发现肠管坏死,应行肠切除和肠造瘘术。

VLBW婴儿胎粪延迟排出是正常现象,胎粪性梗阻是正常胎粪延迟排出过程中产生的病理现象。这种病理现象多数情况下不伴随纤维囊性病变或先天性巨结肠。因此对VLBW婴儿有胎粪性梗阻者,进行这些纤维囊性病变或先天性巨结肠的检测不可强制,也不是必需的。

(三)VLBW腹股沟斜疝的治疗

随出生体重下降,腹股沟斜疝发病率增高,足月儿的斜疝发病率为1%~5%,早产儿为6%~30%,极低体重出生儿为16%,出生体重低于1000g者,斜疝发病率为30%。多数VLBW患儿的斜疝在新生儿期发现,双侧斜疝占一半,单侧斜疝主要发生在右侧。18%~31%可发生嵌顿,71%~97%可回纳。很多因素影响了对VLBW患儿腹股沟斜疝的处理,如合并其他疾病、嵌顿的概率、麻醉风险、是否为双侧斜疝、什么是合适的手术时机以及手术技术的难度,均是需要考虑的问题。同时,婴儿睾丸下降通常在足月时或更晚时间完成,因此在早产儿斜疝手术过程中,也较容易发现其睾丸未降至正常位置或难以固定的问题。目前,随着新生儿麻醉和监护技术的进步,国际上已达到相对一致意见,即VLBW斜疝患儿出院前,建议给予手术治疗。优点在于减少嵌顿的概率、减少新生儿科医生和NICU护士的护理、减少出院门诊病人的失随访。VLBW斜疝患儿在NICU期间,也可以反复多次使用手法复位,但对于不能复位、含有肠管嵌顿的斜疝,仍需要急诊手术;手术具有挑战性。解剖因素结构更为细小、疝囊大而壁薄、精索组织分离困难、睾丸下降不全等均可影响手术操作;对睾丸下降不全的患儿,

在疝囊结扎同时,也需要固定睾丸。但在国内,VLBW腹股沟斜疝早期治疗家属接受度较低,目前建议矫正胎龄2~3月手术治疗早产儿、VLBW腹股沟斜疝接受度更高。一般专业小儿外科医生也不建议拖延至矫正6个月龄后再手术。

(四)VLBW心脏外科问题

低出生体重(<2 500g)和早产更容易发生先天性心脏病,估计发病率在8%~18%,已成为低体重出生儿和早产儿的主要死亡因素之一。随着医学技术的进步与发展,医疗设备的改进,目前倾向强调对早产儿或低体重出生儿施行早期心脏外科修补,可望取得较好效果和预后。低于2 500g而大于1 500g的低体重出生患儿,不仅简单先天性心脏缺陷的手术治疗可以被安全施行,即使是复杂性先心病,在经验充足的外科医生仔细操作下,也可完成一期修补手术。因此,拒绝新生儿和低体重出生儿心脏外科手术的态度已在逐步消失。但对低体重出生儿和极低体重出生儿的心脏外科手术应限制在经验丰富的医学中心进行。

早产儿喂养困难中,有一部分与心脏功能有关。一些对足月新生儿而言不存在问题,如小的动脉导管未闭(PDA)、小的房间隔缺损(ASD)或室间隔缺损(VSD),对早产儿、VLBW而言却可表现为心功能不全、喂养不耐受、体重增加缓慢等。因此,现在很多NICU医生越来越重视动脉导管开放状态对VLBW患儿的喂养影响,口服美林或泰诺林可以促进PDA关闭,但同时也有增加早产儿坏死性小肠结肠炎发生的风险。因此,国内许多儿科医院,在条件允许的情况下,对VLBW动脉导管未闭采用结扎术的患儿逐渐增多,术后心功能均能得到明显改善,从而促进了VLBW患儿的胃肠喂养正常建立。ASD和VSD存在同样状态。

(五)VLBW视网膜病的预防和治疗

早产儿视网膜病(retinopathy of prematurity,ROP)是造成早产儿失明的主要疾病之一。ROP确切病因仍不十分清楚。目前公认的危险因素有低出生体重、胎龄、氧疗,其发病机制主要是视网膜血管阻塞或发育受阻、停止;随后无灌注区视网膜缺氧,进而导致新生血管形成。随着早产儿和低体重出生儿的救治存活率提高,其发病率也随之增加。

作为小儿外科医生，不能只对外科结构畸形感兴趣而只注重手术，忽略 VLBW 患儿的 ROP 筛查和随访，不是合格儿外科医生的表现。目前，世界上已公认 ROP 发病率可作为衡量 NICU 质量的标准之一。减少早产的发生是根本的预防手段，合理氧疗及护理是预防的关键。如病变发展到阈值期则应在诊断后 72h 内立即进行手术治疗，国际上目前对阈值 ROP 首选光凝治疗。

（六）VLBW 胆汁淤积的处理

VLBW 胆汁淤积风险高于其他年长儿，主要原因在于胆道排泄系统发育不成熟、脓毒血症相关的免疫破坏以及由于坏死性小肠结肠炎、短肠综合征等因素造成的长期全胃肠外营养（TPN），VLBW 外科手术后更容易发生胆汁淤积。对有倾向发生胆汁淤积的极低体重出生儿，及时处理易发因素并积极治疗，可减少潜在肝功能衰竭的发生。处理包括应用利胆药物、控制脓毒症、尽早开始肠道喂养、恢复肠管连续性、口服肠道不吸收的抗生素减少内毒素的产生和吸收等等，类固醇亦可抑制内毒素诱导的 Kupffer 细胞产生 TNF，但不影响 TNF 的正常基础生成。通过抑制 TNF 的生成，由其作为介质而引发的一系列事件，如胆汁淤积、炎症反应、肝硬化等也将受到抑制。

为预防 VLBW 患儿的 TPN 相关性胆汁淤积，可对 VLBW 患儿从住院起、在没有建立正常胃肠道喂养之前，多采用 SMOF（多种混合油）代替大豆油进行静脉营养，临床证实可减少 VLBW 患儿的胆汁淤积与减轻肝功能损害，而对已经发生严重胆汁淤积影响肝功能的早产儿、VLBW 则可采用鱼油治疗、改善胆汁淤积。

总之，预防早产是最好的减少早产儿相关并发症的措施，很多国家也有相关政策对产前诊断的一些胎儿结构畸形，采取措施鼓励孕妇减少工作避免可能的早产，但国内缺少相关政策和措施。近年来，国内早产儿的发生率仍较高，由于各种抢救技术的推广与应用，早产儿存活率提高，与之相伴随的高致残和高死亡率负担增加，其中还涉及到患儿家庭为之付出的大量精力、财力和人力，故小儿外科医生必须通晓极低体重出生儿和正常出生儿在生理学上的不同之处，才能理解和处理极低体重出生儿发育不成熟所带来潜在并发症，并降低死亡率，提高生存质量，为 VLBW 患儿提供一个更美好的未来。

（沈　淳）

参 考 文 献

1. Steven S.Rothenberg. Developing neonatal minimally invasive surgery：Innovation, techniques, and helping an industry to change. Journal of Pediatric Surgery, 2015, 50（2）：232-235.
2. Paul D. Losty, Alan W. Flake, Risto J. Rintala, et al. Rickham's Neonatal Surgery. United Kingdom, Springer-Verlag London Ltd part of Springer Nature, 2018：387-425.
3. Christina M. Bence, Amy J. Wagner. Ex utero intrapartum treatment（EXIT）procedures. Seminars in pediatric surgery, 2019, 28（4）：150820.
4. Russell Witt, Tippi C. MacKenzie, William H. Peranteau. Fetal stem cell and gene therapy. Seminars in Fetal & Neonatal Medicine, 2017, 22：410-414.
5. Mary T. Austin, Thomas R. Cole, Laurence B. McCullough, et al. Ethical challenges in invasive maternal-fetal intervention. Seminars in pediatric surgery, 2019, 28（4）：150819.

第二章　先天性膈疝

先天性膈疝（congenital diaphragmatic hernia, CDH）是由于胚胎发育异常，导致膈肌缺损，腹腔脏器疝入胸腔及肺而发育不良。膈疝可对心肺功能、全身状况均造成不同程度的影响，是新生儿急危重症之一。据报道，CDH 发病率为 1/2 000~5 000，其病因目前尚未清楚，但越来越多的研究表明，该病的发生与遗传因素和 / 或环境有害因素共同作用有关。虽然近年来胎儿外科技术有较大的进步（如胎儿镜下气管栓塞术的应用等），辅助治疗手段有了一定的提高（如体外膜肺氧合技术的应用等），且生后 CDH 患儿的修补膈肌手术对于专业小儿外科医师并非困难，但未能明显改善重症患儿的高危状态，病死率仍达 40%~60%，其主要死亡原因是 CDH 合并的肺发育不良。然而，CDH 肺发育不良的发病机制仍尚未清晰，对该方面的研究已成为国际小儿外科领域的重点和难点。

第一节　亟待突破的遗传学研究

CDH 的病因目前尚未明确，环境有害因素中仅有报道指出一些农药（如异草醚 /Nitrofen）及药物（如苯甲吗啉、反应停 / 沙立度胺、奎宁）与 CDH 有关，但由于一些家族性病例的出现（如发生于同胞兄弟姐妹、双胞胎婴儿和同一家庭的两代人 CDH 病例），同时也有一项对患 CDH 的 40 个家庭多同胞间进行研究的结果提示该病为一常染色体隐性遗传，加上 CDH 常合并有其他先天性畸形与异常，均强有力地提示其具有潜在的遗传病因，因此 CDH 的遗传学研究也越来越受到重视。

染色体异常是 CDH 病例中的重要病因之一，约占 9%~34%，涉及了人类半数以上染色体，当中最常见的为第 13、18、21 号染色体三体异常和 Turner 综合征（45, X）。染色体结构的异常包括有重复、缺失、转位 / 倒置等。当某些染色体（如 1q41-q42、3q22、4p16、8p23、8q22、11p13、15q26 等）区域出现缺失而导致该区域上的基因表达下降，或某些染色体（如 1q25-q31.2、4q31、22pter-q11、12p 四体等）区域出现重复而导致该区域上的基因表达增加时，均可能引起或诱发 CDH。

随着研究的不断深入，越来越多的与 CDH 有着密切联系的基因被鉴定出来：如 COUP-TF Ⅱ、FOG2、STRA6、WT1、SLIT3、GPC3、EFNB1、DLL3、FBN1，但当中最受瞩目的是：

1. STRA6（stimulated by retinoic acid gene 6 homolog）基因　位于第 15 号染色体 q23-25.1 区，属于"维 A 酸刺激"基因家族成员，编码的跨膜蛋白是视黄醇结合蛋白（retinol-binding proteins, RBP）的细胞表面受体，对 RBP 有高亲和力，转运维生素 A 进入到细胞内。在最新的临床研究中发现，以膈疝、肺泡毛细血管发育不良、肺发育不良、无眼、先天性心脏缺损等综合征为表现的患儿中出现 STRA6 纯合子突变；同时 Golzio 等也发现 STRA6 基因外显子 2 插入或缺失、或外显子 7 的插入使转录提前终止均可能导致 Matthew-Wood 综合征，临床症状表现包括膈疝、肺发育不全、小眼畸形、十二指肠狭窄、胰脏畸形。因此，目前尚需相关的动物实验来证明 STRA6 在 CDH 发生中的作用机制。

2. COUP-TF Ⅱ（chicken ovalbumin upstream promoter-transcription factor Ⅱ）基因　为转录因子，所编码的蛋白为类固醇 / 甲状腺激素受体超家族蛋白；位于第 15 号染色体的 q26 区，已在大量 CDH 病例中（约 26 例）被发现存在缺失现象;而且最近有临床研究发现,用 FISH 和 aCGH 技术分析 CDH 病人 15q26 区后强烈提示 CDH 的发生与 *COUP-TF Ⅱ* 基因缺失有关。同时在实验动物的研究也发现,*COUP-TF Ⅱ* 基因敲除小鼠发生的后外侧膈疝与人类胸腹裂孔疝(Bochdalek's hernia)病理生理很相似。上述研究结果表明,CDH 患儿染色体 15q26 缺失导致该区上的 *COUP-TF Ⅱ* 基因缺失在 CDH 的发生发展中起着关键作用。虽然有研究推测 *COUP-TF Ⅱ* 基因通过维甲酸信号通路参与了 CDH 的发生,但目前确切机制尚未清楚;亦未明确在无 15q26 区缺失的 CDH 患儿中,*COUP-TF Ⅱ* 基因是否同样在 CDH 发生中有着重要作用。

3. *ZFPM2*(zinc finger protein, FOG family member 2) 或称 *FOG2*(Friend of GATA 2) 基因 为转录因子,编码锌结合蛋白,通过调节 GATA 的转录活性在早期胚胎发育中起着重要的作用;位于第 8 号染色体 q22.3 区,该区已在部分 CDH 病例中发现缺失现象。最近的研究发现,用化学诱变剂 N- 乙基 -N- 亚硝基脲(ENU)诱导 *FOG2* 基因突变的小鼠产生膈膨升和双侧肺发育不良。Longoni 等在 275 例 CDH 病例中检测发现,*ZFPM2* 的突变率近 5%,在家族病例的外显率高达 37.5%。2018 年,一项在 120 例胎儿目标基因大规模平行测序研究中也证实,*ZFPM2* 存在较高的突变率,是 CDH 的可能致病基因之一。此外,

有研究表明,*FOG2* 与 *COUP-TF Ⅱ* 存在一定的关系,推测它们可能相互作用调节下游基因从而影响膈肌的发生发育。

4. *WT1*(Wilms tumor 1) 基因 位于第 11 号染色体 p13 区;为转录因子,表达在哺乳动物胚胎期中的胸膜及腹膜层,参与膈的形成。目前已在一例 WAGR 综合征(膈疝、无虹膜、生殖泌尿畸形等)中发现包括 *WT1* 在内的染色体 11p13-15.1 区缺失,而在其他一些如 Denys-Drash、Frasier 和 Meacham 综合征(均有 CDH)中也发现了 *WT1* 基因突变。当小鼠敲除 *WT1* 基因后在孕早期(13~15 天)即死亡,解剖可发现其出现了泌尿生殖系统畸形及膈疝。因此,可以推断 *WT1* 基因的异常表达可能与合并生殖泌尿系统畸形 CDH 的发生有着密切的关系。

至今为止,研究人员仍未确定某个或某些基因为 CDH 发生的病因,当中的原因是,在临床上发现某些突变的基因,尚未有相关的动物实验证实或在动物上敲除该基因却未出现膈疝(如 *FOG2*、*STRA6*、*WT1*、*GPC3*、*EFNB1*、*DLL3*、*FBN1* 等);或在动物实验上证明与 CDH 极为相关的某些基因,又尚未在人类病例中发现其相应的突变(如 *COUP-TF Ⅱ*、*SLIT3* 等)—— 即基因研究仍未在临床发现与动物证实之间取得"共通点"! 表 5-2-1 列举的是目前 CDH 研究有关的基因。

表 5-2-1 CDH 的相关基因

基因	染色体定位	相关动物实验	是否在人类中检测到基因突变
STRA6	15q23-25.1	尚无	是
COUP-TF Ⅱ	15q26	COUP-TF Ⅱ ^{-/-} 小鼠发生的后外侧膈疝与人类胸腹裂孔疝病理生理很相似	否
ZFPM2/FOG2	8q22.3	用化学诱变剂可诱导 *FOG2* 基因突变的小鼠出现膈膨升和双侧肺发育不良	是
WT1	11p13	小鼠敲除 *WT1* 基因后出现膈疝,但在孕早期死亡	是
SLIT3	5q35	*SLIT3* 纯合子缺失小鼠出现的膈疝类型与人类食管裂孔疝极相似	否
GPC3	Xq26.1	GPC3^{-/-} 小鼠未出现 CDH	是
EFNB1	Xq12	EFNB1^{-/-} 小鼠未出现 CDH	是
DLL3	19q13	尚无	是
FBN1	15q21.1	尚无	是

第二节 发病机制的认知、演变及启迪

一、CDH 肺发育不良发生机制认识的不断深入

CDH 的病因及发病机制目前尚不清楚，但 CDH 合并肺发育不良为主要的致死原因却是不争的事实。由于人类肺脏发生早在胚胎第 4 周时开始，而目前 CDH 一般可在妊娠第 24 周时被诊断出来、最早也仅在 11 周时才被发现，无法在人类胚胎早期研究 CDH 肺发育不良的发生机制，因此，很多学者设法通过动物模型在 CDH 肺发育不良胚胎发生的过程中找到确切的发病机制。

最早形成的学说是：CDH 原发性缺陷使膈肌的发育失败，在妊娠早期腹腔脏器疝入胸腔，压迫了发育中的肺原基，导致后来的肺发育不良。因此，长期以来认为：人体胚胎膈肌发育起始于胚胎 4~8 周，胎儿于妊娠期第 8~9 周体腔完成分隔，在同一期，原始肺芽亦发育，肠管迅速生长进入体腔，且于妊娠第 9~10 周回复到腹腔。由于膈肌发育停顿，胸腹膜管未能闭合，当中肠于第 10 周进入胸腔时，支气管树的分支尚未完成，肺泡发育亦未开始，肺受到疝入器官的压迫，生长受阻，细支气管、肺动脉分支均发育不全，显著细小，肺泡数量极少。由于腹腔器官大多突入左侧胸腔内，因而心脏和纵隔向右侧移位，右肺发育空间减少，生长受到影响，因而也发育不全。而膈肌的发育异常可能是膈神经的神经分布及支配的异常所致。

但是，传统的经典学说未能解释为何在膈肌修补、解除肺脏受压后 CDH 患儿仍预后较差的原因。CDH 不仅是横膈的解剖缺陷，还影响患儿的肺、横膈及心甚至其他器官的发育。近年来，越来越多的证据表明，横膈的关闭可能需要肺的正常发育，肺发育不全是发生 CDH 的原因而不是结果，并形成了新的学说：肺发育不良是一个原发的病理生理事件，它导致了膈肌的发育异常；膈肌组织发育不良或缺陷是由于最初其相邻肺组织发育异常所致。该观点是目前众多学者较为认可

的一种发病机制，也是研究得较多、较深入的一种学说。此学说的提出，对日后的研究方向及治疗方案改变均影响深远。

上述研究结果大多是以动物模型尤其是异草醚（Nitrofen）诱导的 CDH 动物模型为基础，但由于 Nitrofen 早在 20 世纪 80 年代已在美国、欧洲等多国禁止使用，目前人类并不存在 Nitrofen 这一诱因，因此部分遗传学家对 Nitrofen 诱导的 CDH 模型提出质疑，更有学者通过实验证明膈肌的发育并不依赖肺的发育从而提出反对意见。因此，未来可继续寻找更合适的动物模型或另辟新径去研究 CDH 及其肺发育不良的发生机制。

二、CDH 肺发育不良发生机制在分子水平上的不断研究

胎肺的正常发育是一个按照时空顺序受到精确有序调控的过程，包括细胞的生长、分化、增殖和凋亡的整个过程，也是细胞与细胞、细胞与间质间互相作用的复杂过程，众多生长因子和转录因子等生物活性因子参与其中。由于许多生长因子与胎肺发育关系紧密，所以初期较多学者研究了生长因子在正常肺发育及 CDH 肺发育不良中的作用。在 Nitrofen 诱导 CDH 动物模型中的研究发现，胰岛素样生长因子-I（IGF-I）和成纤维细胞生长因子-7（FGF-7）参与了 CDH 肺发育不良的形成，并可作为 CDH 肺发育成熟程度及估计预后的指标。目前的资料显示，包括 IGF-I、FGF-7 在内的许多生长因子（如 HGF、TGF、EGF、FGFs、IGF 等）在 CDH 胎肺中表达均出现异常。位于生长因子调控过程上游的转录因子，如甲状腺转录因子-1（TTF-1）和肝细胞核因子（HNF-3β）等，也有实验研究表明它们参与了 CDH 肺发育不良的发生发展。近年来，一类小分子 RNA——微小 RNA（microRNA）逐渐成为研究热点，Pereira-Terra 等学者在人类 CDH 胎儿羊水中发现 miR-200b 和 miR-10a 的表达量明显升高；在动物模型中也有类似发现，模型兔胎肺中 miR-200b 表达上调。国内研究团队在动物模型胎肺中发现 miR-33 表达水平下降，后续国外学者将模型胎兔气管闭塞后，胎肺 miR-33 的表达水平可上调。

目前,大多数对于与肺发育有关的生物活性因子研究停留在"点"上,且过度关注某一因子必然会出现"管中窥豹"的情况,甚至可能与 CDH 肺发育不良的真正机制渐行渐远。因此,未来方向应该结合与肺发育密切相关的信号通路进行"面"上的系统研究,以期更深一步了解其发生机制。

第三节 病理生理学特点: 研究的关键之处

膈肌缺损、腹腔脏器疝入胸腔压迫肺脏、肺发育不良及合并有其他畸形为先天性膈疝主要的病理生理特点。在早期的研究中,常常仅关注膈肌缺损的大小及部位、疝入胸腔的内容物及多少,往往忽略了肺的发育不良,因此导致初期对于 CDH 的治疗观点受到了局限——仅集中于如何给 CDH 患儿进行疝修补术。

但是,自从"CDH 肺发育不良为原发性"学说的提出,学者们对 CDH 肺发育不良的形态学、生化等方面进行了深入的研究,其主要表现有:支气管分支减少、支气管数减少;肺泡数减少、肺泡变小、肺泡间隔变厚;肺泡间血管和毛细血管数量减小,肺血管床总数下降、单位面积内血管数目减少,肺动脉中膜肥厚,肌层增厚,管腔狭窄。其生化方面:肺组织和支气管肺泡中总磷脂浓度下降,不饱和磷脂酰胆碱与表面活性蛋白均下降,糖原浓度升高。以上变化构成了肺发育不良的病理基础,也是引起其病理生理改变的原因。肺发育不良加上大量腹腔脏器填塞胸腔压迫肺脏、生后呼吸大量空气吞咽进入胃肠道,更加重对肺的压迫,阻碍气体交换,使动脉氧分压降低,二氧化碳分压升高,引起低氧血症和高碳酸血症,功能残气量下降,肺顺应性降低;缺氧还可引起肺血管痉挛,导致肺血管阻力增高,血液经动脉导管和卵圆孔由右至左的分流量增加。而 CDH 合并的发育不良的肺血管对低氧及高碳酸血症非常敏感,更易发生血管痉挛,这是患儿肺高血压和右至左分流的主要原因。患儿虽经过手术矫治膈疝,解除了肺脏所受的压迫,呼吸获得一定程度的好转,随后却可因肺血管痉挛收缩、最终演变为顽固性肺动脉高压及呼吸衰竭而导致患儿死亡。

随着对 CDH 病理生理学研究的进一步深入,现已逐渐趋向一致地认识到 CDH 患儿合并的肺发育不良才是患儿的致命威胁,明白到阻断肺发育不良的发生才是治愈 CDH 患儿的关键所在。因此,近年来发展出多种产前治疗方法以期改善肺发育不良,如宫内气管栓塞术、皮质类固醇、西地那非等。

CDH 还常伴发其他一些畸形,尤其是在流产死亡及围术期死亡的膈疝胎儿中大多数合并有畸形。在伴发畸形中最常见是心血管系统畸形(约占 63%),包括有心肌发育不良、房间隔及室间隔缺损等,这些畸形更是加重了患儿的肺动脉高压及右向左分流。其他畸形还包括有泌尿生殖系统畸形、神经管发育缺陷、肺隔离症等。因此,在治疗肺发育不良的同时应注意纠治合并的心血管等畸形,以期进一步提高 CDH 患儿的存活率。

第四节 治疗策略的 演变与新技术

一、生后治疗

(一)手术治疗策略的演变
由于 CDH 存在解剖关系的异常,因此手术矫治是其抢救和治疗的必要手段。从 CDH 的治疗史上看,对于 CDH 的有效治疗是从手术开始的——自从 1946 年 Robert Gross 报道了第一例 CDH 新生儿行膈肌缺损修补术后存活,使本病的外科手术治疗逐渐推广,至今已经历了一些重要的演变。

1. 手术时机选择的重大改变 长期以来,由于对 CDH 的发病机制缺乏认识,认为肺脏受腹腔脏器压迫是其主要问题,因此早期及时地进行手术修补成了治疗 CDH 的基本原则,急症 CDH 患儿都被认为需急诊手术治疗,以求尽早尽快解除肺受压,但是,目前对于手术时机的选择已有了明显改变。

研究发现,有些 CDH 患儿术后出现了呼吸系统情况恶化,认为手术可降低呼吸系统顺应性,从而使气体交换功能更差,诱发或加重肺动脉高压,增加了CDH患儿的死亡可能性,并提出延长术前对心血管呼吸系统的稳定措施可改善术后呼吸系统症状从而改善预后。Bohn等回顾性研究了66名CDH高危患儿(出生6h内出现呼吸窘迫症状),认为手术修补的时间并不影响肺发育不全的程度,因而注意力应放在术前使肺功能改善及血管阻力降低的非手术治疗上,因此提出了"延期手术"的观点:延长术前准备的时间,在改善内环境并保持血流动力学稳定后再行手术治疗。随后的众多研究表明,在术前经过多种措施使CDH新生儿状况稳定,纠正缺氧和低灌注可减少肺动脉高压形成的可能,以及提高CDH患儿存活率(提高至80%以上),支持了"延时手术"的观点。但是,延迟的时间可为几天甚至几周,对于如何选择延期后的手术时机仍有争议。2016年,欧洲CDH协作组提出了具体的手术指征建议:①平均动脉压正常水平;②吸入氧分数 <50%、导管前动脉血氧饱和度在 85%~95%;③乳酸 <3mmol/L;④尿量 >1ml/(kg·h)。

2. 手术方法的不断改进 以往对于CDH的手术治疗一般采用开放下经胸或经腹进行膈肌修补;目前,随着微创技术的日益进步,微创进行膈肌修补术已应用于临床。对于婴幼儿及年长儿,采用腹腔镜、胸腔镜这两种微创手术途径均可进行修补,但对于新生儿病例,多数学者则建议应用经胸腔镜治疗,原因在于,与腹腔镜相比,胸腔镜下疝内容物回纳入腹后,胸腔本身为自然空腔,复位后空间增加、无需加大气压,更容易维持压力平衡,术野更容易暴露清楚,便于膈肌修补。但是,腹腔镜或胸腔镜的应用指征仍未统一,普遍认为应在呼吸循环状态稳定、无肺动脉高压的情况下行微创治疗。

对于膈肌缺损较大、难以直接修补的CDH患儿,早期选用的是聚氟四乙烯类的人工补片,但其组织相容性差、感染率较高且易复发;而后,选择了氟化聚酯等组织相容性较好的人工补片材料进行修补(图 5-2-1)。但随着由于机体生长所引起的人工补片破裂或膈疝复发病例的出现,已有医生尝试采用自体组织移植进行修补,如带蒂肌瓣、保留血供的腹横肌翻入修补,或保留胸背神经血管束的背阔肌瓣来进行修补,取得了良好的效果。

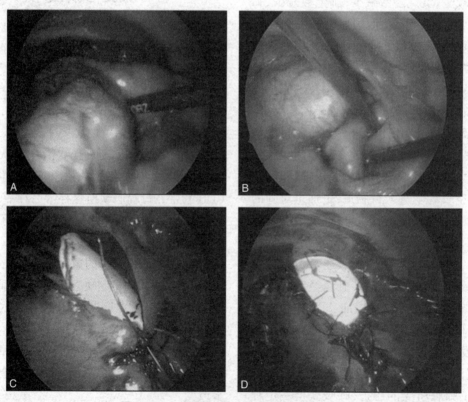

图 5-2-1 胸腔镜下膈肌修补术(人工补片)

（二）辅助手段治疗的不断发展

由于加深了对 CDH 病理生理学的研究，认识到单纯手术仅能解除肺受压并未能解决肺发育不良、肺动脉高压等问题，于是发展出多种辅助治疗手段并应用于临床，在部分 CDH 患儿中取得了一定的效果。

1. **机械通气**　目前许多医学中心都主张最初在机械通气时保留自主通气，以避免压力性肺损伤。可使用小剂量肌松药或镇静药，以减少空气吞咽和交感神经紧张对机械通气的不良影响。故在危重 CDH 病例采用呼吸机辅助通气为首选治疗措施。一般采用压力控制档，呼吸频率 30~100 次 /min，呼气末正压在 3~5cmH$_2$O，吸气压 20~30cmH$_2$O。当持续动脉血氧分压过低、二氧化碳分压过高，可采用高频振荡通气，其大大加速了气体的弥散过程，开放气路和小潮气量，减少对心脏循环的影响，更为有效地降低了气道及肺损伤的发生率。有临床研究对比了 25 例常规通气的 CDH 患儿与 19 例高频振荡通气患儿的治疗结果，发现高频振荡通气组生存率明显改善。目前，高频振荡通气已作为 CDH 一种常规通气策略配合使用。

2. **体外膜肺（extracorporeal membrane oxygenation，ECMO）**　ECMO 应用于 CDH 治疗的基本原理为：由于 CDH 患儿存在肺发育不良及肺动脉高压，通过部分心肺转流使患儿的肺得到休息，呼吸、循环功能可渐趋稳定，进一步促进肺发育成熟。自 1977 年应用 ECMO 的第 1 例 CDH 病人获得生存后，其生存率得到了提高。在世界各国医疗中心，大约 15%~45% 的 CDH 病人接受了 ECMO 治疗。随着手术时机延迟的变化，ECMO 目前已成为术前稳定呼吸循环的方法之一，其使用指征各不相同，基本原则为患儿肺发育不全但足以生存，且估计使用机械通气不能成功者。欧洲 CDH 协作组提出的 ECMO 指征有：①无法维持导管前 SpO$_2$>85% 或导管后 SpO$_2$>70%；②有效通气下 pH<7.15，PaCO$_2$ 持续上升；③吸气峰压 >28cmH$_2$O、平均气道压 >17cmH$_2$O 才能维持 SpO$_2$>85%；④缺氧及代谢性酸中毒：pH<7.15 且乳酸 ≥5mmol/L；⑤低血压，液体疗法及血管活性药物无效，在 12~24h 内尿量 <0.5ml/（kg·h）；⑥氧合指数 ≥40 超过 3h。相对禁忌证有：新生儿出生体重 <2 000g、妊娠时间 <34 周、机械通气 >10 天、脑血管主干出血、血液高凝状态和合并严重的先天性畸形等。出血是 ECMO 最常见的并发症，而颅内出血为主要的死亡原因。

ECMO 虽可部分缓解血氧饱和度的问题，但有其不利的一面，包括有创性、费用高、并发症多、对于病情不同的 CDH 其效果有明显差异。CDH 患儿根据病情不同而分为轻、中、重三类，轻度患儿呼吸困难出现时间晚、症状表现轻、肺发育不良和肺高压情况比较轻，ECMO 的使用对于此类型患儿作用不明显，甚至使用后其死亡率比不使用要高；中度者早期出现呼吸困难，经过对症处理和 / 或 ECMO 治疗，缺氧情况可得到改善，为进一步手术治疗提供时机和条件，但 ECMO 的长期使用容易产生较多的并发症；重症患儿出生后就表现为严重的呼吸困难，氧饱和度低，气管插管呼吸机辅助治疗血氧饱和度仍然比较低，肺发育不良情况严重，死亡率非常高，ECMO 的使用比不使用的情况其生存率相对要好。英国 ECMO 治疗协作组对一些接受 ECMO 的患儿进行了调查分析，发现应用 EMCO 的 CDH 患儿的病死率和致残率较高，建议对此类患儿采用 ECMO 要持慎重态度。

3. **一氧化氮（nitric oxide，NO）**　NO 是一种选择性肺动脉舒张剂，能有效降低肺动脉高压。利用外源性吸入 NO 可明显地使肺动脉舒张，改善低氧血症，而全身血压不会下降，并可减少机械通气时间。国外有学者对 CDH 病人肺内一氧化氮合成酶（NOS）的变化情况进行了研究，发现其 mRNA 水平较正常状态显著减少，肺动脉壁和内皮细胞 NOS 表达显著降低；而在 Nitrofen 诱导 CDH 鼠肺中也发现 NOS 活性下降，这可导致内源性 NO 产生减少，从而引起血管痉挛收缩，推测可能与 CDH 肺高压的病理生理改变有关。但是，在 2001 年的一项对患儿吸入 NO 后的随机对照研究却发现，NO 吸入并未能明显改善患儿的生存率。

4. **肺泡表面活性物质**　在 CDH 新生儿肺泡中，表面活性物质的质、量也均有下降，肺泡张力增高，肺顺应性降低，通气能力下降。大量 Nitrofen 诱导大鼠 CDH 的实验表明，肺泡中表面活性物质缺乏。然而，CDH 鼠肺表达表面活性物质的能力并没有下降,免疫组织化学和同位素标记法均发现细胞内含有大量表面活性物质颗粒,但其分解代谢加速,且由于肺泡表面积下降,造成肺泡中可利用的表面活性物质总量减少。向气管内注入外源性肺泡表面活性物质,可降低肺泡表面张力、加强肺血流灌注和气体交换,改善呼吸功能。但是,临床上应用外源性表面活性物质患儿生存率并未明显提高。

5. **肺移植** 当严重的肺发育不良或顽固性肺动脉高压存在时,肺移植或心肺联合移植是最终的治疗手段。在 CDH 新生儿及婴儿期的肺移植方法是将成年供者的肺叶小型化后、再植入患侧胸腔,在 ECMO 的支持下获得足够的肺功能,且移植侧肺叶在对侧肺成熟发挥作用前可作为支持作用。目前国际上已进行了 4 例肺移植或心肺联合移植,但只有两例长期存活(大于 3 岁),因此肺移植对于严重肺发育不良患儿的作用仍需进一步的研究。

二、产前治疗

随着产前诊断水平的不断提高,越来越多 CDH 患儿在产前早期被诊断出来,虽然产后治疗手段不断改进,但那些诊断较早、肝脏疝入以及胎儿肺头比(LHR)较低的 CDH 患儿仍有很高的死亡率。对于父母希望继续妊娠的胎儿,若无合并多发或严重畸形,及早进行产前干预或许有一定的帮助;而且根据"原发性 CDH 肺发育不良"这一学说提示,在胎儿期尽早阻断肺发育不良的发生将是 CDH 治疗的关键所在,因此,不少研究人员致力于产前治疗的研究。

(一)胎儿外科手术应用的兴衰

先天性膈疝是胎儿外科手术应用最多、研究最多的疾病之一,其治疗方式经历了从初期的开放下胎儿膈疝修补手术发展到中期的开放下胎儿气管夹闭,到近期的胎儿镜下气管栓塞操作,既减少了因开放性手术子宫切开对母体的影响,又减少了胎儿早产的发生。

1. **开放性的胎儿膈肌修补术** 由于技术要求相当高,最早的报道均失败。Harrison 等在 1993 年报道了 9 例在妊娠 24 周前被诊断出患有严重的未合并其他畸形的 CDH 胎儿成功进行手术治疗,结果是 4 例出生后存活、2 例早产死亡、

3 例修补 48h 内死于宫内;死亡原因主要是术后胎儿胸内的肝脏突然纳回腹腔,脐静脉血流受阻,导致胎儿心率过缓和死亡。在 1998 年回顾总结该治疗方案时,发现并未取得预想的良好效果,后续该技术的临床应用逐渐减少。

2. **胎儿气管闭塞术** 在 20 世纪 90 年代,有研究认为肺内液体的慢性引流是胎儿肺发育不全的主要原因,且发现产前气道结扎可致肺过度发育;于是学者们对羊、兔、鼠的膈疝模型进行胚胎气管结扎实验研究,结果发现,气管结扎可以增加肺干重、DNA 及蛋白含量、改善肺泡支气管结构、减少中小肺动脉的外膜和中膜厚度,推断可能是因为气管结扎可防止肺内液体的慢性引流,从而增加气管内压,有利于胚胎肺的发育。通过大体和电镜下观察,有以下发现:①胚胎时期气管结扎可通过促进肺大小血管的发育从而逆转 CDH 患儿肺发育不全;②气管结扎后,肺大血管的发育也与肺生长呈正常比例;③胚胎时气管结扎可逆转肺动脉壁肌化。随后这一技术被应用于临床,早期方式为母体剖腹、子宫切开、胎儿气管开放手术下进行气管栓塞,随后改进方式为母体剖腹、胎儿镜下气管夹闭或球囊封堵。但是,气管栓闭干扰了上皮细胞的分化,未能改善 II 型肺泡细胞功能及表面物质缺乏,也未能改善肺的顺应性。2003 年,Harrison 等首次实施胎儿气管闭塞术治疗 CDH 胎儿的随机对照研究,该实验结果表明,胎儿气管闭塞术并未明显提高 CDH 胎儿存活率,因此该技术在美国临床实验暂时停止。但是,该研究应用孕周较早(孕 22~27 周)、胎儿气管闭塞术方式创伤较大(孕妇需开腹)、纳入病例数较少(仅 11 例),因此该结论倍受争议。随着微创技术的进步,现已发展为无需母体剖腹、在胎儿镜下进行气管球囊栓塞(fetoscopic endoluminal tracheal occlusion,FETO)。在 Ruano 等随机对照研究中,改变 Harrison 团队的胎儿气管闭塞应用"缺点",在孕 26~30 周采取 FETO 方式,其结果表明,FETO 可明显改善重度单纯性 CDH 胎儿的存活率,也降低重度肺动脉高压的发生率。目前国际上由欧洲学者为主导开展了一项随机对照的多中心研究项目,涉及 9 个国家共 11 家医疗机构,以期进一步明确 FETO 对重症 CDH 胎儿的疗效。

（二）产前治疗药物的不断研发

由于受到临床产前应用地塞米松促进胎儿肺成熟的启发，学者们不断研发各种产前治疗药物，尽早干预 CDH 肺发育不良以期提高 CDH 患儿的存活率。

1. 曾经的热点——皮质类固醇 临床上已在产前应用地塞米松，通过刺激肺泡 Ⅱ 型细胞产生肺表面活性物质及促进肺泡间隔的成熟，从而有效预防早产儿呼吸窘迫综合征，因此早在 20 世纪末，已在动物模型中产前应用地塞米松干预 CDH 肺发育不良。在 Nitrofen 诱导 CDH 大鼠模型上，产前皮质类固醇类药物的应用可促进肺成熟，增加肺的顺应性、肺表面积、SP-B 和蛋白的合成；而在手术致 CDH 的羊模型中，产前应用类固醇也有相同的效果。在临床应用上，也有学者尝试在产前诊断 CDH 的高危孕妇中使用倍他米松，取得了较好疗效。但是，产前应用激素有增加早产和感染的风险，并可使胎儿肾上腺功能受到抑制，因此皮质类固醇最佳使用时间和剂量有待研究确定；此外，美国一个 CDH 治疗研究组在 2006 年一项回顾性分析中发现，孕晚期应用皮质类固醇类药物未必对大多数 CDH 胎儿有益。

2. "双刃剑"的维生素 A（Vit A）/ 维甲酸（RA） Andersen D 等在 1941 年的研究发现，喂养缺乏维生素 A（VitA）食物的孕大鼠后代约 25% 胎鼠可出现 CDH。在 Nitrofen 诱导 CDH 大鼠模型的孕鼠中同时添加 VitA 后，CDH 发生率出现了不同程度的下降（从 14%~31% 不等），而应用 VitA 的活性代谢产物 RA 更能使 CDH 的发生率降低 39%。在一项小样本的临床研究中发现，CDH 患儿血清中视黄醇水平均较正常儿童低 50%。在 Nitrofen 诱导的 CDH 大鼠胎肺中也有类似的发现，视黄醇水平比正常组降低，并推测 Nitrofen 可能是干扰肺细胞吸收 VitA 而导致肺发育不良。因此，学者们用 VitA 进行动物实验，研究发现，对 Nitrofen 诱导 CDH 大鼠模型孕鼠产前予 VitA 后，可以加快发育不良胎肺的肺泡化进程，尤其在孕早期给予 VitA 更可显著增加 CDH 胎肺 DNA 与蛋白的含量；在体外实验研究发现，给 Nitrofen 诱导的肺原基添加 VitA 的活性代谢产物 RA 后，其肺芽数及肺组织块面积均比无 RA 组显著增加。上述证据均表明 VitA 不仅降低 Nitrofen 诱导 CDH 大鼠模型中 CDH 的发生率，还能明显改善 CDH 肺发育不良。

然而，产前过量的 VA 或 RA 均可产生多种畸形，如无脑、眼缺陷、腭裂、脊柱裂及泌尿道畸形等，因此它们的最佳使用时间、安全剂量以及改善 CDH 肺发育不良的结构和功能的确切机制尚需进一步研究。

3. 动物实验、临床试验同时进行的西地那非研究 西地那非是一种磷酸二酯酶抑制剂，主要通过增强一氧化氮（NO）/ 环磷酸鸟苷（cGMP）信号通路，松弛肺动脉平滑肌，舒张肺动脉血管，降低肺动脉压力，增强右心室心肌收缩力，改善肺血管重构并抑制肺血管平滑肌细胞增生，进而改善肺循环。2004 年开始就有临床应用西地那非治疗 CDH 生后肺动脉高压的病例报道。后续逐渐开展西地那非的产前应用研究，在 CDH 动物模型中，西地那非可有效降低胎肺的外周肺血管厚度、促进血管侧支生长、增加终末细支气管密度、减轻右心室肥厚，减少了肺动脉高压发生的基础条件，改善肺发育不良。在临床上，Deprest J 团队在 2016 年开始实施一项随机、双盲的对照研究，在孕中期或晚期口服西地那非，期望明确产前应用西地那非的有效性。

4. 其他 生长因子在肺发育中起着重要作用，众多生长因子在 CDH 胎肺中表达失衡，所以研究人员期望纠正生长因子的异常从而改善 CDH 肺发育不良。对 Nitrofen 诱导的 CDH 模型大鼠于孕 18.5 天腹腔注射 EGF，结果发现肺发育不良得到明显改善，尤其对 Ⅱ 型细胞有明显的促分化作用，并提出 EGF 产前应用有助于纠正 CDH 大鼠胎肺表面活性物质缺陷，从而为 CDH 的治疗提供一种新的可能手段。在体外研究也发现，对 Nitrofen 诱导的 CDH 大鼠胎肺原基添加 VEGF 后，可显著提高 SP-C 的表达、加速肺原基生长及气道分化。汉防己甲素（Tet）是从中药防己科植物粉防己中提取的生物碱，临床上曾用于高血压、慢性肺源性心脏病和硅肺的治疗。实验证明，该药具有钙离子拮抗作用，可使血管扩张和血压下降。有学者在 Nitrofen 诱导大鼠 CDH 模型的研究发现，妊娠 16 天给予汉防己甲素灌胃，妊娠 21 天取出胎鼠，发现汉防己甲素不仅能促进肺组织发育，而且能减少有肌层的腺泡前血管数量和减小血管壁厚度来缓解产后新生鼠的肺动脉高压。表 5-2-2 是对 CDH 肺发育不良或肺动脉高压的治疗研究现状小结。

表 5-2-2　CDH 肺发育不良或肺动脉高压的治疗研究现状小结

		动物 实验结果	临床试验/ 应用结果
产前	皮质类固醇	有效	少数病例有效
	维生素 A/ 维甲酸	有效	无
	西地那非	有效	部分病例有效，RCT 项目在研
	生长因子	有效	无
	FETO	有效	部分病例有效，RCT 项目在研
生后	ECMO	/	部分病例有效
	NO	/	部分病例有效
	肺移植	/	少数病例有效

第五节　展　　望

虽然 CDH 患儿产前治疗和生后治疗的研究均有了长足的发展，遗憾的是，目前仍未总结出有效的治疗方案，无论是手术还是药物治疗均存在不少不足之处或有待进一步研究：

1. 生后微创治疗的效果令人鼓舞，但其应用指征仍未统一，在重症 CDH 中的应用仍非常受限。

2. 无论是产前宫内或生后的膈肌修补术仅解除了肺所受的压迫、机械通气仅帮助肺呼吸、ECMO 仅提供了环境及机会给肺脏休息，均并未能从根本上纠正肺发育不良。

3. 胎儿镜下气管栓塞术虽然在物理体积、生化水平上一定程度改善了肺发育不良，但由于肺脏所受腹腔脏器的压迫未能完全解除，因此也限制了它们的疗效。

4. 胎儿期应用 VitA、RA、生长因子及中药等虽然在实验动物研究上取得了可喜的成果，皮质类固醇、西地那非等药物在实验研究、临床应用上取得了一定的效果，但胎肺压迫依然存在，并且它们改善 CDH 肺发育不良的确切机制或作用环节仍未明确，其最佳使用时间、安全剂量仍需进一步研究。

CDH 死亡的主要原因是肺发育不良，提高 CDH 患儿治愈率的关键在于如何阻断肺发育不良的发生和纠正肺发育不良，因此其发生机制是研究的重点和方向。在探索发生机制方面，应着眼于把目前世界上关于肺发育的研究成果应用于 CDH 的研究上，试图阐述清楚 CDH 中肺发育不良的发生机制，这就要求与世界先进研究方向同步，不断拓宽研究思路，期望找出"牵一发而动全身"的主导因素，最终开发促进肺发育的有效药物或方法，这就是目前理想的防治途径。尽管目前产前干预方法的安全性及预后仍面临着巨大的考验，但其重要意义仍激发我们研究的热情；今后也将积极发展各种措施来减少出生后肺的进一步损伤，从而稳定呼吸和循环后再行手术治疗，这将有助于提高患儿的手术存活率；而今后 CDH 的手术发展方向仍是在确保患儿安全的同时追求微创。

因此，未来的治疗方向仍是手术解除腹腔脏器压迫肺脏、妥善修补膈肌、纠治合并心血管等畸形的同时，联合应用药物改善肺发育不良。总之，随着科技水平的不断提高，相关学科的交叉和渗透，CDH 的研究得到广泛而深入的发展，必将找到更多的治疗方法能明显降低死亡率和并发症，未来"长路漫漫其修远兮"，同道们将继续"上下而求索"！

（夏慧敏）

参 考 文 献

1. Kammoun M, Souche E, Brady P, et al. Genetic profile of isolated congenital diaphragmatic hernia revealed by targeted next-generation sequencing. Prenat Diagn, 2018, 38（9）：654-663.

2. Dalmer TRA, Clugston RD. Gene ontology enrichment analysis of congenital diaphragmatic hernia-associated

genes. Pediatr Res, 2019, 85 (1): 13-19.

3. Pereira-Terra P, Deprest JA, Kholdebarin R, et al. Unique Tracheal Fluid MicroRNA Signature Predicts Response to FETO in Patients With Congenital Diaphragmatic Hernia. Ann Surg, 2015, 262 (6): 1130-1140.

4. Snoek KG, Reiss IK, Greenough A, et al. Standardized Postnatal Management of Infants with Congenital Diaphragmatic Hernia in Europe: The CDH EURO Consortium Consensus-2015 Update. Neonatology, 2016, 110 (1): 66-74.

5. He QM, Zhong W, Zhang H, et al. Standardized Indications to Assist in the Safe Thoracoscopic Repair of Congenital Diaphragmatic Hernia in Neonates. J Laparoendosc Adv Surg Tech A, 2016, 26 (5): 399-403.

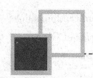

第三章　脐膨出与腹裂

脐膨出和腹裂虽同属于腹壁缺损,但这两种疾病的胚胎学、产前超声等临床表现不同,故普遍认同是两种不同的疾病。两者均为新生儿期严重结构畸形疾病。脐膨出是由于脐环缺损造成腹腔内脏器突出腹腔。腹裂是脐旁的先天性前壁腹壁缺损,通常缺损紧贴于完整脐带的右侧,与脐带之间有完整的皮肤相隔。

脐膨出的脏器有囊膜包裹。囊膜分两层:外层羊膜层,内层腹膜层。脐带与囊膜有融合。因为有囊膜包裹,膨出的肠管色泽、形态均正常。脐膨出患儿的膨出脏器常见为胃、小肠、结肠,35%伴有肝脏,属脐部普通型;缺损达8~10cm者为巨大型;除脐膨出外,伴胸骨下部缺损、心脏畸形、膈疝、心包部分缺损等畸形,如 Cantrell 五联症,属脐上部型;除脐膨出外,伴肛门直肠闭锁,小肠膀胱裂、膀胱外翻,椎管内脂肪瘤、脊髓脊膜膨出等畸形,如 Lower midline 综合征,属脐下部型。

腹裂以右侧腹壁缺损多见,占80%,左侧少见,约20%。大型腹裂指腹壁缺损直径大于5cm,裂口可从剑突一直到耻骨联合,或肝脏在腹腔外。小型腹裂是指腹壁缺损直径小于5cm,裂口虽亦呈纵向,但一般仅2~3cm。也往往由于腹壁缺损直径较小,肠系膜受压,可产生严重中肠静脉和肠壁淋巴回流受阻。膨出脏器以小肠、胃、结肠多见;肝脏多位于腹腔内,如肝脏在腹腔外则为巨型腹裂;偶有女性子宫、卵巢或男性睾丸、膀胱等位于腹腔外。

腹裂与脐膨出的不同临床表现见表5-3-1。对于出生时囊膜已破裂的脐膨出患儿,应与腹裂畸形相鉴别。鉴别要点在于腹裂畸形的脐及脐带位置均正常。

表 5-3-1　脐膨出与腹裂的不同临床表现

	脐膨出	腹裂
腹壁缺损位置	脐环	脐环旁
常见缺损大小	大(2~10cm)	小(2~4cm)
脐带	形成囊壁	正常
有无囊壁	有	无
内容物	肝、肠	肠、胃、结肠、性腺
肠管形态	正常	粘连、肿胀、炎症
肠管长度	基本正常	多数肠管长度变短、短肠
合并肠闭锁	罕见	多见
合并肠旋转不良	存在	存在
小腹腔	存在	存在
肠功能	正常	动力不良
伴发畸形	常见(30%~70%)	少见(10%~15%)
综合征	Beckwith-Wiedemann 综合征 Lower midline 综合征 Cantrell 五联症 21-三体染色体异常等	无

第一节　病因学与流行病学研究的现状

一、相关胚胎发育的基础

脐膨出和腹裂发生的确切机制均尚不明确。怀孕至6周,肠管发育迅速而通过脐环迁移进入脐带。怀孕至第 10 周,肠管逆时针方向旋转 270°回纳入腹腔,固定于正常位置。脐膨出是肠管回纳入腹腔失败的结果,可能与胚胎体腔关闭过程停顿、较大脐环持续开放有关。缺损发生在腹部正中,尽管缺损大小不一,但都有囊膜覆盖。由于肠管的正常位置是在回纳入腹腔后形成,因此脐膨出患儿的肠管多数存在未旋转或旋转不良。有时部分肝脏或全部的肝脏也都在囊膜内。膨出肝脏呈球形,位置居中,与膈肌存在异常固定。肝静脉位置较正常浅表,位于膨出囊膜上缘皮肤边界的下方。有时也会在囊膜内发现脾脏、卵巢或睾丸。由于胚胎的背侧轴生长较快,使位于广阔开放脐带腔周围的腹壁向中央折褶,其过程与荷包口的关闭过程相似,由外周向中央紧缩。折褶可以区分为四个壁:①头壁,其体层将形成胸壁、横膈和上腹壁;②两个侧壁,形成侧面腹壁;③尾壁,其体层形成下腹壁和膀胱。4 个壁的中央汇合部或顶尖部形成将来的脐环。如果胚胎受到某种因素的影响,抑制或延缓了胎体的关闭过程,产生不同的畸形。侧壁关闭延迟造成脐膨出;头壁关闭失败导致 Cantrell 五联征。尾壁关闭不全导致下腹部脐膨出,通常合并膀胱外翻或泄殖腔外翻。

二、现有的病因学假说与遗传因素

1980 年,DeVries 最早提出右侧脐静脉发育异常导致对周围中胚层造成不良影响,最后体壁破裂形成腹裂的假说。之后,Hoyme 等提出脐部附近供应卵黄囊的卵黄管动脉或卵黄动脉破裂,导致脐带基部的梗死和坏死,随后形成腹裂的假说。2007 年,Feldcamp 等提出一个或多个胚胎体壁关闭缺陷导致腹裂的假说。2009 年,Stevenson 等提出卵黄囊和相关的卵黄结构并入脐带茎部失败导致作为肠管出口处的腹壁穿孔。只有极少数学者认为腹裂是子宫内脐膨出破裂后的特殊表现。

多数学者认为腹裂本身没有遗传因素,亦有 Torfs 等描述了四种基因多态性并发腹裂的危险性增加:细胞内黏附分子 1(ICAM1)、内皮一氧化氮合成酶(eNOS)、心房利钠肽(NPPA)和 α 内收蛋白(ADD1)。但是,脐膨出合并结构和染色体异常的发生率却很高,常见的染色体异常有 13、14、15、18 及 21- 三体,其中 18- 三体最常见,染色体异常在脐膨出患儿中约占 20%,尤其没有肝脏膨出的患儿中更多见。脐膨出合并巨舌、巨人症、肾脏肿瘤等表现拟诊 Beckwith-Wiedemann 综合征,可行 BWS 分子诊断。

三、流行病学研究与高危因素

国外研究数据显示,20 世纪 70 年代之前脐膨出是腹壁缺损中最常见的类型,而之后的 20 年内,脐膨出发生率维持相对不变,但腹裂的发生率明显增高,其发病率逐渐高于脐膨出。目前脐膨出发生率约为 1~2.5/5 000 活产婴,男婴发病率高于女婴,约为 3:2,如果加上死胎或死产婴儿,其发生率约为 1/3 000。EUROCAT 工作组报告的腹裂发生率,从 1980—1984 年 0.6 个每 10 000 个出生婴儿,增加到 2000—2002 年 2.33 个每 10 000 个出生婴儿。California 以人群为基础的研究发现,从 1987—2003 年腹裂总出生患病率增加了 3.2 倍。这种腹裂发生率增加、而脐膨出发生率不变的原因,目前尚不清楚。当然,一些腹壁缺损患儿在出生后由于种种原因没有及时到有条件的医院接受治疗,因此外科就诊病例可能并不能完全反映实际发病率。

Rasmussen 和 Frias 回顾分析了有关腹裂非基因性的高危因素文献,包括社会人口学的因素、母亲治疗性和非治疗性用药、化学暴露和其他因素,他们发现最后能够确定的危险因素只有一个,即母亲年龄小。腹裂的高危因素还包括吸烟。其他需要进一步确认的因素包括母亲暴露于某些药物,包括阿司匹林和假麻黄碱、吸烟和非法药物、母亲的营养因素和同居时间等。目前也有文献提出孕妇高龄是发生脐膨出的高危因素。

第二节 围产期治疗策略与伦理困境

一、产前检查与诊断

由于独特的解剖结构特点,脐膨出和腹裂在患儿出生前通过超声图像即可做出诊断。通常怀孕前 10 周内,无法做出脐膨出的产前诊断。因为怀孕10周以内,胎儿肠管位于脐带内属于正常现象,而在这之后,肠管逐步完成旋转、回纳入腹腔过程。怀孕10周以后的异常超声图像,可以诊断脐膨出或腹裂。与此同时,当胎儿期的脐膨出发生囊膜破裂时,在图像上与腹裂相鉴别相对困难,具有一定挑战性。

常规产前检查中,母亲血清甲胎蛋白(maternal serum alphafetoprotein, MSAFP)升高,高度提示胎儿腹壁缺损可能。90%的脐膨出胎儿MSAFP升高,而100%的腹裂胎儿MSAFP升高。联合MSAFP检测和超声检查,腹壁缺损胎儿的产前诊断率可达100%。胎儿磁共振检查也可用于腹壁缺损的诊断与了解胎儿是否合并其他结构发育异常,尤其MRI对颅脑、脊髓、肾脏等脏器结构发育异常更为敏感。

一旦产前明确诊断胎儿腹壁缺损,必须对胎儿进行是否合并其他畸形的检查。脐膨出胎儿中约2/3可合并相关畸形,包括染色体异常或遗传综合征,因此脐膨出胎儿除常规超声或胎儿MRI检查了解有无合并其他结构异常外,还需行胎儿心动超声检查和羊水穿刺或绒毛活检,获取胎儿细胞,进行胎儿染色体核型检查及SPN基因芯片检查。而腹裂胎儿较少合并染色体异常或遗传综合征,因此可以通过常规超声或胎儿MRI详细评估是否合并其他结构异常,推荐行胎儿心动超声和羊水穿刺胎儿染色体核型及SPN基因芯片检查。

二、产前随访与孕期干预

腹壁缺损胎儿孕期需要定期超声随访,了解腹壁缺损膨出脏器有无变化、膨出物大小变化情况和随访胎儿生长发育、羊水量等情况。膨出物为肝脏相对肠管膨出治疗难度增加,膨出物越多或膨出体积越大,出生后治疗难度亦会增加。腹壁缺损胎儿也常可出现宫内发育迟缓、羊水过少或羊水过多等异常,需要评估是否孕期干预。以往认为,产前超声图像提示肠壁增厚、肠管扩张、肠管粘连成团、肠蠕动消失、肠壁回声增强、肠系膜血流减少、胃泡位置改变等情况,影响胎儿预后;但目前也有越来越多的研究认为,这些孕期超声评估都不能直接作为判断预后的指标。

目前,绝大多数学者不主张对腹壁缺损胎儿

进行宫内修补治疗。但鉴于羊水对外露肠管造成的损伤,有些学者主张对腹裂胎儿进行羊水交换或羊膜腔灌注。他们提出,动物实验研究显示,羊水交换或羊膜腔灌注可以减轻肠道损伤。目前已有为数不多的临床治疗经验,初步结果令人鼓舞。然而,Midrio等人研究提出,在对8例胎儿进行多次羊水交换后,检测羊水中的炎症介质和消化物质,其浓度并没有下降,从而对羊水交换是否可以减轻肠道损伤的观点提出异议。但现公认的观点是,对腹裂合并严重羊水过少的胎儿可以进行羊膜腔灌注挽救胎儿生命。

三、分娩方式、时间和地点选择与争议

现对腹壁缺损胎儿是阴道分娩还是常规选择剖宫产,仍有争议。普遍认为对巨型脐膨出,为避免阴道分娩可能造成的外露肝脏损伤风险,建议选择剖宫产。对于小型腹裂和脐膨出,可以经阴道自然分娩,除非有产科指征可采取剖宫产。很多回顾性研究都提示腹裂患儿并没有从剖宫产中获利。在认为剖宫产有利于改善腹裂患儿预后的研究中,绝大多数是因为剖宫产提早了分娩时间而改善预后;而不是剖宫产这一因素改善预后。

有研究显示,腹壁缺损胎儿的分娩时间和分娩地点将影响新生儿的治疗效果与预后。绝大多数的脐膨出胎儿建议在足月后分娩,相反,腹裂胎儿提早分娩将有利于减少羊水对外露肠管造成的损伤。目前有很多医疗中心选择腹裂胎儿孕37周、胎儿肺成熟后分娩。这一做法仍有一定争议。Serra等人的研究提出腹裂患儿孕34周选择性剖宫产可改善治疗预后,Gelas等人的研究结果提示支持这一观点,但Maramreddy等人却研究提出腹裂患儿37周前分娩将增加相关并发症发生率。Hadidi等人对同一个新生儿监护中心、同一时间段内收治的腹裂患儿进行跟踪随访,将其分为两组,一组为36周早期剖宫产,另一组为晚期阴道自然分娩,比较两组的术后机械通气时间和总住院天数,没有显著性差异;Hadidi等人的研究同时也显示36周早期剖宫产腹裂患儿一期修补缺损的概率增加、手术相关并发症相对较少、肠道喂养开始时间提早,但这组患儿败血症发生率升高;因此,其得出的最后结论是,由于腹裂胎儿自然分娩的平均孕周在37周,因此没有必要为了

提早分娩而采取剖宫产。腹壁缺损患儿应选择围产中心分娩。腹壁缺损患儿出生后应尽早有新生儿内、外科医生接手进行治疗。

四、产前咨询的伦理困境

产前诊断腹壁缺损胎儿的咨询重点在于胎儿是否适合继续妊娠、是否需要提早分娩、是否需要剖宫产等等。后两个问题前面已予讨论，而腹壁缺损胎儿是否继续妊娠，原则上需要综合考虑胎儿是否合并其他畸形与合并畸形的严重程度。就单一腹壁缺损畸形是非致死性畸形，且多数预后良好，可以继续妊娠；而在合并染色体异常、严重结构性心脏、中枢神经系统畸形等情况下，在孕24周前可选择优生引产。但实际临床工作中，随着腹壁缺损产前诊断率的提高，我们发现腹裂患儿的就诊例数逐年减少，甚至数年无1例，这可能与腹裂胎儿的引产率较高有关，也可能与腹裂患儿出生后当地医院就诊率增加，导致大型儿童医学中心的腹裂就诊率明显下降；而与此同时，我们收治的脐膨出患儿每年未见减少，甚至稍有增加，统计数据发现脐膨出胎儿产前诊断后引产率明显低于腹裂，仅孕16周前诊断的膨出物为肝脏的相对引产率较高，膨出物为肠管的基本无引产。这些现象提示孕妇及家属更多的愿意接受脐膨出而不容易接受腹裂，可能与出生后腹裂患儿的外观，外露的肠管或脏器让孕妇和家属更难以接受，而脐膨出因有囊膜包裹外观视觉刺激小，接受度更高些。作为小儿外科医生，我们需要在产前咨询中明确告知孕妇及家属，腹裂虽然出生时外观较难接受，但其合并畸形较少，主要以消化道症状为主，一旦消化道功能恢复正常，其预后更好，脐膨出可较多合并其他系统畸形或综合征，因此更需要随访和评估其他系统发育情况。脐膨出患儿出生后需进一步检查确认是否为Beckwith-Wiedemann综合征，建议行BWS分子诊断。而这种分子诊断技术与报告，目前产前却不能进行与完成，是当下产前咨询中的困境。最近的3年里，我们已在有产前诊断的脐膨出患儿中发现4例为Beckwith-Wiedemann综合征，3例因巨舌行手术治疗，1例发现肾脏实质性占位行手术治疗，术后病理证实良性。如何让腹壁缺损胎儿产前咨询更为完善是我们需要继续努力的方向。

第三节　脐膨出和腹裂外科治疗进展

脐膨出和腹裂患儿外科治疗的目的是将疝在腹腔外的脏器回纳入腹腔的同时关闭腹壁筋膜。目前多数学者还是认为，没有一种方式是适合所有腹裂患儿的治疗。因此，腹裂患儿需根据患儿肠管、腹腔不同条件，采取不同手术方法。选择正确的手术方法，可改善患儿预后。

一、外科手术前准备的注意点

脐膨出和腹裂患儿出生后的最初治疗包括补液、胃肠减压、保暖避免低体温，并积极保护外露肠管和脏器。腹壁缺损患儿出生后，因外露肠管丢失大量热量，因此需要放置在温度控制良好的环境中以利于保暖。腹裂患儿补液量需要达到正常新生儿的2~3倍。在复苏过程中，需要使用等渗、等张溶液。在进入手术室修补缺损之前，必须补充足够液体。一旦液体复苏完成，即宜进行中心静脉置管，需要肠外营养通路。

对于腹裂患儿，还要特别注意肠管的血供情况，确保肠系膜不发生扭转，检查腹裂缺口是否过小而血管受压影响肠管血供。如果因为腹壁缺损的开口过小而血管受压影响血供，应立即扩张缺损开口。外露的肠管可以用温热的生理盐水纱布包裹后外覆防水敷料。特殊的小肠袋（silo袋）保护外露肠管更为理想。腹裂患儿可以采取右侧卧位，以避免牵拉肠系膜血管。对于脐膨出患儿，在囊膜未破裂前，可以依赖囊膜的保护，一旦囊膜破裂，按腹裂处理。

二、外科治疗的发展与现状

1. 腹部缺损外科治疗的发展轨迹与存在问题　1634年，Pare最早对脐膨出进行了描述，当时患儿死亡率极高；1803年，Hey成功报道了对第一例脐膨出患儿实施一期修补术，脐膨出患儿的预后有所改善；至1814年，Scarpa观察到脐膨出患儿常合并其他先天畸形，影响治疗方法和预后。此后，1873年，Visick首次采用皮瓣法成功修补了一例脐膨出患儿，从而又进一步改善了小部分脐膨出患儿的预后。1899年，Ahlfeld描述了用酒精生痂的方法治疗特殊情况下的脐膨出患儿，再次降低了部分不能耐受一期修补术脐膨出患儿的死亡率。

腹裂最早在1733年由Calder描述并报道。1878年，Fear首先报道了腹裂患儿进行外科手术治疗。自开始手术治疗腹壁缺损患儿以来，死亡率已明显降低。然而，由于修补后出现腹腔压力高、通气功能障碍；长期肠道功能不全引起严重营养不良；巨大缺损难以一期修补；严重腹腔感染等问题，多数患儿通常预后仍不佳。

2. 腹壁缺损外科治疗几种方法探讨 直到20世纪60年代，临床上开始广泛应用了三项重要的医疗技术，才明显提高了腹壁缺损患儿的存活率。这三项重要的医疗技术是指全肠道外营养（total parenteral nutrition，TPN）、新生儿专用呼吸机以及人工合成的用于修补巨大腹壁缺损的各种材料。

（1）一期手术：很多腹壁缺损患儿可以通过一期手术达到目的。完成一期手术的策略包括：①扩张腹腔容量；②用生理盐水灌洗胎粪，排空结肠；③将小肠内容物挤到胃内，通过胃肠减压将其引流。脐膨出患儿在结扎脐动脉和脐静脉后可以将囊膜切除，注意囊膜与肝脏紧密粘连区域，应保留囊膜而避免强行切除囊膜造成的肝脏损伤。正常情况下，肝静脉位置深而不易触及，但在脐膨出患儿中，肝静脉常因位置异常而变浅表，分离脐膨出囊膜时还需注意保护肝静脉。腹壁缺损患儿肠管回纳入腹腔时，需要检查是否合并有症状的肠旋转不良或肠闭锁。如果发现合并肠闭锁、同时肠管健康，可以对肠闭锁进行一期吻合，再回纳入腹腔；如果合并肠闭锁但肠壁增厚明显或有炎症，低位肠闭锁患儿可以先修补腹壁缺损同时行肠造瘘，高位肠闭锁患儿可暂时关闭腹壁缺损，等待数周后再择期剖腹探查处理肠闭锁。尽管绝大多数腹裂患儿一期回纳肠管时很难判断是否有肠旋转不良，但在放置肠管过程中还是需要注意避免系膜发生扭转。脐膨出患儿肠管回纳入腹腔时，要注意观察膈肌是否完整，确保肠管是回纳入腹腔而不是胸腔。

（2）手术放置silo袋：如果还纳肠管使腹腔内压力明显增高，可以先置silo袋。在此后的

1~10天，通过逐渐加压方法回纳silo袋内的脏器，最后行手术关闭腹壁筋膜。静注抗生素直至移除silo袋。每12~24h挤压silo袋一次，使患儿耐受腹腔压力。在此期间需要仔细观察silo袋内的肠管以避免机械损伤，可能因大量肠管挤压通过小的缺损导致血管受压和肠坏死。一旦脱出脏器完全还纳入腹腔，应立即关闭腹壁缺损，缝合皮肤。

有时很难决定对患儿进行一期修补术还是放置silo袋。腹腔内压力过高可以造成腹腔间室综合征，导致肠缺血、穿孔和瘘道形成，并减少肝脏和肾的血流，减少下肢循环血量。最大气道压，作为腹腔内压力过高的指标已应用多年。实验和临床研究已经证明膀胱内（intravesicular）或胃内压力<20mmHg，中心静脉压<4mmHg，发生腹腔间室综合征的发生率低。这些参数在手术中可以提示是否需要放置silo袋；也可以用于术后回纳silo袋内的脏器过程中腹腔压力的检测，并可决定是否需要再开腹放置silo袋。

（3）非麻醉下放置弹簧圈silo袋：目前，比较多的医师提倡床旁常规放置一个口部有弹簧圈的silo袋，弹簧圈可以放入缺损内而不需要麻醉和固定。通过逐渐加压silo袋，回纳脏器，在0~7天后，行手术治疗，或用敷料包裹缺损、等待伤口瘢痕愈合。一项回顾性研究认为，使用弹簧圈silo袋技术回纳脏器比标准手术方法效果更佳。然而，最近多中心的54例腹裂病例随机对照研究，及加拿大儿外科网络对99例腹裂病例的回顾性研究均没有提示腹壁关闭技术与术后肠功能恢复情况有任何相关性。

（4）不耐受手术特殊情况下的治疗：对于偶见的巨型脐膨出，即使应用silo袋，腹腔在很长时间内仍不能容纳疝出的内容物；或一些脐膨出患儿因为有严重的肺发育不良或早产、合并严重畸形而不能耐受手术治疗；或者在一些医疗条件差、不具备新生儿期手术治疗条件或术后无法进行必要的监护和护理的情况下，可以保留脐膨出的囊膜，使其逐渐肉芽化、最终上皮化。过去常用红汞或碘酒涂抹在囊膜上，但因有汞或碘酒中毒病例的报告，现在已经基本摒弃不用。目前使用较多的是磺胺嘧啶银涂抹囊膜，其可以使囊膜形成一层干痂。干痂下逐渐出现肉芽组织，而周围皮肤

的上皮细胞也慢慢地向中央生长。最终形成从缺损皮缘起始的、并覆盖整个囊膜的假性皮肤。在患儿其他问题得以改善后，再择期修补腹壁疝。脐膨出患儿合并危及生命的结构异常或染色体异常时，预后极差；对这些患儿进行任何积极治疗之前，必须由新生儿科医生与家属进行充分告知谈话。

3. 外科手术时机和技术的持续改进　最初由 Detroit 等人提出了生后即刻修补腹裂的观点，现在已被更多的外科医生接受和采用，认为其可以使关闭腹壁更容易，可以早期拔管，并缩短开始喂养时间和住院时间；但其作用在前瞻性研究中尚未确认。Bianchi 和 Dickson 报告了直接关闭腹裂技术，但这一方法仅适用于肠管相对健康的腹裂患儿；也有学者认为使用该治疗方法的结果不满意。

产前诊断技术使腹裂患儿可早期就诊且肠管保护良好。非麻醉下、无缝合一期肠管回纳法，主要适用于早期就诊、缺损直径小于 5cm 的腹裂患儿。具体方法包括：①充分胃肠减压以及灌肠排便，排出肠内容物；②静脉使用镇静剂，放松腹肌；③消毒肠管，监测膀胱压力和经皮氧饱和度；④在各项指标安全情况下，手法逐步回纳肠管入腹腔，不缝合，最后使用抗摩擦的胶布拉拢腹壁缺损的裂口；⑤每日换药，等待裂口自然愈合，具有美观的优势。一般裂口愈合需 7~10 天。术后肠功能恢复时间受肠管水肿、扩张、粘连、腹腔压力等不同情况影响，最终恢复时间从 7 天到 3 周变化不一。在肠功能恢复之前应进行静脉营养支持，此后可逐步转为口服喂养。

对于腹壁缺损较大的患儿，目前动物生物膜与人工生物膜的应用亦在不断探索和研究运用中。不少文献也报道取得较好临床效果，但仍需要多样本、多中心、临床安全性的进一步验证，以期在生物膜治疗巨大腹壁缺损患儿中取得突破性成效。

三、外科手术后治疗的关键

术后的治疗包括：呼吸管理、腹腔压力监测、静脉抗生素使用及营养支持，在肠道功能恢复前需要中心静脉置管以维持全胃肠外营养（total parenteral nutrition，TPN），在肠道功能恢复后开始

进食，通常腹裂患儿术后肠功能恢复时间比脐膨出患儿要长。如果开始喂养后，进食仍不顺利，要考虑是否遗漏肠闭锁未处理。必要时，行上消化道钡餐造影检查及下消化道钡剂灌肠检查。通常还可使用促胃肠动力剂，促进腹裂患儿术后的肠功能恢复。西沙必利可以明显改善胃肠动力，但由于其副作用，目前已极少使用。目前临床上选择性使用莫沙必利片代替了西沙必利以促进胃肠动力。红霉素在腹裂患儿中疗效不显著。

第四节　需要进一步关注的预后与长期生存质量问题

近年来，无论是国外的儿科医疗中心，还是国内具备新生儿内、外科疾病诊治能力的儿科专科医院，产前诊断为腹壁缺损患儿生后早期治疗提供了可行性与安全性。一旦腹壁缺损患儿出生，立即由新生儿科医生和小儿外科医生接手治疗或正确处理后极短时间内转诊新生儿外科专业医院，及时接受手术治疗可减少肠壁水肿、感染等情况，并增加一期缝合腹壁缺损的可能性，再次在很大程度上改善了患儿预后。目前脐膨出患儿因合并多发畸形，总体死亡率在 25%~35%，而腹裂患儿因合并畸形少，目前存活率 >90%。

脐膨出患儿的预后与其是否合并其他先天畸形以及合并畸形的严重程度密切相关。脐膨出患儿因合并其他畸形总体死亡率高于腹裂，但不合并染色体异常、没有严重肺或心脏畸形的脐膨出患儿，术后绝大多数患儿存活后的生活质量同正常儿童。

腹裂患儿虽然存活率较脐膨出高，但手术后消化道相关并发症较多。低体重出生儿、早产儿、silo 分步延期手术和合并肠闭锁的腹裂患儿住院时间较长，其恢复完全胃肠营养的时间也延长。腹裂患儿术后短期并发症主要包括肠道动力障碍、腹股沟和下肢水肿、腹壁蜂窝组织炎、肺炎、败血症、坏死性小肠结肠炎以及 TPN 相关性胆汁淤积等。腹裂患儿发生坏死性小肠结肠炎相对常见，但通过回纳脏器时防止腹腔内过高压力，可降低发生率。很多腹壁缺损患儿，术后在肠功能恢复前需要较长时间的 TPN，与其伴随的是导管相

关性感染、代谢异常、肝脏损伤等并发症增加。

腹裂合并肠闭锁患儿术后肠功能问题可能更多。2008年,Phillips等人回顾性报道了12%的腹裂患儿合并肠闭锁;在这些患儿中,29%术后恢复良好,28%死于短肠综合征、坏死性小肠结肠炎和中肠梗死。剩余的43%最终发展为肠管过度扩张,肠道淤积。发生肠管过度扩张、肠道淤积的患儿,绝大多数需要再次手术,以达到挽救功能紊乱肠管的目的。这些手术包括裁剪肠成形术、造瘘减压及造瘘吻合修复。

无论是脐膨出还是腹裂,术后1年内,由于修补术后腹腔内压力升高,胃食管反流和腹股沟斜疝的发生率亦升高。多数患儿的胃食管反流通过药物治疗得以控制,但也有部分患儿需要胃底折叠抗反流手术或需要放置空肠造瘘管进行喂养。腹股沟斜疝通常需要手术治疗。长期随访发现的并发症包括非特异性腹痛,部分患儿因肠闭锁吻合口狭窄而再手术。由于腹裂合并肠道长度不够或虽然肠道长度够,但对喂养不耐受的患儿,需要在家进行TPN治疗。在这组患儿中,生后2年内的死亡率可达50%。在这些病例中,因为粘连性肠梗阻再手术的概率增加;或者因为短肠综合征和长期肠道功能异常后的肠衰竭,而最终需要小肠移植。事实上,腹裂是小儿外科中需要小肠移植的最常见疾病之一。

总之,加强产前检查与诊断,对腹裂、脐膨出胎儿出生后尽早规范化治疗,减少肠道污染与充气,提高一期腹壁关闭术成功率,合理利用生物材料治疗巨大腹壁缺损,术后肠功能恢复前积极营养支持,可提高腹壁缺损患儿治愈率,明显改善预后同时提高长期生存质量。

（沈　淳）

参 考 文 献

1. Paul D. Losty, Alan W. Flake, Risto J. Rintala, et al. Rickham's Neonatal Surgery. United Kingdom, Springer-Verlag London Ltd part of Springer Nature, 2018, 889-896.
2. Sylvie Beaudoin. Insights into the etiology and embryology of gastroschisis. Seminars in Pediatric Surgery, 2018, 27 (5): 283-288.
3. Sherif Emil. Surgical Strategies in Complex Gastroschisis. Seminars in Pediatric Surgery, 2018, 27 (5): 309-315.
4. Erik D.Skarsgard. Immediate versus staged repair of omphaloceles. Seminars in Pediatric Surgery, 2019, 28 (2): 89-94.
5. Joanne E. Baerg, Amanda N. Munoz. Long term complications and outcomes in omphalocele. Seminars in Pediatric Surgery, 2019, 28 (2): 118-121.

第四章 先天性食管闭锁/食管气管瘘

食管闭锁合并/无食管气道瘘（esophageal atresia with/without trachea-esophageal fistular, EA/TEF）是新生儿常见消化道重症疾病之一。产前诊断胎儿食管闭锁逐渐增多，可表现为胎儿颈部囊性包块或称"上颈部盲袋征"（闭锁近端的食管）、胃泡发育小和/无羊水过多。出生后表现呕吐泡沫、胃管放置受阻、青紫、肺炎、不能正常进食等。产前超声诊断食管闭锁阳性价值并不高，目前更多的学者提倡胎儿磁共振提高食管闭锁产前诊断率。

最常见食管闭锁类型为 Gross Ⅲ 型，即近端食管闭锁合并远端食管气道瘘，其中闭锁食管近远端间距 <2cm 称为 Ⅲb 型，近远端间距≥2cm 称为 Ⅲa 型。其他少见类型包括食管闭锁不合并气道瘘（Gross Ⅰ 型，又称长段缺失型 EA）和无食管闭锁的食管气道瘘（Gross Ⅴ 型，又称 H 型食管闭锁），最为罕见的是 Gross Ⅱ 型（食管近端与气道瘘而食管远端闭锁）和 Gross Ⅳ 型（食管闭锁合并食管近远端均有气道瘘）。类型不同外科手术治疗策略有所不同。

食管闭锁发病率为 1/2 440~4 500，有学者报道食管闭锁在非白人人群的发病率明显低于白种人群（0.55/10 000 出生人群 vs 1.0/10 000 出生人群）。近年的流行病学调查研究发现，男性患儿食管闭锁发生率高，男：女 ≈ 1.26：1。第一胎食管闭锁发生率高，随着孕母年龄增大，食管闭锁有增高的趋势。食管闭锁中双胎发生率约 6%，而普通人群中双胎的发生率约 1%。食管闭锁中约 6.6% 有染色体异常，主要包括 13- 三体和 18- 三体。环境致畸因子的作用可能与食管闭锁的发生有关。食管闭锁与母亲长期服用避孕药或在孕期服用雌激素或雄激素有关。还有报道食管闭锁在糖尿病母亲的婴儿或服用沙立度胺母亲的婴儿中发生。食管闭锁以散发为主，也可以发生于 Digeorge 综合征、多脾症、Holt-Oram 综合征、Pierre Robin 综合征及其他遗传综合征患儿。许多研究可以发现食管闭锁具有横向和纵向的家族史。

第一节 食管闭锁手术治疗的演变过程

食管闭锁最初的治疗是胃造瘘和食管近端造瘘，因没有处理远端食管气道瘘而均以失败告终。19 世纪初，食管闭锁治疗失败率为 100%。1941 年，Comeron Hight 成功地完成了首例食管闭锁合并食管气道瘘的一期修补术；1943 年，Haight 改进了手术方式，改为右侧胸膜外手术和双层吻合；到 1969 年，他报道了 284 例食管闭锁，有 52% 存活。这一手术方式被沿用至今，成为经典的食管闭锁手术方式。

一、经典的食管闭锁手术方式

食管闭锁合并食管气道瘘的手术治疗原则是切断、封闭食管气道瘘，食管近远端吻合重建食管连续性。经典的食管闭锁手术采用右胸第三、四肋间切口，切开肋间肌直至壁层胸膜，小心从肋骨上分离出胸膜以便进行胸膜外手术，同时需胸骨撑开器撑开肋骨进行操作。分离胸膜的方法首先使用浸泡过的脱脂棉轻轻分离切口下的胸膜、继而将剥离子插入胸膜外间隙，将胸膜从胸廓上下两侧分离下来。利用 Finochettio 牵引器牵引肋骨可以获得较好的视野。由于切口前缘部分胸膜分离时很容易造成胸膜撕裂，操作时务必小心谨慎。完整的胸膜外暴露是在利用可伸展牵引器将后纵隔的胸膜向前牵开直到暴露奇静脉才算完成，而奇静脉刚好在切口深部汇入上腔静脉。

如果分离时引起明显的胸膜撕裂，此时比较明智的做法是将经胸膜外的手术路径改为经胸膜手术。无论是经胸膜外手术还是经胸膜手术，在暴露奇静脉后，结扎切断奇静脉，以便分离暴露其深面的食管近、远端。常规需要结扎、切断远端食管与气道之间的瘘管，有学者提出不切断瘘管与术后食管气道瘘复发存在相关性，是高危因素。通常闭锁近端食管管腔增粗管壁增厚，更易于牵引游离而较少影响血供，远端食管管腔细小管壁薄不利于过多游离而血供易受影响。在游离食管两断端后，断端相互靠近基本无张力情况下，可行食管端端吻合。有时即使食管端端间距过长不允许一期缝合，还可以通过对近端食管采用食管肌层环切延长术或制作一个近端食管盲袋皮瓣来达到一期吻合的效果。关闭切口时使用可吸收缝线环肋缝合肋骨，使其在大致位置，但对所有的肌层，缝合要达到解剖闭合层次。

大部分情况下，EA-TEF 可以通过胸膜外路径完成令人满意的无张力缝合，所以很多医生认为没必要放置胸腔引流。如果吻合口有张力，或者需要上述任意一种食管延长操作手法，都需要进行胸腔引流。在经胸膜手术结束前，均需要放置胸腔闭式引流，如果有胸腔引流，必须连接水封瓶引流。经胸膜外手术与经胸膜手术相比具有诸多优点，包括可避免胸腔引流，以及一旦出现食管吻合口瘘，可以使污染物积聚在胸膜外腔隙。

食管吻合过程中可经吻合口放置胃管进入胃内，一方面可以起到支撑吻合口作用，一方面术后早期可经胃管鼻饲喂养，做到早期肠内营养，减少静脉营养及可能的并发症。但也有学者不完全认同该观点，认为胃管放置有可能增加感染和异物刺激，从而影响吻合口愈合。观点不一，目前尚未完全统一。但接受度比较高的做法是术中放置胃管，术后 1 周左右评估吻合口愈合情况，如出现吻合口瘘建议拔除胃管，继续吻合口瘘的保守治疗。

经典的食管闭锁手术在食管吻合后需要重新并拢和缝合肋间隙，因此容易造成缝合的肋间隙变小、相邻的两肋骨融合，造成肋骨、胸廓发育畸形，影响患儿胸廓发育对称性，严重者可造成脊柱侧弯，引发 EA 患儿至青春期的心理疾病。

二、切口改良开放食管闭锁手术

改良开放食管闭锁手术采用腋下切口。目前主要采取 Bianchi 描述的在腋窝较高位置的皮纹切开，其可以起到较好的美容效果。切开皮肤及皮下组织后，分离背阔肌前缘的肌纤维及前锯肌，暴露胸廓。从第二肋间隙处往下数，在第四肋间隙处再切断肋间肌，分离胸膜，之后操作同经典手术方法。对于目前尚不能进行腔镜手术治疗食管闭锁的儿外科治疗中心，采取腋前线手术切口渐渐成为流行趋势及不错的选择，伤口更为隐蔽，有较好的美观。

三、腔镜下食管闭锁手术

1998 年 1 例 2 个月龄食管闭锁患儿被首次采用腔镜手术治疗，至 2002 年 Rothenberg 报道了腔镜下食管闭锁根治术的可行性。之后，美国、欧洲及中国香港国际儿科内镜手术组（IPEC）多中心成员合作，于 2005 年完成了胸腔镜手术治疗食管闭锁合并食管气道瘘（EA-TEF）的多机构分析。这项研究纳入了 104 例常见型 EA-TEF 病例，排除 H 型及没有瘘管的长段型 EA 病例。其中 5 例（4.8%）最终转为开胸治疗，1 例患儿因意外发现为长间距食管闭锁合并气管食管瘘而给予分阶段修复。12 例（11.5%）出现早期吻合口漏和狭窄，其中 32% 需要食管扩张。总体生存率为 97%，3 例死亡，其中 1 例在术后第 20 天死于手术创伤。对于合并的其他结构异常往往需要额外的手术矫正，例如十二指肠闭锁修复、无肛手术、结扎未闭的动脉导管及其他心脏手术。25 例婴儿（24%）还因为胃食管反流而在腹腔镜下进行胃底折叠术。2009 年，MacKinlay 研究报道了类似的良好效果。逐渐地，越来越多的小儿外科医师接受并开展腔镜治疗食管闭锁。目前腔镜下食管闭锁手术已在国内外很多区域、很多医院进行。

腔镜手术避免了开胸手术对皮肤、肌肉和肋骨的影响，具有视野清晰、腔镜下组织放大、不损伤迷走神经等特点，其长期利益主要包括较少骨骼肌损害，减轻肩胛骨成翼状改变的程度以及不明显的皮肤疤痕。

四、择期食管闭锁手术前的支气管镜检查

目前,食管闭锁往往采用择期手术。一般来说,急诊手术对婴儿不利;但接受机械通气治疗的新生儿出现以下情况时需要考虑急诊手术:严重的呼吸窘迫,以及大量胃扩张合并穿孔风险而急需瘘管结扎挽救生命。

大部分外科治疗小组提倡在 EA-TEF 择期手术之前、全身麻醉诱导之后,先行初步硬质支气管镜检查。根据婴儿大小选择直径 2.5~3.5 不同型号新生儿支气管镜。支气管镜可用于明确诊断,可发现大部分 TEF 在气管隆突附近。偶尔,也有瘘管就在气管隆突上,或来源于一侧左或右主支气管。检查同时还需仔细排除有无合并近端食管与气道之间的瘘管,以及喉部也需要仔细检查排除喉气管食管裂。支气管镜检查后,进行气管内插管,注意不要将气管插管插入瘘管内。更多的小儿麻醉师选择单肺通气,在支气管镜检查后经支气管镜引导将气管插管直接进入左侧支气管,保障左肺通气的同时减少右肺通气对手术操作的影响。

总之,随着产前诊断技术、新生儿重症监护技术、麻醉技术、手术技术、相关畸形处理能力和术后护理水平的不断提高,食管闭锁手术后生存率明显改善。目前,西方国家食管闭锁治愈率已达 98% 以上。近年来,我国对食管闭锁的治疗效果亦有很大提高,食管闭锁根治术已经不是困难,许多大型的儿童专科医院和妇幼中心均可完成,甚至胸腔镜操作成功的报道也开始引人注目。国内较多大型儿童医疗中心食管闭锁治愈率也可高达 95%。

虽然腔镜手术较经典手术具有美观、骨骼系统并发症少等优势,但其术中产生高二氧化碳血症对新生儿的后遗效果仍有争议;同时不得不注意的是腔镜手术学习曲线与随之出现的越来越多严重并发症需要再次手术的病例逐年增加。国内对低出生体重儿 EA 治疗和同时合并其他先天畸形 EA 患儿的治疗,尤其是一些复杂性 EA 手术,与国外相比仍存在一定差距。其可能与国内进行类似新生儿外科手术操作的医师资质不同、区域不同、级别医院存在差异、术后并发症不恰当的处理、对低出生体重儿治疗缺乏围术期管理经验及对预后认识不足等有关。食管闭锁的手术治疗仍任重而道远。

第二节 特殊类型食管闭锁的治疗现状

目前常见型食管闭锁根治术对小儿外科医生而言已不是困难,许多大型的儿童专科医院和妇幼中心均可完成,甚至很多医院均能开展胸腔镜食管闭锁根治术,成功的报道也越来越多。相对少见类型的食管闭锁手术如长段缺失型 EA、H 型 EA、极低体重儿 EA 等,对小儿外科医生仍具有一定挑战性。

一、长段缺失型食管闭锁

长段型 EA 是指食管近、远端相距超过 2~3 个椎体(约 2cm),该类的闭锁往往为Ⅲa 型或Ⅱ型食管闭锁。近、远端食管盲端相距超过 3.5cm,被称为超长段型 EA,常见于Ⅰ型 EA。一般来说,距离超过 3cm 的食管断端,吻合技术上就会有困难,往往被认为不可能采用一期食管吻合术。既往采用生后食管和胃造瘘术,再行探条扩张,以便于二期吻合或进行各种代食管手术。现在长段型 EA 的治疗观念已发生改变。基于食管本身是最好的修复材料这一理论,任何的食管替代物均不能代替食管功能,因此越来越多的学者提出尽可能地利用食管本身来修复食管闭锁。目前被普遍接纳的长段型 EA 的治疗方法是延期食管一期吻合术。其应用原理即使在没有外力牵引下,食管自身延长和扩张的速度远远快于小婴儿体格的生长,依靠吞咽反射和胃内容物反流的刺激,食管最快的生长时期在出生后 8~12 周。由此目前比较公认的 EA 修复原则是:食管近远端距离小于 2 个椎体采用开放或腔镜下经典远端食管气道瘘结扎加食管-食管一期端端吻合术;食管近远端距离位于 2~6 椎体之间采用延期食管一期吻合术;食管近远端距离大于 6 椎体采用食管二期修复术或食管替代术。

(一)延期食管一期端端吻合术

1.利用自身食管组织,完成延期食管一期吻合术 其术前准备非常重要,为最终完成食管一

期吻合提供有力保证：①预防吸入性肺炎，应用抗生素和加强吸痰拍背等呼吸道护理；②营养支持，必要时输注白蛋白、血浆或红细胞；③胃造瘘术、经胃肠道营养，胃造瘘尽量位于胃大弯的远端，以利于以后的胃底折叠术；④食管上端持续吸引，尽可能减少和防止吸入性肺炎发生；⑤头低脚高，一方面有利于近端食管的吸引，另一方面可以造成胃液反流入远端盲端，刺激食管生长；⑥在不进食时堵塞胃造瘘管，这样可以造成胃内高压，有利于胃液的反流；⑦胃造瘘2周后开始评估食管两盲端距离（即 gap 长度），每3周一次，方法可采用两盲端造影和椎体计数法。延期食管根治术手术在患儿生后 8~12 周时进行，此时患儿体重增加1倍，两盲端的距离也可以达到小于 2cm。手术采用食管-食管端端吻合术，吻合方法同食管一期吻合术。该方法的术后并发症也主要包括吻合口漏、吻合口狭窄和胃食管反流。据统计，吻合口漏的发生率约 30%，狭窄的发生率约 60%，胃食管反流的发生率约 20%~30%，往往需要胃底折叠术来纠治。

2. 延长胃小弯同时完成延期食管一期端端吻合 在期待疗法后食管延长仅 1~3cm，延长的食管长度仍达不到一期吻合效果，可采用胃小弯延长再造食管的方法以延长食管远端的长度，最终达到满意的一期吻合。首先结扎靠近胃小弯侧的胃左动脉的分支，然后用线型吻合器斜行切开胃小弯并使切缘被封闭。在这种情况下，胃体被延长，将延长的胃体和胃底用半折叠的方法重建 His 角，并拉伸至膈肌以上，达到被动延长食管远端的目的。然后在颈部胸骨柄旁行食管-食管端端吻合术。这种方法可以被动延长食管远端和贲门达 6~8cm，而且食管远端和贲门并未受操作影响而仍保持它们的完整性（操作的部位是胃小弯）。由于吻合口在颈部，对于没有气管瘘管的患儿（Ⅰ型食管闭锁往往没有瘘管）避免了经胸部的手术，减少了创伤。为了防止反流，胃小弯延长再造食管同时行幽门成形术和 His 角重建术是非常有必要的。这种手术方法无论在手术操作上还是术后并发症上远远优于食管替代术。

3. Foker 外牵引或腔镜下内牵引延期食管吻合术 为尽可能减少术后反流，许多作者并不采用胃小弯替代食管的方法。他们对长段型食管闭锁采用食管被动延长-分期吻合方法。具体做法是先行胃造瘘，同时分离食管近端和远端，将食管近端和远端的组织分别用 Prolene 线加垫片固定，通过皮肤外将近端食管向下牵拉、远端食管向上牵拉的方法，使食管组织被动延长。术后的 6~10 天，持续牵引，会发现食管出现意想不到的延长效果。通过造影，了解两断端之间的距离，当距离为 1~2cm 的时候，可以考虑行食管端端吻合术。

国内复旦大学附属儿科医院首先报道了Ⅰ型食管闭锁延期食管吻合的经验取得良好疗效，使我国长段型食管闭锁的治疗上了一个新台阶，之后国内类似经验报道不断增多，同时也出现一些技术小改革。如探条或球囊扩张、磁铁压榨技术等，对此目前仍有争议，认为食管被动扩张的效果并不理想，而且容易造成穿孔等并发症，患儿亦非常痛苦，而磁铁压榨技术在长段型食管闭锁中的运用仍需更多证据。目前，可能被更多小儿外科医生接受的是食管内牵引方法，其不需要将食管近远端固定于皮肤外做牵引，而是在胸腔镜操作下将食管近远端在胸腔内相互游离、靠近并彼此固定牵引，以达到延期食管一期吻合的目的。这样的延期手术方法越来越受到腔镜手术者的喜欢并取得一定疗效，尚需要更多数据的支持。

（二）食管替代手术

食管延期手术需要较长时间住院和两次或以上的手术操作，对于社会经济背景不好的父母，他们更倾向选择单步骤的新生儿食管替代手术。另外，当各种延长方法仍不能完成食管延期一期吻合时，临床上仍需要食管替代术。因此，食管替代术可以在新生儿时期一期完成，也可以在先行胃造瘘术后晚些时间完成。

目前，新生儿或小婴儿食管替代术的经验均很少，且在食管替代物上的选择亦存在较大困难。空肠替代食管具有理论上的优点，如合适的口径和蠕动功能。有学者回顾了 1998—2005 年间共 19 例用空肠作为移植物的长段型食管闭锁的患儿的治疗结果，所有病人都存活，但有 4 例发生胸内的吻合口漏，还有 1 例发生腹部吻合口漏，均再次手术，其他如远端吻合口狭窄或是胃食管反流并不多见；在其看来，空肠作为替代物有较好的长期效果,应当推广。但是,空肠替代食管的技术难度在于空肠血供不稳定,且移植物可能太短。目前总体而言,新生儿的空肠替代食管的报道很少,即使是在儿童中也很少用空肠替代食管。尽管有报道3个月内的婴儿行结肠替代食管手术,但此法亦不适合新生儿,其主要缺点是结肠吻合较小肠吻合更容易感染,而结肠边缘弓形血管在感染部位容易形成血栓,造成结肠缺血、穿孔以及严重的纵隔炎。同时,新生儿 EA 患儿由于孕期胎儿无法吞咽羊水入胃,因此 EA 患儿出生后胃体积本身就很小,欲通过胃小弯延长或胃管状延长替代食管的方法均有困难,只能先进行胃造瘘喂养,等待胃容量扩大后婴儿期再行胃管代食管手术。

1. 胃移位术 是新生儿时期长段缺失型 EA 患儿单步骤完成 I 期根治术的唯一可选择手术方法。将腹腔内的胃充分游离后带血管上拖至胸腔,完成食管吻合。此手术方法的优点在于胃富于血供、肌层发达,能够经受住脓毒症和涎腺瘘,没有任何准备的紧急情况下仍可以施行。其缺点在于胃大部或全部在纵隔或胸部,进食后胃膨胀可引起呼吸窘迫以及静脉回流阻碍;因为胃上移迷走神经部分切除,尽管做了幽门成形术,胃排空仍可能受影响;部分患儿也可能因胸腔胃失去容器作用,出现胃快速排空倾倒现象,从而影响患儿生长发育。目前已有腔镜下完成胃移位替代食管的手术报道,并取得成功。

2. 胃管状化替代食管术 运用胃小弯延长方法,替代食管完成长段缺损型食管吻合是目前认为相对简单、值得推荐的一种手术方法。其主要的并发症是吻合口漏和快速排空现象。但很多学者认同其效果是令人满意的,且微创下的手术结果似乎也很令人满意。

3. 结肠代食管术 有学者比较了结肠替代食管手术和胃替代食管手术后患儿预后和生存质量,认为两者的预后是相似的,但胃替代术更易于施行。但也有学者研究发现,两组手术方法比较死亡率差别不大,但结肠代食管术次要并发症多(吻合口漏、腹泻、狭窄等),主要并发症少(胃排空障碍要再次手术等),考虑到主要并发症多少的问题,认为结肠代食管术比胃代食管术要好。另有学者认为结肠代食管的患儿有较好的吞咽功能,且把结肠放在后纵隔要比在胸骨后要好。

对于长段缺失型 EA,目前尚没有统一的手术推荐意见。手术方法主要分为两派,一派主张尽量利用自身食管完成食管延期一期吻合,如通过期待食管自然生长、Foker 外牵引术、腔镜下食管内牵引或胃小弯延长等方法达到食管延期一期吻合目的;另一派主张减少手术次数,新生儿期胃移位一期完成食管吻合。罕见学者支持新生儿期空肠或结肠代食管手术。由于缺少临床多中心随机化对照研究比较不同类型食管替代术的长期随访结果,目前长段缺失型 EA 手术适应证是建立在个人的经验和偏爱上的,并没有任何客观的数据支持。

二、H 型食管闭锁

新生儿特别是早产儿的咽部发育不良,非常容易发生喂养时呛咳,临床上进行 GI 检查时易发生气管同时显影,此时内科医师经常要求排除 H 型食管闭锁,这对外科医师有一定困难,因为有确诊意义的检查均为侵入性的。一般的考虑是,咽部发育不良患儿往往有喉鸣音,五官科的检查有时可发现异常,而 H 型食管闭锁非常少见。

H 型气管食管瘘,更准确的描述应该是 N 型瘘管,因为瘘管斜着从气管延伸至食管。该种类型比较罕见,只占全部食管闭锁 – 气管食管瘘类型的 4%。H 型气管食管瘘的患儿常常在出生后第一次进食时就出现症状,包括特征性进食窒息史及缺氧发作史。偶尔表现为类似小肠梗阻的明显腹胀。部分患儿表现为频繁胸部感染,由于吸入造成的反复右上叶肺炎。

食管造影可以确立诊断。检查中,往鼻胃管注入造影剂,然后将鼻胃管慢慢从食管深部向浅部退出,边退边造影观察。在接受食管造影检查的患儿中,有一半以上的患儿仍然会漏诊 H 型瘘管。如果仍高度怀疑患儿存在 H 型 TEF,可以行支气管镜检查。一旦支气管镜检查发现瘘管,可以将一根大小为 4Fr 的输尿管导管通过瘘管插入食管,以便在接下来的颈部切口手术中进行定位。术前将一根鼻胃管通入胃,并开始使用广谱抗生素。在肩下放置一个沙包摆放至颈部位置,手术切口取在右锁骨上一横指处,行皮纹切口;将胸锁乳突肌向外侧牵引,如果有必要可以离断其胸骨端。离断甲状腺正中静脉后松解颈动脉鞘。仔细分辨并保护好同侧喉返神经。术中通过寻找可弯曲的支气管镜来定位瘘管位置，也可借助胃镜发光源进行定位。在瘘管上下端仔细分离周围组织并悬吊瘘管，上述操作时必须小心谨慎，避免对侧喉返神经的损伤。牵引食管以便对瘘管进行固定缝合。退出输尿管导管，如果有放置 2.2mm 支气管镜，一起退出，离断瘘管，瘘管气管端用 5-0 或 6-0 聚丙烯缝线间断缝合，瘘管食管端用 5-0 或 6-0 可吸收线缝合关闭。有推荐在瘘管切断处、食管和气管之间嵌入其他组织，隔离两侧缝线，以防瘘管再发。

由于手术操作，术后气管水肿可导致进行性喘鸣，TEF 患儿术后早期仍需要气管插管并辅助通气。考虑到术中很可能造成喉返神经麻痹，拔管时需检查声带。术后 48h 后可开始鼻胃管进食，此后可慢慢恢复口饲。

Nd∶YAG（钇铝石榴石）激光也成功用于治疗先天性 H 型气管食管瘘。重复短脉冲激光可用于凝结瘘管。虽然有许多关于该技术成功的案例报道，但该技术仍未获得广泛认可，开放手术依旧是金标准。开放手术后的并发症包括喉返神经麻痹（包括单侧或双侧），以及罕见的瘘管再发。

三、低 / 极低体重出生儿食管闭锁

根据 Weterson 分型，食管闭锁的新生儿如果体重 <1.8kg，则预后相对较差。90% 的患儿需要分期手术，有 20% 的死亡率和 62.5% 的并发症（胃食管反流和吻合口狭窄）。这是由于低出生体重儿肺发育不成熟及伴发畸形较多较严重的缘故。低出生体重的食管闭锁患儿往往宫内发育迟缓，原因在于食管闭锁的胎儿不能吞入羊水，而羊水恰恰是能被胎儿胃肠道吸收并被用于蛋白合成的重要物质；同时，低出生体重儿肺表面活性物质少，气道阻力大，患儿出生时即易出现呼吸窘迫综合征（respiratory distress syndrome，RDS）。其次，低出生体重的食管闭锁患儿伴发严重畸形较多（2.36%~76%），据流行病学统计，随着体重增加伴发畸形减少，而随着伴发畸形数目增加，死亡率增高。

早产儿合并肺发育不成熟出现呼吸窘迫综合征，生后需要接受气管插管或面罩加压辅助通气，在呼吸机辅助通气或面罩加压通气情况下，食管气管瘘的存在可使大量气体从瘘管漏出进入消化道，可导致腹胀以及横膈抬高，患儿容易发生心血管意外和胃穿孔。此时急诊外科手术干预显得非常必要。外科手术首先需要解决的问题是尽快离断或结扎瘘管，可采用经胸膜入路。切断、缝合瘘管后，如果患儿情况足够稳定，可以 I 期缝合食管。否则，需等患儿情况稳定后再择期缝合。这类患儿也很容易因胃穿孔而导致突然情况恶化。如果出现该情况，急诊结扎瘘管可以挽救生命。细针穿刺腹腔减压、开腹手术修补穿孔同时行胃造瘘，以便术后利用胃造瘘进行喂养。

因此治疗低出生体重食管闭锁患儿有其特殊性，主要有以下几方面：①瘘管的处理，气管插管插过瘘管，斜面朝前；应用 Fogarty 球囊堵塞瘘管；使用高频通气；缩短手术时间，迅速结扎瘘管。②高频震动呼吸模式，NO 的吸入及肺表面活性物质的应用，使低出生体重儿食管闭锁的治愈达到可能。③依赖于新生儿监护、呼吸管理、麻醉、外科手术的合作。80 年代，该类患儿的手术方式采取食管 - 食管端端一期吻合术，但是死亡率非常高。因此有学者提出分期手术，即先行食管造瘘和胃造瘘术，待患儿生长发育完善后再行根治术，但是同时带来了很多心理和护理上的困难。随着新生儿监护、呼吸管理、麻醉、外科手术的相互合作和相关技术的提高，90 年代，该类患儿的手术治疗方式再次改为食管 - 食管端端一期吻合术，并且获得较高存活率。需要注意的是，术中先结扎瘘管，再根据呼吸情况，伴发畸形的严重程度和食管本身的条件决定是否一期手术。手术时以血管钩替代血管钳，并且反对任何延长食管的方式。复旦大学附属儿科医院近年救治体重 <1 500g 的食管闭锁数例的经验表明，一期吻合手术成功并不是十分困难，术后良好监护和合理治疗，仍可取得良好疗效。

第三节 食管闭锁术后常见并发症与治疗现状

目前常见 Gross Ⅲ型 EA 根治术已不存在技术困难，许多大型儿童专科医院和妇幼医院均可

以完成,甚至更多的都已在采用胸腔镜手术操作。虽然胸腔镜术中高 CO_2 的后遗效果仍有争议,但其毕竟避免了开胸手术对皮肤、肌肉和肋骨的影响,具有视野清楚,不损伤奇静脉和迷走神经的特点,微创理念值得推荐。但与此同时,我们不得不注意到的是,EA 术后越来越多的严重并发症出现,需要再次手术的病例逐年增加,因此我们需要重视 EA 术后的并发症评估,并掌握其治疗原则。

一、吻合口漏

EA 术后吻合口漏发生率为 5%~42%,属于早期并发症。一般认为其发生与食管两端距离过长,过度游离影响吻合口血供或吻合时张力过高有关。吻合口漏作为围术期常见并发症最严重情况下可危及患儿生命。吻合口漏预防首先是提高吻合技术,尤其新生儿食管吻合技术要求更高。不提倡用镊子夹食管组织,即使轻钳夹也会出现损伤;吻合要用无损伤针、细而软的可吸收线单层吻合,黏膜应向内对合;为避免吻合口漏,首先需要尽量让近、远端食管口径相匹配,其次充分游离近端相对增粗且壁厚的食管,而尽可能少游离远端相对变细且壁薄的食管,以保证远端食管血供,同时尽量减少两断端吻合口张力。在保证血供的前提下已充分游离了近远端食管后如吻合仍有张力,可采用近端食管瓣翻转法、近端食管肌层螺旋延长等方法减少吻合口张力。

吻合口漏可大可小,有的漏无明显临床症状,仅在术后 7~9 天食管造影时发现;有的漏口较大,甚至完全破裂,出现大量气胸,有明显的气促、呼吸困难及感染症状,危及生命。EA 术后吻合口漏的治疗分为保守治疗和手术修补两种方法,绝大多数吻合口漏通过保守治疗可自愈,而极少数严重吻合口漏则需再次手术修补。复旦大学附属儿科医院总结治疗 EA 术后吻合口漏的经验认为,在没有发生吻合口完全断裂的情况下,一般不提倡再次手术修补。吻合口漏的保守治疗具体措施包括:加强胸腔闭式引流保持引流管通畅、禁食、完全胃肠外营养支持、使用广谱抗生素等。吻合口漏发生时,胸腔引流液多黏稠,容易堵管,加之手术时引流管放置部位多较低,对气体引流往往不充分,所以除应保持原有引流管通畅的前提下,可于锁骨中线第二肋间再次置管以充分引流气

体,通畅的引流不但是控制肺部感染的关键,也是吻合口漏闭合的前提。

另外,术后吞咽动作、剧烈的咳嗽或哭吵、用力呼吸的膈肌运动等情况都会对食管产生强烈牵拉作用,影响吻合口愈合,因此有学者通过荟萃数据分析推荐 EA 术后患儿 3~5 天甚至 5~7 天内给与呼吸支持和镇静镇痛,以减少术后吻合口相关并发症。目前为支持该理论,加拿大多伦多儿童医院已开始筹划开展多中心、大样本临床随机对照试验,希望之后的证据能有利于 EA 患儿术后更好的恢复。

二、吻合口狭窄

吻合口狭窄亦是 EA 术后常见并发症,属于中晚期并发症。除与食管张力、血供、吻合技术有关外,严重、顽固的狭窄与食管气道瘘复发亦密切相关。其往往在术后第 3~4 周常规随访 GI 时发现,或术后一段时间后患儿出现进食困难行造影检查发现。对于造影提示轻度狭窄、临床没有吞咽进食困难症状、生长发育良好的 EA 术后患儿,我们采取密切观察随访的方法,食管依靠进食通过食物进行被动扩张,2~3 月复查 GI 提示吻合口狭窄好转者,不需要食管扩张,而随访中出现狭窄加重者,及时食管扩张;对于 GI 提示吻合口明显狭窄,或有临床症状如吞咽困难、反复呼吸道感染的 EA 术后患儿,需要早期积极的规律性食管扩张。多数吻合口狭窄通过早期规律扩张可治愈,很少数顽固性吻合口狭窄需要再手术切除狭窄段重新吻合食管。目前推荐的再手术指征包括:>6 次以上的扩张、频繁扩张大于 6 个月或合并食管气道瘘。

目前复旦大学附属儿科医院最早的食管吻合口狭窄食管扩张在 EA 术后 4 周左右进行。食管扩张可分为球囊扩张和食管探条扩张。复旦大学附属儿科医院对新生儿或小婴儿的首次食管扩张或吻合口极度细小食管探条扩张导丝都无法置入的患儿,采用球囊扩张,由于没有适合小婴儿的食管球囊,目前我们采用扩张血管的球囊导管,虽费用略高,但比较安全;对于能耐受探条扩张的 EA 吻合口狭窄患儿,目前我们主要采用的是 COOK 公司的食管探条,直径 0.5~1.5cm,在胃镜辅助下进行食管扩张。一般每月扩张 1 次,连续扩张

2次。扩张程度粗略以患儿拇指粗细为标准，每次扩张需气管插管全麻。有报道在食管扩张时，在狭窄组织局部注射激素可改善扩张效果和延长两次扩张的间歇期。目前，对食管吻合口狭窄的治疗临床研究主要在于如何合理评估吻合口狭窄、如何制订合理的扩张随访计划和如何减少吻合口扩张对食管黏膜二次损伤、吻合口局部药物应用是否可缓解狭窄形成等方面。

三、食管气道瘘复发

TEF 复发通常与第一次手术没有正确处理瘘管、结扎缝扎瘘管不确切、食管吻合张力高及吻合口漏、炎症感染、吻合口狭窄需扩张等因素密切相关。两者可相互作用、相互影响，造成恶性循环。

对 TEF 复发食管造影是目前国内常用的诊断方法，最简单易行，但诊断率不高，且存在较多不确定因素。部分患儿可能由于咽部呛咳而显示气道，不能作为诊断 TEF 复发的充分依据。临床上仅少数病例可通过食管造影能清晰显示瘘管而确诊。复旦大学附属儿科医院总结自己的经验，提出麻醉下经气道注射稀释亚甲蓝，通过食管镜下观察食管内黏膜有无蓝染，可以诊断食管气道瘘的同时，还可直接观察食管内壁瘘管的开口，对再手术具有瘘管定位指导意义，对没有条件行支气管镜检查的患儿是相对简单易行的方法。有学者提倡对 TEF 复发进行支气管镜检查，支气管镜下可以看到气道黏膜上的皱襞或异常开口，但这无法证明就一定存在 TEF，因为很多情况下，由于第一次 EA/TEF 手术时，已结扎的气道侧瘘管总会有些残余形成气道内壁的开口或憩室。因此，我们认为 EA 术后支气管镜下仅看到气道内壁上的开口，仍不能直接诊断 TEF 复发，需要通过支气管内壁开口置入导丝而从食管引出才可真正确诊 TEF 复发。放置导丝对再手术非常有利，可指导术中确切寻找和结扎处理瘘管。上海新华医院一直推广的食管分段式加压造影技术相比传统的食管造影技术提高了瘘复发诊断率，也具有不需麻醉的优势，但在该医院食管分段加压造影仅做为诊断依据，不作为再手术依据，再手术必须在透视下成功放置气管食管瘘管导丝后进行，然而放置瘘管导丝在新华医院都并非百分百成功，这对

其他大部分医院而言操作起来更有一定困难性。

TEF 复发通常合并吻合口狭窄，其唯一的治疗方法就是再手术。再手术可以选择开放或再次胸腔镜下修补瘘管。以往开放手术较多，瘘复发后再手术选择开放手术的也较多。再次经胸手术时，食管吻合口及复发瘘管周围组织常因炎症、瘢痕、纤维化而分离困难，其与气管、后纵隔均粘连比较严重，要完全游离出吻合口近、远端的食管或瘘管均十分困难，尤其是远端。因此我们常采用的方法是，术前、术中在食管镜和支气管镜辅助下，确认定位瘘管所在区域。进胸后游离相对直径增粗、食管壁增厚的近端食管，由于食管前方与气道粘连十分紧密，为避免损伤气管，在尽量靠近瘘管开口处全层打开近端食管后方，然后向远端食管纵向剖开，直至切开狭窄段达到远端健康食管，在纵向切开的狭窄段食管内壁再次确认食管气道瘘开口，在其瘘管近、远端分别类似横断疝囊样横断食管，切除多余组织，留瘘管局部粘连组织于原处，但剥除瘘管黏膜，缝扎瘘管。分别游离横断后的食管近、远端另行间断缝合。食管气道瘘的存在，增加了手术麻醉的风险。再手术经右胸分离食管和气道间粘连时，可因牵拉食管、推压气管而发生气道损伤，使气道内血凝块进入左支气管，如未及时发现或处理不当，可导致右肺因手术暴露不张及左肺因血凝块堵塞不张，造成术中双肺不张、患儿通气不能耐受，而影响手术进行。所以，麻醉时做到单肺通气，可保证左肺工作，从而增加患儿的手术安全性，降低麻醉风险。

目前，EA 合并 TEF 患儿的首次根治术多采取腔镜手术，因此 TEF 复发的再手术可以选择直接开放手术或再次腔镜下复发瘘管修补术。需要注意的是，腔镜手术有其优势，创伤小、美观、相对视野放大清晰等，但再次腔镜手术也有其局限性，组织黏连可能造成腔镜下分离困难导致术野暴露困难、分离后组织不健康、腔镜下缝合不确切等，这些可能导致 TEF 复发手术后再复发，那对 EA 患儿将是灾难性事件。因此，我们必须重视 TEF 复发已是术后并发症，再次手术必须以确切解决患儿问题为出发点，必须确保手术修补高质量完成，如果腔镜再手术修复瘘管过程中一旦出现困难或不确定因素，应中转开放手术，充分的

暴露与确切的缝合是避免复发再复发的基本。当然,目前也有很多国内医生报道了TEF复发后腔镜再手术成功修补的病例,但我们有证据相信是这类手术的学习曲线与个人经验积累所需付出的代价。

四、胃食管反流

EA术后食管吻合造成的食管短缩、贲门结构改变和食管动力学异常与术后胃食管反流(gastroesophageal reflux,GER)密切相关。胃食管反流的程度多可通过内镜或临床症状来进行评估。早期可表现为食管的炎症或溃疡,可出现食管疼痛、痉挛、吞咽食物困难或吞咽痛,亦可有出血症状甚至贫血表现。随着食管炎症的加重,可发生食管瘢痕挛缩狭窄,临床可有吞咽困难、食物噎塞等。而长期炎症的存在可导致慢性炎症迁延不愈,可发生Barrett食管,甚至食管癌变。

常见GER的诊断方法较多,不同的诊断方法在GER以及其严重程度的判断上各有千秋。钡剂食管造影,其可直接观察是否存在反流,以及了解食管的形态是否合并其他畸形。并且可以根据造影剂在食管中反流上升的高度来判断反流的程度。虽然诊断敏感性仅有40%,但特异性可达85%。食管24h pH监测是目前在GER中具有极高敏感性(90%)及特异性(100%)的诊断方法。当pH低于4时,表明发生反流。其记录结果还可以显示反流发生的频率及持续的时间。虽然pH监测可以反映临床症状与反流发生之间的关系,但在预测反流的严重程度的应用上则明显受限。上消化道内镜检查具有较高特异性(95%),但敏感性较差(70%),约50%的GER疾病内镜检查提示为阴性;但其对存在溃疡性食管炎或食管狭窄的GER患儿具有较大诊断意义。通过内镜可以对疑似Barrett食管的病例进行组织活检。食管测压在儿童中的应用比较受限,尤其是对于小年龄儿童。其通常应用于成人胃底折叠术后对吞咽困难症状的筛查。但也有一些临床研究表明,食管测压的诊断价值有限。

GER保守治疗包括质子泵抑制剂、抑酸剂及促动力药物,而且治疗多持续至生后1年,轻度胃食管反流引起的食管炎可采用奥美拉唑0.7~3.5mg/(kg·d),治疗剂量与反流程度有关,而与患儿年龄无关。奥美拉唑还可以预防因反流所致的食管狭窄。

当保守治疗无效时常选择手术治疗,通常选择胃底折叠术,有文献报道EA术后20%~35%的患儿最终需要手术来治疗,但国内类似报道很少,就复旦大学附属儿科医院临床随访数据显示,EA术后GER发生较多,但多数保守治疗和药物治疗有效,需要抗反流手术的不到10%。抗反流手术最佳的手术时间、手术方法的选择以及复发病例治疗策略的选择依然存在很多争议。对于1个月内的患儿,EA术后合并GER的手术指征多为青紫、呼吸暂停等。这个时期患儿诊断GER存在一定难度。需鉴别除外气管软化症以及血管环压迫等。但如患儿吻合口狭窄需要多次球囊扩张则是胃食管反流控制不佳的间接指征。而婴儿期的手术适应证同样值得商榷,通常当患儿存在吞咽困难、反复的肺部感染、上呼吸道症状或者生长发育受限时则具备胃底折叠术的指征。但需临床医师注意的是,家属往往会遗漏或疏忽这些重要的临床症状。通常患儿在生后1年中,需要对其肺部的状态进行评估。包括患儿肺部感染的次数及程度,住院次数及抗生素使用的时间,以及使用评估肺部的功能。如果肺部感染症状反复发作,需要先排除TEF复发,否则提示需要进行抗反流治疗。此外,EA术后患儿需要食管动力学检查,单纯的食管测压不能完全代表食管的运动情况,可结合对比造影X线检查来测量食管直径及收缩来共同反映食管的运动情况。

在众多抗反流手术中,Nissen手术是最常用且有效的手术方法,无论是开放手术或腹腔镜手术均有较好疗效,而且腹腔镜手术还具有减少术后肠粘连、呼吸道并发症及美观的优点。为减少术后并发症发生,很多外科医生还对Nissen手术进行了改良。其中Collis-Nissen比较适合食管闭锁术后发生GER的患儿。本手术相对延长了食管的长度,因此对于食管长度较短并且存在GER的患儿来说可以起到较好的疗效。但因为其使用部分胃壁来代食管,在长期随访过程中来判断胃食管反流的程度以及是否存在食管上皮化生的情况会产生干扰。而一些外科医生则比较推荐局部前面或后面包绕的折叠手术(Thal),其目的是降低术后吞咽困难的发生率。但一些报道却表明,

Thal 及 Nissen 手术的治疗效果基本相当。

五、其他并发症

如气管软化。气管软化在临床并不少见，是术后发生呼吸困难，甚至不能撤离呼吸机的主要原因，诊断需使用气管镜。镜中可以发现气管口径不呈圆形，为半圆形或椭圆形。治疗方法可采用主动脉弓悬吊术。

EA 术后的各种并发症是影响 EA 患儿生存质量的重要因素。因此，认识 EA 术后相关性并发症，尽量减少并发症发生，术后密切随访，出现相关并发症及时正确处理，合理降低严重并发症对 EA 患儿术后的影响，是需要小儿外科医师继续努力的方面，也是值得大家学习中思考的问题。

第四节　食管闭锁预后与生存质量

Spitz 早在 2002 年就提出了 EA 患儿的总体预后评估标准，体重 ≥2 500g 不合并严重心脏畸形或染色体异常，存活率 ≥97%；1 500g ≤体重 <2 500g 不合并心脏畸形或染色体异常，或体重 ≥2 500g 合并严重心脏畸形或染色体异常，存活率约为 66%；体重 <1 500g 且合并心脏畸形或染色体异常，存活率约为 22%。这里提到的都是存活率，不代表生存质量。

EA-TEF 患儿生存率的提高，引发了相关并发症的更详细分析，关注预后的研究也不断增多。多个研究随访观察了 EA 术后呼吸功能。研究发现，EA 患儿术后频繁出现哮喘发作及支气管炎，尤其在儿童早期，可能还会持续至青春期。研究中几乎一半的患儿因为呼吸系统的并发症需要进一步住院治疗。在一个纳入 334 例 EA 患儿的大样本研究中，年龄小于 5 岁的患儿 31% 出现肺炎发作，而年龄大于 15 岁的患儿，仅有 5% 的比例。在两组人群中，每年至少发生一次支气管炎的比例分别是 74% 和 41%，而发生哮喘症状的比率均在 40%。肺功能测试显示，超过一半的患儿或多或少存在阻塞性或限制性的呼吸障碍，而有相等比例的患儿其最大肺活量在正常范围之下。支气管镜检查则发现 1/3 的患儿存在气管支气管炎症

以及气管狭窄，另外 1/3 的患儿存在组织学上的炎症表现。这似乎预示着 EA-TEF 患儿，支气管解剖结构的异常很常见，并且这可能是导致呼吸系统并发症的原因。经过常规的临床评估后，有小儿呼吸内科医生推荐对于炎症恶化的患儿可以选择肺部理疗及更积极的抗生素使用。误吸可能源于食管功能障碍或胃食管反流，造成的呼吸困难影响预后评估，因此需要排除误吸因素。随着对 EA 术后相关的、长期呼吸系统并发症认知的提高，在某些医院，由儿外科、呼吸内科、理疗医师以及营养师联合成立了一个气管食管瘘临床专家组。这个跨学科的研究组强调对现行 EA 术后儿童的长期随访与治疗，关注这些儿童的生存质量。其他的研究中心也报道了类似资料，很大程度上帮助了 EA 儿童及其家庭。

纵观 EA 患儿的长期并发症，食管功能障碍占有很重要的地位。尽管较多的 EA 患儿术后可能发生声音嘶哑、吞咽痛、食物嵌塞、进食时咳嗽等症状，但随着年龄增加，症状倾向逐渐缓解。对于症状持续不能缓解的病例，应该考虑存在食管狭窄或胃食管反流。食管闭锁术后随访至成年，小于 10% 的病例有时仍有轻微消化道症状，术后的持续性胃食管反流与吞咽困难不存在因果关系。绝大多数的新生儿胃食管反流病是短暂性问题，到了儿童期可减轻。胃食管反流可持续至成年。研究报道长期随访 EA 病例出现烧心感和胃灼热感的比例在 18% 到 50%。单纯根据临床症状将低估了胃食管反流的发生率，确切的数据需要根据食管 pH 测试来评估。有报道 Barrett 食管炎的发生率达到 8%。文献报道有 5 例病例最终发展为食管腺癌，但是两者间的相关因素目前还不明确。这些研究都强调了长期随访的重要性，如此可以帮助小儿更健康的向青少年以及成年转变，并且可以指导成年后的医学治疗以及手术救治。然而，也有许多病例出现食物团食管嵌顿，而对这些病例进行内镜检查，却没有发现显著的吻合口狭窄。在长期随访中发现，青少年轻-中度的吞咽困难约占 20%，而在成人中增加至 48%。EA 患儿可以通过食管测压或食管 X 线透视来评估食管功能障碍的程度。也许 EA 相关的食管功能障碍和食管内在的神经分布异常有关，这也有可能导致反复的隐匿型吸入事件发生，引起呼吸

系统并发症。

有关 EA 患儿术后健康相关生活质量的研究逐渐有所报道,也逐渐受到重视。如今有各式各样的生活质量测量指标用于评估 EA-TEF 病例成年后的生活质量。比较早的研究显示,采用标准化的胃食管反流问卷调查了 EA 术后病人及其家庭对健康相关生活质量的评估,其结果与相对应的健康人群比较,病患父母的总体满意率较病患自身的满意率低,病患父母主要认为病患在感知领域内的健康受到影响,而病患自身认为是胃食管反流病的症状影响了他们在感知领域内的健康。约有 1/3 的 EA 术后病例报告认为他们的日常生活受到手术的影响,上消化道症状主要是吞咽困难是经常被提及的问题。同时影响 EA 患儿术后长期生存质量的还有与胃食管反流相关的并发症。随着反流程度的加重,亦可出现支气管的炎症,可表现为哮喘、反复肺部感染等症状。主要原因是反流的酸性胃液进入支气管后可导致咳嗽、哮喘以及支气管炎及肺炎的发生。反流继续上升可导致喉部及咽部的炎症。临床上可出现咽喉部、外耳道的疼痛等症状。Spitzer 指数和胃肠道生活质量指数显示,自新生儿期即已接受吻合手术治疗的成人往往享受着较好的生活质量。生活质量测试也显示,相比结肠替代治疗,原位食管修补的病人享有更好的生活。心理评估测试显示,相比正常人群,EA 病人成年后在学习、情感交流、行为上存在较大困难,尤其在高危险人群中,如合并其他重要先天畸形或新生儿期需要长时间的机械通气者,其认知性能明显受损。

另外影响 EA 患儿术后长期生存质量的是胸廓问题。以往开放性手术较多,目前胸腔镜手术逐渐增多,但无论哪种手术,术后长期胸廓发育问题仍会有部分影响。新生儿胸廓切开术后在短期内就能很好耐受,其恢复正常生理功能较一般成年病患快,但对手术造成的潜在性胸壁发育异常需要进行长期随访。新生儿期胸廓切开术后可能出现的骨结构发育异常包括脊柱侧弯、肋骨畸形和融合以及肩部畸形。有文献报道,新生儿时期因食管闭锁接受标准经右胸手术的 89 例病例,随访 3~16 年,32% 有明显的肌肉骨骼畸形,包括翼状肩胛,主要是由前锯肌萎缩造成的胸廓不对称、肋骨融合和严重胸廓脊柱侧弯。亦有报道 232 例食管畸形病例的随访资料,术前均无先天性脊柱畸形,都在新生儿期进行胸廓切开术。33% 的病例在随访中进展发现胸壁畸形,8% 发生脊柱侧弯。目前也有很多小儿外科医生采用保留胸肌的胸廓切开术,尽量保留背阔肌和前锯肌,可能可以减少成年之后的胸廓发育畸形。所以这种方法的远期预后目前尚不清楚,有待于长期随访后比较。现在随着胸腔镜微创手术推广,虽然临床上也发现了胸腔镜手术后可存在肋骨融合,但更多学者认同胸腔镜手术更有可能减少术后胸壁畸形的发生。这一优势同样有待于远期预后的进一步评估。

虽然有散在文献报道 EA 病人成年后,食管发生恶变的风险可能会增加。目前,尚未开展长期监测食管闭锁术后病例发生食管恶变的随访研究,但随着食管闭锁病人成年期和老年期病例的增多,无论是小儿外科医生还是成年外科医生,都该时时警惕并终身随访这些病例,直至他们发生食管恶变的可能被排除。对于长段型 EA 患儿这个问题可能更为突出,长段型 EA 患儿术后更容易发生胃食管反流,且反流程度也可能较常见型 EA 严重。洛杉矶儿童医院的研究报告认为,胃代食管比结肠代食管更少发生术后并发症,包括替代物缺血改变及长期随访中的心理问题。在大型医疗机构、手术操作多、使用同一种手术方法且经验丰富的医生,比较小型医疗机构、操作少、使用不同手术方法的医生,其治疗的长段型 EA 病人术后并发症明显下降,预后明显改善。

总体而言,EA 合并/不合并 TEF 病人的短期预后及远期预后均让人满意。有关这类疾病术后生活质量的随访结果也不错。但作为一名小儿外科医生,应该认识到,一方面我们要为 EA 患儿长期生存质量考虑,要求医生尽量在现代外科技术条件下,发挥微创手术的优势,改善新生儿期胸部手术的远期胸廓发育问题,同时还应对这类病人术后终身随访胃食管反流、Barrett 食管炎及食管恶变的发生以及呼吸道相关症状。

(沈淳)

参 考 文 献

1. Paul D. Losty, Alan W. Flake, Risto J. Rintala, et al. Rickham's Neonatal Surgery. United Kingdom, Springer-Verlag London Ltd part of Springer Nature, 2018, 541-559.

2. Steven S. Rothenberg, Alan W. Flake. Experience with thoracoscopic repair of long gap esophageal atresiain neonates. J Laparoendosc Adv Surg Tech Part A, 2015, 25 (11): 932-935.

3. David C. van der Zee, Stefaan H. A. Tytgat, Maud Y. A. van Herwaarden. Esophageal atresia and tracheo-esophageal fifistula. Seminars in Pediatric Surgery, 2017, 26: 67-71.

4. Hester F. Shieh, Russell W. Jennings. Long-gap esophageal atresia. Seminars in Pediatric Surgery, 2017, 26: 72-77.

5. Wegdan Mawlana, Paul Zamiara, Hilary Lane, et al. Neurodevelopmental outcomes of infants with esophageal atresia and tracheoesophageal fistula. Journal of Pediatric Surgery, 2018, 53 (9): 1651-1654.

第五章　新生儿坏死性小肠结肠炎

新生儿坏死性小肠结肠炎（neonatal necrotizing enterocolitis，NEC），是一种威胁新生儿生命的急性肠道炎症性坏死性疾病，90% 发生于早产儿，同时伴有肠壁积气和门静脉积气者，病死率可高达 86%。在美国，其发病率占所有活产儿的 1/1 000~3/1 000，该病在极低体重婴儿中发病率高达 10%~12%。男多于女，男女之比为 2∶1。近年来，随着新生儿科医疗技术水平的飞速发展，早产儿、低出生体重儿存活率明显上升，与之相伴的一些疾病如 NEC 发病率也有增高趋势。在过去 30 年中，尽管新生儿救护技术不断提高，但是 NEC 导致的死亡率并没有显著下降，需手术治疗的危重患儿死亡率仍高达 50%。

第一节　新生儿坏死性小肠结肠炎发病机制研究新进展

NEC 的发病机制研究经历了临床观察、病理检查、流行病学调查、动物实验、分子生物学研究等过程。Schmidt 和 Caesar 在 1952 年的两份报告中描述了 85 例新生儿有腹胀、呕吐、血便的临床表现，同时描述了其伴有溃疡性坏死性肠炎的病理证据，他们将其描述为"溃疡性肠炎坏死症"。这两份报告被认为是对 NEC 的第一次描述，并为随后的许多研究者分析和确定这种疾病确立了框架。半个多世纪以来，许多学者致力于 NEC 的发病机制研究。外科医师术中发现 NEC 肠坏死主要发生在回肠末端与升结肠之间，表现为全层肠坏死。病理检查可见肠壁缺血性坏死，周围组织显示急慢性炎症反应，有些病例还有上皮增生，纤维化或瘢痕组织形成等修复性改变。由于大体观察与镜下观察均发现坏死肠管呈缺血性改变，而病变发生的部位多为回盲部，

此处为肠系膜上动脉的终末分支，容易发生缺血性损伤，所以早期对该病发病机制的研究多集中在肠缺血缺氧上。但流行病学调查发现，NEC 的发生与新生儿窒息等肠道缺血缺氧性损伤无明确相关性，而该病与早产明显相关。其后人们还发现该病的发生与人工喂养、细菌增殖等有关。1974 年，Barlow 分析这些致病因素后设计了一种全新的动物模型，他对新生鼠进行了缺氧、人工喂养及添加肠道细菌等处理，2 天后新生鼠发生了类似于人类 NEC 的病理改变。其后多家实验室重复了上述发现，现在该动物模型已成为研究 NEC 发病机制的标准模型。自从有了动物模型之后，有关 NEC 的发病机制研究也取得了突飞猛进的发展，一些细胞因子（PAF、NO、iNOS、TNF-α、IFN-γ、IL-1、IL-6、IL-12 等）在 NEC 发病中的作用正逐渐为人们所熟知。目前主流的观点认为本病与早产、喂养、细菌异常定植、感染、遗传易感性及医疗行为等多种因素有关，但其确切机制仍不明确。其大致研究方向可以总结如下：

一、肠道发育不成熟与 NEC

新生儿肠道发育不成熟，尤其早产儿，其肠道黏膜通透性高且免疫功能低下，易受到外界不良环境及体内缺氧缺血、炎症等应激因素的影响。由于 NEC 的发病多为早产儿，故肠道免疫缺陷是导致 NEC 发病的一个主要因素：早产儿发育未成熟的胃肠道分泌胃液及胰液能力不足，杯状细胞分泌黏液的能力不足而肠上皮细胞连接松弛，而且胃肠壁薄，绒毛短小，加之早产儿胃肠排空能力弱，肠蠕动减慢，延长了细菌在肠道内存留的时间。而早产儿出生后即处于 NICU 的环境中，周围有大量病原体，加上鼻饲管放置，广谱抗生素的常规应用，使肠道菌群不能正常定植，

肠黏膜屏障受损,容易发生细菌移位。表皮生长因子(epidermal growth factor, EGF)是一种肠道发育过程中的营养因子,对上皮细胞增殖与存活具有十分重要的作用。在新生儿出生后的初期,肠道 EGF 水平很低,其主要来自于母亲初乳和乳汁,之后随着唾液腺发育才逐渐开始分泌 EGF。有研究证实,在 NEC 实验模型中,EGF 可促进杯状细胞重塑、刺激黏液分泌,并可增加紧密连接蛋白的表达从而防止 NEC 的发生发展。肝素结合表皮生长因子(heparin-binding epidermal-like growth factor, HBEGF)是 EGF 家族成员之一,其广泛分布于多种组织与器官,也存在于羊水和母乳中。体外及体内研究均显示,当肠道发生缺血/再灌注损伤时,HBEGF 及其受体表达增加可促进损伤上皮的修复,减少肠道细胞凋亡,增强肠黏膜细胞的迁移从而降低 NEC 的发病率。研究还发现,其他生长因子如胰岛素样生长因子-1(IGF-1)、生长激素(GH)、促红细胞生成素(EPO)等在新生儿肠道生长发育中也起重要作用,多种生长因子均可作用于生长发育中的肠道,并增强肠道屏障功能,减少肠道细胞凋亡。通过对这些生长因子的研究可以为将来治疗与预防 NEC 提供潜在可能。

二、肠内喂养在 NEC 发病机制中的诱导作用

20 世纪 70 年代初,Barlow 博士和他的团队成功制作了一种新生大鼠 NEC 模型,其诱导方法包括配方奶喂养、间歇性窒息和细菌定植。初步研究表明,与接受配方奶喂养的新生幼鼠相比,母乳喂养对 NEC 发生具有较确切的阻断作用。母乳中含有多种有益的生物活性因子,如:L-精氨酸、硝酸盐、亚硝酸盐等抗氧化因子,此外,乳铁蛋白、分泌型免疫球蛋白 A(sIgA)及多种生长因子均已被证实可减少 NEC 的发生。虽然母乳预防 NEC 的确切机制尚未完全清楚,但有实验证据表明,母乳可通过抑制糖原合成酶激酶-3β 活性而抑制 TLR4 信号通路的活化。2003 年,Berseth 博士和他的同事报告了一项前瞻性随机对照研究,结果显示,对给予低热卡方式喂养的早产儿,与早期即给予高热卡方式喂养的早产儿相比,发生 NEC 的风险显著降低。但

最近 Cochrane 教授的一项荟萃分析表明,喂饲量增加并不影响 NEC 的临床进展。总之,肠内喂养可能有助于 NEC 的启动,但并不是所有临床医生都一致同意目前的早产儿喂养策略和方案。

三、微生物群效应

Gewolb 等人在 1999 年首次对早产儿和足月儿之间的肠道微生物群差异进行了详细的描述。这些研究人员对 29 名出生体重不足 1 000g 的早产儿进行了大便培养,结果显示,与足月儿相比,这些早产儿肠道微生物群的生物多样性明显不足。同一时期的两项实验动物研究结果表明,益生菌补充剂降低了新生鹌鹑和啮齿动物发生 NEC 的风险。随着检测技术的发展,许多其他类似的研究使用 DNA 扩增等方法,进一步证实了早产儿与健康足月新生儿在肠道微生物群上的差异。基于以上早产儿肠道具有较少整体多样性共生菌群、较多革兰氏阴性肠属杆菌的研究结论,目前临床上已开始通过补充益生菌来作为预防 NEC 发生的治疗策略。其可能的机制为,补充益生菌能够刺激肠道免疫功能并活化 B 细胞和 T 细胞从而达到改善机体免疫功能的作用。然而,随着越来越多的研究结果公布,目前认为补充益生菌对阻断 NEC 发生的影响作用较小,进一步建立在合理质量控制和标准化基础上的相关研究仍在继续进行之中。

四、炎症反应与 NEC

研究表明,内毒素(又称脂多糖或 Lipopoly-saccharide, LPS)等细菌产物与诱导 NEC 的发生有关。LPS 通过活化 TLR4 而诱导肠上皮细胞高表达 iNOS,进而 NO 生成增加可诱导细胞凋亡并抑制细胞增殖,最终损伤肠上皮细胞诱发 NEC。1979 年,研究人员发现了血小板活化因子(platelet activating factor, PAF),这种内源性磷脂介质可在多种组织中引发强有力的炎症反应。1983 年,Gonzalez-crussi 和 Hsueh 证明,在成年大鼠体内注入 PAF 可导致严重的肠坏死,但其他器官的病理改变则相当局限。随后,这些研究者发现 PAF 受体拮抗剂可以防止缺氧和内毒素所致的肠组织损伤。Caplan 等人使用新

生大鼠 NEC 模型证实了以上研究结果。他们发现,给新生大鼠注射 PAF 受体拮抗剂和 PAF- 降解酶及 PAF- 乙酰水解酶均可降低 NEC 的发病率,同一研究中的临床样本检测则发现,与胎龄匹配的足月儿相比,早产儿体内的 PAF 水平更高而 PAF- 乙酰水解酶活性则更低。有研究表明,PAF 可活化肠上皮细胞的 STAT 信号通路,使磷脂酶 A2 及内皮素 –1 的合成增加,并可上调 Bax 的表达而诱导肠上皮细胞凋亡,进而损伤肠上皮细胞、破坏细胞间的连接而引起细菌移位。此外,细菌移位是 NEC 发病的前提,这些微生物通过特定的受体 –TLR4,活化 NF-κB,并刺激产生大量的炎症介质,包括 PAF、IL-1、IL-6、IL-8、IL-12、TNF-α、VCAM-1、ELAM-1、iNOS 以及组织因子、黏附分子等。同时,早产儿免疫调节功能不足,易引发肠道的过度炎症反应。肠上皮细胞 TLR4 活化后可促进肠上皮细胞凋亡并抑制肠上皮细胞的移行和增殖,损害肠黏膜的修复能力,最终使肠黏膜屏障功能受到严重损害,导致肠道细菌移位,进而引发肠道过度炎症反应和脓毒症。如果敲除 TLR4,则 NEC 的发生率明显下降,说明 TLR4 在 NEC 发病中具有重要作用。最新研究显示,在 NEC 急性期肠壁中 TNF-α 基因转录明显增强,同时 TNF-α 与 LPS 可通过协同作用加重肠道损伤。给大鼠静脉注射小剂量 TNF-α 即可引起低血压和轻度肠损伤;而联合应用小剂量 TNF-α 和 LPS 则进一步导致严重休克和肠坏死。预先注射 PAF 拮抗剂能预防 TNF-α+LPS 引起的休克和肠损伤,提示 PAF 可能是 TNF-α/LPS 的内源性介质。

以上有关 NEC 的发病机制可总结为:肠道发育未成熟、围生期缺氧或轻度感染导致肠黏膜轻微受损,人工喂养后引起肠道菌群增殖,细菌移位到受损的肠上皮,通过特异性受体 TLR4,进而活化 NF-κB,NF-κB 活化后可促进 PAF、TNF-α、IL-1、IL-6、IL-8、IL-12、iNOS 等炎性基因的转录和表达,促使大量炎症介质释放,使肠壁血管收缩,导致缺血和再灌注损伤、产生大量氧自由基,同时肠道免疫调节功能不成熟,肠道发生过度炎症反应,肠黏膜屏障严重受损,细菌大量入侵,并形成恶性循环,引起肠壁损伤坏死、休克、脓毒症,甚至死亡。这些结果共同确定了 PAF 在诱导 NEC 发生中的核心作用。

从以上 NEC 发病机制研究进展的过程可以看出,对疾病的临床表现进行仔细观察与分析是获得发病可能原因的前提,此后进行流行病学调查则可明确一些与疾病发生相关的易感因素。对病变组织进行病理学检查则可获取发病机理的初始线索,在此基础上进行动物实验及其相关的分子生物学研究可为寻找发病机制提供更多的有力支持证据,并最终确定疾病的病因与发病机理。

第二节　新生儿坏死性小肠结肠炎的临床诊治与分期

一、新生儿坏死性小肠结肠炎的临床诊断

发生 NEC 的患儿在临床上常可发现 C- 反应蛋白升高、白细胞计数升高或降低、血小板计数减少、代谢性酸中毒等改变。虽然这些实验室参数中没有一项对诊断 NEC 具有较强的敏感性和特异性,但 C- 反应蛋白、血清淀粉样蛋白、多种趋化因子和白细胞介素的动态变化有助于预测 NEC 的严重程度和演进过程。Yang 等人发现前白蛋白这种生物标志物对新生儿重症 NEC 的诊断具有较高敏感性和特异性,关于 NEC 肠道损伤标志物的研究越来越多,但到目前为止,仍没有一种具有"理想生物标记物"的特点。

影像学检查包括腹部立位片和腹部超声。诊断 NEC 最重要的 X 线表现为肠壁积气、门静脉积气和游离气腹,而经腹部 X 线检查发现游离气腹,是国内外公认的唯一确切的 NEC 手术指征。超声因不存在电离辐射,不限制使用频次,在病人床边即可使用,且具有能够较准确评估肠动力学指标如:肠壁厚度、回声性、肠壁积气、肠壁灌注率以及腹腔积液的优点,也正被越来越多地用于 NEC 患儿的辅助检查。

总之,目前 NEC 临床诊断最常依赖于患儿的多种临床症状和体征,包括喂养不耐受、腹胀和便血等,以及诸如肠壁积气、门静脉积气和气腹等放射学表现。

二、Bell 对新生儿坏死性小肠结肠炎的分期和治疗原则

传统上人们根据 Bell 分期制订治疗方案。

Ⅰ期可非手术治疗,Ⅱ期亦可非手术治疗,但要对病情进行动态评估,出现手术指征需及时手术治疗,Ⅲ期需手术治疗。具体见表 5-5-1:

表 5-5-1　NEC 的 Bell 分期、临床表现、放射学特征及治疗原则

分期	严重度	临床症状	放射学	治疗
Ⅰ期	轻度 NEC,即怀疑期	轻度全身症状和体征如体温不稳定、呼吸暂停、嗜睡等,也可有轻度的腹胀、呕吐、胃潴留等胃肠道症状	为非特异性,腹部立位片可显示肠管扩张伴有轻度肠梗阻等征象	密切临床观察;停止肠内喂养
Ⅱ期	中度 NEC,即确定期	中度全身症状和体征,如腹胀明显、肠鸣音消失;多有腹壁水肿,尤其在脐周更多见;可有代谢性酸中毒表现	腹部立位片可显示有肠壁积气;如有肠壁气囊肿或肝门静脉积气可确诊	临床、实验室和放射学密切观察;胃肠减压、维持水电解质酸碱平衡和使用广谱抗生素等。
Ⅲ期	重度 NEC,即进展期	恶化的Ⅱ期症状和体征加上低血压、腹膜炎体征、严重的代谢性酸中毒和休克,甚至 DIC 的表现	腹部立位片可显示有游离气腹	部分病例可选择腹腔引流术(如患儿存在腹腔室间隔综合征或体重 <750g),必要时及时选择剖腹探查与坏死肠管切除术

但上述列表中涵盖了多种临床表现,这些临床表现中何者为手术的绝对指征尚没有定论。Kosloske 选择了临床症状恶化、持续性腹肌紧张、腹壁红斑、腹部炎性包块、下消化道出血、血小板计数下降、腹穿阳性、气腹、肠袢固定、腹部无气体伴腹水、门静脉积气和肠壁积气等指标,分析这些指标用于指导手术选择的敏感性、特异性、阳性 / 阴性预测值等。结果发现气腹、腹腔穿刺阳性和门静脉积气是最恰当的手术指征,肠袢固定、腹壁红斑以及可触及腹部包块为较好的手术指征。其他如临床症状恶化、血小板计数下降、下消化道出血、腹肌紧张等特异性和阳性预测值均较低,无法依此确定手术指征。

早在 20 世纪 70 年代就有人采用腹腔引流作为改善全身状况的一种方法用于 NEC 患儿初期治疗,其后又将这种方法用于 NEC 患儿的序贯治疗。在一项 69 例 NEC 引起肠穿孔患儿的前瞻性研究中发现,腹腔引流组生存率为 65.7%,开腹手术组生存率为 75.8%,两者无统计学差异。此结果与 Moss 等的发现相似,腹腔引流组与开腹手术组的生存率、需肠外营养支持时间、住院时间等均相似,说明单纯腹腔引流也可获得较好治疗效果。但需要注意的是,74% 的腹腔引流患儿平均

2.5 天后因临床症状恶化而需手术治疗。因此,Ree 等建议把腹腔引流作为极低体重伴穿孔 NEC 患儿在手术前复苏和维持生命体征稳定的初始治疗手段。此类患儿在一般情况稳定后需及时行剖腹手术。剖腹时发现单一区域肠管出现坏死或穿孔时只需作局灶切除,近端肠管造瘘;坏死肠管仅一小段者,手术切除坏死肠管后可选择直接吻合或行肠造瘘术;坏死肠管为多段者,需切除坏死肠管,近端造瘘;存活肠管不足 50% 者亦需在坏死分界处行近端造瘘;多发性肠管坏死者可用硅胶管串联多段肠管,各段间用可吸收缝线稀疏缝合,并行近端造瘘,远端持续有效吸引;全肠管受累、有活力肠管小于 25% 者可通过近端空肠造瘘(不做肠切除)而使肠管改道,术后远端肠管的减压可能有利于肠管愈合,但长期存活率只有 50%。

目前对何时关瘘尚无一致意见,因为术后 4 周内机体处于炎症吸收期,此时关瘘可能会影响吻合口愈合并引起严重肠粘连,所以多主张在 6 周后根据体重增加和造瘘口排便情况而决定是否关瘘。在行肠造瘘口关闭前,必须确认肠管远端的通畅性。但目前尚无多中心前瞻对照研究来确定适宜的关瘘时间。

第三节 新生儿坏死性小肠结肠炎并发症及预后

一、肠狭窄

肠狭窄可发生于非手术或手术治疗后，常由损伤肠管的纤维化愈合所引起，发生率为12%~35%，在手术治疗的NEC病例中发生率更高，NEC发作期间测定患儿血C-反应蛋白水平持续升高与肠狭窄的发生有一定相关性。结肠为常见的狭窄部位，尤以结肠脾曲最为常见。肠狭窄可表现为患儿生长发育迟缓、消瘦、营养不良及贫血，反复间歇性呕吐，可有大便排出并伴有腹胀，腹胀程度视狭窄部位而定。高位狭窄腹胀位于上腹部，低位狭窄则全腹膨胀。NEC患儿术后或非手术治疗后出现上述症状要怀疑有肠狭窄发生。进一步行腹部立位片检查可以显示扩张的肠袢和气液平面，上消化道碘水造影或钡灌肠检查可明确诊断。

手术切除狭窄肠段是治疗肠狭窄的唯一有效方法，患儿出现生长发育迟缓及肠梗阻症状时，可做选择性的肠切除及吻合，但术前准备是保证手术成功必不可少的条件，病情越重，术前准备越有必要。准备包括胃肠减压、补液、纠正低血容量和水电解质酸碱平衡紊乱、肠外营养支持及防治感染。但患儿一般生长发育迟缓，术后并发症多且可能再次发生肠狭窄。

二、肠吸收不良及短肠综合征

短肠综合征是外科手术治疗NEC后最严重的长期胃肠道并发症。行肠切除的NEC患儿，短肠综合征发生率为20%~35%。短肠综合征可通过手术解决短肠运送过速，使食物在肠内停留时间延长，便于消化吸收。但NEC患儿肠管已剩余不多，能否达到良好的手术效果很难确定，且万一手术失败，必将使肠管更为缩短。此外，手术造成的肠内容物过度滞留可增加细菌繁殖，反而不利于消化吸收。因此，只有在内科治疗效果很差，或胃肠外营养发生严重并发症的情况下才考虑行此类手术。外科干预包括首发患儿的肠道保护、肠延长手术和肠移植。小肠移植是可供选择的最终手段，但其死亡率高、长期存活率低。

三、肠憩室

NEC患儿远期发生肠憩室较少见，常表现为腹痛、恶心、呕吐及进食后腹胀不适等，严重者可发生肠梗阻或肠穿孔。各种憩室并发症必须手术治疗，而且绝大多数是在急诊情况下进行，术前确诊者很少，因此手术往往带有探查性质。对术中偶然发现的无症状憩室，大多数学者都主张切除，如果局部肠道有严重炎症或与憩室无关的急性肠梗阻且全身情况极差者，则不宜切除憩室。

四、复发

NEC可在手术以及非手术治疗后复发，其复发率为4%~10%。令人惊讶的是，这些婴儿的死亡率和肠狭窄率与首次发作患儿相似。然而，在反复发作的NEC患儿中，长期TPN依赖的发生率显著增加。Stringer等报道，超过70%复发的NEC患儿可通过非手术治疗成功治愈，但有明确手术指征时亦需及时手术。目前尚未见复发性和原发性NEC手术治疗效果的对照研究报告。

五、吻合口并发症

吻合口并发症为手术治疗患儿最常见并发症，发生率约为50%，包括脱垂、狭窄、回缩和溃疡。近端空肠造瘘术可导致大量电解质和体液流失，引起水电解质酸碱平衡紊乱、负氮平衡和生长发育障碍以及造瘘口周围皮肤并发症。术后晚期吻合口并发症为吻合口溃疡。吻合口溃疡在内科治疗效果不好的情况下需要再次手术治疗，且手术治疗后易发生边缘溃疡复发，引起溃疡复发的原因尚未明确。

六、神经发育障碍

NEC患儿神经发育障碍发生率约为30%~50%，Bell分期Ⅱ期或Ⅲ期的NEC存活患儿合并神经发育障碍的风险很高，尤其是在需要接受外科手术的存活患儿中，这种风险更高。

七、生长发育迟缓

NEC 患儿生长发育迟缓发生率约为 10%，此类 NEC 患儿的体重和身高可跌至正常值百分位数的 50% 以下。发生原因与 NEC 患儿在治疗中未能足量补充所需矿物质和微量元素，反复感染和呼吸道疾病加重代谢和营养损失及 NEC 患儿本身代谢需求增加，治疗中所提供的热卡不足都有一定关系。

第四节　新生儿坏死性小肠结肠炎预防措施的探索与求证

NEC 的确切发病机制尚不明了，因此寻找直接、有效的预防和治疗策略存在很大困难，目前大量文献报道母乳喂养、益生菌、改变喂养方式等对预防 NEC 有效，尚在研究中的潜在预防策略包括补充精氨酸、SIgA、表皮生长因子、促红细胞生成素等。

一、母乳喂养

由于 NEC 的发生与肠道细菌异常增殖有关，而母乳中含有抗炎症介质成分 IL-10 以及免疫球蛋白、乳铁蛋白、溶解酵素、低聚寡糖和各种白细胞，所以从理论上来讲，母乳喂养可降低 NEC 的发生率。最明确的初始研究结论由卢卡斯和科尔在 1980 年所公布，他们的研究发现，与使用特定月龄层次的配方奶喂养相比，母乳喂养降低了 NEC 的发生风险。随后的许多研究表明，母乳喂养对预防 NEC 有好处，但仍需额外补充早产儿的热卡、蛋白质、电解质、矿物质和维生素。对于无法获取到充足母乳的早产儿，研究表明，与配方奶相比，使用供体母乳可能更加有利。目前对冻存人乳及添加人乳成分的配方奶粉能否降低 NEC 的发生率仍需进一步研究。

二、益生菌

益生菌是对人体有益的肠道菌群，这些细菌可通过改变肠道通透性、增加黏膜对 IgA 的反应、增加抗炎细胞因子的释放等方式保护肠道功能。因为 NEC 的发生与肠道菌群失调有关，所以调整肠道菌群就有可能降低 NEC 的发生率及死亡率。研究表明，嗜酸乳杆菌和双歧杆菌的组合似乎能够产生最大效益。但需注意的是：益生菌是有活力的细菌，他们可能有潜在致病性，合理益生菌治疗的使用剂量、途径、时间等因素尚需建立在质量控制和标准化管理基础上的研究予以证实。

三、喂养方式

基于 9 个临床试验（样本量 754 例）的荟萃分析显示，早期微量喂养并未增加 NEC 的发病率。3 个临床试验（样本量 396 例）结果显示，奶量增加速度为 15~35ml/（kg·d）时对 NEC 的发病率亦无影响。2017 年的一项研究对 18 160 例样本进行了系统性回顾研究，结果显示，使用标准化喂养方案是预防早产儿 NEC 的重要方法。

四、母体给予糖皮质激素

由于 NEC 主要发生于早产儿，肠道发育未成熟是 NEC 发生最主要的原因，所以，很早就有人开展促进肠道发育的研究来降低 NEC 发生率。Bauer 等通过回顾性分析注意到母体产前使用糖皮质激素后，出生婴儿 NEC 发生率较对照组明显下降（2% vs 7%）。

（黄　磊　杨继鑫）

参 考 文 献

1. Hackam D, Caplan M. Necrotizing enterocolitis: Pathophysiology from a historical context. Semin Pediatr Surg, 2018, 27（1）: 11-18.

2. Heida FH, Loos MH, Stolwijk L, et al. Risk factors associated with postnecrotizing enterocolitis strictures in infants. J Pediatr Surg, 2016, 51（7）: 1126-1130.

3. Amin SC, Pappas C, Iyengar H, et al. Short bowel syndrome in the NICU. Clin Perinatol, 2013, 40（1）: 53-68.

4. Hackam D, Caplan M. Necrotizing enterocolitis: Pathophysiology from a historical context. Semin Pediatr Surg, 2018, 27 (1): 11-18.

5. Baucells BJ, Mercadal Hally M, Álvarez Sánchez AT, et al. Probiotic associations in the prevention of necrotising enterocolitis and the reduction of late-onset sepsis and neonatal mortality in preterm infants under 1,500g: A systematic review. An Pediatr (Barc), 2016, 85 (5): 247-255.

6. Jasani B, Patole S. Standardized feeding regimen for reducing necrotizing enterocolitis in preterm infants: an updated systematic review. J Perinatol, 2017, 37 (7): 827-833.

第六章 短肠综合征

短肠综合征(short bowel syndrome,SBS)是指病人小肠长度不足,仅依靠肠内营养不能满足正常的生长和发育的症候群。因此它是一种功能定义,意味着大量营养素和微量元素吸收不良,而不是基于特定节段或肠长度的损失的定义。

SBS最常见的原因一般是肠管切除过多,常发生于坏死性肠炎、肠旋转不良中肠扭转、多发性肠闭锁等。SBS是肠功能衰竭的最常见原因,这时个体胃肠功能不足以维持营养来满足生长发育的需要,而必须从静脉或肠内额外补充。除SBS外,儿童肠道衰竭的原因还包括肠动力障碍(即慢性假性肠梗阻)和肠上皮缺陷(即先天性肠上皮细胞障碍)。

SBS临床表现的类型和严重程度在病人中差异很大,即使在具有相似病因且有大致相似的解剖学特征的病人中也是如此。根据病人的年龄,潜在的诊断以及受累肠道的数量和位置,SBS主要导致以下问题:液体和电解液损失过多、无法吸收足够的能量和常量营养素(蛋白质、碳水化合物和/或脂肪)、无法吸收必需的维生素和矿物质、体重增加或生长发育障碍。

一般而言,切除小肠长度的75%,即易引起代谢紊乱;如肠广泛切除或连续多次切除致使小肠残留不足100cm时,便可出现严重的短肠综合征表现。随着肠内营养的发展和要素饮食的出现,引起短肠综合征的小肠长度也愈来愈短,从100cm逐渐下降到60cm。有文献报道,经过1~2个月全静脉营养的支持和要素饮食的适应,在新生儿期保留40cm小肠且没有回盲瓣和保留20cm小肠有回盲瓣的患儿,不需要外科手术,就可达到完全的肠内营养。因此,短肠综合征的发病率不详,主要原因是其诊断标准并不统一,加拿大的报告约为4.8/100万,他们的定义为病人需全静脉营养(TPN)大于6个月或剩余小肠少于25%。

但在婴儿期SBS通常认可的病例定义是胃肠外营养(PN)需要(或预期需要)≥90天,也有文献支持使用其他时间点,例如≥60天。

第一节 流行病学研究带来的思考问题

一、有关发病率的问题

根据各种定义,所有活产婴儿的SBS发病率估计为0.02%~0.1%,新生儿重症监护病房(NICU)入院率为0.5%~2.0%,极低出生体重儿为0.7%。大约80%的儿科SBS病例在新生儿期发生。

SBS婴儿和儿童的估计死亡率在不同机构之间和时间上都有很大差异。2000年至2007年间,北美14个儿科中心的多中心报告死亡率为27%,肠道移植率为26%,肠自适应率为47%。随着学科发展的进步,SBS的存活率有了明显改善,在最近的研究中,死亡率从20%~40%将到10%或更低。提高生存率的因素可因不同临床研究而异,但包括参与多学科的肠道康复计划、残留肠道长度、PN独立性和较低的直接胆红素水平。PN依赖仍然是SBS潜在致命并发症最重要的危险因素,包括肠衰竭相关的肝病和败血症。因此,对SBS进行最佳管理以减少对PN的需求至关重要。

二、有关影响SBS预后相关因素的问题

如果给予足够的时间和支持以促进肠道适应,大部分患有SBS的病人将能够从PN脱离并实现"自体肠适应"。但是很难准确预测哪些病人可以实现这一目标。可能的因素包括较长的肠

道长度、完整的回盲瓣,以及诊断为坏死性小肠结肠炎(NEC),肠闭锁或 SBS 的其他原因。此外,两项研究报告了在多学科肠道衰竭团队治疗的显著优势,强调肠适应的康复治疗并提供时间和支持治疗,而不是考虑早期进行移植。

1. 剩余小肠的长度 切除后立即测量的肠长度是中等的预测因子。然而,由于对手术前的肠道并不能准确测量,以及早产和其他因素对肠道长度的影响,各个报告中的肠道剩余长度与脱离 PN 相关性有所不同。因此肠道长度不应被用作儿童是否能够实现肠自主适应的唯一预测因素。

小肠长度在妊娠期间以及生命的最初几年内增加。因此,在评估早产儿的残留小肠长度时应考虑胎龄。据报道,婴儿和儿童在出生后头五年的小肠长度在 24~26 周平均为 70cm(SE 6.3),足月为 157.4cm(SE 11.2),在 49~60 个月后为 423.9cm(SE 5.9)。

剩余肠道长度与肠自适应成功的间的关系有以下研究:

(1)残留小肠长度≥预期小肠长度 10% 的婴儿实现肠内自主的可能性显着增加[风险比(HR)8.27]。

(2)残留小肠 >50cm 的婴儿 24 个月脱离 PN 的概率为 96%,而残留小肠 <50cm 的婴儿仅为 38%。

(3)残留肠道≥41cm 的病人比 <41cm 的病人更有可能实现肠内自适应;残留小肠长度每增加 1cm,实现肠自适应的可能性增加 4%。

尽管残余小肠长度与脱离 PN 之间存在强烈的正相关关系,但一些剩余小于 20cm 小肠的婴儿最终也能够实现这一目标。一项研究报道,48% 的残余小肠 <20cm 的病人实现肠内自主营养,中位时间不到两年。

2. 剩余肠段部位 剩余肠段有助于确定 SBS 的代偿后果。一般而言,回肠残余病人的结果可能比空肠残余病人的结果更好。原因可能是:

(1)适应:近端小肠主要负责蛋白质,碳水化合物和脂肪的吸收,但回肠具有显着的适应和补偿空肠丢失后对营养素吸收的能力。

(2)液体吸收:回肠结构独特,可吸收液体,缺乏回肠的病人特别容易出现水样腹泻。

(3)吸收特定营养素:回肠对吸收维生素 B_{12} 和胆汁盐至关重要。缺乏回肠的个体胆盐吸收不良,这反过来会导致脂肪和脂溶性维生素的吸收不良。结肠中吸收胆汁盐不佳(胆汁酸腹泻)和胆汁盐不足以进行脂肪消化导致脂肪吸收不良(脂肪泻),均可导致腹泻。

(4)胃排空:未被吸收的脂质到达回肠将延迟胃排空,这种功能称为"回肠制动"。

(5)回盲瓣:回盲瓣的丢失与脱离 PN 的可能性降低以及包括小肠细菌过度生长和吸收不良在内的严重并发症有关。然而,尚不清楚这些关联是否独立地归因于回盲瓣的丧失,或者它们是否由肠长度和回肠缺失的相关因素介导。

结肠丢失降低了患有 SBS 的成人脱离 PN 的可能性,但这一因素的预测价值在儿童中并不高。关于结肠的存在是否是脱离 PN 的重要预测指标,对婴儿和儿童的研究得出了不一致的结论。有研究表明,保留全部或部分结肠有利于肠道康复。

3. 肠道适应 肠道适应是肠道切除后的过程,其中剩余的肠道经历了广泛的解剖学、细胞和分子变化,这些变化有助于提高其吸收能力。SBS 的临床过程受此过程的强烈影响。这些变化包括肠的延长和扩张、绒毛的延长和隐窝的加深、消化酶的合成增加、肠细胞的增殖和凋亡增加以及基因表达的变化。

增强肠道适应性的因素包括肠内营养物对肠细胞的直接影响,肠内喂养对肝胆分泌物的继发效应,以及包括胰高血糖素样肽 2(GLP-2)在内的营养性胃肠激素等。使用特定的生长因子来增强肠道适应性目前仍然是动物模型和人体研究的热点。

第二节 短肠综合征治疗的关键点——支持治疗与营养

一、短肠综合征治疗的步骤和原则

在广泛肠切除后,即应立刻开始积极的治疗。患儿大多病情危重,不能摄食,在水和电解质紊乱纠正后,需进行较长期的胃肠外营养支持治疗。短肠综合征的主要危害是影响消化吸收和腹泻。对营养的维持,目前多可依靠胃肠外营养解决;对仍有远端长度小肠保留者,应尽数发挥这些残留小肠的作用。因此,治疗的目的在于以下三个方面:纠正急性的和潜在的损失以及代谢紊乱;营养支持;支持足够的适应时间。

急性期治疗的重点在于水和电解质紊乱的纠正,由于分泌性腹泻,患儿常易出现代谢性酸中毒,故补液宜用林格氏乳酸液而不用生理盐水。H2 受体拮抗剂对减少胃酸分泌并缓解分泌性腹泻有帮助。一般这些药物在 1~2 月后随着胃酸分泌亢进的缓解可停用。

营养支持以及时和渐进为原则。术后应及时给予中心静脉置管,而外周静脉营养应在清除感染和控制脓毒血症后开始。急性期后的水和电解质丧失可计算入胃肠外营养。一般胃肠外营养需维持数月,直至患儿能完全靠口服满足日常营养需要。病情稳定后,只要还保留有数十厘米小肠,即应开始口服摄食以促进肠道代偿。肠内营养开始时机与患儿的原发病有关。坏死性肠炎患儿一般在术后 3 周开始;其他疾病的患儿可在肠功能恢复后进行。为了减轻肠道负担,防止副反应,口服营养以逐步递增的方法较为适宜。患儿对肠内营养的耐受力取决于:①残余肠管的长度;②回盲瓣是否存在;③剩余结肠长度;④残余肠管的健康程度。

二、短肠综合征的肠内营养的相关问题

1. 肠内营养膳食 要素膳食如酪蛋白水解产物具有易于吸收、减少腹泻和能有效刺激肠代偿的优点。长链甘油三酯较中链甘油三酯和碳水化合物更有刺激肠代谢的作用。新一代含低聚糖和寡糖的配制膳也可应用。一般自 50% 浓度开始,持续胃管滴注。以不引起腹泻为原则,根据耐受情况逐步增加量和浓度,一般每 1~2 天递增一次。先增加每小时滴注量,后增加浓度,直至完全满足机体需要。腹泻可定义为每天 10 次大便或大便中有大量未消化食物。腹泻发生后,食物量应减少至腹泻停止。肠内营养开始后静脉营养量可按比例减少,通常肠内营养在 2 周后取代静脉营养。但如果出现腹泻,则增加速度减慢,食物量

减少需维持不腹泻状态 1 个月。1 个月后继续增加肠内营养,若依然不能耐受,则需行上消化道造影以了解有无部分性梗阻或有扩张肠段,此种情况提示肠动力差和细菌过度增生,需手术干预。若没有以上情况可继续等待 1 个月。此过程可反复进行至患儿可 100% 接受肠内营养,若 6 个月后仍不能耐受可考虑手术治疗。

2. 长期支持过程的注意点 消胆胺可防止结肠对胆酸的吸收从而减少胆酸分泌亢进,改善分泌性腹泻,但有增加胆酸和可溶性维生素丢失的缺点。抗肠动力药物可增加肠内容物与肠黏膜接触时间与水分的吸收,有助于控制腹泻,但有引起肠细菌过度繁殖的可能。此外,远端回肠切除的患儿需补充脂溶性维生素,尤其是维生素 B_{12}。

3. 其他可能出现的问题 短肠综合征的患儿还应注意胆结石和泌尿系统结石发生的可能。有一小部分患儿可能出现严重的代谢性酸中毒和精神障碍,可出现昏迷,这与血中的 D 型乳糖升高有关。D 型乳糖由小肠内乳酸菌分解碳水化合物产生,由结肠吸收入血,故短肠综合征时,乳酸菌过度繁殖,导致 D 型乳糖升高。故治疗上以口服抗生素如甲硝唑为主,同时应减少膳食中的糖含量。长期静脉营养可导致肝功能损害,原因是多方面的,包括氨基酸直接吸收对肝细胞的损害、不适当的静脉营养配方。此外,消化道免疫屏障的丧失并引起细菌移位也是重要原因。因此,肝功能损害的防治,可通过改善氨基酸的来源、调节静脉营养配方和口服抗生素来实现。尽可能增加肠内营养是防治肝脏损害的最重要方法。

在短肠综合征的患儿,口服抗生素的吸收往往是不足的,因此在患耳炎或其他儿科感染时,抗生素常静脉给药。

三、治疗后增长目标

SBS 婴儿的静息能量消耗与健康对照组相似。然而,由于吸收不良,患有 SBS 的病人与 PN 的能量需求相比,肠内喂养通常需要多 30%~70% 的卡路里。通过使用婴儿的标准生长曲线评估体重增加是否与生长成线性比例来监测生长,并将早产调整至两岁。其他因素,如中间身高估计,也应考虑到增长预期。

如果母乳不可用或不能很好地耐受,则使用

基于氨基酸（"元素"）的配方是合适的。基于氨基酸的配方优于标准的牛奶或大豆基婴儿配方奶粉，因为患有 SBS 的婴儿可能更容易吸收被分解的营养素。这些配方的低过敏性也可能是有益的，因为患有 SBS 的儿童可能会增加蛋白质过敏或不耐受的风险。因此，SBS 婴儿的初始肠内喂养应作为母乳给予。如果母乳不可用或耐受性差，我们改为基于氨基酸的配方，通常在婴儿期持续使用。

如果 SBS 最初是在儿童期或青春期发展的，那么可以对初始肠内喂养进行完整的蛋白质或混合食品配方的试验，因为与婴儿相比，该年龄组的蛋白质不耐受性较少。此外，在完整蛋白质配方中发现的复杂营养素可能有助于刺激肠道适应。

第三节　短肠综合征治疗中药物和生长激素的应用现状

通过肠内途径向患有 SBS 的个体施用任何药物需要注意剂量，因为吸收和药代动力学通常是异常的。多种因素可能影响肠内给药的药代动力学，包括残留肠的程度和功能，回肠末端的存在与否以及胃肠道的 pH 值。在某些情况下，例如为急性感染提供抗生素治疗，由于肠内药物的肠道吸收受损，可能需要肠胃外给药途径。在其他情况下，例如使用许多维生素补充剂，必须使用高于预期的剂量来克服肠道吸收不良并达到治疗效果。

用于解决 SBS 的特定症状和并发症的药物概述如下：

一、抗分泌剂

1. 酸抑制　组胺 2 受体拮抗剂（H2RAs，例如雷尼替丁、法莫替丁）和质子泵抑制剂（PPIs；例如奥美拉唑、兰索拉唑、泮托拉唑、埃索美拉唑）抑制过量胃酸分泌。在肠切除术后，胃酸分泌过多时，需在 SBS 早期阶段对病人进行常规治疗。抑酸降低了递送至十二指肠的酸负荷，并且可能特别有助于控制广泛切除的患儿的胃肠液体分泌。在某些情况下，肠内给药的 PPI 吸收不充分，可能需要静脉给药。

需要长期酸阻断的病人可能需要转换为 PPI，因为病人有快速耐受 H2RAs 的风险。然而，长期抑酸由于可能导致病情恶化或引起继发性并发症，如小肠细菌过度生长或维生素 B_{12} 缺乏，应谨慎使用长期抑酸疗法。

2. 胆汁酸螯合剂　胆汁酸螯合剂（如，考来烯胺、考来维仑）是胆汁酸性腹泻病人的有效疗法。这种情况偶尔发生在接受回肠末端切除的病人中，导致胆汁酸的再摄取不良，以及胆汁酸进入结肠。这又会引发黏液、水、钠和氯的分泌，导致腹泻。胆汁酸螯合剂结合有机胆汁酸可以改善这种类型的腹泻。但是，应谨慎使用胆汁酸螯合剂，因为它们可能会损害脂溶性维生素的吸收并引起胃肠道刺激。此外，胆汁酸螯合剂对由碳水化合物吸收不良引起的腹泻没有作用，碳水化合物吸收不良是 SBS 腹泻的更常见原因。

3. 奥曲肽　奥曲肽（一种生长抑素类似物）可用于减少某些病人的腹泻和体液流失，但应谨慎使用，而不应作为该人群的一线药物。奥曲肽对胃肠系统有一系列影响，可以广泛抑制胃肠分泌和运动以及胆囊收缩。虽然对分泌的抑制作用可能是有益的，但奥曲肽由于其对营养因子的抑制作用也可能阻碍肠适应，并且因为降低了胆囊的收缩性，增加了胆石症的风险。在儿科中也报道有其他副作用，包括心律失常、高血糖和生长激素缺乏。

4. 可乐定　可乐定不应被视为一线治疗，但对于有腹泻问题的儿童可能是一种有用的辅助治疗方法。它是一种 α_2 肾上腺素能受体激动剂，已在包括 SBS 成人在内的几个病人群体中用作抗分泌剂。应使用透皮途径以避免药物吸收不良。可乐定用于 SBS 研究的规模和严谨性是有限的，并且没有数据描述其在婴儿中的用途。

二、抗动力药剂

洛哌丁胺　洛哌丁胺可用于治疗婴儿和 SBS 患儿的慢性腹泻。可利用这种药物作为高排便量的一线治疗（例如，每天超过 10 次粪便）。我们使用的剂量范围为 0.2~0.8mg/（kg·d）。使用片剂或胶囊形式的洛哌丁胺而不是液体形式，因为液体可含有糖和 / 或酒精，这可能加剧该群体中的腹泻。洛哌丁胺可能导致或加剧小肠细菌过度生长，在已知或疑似急性胃肠道感染的病人中也应避免使用，因为可能有梭状芽孢杆菌（原梭菌）、艰难梭菌感染，而存在中毒性巨结肠的风险。

Lomotil 是地芬诺酯和阿托品的组合，由于与该药物的阿托品成分相关的副作用，在儿科人群中是禁忌。

三、吸收剂

胰酶　胰酶替代可能对少数 SBS 病例有帮助，但这是基于非常有限的证据。胰腺功能不全的传统检测通常是不准确的，因为 SBS 中的粪弹性蛋白酶可能被低估，并且因为预期脂肪泻和碳水化合物吸收不良导致 SBS 的后遗症并不表示胰腺功能不全。胰酶替代疗法应该与 PPI 结合以抑制酸的产生，因为碱性环境是酶功能所必需的最佳环境。

四、自适应代理

1. Teduglutide-Teduglutide（Gattex，Revestive）　适用于选择性肠外营养（PN）依赖的成人 SBS，作为肠道康复计划的一部分，促进和维持肠道适应。它于 2012 年被美国食品和药物管理局（FDA）批准用于成人用途。病人选择、长期疗效和儿童使用尚未确定。

Teduglutide 是胰高血糖素样肽 2（GLP-2）的类似物，它是响应腔内营养物释放的肠内分泌肽。动物研究表明，GLP-2 启动并保持对切除的小肠适应性反应。GLP-2 的各种功能刺激肠黏膜隐窝细胞增殖，导致绒毛高度、肠长度和表面积增加，从而促进液体和营养的吸收。

在患有 SBS 的成人中进行的人体研究表明，Teduglutide 对体液和营养素的吸收有积极影响，并且当每天作为皮下注射给药时，与 PN 依赖性的相应减少相关。在使用 SBS 的 PN 依赖性儿童的开放性试验中，用 Teduglutide 治疗 12 周与 PN 要求降低的趋势相关，并且耐受性良好。使用 Teduglutide 治疗期间不良事件的发生率与安慰剂相似，最常见的是腹痛、恶心和呕吐。由于激素增强黏膜增殖，病人应该在开始使用 Teduglutide 筛查息肉之前进行结肠镜检查；有胃肠道肿瘤病史的病人不应使用这种药物。

2. 谷氨酰胺　几乎没有证据支持使用谷氨酰胺来增强 SBS 病人的肠道适应性。谷氨酰胺是一种"条件必需"氨基酸，是快速分裂细胞（如肠细胞）的重要能量来源。虽然补充谷氨酰胺似乎可以促进小肠结肠炎或肠切除动物模型的恢复，但成人或患有 SBS 的儿童的研究尚未证实有临床获益。在一项针对 SBS 婴儿的随机试验中，肠内谷氨酰胺补充剂并未减少建立全肠内营养，改善生长或降低医院感染率所需的时间。在单独的随机试验中，肠外谷氨酰胺补充剂不会改变肠道通透性、脓毒症的发生或临床结果。包括这两项研究的荟萃分析得出的结论是，没有足够的数据来确定单独补充谷氨酰胺是否会影响患有严重胃肠道疾病的婴儿的临床结局。

3. 生长激素　生长激素有时用于成年人 SBS 作为短期干预，以帮助脱离 PN。在儿童中，由于临床试验的结果不一致和明显的副作用，生长激素不用于 SBS 的常规治疗中。在儿科 SBS 中，一些小的病例样本研究已经表明对体重增加和 PN 脱离有益，但在停止治疗后没有明显持续效应。然而，这些研究结果未在随机开放标签、多中心试验中得到验证。此外，生长激素的全身治疗会影响许多组织；据报道，成人人群的副作用包括水肿、肌痛、关节痛、男子女性型乳房、腕管综合征、噩梦和失眠等。

4. 其他生长因子　在大规模小肠切除的实验模型中评估了其他生长因子。肝细胞生长因子显著增强肠上皮细胞功能和黏膜质量，使其超出正常的适应性反应。白细胞介素 -11、表皮生长因子和碱性成纤维细胞生长因子也具有营养作用。但缺乏关于在人体中使用这些药剂的数据。

五、促进剂

SBS 有时因运动障碍而复杂化，这与大规模切除后通常发生的肠扩张或与潜在的胃痉挛有关。经常呕吐或胃排空延迟患儿可以从以下一些药物中受益：

1. 西沙必利　西沙必利是一种促运动剂，由于担心心律失常，在美国的可用性有限。在 10 例 SBS 病人（其中 7 例患有胃痉挛）的病例中，西沙必利与肠内自主的适应相关，每月使用西沙必利的肠内摄入量平均增加 2.9%。

2. 红霉素　抗生素红霉素、阿奇霉素和阿莫西林克拉维酸可以通过激活胃动素受体来改善胃肠动力,有时也用于SBS病人。在胃痉挛病人中进行的一项关于红霉素的大型多中心试验没有证明这种药物可以减少肠外营养的持续时间或增加肠内耐受。但在早产儿的单中心试验中,高剂量红霉素与PN持续时间较短和肠功能衰竭相关性肝病的减少有关。

六、食欲兴奋剂

Cyproheptadine-Cyproheptadine具有刺激食欲的功效,这可能有助于过渡到口服喂养。它还可以改善胃的调节,这对胃排空延迟的病人有帮助。有限的临床经验支持其在SBS病人中的使用。

第四节　外科手术治疗的适应证和方法探讨

外科手术目的在于解决短肠运送过速的问题,使食物在肠内停留时间延长,便于消化吸收。然而,由于肠管已剩余不多,能否完成手术要求,颇成问题,万一失败,则将使肠管更为缩短。此外,过度的滞留反而增加细菌繁殖,不利于消化吸收。故如无绝对把握,尤其在胃肠外营养效果较好的情况下,以不手术为宜。关于手术的时机存在争议,有学者认为只有在不能适应的情况下才考虑手术;另有学者认为早期手术干预,可缩短适应过程。故应根据具体情况权衡进行外科手术干预的决定,充分考虑最终可使用非手术疗法使病人从PN中脱离的可能性,理想情况是在肠道康复计划中进行。

一、肠道剪裁和延长手术的应用程序

已经为患有肠衰竭的儿童设计了许多外科手术,并且通常被称为"自体肠重建手术"(AIRS)。方法的重点是手术延长肠道以增加吸收面积,逐渐减少或引起扩张的肠道以改善运动(参见下文'肠道康复计划'。)

二、目前有关手术指征

1. 小肠扩张。

2. 未能使用标准的保守治疗和营养策略实现肠内营养。

3. 没有严重的合并症或不适合创伤大的手术(包括晚期肝病)。

4. AIRS后预计足够的肠道长度(可能允许实现肠内营养)。

5. 没有预先存在的胃肠动力障碍。

第2个标准可能是最难判断的,因为数据表明,实现自适应的进展可能很慢,需要几年时间。AIRS的另外两个适应证可能包括具有近端肠扩张和肠道临界长度的先天性肠闭锁,以及难治性小肠细菌过度生长。

三、重建肠道连续性的手术

手术的原则有扩展表面积和治疗扩张肠段带来的问题。表面积扩展的方法有好几种。首先要做的就是重建与远端肠道的延续性。重建肠道连续性的好处是:肠道总长度得以延长,通过滞留时间延长使吸收增加,以及肠道全长都发生适应反应。在短肠综合征中使病人的结肠加入到对碳水化合物的消化,有助于增加卡路里的摄入。重建肠道连续性偶尔也会导致难以控制的持续性腹泻,这种腹泻可导致严重的肛周并发症。对这些病人建议行造瘘术,直到肠道适应,使肠道能有效的吸收。短肠综合征的患儿的肠管可有节段性过度代偿,表现为肠管肥大、黏膜过度增生、肌层肥厚,导致部分性梗阻、细菌过度繁殖引起肠炎、肠动力降低,吸收功能显著下降。这些功能障碍需和机械性肠梗阻鉴别。切除或恢复这些肠段的线型可改善肠内容物的流动并抑制细菌的过度生长。对那些有足够肠道长度的患儿可选择切除术。改细成形和折叠术的优点在于保留了肠道的长度,但这两种术式均不直接增强肠道动力。

1. **肠管改细成形术**　肠管改细手术可改善这些肠管的肠动力和吸收不良,部分患儿经通过改细手术后可达到完全肠内营养而不需其他手术。常用方法是在肠对系膜缘用吻合器切除一侧肠管,使肠腔恢复线型而增强动力。这个方法对节段性扩张肠段有效,而对动力很差的肠道则不合适。由于切除的是全层肠壁,切除和吻合后发生肠瘘的机会也增高。肥大的肠管还可用来行肠管延长术,故此术式仅适用于明确不需延长手术

即可适应或肥大的肠管较短的患儿。

2. 肠管折叠术 折叠术通过将扩张肠管的肠壁全层折叠而恢复肠管的线形，保留了吸收黏膜的同时，迟钝区域的动力也得到提高。这种术式有时因内翻的肠壁较大可引起肠梗阻。另一并发症是缝合线的断裂可导致术后肠功能障碍的复发。这种情况常在浆膜对浆膜缝合的时候发生，因此手术可作如下改进，将扩张肠管两侧各纵向切除一浆肌层条，然后将游离的浆肌层边缘对缝。

四、增加肠道长度和吸收面积的术式

1. Bianchi 肠延长术 此手术（图 5-6-1）既可改善肠道扩张，也可延长肠道。适用于那些肠道非常短而扩张明显，几乎不可能脱离 TPN 的病人。优点是在双倍延长肠道的同时保留了几乎

全部吸收面积。解剖基础是，小肠的供血血管在系膜缘分叉进入小肠，并且两侧有一定距离。用吻合器从肠管中线纵向劈开小肠并行吻合，使之形成两个并行的肠管，每个肠管由一侧系膜血管供血。手术在肥大的肠管较易进行，这样做不会立即增加肠黏膜面积，但可改善肥大肠管的动力并且随着代偿过程的继续，肠黏膜面积也逐渐增加。手术并发症主要为吻合口瘘和血供障碍，要求使用吻合器时准确定位与肠管中线，吻合和缝合时注意保护血供。显而易见的是，对每一个扩张的肠段，这种术式只能做一次，而术前等待肠道充分的代偿和扩张是十分必要的。因此这种延长术应延期进行，如果肠腔直径小于 4cm 则术后容易狭窄；如果术前肠道没有充分代偿，在 Bianchi 手术后的代偿反应也会迟钝。

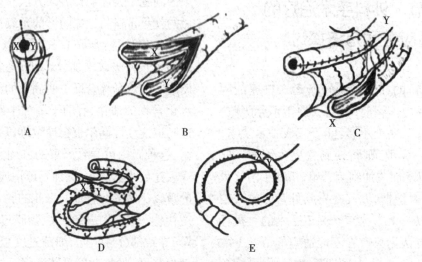

图 5-6-1 Bianchi 肠纵向延长术示意图

Bianchi 本人在报道这个术式时，其缝合技术是连续缝合，以后的外科医师大多使用直线式吻合器，更有用内镜用吻合器的报道，内镜用吻合器更小切口更安全。当肠系膜两叶间距很小时则不能置入吻合器而需手工缝合。Bianchi 推荐采用连续缝合，每 4 针打结的方法。在纵向分离后，末端与另一末端吻合重建肠管连续性，形成有 3 个吻合口的 S 形双回路。另有一改进式式，即在劈开肠管两端分别行斜行切断，将两断端行端端吻合，其优点是只有一个吻合口。当肠管双倍延长后，应注意将肠管螺旋形排列，以防肠管成角或供应血管张力过高。

当剩余肠管大于 40cm 并且没有肝功能障碍

时，这种术式有较高的生存率，病人大多在术后能减少肠外营养的需求或脱离肠外营养。手术的并发症包括吻合口狭窄和瘘。远期的并发症包括部分肠段的再次扩张和细菌过度生长。儿童的短肠综合征的远期效果与原发病有关，如坏死性肠炎和腹裂，其内在的肠动力异常是不同的，也决定了术后的远期状况。

2. Kimura 延长术 手术目的在于在肠对系膜缘建立另一套血供，然后将肠管分成两个平行肠段，使新的肠段靠新的血供系统供血。故手术分二期进行，首先将对系膜缘一侧的浆膜行 1cm 的条形切除，同时将肝脏表面或腹壁表面的脏层腹膜也行条形切除，再将两者缝合。3~4 个月后，

对系膜缘侧形成侧支,行第二期手术,将肠管分成两个平行肠管进行吻合,一个依然依靠肠系膜供血,另一个则依靠新的侧支供血。James 等报道一个仅剩下 6cm 十二指肠的病人,通过此手术后,70% 的能量可通过口服供给。Adrian 等将系膜侧肠管以 Bianchi 的方法再行切开,形成 3 个并行肠管进行吻合使肠管进一步延长。此手术的缺点在于利用腹壁形成侧支血供,故对以后的经腹壁手术造成困难。此外,由腹壁或肝脏支持血供的肠管,其血液回流也是经腹壁和肝脏静脉入体循环的,而不是进入门静脉,这种门静脉外的血液回流的影响现在还不清楚。

3. **连续横向肠成形术(STEP)** 现在许多中心都已经广泛应用 STEP(图 5-6-2),因为该技术比 Bianchi 手术更简单,更灵活。没有产生肠吻合,并且可以在可变扩张的肠上进行逐渐变细。STEP 增加肠道长度,提高肠道吸收能力,并可降低由细菌过度生长引起的 D- 乳酸性酸中毒的风险。它可以单独进行,也可以在先前的 Bianchi 手术后进行。没有进行 SBS 的医学治疗与外科治疗的前瞻性比较,因此尚未确定 STEP 本身对 PN 脱离的独立影响。

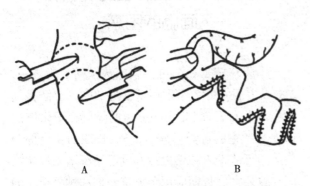

图 5-6-2　STEP 序列肠延长术示意图

用 STEP 治疗的四名患有难治性 SBS 的婴儿的病例系列,在手术后一年减少了对肠外营养的依赖。已创建 STEP 国际协作登记,以便分析来自大量病人的结果。在该登记的一份报告中,在 STEP 之后实现肠内营养的预测因素是术前肠道长度较长且胆汁淤积较轻。近半数病人因 SBS 手术而实现肠内营养,术后 PN 的中位时间为 21 个月。

可以重复 STEP 以进一步增加肠长。但在首次延长手术后肠道再次扩张的病人总体结果比没有再次延长手术的病人差。STEP 和其他肠延长术的并发症包括胃肠道出血(最常见)、狭窄和阻塞。

五、减慢传输速度和诱导小肠适应的术式

在实验动物中已有许多手术用来减慢短肠综合征肠内容物的传输,如在鼠的短肠综合征中用去神经支配手术可延长传送时间,增加 D- 型木糖的吸收。在儿童中的手术主要有间置逆蠕动小肠或结肠、间置同向蠕动的结肠和制造瓣膜形成部分性肠梗阻。

1. **间置逆蠕动肠段** 逆蠕动肠段所产生的反向蠕动可以起到生理瓣的作用,这一手术也曾用于治疗倾倒综合征和迷走神经切断后腹泻的病人。在成人逆蠕动肠段的理想长度为 10cm,儿童为 3cm,过长可造成梗阻,有研究报告其有效作用可长达 7 年。

此术式在成人应用较多,有报道 8 例病人中 4 例脱离肠外营养,另 4 例肠外营养的需求也减轻。但除了肠梗阻外,其他的并发症有伤口裂开、胆囊炎、败血症和肺栓塞。也有学者认为间置逆蠕动小肠段对儿童不合适,因为逆蠕动的肠段的继续生长最终可能导致完全性梗阻。

2. **结肠间置** 顺蠕动和逆蠕动结肠段间置都能延长小肠排空时间。顺蠕动结肠段间置在近端,使营养素释入远段小肠的速度减慢;逆蠕动结肠段间置在小肠远段,其作用与逆蠕动段小肠相似。一组临床报道已有 10 例病人作结肠间置术,多为婴儿,采用顺蠕动结肠段,长度为 8~15cm,多数患儿的小肠排空时间延长,对 TPN 治疗的需求减少。3 例继续依赖 TPN 维持营养,最后死于脓毒血症或肝功能衰竭。在 3 例 TPN 需求减少的患儿中有 1 例发生出血性肠炎而再次切除间置结肠。Garcia 等用 24cm 的结肠间置则报道病人出现持续性 D- 乳酸性酸中毒。

总结以上所述,间置逆或顺蠕动的小肠或结肠的经验不多,效果也不肯定,因此在儿童短肠综合征中应用有限。所以在儿童短肠综合征中建立瓣膜是外科医生更喜欢用的减缓传输速度的术式。

3. **建立小肠瓣** 回盲瓣的作用在于减缓食

物通过小肠的速度和防止结肠内细菌反流入小肠。在短肠综合征中其作用更为重要,保留回盲瓣的患儿适应过程较快。因此在短肠综合征患儿建立小肠瓣,可延长小肠排空时间和增加营养吸收。建立小肠瓣的手术方法有多种,有肠段去神经、肠套叠、制作黏膜下隧道、切除肠壁部分肌层等。较常用的是肠套叠式瓣膜,可明显减缓小肠排空和刺激肠黏膜增生。手术困难之处在于套叠的松紧度,过紧将引起近完全性的肠梗阻,过松则起不到瓣膜的作用。一般制作套叠式瓣膜需用8cm肠段,若在套入肠段外壁加入1cm合成材料补片,则仅需2~3cm肠段及可。有学者认为此术式可为短肠综合征患儿手术治疗的首选术式,并可根据情况制作2~3个瓣膜。

至于原行空肠横结肠吻合以致回盲瓣处于废用状态者,应重建空肠与末段回肠或盲肠吻合,恢复回盲瓣调节排空的功能。

4. 重复循环肠袢 制作重复循环肠袢的目的是延长肠通过时间和增加营养物质与肠黏膜的接触。一些临床报告术后临床症状明显好转,排空时间延长,但缺乏对照资料,可能是残留小肠功能代偿的结果。

5. 系列肠延长术程序 系列肠延长术是指在短肠综合征病人中经过分阶段的手术步骤来诱导病人更快的适应反应。短肠综合征早期应给予病人肠外营养充分的时间,使其自发的适应反应达到最好的结果。如果6个月后吸收能力仍没有恢复,表明病人是难以恢复的短肠综合征,系列肠延长术就需考虑了。如果肠在自发适应中已经有了足够的扩张,则Bianchi顺蠕动延长术可以应用,如果扩张不充分,则乳头状瓣膜可增强适应过程。通过部分性肠梗阻,出现肠扩张,则双倍延长术就可进行。如果没有扩张肠段可以利用,则只有继续肠外营养或行肠移植。只要肝功能没有衰竭,则肠外营养就可一直持续下去。

有一系列肠延长术的例子是,以病人在行顺蠕动双倍延长术后,仍需TPN。肠道再出现扩张,就按Kimura技术再次行双倍扩张术。术后病人肠外营养的需求减到每周3次。

六、肠道康复计划

许多报告已经确定了在"肠道康复"计划中管理SBS的好处,该计划由一个专门研究SBS的中心多学科专家团队组成。这些中心专注于优化肠内营养和肠外营养(PN)的脱离,科学地使用药物疗法和外科手术。这种方法与改善生存率和实现PN脱离有关。来自美国肠内和肠外营养学会(ASPEN)的临床指南表明,对于由多学科团队管理的病人,"生存改善是令人信服的",尽管只有"弱证据"表明肠道衰竭相关肝病的结果(IFALD)得到改善。北美儿科胃肠病学,肝病学和营养学会(NASPGHAN)也赞同通过肠道康复中心或与肠道康复中心协商对SBS病人进行管理。

短肠综合征患儿大多数经过一段时间后可适应。对那些不能逐步脱离肠外营养的患儿,可应用这些引导肠适应和肠延长的技术。这些手术方式均有较高的并发症和失败率,但相对肠移植来说创伤依然是小的。短肠的动力障碍导致肠内容物停滞、细菌过度繁殖、肠炎、细菌移位、脓肿和胆汁性黄疸。因此对于如何增强短肠综合征患儿的肠动力方面,仍需继续努力研究。

第五节 小肠移植的现状和面临的困惑

小肠移植是目前可供临床选择的手段之一,2岁以上病人的3年生存率已近50%。小肠是高免疫源性器官,因此小肠移植的障碍在于供体的选择和严重的排异反应。此外,长期的免疫抑制剂应用可能带来脓毒血症和淋巴系统增生性疾病而导致死亡。长期应用免疫抑制剂和排异反应的危险使得小肠移植并不优于上述各种肠延长术。故一般认为,在进行肠延长手术之前,不应考虑小肠移植。由于多学科肠道康复计划的成功,对SBS肠道移植的需求已大大减少。

一、小肠移植手术时机

肠功能衰竭的定义是肠道不能维持足够的营养和机体的水、电解质平衡。这包括了许多疾病和综合征最终导致需全肠外营养的状态,这一状态也将导致其他机体系统的多系统衰竭直至死亡。因此肠移植的指征是所谓的"三联征":包括

①多发性导管脓毒血症,常由耐药菌引起,可有扩散的感染灶,故常有生命危险;②缺乏静脉通路,常是多发性导管脓毒血症和血栓的结果,共有6处静脉可供 TPN 置管,即双侧颈内静脉、锁骨下静脉和髂静脉,如果50%的静脉不可用,则静脉通路就存在危机,如果必须用到经肝的和腰部静脉则常意味着这种状态的终结,即治疗无法进行。③肝病——TPN 引起的胆汁淤积性肝病,常是严重的致死性的(占3%~19%的病人),急需移植。病因目前病不清楚,可能与 TPN 的毒性、某些医疗因素、败血症、腔内微生物环境的改变和与肠道相关的淋巴结减少等有关。临床上,黄疸(血清胆红素≥3mg/ml)常为首先出现的症状,然后进行性加重并伴肝脏其他功能衰竭的表现,如凝血功能障碍、白蛋白不足、门静脉高压和脾肿大,最终出现不可控制的胃肠道出血。TPN 肝病的形态学表现包括脂肪肝、胆汁淤积、门静脉纤维化、桥样纤维化,最后为肝硬化。

二、移植手术

1. 供体的选择手术与保存技术 供体与受体之间在免疫学上具有良好的组织相容性;供体小肠的结构功能正常;待取肠段具有良好的血管分布。此外,活体小肠移植,其供体多为亲属,具有更好的组织相容性,并能减少局部冷缺血时间,可提高存活率。

就尸体供体来说,Reyes 等报道的经验为,采用年轻的病人平均为2岁,扩度从0.3~34岁,血动力血稳定、ABO 血型符合的脑死亡供体。当然,在死亡前其循环可能并不稳定,但在手术时不能有需要血管压迫的情况(>2),或有肝脏严重缺陷后的改变(如高转氨酶)。血清病毒指标应是阴性的,除了巨细胞病毒阳性供体,这些病人仅为 CMV 携带者,只有当移植受体也需肝脏移植,这时病毒阳性的情况也可接受。当然,HLA 不符的情况仍然不能移植。

2. 移植肠管的选取 回肠黏膜具有维生素 B_{12} 及胆汁酸盐受体,且与空肠不同的是,可以逆浓度梯度吸收水分和电解质,故较多采用回肠作为移植肠管。若为活体移植,则需保留供体远端部分回肠,以有效维持供体维生素 B_{12} 的正常吸收并防止腹泻。理论上,在成人如不依赖 TPN 能维持营养需要,移植肠管的最低限长度为100cm,如果结肠完整,能吸收部分水和电解质,而且大肠有发展为部分替代小肠吸收功能的潜力,理论上60cm 也勉强够了。但有移植60cm 小肠不能保证受体基本生理需要,不能脱离 TPN 的报道。故移植肠管长度的选择应根据受体的年龄、体型与供体小肠的长度决定,选取100~200cm 为宜。

(1)孤立肠段移植物:切取范围为肠系膜上动、静脉供血范围即曲氏韧带到回盲部,当另有独立的胰腺移植术而取胰腺时,血管在前面远端进入胰腺处切断。

(2)肝/肠移植物:这种移植物的切取需用当前的"十二指肠游离肝小肠整体提取技术",即需保留胰头和胰十二指肠动脉。这一技术排除了胆道重建,其解剖基础是动脉血供来自腹腔干和肠系膜上动脉主干,脾静脉与受体的肠系膜上/门静脉吻合,移植物静脉流出是通过肝静脉。这种类型的移植物可包含或不包含胰腺,可适用于非常小的供体(新生儿),在对受体来说供体移植物太大时也可减体积。

(3)多脏器移植物:类似与肝小肠移植物,但保留胃,主要适用与需全部内脏整体移植的病人(如广泛的动力性疾病或非恶性的肿瘤)。这种移植物也可根据需要进行修正,如对不需要切除自体肝脏的受体,可去除肝脏仅移植胃肠。

3. 移植肠的灌洗与保存 灌洗与保存的目的是清除血供内积血,保护微循环系统,避免小肠黏膜的缺血性损害。一般以保存液如 UW 液灌洗后保存,灌洗时应注意灌洗体统的密闭性,防止气泡进入血管。保存方法主要有:①高压氧仓低温保存法;②动脉式常温灌注法;③经移植小肠血管用低温晶体液灌注后置于低温(4℃)保存液中保存法。目前常用第三种方法,较为简便、经济,能提供有效的短期保存时间。保存液有:缓冲肝素化林格乳酸液、Euro-Collins 液、UW 液等。动物试验证实:由于小肠组织结构的特殊性,现有的保存肾、心、肝等的多数标准保存液都不完全适用于小肠。目前临床大多采用 UW 液。

另外,术前供体应使用全身性抗生素并行肠道准备,以预防肠移植物缺血后的细菌移位。对于预防移植物抗宿主反应,可行预防性放射或应用 OKT3(一种抗淋巴细胞抗体),抑制同种移植物中的淋巴增生。

4. 肠管植入技术 从正常生理来讲,移植肠管的静脉应吻合到受体门静脉上,可使肝脏首先对移植物回流的血液进行处理,适合于尸体供肠的全小肠移植;而活体小肠移植的血管蒂为肠系膜上血管的一个分支,较适合与受体肾下腹主动脉及下腔静脉吻合的方法,有未出现肝性脑病的报道。

移植肠近端与受体的胃、十二指肠或残存的近端空肠吻合,如果受体还保留部分小肠,可将移植肠吻合于残留小肠末端,以恢复小肠连续性。移植肠远端经腹壁外置造瘘,以便术后定期进行黏膜活检,监控排异反应,同时监测排出物中的菌群变化。由于小肠移植排异反应的特征是后期排斥,肠造瘘口关闭不能早于术后6个月,肠造瘘口关闭后仍需定期经内镜行移植肠黏膜活检。

5. 免疫抑制剂应用 在免疫抑制治疗方案上,主要区别在于以环孢素A或FK506为主。小肠移植的临床统计资料及动物实验均表明FK506的免疫抑制作用明显强于环孢素A,尤其对急性免疫排斥反应疗效更佳。因此,就小肠移植而言,采用以FK506为主的免疫抑制疗法具有巨大的优越性。使用FK506时多联合使用肾上腺皮质激素,并根据FK506血药浓度调整剂量。治疗期

间为保护肝肾功能可持续使用前列腺素E,以改善微循环。我国东部战区总医院还发现,采用环孢素A、皮质激素和雷公藤制剂相结合的免疫抑制治疗,对防治肠移植术后免疫排异反应也具有良好的效果。

综上,短肠综合征患儿若结肠完整,损失50%的小肠对机体的营养消化吸收影响不大。结肠部分同时切除后,问题会多一些,但经上述治疗手段的综合处理,仍可维持机体最低的营养要求。必要时间断进行辅助性胃肠外营养。

对最为严重的情况,如切除自屈氏韧带以下的小肠以及右半结肠者,十二指肠已直通左侧横结肠,若无胃肠外营养支持或接受肠移植,病人必死无疑。自胃肠外营养问世以来,尤其在开展家庭TPN后,这类病人存活10多年者,已不乏其人,但常有胆囊结石形成而需手术治疗。其中有部分病人经过3~5年的胃肠外营养和综合治疗,重新恢复了口服摄食以满足日常需要,每天只需补充一定量的液体以防脱水,不至发生显著影响水、电解质平衡的腹泻。此外,促进肠再生代偿的研究也在进行中。最后,我们希望随着免疫抑制药物的发展,降低小肠移植的并发症和死亡率,使其具有更好的临床应用价值。

（董岿然）

参 考 文 献

1. Duggan CP, Jaksic T. Pediatric Intestinal Failure. N Engl J Med, 2017, 377: 666.

2. Merritt RJ, Cohran V, Raphael BP, et al. Intestinal Rehabilitation Programs in the Management of Pediatric Intestinal Failure and Short Bowel Syndrome. J Pediatr Gastroenterol Nutr, 2017, 65: 588.

3. Khan FA, Squires RH, Litman HJ, et al. Predictors of Enteral Autonomy in Children with Intestinal Failure: A Multicenter Cohort Study. J Pediatr, 2015,

167: 29.

4. Shores DR, Alaish SM, Aucott SW, et al. Postoperative Enteral Nutrition Guidelines Reduce the Risk of Intestinal Failure-Associated Liver Disease in Surgical Infants. J Pediatr, 2018, 195: 140.

5. Hawksworth JS, Desai CS, Khan KM, et al. Visceral transplantation in patients with intestinal-failure associated liver disease: Evolving indications, graft selection, and outcomes. Am J Transplant, 2018, 18: 1312.

第七章　先天性肠闭锁和肠狭窄

先天性肠闭锁和肠狭窄是指从十二指肠到直肠间发生的肠道先天性闭锁和变窄,从而引起肠梗阻的疾病,发病率为 1/10 000~1/5 000,男女发病率接近。近年来随着新生儿重症监护、麻醉、营养支持等技术水平的提高,死亡率和并发症发生率已显著下降。

第一节　病因学研究现状和相关病理生理基础

先天性小肠闭锁的发病率存在着地区差异,我国发病率约为 0.69/10 000,欧洲发病率为 1.6/10 000,美国为 2.8/10 000,这其中的差异原因尚不得而知。对于先天性小肠闭锁的合并畸形较常见的是胎粪性腹膜炎,其次为肠旋转不良、肠扭转、胎粪性肠梗阻、肠重复畸形、唇裂、腹裂、肛门闭锁、长段巨结肠,其他可有心血管畸形、泌尿系统畸形、马蹄内翻足或脑发育不全等。但国内报导合并畸形相对数据较少,可能与产前检查发现存在多发畸形及合并染色体畸形的患儿流产有关。

一、病因学研究的现状

先天性肠闭锁的发病原因目前尚不确定,根据闭锁发生的部位、类型特点,在胚胎学、遗传学和免疫学等方面的研究均取得了一些进展。

1. **胚胎学因素**

（1）肠空泡化不全:十二指肠、空肠和空肠上段在胚胎发育的第 5 周形成一个贯通的管腔,之后肠管上皮细胞迅速增殖导致了肠腔阻塞,形成一个暂时的肠管实变期。此后实变期的管腔内出现大量逐渐扩大的空泡,在胚胎发育的第 12 周时空泡间相互融合,使肠腔恢复贯通。若在此期间肠管空泡化停止则可形成肠闭锁,若管腔贯通不全则可形成肠狭窄,有时在管腔内遗留一层隔膜,中心有一小孔,形成隔膜样闭锁。

（2）胚胎晚期肠系膜血运障碍:宫内肠扭转、腹内疝、脐膨出、腹裂以及罕见的宫内肠套叠等机械因素和肠系膜血管栓塞均可导致胚胎期肠系膜血运障碍从而引起肠道缺血和坏死,进而坏死肠管吸收、退化导致肠闭锁形成,以空肠中下段和回肠为主。有研究表明,在胚胎发育时期母体应用血管收缩剂（比如伪麻黄碱、酒石酸麦角胺）会增加肠闭锁和腹裂发生的风险,这一发现一定程度上佐证了肠缺血假说。

（3）胚胎早期内胚层发育异常:血管损伤理论虽然被很多学者公认和接受,也在动物模型中得以证实,但无法解释十二指肠闭锁常合并其他先天畸形这一现象。肠闭锁的形成可能与胚胎早期内胚层的发育异常有关。在孕早期注射阿霉素的小鼠,其后代小鼠十二指肠闭锁的发病率最高。除十二指肠闭锁外,这些后代小鼠还合并脊椎、肛门、心脏、气管、食管、肾和肢体等器官脏器的畸形。

2. **遗传学因素**　目前认为肠闭锁的遗传方式为常染色体隐性遗传。现有研究发现,胃肠道等多个器官、系统发育过程中的增殖和凋亡的调节因子,如 *Fgfr2*、*Fgfr2b*、*SHH*、*HNF1B*、*ITGA2*、*NPPA*、*RFX6* 基因突变均可能导致肠闭锁的发生。有研究发现,Raldh2 单倍剂量不足时,对 *Fgfr2b* 基因突变导致的肠闭锁有保护作用,可减少肠闭锁的发生和减轻肠闭锁的程度。

3. **免疫学因素**　多发性肠闭锁易合并轻度或重度免疫缺陷,临床上多发性肠闭锁常因肠道细菌感染而引起反复的脓毒血症。TTC7A 可能在细胞周期调控、蛋白质运输、磷酸盐代谢、蛋白质转运和分泌中发挥作用。*TTC7A* 基因突变可影响肠上皮细胞的增殖、分化和极性,并同时破坏免疫细胞稳态,最终导致多发性肠闭锁合并免疫缺损。

二、肠闭锁相关病理生理基础的研究

闭锁近端肠管因长期梗阻而扩张肥厚,直径可达3~5cm,也可发生局部缺血、坏死、穿孔,蠕动功能差。闭锁近端肠壁可见不同程度的肠壁肌层比例失调,环肌与纵肌比例为1.5∶1(正常2∶1)。肌间神经丛存在,神经节细胞明显减少、核偏移、深染。远端肠管细小瘪缩,直径约4~6mm,腔内无气,仅有少量黏液及脱落的细胞。若肠闭锁发生在胎便形成后,闭锁远端肠管发育尚好,肠腔内可充有黑绿色胎便。合并胎粪性腹膜炎者,从黏膜下层、肌层、浆膜层和肠系膜侧均见钙化灶和炎细胞浸润。

第二节 腹腔镜治疗肠闭锁的应用及发展趋势

随着腹腔镜手术技术的成熟,腹腔镜治疗先天性肠闭锁和肠狭窄被国内外小儿外科医师采用,特别是对高位肠闭锁的治疗。其优点主要有:①对于高位肠闭锁的患儿腹胀往往不明显,腹腔镜下视野效果较好,术中可以精确分离、有效止血,减少并发症。②由于新生儿皮肤弹性大,可将闭锁盲端肠管从脐部切口提出做肠切除吻合,疤痕不明显,腹部整体美观。③术后肠功能恢复较快,利于患儿的快速康复,发生粘连性肠梗阻的情况明显减少。

但在腹腔镜治疗肠闭锁的过程中,一个重要的难题就是对闭锁远端肠管通畅性的评估。可在术前行下消化道造影预先评估结肠与部分回肠是否存在闭锁和狭窄,对术中的处理存在指导意义。闭锁肠管远端合并多发性的膜状闭锁有时很难发现,有约3%的小肠闭锁患儿可能合并多发膜状闭锁。为方便观察远端肠管的通畅性,可适当扩大脐部切口,自脐部切口提出远端肠管,自闭锁远端注入生理盐水来观察远端肠管的通畅性从而排除远端多发闭锁。

随着腹腔镜技术的进展,可以采用经脐单部位或者单孔腹腔镜,由于新生儿腹腔空间小,单部位腔镜手术"筷子效应"明显,操作难度大,对术者的腹腔镜技术要求很高。近年来腹腔镜手术治疗肠闭锁经验的技术日趋成熟,腹腔镜术后恢复快,腹壁疤痕小,术后粘连性肠梗阻发生率低,体现了微创技术的优势,也符合加速康复外科时代下的要求。但腹腔镜手术并不适用于所有类型的肠闭锁,对于腹胀明显,操作空间小,复杂型肠闭锁等情况,需结合病情和术者的技术条件慎重选择。腹腔镜术中遇到操作困难,需立即中转为开腹手术,确保手术安全。

第三节 肠闭锁伴肠动力异常的困惑

肠闭锁常常面临术后肠动力异常,严重影响肠闭锁的预后。根据动力异常表现为近端扩张肠管的动力异常导致的瘀滞和远端肠管动力异常导致的梗阻。肠闭锁的近端肠管因梗阻而导致扩张肥厚,继发性肠道动力改变,远端肠管的动力异常则往往是先天的多种因素导致的。引起肠道动力异常的相关因素有以下几个方面:

1. 肠神经系统(enteric nervous system,ENS)的改变 ENS在控制和调节肠道的分泌、吸收、运动、黏膜生长和局部免疫应答等方面起至关重要的作用。因此,任何引起肠神经异常的疾病(如各种炎症、感染、代谢性或神经性疾病)都将导致胃肠功能的紊乱。肠闭锁近侧肠壁中单位面积内SP及VIP(vasoactive intestinal peptide)能神经丛、神经节细胞明显减少,甚至出现退行性改变,影响肠壁蠕动功能,是导致术后肠动力障碍的原因之一。

另外,肠闭锁易伴发远端肠管神经元发育异常,包括无肠神经节细胞症、神经节细胞减少、神经节细胞未成熟等。均导致远端小肠的持续痉挛,表现为肠闭锁术后肠梗阻或吻合口漏。

2. 肠平滑肌病变 肠蠕动必须依靠肠壁环纵肌协调收缩与舒张,肠平滑肌发育异常将直接影响肠管蠕动功能异常。α-平滑肌肌动蛋白(alpha-smooth muscle actin,α-SMA)是与肠动力相关的消化道平滑肌重要收缩蛋白,α-SMA抗体被认为是检测肠壁平滑肌发育程度的良好免疫组织化学指标。肠闭锁近端肠壁环肌层明显肥厚，α-SMA 表达明显减少，提示肥厚环肌层肌纤维收缩蛋白表达改变或与肌纤维发育迟缓，肠壁肌层组织形态学病变和平滑肌细胞内收缩蛋白改变均可影响其正常生理功能，导致肠动力紊乱、肠动力障碍。而由于梗阻使肠腔内增高的压力升高，肠壁血液循环障碍，将进一步导致肠壁肌层代偿性肥厚，病变加重。

3. 神经肌肉接头（neuromuscular junction，NMJ） NMJ 是神经末梢和肠壁平滑肌细胞的连接枢纽，其形成需要神经元和平滑肌细胞同步、正常的发育，神经元和肠壁平滑肌细胞中任何一方发育异常都将造成 NMJ 异常，从而导致肠运动障碍。先天性肠闭锁近端扩张肠壁的 NMJ 呈异常分布，使神经末梢和肠壁平滑肌细胞之间信号传导的障碍，使肠壁环纵肌之间不能协调的收缩与舒张，导致肠动力紊乱，是导致肠闭锁近端肠管运动障碍的原因之一。

4. Cajal 间质细胞（interstitial cells of Cajal，ICC） ICC 存在于胃肠纵肌与环肌之间，是肠慢波电位的起搏者和传导者，并且在神经肌肉信号传递中起调节作用，与某些胃肠动力性疾病的发病有关。ICC 网络的缺失导致了慢波消失及伴随的肠运动的延迟或消失。在肠闭锁近端肠壁组织中，ICC 明显减少，而远端肠壁 ICC 发育基本正常，可能导致了肠闭锁术后肠动力障碍。还有研究表明，在慢性梗阻或炎症条件下，ICC 的表型，例如 CD117 表达会下降，失去 ICC 的作用，并导致肠道的动力异常，但这一改变在解除梗阻和感染控制后，ICC 的表型会发生逆转，重新表达 CD117。

在肠闭锁肠管长度允许的情况下，可将近端扩张肠管切除 10~15cm，也有观点认为甚至可以切除更长，以切除近端肠动力异常肠管，有利于肠功能的恢复，减少术后肠功能异常的发生。但在多发性小肠闭锁、合并肠坏死、小肠明显短缩时，以尽可能保留肠管长度为目标，不容许切除过多扩张肠段，可以对扩张段肠管行楔形裁剪或折叠系膜对侧肠壁，缩小肠管直径，以维持肠腔压力梯度，有利于肠功能恢复。

第四节 复杂型肠闭锁治疗策略

手术是先天性肠闭锁的唯一有效的治疗手段，但对于复杂型肠闭锁，如何在切除病变肠段和维持肠道的解剖结构和功能之间进行平衡，减少吻合口漏、功能性肠梗阻、短肠综合征等术后严重并发症的发生，是一个巨大挑战。常见的复杂性闭锁包括Ⅲb型肠闭锁、Ⅳ型肠闭锁、肠闭锁伴先天性短肠、肠闭锁伴巨结肠及其他类型远端肠管动力异常、肠闭锁伴胎粪性腹膜炎（或肠穿孔、肠坏死）、肠闭锁伴发其他消化道畸形如食管闭锁、直肠肛门畸形等。根据肠闭锁本身及伴发异常的特点，主要有以下策略：

1. 尽可能保留肠管长度 Ⅲb型和Ⅳ型肠闭锁，往往伴有小肠长度明显缩短，甚至小肠总长小于 30cm。保留尽可能多的小肠是手术的重要目标，对于近端扩张的肠管，需要进行裁剪成型，缩小口径。远端的"苹果皮"样肠管，在保证血供的前提下，纠正扭转后，通过系膜成型，关闭系膜裂口和预防扭转。同时，尽可能保留回盲瓣，仍可以争取小肠的肠适应，达到全肠内营养。对于Ⅳ型肠闭锁，节段性闭锁肠管有效长度超过 2cm 时，需要保留吻合。

2. 肠造瘘术 对于部分复杂型肠闭锁，可予行肠造瘘术，包括双管肠造瘘术、Bishop-Koop 造瘘术（远端造瘘）和 Santulli 肠造瘘术（近端造瘘）等。比如部分高位肠闭锁、Ⅲb型肠闭锁、Ⅳ型肠闭锁或者合并胎粪性腹膜炎的肠闭锁，若远近端口径相差悬殊，直接吻合后能否通畅不能肯定，或者远端肠管细小痉挛，高度怀疑有肠动力异常等，术者可以考虑采取使用 T 型造瘘术。T 型造瘘术包括 Bishop-Koop 术和 Santulli 术，可根据闭锁两端肠管的口径以及远端肠管状态，做相应的选择。比如在高位肠闭锁时，引流液量多，吻合口张力较高，此时可选择 Santulli 肠造瘘术；而在远端肠管发育细小、远近两端肠管口径相差较大时，可以选择 Bishop-Koop 肠造瘘术。T 型造瘘术的优点是：①保持肠管的连续性，近端肠液能够流入远端肠管，避免肠液丢失，增加营养吸收，缩短肠外营养时间,减少肠外营养并发症,减少短肠综合征发生的概率;②能够将远端肠管利用起来,加快其发育,增加功能锻炼;③保持肠管连续性的同时又保留了一个跟外界相通的瘘口,可以用于探查与治疗,防止梗阻再发;④关瘘手术较双管造瘘术简单方便;⑤吻合口张力减小,减少吻合口漏的发生。

当合并肠穿孔、肠坏死、吻合口漏再次手术等,腹腔污染严重、一般情况较差难以耐受手术时,应严格掌握适应证,合理选择肠造瘘术。合并高位直肠肛门畸形可选择闭锁处双管造瘘,或者闭锁处肠吻合后远端结肠造瘘。

3. 伴发其他消化道疾病的治疗　肠闭锁伴发食管闭锁,往往容易被忽视,甚至在食管闭锁术后才发现。Ⅰ型和Ⅱ型食管闭锁,远端是否肠闭锁,比较难判断。Ⅲ型、Ⅳ型食管闭锁患儿有明显腹胀,或者禁食条件下,气管仍有黄绿色液体呛咳出来,需要检查腹部立位 X 线片,来确定远端肠管的情况,一旦有梗阻,需要同时处理。肠闭锁伴发直肠肛门畸形时,往往容易被诊断为高位畸形,而忽视肠闭锁的诊断,在发现直肠肛门畸形位置明显过高时,需要警惕是否为小肠梗阻,同时拍腹部立位 X 线片明确。在治疗肠闭锁同时,判断直肠盲端的位置,甚至可以术中造影,同时行肛门成形或结肠造瘘。

4. 肠闭锁伴先天性巨结肠及其他类型远端肠管动力异常的处置　先天性小肠闭锁合并巨结肠较为少见,结肠闭锁非常少见,但是结肠闭锁易合并先天性巨结肠。目前有学者认为其原因是闭锁导致神经嵴细胞的迁移受阻,从而导致巨结肠,也有理论认为是巨结肠导致近端肠管扩张扭转,肠系膜血管受压而形成闭锁;再者就是二者可能由共同的遗传因素造成。

结肠闭锁以Ⅰ型和Ⅱ型常见,合并巨结肠的概率高达 8.5%,远端结肠往往细小痉挛,经生理盐水冲洗后扩张不明显,阻力高,一般都推荐选择近端造瘘术,同时行远端活检或后期直肠黏膜活检来确诊。

小肠闭锁伴先天性巨结肠,多数为全结肠型巨结肠,极少数巨结肠是在肠吻合术前得以诊断,基本上都是由于新肠吻合术后患儿出现梗阻、吻合口漏等相关症状才引起注意,再次手术探查并活

检才得以明确。由于患儿往往全身情况较差,且难以确定病变肠段,一般不推荐一期手术,而是先行肠造瘘术。

另外,近年有关肠闭锁伴肠动力异常的报道逐渐增多,活检发现远端肠管神经元均存在,但存在神经元数量或发育水平的异常,同时也有肠壁平滑肌及 ICC 发育异常的报道。临床表现与先天性巨结肠相似,多数在经肠造瘘保守治疗后能逐渐好转。部分病例肠功能一直不能恢复而需要长期静脉营养或者会反复肠梗阻发作。当肠闭锁远端肠管冲洗时,肠管仍保持细小痉挛,阻力高,需怀疑远端肠管先天性巨结肠或动力异常可能,可以同时行远端肠壁多点活检并予 Santulli 术。

第五节　先天性肠闭锁围术期问题探讨

一、吻合口漏

吻合口漏是术后早期严重并发症,吻合口漏的发生,与吻合口附近肠管的血供差、吻合技术、腹腔感染及远端肠管合并神经元异常相关疾病导致的梗阻有关。新生儿肠管血供较差,分支少,肠壁薄,远端肠管仍为无菌状态或细菌少,因此目前新生儿肠吻合推荐不用肠钳,以减少肠钳造成的缺血损伤。对于有严重腹腔感染和怀疑远端肠管蠕动功能欠佳者,可首次行 T 型造瘘术,减少吻合口漏。随着外科医师手术技术的提高,吻合技术相关的吻合口漏较少发生。对于靠近回盲部的回肠闭锁,为保住回盲瓣,提倡选择阑尾提吊式造瘘,并经此造瘘口插入引流管通过肠吻合口进入近端回肠,从而缓解回盲瓣对吻合口造成的压力,防止吻合口漏的发生。

一旦发现吻合口漏,需要尽早手术,术中判断发生吻合口漏的原因。对于腹腔感染不重,术中发现远端肠管蠕动功能较好者,可以直接修补漏口或局部切除小段后再次吻合。对于感染较重,或远端肠管功能无法确定者,需要行造瘘术,包括双管肠造瘘术、Santulli 造瘘术,可同时行远端肠管多点活检。

二、术后营养管理

由于先天性肠闭锁病理类型复杂,临床表现多样,部分患儿术后肠功能恢复慢,需要长时间的营养支持,才能过渡到经口全肠内营养。同时研究表明:禁食易导致肠黏膜萎缩、增加细菌移位与肠源性脓毒血症,而围术期营养支持有利于维持细胞正常代谢以及机体免疫功能,从而减少术后并发症的发生,提高手术成功率。

对于部分高位梗阻,近端肠管功能恢复较慢的患儿,可置入空肠营养管进行肠内营养。符合消化生理,能刺激消化液和胃肠道激素的分泌,促进胆囊收缩和胃肠蠕动,增加内脏血流,维持肠黏膜屏障功能,促进肠黏膜代谢和修复,减少细菌移位,维持肠道微生态,促进肠功能恢复。同时肠内营养操作方便,临床管理便利,费用低,还可以促进胆汁从肠道排出,从而减少胆汁淤积等静脉营养并发症的发生。由于肠闭锁吻合口远端肠管功能的存在,为术中置肠营养管于吻合口以下进行肠内营养提供了基础,经鼻留置空肠营养管进行肠内营养正是这样一种无创途径。术中预留空肠喂养管,术后早期给予肠内营养对患儿的术后恢复,尤其对术后出现吻合漏的自然愈合起到了很大的促进作用,同时减少了肠外营养的使用量,缩短了肠外营养液使用时间,避免了可能出现的相关并发症。

鼻空肠营养管能减少呕吐、误吸与肺炎的发生,较快达到目标肠内营养(enteral nutrition,EN)量。新生儿经留置鼻空肠营养管可以达到术后早期 EN 的目的,但 EN 过程中,奶品的选择、奶量增加方式等仍处于摸索阶段,且其营养状态评估国内相关研究数量有限。

（钭金法）

参 考 文 献

1. Hillyer MM, Baxter KJ, Clifton MS, et al. Primary versus secondary anastomosis in intestinal atresia. J Pediatr Surg, 2018, 3468 (18): 30329.

2. Peng Y, Zheng H, He Q, et al. Is the Bishop-Koop procedure useful in severe jejunoileal atresia? J Pediatr Surg, 2018, 53 (10): 1914-1917.

3. Hasan MS, Mitul AR, Karim S, et al. Comparison of T Tube Ileostomy and Bishop Koop Ileostomy for the Management of Uncomplicated Meconium Ileus. J Neonatal Surg, 2017, 6 (3): 56.

4. Morris G, Kennedy A Jr, Cochran W. Small bowel congenital anomalies: a review and update. Curr gastroenterol rep, 2016, 18 (4): 16.

5. Takahashi D, Hiroma T, Takamizawa S, et al. Population-based study of esophageal and small intestinal atresia/stenosis. Pediatr Int, 2014, 56 (6): 838-844.

第六篇　小儿肿瘤外科学

第一章　神经母细胞瘤

神经母细胞是交感神经嵴细胞来源的胚胎性肿瘤。它是儿童最常见的颅外实体肿瘤，也是婴幼儿时期最常见的恶性肿瘤，占 15 岁以下儿童恶性肿瘤的 8%~10%，占儿童肿瘤死亡的近 15%。其总体发病率估计为 1/8 000~10 000 活产儿，白种儿童为每年 10.5/100 万，黑人儿童为每年 8.8/100 万，男女之比为 1.2∶1，美国每年有超过 700 例的新发病例。

然而，神经母细胞瘤是最具有生物学异质性的肿瘤，它可以自行消退或成熟，甚至无需治疗；它也可以表现为进展性的、具有恶性生物学行为表型的、预后极差的肿瘤，需要猛烈而多种的治疗手段。一些因素可能可以解释它的这种异质性，越来越多的证据表明，分子生物学特征与该疾病的临床特征和预后相关。通过检测和评价这些生物学危险因素，可以指导临床分组和治疗，对于有高危因素的患儿，给予强有力的多种治疗的联合应用，以期改善预后；而对于那些处于低危组的患儿，可以免除化疗所造成的对人体的伤害，同样可达到良好的治疗效果。这些生物学因素不仅可以指导小儿肿瘤学家制订合适的化疗方案，也同样能为外科医生选择手术时机、制订手术方案提供帮助。

第一节　多种手段结合的现代化诊断技术

（一）临床表现

腹部是神经母细胞瘤最常见的原发部位，约 76% 的肿瘤来源于肾上腺或中线交感神经节链。腹部肿块为最常见表现，但发现时肿块多已巨大，腹部膨隆，在肋下可触及质硬的肿块。如肿瘤压迫精索静脉，则精索静脉曲张可能是首发症状。肿块如压迫髂血管，下肢肿胀可能为患儿家属的主诉。新生儿和婴幼儿往往由于肿块转移导致肝脏肿大。Ⅳs 期病例常可见皮下结节。后纵隔是神经母细胞瘤的第二好发部位，呼吸问题常为主要症状，包括喘息、咳嗽和呼吸急促。如果出现胸水，常需要胸腔穿刺以缓解症状。肿瘤侵犯肋骨和椎体则引起胸痛或轻度脊柱侧弯。盆腔亦可成为神经母细胞瘤的发生部位。巨大肿块占据盆腔可引起便秘或泌尿系统症状，包括排尿困难、感染、腰痛或尿潴留。如果肿瘤压迫和侵犯腰骶神经丛，可引起神经症状和体征。肿块可在下腹部摸到或通过肛指检查扪及。

颈部的原发神经母细胞瘤除表现为肿块外，还可伴有 Horner 综合征，肿瘤可转移至颈二腹肌淋巴结。由于盆腔和颈部的神经母细胞瘤可累及局部区域的淋巴结，但很少有远处转移，因此这些部位的神经母细胞瘤往往为良好的生物学类型，预后也较好。

除了和原发部位有关外，神经母细胞瘤的临床表现还与肿瘤的转移和浸润、血管活性肠肽等活性物质的释放有关。如骨的转移可导致疼痛、出血、发热、跛行和背部疼痛。慢性疼痛和肿瘤引起的代谢障碍可导致体重减轻。肿瘤侵犯骨髓可以累及造血干细胞，导致贫血、血小板减少、皮肤瘀点、面色苍白等。如果神经母细胞瘤侵犯眼眶，患儿可出现"熊猫眼"，肿瘤有时候还可侵犯眼球软组织。如果神经母细胞瘤侵犯皮肤，并伴有出血，可在躯干、四肢的皮肤表面出现蓝色的结节，是典型的皮肤转移表现。肿瘤有时通过腹膜后椎间孔钻入椎管内，其压迫脊髓可引起瘫痪和排便、排尿困难。

所有的神经母细胞瘤，无论何种生物学特性，都有沿神经根生长的倾向，可通过椎间孔进入硬膜外间隙。由于脊髓延至 $T_{12} \sim L_1$ 水平,高于该水平的肿瘤压迫脊髓,可导致瘫痪、麻木、膀胱和肠道功能障碍,也可见典型的巴氏征阳性和深部腱反射消失。颈部脊髓累及较少见。另外,神经母细胞瘤偶可分泌血管活性肠肽(VIP),使病人表现出水样腹泻,出现低钾和脱水症状。由于抗神经母细胞瘤抗体可与小脑浦肯野细胞发生交叉反应,可引起眼球震颤-肌阵挛综合征等副瘤表现,约 70% 的病人在肿瘤切除痊愈后遗留永久的神经损害。

(二)辅助检查

1. 肿瘤标记物检查 除进行常规的生化检查外,与神经母细胞瘤相关的肿瘤标记物有神经特异化烯醇酶(NSE)、血清铁蛋白和乳酸脱氢酶(LDH)。上述三种指标并非神经母细胞瘤特异性的指标,但是往往在神经母细胞瘤患儿中有升高,并且升高与预后不良有关。约 95% 的神经母细胞瘤有尿儿茶酚胺代谢产物的异常,包括高香草酸(HVA)和香草扁桃体酸(VMA),具有重要的诊断意义,且有助于疗效的评估。据统计,HVA 的敏感性和特异性分别为 72% 和 98%,VMA 的敏感性和特异性分别为 80% 和 97%。少数神经母细胞瘤分化极差,尿儿茶酚胺代谢产物可不升高。

2. 影像学检查 X 线片、核素骨扫描、超声、CT 和磁共振(MRI)可显示原发和转移病灶。超声可对绝大多数原发肿瘤进行定位,亦可用于早期病例的普查和筛查。CT 检查的意义最大,增强 CT 可以提供详尽的信息,包括原发病灶部位、与周围血管的关系、有无淋巴结肿大,还可显示出肝脏、头颅和骨骼有无明显的转移。神经母细胞瘤的肺播散比较少见,如发生则提示肿瘤已侵犯腔静脉及大分支。MRI 也可提供重要的信息,在显示血管受累、肝脏转移和肿瘤坏死方面有优势,有助于困难病例的可切除性评估。MRI 由于其无射线暴露,信息全面而受到青睐。[123]I 标记的 MIBG(间碘苄胍)扫描无论对原发还是转移的神经母细胞瘤都是特异而敏感的检查,可显示骨和骨髓的转移。如扫描阳性,提示预后不佳。约 85% 的神经母细胞瘤摄取 MIBG,但唾液腺也可摄取 MIBG,因此在颈部神经母细胞瘤 MIBG 扫描时应注意鉴别。不摄取 MIBG 的

肿瘤提示生物学侵袭性较低,其中的一些病例可用放射性核素标记的奥曲肽显影。由于大多数神经母细胞瘤都有浓聚 [18]FDG([18]F-脱氧葡萄糖)的现象,因此可经 PET 扫描显示。该检查对复发和复杂病例有一定帮助。此外,应用 [99m]锝(^{99m}Tc)双磷酸盐可评估骨骼病变,术中或术后还可用放射性核素标记奥曲肽来探查有无肿瘤的残留。

(三)基因、分子诊断

1. MYCN 原癌基因的扩增 2 号染色体短臂远端 2p24 区域含有 MYCN 原癌基因。近 25% 的神经母细胞瘤有 MYCN 基因的扩增,40% 的进展型神经母细胞瘤有 MYCN 基因的扩增,而低分期的神经母细胞瘤患儿中,MYCN 的阳性概率仅 5%~10%。MYCN 基因扩增可激活肿瘤血管形成、肿瘤播散和 PGY1 启动子,且与多药耐药蛋白基因(MRP)的高表达有关。由此可见,MYCN 的扩增与晚期肿瘤、疾病的进展、耐药和预后不良相关。故自 1983 年发现这一基因以来,作为有效的预后的生物学指标,MYCN 的检测一直被沿用至今。

2. DNA 倍体 正常细胞具有 23 对染色体,在正常情况下,所谓的二倍体细胞应该有 46 根染色体。55% 的原发性神经母细胞瘤是三倍体或近三倍体,缘于其含有 58~80 根染色体。剩下的 45% 为近二倍体(35~57 根染色体)或近四倍体(81~103 根染色体)。DNA 指数是指肿瘤细胞的染色体数目和 46 的比值。因此,二倍体的 DNA 指数是 1.0,近三倍体的 DNA 指数为 1.26~1.76。与那些近二倍体或近四倍体相比较,近三倍体的患儿(亦称多倍体)往往有较好的临床预后,他们的生物学预后指标良好,生存率高。这种相关性尤其对那些晚期的婴幼儿尤其重要。目前,倍体对预后影响仅限于 12~18 个月龄的有转移的和 4s 期的患儿。

3. 1p 和 11q 染色体的等位缺失 肿瘤基因物质的缺失提示抑癌基因的存在或丢失。神经母细胞瘤来源的细胞株的核型分析提示其有 1 号染色体短臂的缺失。1p 的缺失可以用 FISH 方法检测,约有 30% 的神经母细胞瘤的 1p 缺失发生在 1p36 区域。70% 的晚期神经母细胞瘤有 1p 的缺失,并与 MYCN 扩增和其他高危因素

相关。最近的研究表明,1p 的缺失是独立的预后不良因素。尽管目前还没有发现明确的位于 1p 染色体的单个抑癌基因,最近的研究却表明,位于 1p36.31 的 CHD5 可能是最有可能的代表基因。

11 号染色体长臂的缺失在神经母细胞瘤常见,发生于约 40% 的神经母细胞瘤中。11q 的非平衡性缺失与 MYCN 的扩增相关,提示它与肿瘤高危性相关。最近,COG(美国儿童肿瘤学组)在一组大样本的对照研究中发现,非平衡性 11q 和 1p36 的缺失是影响神经母细胞瘤预后的独立因素。目前,对于中危组的神经母细胞瘤的治疗亦部分依据 1p 和 11q 的等位状态。

4. 其他分子诊断进展 随着基因芯片技术的广泛开展,也发现越来越多的 DNA 或 RNA 异常与神经母细胞瘤相关。许多基因的发现是建立在大规模的 GWAS(全基因组关联分析)基础上,分析正常人群和神经母细胞瘤人群的基因差异,例如单核苷酸多态性和拷贝数变异。2p23.1 的 ALK 突变与家族性神经母细胞瘤相关。4p13 的同源框基因 PHOXB2 的功能突变缺失也与家族性神经母细胞瘤相关,特别在伴先天性巨结肠或中枢性低血压时,更为常见。多药传输基因编码的药物流出泵(Efflux 蛋白)与 MYCN 扩增和预后不良相关。多药耐药基因编码的 ATP 结合盒可以解释为何患儿在治疗初始对化疗有反应,但到治疗后期出现耐药。有报道认为,ATP 结合盒还是独立于多药耐药作用的、影响神经母细胞瘤预后的重要蛋白。

第二节　基于危险因素的治疗分组

(一)危险和预后因素

1. 临床预后因素 最重要的临床预后因素是初诊时的年龄和分期。

(1)分期:国际上神经母细胞瘤的分期标准首次在 1988 年描述,并于 1993 年进行了修订。国际神经母细胞瘤分期体系(INSS)依据原发肿瘤的切除情况、同侧或对侧淋巴结转移情况、肿瘤有无越过中线、肿瘤是否有远处转移等进行分期(表 6-1-1)。尽管 INSS 在一定程度上反映了预后,但是手术操作者的经验、淋巴结清扫的随意性影响了肿瘤的分期,而那些仅仅观察却没有手术的患儿却无法进行正确的分期。因此,Montclair 在 2009 年提出 INGR(国际神经母细胞瘤危险分组)术前评估系统。在这个系统中,局灶性的肿瘤依据 20 条左右的影像学危险因子而进行分期的定义(L1 期,代表没有危险因素和 L2 期,代表有危险因素),转移性肿瘤则定义为 M 期。MS 期相当于 Ⅳs 期,是指初诊年龄小于 18 月,转移灶局限于皮肤、肝和骨髓(<10% 的累及)。MS 期的患儿原发肿瘤可以是 L1 或 L2(表 6-1-2)。这些基于影像学资料的危险因素在总体上反映了肿瘤对重要组织结构,如血管、神经和器官的侵犯、包绕情况。如果没有这些危险因素,提示肿瘤可以安全、完整的切除。根据对 661 例纳入 INRG 的患儿资料分析,L1 期的患儿较 L2 期有更高的 5 年无瘤生存率(90% ± 3% vs 78% ± 4%, $p=0.001$)。尽管 INSS 仍是目前 COG 沿用的分期系统,INRG 分期系统已经逐渐纳入了今后患儿的评估中。

表 6-1-1　国际神经母细胞瘤分期系统

分期	累及范围描述
1 期	肿瘤局限,能够肉眼大部切除,伴或不伴有镜下残留。同侧镜下淋巴结阴性(那些附着于肿瘤或与肿瘤一起切除的淋巴结允许阳性)
2A 期	肿瘤局限,可大部切除,同侧淋巴结阴性
2B 期	肿瘤局限,大部切除,同侧淋巴结阳性,但是对侧肿大的淋巴必须阴性
3 期	肿瘤超过中线,浸润或侵袭邻近组织,无法切除。伴或不伴区域的淋巴结累及。或一侧肿瘤伴对侧淋巴结肿大累及。或中线的肿瘤向两边扩散浸润或两侧淋巴结累及
4 期	任何原发肿瘤转移至远处的淋巴结、骨髓、骨、皮肤、肝脏或其他器官
4S 期	局灶性的原发肿瘤(1~2 期),有远处转移,仅限于皮肤、肝脏和骨髓(<10%),年龄小于 1 岁

表 6-1-2　局灶性神经母细胞瘤一期切除的
客观手术风险因素

部位	情况描述
颈部	1. 肿瘤包绕大血管（例如：颈动脉、椎动脉和颈内静脉）
	2. 肿瘤延伸至颅底
	3. 肿瘤压迫气管
	4. 肿瘤包绕臂丛
胸腔	1. 肿瘤包绕大血管（例如：锁骨下静脉，主动脉，上腔静脉）
	2. 肿瘤压迫气管或主支气管
	3. 下纵隔肿瘤，浸润 T_{9-12} 的胸肋关节（可能累及 Adamkiewicz 动脉）
腹腔	1. 肿瘤浸润肝门和 / 或肝十二指肠韧带
	2. 肿瘤包绕腹腔干起始部和 / 或肠系膜上动脉
	3. 肿瘤侵犯一侧或双侧肾蒂
	4. 肿瘤包绕腹主动脉或下腔静脉
	5. 肿瘤包绕髂血管
	6. 盆腔肿瘤穿行坐骨切迹

（2）年龄：患儿的初诊年龄是另一个独立的具有预后价值的指标。对于 stage1 期以上的局部肿块的患儿，年龄小于 1 岁的患儿比大年龄患儿具有更高的无瘤生存率。目前包括 COG 和 INRG 特别工作组在内的几个肿瘤学组，逐渐把年龄分水岭延至了 460 天或 18 月。COG 甚至把年龄 12~18 月的 UH、MYCN 不扩增的 stage3 期患儿或者其他生物学特性为预后良好的 4 期患儿从高危组降级到了中危组，从而降低了治疗的强度。从中可见初诊年龄对预后的影响作用。

2. 病理预后因素 1984 年，Shimada 和他的同事建立了一个年龄相关的神经母细胞瘤形态学分期系统，1999 年被国际神经母细胞瘤病理分期系统采纳，并于 2003 年进行了修订（表 6-1-3）。根据其周围的 Schwannian 基质的丰富程度分成 4 个病理亚型：神经母细胞瘤（Schwannian 基质贫乏）、节细胞神经母细胞瘤 – 混合型（Schwannian 基质丰富）、节细胞神经母细胞瘤 – 结节型（混合成分，Schwannian 基质丰富 / 占优势和基质贫乏）和节细胞神经瘤（Schwannian 基质占优势）。再根据神经母细胞瘤细胞分化程度、神经母细胞瘤核的形态（MKI 指数）以及患儿的年龄分成预后良好型和预后不良型。节细胞神经母细胞瘤根据肉眼所见的明显结节的生物学特性再分类，而节细胞神经母细胞瘤 – 混合型和节细胞神经瘤往往是预后良好型。尽管节细胞神经瘤是一种良性肿瘤，但因其往往肿块巨大和浸润侵袭邻近组织器官，会有较多的手术并发症。而且，生存率并不因为切除的范围而提高，因此，并不提倡激进的肿瘤完整切除。目前，INPC 的病理分类已经被广泛的接受，并被证明是一项有用的疾病预后指标。这种分类的有效性亦通过 Shimada 大量的回顾性分析所得的结果证实。

表 6-1-3　神经母细胞瘤的 Shimada 分类指南

	病理	分类
神经母细胞瘤	Schwannian 基质贫乏	
<1.5 岁	分化差的或分化的, 低 / 中 MKI	FH
1.5~5 岁	分化的, 低 MKI	FH
<1.5 岁	（a）未分化的	UH
	（b）高 MKI	
1.5~5 岁	（a）未分化的或分化差的	UH
	（b）中 / 高 MKI	
>5 岁	所有的肿瘤	UH
节细胞神经母细胞瘤, 混合型	Schwannian 基质丰富	FH
节细胞神经母细胞瘤, 结节型	成分：Schwannian 基质丰富 / 占优势和基质贫乏	UH 或 FH（依据结节的病理类型而定）
节细胞神经瘤	Schwannian 基质占优势	FH
成熟中型		
成熟型		

3. 分子生物预后因素　如前所述，*MYCN*基因的扩增，DNA二倍体或四倍体，1p的等位基因缺失，非平衡性11q的等位基因缺失是影响神经母细胞瘤患儿预后因素的重要分子生物指标。*MYCN*基因的扩增与肿瘤的快速增长、分期密切相关，早期和Ⅳs期神经母细胞瘤中仅有5%~10%的*MYCN*基因扩增，而进展期高达40%，而且并不随着肿瘤的病程而发生改变，故而在早期就可判断患儿的预后。DNA指数（DI）大于1（高倍体表型）常为早期病变，提示预后良好，而DI=1（二倍体）常与肿瘤进展和差的预后相关，故在小于1岁的患儿中已经成为区分良好生物学特性和不良生物学特性的重要指标。另外，1p的等位缺失在70%~80%的近双倍体肿瘤中可见，DI和*MYCN*扩增的作用有叠加效应，故1p和11q也已成为进一步筛选不良预后患儿的重要指标，在COG2012年的报告指出，中危组的患儿如果有1p或11q的等位缺失，分组要上升一个等级，治疗强度要提高2~4个疗程，可见分子生物学指标对预后的影响和对治疗的指导意义。

（二）危险度分组

神经母细胞瘤是最具有异质性的肿瘤。越来越多的研究表明，该肿瘤的生物和分子特性与其临床行为密切相关。目前的治疗是基于肿瘤临床和生物学特性的危险度分组。最重要的临床变量是诊断的年龄和分期，最有影响的分子指标是*MYCN*的扩增与否、肿瘤的倍体和病理分型。当然，不断有分子和生物学指标参与对肿瘤预后的评估，如1p36和11q23的缺失。总体来说，这些指标构成了COG对于肿瘤的危险度分组，指导治疗（表6-1-4）。儿童的神经母细胞瘤分为三大类危险度组别，低危、中危和高危，不同组别的无瘤生存率分别为>95%、>90%和<30%。大多数新生儿神经母细胞瘤属于低危组，很少为高危组。特别是，仅有3%的1期或2期的神经母细胞瘤有*MYCN*基因的扩增。

表6-1-4　神经母细胞瘤的COG危险度分组

危险度分组	INSS分期	年龄	生物学特性
低危			
Group1	1	任何年龄	任何生物学特性
	2A/2B（>50%切除）	任何年龄	*MYCN*阴性，任何病理类型/倍体
	4S	<365天	*MYCN*阴性，FH，DI>1
中危			
Group 2	2A/2B（<50%切除或仅活检）	0~12岁	*MYCN*阴性，任何病理类型/倍体
	3	<365天	*MYCN*阴性，FH，DI>1
	3	>=365天~12岁	*MYCN*阴性，FH，
	4S（有症状）	<365天	*MYCN*阴性，FH，DI>1
Group 3	3	<365天	*MYCN*阴性，UH/DI=1
	4	<365天	*MYCN*阴性，FH，DI>1
	4S	<365天	*MYCN*阴性，UH/DI=1或不详
Group 4	4	<365天	*MYCN*阴性，UH/DI=1
	3	365~<547天	*MYCN*阴性，UH，任何倍体
	4	365~<547天	*MYCN*阴性，FH，DI>1
高危			
	2A/2B，3，4，4S	任何年龄	*MYCN*阳性，任何病理类型/倍体
	3	≥547天	*MYCN*阴性，UH，任何倍体
	4	365~>547天	*MYCN*阴性，UH或DI=1
	4	>547天	任何生物学特性

（三）INRG 分级系统

INRG 分级系统是 INRG 特别工作组在通过对 1990—2002 年间 8 800 个神经母细胞瘤患儿的分析的基础上形成的。采用生存回归分析的方法,将无事件生存率作为主要终点,借此判断 13 个预后因素的预后价值。最后采纳 7 个变量（INRG 分期、年龄、病理、肿瘤分化程度、*MYCN* 扩增与否、11q 状态和倍体）来定义 16 种治疗前危险度分组（pretreatment risk group）（表 6-1-5）。这 16 组依据 5 年无瘤生存率（EFS）的预测可以大致分成 4 大类,非常低危（EFS>85%,占 28.2%）,低危（EFS>75%~ ≤85%,占 26.8）,中危（EFS>50%~ ≤75%,占 9.0%）,高危（EFS ≤50%,占 36.1%）。该方法在未来的日子里,可以前瞻性地预测神经母细胞瘤的预后与相关因素的关系,并可以和现有的评价分组方法比较。

表 6-1-5　国际神经母细胞瘤治疗前危险度分组

INRG 分期	年龄 / 月	病理类型	肿瘤分化程度	*MYCN*	11q 缺失	倍体	治疗前危险度分组
L1/L2		节细胞神经瘤（GN）;节细胞神经母细胞瘤（GNB）,混合型					非常低危
L1		任何病理类型,除外 GN 和 GNB 混合型		不扩增			非常低危
				扩增			高危
L2	<18	任何病理类型,除外 GN 和 GNB 混合型		不扩增	无缺失		低危
				不扩增	有缺失		中危
	≥18	GNB 结节型;神经母细胞瘤（NB）	分化中	无扩增	无缺失		低危
			分化差或未分化	无扩增	有缺失		中危
				扩增			高危
M	<18			无扩增		多倍体	低危
	<12			无扩增		二倍体	中危
	12~18			无扩增		二倍体	中危
	<18			扩增			高危
	≥18			扩增			高危
MS	<18			无扩增	无缺失		非常低危
				扩增			高危
					有缺失		高危

无论何种分组方法,我们从中都可以看出,与神经母细胞瘤预后相关的因素基本上集中于年龄、病例类型、基因扩增或染色体缺失,以及肿瘤是否能完整切除、是否出现远处转移。仔细采集患儿的资料,进行综合判断,我们总能找到神经母细胞瘤不同个体间的差异,从而给予个体化的治疗方案。这是危险度因素和危险度分组的价值所在。

第三节　规范化和个体化的治疗手段和新的治疗进展

一、手术

手术主要包括活检和根治术。

1. 肿瘤活检术　对于中、高危组病例,肿瘤往往巨大，包绕重大血管和组织结构，如未经全面诊断评估和术前化疗即施行手术切除，并试图一举切除肿瘤，这种方法并不能提高生存率，反而增加了并发症，如大出血、肾血管损伤、脾切除、肠系膜血管损伤、乳糜漏、脊髓损伤等。并发症还使化疗延期，耽误治疗。一般而言，仅在瘤体较小、局限、未累及重大血管、脏器、易切除时行原发肿瘤切除术，否则，行肿瘤活检术，根据生物学特性（病理特征、基因扩增或染色体缺失及倍体情况）决定治疗方案。活检术应该是治疗中、高危组神经母细胞瘤初级治疗阶段的外科处理方式。

2. 肿瘤切除术 神经母细胞瘤常与椎骨、大血管粘连，可包裹主动脉、腔静脉及其分支，切缘镜下无瘤的根治性手术实际上是达不到的。因此"完全切除"的概念应为切除肉眼可见和可触及的所有肿瘤组织，称之为"肉眼下完全切除"（gross total resection）。神经母细胞瘤的肉眼下完全切除有助于肿瘤局部的控制，一些报道称，可在一定程度上提高Ⅲ期或Ⅳ期病例的整体生存率。对于中、高危组的病例，术前化疗是重要的治疗措施，也为根治性肿瘤切除术创造了尽可能好的条件。临床分析显示，神经母细胞瘤化疗后体积缩小呈下降的曲线，一般在第3个疗程后达到平台期。此时的肿瘤组织学表现为大量基质，其间散在分布着岛状的恶性神经母细胞及神经节细胞，该特征对于手术时机的选择有指导意义。因此，肿瘤切除术一般安排在第4个疗程结束之后。鉴于神经母细胞瘤是一种特殊的需要综合治疗的肿瘤，手术并不是唯一的治疗手段，因此根治手术应在权衡利弊、分析肉眼完整切除可能带来的风险后决定切除的程度和范围。追求肿瘤切除而不顾手术风险和可能带来的并发症并不值得提倡。尤其对于高危组神经母细胞瘤，切除肾脏和脾脏带来的肾功能代偿不全和感染风险会使患儿根本无法接受高强度的化疗和放疗，最终影响治疗效果，无益于生存率的提高。对于低危组的患儿，目前的观念认为这类肿瘤生物学活性不高，残留的肿瘤并不会向远处转移，如果一味地追求根治而损伤重要脏器或影响脊髓，破坏椎管，反而干扰了患儿的生存质量。因此，作为一名外科医生，经验的积累、知识的更新和敏锐的判断力在神经母细胞瘤的治疗中尤为重要。

3. 手术要点

（1）活检术：一般采取开腹方式，以便取得足够量的肿瘤活组织，可通过微创技术或小切口（小于5~6cm）进行操作，大切口则使伤口的愈合延长从而使化疗延期，应尽量避免。活检切口的位置要考虑到化疗后择期手术和可能二次探查手术以减少疤痕。活检时首先打开肿瘤假被膜，在肿瘤表面作环形小切口，直径不超过1~2cm，用双极电凝处理表面血管，用垂体咬钳取肿瘤组织比较便利，不但可取到足够量的肿瘤组织，同时也可避免损伤血管和挤压瘤组织。活检处用明胶海绵等可吸收止血材料填塞，并利用切开的肿瘤假被膜作包裹缝合，通常可有效止血，有时还可用明胶海绵等可吸收止血材料加强止血效果。取得足够的符合病理检查质量的瘤组织对诊断和预后评估至关重要，瘤组织一般不少于1cm³。活检手术的同时还可植入化疗用输液港。

（2）肿瘤切除术：通常需要大的暴露切口，必要时采用胸腹联合切口，手术应争取切除所有可见，可触及的恶性组织。以腹膜后神经母细胞瘤为例，原发肾上腺及脊柱旁交感神经链，经腹腔手术暴露较好，便于沿大血管解剖肿瘤和转移的淋巴结。选择腹部横切口，在脐部上方1cm处横行切开，从右侧腋前线到达左侧腋前线，使手术野充分显露。进入腹腔后探查患侧肾脏和肿瘤附近淋巴结，注意肿瘤与附近血管的粘连，应根据探查结果决定是否切除肿瘤及其操作范围。如肿瘤包绕主动脉或下腔静脉，两者间虽有紧密粘连，但一般均存在一定的间隙，相比之下游离动脉更容易些。此时应沿血管外膜分离间隙，并沿血管纵轴将上方的肿瘤逐步剖开，进而分块切除肿瘤。一期手术尤其是未行术前化疗者，肿瘤血管丰富，脆弱易出血，更应细心操作，避免发生意外。由于神经母细胞瘤多数是包绕后腹膜血管的不规则无边界的肿瘤，后腹膜血管骨骼化是肉眼切除肿瘤的好方法，但手术操作时间长，并发症相对较多，包括肾血管损伤，脾血管损伤，甚至腹主动脉的损伤以及乳糜漏，腹腔神经节损伤导致的术后腹泻等。因此对于晚期的患儿，是否要以牺牲脏器和功能来换取肿瘤的完整切除，是值得商榷和尚未解决的问题。

二、化疗和放疗原则

早期病例仅通过手术切除即可治愈，但对其他进展期的病例，化疗仍是必须的治疗手段。化疗药物可单一使用也可联合使用，药物有环磷酰胺、多柔比星、顺铂、依托泊苷、长春新碱等。新的化疗药物、复合制剂和化疗方案一直在不断的发展，主要集中在肿瘤化疗耐药性的研究、维甲酸诱导细胞分化作用以及造血干细胞移植前骨髓纯化的方法。

随着骨髓移植技术日益广泛地应用于临床治疗血液系统疾病、造血干细胞移植术，尤其是外周血造血干细胞移植术亦成为了治疗高危组神经母细胞瘤的必要手段之一。先用强化疗灭活骨髓，同时进一步杀灭体内残存的肿瘤细胞，然后用自体或异体干细胞移植来恢复骨髓功能。造血干细胞移植治疗后的长期随访资料表明，其应用可以提高生存率10%，优于单用大剂量化疗的方案。

放疗仅适合于高度危险病例。一些报道显示，在肿瘤全切或次全切除后对肿瘤床进行局部放疗，可以降低复发率。术中放疗技术也有报道应用于儿童，不但可较好的保护正常组织，而且使用剂量较大。此外，由于 ^{125}I 和 ^{131}I-MIBG 可为神经母细胞瘤摄取，也可用以治疗进展期病例。

三、基于危险度分组的个体化治疗

低危组病例仅行肿瘤切除，个别病例仅可作观察。不同危险度分组可以参照表6-1-4。不同的分期根据肿瘤生物学特性不同，可以纳入不同的危险度分组。例如1期患儿，无论年龄、MYCN状态、Shimada分类和DNA倍体，均属低危组，无需化疗。2期和4s期中也可有低危组病例，前提往往是基因不扩增，病理类型良好，DNA为多倍体。由于4s期的患儿在诊断之初即有肝、皮肤、骨髓的转移，仅做肾上腺原发灶的切除并不能提高生存率。对于肝脏因肿瘤转移而快速增大的患儿，可用化疗或肝脏照射来控制。还有报道将贮袋（silo）缝在腹壁切口上，使腹腔压力降低，用于缓解肝脏肿大引起的呼吸窘迫。

中危组一般需要接受四药联合化疗，根据肿瘤的生物学特性，决定是进行2个，4个或8个疗程的化疗。手术可以在化疗前，或化疗间歇期进行。2期、3期、4期、4s期都可能属于中危组，关键在于肿瘤的生物学特性中不良预后占的成分和比例（表6-1-4）。一般对于化疗前无法切除的肿瘤，在活检后化疗，2~4个疗程后评估手术的可行性，如果估计仍然无法切除，则可以再继续化疗数个疗程，其后再评估有无切除肿瘤的可能性。中危组患儿一般仅需化疗，无需放疗和生物治疗。

高危组病理往往是大年龄、分期晚、MYCN基因扩增或UH、二倍体的患儿（表6-1-4），这些患儿需要在活检明确诊断后接收大剂量高强度的化疗，在4个疗程左右、转移灶控制的情况下行肿瘤切除术。患儿需要接受大剂量的造血干细胞辅助下的巩固治疗方案（干细胞移植）和放疗，以及后期的13-顺式维甲酸治疗。

中、高危组病例伴有硬膜外肿瘤侵犯，出现脊髓压迫症状时，一般采用化疗来处理。虽然化疗、放疗和椎板切除术这三种方法都能有效的去除对脊髓的压迫，但后二者有导致脊髓侧弯等并发症的缺点，建议避免使用。

四、进展性神经母细胞瘤治疗新策略

1. 免疫治疗　神经母细胞瘤细胞对于抗体依赖细胞介导的细胞毒性非常敏感。因此，靶向免疫治疗即通过使用针对神经母细胞瘤细胞表面抗原 GD_2 的抗神经节苷抗体，治疗进展性神经母细胞瘤。在Ⅱ期的临床试验中，约40%的对化疗耐药的神经母细胞瘤患儿可以对鼠的抗 GD_2 的单克隆抗体3F8有反应。目前，正在生产一种结合了鼠的抗GD2抗体的IgG3和人的IgG1-K的嵌合型抗体，以减少鼠抗的免疫原性。美国在2015年3月经FDA批准上市的Dinutuximab（ch14.18）正是这一类嵌合型抗体。GD2抗体的免疫原性可以通过细胞因子，如GM-CSF（粒细胞-巨细胞集落刺激因子）和干扰素-2来增强其治疗效果。美国儿童肿瘤研究小组的一项研究，比较干细胞移植以后，单用13-cis-维甲酸或联合应用Dinutuximab、GM-SCF和13-cis-维甲酸，两组对于高危组神经母细胞瘤无瘤生存率和总体生存率提高的作用。结果证实，采用免疫治疗组其2年无瘤生存率和2年总体生存率较标准治疗组明显提高（66% vs 46%，$p=0.01$ 和 86% vs 75%，$p=0.02$）。

2. MIBG 治疗　由于神经母细胞瘤细胞特异性的摄取 ^{131}I-MIBG，因此可以用它来治疗难治性神经母细胞瘤。一项研究表明，难治性神经母细胞瘤对这一治疗的反应率可达 33%，进一步的研究表明，这种治疗方法可以应用于临床，在化疗结束后使用。68Ga-DOTATATE PET/CT 被认为具有比 123I-MIBG 更高的敏感性、更快的清除率、更低的放射线暴露和更少的毒性，可以检测出 MIBG 显像阴性的患儿。68Ga-DOTATATE PET/CT 阳性的复发患儿可采用后续的 177Lu-DOTATATE 治疗，对于微小的骨和骨髓的转移有一定的疗效。

最近的研究发现，大龄患儿的治疗反应似乎更好，呈现为治疗后生存时间的延长，提示 MIBG 的治疗可以成为难治性神经母细胞瘤的补救治疗措施。COG 正计划把 MIBG 治疗写入新的治疗方案中。

3. 诱导分化治疗　维甲酸衍生物可以诱导神经母细胞瘤形态发生变化。服用 13-顺式维甲酸的患儿，其 3 年的无瘤生存率（46%）远较未服用者（29%）高。目前 COG 已将干细胞移植后服用维甲酸作为常规写入高危组神经母细胞瘤的诊疗规范。其他的合成维甲类药物，如芬维 A 胺（4-HPR）也被尝试用作高危组神经母细胞瘤患儿的维持用药。与 13-顺式维甲酸不同，芬维 A 胺并不引起形态的改变，主要是诱导肿瘤细胞的凋亡，最近的一项 I 期临床试验正在检测芬维 A 胺在体内引起最小毒性的剂量水平。

4. 血管生成抑制剂　血管生成是一种血管形成的生物过程。但是在生理学上，血管形成却成为某种病理状态，如肿瘤的重要行为。一些研究表明，抑制血管生成不仅能预防肿瘤血管形成，而且能影响肿瘤的生长和播散。神经母细胞瘤是血管生成依赖性的，因此对血管生成抑制剂敏感。动物实验也表明，神经母细胞瘤对血管生成抑制剂，如 TNP-470、VEGF 的捕获剂等敏感，而且，这种血管生成抑制剂通过抑制血管新生，可以提高肿瘤对原耐药的化疗药物的持续性低剂量给药敏感性，从而避免给患儿大剂量用药，有利于化疗间歇期的恢复，及时开始下一疗程的用药。VEGF 捕获剂已进入了 COG I 期临床试验。

5. 新的靶点　新的靶点有 ALK（间变性淋巴瘤激酶）抑制剂、Aurora 激酶抑制剂、TRK（酪氨酸激酶）抑制剂、mTOR 通路抑制剂、微管蛋白捆绑剂、表观遗传靶向、DNA 甲基化、组蛋白修饰、microRNAs 以及单细胞研究等，均是目前神经母细胞瘤治疗研究的热点。通过这些分子靶点，有望进一步逆转神经母细胞瘤的生物学不良特征，提高治疗敏感性，改善预后。

随着与神经母细胞瘤诊断和预后相关的遗传因子、基因分子的发现和应用，在未来，神经母细胞瘤的治疗应该会趋向多元化。而且，分子表达谱会使更多的新药应运而生，包括诱导分化、生长通路失调的阻断、激活沉默的凋亡途径等。最有前景的治疗措施是克服肿瘤耐药，涉及靶向治疗。新的药物可以与传统药物共用，也可以单独使用。

（李　凯）

参 考 文 献

1. Cheung NK, Dyer MA. Neuroblastoma: developmental biology, cancer genomics and immunotherapy. Nat Rev Cancer, 2013, 13（6）: 397-411.

2. Navarro S, Piqueras M, Villamón E, et al. New prognostic markers in neuroblastoma. Expert Opin Med Diagn, 2012, 6（6）: 555-567.

3. Sridhar S, Al-Moallem B, Kamal H, et al. New insights into the genetics of neuroblastoma. Mol Diagn Ther, 2013, 17（2）: 63-69.

4. Masetti R, Biagi C, Zama D, et al. Retinoids in pediatric onco-hematology: the model of acute promyelocytic leukemia andneuroblastoma. Adv Ther, 2012, 29（9）: 747-762.

5. Alexander N, Vali R, Ahmadzadehfar H, et al. Review: The Role of Radiolabeled DOTA-Conjugated Peptides for Imaging and Treatment of Childhood Neuroblastoma. Curr Radiopharm, 2018, 11（1）: 14-21.

6. Hoy SM. Dinutuximab: A Review in High-Risk Neuroblastoma. Target Oncol, 2016, 11（2）: 247-253.

第二章　肾母细胞瘤

第一节　概　述

当前对于肾母细胞瘤（WT）的诊疗，已经取得了令人瞩目的成就，长期治愈率总体上已经高于85%。这一成功很大一部分要归功于国际上两个多学科合作组织，即欧洲的国际肿瘤学会（SIOP）和美国的儿童肿瘤学组织（COG），COG的前身是美国肾母细胞瘤研究组（NWTSG）。这两个组织尽管在方法上存在一些哲学上的差异，但都已经进行了一系列精心设计的临床和生物学研究，这些研究提供了大量循证医学的知识，帮助建立了WT患儿的最佳治疗方法。最近的进展包括临床中心化的手术效果；中心化的放射学检查和病理学检查的复审结果；通过MRI评估活体组织反应，并预测预后；新的生物标志物探索（体细胞和遗传易感性）；以及在特定病例中进行保留肾单位手术（NSS）。目标是开发更加个性化的风险度分组治疗，以提高无事件生存（EFS）并最大限度地减少治疗的晚期影响。尽管已经取得了这些进展，但挑战仍然存在——大量患有WT的儿童（例如，间变性组织学或Ⅳ期疾病）仍然具有很差的EFS和/或晚期影响。

第二节　诊断的演进和创新

一、肾母细胞瘤早期诊断与初级卫生保健系统密不可分

大多数患有WT的儿童存在由父母或医生发现的无症状可触及肿块。高达20%的儿童患有血尿、高血压、发热和/或侧腹疼痛。个别儿童可出现急腹症，常发生于肿瘤破裂并可导致不可控制的出血。不同的卫生系统和获得医疗的途径也影响到了疾病的及时诊断。Pritchard-Jones等人进行了一项有趣的研究，他们比较了德国和英国的卫生系统在儿童肾脏肿瘤诊断方面的作用。结果发现在英国，首要诊断者是全科医生（"家庭医生"）；而在德国，儿童则可以直接接触儿科医生。研究表明，在英国，儿童肿瘤体积较大，晚期者比德国儿童肿瘤更大。EFS/总生存期（OS）有3%的差异。这项研究虽然样本量较小和通常有效的治疗方案可能对研究结果有一定作用，但结果仍然发人深省。在德国，所谓的偶然发现了更大比例的WT；而在英国，大多数病人则需出现肿瘤相关症状，这表明英国儿童的初级保健系统可能不适合早期发现肾脏肿瘤。

辅助检查通常是通过超声（US）、CT或MRI检查来确认肾肿块的部位、范围和转移部位。多年来，胸部X线片是评估肺转移的标准的影像学检查；然而，当前它在很大程度已被CT取代。而当CT被用于普查时，较小肺结节的发现则变得常见，因此诊断和治疗方面均有一定程度的挑战，进而导致认识到并非所有肺病病人都需要肺部放射。近年来，腹部MRI比CT更常用，但是胸部的CT扫描仍然是评估转移性肺病的首选。

二、SIOP和COG分期系统的可行性和必要性

SIOP方案和COG方案在其对肿瘤的初始治疗方法上也有所不同。SIOP方案更喜欢初始化疗（可以没有活组织检查来确定病理诊断），然后进行手术和化疗和/或放疗。大多数情况下的分期和风险评估是在初次手术后进行的。COG的方案则优选初期肾切除术，然后辅助化疗和/或放疗。手术后进行最终的腹部和疾病分期，但用于分期分类的因素是不同的（表6-2-1）。COG和SIOP方案的风险分组还包括生物标记和治

表 6-2-1 SIOP 和 COG 分期系统

分期	标准
SIOP 分期	
I 期	肿瘤局限于肾脏或被纤维性假包膜包围,并且在肾脏的正常轮廓之外的肿瘤也完整切除。肿瘤可能突出(凸出)进入盆腔范围并进入输尿管,但不会侵入输尿管壁 不累及肾窦血管。可能涉及肾内血管。肾窦或肾周脂肪中如果存在坏死性肿瘤不算 II 期。允许经皮切穿刺活组织检查
II 期	肿瘤延伸到肾脏之外或穿过肾囊和 / 或纤维性假包膜进入肾周脂肪,但完整切除。肿瘤浸润肾窦和 / 或侵入肾实质外的血液和淋巴管,但被整块地完整切除。肿瘤浸润邻近器官或腔静脉,但完全切除。允许经皮切割针活组织检查
III 期	肿瘤切除不完全,切缘有肿瘤残留(术后大块残留或微观肿瘤)。任何腹部淋巴结转移。术前或术中肿瘤破裂(不论任何分期)。肿瘤已穿透腹膜表面。在腹膜表面上发现肿瘤种植转移灶。术中发现的血管或输尿管存在的肿瘤瘤栓被外科医生横切。在术前化疗或手术前,肿瘤已经过手术活检(楔形或开放式活组织检查)
IV 期	腹腔区域外的血源性转移(肺、肝、骨、脑等)或淋巴结转移
V 期	诊断时双侧肾肿瘤。必须根据上述分类对每一侧进行分类
COG 分期	
I 期	肿瘤仅限于肾脏并已完整切除。在切除之前肿瘤未破裂或未行活检。肿瘤没有穿透肾囊或涉及肾窦血管
II 期	肿瘤延伸到肾脏的囊外,但完整切除,切缘阴性。肾囊有穿透或有肾窦血管侵犯
III 期	术后肿瘤残留或微观肿瘤残留,包括:肿瘤不可切除,阳性手术切缘,肿瘤溢出表面,局部淋巴结转移,阳性腹膜细胞学或肿瘤瘤栓被横切。在切除之前肿瘤有破裂或曾行活检
IV 期	腹部外的血源性转移或淋巴结转移(肺、肝、骨和脑等)
V 期	诊断时存在双侧肾脏受累,并且每侧需行分期

疗反应评估。此外,尽管应用的许多化疗药物相同,但化疗的时间和剂量在每个方案中都不同:在 COG 方案中,单独手术可能是唯一的治疗方法。当然,这些方法的差异经常引发关于"哪个更好"的争论;然而,实际上两种方案都会为标准风险组的患儿带来出色的 EFS 和 OS,所以在治疗高风险患儿时都面临着挑战。另外一个争议的领域是诊断性活检对局部复发和肿瘤分期风险的影响。在过去的 COG 方案中,对无法切除的肿瘤进行开放或基于图像的肾活检的患儿一直被认为 III 期。此外,那些术中肿瘤溃破溢出较大的病人也被视为 III 期。而如果是患儿接受了术中活检,同时进行了肾切除术,或者在手术过程中出现肿瘤小破裂,这些病人在 COG 方案中被视为 II 期。Shamberger 等人的一篇文章研究了预测 NWTS-4 研究中局部复发的手术因素。在一项巢式病例对照研究中,结果显示,无论溢漏程度如何,只要发生肿瘤溢出,局部肿瘤复发率就显着增加,如同术中活检后再进行肾切除术。基于这些结果,最近

的 COG 研究将所有溢出(小或大)和任何术中活检的患儿重新评估,导致 11 名病人(约 400 名接受重新评估)从 II 期升至 III 级。

SIOP 研究还检查了活组织检查对局部复发的影响。SIOP 目前没有将所有接受活检的病人分类为 III 期。英国采用通过经皮穿刺针进行活检,采用同轴技术获得多个组织条。在 1991 年至 2001 年招募的 UKW3 研究中,比较了穿刺和非活检两种方法的肿瘤复发情况。该研究中,单因素分析提示活组织检查与任何局部复发之间存在关联,但在肿瘤间变性组织类型和肿瘤增大方面,则没有统计学意义。对于远处复发,单变量分析中的活检的影响则不明显。事实上,年龄较大和间变性组织学是与转移复发相关的最重要因素。由于样本量小限制了多变量分析,该研究扩展到整个 SIOP 2001 试验,结果提示,在 SIOP 方案中进行前期活检不会增加局部复发的风险。这些结果对 COG 的组内治疗和风险分层评估的影响尚不明确。

肾脏肿瘤的基于风险度的治疗需要适当的分期和危险分层。WT 还需要腹部肿瘤分期和疾病分期。对于每年仅治疗 1~2 个病例的机构而言，这有时可能具有挑战性。为了解决这个问题，COG 在 ARENO3B2 研究（生物学和风险分类）中提供了病理学、放射学和手术的实时（7 天内）中央审查，随后是风险分层治疗研究。通过这一过程，与单机构评估相比，多达 20% 的病人可能会根据中央审查改变评估结果。迄今为止，已对 6 000 多名病人实施了这一中央审查程序。SIOP 已经通过中心化的国家和国际病理学小组审查，来提高分期和组织学风险分组的质量。在德国，最近在英国，已经开始在国家层面的影像审查，并计划在即将进行的 SIOP–RTSG "UMBRELLA" 研究中采用。

MRI 被广泛认为是诊断和随访的最佳成像方式，而扩散加权图像（DWI）的发展，则可准确预测 WT 组织学类型而成为的非常有用的研究工具。DWI 可提供组织的生物物理特性信息，如细胞密度、微观结构和微循环状态。通过跟踪组织内水扩散的微观速率，可计算出表观反向的表观扩散系数（ADC）与肿瘤细胞特性密切相关。有研究表明，中危、退变型和混合型 WT 中，ADC 值较高，高危的富基质型 WT 具有更低的 ADC 值，而在胚胎型和中度风险上皮型 WT 之间，ADC 没有显著性差异。每个基质型 WT 中的主要活组织亚群细胞在化疗后经历了平均 ADC 值的正向变化。在术前化疗阶段的这种评估可能在规划保留肾单位手术的时机，特别是在双侧肿瘤的治疗规划中，具有一定的价值。

第三节　单侧肾母细胞瘤手术治疗和特殊问题的处理原则

手术的目标是进行安全的、在没有术中肿瘤溢出的情况下切除肾脏和肿瘤，进行腹膜后淋巴结活检，并记录所有发现，如术前或术中肿瘤破裂、扩散到其他结构以及腹膜转移灶的存在。未能取淋巴结活检是普通外科医生最常犯的错误，常导致无法准确评估患儿。有些孩子的肿瘤非常良好，可不需要化疗或放疗就可治愈，但必须知道淋巴结转移状况才能得出这个结论。术前破裂和

腹膜转移则需要全腹放射和强化疗。肿瘤输尿管或血管系统的术中播散还要求侧腹放射和强化疗。在这些情况下如果不进行放 / 化疗会增加复发的风险。如果条件允许，还可进行静脉管路或输液港的放置手术。在手术前还应与麻醉团队讨论术后疼痛管理。

一、标准手术技术的要点

手术通常通过经腹横向进行，允许完全暴露腹部。COG 和 SIOP 方法之间的本质区别在于手术时机，这通常是 COG 和 SIOP 一线化疗后的前期。标准程序是全肾 + 输尿管切除术，淋巴结（LN）活检。虽然已经证明缺乏 LN 活检是复发的风险因素，但目前还没有关于最佳活检数量的正式建议。在最近的一项回顾性研究中，COG 提示至少 7 个淋巴结活检可提高发现肿瘤转移的概率；但在控制肿瘤组织学和分期后，活检 LN 数量并未有预测 EFS 变化的意义。在 SIOP 93–01 研究中，尽管初始时较大体积与 LN 侵袭的高风险有关，但术前化疗后，肿瘤体积的变化不是手术中有无淋巴结转移的预测因素。

手术的主要风险是肿瘤破裂，术中溢出到腹膜腔内。统计参加 ARENO3B2 研究的 1 131 名患儿，该风险为 9.7%；而在 SIOP 研究中则估计为 2.8%~6%。这种差异可能是由于肿瘤缩小和化疗后血管分布减少导致肿瘤变硬变脆所致。此外，并非所有 SIOP 肿瘤在开始化疗前都进行了活组织检查。据报道，误诊率高达 8%，使用不适当的治疗率为 5.2%，最近的研究已降至 1% 以下。

二、血管瘤栓处理原则

WT 瘤栓可以通过肾静脉进入下腔静脉并到达心房。综合国际文献报道的数据提示，静脉腔内瘤栓发生率为 2%~5%，心房瘤栓发生率为 0.2%~1.2%。肿瘤瘤栓的术中处理需要近端和远端血管控制。肾静脉的瘤栓应该切开静脉后轻轻挤出，如果瘤栓较长也可以通过静脉切开术，牢靠地控制瘤栓以防瘤栓脱落。有时瘤栓黏附在静脉的内膜层，导致手术时需分块切除，这将导致肿瘤分期升级并增加治疗负担，还可能带来长期复发风险。建议通过多学科团队管理这些患儿，团队中还应该包括心脏外科医生以便在瘤栓到达心房

时进行体外循环手术。

三、肿瘤转移的面对

肿瘤转移最常见于肺部或肝脏,单独使用化疗可实现转移灶的完全缓解。这类病人往往有较好的预后。对化疗有反应但转移灶不消失的可行手术切除,这是一些儿童肿瘤中心的标准做法,但报道的数据很少。但有数据表明,对化疗反应较慢的肺转移结节进行放疗有明确的益处。随着 CT 扫描质量的提高,可以检测出普通 X 线片上不可见的肺结节,从而发现临床表现不明显的肺转移。这些"仅限 CT"结节的影响仍有待确定,尽管最近的 COG 分析发现,这些只有 CT 的肺部病变患儿可以通过添加多柔比星来改善 EFS,但不能改善 OS,这些病人也不会得益于肺部放疗。在 SIOP 2001 研究中,EFS 和 OS 在"仅 CT"结节患儿中低于诊断时没有任何可疑结节的病人,治疗采用三药化疗方案效果也不明显。然而,"仅限 CT"组的 EFS 和 OS 介于只有局部肿瘤、胸部 CT 扫描正常的患儿和胸部 X 线检查可见转移性病灶的患儿之间。在最近的 COG 试验(ARENO533)研究中,一个目标是为那些在 DD4A 治疗 6 周后完全消退肺病的病人停止肺部放疗。302 名病人中有 119 名(39%)做出了回应。24 名病人在 2 年内出现复发,其中 22 例在肺部,1 例仅在腹部,另 1 例患有第二次恶性肿瘤。因此,119 个中的 95 个避免了肺部放疗。也有一些病人病情稳定或仅有一两处病灶。这些病人中的一些可能是良性病变,或者是已经坏死的 WT 或分化良好的 WT,这些可不需要放疗,而可以通过胸腔镜手术切除。其中小病变有时需要图像引导定位。这些技术尚需进一步研发。

四、单侧 WT 保留肾单位手术(NSS)

对于双侧 WT,部分肾切除术已经很好地应用了,但是其用于单侧 WT 是一个有争议的领域。保留肾功能的目的是值得考虑的,但必须权衡全肾切除术后的长期肾功能不全发生率和由于阳性边缘引起的肿瘤分期提高到Ⅲ期的影响。另一个考虑因素是 WT 患儿肾功能衰竭的主要原因是疾病进展和腹部放射线暴露。根据 SIOP 和 COG 治疗的非综合征病人中,只有 3%~9% 似乎符合 NSS 标准。SIOP 方案的新指南定义了单侧 WT 的 NSS 的严格适应证:单侧肿瘤仅限于半肾,诊断时估计体积小于 300ml,无术前破裂,无静脉或局部瘤栓,足够的残余健康肾组织以避免术后超滤。

五、腹腔镜手术的现状

在权衡风险和益处之后,还可考虑对 WT 使用微创手术(MIS)。根据 SIOP 2001 中报道了通过经腹腔镜手术切除的 24 例 Wilms 肿瘤的早期经验,作者证实了该手术的可行性,但具有挑战性,并且需要外科医生的高水平的专业知识和丰富的操作经验。WT 中 MIS 的认可指征是肿瘤较小且没有跨过中线,即手术时椎骨的侧缘是边界,没有静脉瘤栓,没有与邻近器官的粘连,也没有术前破裂或肿瘤溢出。MIS 一般不用于任何直径大于 8cm 的肿瘤,但尺寸本身并不被认为是绝对禁忌证。这些标准与 NSS 相似,但 NSS 标准高过 MIS,应该对每个肿瘤病人的这些指标进行评估。至于开放式手术则更应安全,同时可以正确地切除淋巴结。

六、马蹄肾的个体处理

WT 病人中马蹄肾的发病率约为 0.5%。因此在行影像学检测时需准确识别马蹄肾的存在,以充分评估肿瘤和肾脏的精确解剖,并讨论最准确的手术计划。马蹄肾不是手术的禁忌证,但由于肾集合系统受损,可能有较高的手术并发症发生率。

七、手术并发症

肠梗阻是最常见的并发症(5.1%),其次是大出血(1.9%),伤口感染(1.9%)和血管损伤(1.5%)。与并发症风险增加相关的因素包括通过侧腹或旁中心切口的手术、肿瘤直径为 15cm 或更大、静脉瘤栓等。

八、单纯手术治疗病例的选择

对 NWTS1-4 的综述发现,辅助治疗的使用并未增强 2 岁或以下儿童的极低危组的预后,这组为包括Ⅰ期、组织学为预后良好型和肿瘤小于 550g 的患儿。在 NWTS-5 中,如果一名儿童符合这些标准，推荐了仅行手术治疗的方案。8 年的 EFS 在仅手术组中为 84%；接受 EE-4A 化疗的病人为 97%（p=0.002）。但每组都中观察到一例死亡。5 年 OS 率分别为 98% 和 99%（p=0.70）。因此，85% 的婴儿可免除化疗，而对那些确实复发的病人则接受三药方案——长春新碱、放线菌素 D 和多柔比星（DD4A）治疗，其 OS 等同于接受化疗的病人。最近的 COG 研究 ARENO 532 证实了这一观察结果，116 例未接受化疗的病人，4 年 EFS 和 OS 分别为 89.7%（84%~95%）和 100%。

第四节　风险分组和肿瘤综合治疗研究进展

无论是 COG 还是 SIOP，对 WT 患儿风险分组都是决定最合适治疗方案的关键因素。但两者分组策略略有不同。COG 方案包括诊断时的年龄、肿瘤重量以及预后良好组织学类型（FH）患儿中 1p 和 16q 的杂合性丢失（LOH）等因素。最近一系列单臂 WT 研究提示的 4 年 EFS 和 OS 结果如表 6-2-2 所示。而 SIOP 方案则使用通过组织学和评估肿瘤对新辅助化疗的反应来进行危度分组，但是最近将 1q 增益也作为复发风险的生物学标志物，这将导致以生物标志物来确定后续治疗方案的重要因素。1q 增益作为肿瘤标志的临床应用还需注意，其表达在肿瘤内部存在异质性，故需全面检测，而其预后意义需要在独立的样本集合中进行验证。近来还发现了几种新的 Wilms 肿瘤基因。这为风险分层提供了新的生物标志物，对 WT 的预后判断和长期肾功能预测有影响。

尽管有这些发现，但是对于非 FH，Ⅳ 期和 Ⅴ 期 Wilms 肿瘤的治疗，以及在低危组中减轻化疗和放疗负担的挑战依然存在。在国际性、多中心、开放标签、非劣效性、第 3 阶段、随机的 SIOP WT 2001 试验结果中，比较儿童在延迟肾切除术后评估的 Ⅱ~Ⅲ 期中危组 WT，发现将对术前化疗

表 6-2-2　COG 的治疗结局

研究组	病例数	化疗方案	4 年 EFS/OS
极低风险仅手术 FH 组（ARENO532）	116	未化疗	EFS 89.7% OS 100%
Ⅰ 期和 Ⅱ 期 合并 1p 和 16q LOH 阳性的 FH 组（ARENO533）	35	DD4A	EFS 83.9% OS 100%
Ⅲ 期 合并 1p 和 16 LOH 阳性（ARENO533）	52	M 加 XRT	EFS 91.5% OS 97.8%
Ⅳ 期有肺结节不完全反应者（研究 ARENO533）	183	M 加 XRT	EFS 88% OS 92%
Ⅳ 期肺结节在第 6 周完全缓解者（ARENO533）	119	DD4A	EFS 80% OS 98.3%
高危组 AH 组			
Ⅱ 期	23	修订版 UH-1	OS 85%
Ⅲ 期	24	+/-XRT	OS 74%
Ⅳ 期	46		OS 46%

（ARENO321）

缩写：AH= 间变性组织学肾母细胞瘤；EFS= 无事件生存；FH= 预后良好性组织学类型；LOH= 杂合性缺失；OS= 总生存率；XRT= 放疗。

化疗方案：DD4A 方案 = 长春新碱，放线菌素，多柔比星；方案 M= 长春新碱，放线菌素，多柔比星，环磷酰胺和依托泊苷；改进版 UH-1= 长春新碱，放线菌素，多柔比星，环磷酰胺，卡铂，依托泊苷和放疗。

的组织学反应纳入危险分层时，多柔比星就不需要包括在治疗Ⅱ~Ⅲ期中危组的化疗方案中了，从而可限制晚期心脏毒性反应。

然而，在诊断时没有复发风险因素的Ⅱ期病人有部分复发，其中可预测的独特生物学标识有待进一步研究。目前的COG试验AREN0532方案正在研究强化疗和单独使用多柔比星来治疗LOH 1p和16q阳性的Ⅱ期FH WT。

弥漫性间变性是第一个被发现的复发危险因素，几个NWTS研究均证明了环磷酰胺和依托泊苷加入长春新碱、放线菌素和多柔比星的三药方案有较好的疗效。在NWTS-5中，用长春新碱，多柔比星，环磷酰胺和依托泊苷，加放疗（Ⅰ方案）治疗的Ⅱ~Ⅳ期弥漫性间变性WT（DAWT）患儿的4年无复发生存率为55%。AREN0321显示，对于Ⅱ~Ⅳ期DAWT病人，在Ⅰ方案中加入卡铂形成的UH-1方案可增强疗效，而UH-1再加长春新碱和伊立替康形成UN-2方案则更强，可显著改善EFS（69%，95% CI 56%~80%），但也增加了心脏、肺和肝毒性。这种高毒性也使得寻求新的治疗方法具有迫切性，以取得更好的治疗效益比，例如整合生物疗法，而不是强化化疗，这对于那些晚期病例，以及特定的生物学亚群，如p53突变或缺失的亚群有一定的意义。

Ⅳ期WT意味着肿瘤已经扩散，最常见的是肺部转移。治疗目标是通过化疗和放疗控制疾病的局部/区域病灶和转移病灶。对SIOP的研究发现，对于化疗早期就快速反应的患儿可免除放疗。此外，当前Ⅳ期WT的COG研究（AREN0533）主要是针对那些在第6周时评估CT肺转移结果为缓慢不完全反应的病例的化疗强度，这些病例随后用方案M（长春新碱，放线菌素，多柔比星和环磷酰胺/依托泊苷），并显示3年EFS和OS为88%（95% CI 81%~93%）和92%（95% CI 86%~96%），结果均好于以往的方案。

第五节　双侧肾母细胞瘤和单侧高危病人手术现状

患有双侧WT或双侧肿瘤倾向的儿童EFS较差（70%）、肾功能衰竭率较高（14%，单侧患儿只有1%）。单侧WT患儿的临床研究开展较早，但直到2009年才开始进行第一次正式的双侧WT研究。COG的AREN0534是第一个针对BWT儿童的多中心、前瞻性、方案驱动的临床研究，这个方案推荐立即使用三药方案（VA阿霉素）来检测是否会最大化NSS的手术机会。SIOP 2001研究也推荐了二药的术前化疗方案。两项研究均还未报告其结果。但两组均建议在2~4个疗程后试行NSS手术。超过4个疗程的化疗并不改善预后，且可能诱发间变。在大多数情况下，术前化疗开始前不需要活检，但强烈建议在具有不常见特征的病例中（例如，年龄大于8岁的病人，成像时腹腔内病灶不典型）仍然需要活检。在32%的BWT病例中，病理学在双侧并不相同；因此，对两个肾脏都行探查活检非常重要。在2个化疗周期后，应对肿瘤进行重新进行影像学检测以评估反应；如果反应差（<50%），应进行行双侧活检以确定是否存在间变性或横纹肌样瘤的改变，但这里需注意针刺活检常常无法检测到单侧病例中的弥漫性间变病灶。

MRI和3D成像在评估化疗和肿瘤可切除性中非常重要。需注意肿瘤通常是压迫正常的肾实质，但放射学肿瘤特征并不能提示这个状况，可能低估适合NSS手术的BWT患儿的比例。MRI已经在BWT病例中得到广泛应用，特别是在患有易感综合征的患儿中，例如肾母细胞瘤、无虹膜、泌尿生殖系统异常和精神发育迟滞综合征（WAGR）/BWS。具有先天性异常肾结构的患儿常有肾源性剩余，因此易患WT。由于MRI的敏感性，异常的肾脏结构可能表现为"病变"，这可能导致诊断困难。这些病变通常小于1cm，并且在复查MRI时不会改变。在决定是否开始治疗时，正确判断这些病变尤为重要。术中超声可在手术时帮助区分究竟是肿瘤还是异常肾小球。

文献报道有多种技术来进行手术。在多数病例中，简单的用手压迫控制出血就足够了。其他辅助手段包括血管钳夹、低温、应用灌注溶液（不广泛使用，小年龄儿童可能促使血栓形成），在极少数情况下，可行离体肾切除和自体肾移植。术中应完全暴露肾脏和肿瘤，以识别和分离肠系膜和肾脏血管。血管过度牵拉可能导致静脉血栓。先切开肾包膜，然后小心地将肿瘤与邻近的正常实质的周围边缘分开以切除肿瘤。术中超声可用于定位肿瘤,并可以用来检查切除前后的切缘。

对于组织学良好的病人,肿瘤摘除术是可接受的,但患肾还需要放疗以防止复发。如果病例为间变型,则切缘必须为阴性。对于肾盏内的肿瘤,输尿管镜检查有助于确保切除所有涉及的尿路上皮组织。顺行放置输尿管导管以保护集合系统,用可吸收缝线缝合肾盂并放置外引流。可能的话,肾脏表面可以覆盖一层用凝血酶浸泡的明胶海绵,并行间断的水平褥式缝合。

第六节　长期预后的乐观和风险

WT 患儿的长期预后与他所接受的治疗强度有关。总体上,各个研究组的结果是极好的,但某些特殊亚型的患儿需要更为积极的随访观察,由于这些亚型的病例数量少(包括有间变型、双侧肾母和转移性肾母),需要多中心的合作研究。外科医生的角色是进行完整的手术切除。未能进行淋巴结活检是外科医生最常犯的错误。此外,避免术中溢出也至关重要,因为这会影响治疗方案并影响长期预后。因此,如何减少使用带有这些风险疗法的一线治疗非常值得进一步探讨。

后期肾功能不全部仅是双侧 WT 的主要关注点,也是单侧 WT 的主要关注点。在北美医疗机构参加的的五个 NWTS 临床研究中,有一项是随访了 1969 年至 2002 年间 9 237 名患儿,发现在非综合征病例中,任何一种类型的 WT 首诊后 20 年,因慢性肾功能衰竭导致的终末期肾病(ESRD)的累积发生率为 1.7%。而对于非综合征性单侧 FH 组织学类型的患儿,其为 0.6%。进展型双侧肾母细胞瘤的 ESRD,同时性的 BWT 的 3 年发生率为 4.0%,而异时性的 BWT 为 19.3%。与慢性肾功能衰 ESRD 相关的危险因素是间质占优势的组织学(HR=6.4; 95% CI 3.4, 11.9; $p<0.001$),叶内 NR(HR=5.9; 95% CI 2.0, 17.3; $p=0.001$),诊断年龄小于 24 或 48 个月(HR=1.7 和 2.8, $p=0.003$)。对于 WT1 综合征病人,20 年 ESRD 累积发病率,在 Denys–Drash 综合征为 82.7%,WAGR 为 43.3%,泌尿生殖系统畸形者中为 9.4%。此外,随着基因检测技术的发展,将有新的 WT 基因和分子标志物会被发现。

尽管大多数 WT 病人具有良好的总体生存结果,但还需要进一步努力以减少手术的后期效应,并制订更准确的风险分层化疗和放疗的策略。新发表的长期的随访数据,特别是根据新发现的遗传结果,将增加我们对 WT 治疗负担、肾功能和毒性的诱发因素的了解。在术前阶段,DWI–MRI 技术的发展可使我们进行更准确的影像学评估,允许我们更好地进行手术计划(全肾切除术与 NSS),也可确定单侧和 BWT 手术的最佳时机,这对每个患儿进行个体化治疗有巨大价值。国际合作和大量的集中式数据收集将会取得巨大进步。在这种情况下,外科医生必须参与到患儿的术前和术前的评估中,以达到治疗的最优效果。

未来的研究将可能聚焦下列问题:

1. 1–q 增益的生物学基础和作为预后生物学指标的应用价值。

2. 依据新发现的肿瘤生物学特性,扩大仅行外科手术的亚群。

3. 极高危组和复发性肾母的分子生物学靶点。

4. **特殊的外科问题**　①评估危度分层所需的淋巴结最少要多少个? ②对于三药化疗方案为部分反应的病例,是否可用胸腔镜手术替代肺部放疗? ③单侧肾母细胞瘤性部分肾切除后的长期预后和肾功能观察,以及相关遗传学研究。

(董岿然)

参 考 文 献

1. Hamiltom TE, Shamberger RC. Wilms tumor: recent advances in clinical care and bilolgy. Semin Pediatr Surg, 2012, 21(1): 15–20.

2. Fuchs J, Seitz G, Handgretinger R, et al. Surgical treatment of lung metastases in patients with embryonal pediatric solid tumors: an update. Semin Pediatric Surg, 2012, 21

（1）：79-87.

3. Irtan S, Ehrlich PF, Pritchard-Jones K. Wilms tumor: "State-of-the-art" update, 2016. Semin Pediatr Surg, 2016, 25：250-256.

4. van den Heuvel-Eibrink MM, Hol JA, Pritchard-Jones K, et al. Position paper：Rationale for the treatment of Wilms tumour in the UMBRELLA SIOP-RTSG 2016 protocol. Nat Rev Urol, 2017, 14（12）：743-752.

5. Vujanić GM, Gessler M, Ooms AHAG, et al. The UMBRELLA SIOP-RTSG 2016 Wilms tumour pathology and molecular biology protocol. Nat Rev Urol, 2018, 15（11）：693-701.

第三章　肝母细胞瘤

肝母细胞瘤是发生在婴幼儿期能代表胎儿特征的肝脏恶性肿瘤,亦是继神经母细胞瘤、肾母细胞瘤之后,小儿第三常见的腹部恶性肿瘤。最常见于 6 个月至 3 岁的儿童,在 0~4 岁年龄组中发病率约为 5/100 万,男孩多于女孩,比例为 1.5：1。肝母细胞瘤的临床重要性在于它是小儿最常见的肝脏原发性恶性肿瘤,占小儿肝恶性肿瘤的 80%,和小儿所有恶性肿瘤的 1%,并且呈逐年上升的趋势。美国和欧洲的调查数据表明,其增长速度为 1.2~1.5/100 万,男孩的增长速度（1.57/100 万）高于女孩（1.09/100 万）。这可能和父母孕期烟草摄入、环境污染、低体重和极低体重儿存活率的提高有关。有关肝母细胞瘤的知识日新月异,主要集中在胚胎学、病理学研究和临床分期及规范化治疗方面。

第一节　追根溯源——遗传和分子生物学特征

肝母细胞瘤是一种胚胎性肿瘤。尽管一些先天性的综合征被认为与肝母细胞瘤有关,但只有 18 三体（Edward's 综合征）、家族性腺瘤样息肉病和 Beckwith-Wiedemann 综合征（BWS）已被明确的证实与发生肝母细胞瘤的高风险相关。在有这些家族史的患儿中,发生肝母细胞瘤的风险将提高 1 000~2 000 倍。家族性腺瘤样息肉病（FAP）的患儿发生肝母细胞瘤的风险大约是 1%。因此,对于有上述疾病的患儿,在学龄前期定期随访以期及时发现肿瘤非常有必要。

肝母细胞瘤的细胞遗传学研究发现了染色体异常的循环模式。最常见的是三倍体异常,特别是染色体 2、8 和 20。染色体易位主要在染色体 1q12-21 区,被认为是肝母细胞瘤的主要易位点。

肝母细胞瘤与 Wnt/β-catenin 信号通路的过度表达明确相关。肝母细胞瘤在编码 β-catenin 的基因 *CTNNB1* 中具有很高的突变率（50%~90%）,因而肝母细胞瘤是持续激活的 β-catenin/Tcf 信号通路中最常见的肿瘤。同时,*myc* 基因在肝母细胞瘤细胞株中的表达受到抑制,并伴随着受损的 β-catenin 持续激活,说明在进展期肝母细胞瘤中,*myc* 基因可能是 Wnt/β-catenin 信号通路的主要影响因素。其他与肝母细胞瘤有关的异常激活通路为 Hedgehog（HH）通路,表现在 HHmRNA 的高表达和 HH 配体蛋白的水平,以及下游分子靶点 GLI1、BCL2 和 PTCH 的上调。通过检测肝母细胞瘤中 hedgehog 的负向调控蛋白 HHIP 水平,其降低说明 HH 通路的自分泌激活是一种可能的有效机制。免疫组化的研究成果认为,HH 通路中的 Smo 和 Gli 1 蛋白与肿瘤大小、分级、分期以及预后密切相关。位于 11p15.5 的 IGF2/H19 的遗传和表观遗传学的改变可能导致 IGF-2 分子的过度表达,并导致 IGF/ 磷酸肌酸 3- 激酶 / AKT 通路的激活,使肝母细胞瘤中 IGF 轴的下游靶点 AKT 和雷帕霉素靶点高度表达和激活,成为影响肝母细胞瘤预后的重要因素。肝细胞生长因子 HGF 可刺激不同细胞活性,包括它们的生长、侵袭、分化、血管新生、胚胎发育和器官再生。肝母细胞瘤的患儿往往可以检测到血清 HGF 的升高,甚至在肿瘤切除后也可升高,从而刺激肿瘤细胞的侵袭、迁移和永生。最近,酪氨酸激酶受体 erbB2 被发现在一些成人肝癌中上调,也发现其在肝母细胞瘤中上调,提示其可能在肝母细胞瘤亦扮演重要角色。实验研究也提示 NOTCH 通路的活化和上调,抗凋亡分子 serpinB3、多药耐药基因以及 microRNA-492 的表达,可能与肝母细胞瘤的恶性行为有关。其他分子机制涉及到了肝母细胞瘤的生长,包括胰岛素样生长因子 I 的过度表达和通过甲基化使 *RASSFIA*（一种新的肿瘤抑制基因）表达下调。*RASSFIA* 的甲基化在多因素变量分析中是独立的危险因素。在小细胞成分为主的进展期肝母细胞瘤中也注意到了 MAPK 通路的上调。

第二节 经典和更新——组织病理特征

肝母细胞瘤最常表现为一个巨大的单结节肿块并被覆假包膜。因为不是真包膜，故在假包膜之外可以看到肿瘤细胞镜下穿过包膜，而出现侵袭和扩散。少数情况下，肝母细胞瘤可表现为多个结节。单发结节约占 83%，局限于右叶占 58%，左叶占 15%，其余 27% 为肿瘤累及两侧。近 20 年来，肝母细胞瘤的病理类型的区分和描述基本定型，胎儿 / 胚胎型是最早发现的亚型，巨小梁型是最后发现的亚型。这些描述组成了目前被广泛使用的肝母细胞瘤分类系统，目前被 SIOPL（International Liver Tumor Strategy Group of the international Society of Pediatric Oncology, ISPO/SIOP）广泛沿用（表 6-3-1）。与肝细胞肝癌不同，这种分类方法所总结的肝母细胞瘤的病理反映了肝细胞在发育和成熟的不同时期的特点。例如单纯上皮型可包括胎儿型、胚胎型或混合型。胎儿型的瘤细胞很像出生前胎儿肝细胞的形态，但小于正常肝细胞。胞核和胞浆比例低，只有少数核有分裂象。此型瘤细胞组织内常出现髓外造血灶，此为其特征之一。胚胎型的瘤细胞与胎儿型的瘤细胞相比，多为未分化细胞，系胚胎早期发育的肝细胞，胞核和胞质之比大，核分裂象常见，少量癌巢细胞内可见少量造血细胞，未见骨或类骨组织。其他上皮型包括巨小梁型和小细胞未分化型（以前称为间变型）。肝母细胞瘤混合型则包含了间叶组织和上皮成分。混合型除含有胎儿型和胚胎型肝细胞的特征外，其间叶成分为原始性间叶组织，为未分化的短梭形间叶细胞，有分化好的胶原纤维，并可见类骨组织区域及钙化，瘤细胞可侵入小血管形成远处的转移（如腹部淋巴结、肺、胸膜、脑），远处转移瘤的组织成分只有上皮，而无间叶。间叶成分可表现或不表现出畸胎样成分。

表 6-3-1 SIOPEL 的肝母细胞瘤分类

类型	分化
完全上皮型	
	胎儿型（单纯胎儿型）
	胚胎 / 胎儿胚胎混合型
	巨小梁型
	小细胞未分化型
上皮和间叶混合型	
	没有畸胎样成分
	含有畸胎样成分
肝母细胞瘤，未另行规定	HBL-NOS

肝母细胞瘤很少只包括一种细胞类型。美国儿童肿瘤学组（COG）的研究表明，肝母细胞瘤中约 5% 是小细胞未分化类型，7% 是纯分化良好的胎儿型，余下的是不同比例的多种上皮细胞型及混合型。基于以上原因，细针吸引和穿刺活检可能并不能取到代表肿瘤特征的细胞成分。因此，有学者强调肿瘤开放活检以便取到足够的组织和病理样本。也有学者推荐采用腹腔镜下的活检，以及强调经皮针芯穿刺多点多处（3~5 条）的重要性。

病理类型对肝母细胞瘤的预后尚不清楚，北美研究小组认为，单纯胎儿型的 I 期肝母细胞瘤患儿是预后良好的类型。胎儿型肝母细胞瘤的良好预后亦被美国相关研究小组证实，但尚未被 SIOPEL 所证实。小细胞未分化型具有明显的侵袭性，特别是作为肝母细胞瘤单一细胞类型所占比例超过 75% 以上时，侵袭性更强。因此，小细胞未分化型总体来说属于高危的类型。这一组织学类型在新生儿及婴儿中更为常见，预后往往很差。AFP 的水平可能并不会升高。有畸胎样成分的混合型作为一种独立的细胞类型极其少见，可能代表了生物学特征与肝母细胞瘤不同的肿瘤类型。混合型组织学特征对预后没有指导意义。另外，最近的研究认为，要将分子生物学信息加入，可更加全面的了解肝母细胞瘤的生物学特性。例如，小细胞未分化型并不表达谷氨酰胺合成酶和磷脂酰肌醇聚糖 -3（glypican-3），β-catenin 却经常在小细胞未分化型中表达并与预后不良密切相关。新的亚型"小细胞未分化肝母细胞瘤伴横纹肌样特征""缺乏 INI1 表达的肝横纹肌样瘤"均是指小细胞未分化型中 INI1 表达缺乏中的一种类型，预后特别差，经典的治疗往往无效，需要改换治疗方案。其他一些组织亚型也有报道，肝母细胞瘤的病理分类可能需要进一步更新和扩大。而且，肝母细胞瘤和肝细胞肝癌的确切分界也越来越模糊，因为目前也发现一种所谓的"转型的肝细胞"，它的病理表现兼具两种肿瘤的特征。此外，化疗后肝母细胞瘤会表现为坏死和纤维化，间叶成分会更加明显，一些细胞分化可以近似正常肝细胞，而肿瘤的其他成分会类似于肝细胞肝癌。这些都需要临床医生和病理科医生在实践操作中注意，并加以鉴别。

第三节 分歧和统一并存 ——诊断和分期

（一）诊断

临床上，肝母细胞瘤多见于 3 岁以下婴幼儿。早期一般情况好，10% 患儿体检时发现腹部肿块，肿块位于右上腹，边界清楚，但不规则，无压痛，肿块生长迅速，有时超过中线或达脐下。偶有腹痛、厌食、体重下降和轻度贫血，少数表现为面色苍白。5% 患儿有黄疸，杵状指少见。晚期可以出现明显腹胀、腹水和黄疸，以及肿瘤压迫所引起的呼吸困难。肿瘤破溃可出现有急腹症表现，但少见。肝母细胞瘤有少数少见症状，部分男性患儿以性早熟为首发就诊症状，表现为声音低沉、生殖器肥大、有阴毛等。这是由于肿瘤细胞可合成人绒毛膜促性腺激素（HCG），刺激睾丸间质细胞和脑垂体，使血清睾酮和促黄体生成素浓度升高。亦可伴发先天性畸形，如腭裂、巨舌、耳郭发育不良、右肾上腺缺如、心血管及肾畸形等，也可见于 BWS 综合征和 FAP 病人中。

实验室检查可以发现不同程度的贫血。对诊断及观测预后最有意义的是甲胎蛋白测定（AFP），70% 的肝母细胞瘤患儿有 AFP 的升高。AFP 在胚胎 28 天时已能合成，11 周时已由肝脏合成，出生后 6 个月下降至正常的 30mg/ml，一年后同于成人 3~15mg/ml，生物半衰期为 5~7 天，80%~90% 肝母细胞瘤 AFP 升高，有时可达 100 万以上，就诊时 AFP 水平与预后无明显关系。AFP 与肿瘤消长相

平行，故在肝母细胞瘤治疗的过程中，AFP 作为重要的观察指标予以监测。当肿瘤完全切除后，AFP 会逐渐降至正常，若不下降至正常，表明可能有肿瘤残留或存在远处转移灶；若下降后又上升，提示肿瘤复发及出现远处转移灶。有人认为术后测定 AFP 的半衰期比测定 AFP 值更有意义。完全切除肿瘤，无复发病例 AFP 半衰期是（4±0.9）天，而无法切除或复发者，AFP 的半衰期是（24.8±20）天。偶尔有极少数病例其转移的肿瘤中并不产生 AFP，那些初诊时 AFP 小于 100mg/ml 的患儿往往提示预后不良，在诊治中应注意这一情况。另外，在婴儿期出现的 AFP 的升高，除肝母细胞瘤外，还有卵黄囊瘤、肉瘤、错构瘤，偶有血管瘤可能，需要加以鉴别，也说明治疗前活检的重要性。

影像学上，B 超是最常用的无损伤而又价廉的检查肝内肿块情况的一项手段，可见肝脏内有大的、不均质的、回声增强的孤立性肿块，多为实质性，偶有囊性成分或点状不规则钙化。除了大小、性质，还可了解肿块是否多发，有无侵犯大的血管（肝静脉、下腔静脉和门脉等），有无后腹膜淋巴结肿大。CT 和 MRI，特别是采用增强时可清晰的了解肿块的位置、与周围血管、胆道的关系、有无血管内瘤栓、评估手术的可行性，并排除有无肝外、腹腔内的肿瘤转移。肺部 CT 平扫可以了解有无肿瘤的肺部转移。但阅读 CT 片时要注意，因肝内脂肪少，肿块巨大时，可压迫周围组织，使 CT 片上显示出来的肿块范围比实际肿瘤要大。最近采用螺旋 CT 扫描三维重建的方法可以避免肝动脉造影，清晰的显示肿块和大血管的关系，判断肿块的可切除性和切除范围，以及残余肝的体积。肝动脉造影目前仅用于治疗（肝内动脉化疗灌注、TACE）。

对于不能一期切除的肝母细胞瘤患儿，肿瘤活检可以明确病理诊断，尤其对于年龄小于 6 个月和大于 3 岁的患儿，前者需要和间叶性错构瘤区别，后者要和肝细胞肝癌鉴别。活检可以通过剖腹探查、腹腔镜或影像学引导的经皮粗针穿刺进行。细针穿刺仅能实现细胞学诊断，而不利于整体诊断。粗针穿刺的并发症较多，如可引起出血、肿瘤破裂，故德国儿童肝母细胞瘤组织（GPOH）对于年龄 6 个月~3 岁的患儿，在 AFP 明显升高（>1 000mg/ml，或 3 倍于年龄相应的 AFP 值）时，可凭临床经验诊断肝母细胞瘤，并借

此治疗。但这种方法的应用必须谨慎,需由肿瘤团队集体决定,并非由医生个人决定。

(二)分期

术前的准确分期对于评估肿瘤风险度,计划手术治疗至关重要。COG曾采用Evans分期系统(表6-3-2)来界定肿瘤分期(Ⅰ~Ⅳ期),这种分期方法是根据术中发现和原发手术切除的情况进行的。然而,SIOPEL所提出的PRETEXT分期系统是根据肿瘤术前的影像学资料进行区分的。日本的小儿肝脏肿瘤学组(JPLT)和德国儿童肝脏肿瘤学组亦采纳PRETEXT分期标准。这种分期系统的优势被认为:①评价准确性中等偏上,有时会出现过度分期;②在不同的医疗工作者之间容易达成一致意见;③与其他分期系统相比较,对于预后的预测较准确;④可以评价术前治疗的有效性。

PRETEXT分期系统将肝脏分为以下部分:①左外侧叶(2、3段);②左中叶(4段);③右前叶(5、8段);④右后叶(6、7段)。分期系统依据肿瘤占据的肝段及数量来进行(表6-3-3)。PRETEXT分期系统目前是最实用的肿瘤个体化治疗的依据,并且被认为与5年生存率相关。在化疗后,同样可以使用上述分期,评估肿瘤侵犯肝段的情况,但被称为POSTTEXT。

PRETEXT分期系统在2005年进行了修订,更加明确了原发部位、肿瘤肝外侵犯的程度、尾状叶累积与否、肿瘤破裂、腹水、肿瘤向胃和膈肌的浸润、淋巴结累及和远处转移、血管侵犯(表6-3-4),并由此产生了肿瘤的危险度分组(表6-3-5)。

表6-3-2 COG(Evans)肝母细胞瘤分期系统

分期	定义
Ⅰ期	肿瘤肉眼完整切除,边界无残留
Ⅱ期	肿瘤肉眼完整切除,边界有镜下残留
Ⅲ期	仅活检;肿瘤肉眼完整切除伴有淋巴结浸润;肿瘤溃破;肿瘤未完整切除
Ⅳ期	远处转移

表6-3-3 SIOP PRETEXT(pretreatment extent)分期系统

PRETEXT分期	肿瘤侵犯情况
PRETEXT Ⅰ	肿瘤仅侵犯1个肝段,相邻3个肝段未受累
PRETEXT Ⅱ	肿瘤侵犯2个肝段,有2个连续肝段未受累
PRETEXT Ⅲ	肿瘤侵犯2~3个肝段,仅1个肝段未受累
PRETEXT Ⅳ	肿瘤侵犯所有肝段

表6-3-4 2005年修订的肝外肿瘤累及的标准

字母	远处转移情况	字母	远处转移情况
C	尾状叶累及	N	淋巴结转移
	C1 肿瘤累及尾状叶		N0 没有淋巴结转移
	C0 其他患儿		N1 仅为腹腔内淋巴结转移
	All C1 至少PRETEXT Ⅱ的患儿		N2 腹腔以外的淋巴结转移(伴或不伴腹腔内淋巴结转移)
E	肝外腹腔内累及		
	E0 肿瘤没有向腹腔内播散(淋巴结肿大除外)	P	门脉累及
	E1 肿瘤直接侵犯邻近脏器或膈肌		P0 门脉没有累及
	E2 腹膜结节		P1 门脉左支或右支的累及
	后缀a代表腹水,例如E0a		P2 门脉总干累及
F	肿瘤的灶性		后缀代表血管内瘤栓,例如P1a
	F0 孤立的肿瘤结节	V	下腔静脉和/或肝静脉的累及
	F1 有两个或两个以上独立的结节		V0 没有下腔静脉和/或肝静脉的累及
H	肿瘤破溃或腹腔内出血		V1 一支肝静脉累及但下腔静脉未累及
	H1 影像学和临床表现提示腹腔内出血		V2 两支肝静脉累及,但下腔静脉未累及
	H0 其他患儿		V3 所有的肝静脉累及,伴或不伴下腔静脉累及
M	远处转移		后缀代表血管内瘤栓,例如V3a
	M0 没有远处转移		
	M1 任何的远处转移		
	后缀代表转移的部位		

表 6-3-5 SIOPEL 肝母细胞瘤危险度分组

危险分组
高危组:任何以下情况
AFP<100mg/ml
PRETEXT Ⅳ期
其他 PRETEXT 标准:
E1、E1a、E2、E2a
H1
M1(任何部位)
N1、N2
P2、P2a
V3、V3a
标危组:所有其他患儿

主要依据连续无瘤的肝脏叶段的数目以及尾状叶的侵犯情况;腔静脉或所有三支主要肝静脉浸润情况;门静脉浸润情况;肿瘤肝外连续生长情况;肿块溃破或出血情况;远处转移情况,并分别以字母 C、V、P、E、H 和 M 表示(表 6-3-4)。那些 AFP<100mg/ml,腹腔内扩散,远处转移,腹腔内出血和肝静脉、下腔静脉或门脉累及的肝母细胞瘤被划为高危组。尽管 PRETEXT 分期系统在建立之初是为肝母细胞瘤所打造的,但 2005 年的修订版也可以应用于所有小儿原发性恶性肝脏肿瘤,包括肝细胞肝癌和上皮样血管内皮细胞瘤。

COG 已经确认了 PRETEXT 分期系统对预后的影响作用,并在未来的临床试验中使用该分期系统作为监测新辅助化疗效果、确定手术时间及切除范围的客观指标。

第四节 化疗和手术的完美结合——治疗选择

COG 和 SIOPRL 都已经探索和制定了成功治疗肝母细胞瘤的策略。COG 与 SIOPEL 治疗方法的关键不同点是手术时机和使用新辅助化疗。COG 的方案是当肿瘤可切除,且切缘有 1cm 的安全范围时,首先考虑切除肿瘤,然后根据肿瘤组织类型给予辅助化疗,纯胎儿组织类型无需化疗。对于无法切除肿瘤的患儿,先进行开腹或经皮粗针穿刺活检,然后给予新辅助化疗。SIOPEL 的方案是对于所有诊断为肝母细胞瘤的患儿给予新辅助化疗,诊断主要依据影像学和影像引导下的粗针穿刺活检。SIOPEL 认为,90% 的肝母细胞瘤对化疗有反应,不仅化疗后瘤体缩小,而且可以抑制隐性的微小转移灶,且并不延误治疗。瘤体缩小后再手术可以切除术更简单,更安全。支持术前化疗的其他单位如 GPOH 还认为,切肝后诱发肝细胞生长因子可以促使残留的肿瘤或肿瘤转移灶迅速增长,因此术前保护性化疗非常重要。两种方案的主要争论点在于更少的手术切除范围以及更简便、安全的手术方法。有条件的患儿进行肿瘤活检被认为是一种安全的技术,肿瘤传播的风险很低。

(一)外科手术

完整的手术切除肿瘤仍然是治疗肝母细胞瘤的主要手段。切除肿瘤的过程中最好是完全按照肝脏解剖进行手术切除,尽量避免不规则的或偏离解剖结构的手术操作(除非是切除那种有蒂的肿瘤)。儿童的肝脏再生和代偿能力强,故最多可切除 80% 的肝组织。手术的主要风险是失血和胆漏。目前肝切除技术越来越成熟,现有的研究也表明,在化疗后的瘤体周边留有几毫米的安全无瘤切缘,已经足够。鉴于这种观点和认识,那些中央型的或 POSTTEXT Ⅲ、Ⅳ期的肝母细胞瘤的手术切除亦成为可能,且预后良好,从而对肝移植的指征有了新的认识。但手术一定要确保剩余的肝脏无肿瘤残留。

肝切除术可以选择横切口或肋缘下切口,并不需要纵向延长切口。开腹后首先需探查肿瘤的部位、大小及与周围脏器的关系,判断肿瘤是否能够切除以及手术方法。如果能够手术切除肿瘤,通过分离肝脏周围的解剖韧带使肝脏和肿瘤处于完全游离状态。若行右半肝切除尚需切断肝肾韧带,若行左半肝切除,还需切断肝胃韧带。

当肝脏和肿瘤完成游离后,首先需进行肝门血管的处理。在接近十二指肠和胰腺十二指肠动脉分支的末端明确肝动脉、胆总管和门静脉。剪开 Glisson 包膜,解剖胆总管、肝动脉和门静脉,确定和结扎需切除肝叶或肝段的血供。肝门解剖完成后,需将肝脏轻轻翻起,显露肝后腔静脉。从末端仔细解剖腔静脉至肝静脉上方,其中许多成对的分支——肝短静脉，需确认并进行结扎，最终完全游离除主要肝静脉以外的腔静脉。最后是确认和分离肝静脉，这是手术中最有风险的部分，可引起致命的失血或空气栓塞。解剖肝静脉时，患儿以 Trendelenburg 15° 体位，麻醉师需维持中心静脉压小于 5mmHg。术中超声对于肝静脉血管的确认和手术路径的设计非常有帮助。由于肝静脉分支进入肝组织后走行陡直，如果肿瘤切缘允许，可采用肝实质内分离血管这种较为安全的技术。但当肿瘤或解剖原因不允许肝实质内处理肝静脉时，需更大范围的暴露和细致解剖分离肝静脉。

在进行肝实质切除之前，可阻断肝门处血流，减少出血的风险。肝门结构的阻断时间限制在15min，总共阻断时间不超过 1h。在行肝切除时，通常使用电灼的方法做 3~5mm 深的线型标记，指导肝叶或肝段的切除。在先前解剖的肝门结构和确定的肝静脉路径时，肝实质的解剖需特别小心，一般采用钝性分离或结扎术中的肝实质束。

具体的肝叶或肝段切除需以 Couinard 的节段解剖为依据进行手术。完成手术切除后，需对创面充分止血，尤其注意肝脏毛糙面的渗血和胆漏。

手术的主要并发症有：大出血、空气栓塞、胆道损伤、门脉血栓、肠梗阻、肝坏死、继发性布加综合征等，术中死亡的报道很少见。

自 1986 年东京女子大学的 Takasaki 教授报道了经肝门的门管鞘解剖的方法应用于成人肝切除获得良好的效果以来，Glisson 蒂横断式肝切除术开始逐渐应用于肝母细胞瘤的治疗。以 Glisson 鞘在肝内的分布为解剖基础，将肝分为右叶、中叶和左叶以及尾状叶，熟悉肝门处三个分支在肝内的走行并通过蒂横断式切除的方式在肝内结扎分支，此种方式同时结扎门脉、肝动脉和胆道，减少了传统手术对肝门的解剖、分离以及门脉、胆道、动脉的辨识，减少了手术操作的时间和术中的出血和误损伤，避免了对第一肝门阻断的需求，使人体不发生血流动力学的改变和内脏淤血，可以从容处理残肝断面，从而达到了高选择性肝叶切除的目的。此种方式较传统手术的诸多优点，使得其在儿童肿瘤中的开展愈来愈广泛。

对于没有条件进行肝移植的患儿，在肝切除后会导致残肝容量明显不足的情况下，联合肝脏分割与门静脉支结扎的分步肝切除术，即 ALPPS 手术，亦是值得推广的新技术。该手术分两步进行，第一步手术为将患侧的门脉支结扎，并将患侧肝脏与正常肝脏分割，但并不结扎患侧的肝动脉，以保留肝功能的代偿。在 1~2 周后待健侧肝脏代偿性长大后行第二步手术，即切断患侧肝动脉和回流肝静脉，切除病侧肝脏。这种让肝脏在短期内迅速增大以弥补大面积切肝所带来的肝功能不足的手术方式，使许多无法接受肝移植的患儿获得了生存的机会，并已被逐渐证实安全、有效。但患儿需要在短期内接受两次手术，另外，第一次术后出现的急性肝功能不全、残肝不能迅速增大无法有效代偿，以及等待二次手术的合理时间等问题也需要在实践中逐步解决。

吲哚菁绿指导下的肝病灶切除术以及肺转移灶的切除，提高了肝母细胞瘤完整切除率，减少了术中残留，并有利于发现微小的病灶，是现代肝母细胞瘤精准切除的一种辅助手段。

（二）化疗

近 30 年来，肝母细胞瘤生存率得到了明显的提高，除了得益于对肝脏解剖的了解、手术技巧的提高和肝移植的开展，也与化疗的作用密不可分。化疗甚至可以说是肝母细胞瘤治疗历史中的里程碑。化疗缩小了肿瘤的体积，能清楚的勾画出瘤体和周围正常肝组织的界限，便于手术切除，减少出血和并发症。化疗也可以使原先影像学上境界不清的肿瘤（如无法分辨是"推移"或"侵犯"），在化疗后清楚显示肿瘤与邻近组织的关系，有利于术前进行确切的 PRETEXT 分期和手术风险评估。也如前所述，术前化疗可以控制影像学上不可见的微小周边病灶，减少术后的复发和反弹。当然也有学者提出，过度的延长术前化疗次数可能会增加肿瘤对药物的耐药性。

对肝母细胞瘤有活性的药物是顺铂、5 氟尿嘧啶（5-FU）、长春新碱、多柔比星、异环磷酰胺和伊立替康。SIOPEL 的标准化疗药物是顺铂和多柔比星。在 SIOPEL-3 的临床试验中，评估了单独使用顺铂治疗标准危险度肝母细胞瘤的效果。在新的 SIOPEL-4 指南中，高危组肝母细胞瘤患儿进行了随机分配，接受比 SIOPEL-3 高危组更高强度的顺铂、卡铂和多柔比星。

COG 采用 C5FV 作为中、低危组患儿的标准化疗方案。由于 POG（COG 前身）在 1980 年起沿用顺铂 + 阿霉素的化疗方案，在接下去的治疗中，凡是获得肉眼完整切除的患儿，生存率可达 85%~95%。但是基于顺铂和阿霉素的毒性作用大（心脏和肾功能影响，并发症多，相关支持治疗多，住院时间延长），POG 开始应用顺铂 +VCR+5-FU 治疗肝母细胞瘤病人。Ⅰ期和Ⅱ期的病人在一期手术切除后用该方案 4 个疗程，可以获得 90% 的无瘤生存率。Ⅲ期患儿 92% 可获得部分缓解，阿霉素组和 5-FU 组的总体无瘤生存率相当。另外，由于大剂量的铂类可以改善预后，但是毒副作用明显增加。可以交替使用卡铂和顺铂来减少毒性。对高危组使用伊立替康作为窗口期的治疗也将在Ⅳ期患儿中进行评估。

最近 COG 国际小儿肝肿瘤协作组推出的 AHEP-153 方案提出了新的危险度分级系统，该分期系统基于 PRETEXT 分期，肝外肿瘤累及的危险因素（V、P、E、F、R），年龄（小于 8 岁或大于 8 岁，如果 PRETEXT Ⅳ 则看年龄是否大于 3 岁），有无转移，AFP 的水平以及能否完整切除，将肝母细胞瘤分为非常低危、低危、中危和高危组。非常低危组且分化良好的胎儿型只需手术，无需化疗。低危组给予 2~4 个疗程的顺铂单药化疗。中危组随机分成顺铂单药组和顺铂氟尿嘧啶联用组以观察两组优劣。高危组，需要顺铂和多柔比星的联用以及卡铂多柔比星或卡铂长春新碱伊立替康交替使用的方案。该项新方案的提出是为了强调个体化治疗，尽量减少对低危组患儿的化疗损伤，但并不放松对高危组患儿化疗的强度，并推出了长春新碱伊立替康联用的替代方案。

对于肿瘤在确诊时无法切除的患儿，目前 COG 和 SIOPEL 方案均推荐在两个疗程化疗后评估能否手术，如果仍无法切除肿瘤，再化疗 2 个疗程。目前的研究显示，2 个疗程化疗后再进行化疗，肿瘤体积的缩小并无统计学意义。因而提示我们尽量减少化疗疗程，降低毒性，对化疗不敏感的患儿需尽早考虑肝移植。

（三）肝移植

越来越多的研究证实，对于无法手术切除的肝母细胞瘤患儿，采取全肝切除 + 一期肝移植是值得采用和推广的。SIOPEL-1 的回顾性调查结果表明，长期的无瘤生存率在一期肝移植患儿达

85%，在复发补救肝移植患儿中仅达 40%，总体生存率达 66%。那些有门静脉 / 下腔静脉 / 肝静脉瘤栓的患儿，也有 71% 的长期生存，肺转移患儿在化疗后转移灶消失后行肝移植的患儿有 80% 存活。而一项综合 24 家中心 147 例肝母细胞瘤接受肝移植治疗的世界范围内的回顾性调查研究表明，19% 有静脉内瘤栓，8% 有肺部转移，72% 为一期肝移植，28% 为补救肝移植（原因为术后残留和术后复发），19% 是活体亲体肝移植，81% 尸肝移植。中位随访年龄是 38 个月，移植术后 6 年，一期肝移植 82% 存活，补救肝移植仅 30% 存活。多因素分析提示，原因可能在于性别、年龄、肺转移情况和移植的类型。对于一期肝移植的患儿，影响其预后的主要因素在于静脉瘤栓。而且，这 106 例一期肝移植的患儿，82% 的 6 年无瘤生存率可与 SIOPEL-2 的 77 例标危组患儿的三年无瘤生存率为 89% 这一结果相媲美。

肝移植的指征：①多灶性的 PRETEXT4，或孤立但是巨大的 PRETEXT4（没有腹腔内播散）肝母细胞瘤。②单一病灶的肿块，PRETEXT Ⅱ、Ⅲ，但是中央型生长，包绕了重要的肝门血管。③补救性肝移植，指肝内残留或术后肝内复发。另外，脉管系统（门静脉、肝静脉、下腔静脉）的浸润不是肝移植的禁忌证，但必须在术中将浸润的部分完全切除。肺转移灶亦不应该成为肝移植的禁忌证，采用术前化疗消灭转移灶 / 转移灶切除。化疗后亦持续存在的肝外肿瘤无法手术切除，是肝移植的绝对禁忌证。

（四）其他局部治疗

肝动脉化疗栓塞术（TACE），即经皮置入动脉导管进行化疗栓塞，目前已出现，并成为治疗进展期或无法手术病例的可行手段。它可以使无法手术切除的肝母细胞瘤适宜进行手术或肝移植。操作过程是进行血管造影并在肿瘤主要滋养动脉中放置导管。阿霉素稀释在碘化剂中，连同顺铂进行灌注，最后使用明胶海绵栓塞。肿瘤内药物浓度可以达到常规化疗的 50~400 倍，而不提高药物全身毒性作用。在一项回顾性病例分析中，有 36 个肝母细胞瘤患儿进行了肝动脉化疗栓塞术，年龄从 50 天到 5 岁，结果显示，肿瘤可切除率达到了 88.8%。32 个病例中的 1 个进行了肝移植，其他病例进行了肝左叶或右叶切除术或肝 3 段切

除术。这项技术仅适用于那些双侧肝动脉均未受累的患儿。不良反应主要为疼痛、呕吐、发热，个别患儿有肿瘤溶解综合征、栓塞剂脱落至肺部等致命并发症。

其他经动脉治疗的技术有栓塞而不化疗，或采用放射性钇微球栓塞动脉，仅有个例报道。一侧门脉的栓塞以诱发另一侧门脉供血的肝脏的生长和同侧瘤体的缩小，理论上似乎可行，但实际应用很少，且有诱发肿瘤生长的风险。其他经皮肿瘤消融术、乙醇注射、冷冻、激光或微波消融等成人肿瘤中应用的技术，在小儿的肝母细胞瘤中很少应用，因为这些技术适用于小体积病灶，且不容易根治，因此用于缓解肿瘤、其他治疗失败或其他治疗有禁忌的患儿。

（五）靶向治疗

分子生物学的进展对于肝母细胞瘤的影响主要表现在针对生长因子受体或影响细胞内信号传导通路关键分子的改变。例如，酪氨酸激酶靶向药物 Sorafenib（索拉菲尼），可以抑制儿童肝细胞肝癌的生长，可能也具有抑制肝母细胞瘤生长的作用。Herceptin（赫赛汀）、erbB2-2 受体的抑制剂、Sutent（索坦）、HGF/c-met 和 IGF-2 等生长因子受体的抑制剂，也具有应用前景。WNT 通路和 HH 通路的改变，可以由此发现更多的靶向治疗靶点。那些能抑制 WNT 和 HH 通路的药物（如 Epigallocatechingaleate 和环巴胺）可以在体内和体外抑制肝母细胞瘤细胞的生长。这些药物可以成为今后长期的维持治疗的药物，尤其对那些原位肝移植患儿。那些已经证实和应用的诱导分化剂如维甲酸和抗凋亡剂如三氧化二砷，近年来也发现具有抗肝母细胞瘤生长的作用。

第五节　一盘没有下完的棋——预后和争议

在过去的几年里，由于各专业组之间的合作，综合治疗的开展，使得肝母细胞瘤的预后得到了明显的改善。比如，Evans 分期的 Ⅰ 期和 Ⅱ 期患儿（COG），PRETEXT Ⅰ/Ⅱ 期患儿，标危组的患儿（SIOPEL，GPOH）都能获得 80%~90% 的无瘤生存率，总体生存率可达 85%~100%。那些 COG Ⅲ 期或 PRETEXT Ⅲ 期的患儿，如果没有预后不良的指标（如 AFP 过高或过低），其无瘤生存率也可达 65%~75%，总体生存率达 70%~80%。然而，高危的肝母细胞瘤，PRETEXT Ⅳ 期，特别是肝外累及，多灶性病变，局块型累及大血管，远处或淋巴结转移的患儿，其预后就非常差，无瘤生存率仅为 45%~65%，总体生存率 50%~65%。在这些患儿中，有一组更高危的人群，就是血清 AFP<100mg/ml，小细胞未分化型，远处转移和大血管受累。因此，细化分组和给予个体化治疗意义重大，值得探索。

目前对于肝母细胞瘤，学术界尚存在争议，表现在：①新辅助化疗的强制性以及合适的疗期。COG 和 SIOP 持有不同的意见。COG 主张有条件尽可能一期切除，而 SIOP 认为新辅助化疗可降低手术风险，控制影像学上不可见的微小周边病灶，减少术后的复发和反弹。另外，COG 认为单个铂类药物作为术前化疗已足够，而 SIOP 依然坚持一定强度的化疗。②对于 PRETEXT Ⅳ 的患儿，加强新辅助化疗的剂量和强度是否有必要？因为面临的两难境地是：一方面大多数患儿最终还是需要肝移植，避免强化疗可以避免药物对机体的毒性；而另一方面，尚有 30%~50% 的患儿最终可通过一定强度的新辅助化疗获得降期从而最终避免肝移植。③对于局部进展期肿瘤的合适手术方式的选择：激进的手术切除还是肝移植？一期肝移植，其复发率要明显低于挽救式肝移植（30% vs 70%），但肝移植毕竟有二次肿瘤风险和终生服用免疫抑制剂的问题，因此选择具有两难性。④肝移植术后是否要化疗？目前大多数肝移植术后的患儿仍然接受化疗，但有学者认为，化疗并不影响患儿的预后，反而增加对移植肝的损伤。⑤难治或复发病人的治疗尚未标准化。⑥病理类型不同导致预后不同，但目前的治疗尚未和病理类型建立关联。

由此可见，肝母细胞瘤是目前尚未完全解开的谜，对它的研究是一盘没有下完的棋。未来开展国际间的合作，给予病人标准化的治疗指南，有助于组成庞大的数据库并进行分析。大数据时代的到来，将会对病人做出客观的评价；新的治疗方法的探索，将推动基于病理和分子生物学的个体化治疗，最终改善预后。

（李　凯）

参 考 文 献

1. Wolfgang Stehr, Philip C. Guzzetta. Nonmalignant Tumors of the Liver. 7th ed. Philadelphia: Mosby, 2012.

2. Meyers RL, Czauderna P, Otte JB. Surgical treatment of hepatoblastoma. Pediatr Blood Cancer, 2012, 59（5）: 800-808.

3. Lim IIP, Bondoc AJ, Geller JI, et al. Hepatoblastoma- The Evolution of Biology, Surgery and Transplantation. Children（Basel）, 2018, 6（1）: 1.

4. Hafberg E, Borinstein SC, Alexopoulos SP. Contemporary treatment for hepatoblastoma. Curr Opin Organ Transplant, 2019, 24（2）: 113-117.

5. Hong JC, Kim J, Browning M, et al. Modified Associating Liver Partition and Portal Vein Ligation for Staged Hepatectomy for Hepatoblastoma in a Small Infant: How Far Can We Push the Envelope? Ann Surg, 2017, 266（2）: e16-e17.

6. Yamamoto M, Arilzumi SI. Glissonean pedicle approach in liver surgery. Ann Gastroenterol Surg, 2018, 2（2）: 124-128.

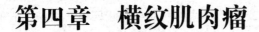

第四章 横纹肌肉瘤

第一节 定义及流行病学概述

横纹肌肉瘤（rhabdomyosarcoma，RMS）是小儿软组织发病率最高、最常见的恶性肿瘤，约占据儿童期恶性肿瘤的3%~4.5%。该肿瘤来源于能分化为横纹肌的原始间叶细胞，可发生于几乎人体的任何部位。原发部位以头颈部为多（约40%），其次为泌尿生殖系统（约25%），四肢（约20%），躯干部位以胸壁及腹膜后较多发生。最初Weber于1854年描述该疾病，后于1946年由Stout报道了多形性横纹肌肉瘤，1958年Horn和Enterline提出将横纹肌肉瘤分为胚胎性、葡萄簇样、腺泡状和多形性横纹肌肉瘤，而这一分类成为WHO分类和国际横纹肌肉瘤研究协作组分类（Intergroup Rhabdomyosarcoma Studies，IRS）的基础。目前，20岁以下的儿童、青少年的年发病率为4.3/100万，占儿童软组织肉瘤的近50%。男孩略多于女孩，男∶女为1.2~1.5∶1，从人种来看，横纹肌肉瘤在非西班牙裔白人中发病率最高，约占70%，其次为非洲裔（15%），西班牙裔为10%，印第安人和亚裔较低，仅占5%。

第二节 病因与遗传相关性的探索

胚胎发育第7周左右，来源于间叶组织的横纹肌母细胞（最终将形成骨骼肌）开始出现，此即为RMS的原始细胞，故RMS主要发生于儿童。目前为止，并无任何确切证据提示导致横纹肌肉瘤的相关因素或者环境因素，因此目前也没有确

切的预防措施。未来的研究方向应考虑到该疾病的预防，同时这也是多数儿童肿瘤可研究的部分。流行病学研究提示：母孕期胎儿暴露于辐射下可以增加该病的发生风险，加快胎儿瘤体的生长，也有研究提出，经济条件较差的家庭、胎儿出生后很快接受抗生素治疗、母孕期有毒品接触史为横纹肌肉瘤的危险因素，但均有待进一步验证。成人横纹肌肉瘤罕见，且多为预后较差的类型如腺泡状和多形型，而非胚胎型。

尽管临床报道RMS病人多为散发病例，但有研究已证实，RMS的发病与家族遗传病也有相关性，如多发性神经纤维瘤、利弗劳梅尼综合征（Li-Fraumeni syndrome）、贝克威思-威德曼综合征（Beckwith-Wiedemann syndrome）、科斯特洛综合征（Costello syndrome）。利弗劳梅尼综合征（Li-Fraumeni syndrome）是一类家族性遗传病，表现为家族成员肿瘤相似的易感性，易患肾上腺肿瘤、软组织肿瘤、骨肉瘤、脑瘤、白血病、乳腺癌等。*p53*肿瘤抑制基因在该家族中多有突变，导致正常基因组及细胞周期完整性的破坏，使儿童患多种肿瘤的风险增高。如该家族基因筛查*p53*发生突变，建议该类患儿减少放射性及化学性物质的接触，以降低继发肿瘤的风险。贝克威思-威德曼综合征（Beckwith-Wiedemann syndrome）为胎儿过度增殖类疾病，多有定位于11p15、编码胰岛素生长因子Ⅱ基因（IGF-Ⅱ）的异常。该异常会增加幼年期软组织肿瘤的发生风险，如RMS、肾母细胞瘤、肝母细胞瘤、肾上腺皮质癌等。科斯特洛综合征（Costello syndrome）患儿具有恶性肿瘤的易患体质，该病典型的临床特征为生长发育迟缓、巨头畸形、皮肤粗糙松弛、非进行性心肌病、多发刺瘤形成（口周、鼻部、肛周）。此外多发性神经纤维瘤病病人罹患RMS的概率是普通人群的20倍。

美国小儿肿瘤学组（Children's Oncology Group, COG）近年来研究发现，80%腺泡状横纹肌肉瘤（ARMS）存在染色体的交叉异位情况，明确的异位类型为 PAX3 或 PAX7 基因从 1 号或 2 号染色体发生异位，同时 FOXO1 基因从 13 号染色体发生异位，从而形成 PAX3-FOXO1 融合基因和 PAX7-FOXO1 融合基因。PAX3-FOXO1 和 PAX7-FOXO1 融合基因的产生能够编码相应的融合蛋白，这些强有力的致瘤蛋白可以导致细胞的变异、抑制凋亡、成肌分化的异常，从而赋予 ARMS 更强的侵袭性。

第三节 病理类型及分期分级的临床指导意义

根据肿瘤的临床特点、光镜形态、细胞和分子遗传学特征，2013 版 WHO 分类将 RMS 分为胚胎性横纹肌肉瘤（embryonal rhabdomyosarcoma, ERMS，包括葡萄簇样和间变性）、腺泡状横纹肌肉瘤（alveolar rhabdomyosarcoma, ARMS，包括实体型和间变性）、多形性横纹肌肉瘤（pleomorphic rhabdomyosarcoma, PRMS）和梭形细胞/硬化性横纹肌肉瘤（spindle cell rhabdomyosarcoma, SCRMS）四种主要类型（表 6-4-1）。此外，新近文献还报道了上皮样横纹肌肉瘤新亚型。

表 6-4-1 横纹肌肉瘤的 WHO 分类

胚胎性横纹肌肉瘤
经典型
葡萄簇样
间变性
腺泡状横纹肌肉瘤
经典型
实体型（包括透明细胞型）
间变性
多形性横纹肌肉瘤
梭形细胞/硬化性横纹肌肉瘤
上皮样横纹肌肉瘤
横纹肌肉瘤，非特指性

1. 胚胎性横纹肌肉瘤（embryonal rhabdomyosarcoma, ERMS） 该类型最为常见，约占横纹肌肉瘤的 49%~60%。多发生在 10 岁以下的婴幼儿和儿童，平均年龄为 7 岁。好发于头颈部、泌尿生殖道和盆腔腹膜后，尤其是眼眶、鼻腔、鼻窦旁，偶可位于四肢。大体上肿瘤质地坚实或软，切面呈灰白色或灰红色，胶冻样、黏冻样或鱼肉样，常伴有出血、坏死和囊性变。病理学上，瘤细胞的形态多种多样，但基本上重演骨骼肌胚胎发育过程中各个阶段细胞，根据其横纹肌母细胞所占比例可分为原始性（横纹肌母细胞 <10%）、中间型（10%~50%）、分化型（>50%）。免疫组化瘤细胞表达 desmin、MSA、MyoD1 和 myogenin，其中 MyoD1 和 myogenin 为核染色。细胞遗传学上 11p15.5 杂合性丢失被认为是 ERMS 的特征性异常，该异常会导致胰岛素生长因子 2（insulin growth factor 2, IGF2）过度表达。其他基因改变还包括 p16、p53、CDKN2A 失活性突变，RAS 激活性突变等。新近研究显示 hedgehog 通路在部分 ERMS 发生中起到重要作用，包括 GLI1 和 Ptch1 基因，为靶向治疗提供了新的思路。

此外，ERMS 中还有一种亚型为葡萄簇样横纹肌肉瘤（botryoid RMS），约占横纹肌肉瘤的 6%，好发于被覆黏膜的空腔器官，肿瘤呈葡萄状或息肉状，质地柔软，黏液水肿样可伴有感染、出血、溃疡或坏死。该型在横纹肌肉瘤中预后最好，完整切除者 5 年生存率可达 95%。

2. 腺泡状横纹肌肉瘤（alveolar rhabdomyosarcoma, ARMS） 约占横纹肌肉瘤的 31%，组织学上以瘤细胞形成腺泡状结构为特征。主要发生于 10~25 岁青少年，多位于四肢深部软组织，其次为头颈部、躯干、会阴及肛旁、盆腔和腹膜后。该型易循淋巴道转移。通常分为三种类型即经典型、实体型（包括透明细胞变型）和胚胎性-腺泡状混合型。经典型 ARMS 中，瘤细胞形成特征性腺泡状结构，肿瘤由未分化的原始间叶性细胞及少量早期分化的幼稚横纹肌母细胞组成；实体型 ARMS 由实性的瘤细胞巢组成，腺泡状结构不明显，有时瘤细胞胞质丰富，富含糖原，成为透明细胞变型。免疫组化瘤细胞表达 desmin、MSA、MyoD1 和 myogenin，其中 myogenin 位于腺泡结构边缘及血管周围的瘤细胞染色最强。69%~81% 的腺泡状横纹肌肉瘤还可表达 ALK，而 ERMS 表达 ALK 阳性率为 6%~32%。细胞遗传学表明,60%~70% 病例有特征性的 t（2；13）（q35；q14）,导致位于 2 号染色体的 *PAX3* 基因与位于 13 号染色体的 *FOXO1A*（FKHR）基因融合,约 10%~20% 的病例含有 t（1；13）（p36；q14）,导致位于 1 号染色体的 *PAX7* 基因与位于 13 号染色体的 *FOXO1A* 基因融合,产生 *PAX7-FOXO1A* 融合基因,这些融合基因可促使转录因子活化,与横纹肌肉瘤的形成相关。*PAX3-FKHR* 融合基因病人易于发生广泛转移,尤其会转移至骨髓,提示预后不佳。

3. **多形性横纹肌肉瘤（pleomorphic rhabdomyosarcoma, PRMS）** 在横纹肌肉瘤中占 5% 以下,极少发生于婴幼儿和儿童。好发于成年人,多为 45 岁以上的成年人,男性多见。肿瘤多位于下肢,尤其是大腿,其次为躯干,少数发生于实质脏器和头颈部。肿瘤大多位于肌肉内,体积较大,切面呈灰白色,质软鱼肉样多伴有灶性出血和大片坏死。免疫组化瘤细胞表达 desmin、MSA 呈弥漫阳性,MyoD1 和 myogenin 标记比例低于 ERMS 和 ARMS。PRMS 属于高度恶性软组织肉瘤,在病程早期即容易发生远处转移,最常见部位为肺,部分病例可发生局部复发或淋巴结转移。长期生存率较低,虽经过积极综合性治疗,仍效果不理想,有效的治疗方法有待进一步探索。

4. **梭形细胞/硬化性横纹肌肉瘤（spindle cell rhabdomyosarcoma, SCRMS）** 是横纹肌肉瘤的特殊亚型,约占 RMS 的 5%~10%,镜下主要为条束状排列的长梭形细胞组成,横纹肌母细胞分化不明显。好发于儿童和青少年,男性多见。儿童病人多发于睾丸旁和头颈部,成年病人半数以上发生于头颈部深部软组织。肿瘤多呈结节状,无薄膜,质地坚韧,切面呈灰白色伴旋涡状外观。瘤细胞之间含有数量不等的胶原纤维,异型性不明显。免疫组化瘤细胞表达 desmin、myogenin 和 MyoD1,并表达 titin 和 troponin 等分化较好的指标。细胞遗传学研究报道了部分染色体重排、异位等突变,但是仍未形成广泛共识。SCRMS 整体预后较好,5 年生存率达 88%,但成年病人预后不佳。

在 WHO 2013 分类中,新分型的硬化性横纹肌肉瘤（sclerosing rhabdomyosarcoma, SRMS）在组织学和遗传学上与 SCRMS 关系密切,故归为一类。表现为肿瘤内所含大量玻璃样基质,类似于原始骨样组织或软骨样基质,瘤细胞呈假血管腔样生长,容易被误诊为骨肉瘤、软骨肉瘤、ARMS 或血管肉瘤等肿瘤,需与之鉴别。

此外,还有新分类的上皮样横纹肌肉瘤（epithelioid rhabdomyosarcoma, EpRMS）,特征为成片、形态一致的上皮样瘤细胞组成,瘤体内既无腺泡状结构,也无典型的横纹肌母细胞,但免疫组化提示瘤体具有横纹肌分化。还有一些分型困难或不能分型的种类,在此不再赘述。

除 WHO 分类外,国际上还有国际儿童肿瘤协会（International Society of Pediatric Oncology, SIOP）分类、美国国家癌症中心（National Cancer Institute, NCI）分类、横纹肌肉瘤协作组（International Rhabdomyosarcoma Study Group, IRSG）分类等（表 6-4-2）。

表 6-4-2 IRSG 儿童横纹肌肉瘤的外科病理分期（IRS 分期）标准

组别	肿瘤范围/外科结果
I期	
Ia	局限性肿瘤,局限于起始部位,能完整切除
Ib	局限性肿瘤,有浸润,超过起始部位,能完整切除
II期	
IIa	局限性肿瘤,大体上能整个切除,但显微镜下有肿瘤残留
IIb	局部扩展性肿瘤（累及区域淋巴结）,能完整切除
IIc	局部扩展性肿瘤（累及区域淋巴结）,大体上能整个切除,但显微镜下有肿瘤残留
III期	
IIIa	局限性或局部浸润性,活检后大体上有肿瘤残留
IIIb	局限性或局部浸润性,切除后大体上有肿瘤残留（切除部分超过 50%）
IV期	任何大小的原发肿瘤,伴或不伴区域淋巴结累及,诊断时已有远处转移

儿童横纹肌肉瘤分期系统包括 1972 年成立的国际横纹肌肉瘤协作组（International Rhabdomyosarcoma Study Group, IRSG）,其后 IRSG 与肾母细胞瘤研究组（National Wilm's Tumor Study,

NWTSG）合并为儿童肿瘤协作组（Children's Oncology Group, COG）。其中的软组织肉瘤委员会（STS-COG）制定了新的儿童软组织肉瘤分期系统（表6-4-3），增加了以TNM分期为基础结合原有IRSG分期系统的、更加有利于病人的总体治疗方案（表6-4-4）。

表6-4-3 STS-COG危险度分级标准

分期	定义
低危组	发生于有利预后部位的局限性胚胎性RMS（Ⅰ期），不利预后部位但能完全切除或镜下残留的胚胎性RMS（Ⅰ,Ⅱ期）
中危组	发生于不利部位且有肉眼残留的胚胎性RMS，小于10岁有转移的胚胎性RMS，任何部位无转移的非胚胎性RMS
高危组	除了10岁以下的胚胎性RMS以外的转移性RMS

表6-4-4 儿童横纹肌肉瘤治疗前TNM分期

分期	部位	浸润性	大小	区域淋巴结	转移
Ⅰ	眼眶	T_1 或 T_2	任何	N_0, N_1 或 Nx	M_0
	头颈部（不包括脑膜旁）	T_1 或 T_2	任何	N_0, N_1 或 Nx	M_0
	泌尿生殖道（不包括膀胱/前列腺）	T_1 或 T_2	任何	N_0, N_1 或 Nx	M_0
Ⅱ	膀胱/前列腺	T_1 或 T_2	<5cm	N_0 或 Nx	M_0
	四肢	T_1 或 T_2	<5cm	N_0 或 Nx	M_0
	颅	T_1 或 T_2	<5cm	N_0 或 Nx	M_0
	脑膜旁	T_1 或 T_2	<5cm	N_0 或 Nx	M_0
	其他	T_1 或 T_2	<5cm	N_0 或 Nx	M_0
Ⅲ	膀胱/前列腺	T_1 或 T_2	<5cm	N_1	M_0
	四肢	T_1 或 T_2	>5cm	N_0, N_1 或 Nx	M_0
	颅	T_1 或 T_2	<5cm	N_0, N_1 或 Nx	M_0
	脑膜旁	T_1 或 T_2	>5cm	N_0, N_1 或 Nx	M_0
	其他	T_1 或 T_2	>5cm	N_0, N_1 或 Nx	M_0
Ⅳ	所有部位	T_1 或 T_2	任何	N_0 或 N_1	M_1

T_1：限于起始部位；T_2：超过起始部位；N_0：临床上无累及；N_1：临床上累及；Nx：临床上不清楚；M_0：无远处转移；M_1：远处转移。

横纹肌肉瘤根据原发部位，可分为预后良好和预后不良型。预后良好部位包括眼眶、非脑膜旁的头颈部、非膀胱和前列腺的泌尿生殖道及胆道，其他发病部位即为预后不良部位。发生于泌尿生殖道者预后最好，而位于脑脊膜旁区、腹膜后、躯干及胸部的RMS预后最差。此外，根据病理分型，葡萄簇样及梭形细胞横纹肌肉瘤为预后良好型，胚胎型为预后中等，腺泡状和未分化型为预后不良型（表6-4-5）。

表6-4-5 横纹肌肉瘤预后较好和预后不利因素

预后较好因素	预后不利因素
婴幼儿和儿童	成年人
肿瘤位于眼眶和泌尿生殖道	肿瘤位于头颈部（非眼眶）、脊柱旁、腹腔、腹膜后、会阴和四肢
肿瘤体积小（小于5cm）	肿瘤体积大（大于5cm）

续表

预后较好因素	预后不利因素
葡萄簇样或梭形细胞横纹肌肉瘤	腺泡状（PAX3-FOXO1+）和多形性横纹肌肉瘤
局部非浸润性,无淋巴结和远处转移	1. 局部浸润性,特别是脑膜旁和脊柱旁、鼻窦旁和骨局部复发
	2. 治疗过程中发生局部复发
	3. 区域淋巴结转移,或远处转移
	4. 初次不能完整切除,或无法切除
	5. DNA 呈二倍体
	6. 弥漫表达 myogenin
	7. ALK mRNA 高表达
	8. *MyoD1* 基因突变

第四节 目前诊断技术的应用及其意义

由于其发病部位各异,横纹肌肉瘤在不同的情况下生物学行为会有很大差别,症状也可多种多样。发病早期肿瘤质地常常不是偏硬,而是偏软或中等,而且早期肿瘤发展比较缓慢。后期瘤体质地大多较硬,无明显压痛,活动度差,但发展至此时,常错过了最佳治疗时间。年少儿童头颈部横纹肌肉瘤多发,如发生在眼眶,胚胎性横纹肌肉瘤可能性最大;泌尿生殖道也为横纹肌肉瘤高发部位,80% 的组织病理学为胚胎性横纹肌肉瘤,如起源于膀胱或阴道壁,瘤体多为葡萄状横纹肌肉瘤。起源于四肢的横纹肌肉瘤多发生在青少年,且组织病理类型多为腺泡状横纹肌肉瘤。

头颈部 RMS 发病率最高,对青少年儿童的软组织肿块,需高度警惕,常规行影像学检查就非常有必要。位于眼眶部位的儿童横纹肌肉瘤（约占总数的 10%）可出现突眼或眼部肿胀,视力亦有可能受影响。耳内或鼻窦的肿瘤能引起耳痛、头痛或鼻窦充血。肿瘤位于脑膜旁（主要为鼻窦、中耳、咽后）等区域时,患儿常有数周至数月鼻塞,有时伴有流涕,甚至偶可于鼻腔内或咽喉后方见到肿块,但通常不累及颈部淋巴结。当颅底受侵时,由于颅神经受侵或受压,病人可能表现为头痛或颅神经疼痛。

泌尿生殖系统 RMS 常表现为盆腔或者腹腔、腹膜后区域可扪及的肿块,并有可能引起呕吐、腹痛或者便秘。其他泌尿系统伴随症状,如血尿（膀胱肿瘤）、尿频、尿痛及尿等待,排尿或排便困难、无痛性阴囊肿块、阴道内葡萄样肿块等。

四肢横纹肌肉瘤常常侵袭性较高,生长较快。表现为质硬的无痛性肿物,当压迫附近神经时会伴有疼痛。

横纹肌肉瘤进一步发展,会出现侵袭转移症状。与其他肉瘤不同,横纹肌肉瘤的淋巴转移率很高,文献报道可高达 20%,出现淋巴结阳性的病人 5 年总体生存率明显低于阴性者。大约 1/5 的横纹肌肉瘤儿童伴有其他部位的转移,如皮肤下的包块（通常在颈部、手臂或者腹股沟）、骨痛、持续咳嗽、无力、体重减轻等。横纹肌肉瘤转移至脑或其他器官如肝或脾等少见。伴有转移的横纹肌肉瘤病人更需引起临床医生的重视,不管是在放疗剂量还是化疗用药剂量及次数上都需适当增加。

目前仍然没有公认的横纹肌肉瘤筛选方法,预后预测及肿瘤复发也缺乏特异性检测方法。超声、CT 和磁共振检查除具有恶性软组织肿瘤的共有征象以外,尚缺乏进一步分类的特异性表现。总体来说,显示为形态欠规则的浅分叶肿块,易推移和侵犯周边组织结构。瘤体等/低混杂密度,增强可见实体部分轻到中度强化,坏死囊变部分无强化,病灶内无明显钙化及脂肪组织,但可见较多增粗,扭曲的供血动脉影。需要常规对病人胸部进行 CT 扫描以排除肺转移。并根据原发病灶的部位,有时需要对腹部及盆腔进行 CT 扫描以了解有无淋巴结转移。骨扫描可用于扫描全身骨以发现可能存在的骨转移。新一代的 PET-CT 扫描能全身显影，包括骨及软组织，对 RMS 的功能分期的敏感性及特异性较常规影像学检查显著提高，用以鉴别在 CT 或 MRI 上难以定性的病灶。PET 扫描对淋巴结转移诊断的敏感性为 80%~100%、特异性为 89%~100%，而传统影像学检查的敏感性为 67%~86%、特异性为 90%~100%，对远处转移诊断的敏感性为 95%~100%、特异性为 80%~100%，而传统影像学检查的敏感性为 17%~83%、特异性为 43%~100%，有条件的机构可采用该方法协助诊断。

RMS 从组织形态学上来看，和其他骨或者软组织小圆细胞恶性肿瘤存在高度相似性，如淋巴瘤、小细胞骨肉瘤、间叶细胞软骨肉瘤、尤因肉瘤等，所以临床上，该病的诊断及鉴别往往存在一定困难。该病的分型需要识别骨骼肌的特征，但大部分瘤体缺乏该类特征，所以有赖于免疫组织化学、分子遗传学及超微技术的应用来确诊。免疫组织化学检测在诊断横纹肌肉瘤中有重要的作用，尤其是 Myogenin 和 MyoD1 具有高度特异性和敏感性，通常作为横纹肌肉瘤的首选标准抗体。

第五节 治疗原则及预后问题

儿童横纹肌肉瘤治疗的焦点就是获得"局部控制"和"全身控制"。局部控制是指"原发肿瘤"的永久消灭。通过局部的外科手术切除或放疗（或二者兼之）获得。全身控制指对不可见的微小转移和可见的转移病灶的控制，通常通过化疗（有时需要辅助手术和放疗）达到。对大多数无转移的患儿来说（标准风险至中度风险），最大的风险是原发肿瘤很难得到永久控制。这些病人中半数以上是"局部区域"（原发肿瘤部位及其周围）的治疗失败。而局部治疗的失败显著增加远处转移的风险。早年单纯手术切除肿瘤时，尽管手术范围不断扩大，直至截肢，都无法控制该病的复发转移，总的生存率只有不到 10%。后通过不断总结改进治疗策略，对于横纹肌肉瘤的综合治疗方面取得了很大进展。现在，国外几乎每个横纹肌肉瘤病人都接受了不同形式的化疗，其 5 年总体生存率也从原来的 25% 提高到近年的 70% 以上。同其他恶性实体瘤的治疗类似，根据肿瘤大小和原发灶的部位，以及肿瘤能否切除的情况，大部分病人会接受也提倡手术、放疗和化疗的联合治疗。对病人基于不同风险的治疗的目的在于最大可能的治愈，使短期、中期及长期的并发症最小，同时保证其生存质量和生活质量。

1. **手术** 治疗价值取决于肿瘤部位。手术原则是对位于可以完全切除部位的肿瘤，应在不损伤器官功能及不导致严重致畸的情况下，行完整的肿瘤切除或仅有镜下残留。如果不能完全切除或者病变累及睾丸、阴道、膀胱或胆道，为了保存器官及其功能，可先化疗或放疗，使肿瘤缩小，再进行手术。化疗后再行手术治疗，可明显减少手术切除范围，减少术后放疗剂量，并降低远处转移的概率。横纹肌肉瘤的外科原则是一般不做减瘤手术，除非腹膜后肿瘤引起肠梗阻等并发症。如第一次手术仅做肿瘤部分切除，可经化疗和 / 或放疗 3~6 个月（4~8 个疗程）后，为了达到完整切除肿瘤的原发病灶，进行二次手术，切除原遗留下的阳性边缘或原仅做活检部位。区域淋巴结探查 / 清扫的作用目前仍有争议，四肢和睾丸旁肿瘤容易发生淋巴结受累，发生于四肢的病人主张行腋下或腹股沟淋巴结的切检，睾丸旁肿瘤也建议对 10 岁以上的病例进行淋巴结活检或清扫。躯干部分肿瘤病人建议通过术前评估是否有淋巴结肿大而决定是否行清扫或活检。

头颈部的 RMS，如可能行广泛切除加单侧受累淋巴结切检是理想的，但当手术可能影响器官功能或毁容时，不建议广泛切除。受到解剖部位的限制，小于 1mm 较窄的切缘仍是可以接受的。发生于眼眶的 RMS 可首选放化疗，其疗效不劣于手术。巨大的躯干肿瘤，包括体表和胸腹腔内的肿瘤，可在切检后采用放化疗，争取延期手术切除原发灶。胆道肿瘤较为特殊，其无需广泛切除，肿瘤残留亦可获得较好疗效。对于前列腺 / 膀胱 RMS 的治疗，应注重器官保护，尤其是膀胱保留是治疗的重要目标，SIOP 报道，先行放化疗再手术切除和仅行放化疗治疗（无肿瘤残留情况）5 年的 EFS 达 75%~84%，而先行不完全切除之后再放化疗,5 年 EFS 仅 38.5%。COG 及 SIOP 一致推荐对于前列腺/膀胱 RMS 的治疗模式是按危险度分级的多学科治疗,包括化疗及放疗,如放疗后有残留病灶则再行手术切除。睾丸旁横纹肌肉瘤,推荐术式为经腹股沟睾丸及精索切除术,并加行淋巴结清扫术,术后需合并放化疗进一步巩固。COG 数据显示,睾丸旁 RMS 病人行淋巴结清扫 5 年生存率明显优于未清扫者(92% vs 76%,p=0.028),放疗病人 5 年生存率也明显提高(90% vs 36%,p<0.000 1)。阴道和外阴的 RMS 对化疗敏感,保守的外科治疗配合化疗及辅助放疗即可获得较好疗效。四肢 RMS 通常为腺泡型,诊断时一般瘤体较大并向深部浸润,多数合并淋巴结及血行转移,故推荐放疗及多药联合化疗局部控制,尽量实施保留肢体的手术,当肿瘤位于四肢肌肉内时,扩大切除 0.5cm 即可,不必行破坏性极大的间室完整切除。而之前通常实行根治性切除,即将肿瘤累及的整个间室完整切除,包括起止点在内的整条肌肉和肌肉外面包裹的致密筋膜,大腿后部间室还包括坐骨神经在内。但当肿瘤累及间室外大血管和神经时,仍应考虑截肢术。

2. **放疗** 除胚胎型横纹肌肉瘤早期病人未推荐放疗,其余各型各期病人均推荐放疗。儿童接受放疗应采用分次、较长期小剂量治疗,一般分 20~28 次进行,以减少早期及晚期放射线损伤。应用 3D 影像重建病灶,进行准确定位放疗(射波刀)有望获得良好的局部控制率并减少局部副损伤。非颌面部或颅脑区域的患儿,手术已经完全切除瘤灶者,可于术后 1 周内放疗;伴颅底侵犯的患儿,有明显压迫症状,需要紧急放疗者,可于化疗前先放疗。其他患儿包括颌面部和泌尿生殖系统患儿,若肿瘤较大无法手术,建议放疗时间在原发瘤灶化疗 4~5 个周期后(第 13 周),转移瘤灶可延迟到化疗第 25 周。如果原发瘤灶位于重要脏器不能手术切除者,可考虑试用内置粒子放疗。近年来,质子重粒子放疗也逐渐用于 RMS 治疗,取得了一定的疗效,同时减轻了放疗副反应,未来值得进一步推广应用。

3. **化疗** 为获得最大可能的治愈,横纹肌肉瘤各期均有必要化疗。根据危险度分组,采用不同强度的化疗。关于化疗开始的时机,预估肿瘤能基本完全切除者先手术,术后 7 天内开始化疗;完全切除困难者仅活检,明确诊断后先化疗再手术。放疗期间避免应用放线菌素 D(ACTD)和阿霉素(ADR),化疗剂量减为半量。

大部分病人的治疗会持续 6~12 个月,部分由于严重的副作用及肿瘤复发,需要延长疗程。传统细胞毒性药物很难改善高危患儿的预后,目前研究的热点在于基因及分子水平,最终目的是靶向治疗药物的临床应用。

通过全身检查评估疗效,包括肺 CT、头颅 MRI、原发瘤灶 B 超和局部增强 CT 或 MRI,必要时行 PET-CT 确定转移情况。95% 的复发发生在 3 年内,约 50% 复发病人会死于复发后 1 年内,90% 将在复发后 5 年内死亡,仅有不到 20% 病人可能治愈。

4. **新兴治疗方法** 靶向治疗的兴起可能给横纹肌肉瘤的治疗带来更大的希望。Delia 等通过基因表达分析技术发现,在被检查的所有胚胎型横纹肌肉瘤标本中,EGFR 均为高表达,他们在体外实验中还进一步证实了西妥昔单抗能够对横纹肌肉瘤细胞产生抗肿瘤作用,其他有如针对血管内皮生长因子的抗体治疗也在经历研究。此外,大剂量化疗联合自体干细胞移植技术(high-dose chemotherapy with autologous stem-cell support)也被试用于治疗已经远处转移的横纹肌肉瘤病人,并取得了一些临床数据,这些新兴治疗方法为横纹肌肉瘤病人带来了新的曙光。

不同的病理分型及疾病分期影响预后。总体预后胚胎型 5 年存活率为 53%,腺泡型为 64%,葡萄状型可达 95%,而其他分化差者 5 年存活率仅为 44%。对无转移的患儿来说,总的 3 年无病生存率(FFS)为 77%。腺泡型横纹肌肉瘤病人预后较差(3 年 FFS 为 66%,而胚胎型为 83%)。不同分期的病人生存率差异显著。研究显示,I、II、III 和 IV 期 RMS 的 3 年 EFS 分别为 86%、80%、68% 和 22%(p<0.000 1)。

虽然通过化疗、手术及放疗的综合治疗已经使青少年儿童横纹肌肉瘤的总体生存率提高到了 70% 以上,但是仍然有部分病例,包括肿瘤直径超过 5cm、腺泡型、近脑膜旁、淋巴结阳性和远处转移的病人,他们的预后仍然不理想,而这些将近占全部横纹肌肉瘤的 30%,如何提高这部分病人的生存率仍然困扰着临床医生。

对已经发生转移的病人来说,尽管化疗反应率约 60%~80%,但大剂量化疗及自体骨髓解救并未显示有效。发生转移病人总生存率仍低于30%。88% 的复发发生在 3 年内。半数复发病人会死于复发后 1 年内,90% 会在复发后 5 年内死亡。

肿瘤的分子生物学特征也逐渐在诊治及预后判断中被重视。对于 PAX3/PAX7-FOXO1 融合基因阳性而临床为低危的病人,仍应按中危治疗,相反,融合基因阴性病人应相应减轻治疗强度。鉴于 PAX3/PAX7-FOXO1 融合基因对预后的影响,将来有可能作为危险度评估的重要依据。

（童强松）

参 考 文 献

1. Weber CO. Anatomische Untersuchung Einer Hypertrophieschen Zunge nebst Bemekugen uber die Nubildung querquestreifter Muskelfsem. Virchow Arch Pathol Anat, 1854, 7: 115.

2. Orbach D, Mosseri V, Gallego S, et al. Nonparameningeal head and neck rhabdomyosarcoma in children and adolescents: Lessons from the consecutive International Society of Pediatric Oncology Malignant Mesenchymal Tumor studies. Head Neck, 2017, 39 (1): 24-31.

3. Tang LY, Zhang MX, Lu DH, et al. The prognosis and effects of local treatment strategies for orbital embryonal rhabdomyosarcoma: a population-based study. Cancer Manag Res, 2018, 10: 1727-1734.

4. Vaarwerk B, van der Lee JH, Breunis WB, et al. Prognostic relevance of early radiologic response to induction chemotherapy in pediatric rhabdomyosarcoma: A report from the International Society of Pediatric Oncology Malignant Mesenchymal Tumor 95 study. Cancer, 2018, 124 (5): 1016-1024.

5. 王娴静, Chi Lin. 儿童横纹肌肉瘤诊疗研究新进展. 中国小儿血液与肿瘤杂志, 2018, 23 (3): 164-168.

6. 中国抗癌协会小儿肿瘤专业委员会, 中华医学会儿科学分会血液学组, 中华医学会小儿外科学分会肿瘤组. 中国儿童及青少年横纹肌肉瘤诊疗建议（CCCG-RMS-2016）. 中华儿科杂志, 2017, 55 (10): 724-728.

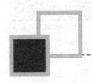

第五章 生殖细胞肿瘤

第一节 概 述

儿童生殖细胞肿瘤（germ cell tumors，GCTs）是发生于生殖腺或生殖腺外的不正常细胞增生，来源于三种原始胚层的胚细胞演变而来的胚胎性肿瘤，可发生于任何原始生殖腺正常或异常移行的部位。儿童恶性生殖细胞肿瘤年发病率约为2.4/100万，占据0~18岁恶性肿瘤患儿的约3%，近一半的患儿确诊年龄在4岁以下，另一个发病高峰期为青春期前期。根据生殖细胞肿瘤的组织学来源，基本可以分为：胚胎性癌、卵黄囊瘤、绒毛膜上皮癌、成熟畸胎瘤、未成熟畸胎瘤和混合性生殖细胞肿瘤，其中除成熟畸胎瘤为良性外，其他生殖细胞肿瘤恶性程度为低度至高度恶性不等。以成熟畸胎瘤和卵黄囊瘤（又称内胚窦瘤）最为常见。

儿童生殖细胞肿瘤的发病机制仍然不清，有诸多值得研究的方向。遗传和环境因素、生殖胚胎干细胞移行过程中残留并异常分裂发育、细胞发育分化中微环境和细胞屏障的破坏，以及基因

的异常调控等都有可能参与了肿瘤的发生。胚胎发育时期，生殖细胞起源于胚胎5周龄的卵黄囊内胚层。胚胎6周龄时，原始生殖细胞从原始生殖嵴表面迁移进入其下方的间充质内，并逐渐掺入初级性索中，并在初级性索中定向分化。在这一段时期中，生殖细胞应受到体内某种保护机制的作用，不受体细胞的影响。如果生殖细胞没有按正常的时间和行程迁入生殖嵴而停留在迁移过程中的某个地方，其保护机制作用减弱，并出现分化障碍或分化异常，进而产生生殖细胞肿瘤。因生殖细胞由卵黄囊（yolk sac）经由肠系膜，最后降至骨盆腔或阴囊而形成睾丸或卵巢。所以生殖细胞肿瘤除了好发于睾丸或卵巢外，亦可发生于性腺外的部位。原始生殖腺的移行沿着躯体中轴线进行，所以生殖细胞肿瘤多位于中线部位，如骶尾部、纵隔、腹膜后以及颅内中枢神经系统等部位。研究表明，β-整合素、E-钙黏素等均与胚胎发育及GCT发生相关（表6-5-1），而对于SNP位点的研究提示，KITLG位点、*SPRY4*、*BAK1*、*DMRT1*等基因参与调控原始生殖细胞的迁移（表6-5-2），但均有待进一步研究。

表 6-5-1 小鼠原始生殖细胞在其不同发育阶段所表达的黏附分子

黏附分子		胚胎胎龄 /d			
		8.5	10.5~11.5	12.5	13.5
整合素	α3	不明	+	−	−
	α5	不明	+	+	+
	α6	不明	±	++	++
	αV	不明	++	++	++
	β1	不明	+	+	+
	β3	不明	++	++	++
钙黏蛋白	E-cadherin	−	+	+	±
	P-cadherin	−	+	+	不明
	N-cadherin	−	−	±	+

续表

黏附分子		胚胎胎龄 /d			
		8.5	10.5~11.5	12.5	13.5
IgG 家族	PECAM-1	+	+	+	+
糖类	LewisX	-	+	+	±
其他	KL/c-Kit	+	+	+	±
	EpiCAM	不明	+	+	+

表 6-5-2　儿童生殖细胞肿瘤和单核苷酸多态性（SNP）的相关性（根据年龄和性别分组）

基因	SNP 位点	分组	患病组例数	对照组例数	比值比 OR（95%CI）	P 值
KITLG	rs4474514	基因型	AA/AG/GG	AA/AG/GG		
		全部	26/23/3	88/43/4	1.67（0.95~2.95）	0.07
		男性	8/7/0	49/25/2	1.33（0.49~3.64）	0.57
		女性	18/16/3	39/18/2	1.87（0.93~3.76）	0.08
		0~9 岁	16/13/0	88/43/4	1.27（0.61~2.63）	0.15
		10~21 岁	11/10/3	88/43/4	2.28（1.09~4.79）	0.003
SPRY4	rs432715	基因型	TT/TC/CC	TT/TC/CC		
		全部	15/14/22	33/66/40	1.22（0.79~1.89）	0.37
		男性	2/4/8	17/39/21	2.42（1.01~5.80）	0.05
		女性	13/10/13	16/27/19	0.93（0.55~1.56）	0.77
		0~9 岁	10/4/2	33/66/40	0.73（0.42~1.27）	0.26
		10~21 岁	3/6/14	33/66/40	2.40（1.19~4.83）	0.01
BAK1	rs210138	基因型	AA/AG/GG	AA/AG/GG		
		全部	25/20/7	95/36/9	1.80（1.10~2.95）	0.02
		男性	8/4/3	57/16/6	1.87（0.89~3.93）	0.10
		女性	17/16/4	38/20/3	1.75（0.91~3.38）	0.09
		0~9 岁	16/8/5	95/36/9	1.67（0.93~2.98）	0.09
		10~21 岁	9/12/2	95/36/9	1.99（0.98~4.05）	0.06
DMRT1	rs755383	基因型	TT/TC/CC	TT/TC/CC		
		全部	15/24/13	45/71/23	1.26（0.79~2.02）	0.33
		男性	4/7/4	27/37/13	1.44（0.66~3.14）	0.36
		女性	11/17/9	18/34/10	1.17（0.65~2.12）	0.60
		0~9 岁	10/10/9	45/71/23	1.26（0.71~2.22）	0.43
		10~21 岁	5/14/4	45/71/23	1.28（0.64~2.58）	0.49

第二节　肿瘤分类的原则

　　GCTs 可分为生殖细胞瘤（germinoma）和非生殖细胞瘤性生殖细胞肿瘤（non-germinomatous germ cell tumor, NGGCT）两大类。①生殖细胞瘤：又称为胚生殖细胞瘤或纯生殖细胞瘤，相当于颅外精原细胞瘤（seminoma）或卵巢的无性细胞瘤（dysgerminoma）。②非生殖细胞瘤性生殖细胞肿瘤：相当于颅外的非精原细胞瘤，包括胚胎性癌（embryonal carcinoma, EC）、内胚窦瘤即卵黄囊瘤（yolk sac tumor, YST）、绒毛膜上皮癌（choriocarcinoma, CC）、畸胎瘤（teratoma, TER）、混合性生殖细胞肿瘤等。

根据不同预后的病理分型，可分为如下几种：

（1）预后良好病理亚型：生殖细胞瘤和成熟畸胎瘤。

（2）预后中等病理亚型：合体滋养细胞成分的生殖细胞瘤、未成熟畸胎瘤、畸胎瘤恶变、以生殖细胞瘤或畸胎瘤为主要成分的混合型生殖细胞肿瘤。

（3）预后不良病理亚型：绒毛膜上皮癌、卵黄囊瘤/内胚窦瘤、胚胎性癌和以上述三种成分为主的混合性生殖细胞肿瘤。

第三节　诊断策略及各种肿瘤标记物的价值

一、不同类型肿瘤的特征

（1）性腺生殖细胞肿瘤：若发生于睾丸，临床上主要表现为迅速增大的阴囊内实质性肿块，患儿往往无任何哭吵不安、喂养困难等表现。约有一半的患儿会有疼痛及压痛，有些则转移到后腹腔淋巴结或纵隔，并发其他症状才被发现。而卵巢肿瘤开始的症状，以疼痛、恶心及呕吐为最常见，有些患儿没有症状，只是意外的发现腹部有肿块才被诊断出来；此外也有因肿瘤发生扭转，引起急性腹痛症状而被发现。

（2）生殖腺外的生殖细胞肿瘤：生殖细胞肿瘤若发生于生殖腺外，其症状视肿瘤生长的部位而定；若生长在腹部，则以腹部肿瘤来表现，若肿瘤压到肠或泌尿道时，则会有肠或泌尿道阻塞的症状；若肿瘤长于胸腔，可能会有呼吸系统的症状；若肿瘤生长于中枢神经系统，则会引起颅内压增高、邻近脑受压、内分泌症状等表现。在此不再赘述。

二、肿瘤标记物的意义

生殖细胞肿瘤血清和脑脊液中血清肿瘤标志物甲胎蛋白（α-fetoprotein, AFP）和β-绒毛膜促性腺激素（human chorionic gonadotropin, β-HCG）水平对诊断、分期和预后有重要作用。

AFP是一种单链糖蛋白，分子量7万左右，半衰期5~7天，胚胎时期由卵黄囊细胞和肝脏产生。通常50%~70%的非精原细胞瘤病人血清AFP升高，其中卵黄囊瘤病人血清AFP几乎100%升高，70%胚胎癌和50%畸胎癌病人血清AFP也会升高，而绒癌和纯精原细胞瘤的血清AFP一般是正常的。因此，一旦纯精原细胞瘤AFP升高，则意味着极有可能该肿瘤中含有胚胎癌等非精原细胞成分。

HCG是一种多肽链糖蛋白，分子量3.8万，半衰期24~36h。正常胚胎发育中，HCG由胚胎滋养层组织分泌，发生肿瘤时，HCG由肿瘤合体滋养层细胞产生，因此，肿瘤病人HCG浓度明显升高时应高度怀疑有绒癌或含有绒癌成分的可能。非精原细胞瘤HCG升高者一般占40%~60%，绒癌病人几乎100%升高。40%~60%的胚胎癌和10%~30%的精原细胞瘤也因含有合体滋养层细胞而导致HCG升高。绒毛膜上皮细胞癌分泌β-HCG，卵黄囊瘤（内胚窦瘤）分泌AFP，胚胎癌可分泌AFP和β-HCG，未成熟畸胎瘤也可分泌AFP。这些肿瘤标记物已成为生殖细胞肿瘤病人重要的诊断、疗效评价和随访指标，但不能决定准确的组织亚型。部分病人难以获得病理组织学诊断，临床上可通过血清或脑脊液肿瘤标记物，结合发病年龄、临床症状、影像学特征临床为诊断生殖细胞肿瘤提供依据。

通常认为，生殖细胞瘤：血清和脑脊液AFP正常，β-HCG 3~50mIU/ml；非生殖细胞瘤性生殖细胞肿瘤：血清和/或脑脊液AFP>正常值或β-HCG>50mIU/ml。总体来讲，NGGCTs出现一种或两种瘤标升高者可达90%，AFP升高者占50%~70%，HCG升高者占40%~60%。

需要指出的是，AFP和HCG对于诊断GCTs的特异性均不够强，至今仍未发现该类疾病更为特异的标记物。随着蛋白质组学、转录组学、microRNA、长链非编码RNA及环状RNA等研究的深入，希望能找到更为特异的肿瘤标志物。

对于病人的检查，除肿瘤标志物以外，需常规行B超、胸部X线、腹部/盆腔CT检查，怀疑有转移病人进行相应部位的CT检查。有条件的机构也可采用 MRI 和 PET 检查。CT 检查可以发现病变但无法定性，MRI 能更清楚地显示病灶位置、与邻近结构的关系。生殖细胞瘤在 T_1 加权图像上为低信号或等信号，质子加权图像上信号强度略有加强，而在 T_2 加权图像上大多数为等信号或低信号。增强扫描时可均匀强化。非生殖细胞瘤性生殖细胞肿瘤如绒毛膜上皮癌和

胚胎癌因瘤体常有出血，故 MRI 信号可多变或呈混杂信号，畸胎瘤因组织学上为杂乱的、来自三个胚层的不同细胞种类混合，所以影像学上体现为多房，信号不均，可见囊变和钙化的病灶（图 6-5-1）。MRI 能发现远处播散病灶，比 CT 敏感，所以目前增强 MRI 已作为判断远处播散的首选手段。

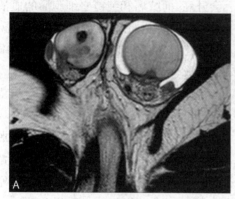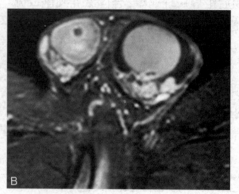

图 6-5-1 右侧睾丸多灶性混合胚胎癌 MRI 图像
A. T_2WI：呈不均匀高信号呈高低混杂信号；B. 增强扫描：病变呈明显不均匀强化

第四节 治疗原则和进展

纯生殖细胞瘤占生殖细胞肿瘤的约 50%，其对放疗和化疗极其敏感。单纯放疗治愈率已经较高，当配合化疗之后五年生存率可达 >90%，正因如此，部分甚至全切和诊断性肿瘤活检相比并无更多优势。生殖细胞瘤可行"诊断性放疗"明确性质后，无需手术而继续完成放化疗就可达到痊愈。所以，只要术中快检报告为生殖细胞瘤，活检手术、部分切除手术和全切除手术的疗效并无区别。但放疗对于儿童病人远期副作用值得关注，尤其在年龄较小的儿童。长期生存的病人可有智力下降、生长发育迟缓、内分泌功能紊乱和不孕不育等后遗症。所以年龄小于 3 岁的病人通常行化疗 ± 手术，放疗延迟至 3 岁以后。

非生殖细胞瘤性生殖细胞肿瘤（NGGCT）与生殖细胞瘤相比预后较差，其对化疗和放疗的敏感性均低于生殖细胞瘤，对于此类患儿，放化疗后残留病灶最好能手术切除，有利于改善生存率。单纯放疗仅能控制约 20%~40% 的 NGGCT，5 年生存率 10%~38%。采用含铂类药物多药化疗联合放疗和 / 或手术等综合治疗，5 年生存率

可达 70%。但是，现有的 GCTs 化疗方案大多仍依据成人睾丸生殖细胞肿瘤的经验进行制订，有必要在临床实践中进一步修订适合儿童的 GCTs 化疗方案，这有助于减少不必要的儿童化疗，从而改善化疗远期并发症的发生率。多年来，颅内 NGGCT 的治疗在术式选择及治疗作用存在争议，颅内 NGGCT 好发于蝶鞍区和松果体部位，位于脑中央，手术难度大，致死致残率高一度达 65%，故手术曾经不作为首选方式。但随着现代显微外科技术成熟，手术入路的发展，目前致死致残率约 5%~10%。所以大多数学者主张直接行肿瘤切除，既能确诊又能充分减瘤，为后续辅助治疗提供便利。

第五节 常见的生殖细胞肿瘤

1. **畸胎瘤（teratoma）** 畸胎瘤首选手术尽早切除，若为恶性，则须加上化学治疗及放射线治疗。一岁至青春期好发于脑、颈、前纵隔腔、腹部或骨盆腔等。青春期以后则好发于性腺。小儿睾丸肿瘤中畸胎瘤常见，大多数为成熟型，不发生转移，故对小儿睾丸畸胎瘤的治疗提倡保留睾丸的肿瘤切除术，术中冰冻活检可避免对睾丸做不必

要的切除。

2. 胚细胞瘤（germinoma）　胚细胞瘤可发生在生殖腺或生殖腺外,生长于睾丸的又称为精原细胞瘤（seminoma）,生长于卵巢的又称为卵细胞瘤（dysgerminoma）。胚细胞瘤通常预后良好,对放射线相当敏感,如卵巢胚细胞瘤,术后十年之存活率高达 85% 以上。睾丸精原细胞瘤在行根治性睾丸切除术后,根据分期行主动脉旁至髂血管区域联合同侧髂腹股沟区域的辅助放疗,结合化疗可取得较好的疗效。复发病人,需行挽救性化疗,对于治疗无效或者治疗后复发的病人,可选择进行高剂量联合化疗 + 自体造血干细胞移植,对于体积 >3cm 的复发病灶以化学治疗为主,辅以放射治疗控制局部转移病灶。对于睾丸原位或者 <3cm 复发病灶可选择放疗。

3. 卵黄囊瘤（yolk sac tumor, YST）　卵黄囊瘤又称为婴儿胚胎细胞瘤（infantile embryonal carcinoma）、睾母细胞瘤（orchioblastoma）、内胚窦瘤（endodermal sinus tumor）,是一种高度恶性的生殖细胞肿瘤,属于非精原性生殖细胞瘤,原发于生殖细胞,具有向胚外卵黄囊成分分化的性质。其最常发生的部位是马尾椎区,其次是睾丸及卵巢。目前,对于该病的治疗公认的是手术联合化疗是最好的治疗方式。对于体表肿瘤,易于早期发现、彻底切除,术后辅助化疗常可获得良好疗效,但是体腔、脏器内肿瘤常因发现晚或已转移导致无法

彻底根治。巨大的卵黄囊瘤包膜常不完整,肿瘤实体呈豆腐或果冻状,术中易破碎流失并导致大量出血,手术完整切除和清扫淋巴困难,术后也易复发。

AFP 的水平增高与肿瘤内卵黄囊的存在相关,卵黄囊瘤能成倍合成 AFP,可作为卵黄囊瘤特异标记物,对于该病的诊断、术后监测及判断复发转移具有重要意义。瘤体切除后 25 天内 AFP 应降至正常,否则提示肿瘤残存、转移或复发。早期对于卵黄囊瘤的治疗,2 年生存率低于 20%,性腺外卵黄囊瘤 3 年存活率仅 13%。自从含铂类化疗方案广泛应用以来,包括卵黄囊瘤在内的恶性生殖细胞瘤的疗效和生存率明显改善,5 年总体生存率达 67%~83%。

第六节　生殖细胞肿瘤的预后

目前,生殖细胞瘤的总体五年生存率可达 >90%,NGGCTs 总体生存率为 30%~70%。Matsutani 等报道,纯生殖细胞瘤的 10 年和 20 年生存率为 93% 和 81%,成熟型和非成熟型畸胎瘤的 10 年生存率为 93% 和 71%,胚胎性癌、卵黄囊瘤和绒毛膜上皮癌的 3 年总体生存率约为 27%。女性病人、大于 18 岁、NGGCTs 以及缺乏放疗通常为预后较差的因素。

（童强松）

参 考 文 献

1. Lobo J, Gillis AJM, Jerónimo C, et al. Human Germ Cell Tumors are Developmental Cancers: Impact of Epigenetics on Pathobiology and Clinic. Int J Mol Sci, 2019, 20（2）: E258.

2. Batool A, Karimi N, Wu XN, et al. Testicular germ cell tumor: a comprehensive review. Cell Mol Life Sci, 2019, 76（9）: 1713-1727.

3. Parenti GC, Feletti F, Carnevale A, et al. Imaging of the scrotum: beyond sonography. Insights Imaging, 2018, 9（2）: 137-148.

4. Pierce JL, Frazier AL, Amatruda JF. Pediatric germ cell tumors: a developmental perspective. Adv Urol, 2018, 2018: 9059382.

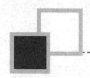

第六章 血管瘤与血管畸形

血管瘤是儿童最常见的良性肿瘤。其发病率各家报道不同,与报道者纳入的类型、标准及统计年龄不一致有关,比如有的为 3%~8%,但 1 岁内婴幼血管瘤的发病率则可高达 10%~12%,最高达 12.5%,多数在出生时或生后 2~4 周出现。还有报道与人种也存在一定关系,资料显示,高加索人群中发病率可以高达 20% 以上,而黑人中发病率较低。婴儿期血管瘤发病率似有性别差异,女性明显多于男性,女:男为 2 : 1~5 : 1。文献报道早产儿血管瘤发病率明显高于足月儿,体重越低发病率越高,体重小于 1 000g 的早产儿发病率可高达 22.9%。血管瘤一般单发,但约 15%~30% 的病人为多发。

第一节 血管瘤和血管畸形概念和定义的变化及临床表现

过去传统教科书上一直将血管瘤分为毛细血管瘤、海绵状血管瘤、蔓状血管瘤及混合性血管瘤,但由于这种分类难以真正反映血管瘤的生物学特征和临床特点。1982 年,Muliken 根据血管内皮细胞的生物学、病理组织学和临床表现方面的不同特点,将传统意义上的血管瘤分为血管瘤和血管畸形两大类,使血管瘤的概念及定义发生了根本改变。此后,Jackson(1993)、Waner 和 Suen(1995)在 Mulliken 等的基础上又加以补充和改善了分类标准。1996 年,国际脉管性疾病研究学会(International Society for the Study of Vascular Anomalies,ISSVA)在此基础上进一步完善了脉管疾病的分类方法,这种分型划分标准已被专业人士采用,并且不断更新。近年来,随着对血管畸形和肿瘤生物学及遗传学的进一步认识,国际脉管性疾病研究学会在 2018 年 5 月公布了最新一版分类标准(表 6-6-1)。

表 6-6-1 血管异常疾病分类标准——国际脉管性疾病研究学会(ISSVA,2018)

血管肿瘤(vascular tumors)

良性血管瘤

　　婴儿血管瘤(infantile hemangioma)

　　先天性血管瘤(congenital hemangioma)

　　快速消退型(RICH)

　　不能消退型(NICH)

　　部分消退型(PICH)

　　丛状血管瘤(tufted angioma)

　　梭形细胞血管瘤(spindle-cell hemangioma)

　　上皮样血管瘤(epithelioid hemangioma)

　　化脓性肉芽肿(pyogenic granuloma)(又称分叶状毛细血管瘤)

　　其他

局部侵袭或交界性血管瘤

　　卡波西形血管内皮瘤(Kaposiform hemangioendothelioma)

　　网状血管内皮瘤(retiform hemangioendothelioma)

　　乳突状淋巴管内血管内皮瘤(papillary intralymphatic angioendothelioma,PILA),Dabska 瘤

复合血管内皮瘤（composite hemangioendothelioma）

假肌源性血管内皮瘤（pseudomyogenic hemangioendothelioma）

多形性血管内皮瘤（polymorphous hemangioendothelioma）

无另列明的血管内皮瘤（hemangioendothelioma not otherwise specified）

卡波西肉瘤（Kaposi sarcoma）

其他

恶性血管瘤

血管肉瘤（angiosarcoma）

上皮样血管内皮瘤（epithelioid hemangioendothelioma）

其他

血管畸形（vascular malformations）

单纯性

毛细血管畸形（capillary malformations，CM）

淋巴管畸形（lymphatic malformations，LM）

静脉畸形（venous malformations，VM）

动静脉畸形（arteriovenous malformations，AVM）

动静脉瘘（arteriovenous fistula，AVF）

混合型

毛细血管 – 静脉畸形（capillary-venous malformation，CVM）

毛细血管 – 淋巴管畸形（capillary-lymphatic malformation，CLM）

毛细血管 – 动静脉畸形（capillary-arteriovenous malformation，CAVM）

淋巴管 – 静脉畸形（lymphatic-venous malformation，LVM）

毛细血管 – 淋巴管 – 静脉畸形（capillary-lymphatic-venous malformation，CLVM）

毛细血管 – 淋巴管 – 动静脉畸形（capillary-lymphatic-arteriovenous malformation，CLAVM）

毛细血管 – 静脉 – 动静脉畸形（capillary-venous-arteriovenous malformation，CVAVM）

毛细血管 – 淋巴管 – 静脉 – 动静脉畸形（capillary-lymphatic-venous-arteriovenous malformation，CLVAVM）

其他

主要知名血管的畸形（又称"通道型"或"血管干"畸形）

累及淋巴管，静脉及动脉。病变脉管特征包括：来源、走形、数量、长度、口径（发育不全，过度发育，膨胀 / 动脉瘤）、瓣膜、交通性（动静脉瘘）、存在时间（胚胎血管的）

伴随其他异常的血管畸形

Klippel-Trenaunay 综合征（毛细血管 – 静脉畸形伴肢体过度发育和 / 或淋巴管畸形）

Parkes Weber 综合征（毛细血管畸形及动静脉瘘伴肢体过度发育）

Servelle-Martorell 综合征（肢体静脉畸形伴骨发育不全）

Sturge-Weber 综合征（面部和软脑膜毛细血管畸形伴眼部畸形和 / 或骨及软组织过度生长）

Maffucci 综合征（静脉畸形伴内生软骨瘤和 / 或梭形细胞血管瘤）

CLOVES 综合征（毛细血管淋巴管静脉畸形伴脂肪瘤增生和 / 或动静脉畸形）

其他

　　总的说来，根据对血管异常性疾病基本的生物学特性不同，目前本质上可将其分为两种：一种是因血管内皮细胞异常增殖而产生的所谓真性血管瘤（hemangiomas），而另一种是在胚胎发育过程中因血管、淋巴管的发育失常，血管淋巴管过度增长导致的所谓血管畸形（vascular malformation），血管畸形没有血管内皮细胞的异常增生。二者在生物学特性上的这种主要区别导致了其在临床表现上的重要不同。典型的真性血管瘤在临床上常呈现出比较明显的增生期 – 静止期（或叫消退前期）– 消退期的过程，80% 左右（60%~90%）的婴幼儿血管瘤均可以有此表现，即可能自然消退。而血管畸形则无此过程，即无增生期、消退期的临床表现，其一般在出生后不同年龄出现,随时间延长逐渐缓慢加重,随人体的增长而增大,到学龄期及成年时,病变范围可累及广泛,如果没有干预,可终生一直存在,而不会自然消退。过去分类方法中所谓的"草莓状海绵状血管瘤及部分混合性血管瘤"即属于现在分类的真性血管瘤,而所谓的"葡萄酒色斑(鲜红斑痣)、少部分海绵状血管瘤(如肌肉血管瘤及皮下海绵状静脉团)、各种静脉扩张、曲张及蔓状血管瘤"则属于现在分类中的血管畸形(表 6-6-2)。

当然,血管瘤及血管畸形在少部分病人也可同时存在,病理切片显示,增生的内皮细胞团索间常可见海绵窦状血腔及扩张的微血管。此外,血管瘤还可与淋巴管瘤、脂肪瘤、纤维瘤混合存在。为什么会有混合存在的情况,是否血管瘤的不同表现及对治疗的不同反应与此有关,原因有待研究。

表 6-6-2 婴儿血管瘤与血管畸形的鉴别诊断

鉴别要点	血管瘤	血管畸形
发病时间	出生时或出生不久	多见于出生时
男女比例	1:2~1:5	1:1
发展情况	增生期、静止期、消退期	与儿童的生长发育成比例
病变颜色	鲜红色或透出蓝色	视畸形的脉管种类而定
表面温度	正常或温度升高	温度升高
自觉症状	不明显	不明显
排空试验	阴性	阳性
体位试验	阴性	阳性
组织病理	血管内皮细胞增生	血管内皮细胞正常,血管形态紊乱,管腔异常

血管瘤的典型临床表现常是开始仅观察到一点红色小丘疹样表现,最初家长常认为可能是蚊虫叮咬所致,不在意,而后则可能逐渐或迅速增大,速度不一,即所谓的增生期,其大多数出现在生后 5~6 个月龄内,在组织学上则通常表现为大量的内皮细胞分裂增生、肥大细胞浸润及基底膜层的增厚,一般无明显的血管管腔。此后逐渐进入静止期,其最常出现在 6 个月~1 岁龄,家长发现此时血管瘤大小再无明显变化,即瘤体增大的趋势停止,颜色也由鲜红色转变为暗红色。再以后则可进入所谓消退期,观察到瘤体开始逐渐变小,部分区域颜色变淡或褪色,肿块表面皮肤皱缩,体积开始变小,最后可以完全消退而不留任何痕迹,也有部分在局部皮肤皮下残留不同程度的纤维脂肪组织。增生期和消退期血管瘤都可有不同程度的肥大细胞浸润,也可有不同程度的纤维组织和脂肪组织沉积。消退期的过程可以一直持续到 10 岁之前,有统计报道,50%~60% 的病人在 5 年内完全消失;75% 在 7 年内消退完毕;10%~30% 的病人可持续消退至 10 岁左右,但也可为不完全消退。大面积的血管瘤完全消退后可能遗留局部色素沉着,浅瘢痕,皮肤萎缩下垂等体征。作者自己观察到消退最快的一例额部较大血管瘤的女孩,其在 4 个月龄时到达高峰,而 11 个月龄时,其血管瘤已基本消退完全,仅在仔细观察时尚可发现局部有少许淡红色素痕迹。

但是,血管瘤为什么会出现这种增生期、静止期、消退期的表现,虽然目前有许多研究,其机理仍然不能完全解释。

另外也有一些特殊的血管瘤,如:节段性血管瘤位于头面部和骶尾部时,容易合并周围器官损害或畸形,出现严重并发症,是婴儿血管瘤最危重的表现之一。

1. PHACES 综合征 位于头面部巨大婴儿血管瘤最常见的综合征为 PHACES 综合征,表现为后颅窝畸形(P, posterior fossa malformations)、面部巨大节段性血管瘤(H, hemangioma)、动脉异常(A, arteria anomalies)、主动脉狭窄和/或心脏异常(C, coarctation of the aorta and/or cardiac defects)、眼异常(E, eye abnormalities)和胸骨裂隙(S, sternal defects)。此外,PHACES 综合征也包括位于非面部的节段性血管瘤伴有上述症状者。PHACES 综

合征中最常见的皮肤外表现为脑血管的动脉异常（发育不全、异常起源或进程、狭窄），其次是主动脉弓异常（锁骨下动脉异常，缩窄）。动脉性缺血性卒中可发生于 PHACES 综合征患儿中。

2. PELVIS/SACRAL/LUMBAR 综合征 腰骶部或会阴区中线的婴儿血管瘤，可合并其他系统发育异常或畸形，包括泌尿生殖道（尿道下裂、膀胱外翻、肾异常）、肛门直肠（肛门闭锁）、血管异常（持久性的坐骨神经伴行动脉或发育不全的回肠动脉）、脊髓缺损（脊髓栓系、椎管闭合不全、脂膜脑膜膨出、脊髓纵裂、骶骨异常、脊柱侧凸），被称为 PELVIS/SACRAL/LUMBAR 综合征。这三个综合征描述的是相同的一类疾病，均根据不同的疾病受累器官首字母缩写命名，由于器官命名或顺序有不同，故出现不同的缩写。PELVIS 综合征指会阴血管瘤（P, perineal hemangioma）、外生殖器畸形（E, external genitalia malformations）、脂膜脑膜膨出（L, lipomyelomeningocele）、膀胱肾异常（V, vesicorenal abnormalities）、肛门闭锁（I, imperforate anus）和皮赘（S, skin tag）。SACRAL 综合征指脊柱闭合不全（S, spinal dysraphism）、肛门生殖器畸形（A, anogenital anomalies）、皮肤异常（C, cutaneous anomalies）、肾和泌尿系统异常（R, renal and urologic anomalies）及腰骶部血管瘤（AL, angioma of Lumbosacral localization）。LUMBAR 综合征指下半躯体血管瘤（L, lower body hemangioma）、泌尿生殖系统病变（U, urogenital anomalies）、溃疡（U, ulceration）、脊髓病变（M, myelopathy）、骨畸形（B, bony deformities）、动脉异常（A, arterial anomalies）、肛门直肠畸形（A, anorectal malformations）和肾脏病变（R, renal anomalies）。

第二节　几种常见的血管畸形综合征

一、Klippel Trenaunay Syndrome（K-T 综合征）

指静脉曲张性骨肥大伴血管痣综合征，1900年由法国医生 Klippel 和 Trenaunay 首先报道。一般认为其病因系胎儿期中胚层发育异常，病变可累及全身，但下肢多见。典型临床表现为所谓三联征：葡萄酒斑、浅静脉曲张、骨和软组织增生，此外还可有跛行、患肢慢性溃疡足靴区色素沉着、蜂窝织炎、皮肤萎缩、皮炎、并趾、多趾、淋巴水肿或囊肿、脊柱裂、便血、血尿等。影像学可发现：①肢体外侧异常扩张、扭曲或呈网状的浅静脉；②深静脉阻塞、静脉瓣膜消失；③肌肉内血管畸形；④骨与软组织异常增生，骨皮质增厚。目前对此尚无特别措施疗法，主要还是保守治疗，可用弹性绷带、弹力衣裤压迫，辅以强力脉痔灵、马栗种子提取物片（威利坦）等药物促进静脉回流。对皮肤疣状增生、出血病变及皮下扩张静脉可用平阳霉素注射治疗。也有主张早期手术者，但应严格而慎重掌握指征，否则效果有限而可能发生更严重并发症。手术方式主要有：①曲张静脉及病灶切除术；②深静脉重建术，包括深静脉瓣膜功能重建、解除对深静脉的压迫或狭窄段静脉旁路重建等；③血管瘤切除术，或硬化治疗、部分激光治疗等；④异常增生的骨组织的矫形术。

二、Parkes-Weber Syndrome（P-K 综合征）

是一种少见的先天性疾病，1907 年由 Weber 首次报道，其与 Klippel-Trenaunay 综合征的主要区别在于是否存在动静脉畸形。其病因被认为与胚层发育异常有关，常伴其他中胚层先天性病变，如内脏血管瘤、纤维瘤病等。典型临床表现为：①皮温升高；②患肢粗大肿胀，伴有肌肉及软组织肥大；③静脉曲张，后期可引起色素沉着及溃疡；④皮肤葡萄酒色斑。患肢无血管杂音及搏动性肿块，这一点与其他类型的先天性动静脉瘘及蔓状血管瘤不同，辅助检查并无深静脉狭窄，确定动静脉瘘即可明确诊断。由于动静脉瘘小而广泛，根治困难。主要还是对症治疗，如前面一样，用弹性绷带压迫，骨骺抑制术防止骨骼继续增长，周围曲张静脉剥脱和深静脉交通支结扎术等。病变局限者，可行瘘口栓塞术或分期分段结扎细小动脉分支。

三、Sturge-Weber 综合征（斯德奇-韦伯综合征）

即脑颜面血管瘤病或脑三叉神经血管瘤综合征，是脑血管畸形的一种特殊类型。1879 年由 Sturge

描述,Weber 在 1922 年报道了在 X 线片上见到脑组织的钙化影。表现为面部的葡萄酒色斑,伴有同侧三叉神经分布处软脑膜的血管畸形,大脑皮质下的萎缩和钙化,可出现癫痫发作智能减退、偏瘫和偏盲,约 1/3 病例可伴眼积水和青光眼。少数病儿可伴发多种其他先天畸形,如咽弓过高、双耳不对称、睾丸发育不全、脊髓空洞症、手足畸形、脑型肥胖及其他神经皮肤综合征和脑血管畸形等。MRI,尤其增强 MRI 是首选的诊断方法。目前治疗上仍为对症处理,防止病变发展并产生继发损害,包括采用药物或手术治疗癫痫青光眼和面部血管瘤。

四、Cobb 综合征

是椎体节段性多组织受累的血管畸形,即在同一椎体节段皮肤、椎骨、脊髓甚至内脏同时受累,是脊髓血管病的一个特殊类型,临床上少见。一般认为与胚胎期节段性后外侧动脉发育异常有关。其主要临床表现为:①脊髓病变,如瘫痪、括约肌功能障碍等;②皮肤或皮下组织血管瘤或血管畸形、褐色痣或片状咖啡色斑;③其他,如脊膜膨出、巨大蛛网膜囊肿、"蝴蝶椎"畸形、双干脊髓等。MRI 能够比较全面反映椎体、脊髓和椎旁组织的病变。D5A 可以比较清楚地显示畸形血管的部位、范围、性质、治疗来源及回流情况。Cobb 综合征的治疗困难,治疗的目的在于恢复脊髓功能,减少发生损害脊髓神经功能的病变,维持脊柱的稳定。

五、Mafucci 综合征

即软骨发育异常并血管瘤综合征,意大利病理学家 Mafhci 于 1891 年首先报道,是一种少见的、进展性非遗传性的综合征。因先天性中胚叶发育不良,同时出现弥漫性不对称内生软骨瘤病、多发血管瘤或淋巴管瘤和继发骨骼肌肉畸形。确诊通常需要通过骨骼放射学检查和骨肿瘤的组织活检。发病多在儿童时期,45% 发生在 6 岁以前,78% 在青春期,但 25% 在出生时或婴儿早期出现。临床表现首先是无痛性或轻微疼痛的骨性肿块,多见于双手和双足短管状骨,其后逐渐扩展,并出现软组织肿胀。血管病灶多为身体各部位的皮肤血管畸形及皮下扩张静脉,其内多有静脉石,有发生恶变的可能。对某些畸形可手术矫形,但如果畸形影响功能或有恶变则应截除病灶肢体。

六、环状 7 号染色体综合征

是由于 7 号染色体的长、短臂末端部分不同量的缺失,并再发生变异所致,临床主要表现为皮肤异常和生长迟缓,伴有不同程度的体格异常。皮肤可见鲜红斑痣、血管瘤等,此外还有可先天性色素症、咖啡斑色素减退,恶性黑色素瘤比较罕见。治疗仍以对症处理为主。

七、Blue Rubber Bleb Nevus 综合征

Blue Rubber Bleb Nevus 综合征(BRBNS,Bean 综合征),即蓝色橡皮疱痣综合征,1860 年由 Gascoyen 首先报道,1958 年由 William Bennett Bean 提出诊断而命名。病因为常染色体显性遗传,与染色体 9p 畸变有关。多在幼年发病,皮肤与胃肠道同时存在血管瘤并继发消化道出血及贫血。X 线检查可发现肠道血管病灶,典型征象为较长范围小肠弥漫性扩张变形,肠腔内有大量网状或结节样充盈缺损,肠间距增宽。目前尚无特殊处理方法,一般用激素或干扰素保守治疗,消化道出血时可考虑手术切除病灶。

第三节 发病机制的探究及假说

一般认为,婴儿血管瘤是血管发育及生成调节异常所导致的疾病。然而,促使血管瘤发生的始动因素如今仍然存在争议。如今没有任何一个假说能充分阐明婴儿血管瘤的全部特征。

目前认同度较高的是,缺氧作为一种诱发信号,通过 HIFα 通路的作用致使血管生长因子(如 VEGF)过表达。在过表达 VEGF 的作用下,在胎儿皮肤正常存在或招募的干细胞(表达 CD133)增殖分化成不成熟的内皮细胞(表达 CD31)、周细胞(表达 SMA)、树突细胞(表达因子 XIII a)和具有脂肪形成能力的间充质细胞。在血管瘤的增殖期,内皮细胞起主导作用,形成没有特定血管结构的合胞体团块。之后,有多层基底膜的毛细血管样结构形成。患儿三岁后,病变部位内的管腔变小,血管被纤维脂肪组织残留物代替。在整个血管瘤的发生发展中,内皮细胞内葡萄糖转运蛋白

（GLUT1）、LYVE-1、merosin 和抗原 Lewis Y 表达阳性。葡萄糖转运蛋白（GLUT1）同样在胚胎期的内皮细胞中表达，但在其他的肿瘤和血管畸形中呈阴性。消退期，内皮细胞表达细胞凋亡标志物 caspases。同时，标志内皮细胞成熟及活性的物质如 HLA-DR 和 ICAM1（CD54）表达量也增高。此外，潜在婴儿血管瘤的增殖，其发生、非随机的分布及差异性可能是多因素的复杂结果，如遗传易感性、VEGF 受体的调节异常、复杂的内环境和局部因素（如外部创伤、异常的基底血管形成）等。

Khan 等将血管瘤组织中分离出的血管瘤干细胞（hemangioma-derived stem cells，HemSCs）移植入免疫缺陷小鼠体内，移植处组织发生类血管瘤样病变，将 HemSCs（具有 CD133 选择性）移植入小鼠体内 7 天后可生成人类血管，当 HemSCs 植入第二受体后，可再次形成血管，其免疫诊断标记与婴幼儿相同。干细胞植入 2 个月后，血管数量减少，人类脂肪细胞开始出现。荧光蛋白表达证实了免疫缺陷小鼠体内的血管和脂肪细胞来源于 HemSCs，该过程与婴幼儿血管瘤独特的病程相符合，即形成堆积的"血管"样组织，随后转变成纤维脂肪组织，其提示 IHs 的细胞来源是干细胞。Huang 等及 Yu 等研究发现了，GLUT1 阳性内皮细胞兼有血管瘤干细胞的特性，同时发现了内皮祖细胞（endothelial progenitor cells，EPCs）的存在并证实其直接参与了血管瘤早期增生过程。使用类固醇治疗，通过下调 VEGF 的表达，实现抑制 HemSCs 的增生，证明了其在婴幼儿血管瘤发病中的中心地位。相关研究也已经证实了肿瘤内皮细胞标志物 8（TEM8）和 VEGF 受体 2（VEGFR-2）在 VEGF 信号传导通路中的重要性。

Hunjan 等对 999 例患儿及 869 例患儿的母体行产前风险因素的大样本对照研究评估发现，早产、多胎、母体黄体酮使用、妊娠高血压疾病、先兆子痫及妊娠糖尿病均为婴幼儿血管瘤的高风险因素，研究进一步证实，宫内缺氧环境可诱发血管瘤发生。先兆子痫、妊娠高血压疾病和妊娠糖尿病均可导致宫内缺氧环境，缺氧促进血管瘤生长因子（如 VEGF）的分泌。患儿血管瘤组织和妊娠糖尿病的母体胎盘中均出现 GLUT-1 的表达升高，也证实了缺氧理论。GLUT-1 和 VEGF 表达上调，可导致 EPCs 活化。体外实验中，缺氧与雌激素的协同效应可促进血管瘤内皮细胞增生，可能与血管瘤女性患儿较多有关。但是，为什么典型的血管瘤会出现早期的增生及后期的消退，上述研究未能明确解释。

此外，有学者通过用一些特定的腺病毒诱导来建立血管瘤的动物模型，从而认为人类血管瘤可能与病毒感染有关，但此种动物模型建立的血管瘤的生物特性与人的血管瘤差异很大，可出现某些恶性肿瘤的生长特征，因此目前病毒学说尚缺乏可靠依据，不能得到大家公认。

第四节 合理的临床诊断及其严重程度评级

血管瘤在临床上通过影像学和其他观察手段通常能做出较为明确的诊断（表 6-6-3），同时，一个合并高风险并发症的血管瘤病人（如眼部血管瘤压迫视神经）应该进行多学科团队合作（MDT），来评估病情及采取特殊的诊断方法（如 MRI、甲状腺功能减退的筛查、凝血功能的异常），并给出个性化的治疗。

表 6-6-3　血管瘤相关辅助检查适应证及目的

	适应证	目的
超声或多普勒	深部血管瘤；多病灶或肝脏血管瘤；阶段性血管瘤；腰骶中线的血管瘤；血管畸形的鉴别诊断	评估血管瘤的深度及大小；评估肝内血管瘤的数量和大小，排除肾脏和泌尿生殖器的异常；排除隐匿性脊柱闭合不全
超声心动图	大型或多病灶血管瘤；PHACE 综合征；腰骶的血管瘤	排除心功能不全、心脏或主动脉异常
MRI/MRA	节段性血管瘤	排除颅内、脑血管或脊髓异常
眼科会诊	眼周的血管瘤；PHACE 综合征	排除弱视或相关异常
凝血功能筛查	多病灶性肝内血管瘤	排除多灶性淋巴管内皮瘤病伴血小板减少症（MLT）引起的 DIC
TSH 筛查	大型或多病灶血管瘤	排除继发性甲状腺功能减退

为了更好地做出临床诊断及进行相关研究,2013年首次提出血管瘤风险等级的划分(表6-6-4),将婴儿血管瘤分为高、中、低三个风险等级。此风险等级的分类考虑了瘤体的部位、大小等因素,是婴儿血管瘤选择干预措施的主要基础依据。

表 6-6-4 血管瘤的风险等级及分级依据

风险特征	分级依据
高风险	
节段性血管瘤 >5cm ——面部	伴随结构异常(PHACE),瘢痕,眼/气道受累
节段性血管瘤 >5cm ——腰骶部、会阴区	伴随结构异常(LUMBAR),溃疡
非阶段性大面积血管瘤 ——面部(厚度达真皮或皮下,或明显隆起皮肤表面)	组织变形,有形成永久瘢痕/毁形性风险
早期有白色色素减退的血管瘤	溃疡形成的标志
面中部血管瘤	高度存在毁形性损害的风险
眼周、鼻周及口周血管瘤	功能损害,毁形性损害风险
中度风险	
面部两侧、头皮、手、足血管瘤	毁形性风险,较低的功能受损风险
躯体皱褶部位血管瘤(颈、会阴、腋下)	高度形成溃疡的风险
节段性血管瘤 >5cm ——躯干、四肢	溃疡形成风险和皮肤永久的残留物
低风险	
躯干、四肢(不明显)	低度风险的毁形性损害和功能损害

第五节 目前血管瘤与血管畸形的治疗原则及主要方式的演变及难点

一、明确治疗原则,把握指征

血管瘤与血管畸形表现形式及生长部位多样,因此治疗方法也多种多样。由于半数以上的血管瘤可能自行消退,且手术等治疗常可能会产生比其自行消退更严重的后遗症,如瘢痕、功能障碍等,故一般主张在血管瘤早期持观望和姑息态度。但当血管瘤的生长出现并发症时,则应及时治疗。威胁生命的血管瘤:①声门下的阻塞性血管瘤、压迫神经结构、胃肠道出血的血管瘤、造成心功能不全及肝功能损害的大型血管瘤;②造成器官功能不全的血管瘤,即将造成弱视的眼周血管瘤、鼻腔或外耳道的阻塞性血管瘤、溃疡性血管瘤;③可能造成毁形的血管瘤,如大型面部血管瘤(特别是有侵犯鼻部、唇部及耳前区域),在女孩乳腺周围的大型血管瘤。婴幼儿血管瘤若临床表现为明显的压迫或溃疡形成,则需立即进行治疗。而在重要部位(眼周、肛门与生殖器)的小血管瘤可以先采取非干预的手段,密切观察肿瘤的生长速度及变化,在可能出现并发症或者突然增长迅速,需要及时做适当治疗干预。

治疗的目的取决于婴儿血管瘤所处的阶段。在增殖期,治疗主要是诱导生长停滞和缓解。在不完全消退后,过多的纤维脂肪组织和疤痕会引起需要解决的美容问题。临床上,婴幼儿血管瘤治疗的选择与多种因素相关,主要应取决于病变的部位、深度(浅表、深部、混合)、范围及大小、分期、是否有功能障碍、医师的治疗经验、特定治疗方法的有效性以及患儿及家属的精神心理负担等。治疗方法主要分为系统性治疗、局部治疗和外科手术治疗。而对血管畸形,目前还是以外科手术治疗和介入治疗为主要方法。

二、系统治疗

1. 口服普萘洛尔 在血管瘤治疗方面,近年最大的进展是普萘洛尔（心得安）临床用于治疗血管瘤有效的报道，2008年，新英格兰医学杂志刊登了一篇法国医师 C. Léauté-Labrèze 等的文章，他们在治疗2例患有心脏疾病的新生儿时，使用了普萘洛尔，而这两个婴儿同时都患有血管瘤，后来却意外发现这两例患儿的血管瘤颜色明显变浅，范围缩小。受此启发，在此后他们又给另外9例颜面生长血管瘤的患儿使用了普萘洛尔，在用药后24h内都见到血管瘤颜色变浅，逐渐缓解的情况，并且治疗过程中未见严重的不良反应，于是给予报道并提出可以在临床有效地口服普萘洛尔治疗血管瘤。这种方法一经报道迅速引起各国学者的关注。已有临床随机对照研究及大样本的荟萃分析证明了普萘洛尔治疗婴儿血管瘤的安全性和有效性。普萘洛尔治疗血管瘤的确切机制仍不够明确，但可能是通过儿茶酚胺或 VEGF 通路调节血管瘤的增殖。目前，该药已成为治疗婴儿血管瘤的一线药物，多个国家和地区制定了普萘洛尔治疗指南和专家共识。其不仅在增殖期抑制血管瘤的生长和减小面积，而且在生长结束后也能促进其消退。用于治疗溃疡性血管瘤、眼周血管瘤、气道血管瘤和肝脏血管瘤均取得了满意的效果。普萘洛尔口服后胃肠道吸收较完全，广泛地在肝内代谢，生物利用度约30%。药后1~1.5h达血药浓度峰值，消除半衰期为2~3h，血浆蛋白结合率90%~95%。在心、肺、脑、肾药物浓度较高，个体血药浓度存在明显差异，表观分布容积（3.9±6.0）L/kg。经肾脏排泄，主要为代谢产物，小部分（<1%）为母药，不能经透析排出，普萘洛尔的血浆半衰期为3~4h。普萘洛尔最常见的不良反应为睡眠障碍、腹泻、四肢发冷及呼吸道症状等，但这些不良反应是可逆及一过性的，常发生在用药早期，对症治疗后不会影响继续用药；严重的不良反应，如支气管痉挛、心动过缓、低血压和低血糖的发生率很低。普萘洛尔作为一种强亲脂性的 β 受体阻滞剂，可以透过血-脑屏障，其是否会对神经发育和认知功能产生副作用是我们应进一步关注的问题。

目前，国内口服普萘洛尔应用剂量建议为1.5~2.0mg/（kg·d），分2次服用。对于年龄<3个月的患儿，给予1.5mg/（kg·d）分2次服用，年龄≥3个月者给予2.0mg/（kg·d）分2次服用，在保证疗效的同时，减少婴儿不良反应的发生。用药前可对患儿做全面的体格检查，包括心肌酶、血糖、肝肾功能、心电图、心脏彩超、甲状腺功能、胸片等。在初次服药时严密监测血压、血糖、心率、呼吸等基本生命体征，服药的最初3天内建议入院严密观察，尤其是年龄<3个月的患儿，更应在服药初期严密监测心脏、呼吸及血糖情况。给药时每12h一次，初始剂量可为半量0.75或1.0mg/（kg·d），若血糖和生命体征平稳，则第2天增至全量1.5或2.0mg/（kg·d）。服药期间定期复诊，服药前3个月每4周复诊一次，3个月后可每8周复诊一次，每次复诊应复查生化、血糖、心肌酶、心电图、心脏彩超及局部B超，以评估不良反应及疗效；若出现心肌损害、心功能受损、喘息、低血糖等情况，应对症治疗或请相应科室会诊，在此期间，根据不良反应严重程度决定普萘洛尔剂量是否调整；不良反应严重时需停用。针对普萘洛尔容易出现的不良反应，可采取一定措施减少其发生，如通过增加喂养频次减少低血糖的发生；晚饭不晚于19点，餐后立即服药，可减少夜间心率减慢、低血压及梦魇的出现；若患儿出现喂养困难或哮喘症状，需及时停药，以避免危及生命的严重不良反应。生后1周内的新生儿最好不采用普萘洛尔治疗，因为可能导致严重的低心率、低血压及低血糖。停药时一般建议持续2周以上的时间，逐渐减量至完全停药，以减少尽量突然停药可能出现的心脏不良反应。因为普萘洛尔使用超过2周后，如果突然停药，24~48h内有可能发生心脏超敏反应，又称普萘洛尔停药综合征（propranolol withdrawal syndrome），即突然停药后心脏 β 肾上腺素兴奋性增加，引起血压升高和心率加快，并在4~8天内达到峰值，2周后逐渐减弱。关于停药年龄目前无明确界定，国外建议口服普萘洛尔治疗婴儿血管瘤剂量3mg/（kg·d），口服6个月可停药。

国内目前尚无确切停药年龄限制建议，若瘤体基本消退（根据临床表现及B超结果综合判断），一般可考虑2~4周1内逐渐减量至停药。因为过快可能会出现停药后复发现象，服药疗程一般推荐持续半年以上，但是也可能延续到15个月龄以上，需要根据具体情况确定。有研究提示，口服普萘洛尔治疗婴儿血管瘤，停药后复发率可达 28.1%，其疗程是否达到 6 个月，被认为可能是导致停药后复发的相关因素。国外也有研究者认为，普萘洛尔停药后复发率达 10%~15%，通过延长服药疗程（如服药年龄≥12 个月）可减少复发情况的发生。

2. 其他 β 受体阻滞剂 国内外均报道了一些其他 β 受体阻滞剂，如阿替洛尔、醋丁洛尔、纳达洛尔等，已被证明是治疗婴儿血管瘤的有效方法。与普萘洛尔不同，它们是非亲脂性，不能通过血-脑屏障，因此理论上可以减少中枢神经系统副作用（如睡眠障碍）、支气管痉挛和低血糖风险。此外，阿替洛尔是一种 $β_1$ 选择性的 β 受体阻滞剂，其既不作用于呼吸道也不作用于胰岛 $β_2$ 受体，可以减少气道高反应及低血糖的发生。然而，与普萘洛尔相比，这些药物的疗效或安全性都尚需大规模临床研究进一步证实。

在普萘洛尔广泛应用之前，糖皮质激素曾是治疗婴儿血管瘤的首选药物。普萘洛尔用于治疗婴儿血管瘤后，多个比较普萘洛尔与糖皮质激素的研究提示，普萘洛尔的疗效优于糖皮质激素，且不良反应少。目前糖皮质激素已很少应用。但是，对于重症高风险婴儿血管瘤（比如生长于眼眶周围等特殊部位可能产生严重并发症的病灶）、有口服普萘洛尔禁忌证等情况时，局部注射糖皮质激素类药物仍然是重要选择，尤其对于某些需要快速处理的病灶。另外干扰素和长春新碱也因为其在治疗血管瘤中有严重的副作用，疗效没有普萘洛尔明确而被弃用。

三、局部治疗

1. 局部注射治疗 各种现在或过去使用的药物有鱼肝油酸钠、枯痔灵注射液、明矾注射液、枯矾黄连注射液碳酸氢钠注射液、平阳霉素（博来霉素）类、尿素注射液、糖皮质激素、沙培林（经青霉素处理的 B 型溶血性链球菌 SIPI722 低毒株的冷冻干燥制剂）、甚至沸水注射等，但现在应用的主要是激素与平阳霉素，其他基本已放弃或少用。激素治疗由 Zarem 于 1967 年首次提出，1968 年，Fost 等用皮质类固醇激素治疗 6 例小儿血管瘤获得成功，开始为全身用药（口服），后来为尽量避免全身使用激素的不良作用，改为局部注射方法，其目前仍是常用的方法。局部注射激素主要适用于较为局限的，如在头面部、会阴部、指趾关节等其他方法难以处理的病变，其疗效与口服激素治疗相似，但可减轻口服激素带来的全身不良反应。常用的药物有泼尼松、地塞米松、倍他米松等，原理目前尚未完全清楚。对于复杂和范围较大的血管瘤，采用多种疗效肯定的治疗方法联合治疗，可协同增效、缩短疗程或减轻某些药物的不良反应，如地塞米松加平阳霉素等。激素治疗的一个常见不良反应是长期用药可能出现肾上腺功能抑制和 Cushing 综合征，但一般在及时停药后多可逐渐自行好转。激素注射治疗的要点是掌握适当剂量和疗程的长短，2 次注射之间间隔足够的时间，可以降低激素的不良反应。必要时可反复治疗，直至瘤体消退。由于糖皮质激素的免疫抑制作用，故治疗前应注意除外肝炎、结核发热腹泻等感染性疾病的存在，另外，局部注射激素治疗前后 1~2 周宜暂缓各种预防接种。

2. 外用药物治疗 主要适用于浅表型婴幼儿血管瘤，常用的药物有 β 受体阻滞剂类，如普萘洛尔软膏、噻吗洛尔乳膏、噻吗洛尔滴眼液、卡替洛尔滴眼液等，及 5% 咪喹莫特。作者在临床工作中，建议患儿用纱布外敷马来酸噻吗洛尔滴眼液，一天 2~3 次，一次 10~30min，可以取得良好的疗效。目前局部使用 β 受体阻滞剂是否会因为其经皮或经结膜吸收后，避开了肝脏的解毒作用而产生首过消除效应，从而导致不可预知的系统性副作用，成为现在的热点问题。如果其安全性和疗效得到肯定，局部使用 β 受体阻滞剂可能成为治疗浅表型婴幼儿血管瘤的一线药物。咪喹莫特，一种咪唑喹啉胺类化合物免疫调节药物，原被广泛用于生殖器疣、皮肤基底细胞癌、原位鳞癌等疾病的治疗。2002 年，Martinez 首次尝试应用咪喹莫特治疗婴幼儿血管瘤，取得疗效。目前有学者采用 5% 咪喹莫特隔日局涂治疗婴幼儿血管瘤。其机制可能是通过产生大量的细胞因子，如 IFN-α、白细胞介素-6（IL-6）、肿瘤坏死因子-α（TNF-α）等，诱导血管瘤的消退。由于咪喹莫特容易引起皮肤强烈的免疫反应，出现红斑、表皮剥落、结痂甚至溃疡等不良反应，导致后期皮肤质地改变甚至瘢痕形成，故需要慎用，仅用于有 β 受体阻滞剂禁忌证的患儿。

3. **激光治疗** 激光主要适用于早期、小而浅表的血管瘤的治疗,因为激光的穿透力是有限的。其原理为利用专业激光治疗设备使血液中的氧合血红蛋白吸收光能产生热量,热量传导至周围的血管壁,造成血管的损伤从而达到治疗血管瘤的目的。目前主要有两大类数光治疗方法:光源有脉冲染料激光(波长有585nm和595nm)、氩激光(蓝/绿单色强光)、铜蒸汽激光、YAG倍频激光(波长532nm)等。国外自20世纪80年代开始脉冲染料激光治疗,国内应用585nm染料激光,副作用有浅表癥痕、色素减退、色素加重。1999年出现的595m激光,解决了585nm激光治疗后出现紫癫的问题。2006年,585nm和1 064nm顺序发射的双波长激光器已在临床应用,解决了单纯染料激光治疗深度有限的问题。

激光束可穿透皮肤1mm深度,穿过表皮时可造成轻微热损伤,然后被皮肤血管内红细胞中的氧合血红蛋白吸收,转变成热能而损伤血管内皮细胞,使红细胞凝聚、血栓形成和血管闭塞、纤维化。但存在着肥大性或萎缩性癥痕等并发症,为减少癥痕形成,开始可小面积照射,并在照射局部皮肤冰敷降温以减少表皮萎缩、色素沉着、皮肤光泽消失等副作用。

另外还有一种光动力治疗(photodynamic therapy,PDT),又称光辐射疗法或光化学疗法。其将光敏剂静脉注入后,经适当波长的激发光照射,可产生活性氧类物质选择性破坏表浅的病灶内含有较高浓度光敏剂的血管内皮细胞,形成血栓从而闭塞病灶,而周围正常组织因含有较少光敏物质而受损伤较小或未受到损伤。第一代光敏制剂有血卟啉衍生物(hematoporphyrin derivative,HpD)、光卟啉(photofrin)、血啉甲醚(PsD-007)。第二代光敏剂多是化学合成的纯净产物,具有更高的吸收系数,吸收峰在远红光(660~700nm)或近远红外线(700~850nm)区域,光波穿透深度可达到约20mm,而在630nm处只有5~10mm,同时血清半衰期较短,组织蓄积作用具有较好的选择性,并且从正常组织中清除较快,未照光的皮肤和内脏器官毒性(即所谓的黑暗毒性)很少被累及。目前使用的激光光源种类主要有氩激光、铜蒸汽激光、NdYAG-KTP染料激光和半导体二极管激光。但由于不当激光治疗带来的癥痕问题以及其他危

险,现在使用非常谨慎。

4. **冷冻治疗** 其治疗血管瘤源于20世纪60年代,以液氮冷冻为主,也有少数应用CO_2冷冻。此法易留下局部瘢痕及组织挛缩,尤其在面部治疗后常留下严重缺损性畸形和/或功能障碍,并且常出现治疗不彻底情况,已很少使用。

5. **放射与放射性核素治疗** 其原理是利用放射性核素所产生的γ射线对病损区组织细胞核进行轰击,使其中的DNA链、RNA链断裂,终止核蛋白的合成造成细胞死亡和解体,再通过组织修复过程达到治疗目的。临床常用的放射与放射性核素治疗方法有:浅层X线照射、^{60}Co局部照射、^{90}Sr敷贴、^{32}P胶体局部注射等。治疗后局部同样可留下萎缩性瘢痕,表皮有脱屑现象。由于放射治疗可能导致对患儿的潜在危害,因此应尽量避免或减少使用。

四、外科手术治疗

血管瘤的治疗重点和难点主要在于治疗的选择和手术指征的判断,以及特殊部位(如面部)血管瘤的处理。手术切除需严格掌握适应证,权衡利弊,方可确定是否选择手术治疗。对影响功能、危及生命的血管瘤、经保守治疗后仍有较大残存病变的血管瘤、反复出血或溃疡的血管瘤和所有恶性血管瘤(如VHL、血管内皮瘤、血管肉瘤等)等而言,手术切除仍是必要的选择。对于独立且较小病灶效果良好。血管畸形能切除者也可行手术治疗,肿瘤切除后的创面可直接缝合或用局部皮瓣转移修复;大的创面需要游离植皮;洞穿的缺损需行组织移植整复。唇、舌部的血管畸形应在不影响功能的情况下切除,如肿瘤过大则需作分期切除,或于部分切除后对残留的病损内注射药物处理,以免影响功能与外形。一般情况下,对病损区血管丰富,面积大的病灶,手术出血量可能较大,术中需要输入全血,小的病损可以全部切除,大的病损也可采用分期切除,或为改善功能和容貌的部分切除术,结合整容皮肤移植术修复病损区。

五、血管畸形的治疗

血管畸形的治疗,除过去常用的手术及介入治疗方法外,近年临床开始运用种叫聚桂醇的泡

沫化硬化剂（Lauromacrogol Injection，1%乙氧硬化醇、聚多卡醇）注射液进行治疗，其进入静脉血管及血管周围后可损伤血管内皮，即刻形成血栓阻塞血管，同时由于其化学作用使血管及周围组织产生无菌性炎症，组织坏死纤维化，从而闭塞血管。较之其他传统硬比剂，其被认为具有疼痛轻，副作用小，疗效显著，安全可靠等特点，是目前应用最多的硬化治疗药物。2008年10月，国产聚桂醇注射液面市，从而缓解了需要进口及价格较昂贵、难买的局面。聚桂醇注射液除可用于治疗血管畸形外，对部分位置较深面积大的血管瘤也可以使用。注射剂量可根据血管瘤大小0.5~10ml/次，并且可间隔7~14天重复注射治疗。经验不多时则建议从小剂量开始，以免局部组织反应过重出现坏死溃烂。

目前尚无普萘洛尔可以用于治疗血管畸形这方面的专门报道。

第六节 展 望

总的来说，血管瘤治疗原则是既能及时控制肿瘤生长，促进其消退，又能保护病人的生理功能、不损害其容貌。减小不良反应，减轻患儿及家属的心理负担。血管瘤的研究过去多用分离出的离体血管瘤细胞或临床病例进行研究，最近10年，刘文英等成功制作了人类血管瘤的裸鼠动物模型，并用此模型进行了系列研究，为进一步的研究提供了良好的平台。关于血管畸形，近年用裸鼠制作动物模型也获成功，同样为今后各种研究提供了有用的工具。随着血管瘤动物模型的建立及对其生物学特性进行的深入研究，将会不断找到对血管瘤更好的治疗方法。

由于血管瘤的分类、发病机制及病理的不同，在临床上的治疗方法也多种多样，涉及多方面因素，目前尚无一种方法适用于所有情况，一些血管瘤单独用种方法就可以得到较好效果，而有些即使几种方法联合使用也不能取得满意的效果。因此，在加强健康教育的同时，医师对本病的整体认识也需提高。在选择治疗方法时，应根据具体情况多种方法结合灵活采用。研究和临床均表明，多数儿童血管瘤病例可自行消退，因此对大多数血管瘤病例的治疗越来越倾向于慎重考虑，尤其应强调防止对能够自行消退并且预后较好的病变过度治疗，特别是对半岁以内的小龄患儿，除非面积大、生长迅速或产生严重并发症或心理影响者需积极治疗，否则应在专科医师的严密观察下再做出是否需要治疗干预的决定。而对于血管畸形，则由于不能寄希望于其自然消退，只有适时干预，才能取得治疗效果。

（刘文英）

参 考 文 献

1. Leaute-Labreze C, Harper J I, Hoeger P H. Infantile haemangioma. Lancet（London, England），2017, 390（10089）：85-94.

2. Luu M, Frieden I J. Haemangioma: clinical course, complications and management. The British journal of dermatology，2013, 169（1）：20-30.

3. 李丽，马琳. 婴儿血管瘤的临床表现、诊断、鉴别诊断及治疗研究进展. 皮肤科学通报，2018, 35（05）：28-37.

4. 中华医学会整形外科分会血管瘤和脉管畸形学组. 血管瘤和脉管畸形诊断和治疗指南（2016版）. 组织工程与重建外科杂志，2016, 12（2）：63-93.

5. Chen XD, Ma G, Chen H, et al. Maternal and perinatal risk factors for infantile hemangioma: a case-control study. Pediatric dermatology，2013, 30（4）：457-461.

6. 黄建美，刘文英. 普萘洛尔治疗婴幼儿血管瘤的历史与现状. 中华小儿外科杂志，2018, 39（2）：150-154.

第七篇　小儿泌尿外科学

第一章　小儿泌尿外科诊断和治疗新技术

第一节　尿流动力学检查

尿流动力检查（urodynamic study，UDS）是一种临床诊断方法，也是一个临床研究工具。它采用尿动力学仪器再现贮尿和排尿的自然活动，通过尿流率、膀胱容量、膀胱内压力、尿道压力及尿道括约肌肌电图的测定和膀胱尿道影像观察等系统了解膀胱和尿道贮尿和排尿活动的全过程，用以评价膀胱和尿道功能。小儿尿流动力学检查（pediatric urodynamic study，PUDS）指用尿流动力学的方法研究婴幼儿、儿童和青少年尿液产生、输送、储存和排空的生理和病理过程，为临床诊断和治疗各种排尿异常提供参考。小儿尿动力学检查的主要目的为下：①再现患儿症状以探究引起这些症状的原因；②定量分析相关的病理生理过程；③确定诊断或通过尿动力学结果为正确诊断提供参考；④指导临床制订正确的治疗方案、随访治疗效果。尿动力学在尿路梗阻、尿失禁、各种尿路功能障碍性疾病等基础研究、临床诊断、治疗及疗效评价等方面发挥着重要的作用。随着 PUDS 的临床应用和研究的深入，它已经形成一门依据流体力学原理、采用电生理学方法及传感器等现代科学技术，评估尿液从肾脏产生，通过肾盂、输尿管输送到膀胱及其在膀胱内储存和排空的生理和病理过程的学科。

一、我国尿动力学发展历史

尿动力学发展历史可以追溯到 19 世纪下叶，当时已有设备用来测定膀胱压力及记录尿流率，至今已经有一百多年历史。我国的尿动力学研究起步较晚，20 世纪 50 年代，重庆西南医院郭乃勉教授等率先开展了尿流率、膀胱测压、尿道压力图等基本检查。60 年代初，熊汝成对神经源性膀胱功能障碍进行了系统地阐述。1978 年，赵伟鹏、沈家立等发表了国人尿流率正常值。20 世纪 70 年代，郭乃勉、金锡御教授开始着手自行研发尿动力仪器，80 年代初，先后研制出 SWI、SWII、SWIII 型尿动力仪，并且应用于临床，获得了我国成人膀胱及尿道压力测定的多项指标。随后又研制出了拥有自主知识产权的 Nidoc970A 尿动力学分析仪，并于 1997 年投放市场，极大地促进了我国尿动力学的推广和发展，现在甚至很多县市级医院都已经开展了尿动力学检查。

尽管我国小儿尿动力学发展进步很快，很多医院也都先后配备了尿动力学检查设备，但是制约小儿尿动力学发展的因素仍很多，例如由于尿动力学检查繁杂、费时和经济效益差、小儿的配合性差，缺乏相关专业人员等，我国小儿尿动力学的发展整体处于较低水平，急需大力推广普及，随着二孩政策的放开，符合尿动力学检查指征的患儿增多，尿动力学检查将逐渐受到重视。

二、小儿尿动力学检查的临床应用

尿动力学检查可分为上尿路动力学检查和下尿路动力学检查。上尿路动力学检查包括肾盂压力容积测定和影像肾盂压力测定等，由于肾盂测压通道建立比较困难，临床上尿路动力学检查应用并不普及。下尿路动力学检查常用项目包括尿流率测定（uroflowmetry）、残余尿量测定（post-voiding residual volume，PVR）、充盈期膀胱压力-容积测定（cystometrogram，CMG）、排尿期压力-流率测定、同步盆底肌电图测定等，这些检查可以满足大多数排尿功能异常患儿的检查需求，如果患儿病情复杂，可通过尿道压力测定、漏尿点压力测定、影像尿动力学检查、动态尿动力学检查、盆底神经电生理检查以及上尿路尿流动力学检查等确定患儿的排尿情况。

因为目前尿动力学检查属于微创检查（留置测压管），应尽量避免不适当的使用。一般情况下，通过病史、查体、无创检查即能明确病因的病人无需进行尿动力学检查。病人有复杂的下尿路症状、既往治疗效果不佳或者准备接受有创治疗时应考虑行尿动力学检查，由于神经源性膀胱病人的治疗计划非常依赖于尿动力学检查结果，对此类病人进行治疗前，建议以尿动力学检查结果作为诊疗依据。尿动力学检查项目具有一定的针对性，应避免选择不能良好反映病人病情的无效检查，在选择检查项目之前应首先深入了解病人的病史、体征及其他辅助检查，争取选择具有针对性的检查项目。图 7-1-1 为尿动力学检查仪器。

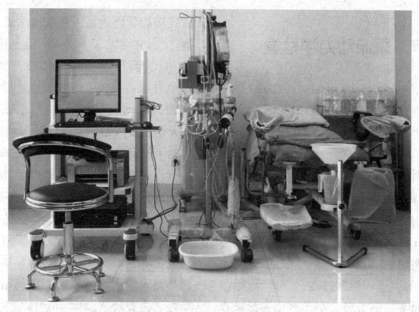

图 7-1-1 尿动力学检查仪器

（一）小儿上尿路尿流动力学检查及意义

目前上尿路尿流动力学检查在临床应用相对较少，小儿方面应用更少，但其仍是评估上尿路是否梗阻及梗阻程度的金标准，其检查方法可分为非侵入性和侵入性两类。

1. 非侵入性检查 非侵入性上尿路尿流动力学检查方式一直是我们努力追求的目标，非侵入性检查方法无痛苦，病人乐于接受，不干扰正常生理活动。但由于上尿路特殊的生理解剖特点及技术水平限制，目前尚没有完全令人满意的检查方法，临床较为常用的非侵入性检查方法主要是动态放射学检查。

（1）放射性核素诊断：放射性核素诊断不仅可反映出器官的解剖形态变化，而且可以反映出器官的功能状态和生理变化过程。应用适当的放射性药物，可以获得肾脏输尿管及膀胱大体形态结构，计算分肾功能，了解尿液引流情况。泌尿系感染在儿童中发病率较高，其严重后果是导致肾脏瘢痕形成，出现高血压、蛋白尿和肾功能衰竭等严重并发症。膀胱输尿管反流、尿路梗阻及先天性泌尿系统畸形是小儿泌尿系感染的常见因素，因此对小儿泌尿系感染及其病因的早期诊断和治疗是预防肾脏瘢痕形成的关键，相关研究表明放射性核素显像是早期诊断小儿泌尿系感染的最敏感且最可靠的方法。放射性核素诊断主要包括常规肾图、利尿肾图及肾动态功能显像检查。

（2）动态放射学检查：动态放射学检查是指在常规静脉肾盂造影检查时，通过监视器对肾盏、肾盂及输尿管在输送尿液过程中的收缩、舒张蠕动情况作连续动态观察。上尿路梗阻时，肾小球滤过率降低，可能显影不良，必要时可采用以下措施：

静脉连续滴注造影剂可以显示已有扩张的肾盂肾盏、变薄的肾实质及扩张的输尿管。

利尿性尿路造影（也称速尿静脉尿路造影）：Whitfiel 等提出为了使上尿路尿流动力学特征显示更佳，可采用利尿性尿路造影（也称速尿静脉尿路造影）。检查前 20min 静脉内注射呋塞米（速尿）20mg，造影剂用量可达 0.6mg/kg 静脉注射，临床上借此方法可将介于梗阻或非梗阻之间的病人鉴别清楚。目前认为理想的方法是：以 500mg/kg 造影剂静脉滴注，注射 20min 后注入 40mg 呋塞米，观察肾盂肾盏形态体积变化及输尿管充盈情况，如肾盂体积较利尿前增加 22%，说明肾积水并失去代偿能力，如小于 10% 则无肾积水存在。

（3）超声检查：B 超检查因其检查方法简便，不受条件限制，普及率高，可作为上尿路梗阻诊断的首选方法，清楚显示肾脏病变，肾盂、输尿管形态及扩张程度。方法得当可观察输尿管的蠕动率、动态变化等，为进一步行上尿路尿流动力学检查作筛选。同时，由于其安全、无创、易被小儿及其家属接受。

2. 侵入性检查

（1）经肾造瘘管或输尿管造瘘管测压：此方法由于属于有创检查，临床上在儿童极少用到，适用于手术后留置肾造瘘管或输尿管造瘘的病例。在具备实验设备的情况下，此检查操作比较简单，只需要将造瘘管连接测压装置，定时测量压力，记录压力变化曲线。病人的体位变化及呼吸活动对肾盂测量结果均有一定的影响，必要时应采取固定的体位，或采用平均读数的方法进行观测。此方法方便、可行，不需特殊设备及 X 线检查，是判断小儿上尿路梗阻的简便方法，尤其是在肾造瘘状态下的病人，可作为判断肾造瘘管拔除的标准。但由于测试设备和测试具体条件的不同，所测得的结果可能不统一，不能提供满意的诊断标准，而且目前尚没有统一的临床正常参数标准，小儿相关的参数更少。

（2）经皮肾盂穿刺灌注测压：上尿路扩张积水或怀疑有上尿路梗阻的病例适宜此项检查。检查时需要在 X 线透视观察或超声波定位引导下经皮做肾盂穿刺，同时置入肾盂测压导管。为了排除膀胱内压力对肾盂输尿管压力的影响，应同时经尿道插管测定膀胱内压。其原理是：首先测定肾盂基础压，然后以 10ml/min 的速度灌注生理盐水至灌注压力相对平衡状态为止，记录灌注压力变化。所测得肾盂平衡压力减去肾盂基础压及膀胱内压，即为肾盂相对压力。

Bratt 等提出测定利尿前后肾盂基础压力变化判断上尿路梗阻情况，如果肾功能存在，而注射利尿药后尿液排泄增加，肾盂基础压明显升高，应怀疑上尿路梗阻。有时还需要通过改变灌注速度，观察压力与速度之间的比例关系，通过压力与速度的描记曲线，判断上尿路的功能状态及梗阻程度。

（3）逆行输尿管插管测压：采用膀胱镜下逆行输尿管插管的方法测量肾盂压力，并可在不同节段水平测量输尿管内压力。在输尿管导管的末端连接测压装置，由于输尿管导管的插入部位在病变部位以下，造成输尿管不全梗阻，改变了梗阻病变的原形及病变部位的功能状态，对观察及判断上尿路的功能有一定影响，所测得参数仅供临床参考。经皮肾盂穿刺测压与逆行输尿管测压均是一种侵入性检查，会给病人带来一定痛苦，同时干扰了正常的肾盂输尿管功能，并有损伤及继发感染的危险，一般不用于小儿。此项检查的时机应选择在手术前较短时间内进行为妥，同时应注意给予必要的抗感染治疗。

3. 术中观察和测压 术中给予利尿药，在利尿状态下，直视观察肾盂以及输尿管的收缩蠕动功能、速率和形态变化，可以同时进行肾盂或输尿管穿刺灌注测压检查。

（二）下尿路尿动力学检查及意义

小儿下尿路动力学检查包括尿流率测定、膀胱和尿道测压和尿道外括约肌肌电图检查等，如果这些检查利用造影剂充盈膀胱并在 X 线或 B 超电视监视下进行检查则称为影像尿流动力学检查（video urodynamic study，VUDS）。

儿童下尿路功能处于发育状态，排尿神经控制中枢直到 4 岁才发育完善，儿童的特殊性决定了制定符合儿童下尿路功能特点的标准术语的必要性。1998 年国际儿童尿控协会（International Children's Continence Society，ICCS）制定了第一个儿童下尿路功能障碍的定义和标准。术语和诊断方法的标准化有利于比较儿童尿流动力学的检查结果，避免了尿动力学报告和相关文献中有关尿失禁类型和各种相关综合征的混淆，也有利于诊断治疗研究和疗效评估。

1. 尿流率测定 尿流率测定（uroflowmetry）是指利用尿流计（uroflowmeter）测定并记录由尿道排出尿液的速度、时间及相应的排尿曲线（尿流模式）的方法。尿流形成是以下过程的最终结果：逼尿肌收缩、膀胱颈开放、尿道传输尿液和盆底活动。广义上来说，对尿流（urinary flow）描述应该从尿流的速率与尿流曲线的模式两个方面来进行。尿流模式（flow pattern）既可以是连续的，也可以是间断的，而尿流率（flow rate）是指单位时间内尿液通过尿道流出体外的体积，单位以毫升／秒（ml/s）表示。一般情况下尿流率随年龄和尿量增加而逐渐增加，具体各年龄段正常儿童尿流率的参考范围应根据年龄和尿量来确定。在尿量大于 50ml 时，最大尿流率应在 10ml/s 以上。

判断尿流率是否正常除了依据最大尿流率外，还要参考尿流曲线形状。正常儿童尿流曲线可分为高尖曲线、柱形曲线、圆锥曲线及高丘斜坡曲线，并且以高丘斜坡曲线为主。值得注意的是，正常儿童常发生间断和不协调的排尿方式，如 staccato 尿流曲线表现为连续型，但曲线中段出现较多快速的上下波动，年龄越小，这种间断尿流或 staccato 尿流曲线发生率越高。图 7-1-2 显示儿童 staccato 尿流曲线。

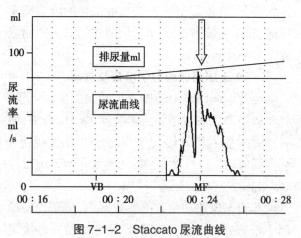

图 7-1-2 Staccato 尿流曲线

箭头示尿流曲线出现快速波动，但是尿流曲线始终未中断

尿流率测定是一种简单的、非侵入性的检查方法，其可以客观地反映下尿路的排尿过程；尿流率代表了膀胱的整个排空过程，反映了排尿期膀胱、膀胱颈、尿道和尿道括约肌的功能以及它们相互之间的关系。一般来说进行尿流率测定具有以下指征：

（1）作为下尿路症状（LUTS）病人门诊初诊或筛选的诊断方法以及首先进行的尿动力学检查，尤其适用于下尿路梗阻性疾病及神经源性膀胱尿道功能障碍病人的初步诊断。

（2）作为下尿路功能障碍疾病的手术疗效评价指标，如在一些经尿道前列腺增生侵入治疗的术前与术后进行尿流率测定，比较尿流率改善程度，可以为疗效判断提供客观指标。

（3）作为下尿路疾病药物疗效的评价指标。

（4）与其他尿动力学检查项目的同步联合测定，如压力－流率测定、尿流率－尿道括约肌肌电图测定等。

2. **残余尿量测定** 残余尿量（postvoid residual volume, PRV）是指当排尿结束的瞬间膀胱内残留的尿液容量，反映排尿期膀胱和尿道出口的相互作用，测定 PRV 的时间应控制在排尿后 4~5min 以内。持续 PRV 增加多提示膀胱出口阻力增加或膀胱收缩力减弱，或者二者同时存在。缺乏 PRV 并不能排除尿道梗阻和膀胱逼尿肌－尿道括约肌功能障碍。婴儿 PRV 一般小于膀胱容量的 10%，但个体变异较大，正常儿童 PRV 一般小于 10ml，且与年龄、性别和膀胱最大容量无关，多数正常小儿的膀胱可以完全排空。

残余尿量可以通过导管或 B 超等方法测定，其中经尿道导尿法被视为残余尿测定的"金标准"。

3. **充盈期膀胱压力－容积测定** 广义上讲，膀胱压力测定（cystometry）是一种研究排尿过程的储尿期与排尿期的膀胱尿道功能，以便对下尿路功能障碍疾病进行诊断以及有效治疗的方法；因此，膀胱压力测定应包括充盈期膀胱压力－容积测定（cystometrogram, CMG）以及排尿期压力－流率测定（P/Q）两个部分。前者可以测试储尿期膀胱逼尿肌的功能，后者可以测试排尿期的流出道阻力，两者连续测定可以测试逼尿肌与尿道括约肌的协同性；因此，临床尿动力学测定中一般将两阶段的测定连续完成以完整、充分地反映下尿路功能。充盈期膀胱压力测定记录了膀胱在充盈灌注过程中压力与容量的关系，此方法提供了有关膀胱适应逐渐增加的容量的方式、中央神经系统对于逼尿肌反射的控制、膀胱感觉的质量等方面的信息。

（1）膀胱容量：不同年龄功能性膀胱容量可以准确估计，并可用年龄表示，男女无显著性差异。目前应用较多的是 Hjalmas（1988）的研究结果，显示正常膀胱容量为［30+（30×年龄）］ml。

（2）逼尿肌不稳定：正常小儿膀胱多数是稳定的，但也可出现逼尿肌过度活跃，多为控制排尿的神经尚未发育成熟而导致的生理性改变。发生逼尿肌稳定性收缩时，尿道的闭合功能良好，一般不会发生漏尿。

（3）膀胱顺应性：随着年龄的增加，正常儿童充盈期逼尿肌对充盈体积适应性不断增加，膀胱顺应性增大，膀胱内压力保持不变的能力逐渐增强。

（4）逼尿肌排尿压力：儿童正常的排尿压力尚未被定义，文献报道不一。有研究显示，正常3~10个月婴儿自然充盈膀胱测压，男孩平均最大逼尿肌排尿压力（Pdet）为107~117cmH$_2$O，女孩为75cmH$_2$O。常规充盈膀胱测压显示平均最大逼尿肌排尿压（Pdet），在男女儿童分别为66和57cmH$_2$O，男女之间无显著性差异。膀胱压力测定的目的是定义充盈与排尿期的逼尿肌与尿道功能，通过膀胱测压可能对下尿路功能异常作出诊断。

4. 压力-流率测定 压力-流率测定（pressure flow study，PFS）包括膀胱压力和尿流率的同步测定记录，通过分析膀胱压力和尿流各参数的关系判断膀胱尿道的功能。压力-流率测定可以对排尿功能障碍进行详细的评估，可诊断膀胱出口梗阻（BOO）、逼尿肌收缩力受损以及各种神经源性膀胱功能障碍。

压力-流率测定的指征：①当非侵入性测试表明病变位于下尿路、有可能存在膀胱出口梗阻或逼尿肌收缩力受损，两者需要进一步鉴别时；②当期望获得的诊断对病变的预后及治疗效果具有提示作用时，就应该对下尿路症状病人行压力-流率评估，如考虑施行外科手术等不可逆的治疗手段时，其显得尤为重要；③对治疗效果进行评估；④作为研究的目的。

5. 括约肌肌电图描记 括约肌肌电描记术（EMG）是指记录参与主动控尿机制的横纹括约肌除极化所产生的电位的方法。通过这种方法，可以了解括约肌的随意控制以及膀胱充盈与排尿过程中逼尿肌与括约肌复合体的协调性。括约肌EMG可用于记录尿道横纹括约肌、肛门括约肌或盆底肌肉的活动，也可同步记录上述所有括约肌的活动。

肌电图检查指征：①可疑或已确定存在外周神经系统疾病；②脊髓损伤、病变或脊髓其他疾病；③功能性排尿障碍；④法医学诊断；⑤生物反馈治疗的评估。

相对禁忌证有凝血性疾病或出血体质。伴有心血管疾病或人造物植入者在进行检查前应预防性使用抗生素。病人检查的姿势应感到舒服和放松，如仰卧且两腿外展等。室温环境不能太冷，否则病人将因过冷寒战而影响肌电图结果。为减少病人紧张和焦虑，检查室内不宜有过多的工作人员。

6. 漏尿点压力测定 漏尿点压力（leak point pressure，LPP）是指测定尿液漏出时的腹腔压力或膀胱腔内压力，以及逼尿肌压力。LPP进一步可以分为两类。

（1）腹压漏尿点压力测定：腹压漏尿点压力（abdominal leak point pressures，ALPP）指病人在进行各种增加腹腔压力的动作过程中出现尿液漏出时的膀胱腔内压（等于腹压与逼尿肌压力之和）。

（2）逼尿肌漏尿点压力测定：逼尿肌漏尿点压力（detrusor leak point pressures，DLPP）指在没有应力动作的膀胱充盈过程中出现尿液漏出时的逼尿肌压力；DLPP在意义上与ALPP截然不同，DLPP测定实质上是测量膀胱出口的阻力状态，而并不反映尿道的闭合功能。

7. 尿道压力测定 尿道压力测定是指在不同阶段及不同条件下，应用不同方法，对不同部位的尿道内压力进行测量并记录。测定方法有灌注法和顶端压力传感器法。

尿道压力测定可以通过以下方式进行：①在一定的时间段内测定尿道内某一点的压力（膀胱-尿道压力同步测定）；②沿尿道腔连续测定多个点的压力并形成一条连续的尿道压力描记图（尿道压力描记，UPP）。

8. 影像尿动力学检查 影像尿动力学是指以常规尿动力学与X线或超声影像相结合的手段来诊断与研究下尿路功能障碍的一种高级尿动力学方法。常用于小儿神经源性膀胱、压力性尿失禁等复杂病例的研究、临床诊断、治疗指导及随访等。可分为同步与非同步影像尿动力学检查。

影像尿动力学检查（video-urodynamics）指

在膀胱测压（充盈期和排尿期）显示和记录尿动力学参数时，同时显示和摄录X线透视或B超的下尿路动态变化图形。在影像尿动力学检查中所测定的尿动力学参数包括膀胱压、直肠压、尿流率和尿道括约肌肌电图，通过同时显示和记录膀胱尿道形态的动态变化，将能更准确地了解下尿路潜在的病理生理改变，从而能更准确地揭示膀胱尿道功能和其形态变化的关系，以及能更准确判断人为因素产生的误差。

影像尿动力学检查的指征取决于可能存在的膀胱尿道功能障碍的性质和针对该病人尿动力学检查所要达到的目的。如病人有尿频、尿急和急迫性尿失禁，静脉肾盂造影和超声未见明显异常，为证实是否为不稳定膀胱或逼尿肌反射亢进是造成病人尿失禁的病因，一般尿动力学检查足以达到目的。但是如怀疑病人有膀胱出口梗阻，而该梗阻可能是病人不稳定膀胱的病因，如行影像尿动力学检查不但能了解逼尿肌不稳定是否是产生急迫性尿失禁的原因和有无膀胱出口梗阻，还能通过同步影像形态的变化以了解膀胱出口梗阻的解剖水平，因此而得到病人病理生理甚至解剖形态的完整资料。

9. 动态尿动力学监测 动态尿流动力学监测是最近发展起来的一项检查，可以更好地反映生理状态下的自然排尿过程。动态尿流动力学监测指标主要有三方面：①压力监测，包括膀胱内压、尿道压及直肠内压等；②逼尿肌稳定性监测，包括无抑制收缩的次数、持续时间及幅度等；③尿道外括约肌肌电图监测。动态尿流动力学检查是在近乎生理状态下实施的，其结果能更客观地反映下尿路功能。

10. 神经生理测试 为了测试下尿路相关的神经反射的完整性、为小儿神经源性膀胱的诊断提供直接证据，进行一些神经生理测试，包括一些特殊试验、电诊断试验、神经传导测定、体感诱发电位测定、电敏感性测定、交感皮肤反应测定等内容。

11. 生物反馈和行为调节 生物反馈是将有关正常的无意识生理过程的信息作为一种视觉、听觉或触觉信号呈现给病人的一种技术。来自下尿路和盆底肌肉的信号被测量、并显示给病人，重要的是信号要无任何延迟地呈现给病人，并使它

们易于观察。通过所记录参数变化的引导，病人对于功能/功能障碍的意识会有所增强。通过一系列的教育训练，病人可以学习如何改变和控制某些生理过程、进而改善相应症状。

12. 远程无线排尿日记 远程无线排尿日记是新兴的一种远程记录病人饮水排尿情况的无线设备，其通过连接移动网络的智能手机记录病人72h的饮水情况、尿急次数、尿失禁次数、晨尿时间及起夜次数。

三、小儿尿动力学检查应注意的问题

小儿尿流动力学检查与成人相比有许多区别，要使小儿尿流动力学检查成功还应注意以下事项：

（1）测压检查前应让儿童熟悉尿流动力学检查室、检查医师和护士（技师），减少或打消焦虑或恐惧感，努力使患儿配合。

（2）检查过程中尽可能地取得父母的配合，让患儿放松和安静，鼓励母乳或给小儿玩具，或让小儿看小人书或看电视等。

（3）检查过程中尽可能保持清醒，不用麻醉和镇静，也不能用任何影响膀胱功能的药物。如不能按要求做，要给予特殊说明。

（4）在不影响压力传导的情况下，尽可能采用较韧的测压导管，新生儿一般用6F双腔测压管，较大儿童使用8F测压导管。

（5）使用较细的导管和其侧孔两个以上，测尿道压的侧孔应在同一平面上。

（6）尽可能采用无损伤检查，如采用表面电极等。

（7）充盈速度应根据小儿年龄计算。

（8）常规应进行两次膀胱充盈利排尿，验证检查结果的可靠性。

（9）残余尿的多少往往需要反复测定方能确定，排除小儿检查过程中不配合造成残余尿增多的假象。

（10）新生儿膀胱测压常因小儿哭闹不配合无法进行或影响检查结果的正确性。如果采用正确的引导方法，也可使小儿保持安静并取得满意的检查结果。

（11）膀胱测压时应注意同时监测腹压或腹肌肌电活动，应特别注意肛门测压管通畅性，监测

腹压对正确判断尿流动力学检查结果很重要。

（12）小儿逼尿肌不稳定性收缩的发生率较成人高，可能是正常现象。

（13）小儿排尿压异常增高常提示存在逼尿肌－尿道括约肌不协调收缩。

（14）在个别小儿膀胱充盈期到排尿期的转变并不像成人那样明显；为了避免误诊，一般采用膀胱测压－尿流率－肌电图同时进行的尿流动力学检查模式。

（15）影像尿流动力学检查能更准确地发现有无输尿管反流和小儿异常的排尿方式，如 DSD 等。

尿动力学检查能客观了解儿童膀胱和尿道贮尿及排尿功能，对诊断、治疗、预后评价发挥着重要作用。随着尿动力学检查仪器的不断创新发展和尿动力学检查技术的进步，小儿尿流动力学检查越来越多地应用于诊断各种小儿排尿异常疾病。但是不可否认，PUDS 仍有很多有待解决的问题，技术和使用的设备和耗材都有进一步研究和改进的空间。

（文建国）

第二节　腹腔镜在小儿泌尿外科的运用

小儿腹腔镜的运用最早可追溯到 20 世纪 70 年代 Gans 开展的以腹腔探查明确诊断的腹腔镜技术。随着集成电脑芯片的微型摄像机的出现，20 世纪 80 年代，腹腔镜技术发展到借助观察电视屏幕操作的腹腔镜技术，此时的腹腔镜技术还仅仅被少数医生接受。随着视频硬件及腔镜器械的不断进步，21 世纪初，腹腔镜技术已逐步被外科领域认同，小儿外科的腹腔镜的飞速发展也起源于此时。小儿泌尿外科专业的腹腔镜技术的运用随着各项硬件的发展同步进行，现已成为小儿泌尿外科的重要组成部分。随着软硬件技术的不断进步，十余年来，结合内镜技术的腹腔镜手术、单部位腹腔镜术式、3D 腹腔镜手术、机器人辅助下的腹腔镜手术都有小儿泌尿外科的精彩呈现。

一、小儿泌尿外科腹腔镜的现状

目前，小儿泌尿外科经腹腔及腹膜后可以完成该部位的几乎全部手术，但针对肾母细胞瘤、广泛巨大的腹膜后肿瘤的运用多局限在取活检，根治性手术运用还在探索中。

1. 可取代开放术式的腹腔镜手术　未触及型高位隐睾探查及治疗、性腺探查及活检、切除发育不良或发育不全肾脏、曲张精索静脉高位结扎、肾上腺肿块切除。腹腔镜优势明显，具备一定腹腔镜运用经验的医院均能顺利完成手术。随着技术和器械的不断改进，这些术式都逐步会以腹腔镜手术作为金标准。

2. 部分运用腹腔镜的术式　相对复杂的手术特别是重建手术，如肾盂输尿管吻合、输尿管膀胱再植等均需更复杂的培训。重复肾及输尿管切除、前列腺囊切除等术式难度也较大，尚不能完全用腹腔镜技术取代。

3. 有争议的腹腔镜术式　较大的肾脏恶性肿瘤是否经腹腔镜完成尚无定论。

4. 除上述基本术式外，近年兴起的单部位腹腔镜技术主要是单纯经脐腹腔镜技术，术后完美的不显露瘢痕的技术让腹腔镜技术的魅力倍增，这一技术的不断完善已经逐渐改变了一些手术方式的抉择原则。3D 腹腔镜的运用为腹腔镜的安全性、易操作性提供了更大的保证。

5. 机器人辅助系统的腹腔镜运用已运用临床多年，欧美国家已开始普及，我国近五年来，多地区逐渐开始施行并取得了良好的效果。达芬奇机器人运用相对成熟，国产机器人系统也在逐步进入临床运用之中。对于重建手术的优势明显，手术者的培训适应时间明显缩短，高清 3D 视野和灵活的机械手超越了人手的功能，但针对儿童的小 Trocar 器械和细镜头至今尚未广泛推广到临床，婴儿的运用受到很大局限。特殊的单孔机器人器械进入临床运用也有待时日。

二、小儿泌尿外科腹腔镜的展望

1. 单部位经脐腹腔镜技术　2007 年出现该技术后迅速普及到外科各领域，我国小儿外科界特别是小儿泌外专业在 2009 年已广泛开展，迅速取代了许多中等难度的常规腹腔镜术式。部分复杂手术如重复肾切除、肾盂输尿管成形、输尿管膀胱再植术、前列腺囊切除等也可采用该技术完成。

2. 3D 腹腔镜技术　从常规腹腔镜技术过渡

到这种立体腹腔镜技术操作难度不大,就目前硬件条件看,大部分小儿泌尿外科的腹腔镜手术均可用该技术更加顺利完成。这一技术最终只是 2D 腹腔镜过渡到机器人手术的桥梁,3D 视野的局限性和失真限制了该技术的广泛运用。

3. **机器人腹腔镜技术** 可以完成大部分腹腔镜手术,特别是掌握该技术后手术操作相对更容易,克服了人手操作的许多弱点,已超越目前腹腔镜技术本身的局限性,从而取代更多的手术方式。未来最理想的微创技术可能是类似"单纯经脐机器人腹腔镜"技术!

4. **经自然腔道手术** 泌尿系统的内镜技术均属于该技术范畴,经直肠、阴道、口腔等途径的术式目前尚未涉及小儿泌外领域。

三、小儿泌尿外科腹腔镜手术

腹腔镜在小儿外科最开始就是用于诊断为目的的性腺探查,治疗性腹腔镜技术开始于分期 Fowler-Stephens 手术,将精索血管予以夹闭,后续的各种术式已涵盖了大部分经腹或腹膜后的手术。近年来,机器人辅助系统运用三个机械臂在立体视频下操作,极高的手术精准度和复杂性重建术的成功体验为小儿泌外的微创治疗开辟了广阔的前景。

1. **性别畸形** 性腺探查、性腺活检。性发育异常(disorders of sex development,DSD)需借助腹腔镜完成腹腔内性腺探查,行性腺活组织病理检查。这一技术的操作难度不大,但对操作者的判断能力要求较高,需要有丰富经验的小儿泌尿外科医生完成。

2. **睾丸下降不全**

(1)诊断准确:对难触及、无法触及的高位隐睾确诊的准确率可达到 97% 以上,尤其是过去常规开放手术探查难以确认的、仅有输精管盲端或未发育的睾丸。很多单位现已将腹腔镜作为无法触及隐睾诊治的金标准。

(2)腹腔镜下睾丸下降更加安全可靠:更高位松解精索血管、输精管,能最大可能将睾丸无张力下降到更低的位置。虽然对离断精索血管的 Fowler-Stephens 术式究竟是采用一期还是分期完成目前还存在争论,但腹腔镜下保留了更多的侧支血供,完成该术式的安全性相比常规开放术式

无疑更加有保证。现在越来越多的医生采用一期术式完成睾丸下降固定取得了良好效果。目前多数学者认为分期术式的效果略优于一期手术。三年前出现的 Shehata 技术利用腹腔内肠管压迫精索取得了良好效果,广泛运用的效果还需实践检验。

3. **精索静脉曲张** 只有重度精索静脉曲张患儿才考虑手术,有阴囊坠胀及疼痛,观察确认已影响睾丸发育才决定手术,手术一般行高位结扎精索动静脉。从技术操作难度看,开放显微镜下高选择结扎静脉也可完成这一术式,采用腹腔镜的微创优势似乎并不明显,但镜下显露清晰,操作难度不大,相对而言是小儿泌尿外科乃至小儿外科、成人泌尿外科最易开始开展的手术。腹腔内探查双侧精索静脉状况有时也显得尤其重要。手术疗效和并发症腹腔镜术式与开放显微手术差异并不大,现倾向于显微手术更易保留淋巴管,减少术后鞘膜积液发生。

4. **肾及输尿管切除** 腹腔内寻找发育不良肾有着特别的优势,避免了盲目的常规大切口探查,即使对于原位的发育不良肾脏、广泛病变的畸形输尿管的切除同样也有着无可比拟的优势。

丧失绝大部分功能的肾脏、病变后的萎缩肾、发育不全肾等可能会引起继发高血压等病症,腹腔镜下的肾切除逐步取代常规术式。经后腹腔途径理论上可减少肠粘连机会,经腹腔途径的优势在于探查处理全部输尿管。

5. **重复肾及重复输尿管切除** 手术难度相对较大,虽然经腹腔途径能更清晰显露并最低位切除畸形输尿管甚至膀胱内输尿管囊肿,但腹膜后途径对腹腔骚扰更小、也更易显露需要切除的重复肾,让操作更加方便、安全。

6. **肾盂输尿管成形术** 腹腔镜下的精细吻合技术要求较高,从 1995 年至今,该技术日趋成熟,对于肾积水较轻、肥胖、年长儿童优势明显。因小儿、特别是婴幼儿腹壁菲薄,肾积水相对较大,腹膜外间隙小,操作难度较大。采用 2cm 小切口大多能迅速完成该手术。小婴儿的腹膜后途径腹腔镜术式的优势反而不明显。经腹腔空间较大解剖标志明显,是目前国内外同行广泛采用的腹腔镜术式。特别是经肚脐单部位切口的"无瘢痕"术式虽然难度大,但技术成熟后的美容效果

却不容小觑。

7. 肾上腺病变切除 经腹腔或经后腹腔途径各有其适应证，是小儿泌尿外科优势特别明显的手术，已逐步取代常规开腹手术。一般3cm以下病变从腹膜后入路优势较大，5cm以上包块从腹腔入路操作难度较小，保证安全前提下经脐单部位也可完成。该手术最主要的问题是止血彻底，也就是说尽可能要在无出血状态下切除病灶，否则影响视野，无法顺利完成手术。

8. 输尿管膀胱再植 常规的腹腔镜术式是在膀胱外行输尿管膀胱再植，该术式效果与开放手术一致，也有在机器人辅助下完成该手术。气膀胱术式是往膀胱内注气，创造一个气膀胱空间，在膀胱内做黏膜隧道下的输尿管移植。气膀胱法已得到广泛运用并取得了良好疗效。各种腔镜下的输尿管膀胱再植术已逐步纳入取代开放手术的进程。

9. 前列腺囊切除 前列腺囊常见于重度尿道下裂患儿，反复发作附睾炎、泌尿系感染等症，若难以控制发作，需要切除较大的前列腺囊。腹腔镜下完成该手术有巨大优势，一般先经尿道镜或影像学检查确认前列腺囊的情况，尿道内开口较小者可以切开，针对内口较大患儿则联合腹腔镜下探查并切除较大前列腺囊。特别注意的是，输精管开口有时在前列腺囊后尿道开口附近甚至直接开口于前列腺囊上，手术时一定要辨认清楚，尽量保护输精管。尽管如此，患侧输精管经常要被切断，甚至小的前列腺囊切除困难，可以单纯切断输精管，这样才能有效防止附睾炎发生。

（张 文）

参 考 文 献

1. 吕宇涛，文建国，袁继炎，等．小儿尿动力学检查专家共识．中华小儿外科杂志，2014，35（9）：711-715.

2. Giovanni Mosiello, Giulio Del Popolo, Jianguo Wen, et al. Clinical Urodynamics in Childhood and Adolescence. Cham, Switzerland: Springer International Publishing AG, 2018.

3. Wen JG, Lu YT, Cui LG, et al. Bladder function development and its urodynamic evaluation in neonates and infants less than 2 years old. Neurourology & Urodynamics, 2015, 34（6）：554-560.

4. Austin PF, Bauer SB, Bower W, et al. The Standardization of terminology of lower urinary tract function in children and adolescents: update report from the Standardization Committee of the International Children's Continence Society. J Urol, 2014, 191（6）：1863-1865.

5. Shehata S, Shalaby R, Ismail M, et al. Staged laparoscopic traction-orchiopexy for intraabdominal testis（Shehata technique）: Stretching the limits for preservation of testicular vasculature. J Pediatr Surg, 2016, 51（2）：211-215.

6. EAU Guidelines on Paediatric Urology. European Society for Paediatric Urology © European Association of Urology 2019.

7. Subramaniam R. Current Use of and Indications for Robot-assisted Surgery in Paediatric Urology. Eur Urol Focus, 2018, 4（5）：662-664.

第二章　肾及输尿管畸形

第一节　先天性肾盂输尿管连接部梗阻

肾积水（hydronephrosis）是指肾脏集合系统的扩张，临床上主要是由于尿路梗阻或反流造成的。先天性肾盂输尿管连接部梗阻（ureteropelvic junction obstruction，UPJO）是儿童肾积水最常见的病因，在新生儿中发病率约 1/800~1 500。儿童 UPJO 的好发于左侧（66%），而成人好发于右侧，约 10%~30% 的病人为双侧。男女之比为 2~5∶1。

一、病因

正常情况下，肾盂与输尿管连接处呈漏斗状，尿液可有效地从肾盂流向输尿管。如肾盂输尿管连接处梗阻，则引起肾盂内压升高，肾盂、肾盏扩张，肾实质受压萎缩，功能受损。

UPJO 的最常见原因有以下三点：

1. 肾盂输尿管连接部狭窄　肾盂输尿管连接部狭窄是临床上最常见的 UPJO 病因，手术中可见肾盂输尿管连接部明显变细，常常伴有迂曲。一般狭窄段长度在 0.5~3cm，近端肾盂明显扩张，远端输尿管恢复至正常粗细。狭窄段虽然扩张性较差，但内腔仍然是通的。在组织学上，狭窄段的纤维组织增生，肌纤维排列紊乱、形态异常，常常缺乏典型的环形肌纤维，干扰正常输尿管蠕动波的传递。

2. 肾盂输尿管连接处息肉　肾盂输尿管连接处息肉大多是良性纤维上皮性息肉，是大龄儿童肾积水较常见的病因。术中可见肾盂输尿管连接处局部膨隆，切开后可见海葵样息肉。大多数息肉仅局限于肾盂输尿管连接处，少数可累及肾盂及上段输尿管。

3. 迷走血管压迫　来自肾动脉或直接来自腹主动脉的血管，有时直接跨过输尿管起始部，压迫输尿管或引起输尿管弯曲形成梗阻。大多数观点认为，由于迷走血管长期压迫，使该段输尿管壁发育出现障碍，因此手术仍应切除肾盂输尿管连接部才能解除梗阻。然而也有少数文献报道，仅移动迷走血管位置（Hellström 术）即可解除梗阻。

此外，还有一些少见情况也可引起 UPJO：

1. 肾盂输尿管连接处瓣膜　肾盂输尿管连接处黏膜上皮增生，形成一个活瓣样结构引起尿液排出受阻，导致肾积水。多见于年龄较小儿童，发生率较低，一般不超过 1%。

2. 高位输尿管　高位输尿管的起始部不在肾盂的最低处，而是在肾盂中上部，与肾盂形成锐利的夹角，导致尿液排除不畅。临床中几乎所有引起肾积水的高位输尿管同时也合并有肾盂输尿管连接处狭窄。

3. 输尿管起始部扭曲或折叠　部分儿童在胚胎发育期输尿管起始部会出现折叠、扭曲，这些皱褶能够使儿童在其生命最初两年中经历的轴向生长大幅增加，并且往往会随病人生长而消失；但如果这些皱褶持续存在，则可能会导致梗阻。然而，和高位输尿管一样，几乎所有患儿术中都会发现合并肾盂输尿管连接处狭窄，因此高位输尿管与输尿管扭曲或折叠是否一种单独疾病尚有争议。

4. 下腔静脉后输尿管　正常情况下输尿管在下腔静脉前，由于发育过程中的问题，右侧输尿管从下腔静脉后绕过并被其压迫，可形成肾积水。

二、病理生理

由于肾内尿液排出受阻，尿液潴留，可继发肾内感染，严重者可形成脓肾；梗阻、感染可继发结石,而结石又可加重梗阻、感染和肾功能损害。肾盂压力升高,肾盂、肾盏扩大,致肾实质内血管牵拉断裂而引起肾内出血,临床上出现血尿;肾实质受压、缺血,致肾素分泌增加而引起高血压;另外肾实质缺血可致实质萎缩、分泌减少,最后导致肾功能受损,两侧病变则产生肾功能衰竭。

实验结果表明,当存在肾内积水时,肾小球滤过仍继续进行,这主要是由于肾盂内压力升高后,一部分尿液通过梗阻部;另外,由于肾内压力升高,引起肾窦部黏膜撕裂,使尿液反流进入肾实质,而肾实质内的淋巴和静脉系统吸收进入血液循环,达到所谓"平衡状态"。这种平衡状态在梗阻存在的状况下,最终受到破坏,失去平衡,肾内残留尿液缓慢增加,肾积水量也随之逐渐加重。因此有观点认为,对于梗阻性肾积水应积极手术,以免延期手术造成肾功能的不断丧失。临床上经常遇到产前已诊断肾积水,产后未能定期随诊观察,到出现临床症状时已发展成严重肾积水,肾功能严重受损,患肾功能基本丢失而不得不选择肾切除手术。

肾积水出现症状的早晚、肾功能受损的时间与程度除与梗阻的程度有关外,与肾盂的类型也有关。肾外型肾盂当发生梗阻尿液从肾内排出受阻时,首先是肾盂逐渐扩大,当肾盂内达到一定压力时,才使肾大盏、肾小盏缓慢扩张,肾盂的被动扩张能代偿一部分肾内压力的升高,因此肾实质的损害相对较轻,病程发展亦缓慢;若为肾内型肾盂,其病理进程则不同,当发生梗阻后肾内压力升高,肾大小盏随之扩张,其肾实质萎缩和肾功能受损的程度重,病程进展快。

三、诊断要点及检查方法评价

(一)临床症状与体征

先天性肾积水往往症状不典型,甚至无任何不适。随着产前超声技术的提高与普及,大部分病例在产前已发现肾积水,成为低龄儿童最常见的就诊原因。

出生后常见的临床症状有:腹部肿块(新生儿及婴儿占半数以上),间歇性腰腹痛、血尿(发生率20%),尿路感染(发生率5%),偶见肾破裂(发生率1.1%),重度肾积水的患儿可有高血压和尿毒症。先天性肾盂输尿管连接部梗阻性肾积水

症状出现的早晚与梗阻程度成正比,梗阻越重,症状出现越早。

1. **腹部包块** 对婴幼儿可能为无意中发现腹部包块而就诊。大多数病例为其首要的早期症状,最易被家长发现和重视。包块大小不等,边界清楚,多数呈中度紧张的囊性感,表面光滑无压痛。大量排尿后包块缩小甚至消失,这是先天性肾积水的重要临床诊断依据。

2. **腰腹部疼痛** 较大儿童可诉说疼痛的部位和性质,有时大量饮水后可诱发腹痛发作。

3. **消化道功能紊乱** 表现为原因不明的纳差、厌食、恶心、呕吐。

4. **尿路感染** 以脓尿和发热等全身症状为主,婴幼儿多见。

5. **血尿** 约20%~30%病例可伴有血尿,一般为镜下血尿,发生于腰部轻微损伤后或肾盂压力增高,髓质血管破裂所致,继发结石、感染也可产生血尿。

6. **高血压** 肾积水影响肾血流量、肾组织缺血,使肾素分泌上升,而产生高血压。

7. **尿毒症** 双侧肾积水或孤立肾积水晚期,如不及时治疗,肾功能可遭严重破坏,甚至出现急性或慢性尿毒症。

(二)检查方法与评价

对经常出现消化道症状、不规则上腹部疼痛且又不能用消化道疾病或急腹症解释,反复尿路感染、药物治疗效果不佳时应考虑先天性肾积水的可能;腹部可触及囊性包块,尤其包块有张力变化、时隐时现时应是先天性肾积水的特有体征,需进一步检查明确诊断。

1. **B超检查** 简单、安全、无损伤、可反复进行。B超既可以判断包块的性质(囊性或实质性),又可判断包块的位置和大小,是肾积水首选的检查方法。

目前肾脏超声检查是对产前发现患有肾积水的新生儿进行评估时最常用的初步检查方式。肾脏超声检查在诊断肾积水时可提供多方面信息,包括肾盂扩张、肾盏扩张以及输尿管扩张程度、正常膀胱充盈和排空(循环)以及正常膀胱厚度。在单侧肾积水时,超声检查可显示病变侧与健侧相比的实质萎缩程度。而且,系列肾脏超声检查,即定期复查肾脏超声,还能动态监测积水的时间

变化,追踪肾脏的生长情况,作为 UPJO 进展的一个指标。在单侧 UPJO 时,对侧正常肾脏的生长速率可用作比较标准。

2. 静脉肾盂造影(IVP) 肾积水最主要的诊断方法之一。IVP 可明确:①患肾形态,肾盂、肾盏扩张的情况;②患肾功能,据显影时间判断,正常肾一般 3~5min 即显影,若显影时间长、造影剂淡说明肾积水重、功能差;③了解对侧肾功能;④一般可显示梗阻部位。能触及包块的肾积水,IVP 检查时,患肾往往不显影。不显影的主要原因是造影剂在肾内大量积水中被稀释,这并不能说明该侧肾功能已完全丧失,如加大造影剂的用量和延迟拍片,有时能看到患侧扩张的肾盏。肾不显影可能有三种情况:①巨大肾积水其功能严重受损;②发育不良肾;③孤立肾。必须结合 CT 增强扫描确定。现在随着 CT 三维重建以及同位素肾图的普及,该方法在大型医疗中心已逐渐被替代,然而在基层医院仍然是首要检查方法。

3. 排尿性膀胱、尿道造影 鉴别是否由膀胱输尿管反流所致肾积水。另外,部分肾盂输尿管连接部梗阻性肾积水可合并有膀胱输尿管反流。

4. 逆行造影 经膀胱镜插入输尿管导管至患侧输尿管内注入造影剂拍片,可了解梗阻的部位、程度和梗阻远端输尿管的情况,为手术方法的设计和切口的选择提供资料。此种检查为创伤性检查,且仅适用于成人和大龄儿童。

5. 磁共振尿路成像(MRU) 为诊断肾积水敏感、无创伤的检查方法之一,其成像特征为肾盂、肾盏呈低密度扩张,据输尿管的成像特征可区别有无梗阻及梗阻的部位。无需造影剂和插管即可显示肾盏、肾盂、输尿管的结构和形态,图像如同静脉尿路造影。尤其适用于婴幼儿、严重肾功能不良和碘过敏者。普通 MRU 不能判断双肾功能,只能了解患肾的基本形态、积水程度和梗阻部位,需要手术治疗者必须做同位素肾图检查,了解双肾功能才能制订治疗方案。而磁共振检查时间长,需要儿童配合或使用镇静药物。最近,动态钆增强磁共振尿路造影(Gd-MRU)因其非电离辐射和高分辨率的三维视图而备受关注,有研究显示,它能可靠地显示 UPJO 的肾解剖结构和肾功能,然而由于技术复杂和价格高昂,普及仍需要时间。

6. 同位素肾图 同位素肾图是评估分肾功能的首选检查方式。利用单位时间达到肾脏的标记物来估计肾脏的血运情况以及吸收、分泌、排泄功能。

同位素肾图主要使用三种放射性药物,这些药物在体内的代谢特征与其生物活性相关。^{99m}锝-二乙烯三胺五乙酸(^{99m}Tc-DTPA)和 ^{99m}锝-苯甲酰硫乙甘肽(^{99m}Tc-MAG-3)能被肾小球自由滤过,从而在肾脏特异性浓聚。其中 DTPA 即不被肾小管重吸收,也不被分泌,而 MAG-3 可被肾小管分泌。这两种药物几乎全部通过肾脏代谢,因此可用于评估肾功能和尿液排出情况,常用于肾动态显像。第三种 ^{99m}锝-二巯基丁二酸(^{99m}Tc-DMSA)紧紧黏附在肾小管上皮细胞上,因此可用于评估分肾功能及检测肾瘢痕等肾皮质病变,常用于肾静态显像。

对于同位素肾图结果的解读目前仍有争议。大多数将分肾功能小于 35%~40% 作为采用手术干预的关键参考指标。如果患侧分肾功能大于 35%~40%,那么可通过每三个月一次的肾脏超声检查进行保守监测。相反,如果患肾功能小于 35%~40%,或者通过重复肾脏扫描发现存在 10% 的递减变化,那么应考虑手术治疗。

另外,无明显梗阻的情况下,使用呋塞米 10min 以内会出现一个清除半衰期(即一半的放射性药物被清除)。长于 20min 提示可能存在排出梗阻,10~20min 为临界值。

由于同位素肾图的目标区域是人工选择的,因此难免会有一定误差。此外,影响同位素肾图结果的因素还包括:测量时间、水化状态(患儿之前的饮水或补液情况)、膀胱充盈程度、方案类型、肾脏对呋塞米的反应等。因此不同医疗中心直接的结果可能有一些差异。

7. CT 检查 CT 具有较高的分辨力,图像清晰直观,脏器间无重叠,连续性较好,可以了解包块的具体解剖位置、范围、形态、大小及性质。延时 CT 尿路造影(CTU)技术——IVU 后直接 CT 检查,是近年来泌尿系影像领域中一项新的检查方法,它既避免了造影剂的重复使用,缩短了术前检查时间,减少造影剂不良反应发生率,又降低了检查费用,方法简单易行、结果准确,从较大程度上解决了 IVU 不显影诊断不明确的临床难题。

它可以清楚直观、连续地显示出尿路积水的程度，甚至对患肾术前是否有功能存在、患肾实质的厚度、梗阻部位的判断、肾周感染及术后肾脏形态和功能恢复情况都能做出正确评估。CT 增强三维重建，不仅能提供双肾形态学资料，了解梗阻部位，而且可根据患肾有无强化、强化程度、肾盂内对比剂的浓度等初步判断肾功能，为治疗方案的确定和预后的判断提供可靠的依据，目前已成为中、重度先天性肾积水的主要诊断方法。缺点是辐射较大，很多中心不建议 1 岁以内婴儿使用。

8. 压力尿流率检查 国外文献报道较多的压力尿流率检查方式由 Bäcklund 于 1965 年提出，该技术通过同时测量肾盂和膀胱之间的压力来检测输尿管对已知液体流量的通畅性。通过肾造瘘管注入恒定流量的液体，在流量为 10ml/min 时，认为肾盂和膀胱之间的压差小于 $13cmH_2O$ 是正常的；$14\sim20cmH_2O$ 范围内表示轻度梗阻；超过 $35cmH_2O$ 的值表示重度梗阻。肾盂压测定需要经皮穿刺肾脏，通常需要对小儿进行全身麻醉，因此该项目不作为常规检查。此外，肾盂压测定需要严格的方案和精确的测量，从而避免技术误差。

9. 生物化学标志物 有研究使用蛋白质组学方法来研究尿液，试图发现新的生物标志物从而更简便的诊断 UPJO 或评价 UPJO 的肾损伤。理论上，输尿管梗阻会造成肾细胞的损伤，而损伤的细胞可能释放特别的标志物，因此调查人员推测尿液中可能检测到潜在的生物化学标志物，用来评判肾积水患儿的肾损伤情况。目前已发现一些潜在的生物标志物在 UPJO 患儿的尿液中会增加，包括 $TGF-\beta_1$、MCP-1 和内皮素 -1 等。此外，研究表明，尿表皮生长因子（EGF）在梗阻时会降低，但仍需要更多临床研究来证实这些生物标志物是否具有临床价值。

根据临床症状和体征以及上述检查方法，诊断并不困难。对于大龄儿童和轻、中度肾积水采用 B 超和 IVU 检查一般能明确诊断，而婴儿和重度肾积水者诊断有困难时，可根据具体情况选用 CT 增强扫描三维成像或 MRU 加同位素肾图检查等。UPJO 的鉴别诊断包括重复肾、肾囊肿、囊性肾肿瘤、肾发育不良、先天性巨肾盏、异位输尿管、巨输尿管症、输尿管膀胱连接部梗阻、膀胱输尿管反流、后尿道瓣膜症、梅干腹综合征等。另外，在临床上还需与先天性胆总管囊肿、腹膜后囊性畸胎瘤、急性阑尾炎等疾病相鉴别。我科曾收治两例肾积水在基层医院按急性阑尾炎行急诊手术。右侧肾积水并发急性尿路感染、梗阻时，可出现腹痛、发热、恶心、呕吐等消化道症状，颇似急性阑尾炎的临床表现。

四、治疗处理方法的演变、现状、争论与进展

由于目前没有明确的指标预测儿童 UPJO 的自然发展情况，因此现对 UPJO 治疗仍有争议。一些研究提示，产前肾积水病例中有 50%~90% 会随着产后随访而自发解决。然而，另外一些研究也证实进展性肾积水，在 3 年的产后随访中出现功能减退。目前，观察等待和早期干预是治疗 UPJO 的两种主要方案。

（一）定期复查

对没有症状的轻度肾积水可暂观察、定期复查。一般 2~3 个月左右复查 B 超，6~12 个月复查 IVP 一次，有条件的 1 年复查同位素肾图 1 次。持续 2 年左右或至积水明显消退。若在观察中积水加重，或反复出现相关症状应尽快手术。一般认为没有反复感染的肾积水不需要预防性使用抗感染治疗。

大约一半左右的病例是产前 B 超发现。产后超声检查应在出生后至少 48h 进行，因为胎儿的相对性脱水和生理少尿可能会导致出生后的检查结果呈假阴性。然而，如果是双侧肾积水合并膀胱壁增厚男性新生儿，可能提示后尿道瓣膜，需要及早复查。

新生儿 UPJO 所致的肾积水手术时机一直存在争论。目前比较一致的观点是大部分新生儿轻中度无肾功能损害的肾积水在随访观察过程中积水会减轻或消失，不必早期手术。而对于中重度肾积水，观察还是积极手术争议较大。

笔者姑且将两种观点分别称之为"观察派"和"干预派"。简单来说，"观察派"认为"干预派"过度治疗，对一些不需要手术的肾积水儿童进行了手术，人为增加创伤；而"干预派"认为"观察派"过度拖延治疗，使一些患儿肾积水加重，造成不可逆肾功能损害。

"干预派"的理由主要基于以下几点：①重度

肾积水（有肾盏扩张和皮质变薄）很少可以自愈，而且会不断加重损伤肾功能；②新生儿或婴儿解除肾梗阻后，肾功能恢复潜能很大，而如果等到6个月或1岁时再手术肾功能恢复较差；③随着医学的发展与进步，新生儿期手术是安全的，创伤也越来越小。

"观察派"的理由主要基于以下几点：①新生儿肾积水其实在胎儿期间已存在较长时间，出生后需要立即干预的病例很少；②一般生后数天尿量少（新生儿出生后排尿时间：仅60%~70%的新生儿生后12h内有排尿，92%在生后24h有排尿，近8%延迟到24h以后），即使有梗阻也可能不出现肾盂扩张；③生后1~3周肾血管的阻力减少，血流量增多，故尿量增多，此时肾盂、输尿管连接处的功能尚未成熟，不能有效地排出过多的尿液以致出现一过性肾积水。积水加重是生理性多尿引起，非真正的严重梗阻；④新生儿肾脏代偿及恢复能力强大，关于新生儿肾积水的自然病程的研究表明，绝大部分新生儿肾积水不需要治疗，经常有重度肾积水自然消退。

诚然，大部分新生儿肾积水甚至部分重度肾积水可以自行恢复，但不可否认的是，仍有少数新生儿肾积水需要手术治疗。在无法明确的区分哪些需要手术哪些可以观察的情况下，是应该宁可为了保护少部分患儿的肾功能，对另一些"无辜"的儿童进行"过度治疗"积极手术，还是以牺牲少数患儿肾功能为代价，尽量避免大多数患儿的"人为创伤"？这可能是个难以抉择的哲学问题，最终解决方式还是需要大规模临床对照研究提供数据支持。

（二）手术治疗

1. 手术指征 如上所述，肾积水的手术指征仍存在争议。一般认为，反复出现腹痛、泌尿道感染等症状、重度肾积水（超声检查肾盂前后径 >30mm，或肾盂前后径 >20mm 伴有肾盏扩张）、肾盂进行性扩张（增大 >10mm）、肾功能严重损害（分肾功能 <40%）或进行性加重（下降 >10%）、影像学提示 UPJ 明显息肉或并发结石的 UPJO 患儿应该进行手术治疗。

2. 手术方法的选择

（1）肾盂成形术（pyeloplasty）：UPJO 外科手术的目标是通过解除肾盂梗阻来维持肾功能。目前，肾盂成形的方法可大致分为离断式肾盂成形术（Anderson-Hynes 肾盂成形术）和皮瓣式肾盂成形术两类。按手术方式可分为开放手术、腹腔镜手术和机器人手术。

离断式肾盂成形术是目前应用最为广泛的手术方式，适用于据大多数病人，效果稳定可靠，是治疗 UPJO 的首选方式，被誉为治疗 UPJO 的"金标准"。其操作核心是将 UPJO 狭窄段以及部分扩张肾盂（必要时）切除，将残留肾盂最下方与纵形切开的近端输尿管做斜行吻合，重建漏斗状集合系统。手术的关键点包括：①充分切除病变段（包括无动力段）；②适当裁剪扩张的肾盂，使术后肾盂容量接近正常；③吻合口位于肾盂最低位；④宽大、斜行的吻合口，避免形成环形瘢痕；⑤吻合口血供良好，无张力；⑥留置合适的支架管。巨大的肾盂积水肾盂成形术后仍存在引流不畅者，可用肾折叠术以缩小肾内腔，可以改善肾内引流，有利于肾功能的恢复。经典的肾盂成形术选用腰部斜切口，对于婴幼儿肾外型肾盂，目前一些中心采用腰部或背部小切口完成，手术切口小于 2cm，术后疤痕小。

对少数狭窄段较长或完全肾内型肾盂病人，皮瓣式肾盂成形术可作为一种备选，包括 V-Y 皮瓣推进术、螺旋皮瓣或 Scardino-Prince 垂直皮瓣。这些皮瓣均使用肾盂组织替代缺损的狭窄段。

腹腔镜肾盂成形术目前越来越普及。1995年，Peters 报告了首例小儿腹腔镜下肾盂成形术。已有多项研究证明小儿腹腔镜下离断式肾盂成形术较开放手术疼痛减轻、住院时间缩短，并且成功率与开放性肾盂成形术接近。近年来，一些作者证明了腹腔镜下肾盂成形术是婴儿和两岁以下儿童的可行方案，并不仅限于年龄较大的儿童。腹腔镜肾盂成形术分为经腹膜入路和腹膜后入路。腹膜后入路不进入腹腔，理论上术后恢复更快，然而空间较小、操作更困难。经腹膜入路操作空间大，学习曲线短，并且可轻松识别异位血管和易于识别的解剖标志，是目前绝大多数中心的首选。

达芬奇机器人凭借其良好的 3D 视野，灵活的 7 维操作杆等优势，一经推出就受到外科医生广泛关注。2002 年，Gettman 等首次报道使用达芬奇机器人完成儿童肾盂成形术，此后，越来越多的医疗中心开始使用达芬奇机器人进行儿童肾盂成形术。目前,肾盂成形术已是小儿泌尿外科使用机器人手术开展最多的手术。与腹腔镜手术相比,机器人肾盂成形术除了具有同样的微创优势,还具有缩短术后住院时间、术后肾积水恢复更快等优点。对于手术者来说,机器人手术具有良好的 3D 视野,类似手腕一样灵活的操作方式,学习曲线更短,在熟练后甚至可以比腹腔镜手术更快。另外,术中全程可以坐在控制台前完成操作,大大增加手术的舒适感。然而,现阶段达芬奇机器人也有不少局限性。如费用高昂、体积庞大、不易调整方向、5mm 器械及单孔器械尚未普及等。而且目前达芬奇机器人还没有力回馈系统,器械抓持力度主要靠视觉与经验判断。刚开始使用 6-0 线缝合时,力度控制不好容易断线。不过随着制造技术的发展,相信这些问题在不久的将来都能得到改善。

(2)介入手术:有多项研究尝试各种介入手术解除 UPJO 梗阻,包括球囊扩张术、经皮顺行肾盂内切开术、输尿管镜下逆行肾盂内切开术等。因其未能解除狭窄段输尿管壁蠕动功能异常的问题,往往不能消除 UPJO 的根本病因,疗效不确切。特别是对于迷走血管压迫导致的 UPJO,还有出血风险。目前多数仅适用于初次手术后再狭窄的患儿。

(3)肾造瘘术:如肾积水合并严重感染,药物治疗不能控制,先行肾造瘘术,待感染控制后再行肾盂成形术;新生儿重度肾积水影响呼吸,一般情况差,可先行肾造瘘缓解症状。对经 IVP、同位素肾图、CT 等检查提示肾脏功能严重受损,是否切除肾脏尚存在争议时,可先行肾造瘘术。经充分引流患肾功能有望部分恢复,日后再据情况行肾盂成形术。若尿液日引流量小于 100ml、或引流 2~3 个月后,肾功能仍无恢复迹象时可考虑行肾切除术。

(4)肾切除术:肾积水一般应考虑保留肾的手术,只有在对侧肾脏正常并且有下列情况时才考虑作肾切除:①巨大单侧肾积水患肾功能基本丧失,肾实质极薄、色泽灰白、厚度在 2mm 以下,在肾造瘘引流后,肾脏功能仍然不见好转;②肾实质有多处溃疡形成或并发严重的肾积脓者;③发育不良肾合并肾积水,当患肾功能在 5%~10% 以下或有明显发育不良时(肾实质呈分散片状,并可见有很多小囊泡)。

3. 双侧肾积水的处理 如双侧肾积水同时达到手术标准,且双侧肾功能损伤均较重,为了保证至少一侧肾功能,应先治疗积水程度较轻的一侧,另一侧可行肾造瘘或二期手术。如患儿情况和技术条件允许的情况下,目前主张双侧肾盂成形术同期完成。原则上不作肾切除术。如双侧肾功能损伤较轻,也可先治疗积水较重一侧,另外一侧择期手术。

五、预后

1. 单侧肾积水 一般不会导致肾功能衰竭,如在新生儿期手术对侧肾还没有产生代偿性肥大前,解除梗阻后只要肾发育正常,患肾能获得良好的功能和形态的恢复,1 岁以后手术对侧肾已代偿性增大,一般只能保存原有的肾功能。

2. 孤立肾或双侧肾重度积水 如在 1 岁前手术,多数病例肾功能可恢复到正常水平,1~2 岁手术效果较差,仅能保存和稳定原有的功能,2 岁以后手术大多数儿童在成年前出现肾功能衰竭。

3. 术后手术效果的判断 肾积水术后经定期 B 超及影像学检查显示积水量减少或无增加,无腰腹部疼痛、尿路感染等症状即达到治疗目的,大部分病例术后检查结果仍提示有积水存在,不应视为手术失败,已明显扩张的肾盏术后其形态是很难恢复到正常,只有婴儿轻、中度积水术后肾形态有望完全恢复正常。国内有作者对重度肾积水术后行 CT 检查,见患肾大小较术前明显缩小,但大多数不能完全恢复到正常肾形态,肾实质有些皱缩,肾盂肾盏仍有一定程度扩大,此时不要误认为手术失败。

六、产前肾积水的咨询与处理

1. 胎儿肾积水原因 近年来,随着超声诊断技术的不断提高,大部分肾积水在胎儿期发现。胎儿肾积水可由多种原因所致。因受孕妇大量孕激素的影响,胎儿的输尿管收缩功能失调,可以引起胎儿肾积水。孕期胎儿的尿流量是新生儿期的 4~6 倍,也是胎儿肾积水的原因之一。这些因素所致的胎儿肾积水是暂时的,一般不会对胎儿造成危害。然而一些病理性因素所致的胎儿肾积水最终引起胎儿和/或新生儿肾功能损害,如由 UPJO、泌尿道感染、后尿道瓣膜、输尿管囊肿、膀胱输尿管反流等所致的肾积水。有文献认为，正常胎儿肾脏的集合系统可有轻度分离，分离直径可达 6mm。只有胎龄大于 30 周后，肾盂扩张≥10mm 或存在肾小盏扩张才考虑为病理性肾积水。

2. 胎儿肾积水分级 胎儿肾积水有不同的分级。Grignon 分五级：1 级，肾盂扩张（1.0cm）；2 级，肾盂扩张（1.0~1.5cm），肾盏正常；3 级，肾盂明显扩张（1.5cm）、肾盏轻度扩张；4 级，肾盏中度扩张，肾盂 >1.5cm；5 级，肾盏重度扩张并伴有肾实质变薄。Arger 分三级：1、2 级与 Grignon 相似，3 级除上述肾盂肾盏扩张、肾实质变薄外，尚包括多囊肾和肾发育不良。1988 年胎儿泌尿学会（SFU）成立后，确定了一种简单、标准化的分度方法，排除膀胱输尿管反流后肾积水分 4 级，0 级：无肾积水；1 级：肾盂轻度分离；2 级：除肾盂扩张外，一个或几个肾盏扩张；3 级：所有肾盏均扩张；4 级：肾盏扩张伴有肾实质变薄小于对侧 50%。SFU 分级是目前使用最广泛的胎儿肾积水分级方法。

3. 胎儿肾积水咨询 对于产前发现肾积水的家长，一般可以告知以下几点：①仅单侧肾积水的不影响胎儿存活；②出生后需根据肾积水程度行相应检查，并根据检测结果定期复查或手术治疗；③大部分胎儿肾积水出生后都会自行恢复；④仅少数患儿需要手术治疗，且大部分手术效果满意；⑤只有极少数患儿，如后尿道瓣膜、巨大肾积水影响呼吸才需要出生后紧急处理。

与胎儿肾积水预后相关的因素有：胎儿肾积水的病因、肾积水出现的时间、单侧还是双侧肾积水、集合系统分离的程度、肾皮质厚度、伴随的畸形、羊水量等。其中，功能性的胎儿肾积水出生后多能在短时间内恢复正常，而双肾发育不全、多囊肾和 / 或伴有染色体异常等引起的肾积水，多在宫内或出生后因无功能肾等而死亡；伴有双侧肾积水的膀胱输尿管反流大约一半的上尿路扩张的胎儿肾积水可于生后消失；而 UPJO 导致的胎儿双侧重度肾积水预后不佳；肾脏皮质的变薄，往往预示着肾积水为肾内型，肾盂内压力较高，可能存在着病理性梗阻因素；另外，泌尿道梗阻的时间发生的越早，对胎儿的肾损害越重，合并羊水减

少也是预后不好的标志。

4. 胎儿肾积水的处理 目前胎儿肾积水的宫内手术仍然是一个实验性的技术，宫内手术最重要的是要考虑到手术是否提高了生存率，降低病死率。胎儿肾积水的宫内治疗的目的主要在于预防新生儿早期肺发育不良和死亡并防止肾损害发展，治疗措施包括开放性胎儿手术、经皮膀胱 – 羊膜腔分流术、胎儿腔镜检查及胎儿腹腔镜手术。宫内手术解除梗阻不能改善肾脏结局，但如果羊水量恢复正常则肺脏发育可以得到一定程度的改善。宫内治疗胎儿病死率达 56%，极易发生早产，其他并发症包括分流不畅、胎儿肠或膀胱穿孔、羊膜绒毛膜炎、医源性腹裂等。目前胎儿手术只考虑有严重羊水过少并且无肾脏其他畸形的胎儿。

（李 宁）

第二节 输尿管膨出

输尿管膨出（ureterocele），也称为输尿管囊肿，会对泌尿系统产生不同影响，如梗阻、反流、失禁以及肾功能损害，故其处理常需个体化。

本症是指膀胱内黏膜下输尿管的囊性扩张，大小差别很大，直径从 1~2cm 到几乎占据全膀胱。膨出的外层是膀胱黏膜，内层为输尿管黏膜，两者之间为菲薄的输尿管肌层。输尿管膨出常伴肾输尿管重复畸形，相应的输尿管口可位于膀胱内，或异位于膀胱颈或更远端（图 7-2-1）。

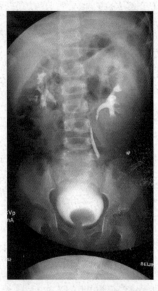

图 7-2-1 异位输尿管膨出

输尿管膨出是输尿管末段的囊样扩张。发生率与种族和性别相关（Brock and Kaplan, 1978; Caldamone and Duckett, 1984; Rickwood et al, 1992）。输尿管膨出在女性中更常见，男女比例为1:4，女性中95%并发肾重复畸形，而男性中66%来自单一系统。在白种人发病率高。大约10%是双侧发病。80%的输尿管膨出起源于重复肾脏的上半肾。单系统输尿管膨出有时候也被称为单纯输尿管膨出，常见于成人，少有严重梗阻和肾脏发育不良。Campbell在尸检时，发现每4 000小儿有1例输尿管膨出，另有报道每500例尸检中有1例。可能有些小的输尿管膨出，在尸检时已萎陷，故未被发现。有报告称输尿管膨出有家族性，如发生于母女两代。本症中60%~80%为异位型输尿管膨出，而输尿管膨出中80%并发于重复肾的上输尿管。

一、输尿管膨出的诊断历史回顾以及现状

如同肾积水一样，越来越多的输尿管膨出能够通过产前超声被发现。产前超声能够发现肾积水和膀胱内扩张的囊状结构。Shekarriz及其同事报道30%的输尿管膨出能够通过产前超声发现，而这项研究开始于1979年，当时的超声还没有普遍被应用于产前检查。后来一些研究表明，产前超声的诊断率甚至更高。产前MRI检查可以判断胚胎有无输尿管膨出，并能克服胚胎方位、羊水过少的影响。如果产前发现胎儿存在输尿管膨出，临床医生能够着手进行综合的产后评估。

许多输尿管膨出仍是在临床做出诊断。最常见的临床表现就是婴儿存在尿路感染。通过超声检查或者术中探查直接发现有重复肾脏畸形存在，而并发梗阻的上半肾集合系统有脓尿。部分患儿可触及腹部包块。异位的输尿管膨出可能会脱出尿道形成包块。

如果输尿管膨出较大，则可能会导致膀胱颈或者对侧输尿管开口梗阻，并导致肾积水。异位输尿管膨出会影响膀胱颈远端的外括约肌功能，而导致尿失禁。输尿管膨出的病人可能存在不同形式的排尿障碍，包括尿急、尿失禁。

影像学技术有助于评价输尿管膨出的解剖学和生理学影响。超声检查是最早用来进行这些研究的技术，可以诊断出重复肾。扩张的输尿管由积水的上半肾发出。如果下半肾存在反流，或者输尿管膨出的压迫导致同侧下半肾排空延迟，下半肾可能同样存在积水。由输尿管膨出引流的重复肾上肾实质可能有不同程度的变薄、囊泡状等回声表现。

静脉肾盂造影和增强CT是评价输尿管膨出的有效的影像学技术。异位输尿管膨出与异位输尿管的影像特征有些类似之处。在大部分病例，上半肾功能欠佳，分泌造影剂延迟或者无造影剂分泌。上半肾积水使肾脏向脊柱的外侧偏移。由于上半肾分泌功能较差，造影时常常不能显示上半肾和输尿管。出于减少放射线辐射的考虑，磁共振成像（MRI）应用正在逐渐增多。

排尿性膀胱尿道造影可以显示输尿管膨出的大小和位置，以及是否存在膀胱输尿管反流。在Husmann等（1999年）的研究中，反流的发生率为67%，也有报道40%的输尿管膨出病例并发输尿管反流。如果输尿管膨出较大，压迫膀胱三角区，也可能会引起对侧输尿管反流。在Sen的报道中，127例病人中有35例（占28%）发生了对侧输尿管反流。

核素扫描（利用DMSA、DTPA或MGA3）对评估上半肾的分泌功能以及梗阻的严重程度很有价值，这有助于考虑手术时上半肾是否值得保留。

二、输尿管膨出的治疗现状及争论

由于输尿管膨出复杂多样的临床表现、解剖学和病理生理学的改变，治疗的方案必须个体化，没有哪一种方案对所有病人都适用。治疗的目的在于保护肾功能，消除感染、梗阻和反流，维持正常排尿。

首先要注意的是尽可能保护肾功能，这个可以通过解除梗阻、处理反流、避免泌尿系感染造成肾损伤来实现。

输尿管膨出使膀胱出口梗阻导致肾积水和羊水过少。曾经有人产前进行输尿管膨出减压（通过激光切开或穿刺针穿刺）或膀胱羊膜转流，已有报道用于治疗胚胎膀胱出口梗阻（Hansen et al, 2002）。但是，多年来只是试验阶段，对于产前干预泌尿系畸形近年来持保守态度。

对输尿管膨出的治疗主要是出生后。对于小

年龄、泌尿系感染不易控制的病人，可以考虑做简单的输尿管膨出开窗减压。文献报道，缓解梗阻率可达到78%~97%。虽然对膨出多点穿刺比切开膨出引起的反流较少，但是两者在减压方面没有本质区别。对于急性败血症的膨出病例，虽然经皮肾造瘘可选，但是经尿道切开膨出是最恰当的干预。虽然内切开缓解梗阻效果不错，但确实会带来反流风险，随之而来是上尿路感染并需要重建手术。因此，对于内切开的可应用性来说，如何取得最少并发症和继发反流之间的平衡是临床上矛盾的焦点。

重复肾上半肾的组织损伤表现为间质纤维化、炎症、肾小球肾小管硬化、萎缩、发育不良，大约1/3的病人保留有功能的上半肾。超声发现肾实质变薄和肾脏扫描提示上半肾功能极差，能可靠地预测肾脏严重的组织学损害。肾实质回声强度和肾积水的程度与肾脏组织学损伤程度相关。

对于反复发作的尿路感染，不仅需要解除尿路梗阻，还需要处理尿液反流。治疗的方案多样。部分医生采用上尿路入路手术，该术式包含了上半肾切除与部分输尿管切除术，这种处理方式居多。如果上肾仍有部分功能，则可行上输尿管与下肾盂或者下输尿管吻合术。也有作者主张经下腹部切口，做上输尿管与下输尿管做端侧吻合，手术打击小，伤口美观。在这些术式中，输尿管膨出能被减压，恢复到三角区的正常位置，也能部分缓解同侧下半肾的反流。如果需要进行二次手术，可以考虑在患儿稍年长的时候再进行。上尿路手术可以通过腹腔镜或者机器人辅助微创手术完成。

另一种情况，如果下半肾反流重，输尿管膨出大，影响了肾功能，需要考虑经膀胱手术，因为输尿管的肌层支撑在输尿管膨出中缺失，输尿管反流不容易缓解。需要说明，经膀胱切除输尿管膨出，修补膀胱后壁的肌层缺损非常困难。当然，对于下半肾输尿管重度反流的病人，也可以先尝试切除发育不良的上半肾，使输尿管膨出张力降低，减轻反流和缓解泌尿系感染，再根据反流的恢复情况决定进一步治疗方案。一般认为对同侧下半肾无反流或轻度反流的婴儿采用上尿路入路手术。对那些极可能需要再次手术的小婴儿（如重度反流、输尿管膨出脱垂），以及抗生素治疗无效

的尿路脓毒症病人，可以首先经内镜切开输尿管膨出减压。

三、单系统输尿管膨出的诊疗对策

该类输尿管膨出通常都是膀胱内型，且占据了三角区的位置。尽管大多数单系统的输尿管膨出压迫使输尿管出口呈针尖样，非梗阻的输尿管膨出也是存在的（图7-2-2）。在大多数成人病人中，梗阻的程度可能不明显，不如重复肾输尿管膨出病人的梗阻那么严重。输尿管膨出的形态可以是输尿管黏膜下层很小的囊样扩张，也可以是充满整个膀胱的气球样。组织学的研究表明，输尿管膨出的壁出现了不同程度的平滑肌束和纤维组织退变。输尿管膨出被膀胱黏膜覆盖，具有输尿管黏膜一样的纹路。

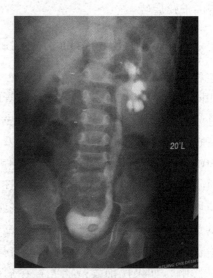

图7-2-2　单系统输尿管膨出

单纯输尿管膨出可以没有任何症状，有症状的患儿表现为泌尿系感染。尿液淤滞和感染使患儿易于在输尿管膨出部位和上尿路形成结石。较大的单纯的输尿管膨出脱出膀胱颈造成尿路梗阻。

静脉尿路造影常能显示出眼镜蛇头样的典型特征，密度增高区如同眼镜蛇的头，在其周围有一个光圈或者稍低密度阴影，椭圆形的高密度区是由肾脏分泌进入输尿管膨出的造影剂。较大的输尿管膨出常常早期不能充盈造影剂，在膀胱内出现一个较大的充盈缺损。这些发现与不同程度的肾积水和输尿管积水相关。单纯的输尿管膨出的上尿路改变通常没有异位型输尿管膨出的上尿路

改变严重。膀胱镜检查时,输尿管膨出通常随着蠕动波的到来,尿液充盈而膨胀,随着尿液经其狭窄的出口线样连续喷出后而缩小。

单系统输尿管膨出更容易经膀胱切除和再植手术,并进行肌层缺失的矫正。这类输尿管膨出也适用于内镜切开,且术后出现向输尿管膨出反流的概率也较低。

四、异位输尿管膨出脱垂的诊疗对策

异位输尿管脱出膀胱颈进入尿道,就是所谓的异位输尿管膨出脱垂。根据其形态和位置,这类包块不同于其他的阴道包块(如横纹肌肉瘤、尿道黏膜脱垂、子宫阴道积水、阴道周围囊肿)。脱垂的输尿管膨出壁较圆且光滑,不同于葡萄样的横纹肌肉瘤。输尿管膨出通常沿着尿道后壁向下脱出,因此尿道位于包块的前面,可以插入导管。

异位输尿管膨出的脱垂可能是间隙性的,能够引起膀胱梗阻和双侧肾脏梗阻。

治疗的短期目标为输尿管膨出减压,使脱垂的输尿管膨出可以用手将其推回到膀胱,但是即使这样,脱垂还会复发。上半肾切除时从上对输尿管膨出进行抽吸通常能有效减压。然而,对于起病急骤的患儿,为了尽快地对输尿管膨出减压,可以在阴道水平对脱垂的输尿管膨出做横行切开,效果更好。

(张潍平)

第三节　输尿管口异位

正常输尿管口位于膀胱三角区两上侧角,若开口于其他部位,则称为输尿管口异位(ectopic ureter)。有研究发现,19 046例小儿尸检中有10例异位输尿管开口。在女性异位输尿管开口病例中,80%以上为双输尿管,而男性多为单一输尿管。输尿管口异位多见于女性,女性较男性多2.9倍。双侧输尿管口异位占7.5%~17%,有些是单肾并输尿管口异位。一侧输尿管口异位,对侧是重复畸形并不少见。异位输尿管口距正常位置愈远,相应肾发育也越不正常。在重肾中,上肾多有发育不全或发育异常。一侧异位输尿管口并发同侧重肾双输尿管,均来自上肾部,上肾部大部分发育不正常。

一、输尿管口异位的病理

异位输尿管口可位于泌尿系或生殖管道,如开口异位于三角区与膀胱颈之间,则不产生症状;如开口于膀胱颈远侧,可致可有输尿管梗阻、反流,在女性可有尿失禁。Stephens(1963)将女性尿道分为上部尿道内括约肌带及下部尿道外括约肌带。如开口于内括约肌带区,则可能有梗阻但无尿失禁。如开口于尿道远段,可能有梗阻,但患儿以尿失禁为主要症状。

女性输尿管口异位于前庭的尿道口附近者约占1/3,位于阴道者占25%,罕见开口于宫颈及子宫。有些病例从未发生尿失禁,只因尿路梗阻或腰痛进行检查时被诊断,有些直到青春期或妊娠时才出现尿失禁。推测这些病例的异位输尿管口经过一部分尿道外括约肌,只有排尿时才有输尿管的尿液流出。至青春期或妊娠时,这些括约肌的肌力减弱,故迟发尿失禁。

男性异位输尿管口位于前列腺尿道者占半数,在外括约肌近侧,故无尿失禁。位于精囊者约1/3,其他可位于输精管或射精管、附睾。输尿管口异位于直肠很罕见。

二、输尿管口异位诊断的历史以及现状

首先依靠临床表现。男性常无症状,除非有梗阻或感染。由于持续有小量尿流入后尿道,可能有尿频、尿急。如输尿管口异位于生殖道,可有前列腺炎、精囊炎、附睾炎。如系单一输尿管,膀胱镜检查可见患侧三角区无输尿管正常开口。如果远端输尿管扩张,膀胱底后外侧被其下扩张的输尿管抬高,酷似异位输尿管膨出。

女性约半数有尿失禁,表现为正常分次排尿及持续滴尿。如尿储存于扩大的输尿管中,则病人于仰卧时不遗尿,但站立时则有尿失禁。女性有尿失禁是因异位输尿管口位于括约肌的远侧。输尿管口位置愈高,尿失禁愈轻,但常有梗阻,这是由于输尿管跨过膀胱颈,被肌肉挤压所致。较高位的异位输尿管中75%有膀胱输尿管反流,也就是既反流又梗阻,常并发感染,多见于幼儿。小婴儿也可因梗阻导致肾输尿管积水出现腹部肿物。

诊断女性输尿管口异位有时很容易，有时却很困难。过去由于检查手段少，超声水平不高，对于并发重肾双输尿管的诊断很棘手。大多结合临床经验，通过静脉尿路造影，功能良好的下半肾常显示向外下移位来判断患侧。仔细检查女性外阴，有时可在尿道口附近找到间断滴尿的异位输尿管口，自此插入导管做逆行造影可确诊。但造影常有困难，一方面由于管口难找，其次导管难插入狭窄的开口。假如是单一输尿管，病肾常无功能，尤以异位肾或交叉异位及融合肾时诊断困难，膀胱镜及阴道镜有时可协助寻找异位输尿管口。随着诊断手段的丰富以及临床水平提高，重肾双输尿管的诊断已经相对简单。应用超声检查可以清楚描述肾脏的形态以及重复肾的发育情况，同时可发现扩张的输尿管，超声可以对多数输尿管开口的位置做出判断。

螺旋 CT 及磁共振成像（MRI）可清晰显示整个扩张的尿路形态。而合并发育不全或发育异常的小肾及其相连的细输尿管可经腹腔镜检出，并同期做小肾及其相连的细输尿管切除。伴随现在强调减少放射线辐射剂量，磁共振成像（MRI）的水成像（MRU）应用逐渐增多。肾脏核素扫描应用逐渐广泛，主要用于判断患肾的分肾功能，对于治疗方法选择起重要作用。当然，先进的检查设备需要匹配高水平的医师来诊断。

三、输尿管口异位治疗现状以及困惑

根据相应的肾功能决定治疗。如单一输尿管开口于生殖系，肾功能常严重丧失，则做肾、输尿管切除。如输尿管异位开口于膀胱颈或尿道，肾功能常较好，则做输尿管膀胱再吻合术。如并发重肾、上肾部功能丧失，做上半肾切除，可以应用开放或者腹腔镜手术。如果上半肾尚有功能，则做上输尿管与下肾盂吻合或将上输尿管与下输尿管吻合，也可以将上输尿管植入膀胱。

双侧单一输尿管口异位的治疗非常困难。经膀胱镜检查膀胱三角区未见正常输尿管开口，双侧开口均异位于三角区远端、尿道等部位。这种病人的膀胱颈均发育差，膀胱容量小，多见于女性，病人有完全性尿失禁。可试做重建手术，包括输尿管膀胱再吻合及 Young-Dees-Leadbetter 膀胱颈重建术，但是效果往往不理想。目前只能

是关闭膀胱颈，用肠管扩大膀胱。因不能控制排尿，需要做以阑尾为输出道的可控性尿路改流术（Mitrofanoff 术）。肠道扩大膀胱有很多并发症，例如肠管引起的黏液分泌、感染、结石形成、远期恶变等，对患儿以及家长的心理影响非常大。做这种手术前，应该向家长、甚至年龄大的患儿解释清楚，让他们先接受清洁导尿的选择。未来需要有组织工程等新技术来减少副作用。

（张潍平）

第四节 原发性膀胱输尿管反流

膀胱输尿管反流（vesicoureteral reflux，VUR）是指尿液从膀胱内逆流至上尿路，现已演变成当今泌尿外科领域最具争议且最复杂的问题之一，Craig A.Peters 曾形象地将 VUR 称作"Seeing the Trees in the Forest"，以说明其复杂性。许多原有的相关问题至今仍未解决，而一些新的观点又不断涌现，甚至认为 VUR 与其说是一种疾病，还不如说是一种临床表现，这类观点直接影响到现代 VUR 的诊治策略。

一、病因及发生率

根据病因不同，膀胱输尿管反流分为原发性（primary）和继发性（secondary）两大类。继发性 VUR 有明确的病因，例如后尿道瓣膜、输尿管膨出或神经源性膀胱等导致下尿路出口梗阻的病变。原发性 VUR 可能查不出其他病因，仅推测膀胱输尿管连接部解剖或功能性病变导致的抗反流机制存在缺陷。原发性 VUR 可以随生长发育而自愈或通过手术使反流消失，而继发性 VUR 如不解决病因，仅治疗 VUR 是徒劳无效的。值得重视的是，近年来，越来越多的研究认为 VUR 也应重视下尿路功能异常，尤其是肠膀胱功能障碍（bladder-bowel dysfunction，BBD）在 VUR 中的作用。本章主要讨论原发性膀胱输尿管反流。

以往认为原发性 VUR 在"正常"婴儿及儿童的发生率低，主要是由于 VUR 本身可以不伴随临床症状，或出现不典型的临床症状，容易引起误诊或漏诊；另一方面，患儿及家长往往比较抗拒进行 VCUG 等侵袭性检查（导尿、辐射），增加了 VUR 的诊断难度。有研究提示，在正常人群中，

VUR 的患病率可高达 17%。

尿路感染（urinary tract infection，UTI）一直被认为可能是 VUR 唯一的症状性标志。在过去的数十年里，VUR 作为 UTI，尤其是反复发作性 UTI 的危险因素，在 UTI 研究领域中备受关注与争议。

UTI 在儿童中很常见（约 5%~10%），到 6 岁为止，8.4% 的女孩和 1.7% 的男孩至少会有一次 UTI 发作，约 20% 可出现复发。VUR 在 UTI 患儿中的发生率会随年龄增长而下降：在罹患 UTI 婴儿中可高达 70%；在 5 岁以下儿童中则约为 25%~40%。由此可见，VUR 在 UTI 过程中，只是一个"搬运工"的角色，将感染的尿液通过输尿管逆行进入肾脏，从而促使上尿路受累，导致急性肾盂肾炎（acute pyelonephritis，APN）和肾瘢痕（renal scarring，RS）风险增加，而非直接造成 UTI。

以往研究发现，VUR，尤其是高级别 VUR，往往会造成上尿路的改变（输尿管扩张、肾积水等）。随着产前超声的精确程度以及超声医师经验与技能的显著提高，许多小儿泌尿系统先天性畸形在胎儿期即被发现，VUR 引起的上尿路改变也往往先于 VUR 及 UTI 而被发现。Zhang 等认为产前 B 超在某种程度上可以初步诊断 VUR，而且对于高级别的反流可能更准确，该报道发现 1 例数次产前检查过程中右输尿管出现不同程度的扩张，出生后 B 超检查也发现在患儿哭闹或排尿时有类似情况，最终证实右侧Ⅳ级 VUR，而产前未发现异常的左侧，也存在轻度 VUR。Zerin 等报道了在 130 例胎儿期发现肾积水的新生儿中 49 例（38%）出生后证实存在反流，其中 24 例（19%）为双侧反流；其中出生后影像学检查显示持续性上尿路异常的 98 例新生儿中有 41 例（42%）存在 VUR，另 32 例出生后检查正常的新生儿中有 8 例（25%）存在 VUR。另一研究对 NICU 的 3 518 例早产儿进行调查，118 例（3%）有 UTI 的患儿中，VCUG 证实 15 例（14%）存在 VUR，其中，9 例（12%）B 超检查正常。由此可见，并非所有的 VUR 均会造成上尿路的异常，这也为 VUR 的筛查带来困难。

VUR 是一种家族性、多基因、常染色体显性遗传疾病。正常儿童 VUR 的发生率在 0.5%~3%，但在 VUR 病人的兄弟姐妹中其发生率可为 27.4%，而同卵双生子之间更高达 100%，其后代

中为 35.7%。有研究对 617 名 VUR 患儿的兄弟姐妹回顾性筛查显示，筛查组（8.4%）和未筛查组（7.1%）的 UTI 发生率无显著差异，预防措施的应用与两组间 UTI 的发生率无关。以往认为一旦发现 VUR，应对其正常的兄弟姐妹进行筛查，明确是否存在 VUR。这一观点也因为近年来相关研究结果证实并非高风险而不再推荐。但欧洲泌尿外科协会/欧洲小儿泌尿外科协会（the European Association of Urology，EAU/European Society for Pediatric Urology，ESPU）和美国泌尿外科协会（the American Urological Association，AUA）指南均要求应告知 VUR 患儿的父母，其子代及兄弟姐妹中罹患 VUR 的风险，如需筛查，以超声检查为主，仅当发生 UTI 或超声检查异常时需应用 VCUG 进行诊断。

二、VUR 发病机制及病理的认识过程与共识

目前，一致公认的原发性 VUR 发病机制为膀胱输尿管反流与输尿管功能的完整性、输尿管膀胱连接部的解剖结构以及膀胱的功能顺应性等因素密切相关，任何一个或多个因素异常，将导致 VUR 的产生。在 VUR 的发病机制中涉及了许多基因方面的研究，但迄今为止还没有确认任何特异性的基因产物或功能基因。

输尿管作为一种动力性导管，通过神经肌肉传递蠕动波，采用推挤方式推动尿液由肾脏向膀胱顺向流动，从而达到抗反流的作用。如果由于输尿管膀胱连接部解剖结构异常出现反流，顺行流也可能起到阻止反流尿液上行至肾盂的作用。此外，输尿管膀胱平滑肌，细胞外基质成分、神经功能异常也可能会导致反流。

输尿管膀胱连接部的解剖结构异常在膀胱输尿管反流发生过程中扮演着十分重要的角色。在膀胱正常、输尿管膀胱连接部结构完好的人群中，约 100cmH2O 的高排尿压也不会引起反流。早在 1907 年，Sampson 就推测输尿管在膀胱输尿管连接部的膀胱壁内斜行部分具有一个门锁机制，他还首次提出膀胱输尿管反流可能会导致肾脏发生感染。然而，直到 1929 年 Gruber 从解剖学角度分离出输尿管连接部后，才明确膀胱输尿管反流的发生与输尿管在膀胱壁内斜行段的长度和膀胱

三角区结构之间的关系。

这个独特机制的核心在于输尿管壁内段与逼尿肌一起穿过膀胱壁。在膀胱外的膀胱裂隙，输尿管的二层肌肉分离，外层输尿管肌肉与外层逼尿肌合并形成 Waldeyer 鞘，后者形成了深层膀胱三角区。输尿管壁内段被充盈膀胱的膀胱壁挤压，阻止尿液反流入输尿管。正常无反流输尿管膀胱连接部的隧道输尿管长度与直径比例约为 5:1，而有反流者仅为 1.4:1。除隧道长度上的结构性缺陷外，输尿管旁憩室、输尿管开口于膀胱憩室等也是发生反流的原因。

越来越多的研究显示，下尿路功能障碍在原发性 VUR 的病因学和自然发生过程中也起着非常重要的作用。其中，排尿期膀胱内压力及儿童生长发育过程中尿动力学特性的改变扮演着非常重要的作用。Chandra 等发现男性和女性 VUR 婴儿中存在逼尿肌不稳定和高排尿压现象，这些现象可随年龄增长而改善，因此，他们推测 VUR 的消失可能与尿动力学改善有关。正常情况下，婴儿平均排尿压约为 80cmH$_2$O，而 VUR 婴儿的尿动力学检查结果表明，其排尿压平均可高达 160cmH$_2$O。Sillen 等报道大多数男性 VUR 婴儿存在逼尿肌不稳定，部分患儿超声提示膀胱壁增厚。2 岁时的排尿压降低至平均 70cmH$_2$O，膀胱容量可增加，但大多数逼尿肌仍不稳定。

上述膀胱输尿管反流的致病因素对发病机制的作用程度决定了反流是原发性的还是继发性的。如果是输尿管膀胱连接部抗反流机制出现根本缺陷，而其余因素（膀胱和输尿管）正常或相对无影响，则是原发性的；如果是由于正常的输尿管膀胱连接部功能被损害而导致的反流则是继发性的。除下尿路解剖异常外，各种先天性、获得性膀胱功能障碍常常是继发性反流的根本原因。值得注意的是，原发性和继发性的反流往往不是孤立存在的，在临床上不易完全区分。

近年来的相关研究发现，以往很多的膀胱功能异常问题可以用 BBD（bladder/bowel dysfunction，BBD）来解释。BBD，也称为下尿路功能障碍综合征（dysfunction lower urinary symptoms）或功能障碍消除综合征（dysfunction elimination syndrome，DES），已成为一种越来越常见的儿科问题，通常与 VUR 和复发性 UTI 有关，甚至可能导致肾瘢痕

和肾功能衰竭。

1952 年，Hutch 等报道了在截瘫病人中膀胱输尿管反流和慢性肾盂肾炎之间的关系，1959 年，Hodson 发现尿路感染和肾瘢痕患儿很可能存在膀胱输尿管反流。由这两项关键性研究开始，人们开始重视反流、感染和肾瘢痕形成之间关系的研究。从 20 世纪 70 年代开始，Ransley 和 Risdon、Smellie 等开创了近代膀胱输尿管反流的研究先河：Ransley 和 Risdon 的研究奠定了反流性肾病的病理生理学基础；Smellie 等的临床研究对其进行了补充，逐步揭示了 VUR 与 UTI、APN、RS 和终末期肾病存在密切联系。近代的研究发现，VUR 触发了 RS 的发生这一观点可能是错误的，VUR 并不是 RS 的唯一先决条件，即使没有 VUR，APN 发作后炎症部位也会出现 RS，其原因是 APN 在获得性 RS 的中起主要作用。

三、VUR 评价及筛查

（一）分级

1985 年，经国际反流研究组（International Reflux Study Group）讨论后，Lebwitz 等公布了膀胱输尿管反流的统一分级体系（表 7-2-1），沿用至今。该分级体系主要通过排尿性膀胱尿道造影（voiding cystourethrogram，VCUG）所显示的输尿管、肾盂和肾盏的情况对反流进行分级。该分级体系不仅在临床诊治过程中可对病人进行个体化描述和归类，同时有助于对反流自然进展做出评价，尤其原发性反流的最初分级对反流自然预后有重要的参考价值。

表 7-2-1 膀胱输尿管的分级

分级	特征
I	反流进入输尿管，输尿管不扩张
II	反流至肾盂肾盏，无扩张
III	输尿管、肾盂、肾盏轻度至中度扩张，穹窿轻度变钝
IV	中度输尿管迂曲扩张，肾盂肾盏中度扩张
V	输尿管严重迂曲扩张，肾盂肾盏严重扩张，肾盏乳头形态消失

（二）膀胱输尿管反流的诊断与评价

目前，参与 VUR 研究有关的机构包括：美国泌尿外科协会（the American Urological Association，

AUA）、美国儿科协会（the American Academy of Pediatrics, AAP）、欧洲泌尿外科协会/欧洲小儿泌尿外科协会（the European Association of Urology, EAU/European Society for Pediatric Urology, ESPU）、胎儿泌尿外科协会（the Society for Fetal Urology, SFU）、美国放射协会/儿科放射协会（the American College of Radiology/Society of Pediatric Radiology）、欧洲儿科放射协会（the European Society of Pediatric Radiology, ESPR）、国际反流研究组、伯明翰反流研究组（the Birmingham Reflux Study Group）、英国国家健康和临床质量管理组（the National Institute for Health and Clinical Excellence, NICE）等。各机构间关于 VUR 的诊治观点等尚未完全统一。

1. 相关评价 如前所述，有症状的 VUR 患儿往往因尿路感染而被发现。AAP 认为与无发热（≤38℃）的膀胱炎患儿相比，高热（≥39℃）往往是预示肾盂肾炎的一个重要指标。WBC 计数和 CRP 升高等可作为参考。病史、发热、年龄、有无包皮环切、排尿情况等因素往往有助于对尿路感染进行解释和评价。值得注意的是，在评估儿童尿路感染时，还需要注意评价是否存在 BBD 以及神经源性病变，例如骶骨凹陷、臀裂异常、明显的便秘或大便失禁等相关的病史和体征，必要时应进行尿动力学检测。

2. 实验室检查 实验室检查对于 VUR 而言，没有特异性的指标，主要针对 VUR 引起的 UTI。如高度怀疑罹患尿路感染，最准确的方法就是获得导尿的尿液标本。尿液标本的采集等因素也非常关键。耻骨上膀胱穿刺抽取尿液是获得尿液标本最精确的方法，但该方法具有侵袭性，因此，对于婴儿，收集尿液标本时往往在外生殖器上粘连一个尿液收集包。虽然局部区域的清洁可以减少污染和培养结果的假阳性率，但仍常会受到微生物污染，只有当尿液培养阴性时其结果才有意义。对于能够自行排尿的患儿，应采用清洁中段尿，因为初始尿含有大量尿道周围微生物，造成结果的假阳性。尿液样本中，尿亚硝酸盐试验阳性、透明管型可作为对首次发热性 UTI 患儿高级别 VUR 的预判指标。

另外，血沉对于首次发热性 UTI 患儿高级别 VUR 的预判也有参考价值。一些研究发现，血清降钙素水平可用于 VUR 和肾脏损害的诊断，从而减少 VCUG 的应用。这类实验室检测指标可以预测发热性 UTI 患儿肾脏损害和/或高级别反流风险，有助于提示是否需要进一步评价和治疗。

有研究提示，在 0~3 个月首次出现发热性 UTI 的婴儿中，如为大肠杆菌感染且肾脏超声检查结果正常，可不用再行 VCUG 检查，高级别 VUR 的漏诊率 <1%。

3. 影像学检查

（1）常规影像学检查：目前应用于膀胱输尿管反流诊断与评价的影像学检查主要有 VCUG、放射性核素膀胱造影（radionuclide cystography, RNC）、超声、DMSA（^{99m}Tc dimercaptosuccinic acid）等。

VCUG 和 RNC 是两种常见的直接进行膀胱造影的方式，区别在于前者使用造影剂，后者应用放射性核素作为示踪剂。两者的缺点都在于需要导尿、有辐射暴露，以及可能继发感染。就精确评价反流分级而言，VCUG 具有更大的优势，作为评价 VUR 检测与诊断的金标准，应作为初次诊断性检查的首选。VCUG 可反映膀胱容量、轮廓、是否存在膀胱憩室、输尿管膨出、反流分级、肾内反流、肾盏外形及其是否变钝等情况。另外，还可以了解残余尿、膀胱颈部开放及尿道情况。反流可能出现在膀胱充盈期或仅出现于排尿期膀胱收缩时。值得注意的是，反流不一定在单次充盈和排尿循环中出现。有研究提示，如果进行 2~3 个膀胱充盈和排空循环，可以提高约 12%~20% 的 VUR 检出率。其中，膀胱输尿管反流指数（vesicoureteral reflux index, VURx），通过性别、VCUG 检查过程中反流发生时间、输尿管异常情况，以及 VUR 分级进行评分，有助于可靠地预测原发性 VUR 患儿的反流改善/自愈率（spontaneous resolution）。VURx 评分越高，自发性 VUR 改善/消失的可能性越小。

以往因为 RNC 只需要 VCUG 约 1% 的放射量而受到推崇。然而，随着现代数字技术放射量的减少，两者在放射量之间的差异已经明显缩小。另外，RNC 无法提供解剖细节，且对 I 级反流敏感性较差，目前多限于对反流自然病程或手术后监测随访。

除担心辐射外，在应用 VCUG 和 RNC 时，需要导尿这一侵袭性操作也是家长或医师有所顾虑的原因。在膀胱炎活动期引发的反流，可将细菌传播至上尿路和肾盂,有可能引起医源性肾盂肾炎。因此,应推迟检查直至急性感染控制后 1 周或更长时间,以待患儿充分恢复。仅在患儿反复尿液检查结果呈阴性并在此期间出现反复肾盂肾炎必须明确反流诊断的情况下,才考虑在尿路感染期间进行膀胱造影。

超声检查在 VUR 诊断和分级中的作用有限,主要作为评估尿路解剖和监测肾脏生长、实质瘢痕的主要工具。因超声检查安全、经济、操作简单等优点,2011 年,AAP 指南建议对 2~24 个月首次尿路感染的儿童只需进行超声检查,仅对超声检查异常或复发性 UTI 患儿才建议进行 VCUG 检查。

目前也有不少关于通过超声检查在 VUR 诊断与分级,尤其是高级别反流的研究。随着第二代造影剂和高清晰度超声设备的发展,造影剂增强的排尿性超声造影(CeVUS)在欧洲已成为 VUR 患儿的主要筛查方法,诊断准确率可达 78%~96%。另一种最新的革命性超声多普勒检查技术——超微血管成像(superb microvascular imaging, SMI),可用于检测尿流的方向,其原理是通过输尿管远端和 / 或肾盂交界处的尿流反向喷射征来鉴别 VUR,主要用于高级别 VUR 的鉴别,与 VCUG 的符合率为 75%,虽然该技术低于 CeVUS,但好处是与排尿性超声造影(VUS)及 VCUG 检查相比,可以避免导尿这一侵袭性操作。在原发性 VUR 早期消退的预测方面,可通过远端输尿管直径比(distal ureteral diameter ratio, UDR),测量入骨盆处输尿管最大直径与 L_1~L_3 椎体的距离比值,来判断反流分级。

DMSA 和超声检查通常互补使用,与超声相比,DMSA 是诊断肾盂肾炎和肾瘢痕的金标准,可作为诊断的有效补充,尤其适用于顽固性 UTI、高级别 VUR 或肌酐升高的患儿。与超声检查一样,仅凭 DMSA 也无法明确诊断是否存在膀胱输尿管反流。

(2)VUR 影像学筛查的争论及演变:以往由于对 VUR 引起的肾损害的担忧,一旦怀疑 VUR 导致的 UTI,建议通过 VCUG 进行鉴别诊断。1999 年,AAP 建议 2~24 个月的儿童如出现初次发热性 UTI 后应进行肾 / 膀胱超声(RBUS)和排尿性膀胱尿道造影。然而,该指南并未被真正如实执行,只有 39.5% 的患儿在初次 UTI 时进行 VCUG 检查,而进行 RBUS 的只有 44%。一项前瞻性研究表明,初次发热性 UTI 后,88% 的 RBUS 检查结果正常,而仅 39% 的患儿发现存在 VUR,且 96% 为低级别反流。因此,AAP 于 2011 年修订了其指南:初次发热性 UTI 后仅要求进行超声检查,仅在反复 UTI 或超声提示输尿管扩张或肾脏异常情况进行 VCUG。然而,有研究发现,按照该指南,如果在等待复发后才进行评估,有 1/4 的患儿将面临诊断延迟或漏诊的可能。

NICE 则提出在发热性 UTI 后对所有患儿常规进行影像学检查并不合适,建议 RBUS 仅用于不典型反复发作 UTI 或小于 6 个月的患儿,而仅 3 岁以下不典型或反复发作 UTI 需要在 UTI 治愈后 4~6 个月进行 DMSA 检查。有研究表明,NICE 指南不能用于 3 岁以下 UTI 患儿的影像学研究。基于 672 例病人的队列研究发现,如果严格按照 NICE 指南,59 例病人(47%)将被漏诊,其中包括 20 例(31%)高级别 VUR。

基于 DMSA 肾扫描是目前在发热性尿路感染急性发作时最为可靠的诊断性检查方法,而 VUR 是 APN 的诱发因素,对于 UTI 后的影像学检查,欧洲儿科放射协会(the European Society of Pediatric Radiology, ESPR)持有完全不同的观点,认为更应关注肾脏受累情况而非判断是否存在 VUR,因此,"自上而下"检查(top-down approach),即通过超声和 DMSA 检查发现上尿路异常,了解是否存在 APN、肾发育异常或获得性肾瘢痕,一旦明确,再进行 VCUG 以判断有无反流。该方法有助于减少因 VCUG 检查带来的不良影响,侵袭性更小,避免过度诊疗,对于高级别反流的患儿误诊率极低。现已作为 VUR 常规筛查的首选方法。

四、临床表现

如前所述,尿路感染,尤其是发热性尿路感染是最易被检测出 VUR 的临床表现。以往发现,当合并有膀胱功能异常时,许多临床表现的发生率可高于 VUR。1999 年,有研究对 366 例 4~18 岁存在膀胱功能异常症状的患儿进行 VCUG 检查,发现 20% 的患儿存在 VUR。这些患儿中,30% 有便秘,89% 存在昼夜湿裤,夜间遗尿 79%,反复

UTI 60%。

如前所述,以往很多的膀胱功能异常问题可以用 BBD 来解释,包括过度活跃膀胱(overactive bladder, OAB)、排尿异常(dysfunctional voiding, DV)、延迟排尿(voiding postponement)、白天尿频(extraordinary daytime urinary frequency)、膀胱功能低下(underactive bladder)、Hinman syndrome 等一系列膀胱充盈和/或排空异常引起的下尿路症状(lower urinary symptoms, LUTS)以及异常的肠道症状,LUTS 包括尿频、尿急和尿失禁;排尿困难;长期间断排尿等;异常的肠道症状包括便秘和大便失禁。

其他临床表现包括肾区或肋部不适、高血压、蛋白尿、肾性肾衰及生长发育迟缓等,这些表现往往与上尿路感染关系更密切。VUR 的长期后遗症主要包括高血压、反流性肾病以及妊娠合并症,包括 UTI、先兆子痫。在引起肾衰方面,双侧肾瘢痕较单侧和无肾瘢痕者预后更差,而无论单侧或双侧肾瘢痕病人,发生高血压的风险均增加。这些病人均需要进行长期随访。

反流患儿在并发急性肾盂肾炎、膀胱充盈或排尿时可有肾区或肋部不适或疼痛。研究证实,儿童高血压与反流性肾病有一定关系。值得注意的是,VUR 在成年高血压病人中也占相当大的比例,但可以没有任何明显的肾实质或肾血管性受累,2004 年,Barai 等对 157 例未发现任何肾脏异常的成人高血压病人调查发现,30 例(19.1%)存在 VUR,超过半数(16 例)属于高级别反流。作者提出,反流性肾病在临床上可能是潜伏的,在成年早期以高血压的形式出现。许多患有膀胱输尿管反流儿童的生长曲线都低于正常年龄对照组,尤其是患有双侧反流和肾损害的儿童。一旦通过药物预防或手术纠正抑制肾盂肾炎的发生,患儿的身高和体重即可得到快速生长。

五、VUR 的自然演变

随着年龄增长,膀胱壁内段输尿管长度增加,抗反流机制的改善,以及膀胱动力学的日趋稳定,VUR 可以自然消退。自然消退的速率不仅取决于反流的程度,而且与临床表现、病人年龄、性别、侧别、如厕训练及下尿路功能障碍、是否包皮环切(男孩)等有关。VUR 随年龄增长发生率降低

的情况反映出其自然消退的特性。出生后,原发性反流的自然消退就与初始分级呈负相关。有研究对于小于 5 岁的儿童进行有关原发性 VUR 的研究,发现 I 级 VUR 自然消退率为 82%,II 级为 80%,III 级为 46%。IV 级和 V 级别为 30% 和 13%。相关研究认为 I、II 级反流自然消退率的差异可能与尿动力学特性有关,而重度(IV、V 级)反流的自然消退率普遍较低,且无明显差异。另一方面,VUR 的自然消退与肾脏和膀胱功能有关。有一项前瞻性研究发现,82 例 III 级或更高级别的 VUR 在随访至少 2 年后,膀胱功能正常者 94% 的 VUR 可以自然消退,膀胱功能正常、肾脏异常者自然消退率为 37%,但膀胱功能异常者无一例 VUR 可以自然消退。由此可见,肾及膀胱功能正常可高度预测 VUR 的自然消退,而肾及膀胱功能异常则可能是 VUR 持续存在的原因。

在临床上,反流开始或初次发现时的年龄比反流级别本身更具有意义。新生儿和婴幼儿年龄组中,VUR 自然消退的比率最大,但对于年长儿童,如反流持续存在,则不可能消退。反流级别高者,消退所需的时间更长。

传统观察反流消退的周期为 5 年,这可能是输尿管膀胱连接部的发育逐步完善所需要的时间。在 McLorie 的研究中,92% 的 III 级反流消退发生在 4 年内。然而,在观察期间,由于反流同样可引起肾盂肾炎的危险,因此,家长的理解和配合以及严密的监测、及时合理的干预必不可少。

六、治疗

如前所述,虽然 VUR 是儿童常见的问题,但对于最优的诊疗策略和临床实践之间仍然存在很大的争议,并且临床实践中也存在相当大的差异。VUR 的现代治疗理念是根据 UTI 与肾瘢痕的风险、性别、自发消退的可能性以及父母的偏好等进行个体化管理。

由于 VUR 和肾瘢痕之间的假设性因果关系,VUR 筛查和治疗策略在很大程度上是为了预防感染,避免发热性 UTI,从而避免可能的肾损害,而非抗反流治疗。治疗效果取决于每例患儿的性别、年龄、反流程度、反复 UTI 的病程、肾功能等因素。近年来,越来越多的研究认识到其他因素,如膀胱和肠道功能障碍(BBD)和先天免疫缺陷在

UTI 发作中的重要性。另一方面,当为 VUR 患儿选择治疗方案时,其父母对风险和益处的偏好是可变的。主要关心的问题包括是否可以减少 UTI 的风险,治疗有效率是否可以接受,以及是否与其家庭能力相符合。了解这些问题有助于促进建立患儿家庭和临床医生之间关于 VUR 管理的共同决策。

Walker 曾对 VUR 的治疗进行了总结:①反流的自发性消退很常见;②高级别反流不太可能自发消退;③无菌性反流是良性的;④预防性抗生素的扩展使用是有益的;⑤手术纠正的成功率很高。上述原则并不是提供了治疗的严格指南,而是说明 VUR 需要个体化治疗。根据原则,每例反流患儿都应该给予时间,待其自然消退,无论级别如何。很明显,初发年龄和级别将影响预后,与何时消退以及是否会消退密切相关。以往 VUR 治疗主要包括保守(药物)或手术治疗,如持续预防性抗生素(continuous antibiotic prophylaxis,CAP)、内镜注射治疗(endoscopic injection,EI)或输尿管再植术(ureteral reimplantation)。随着对 CAP 和 BBD 等的认识提高,非手术治疗已从单纯的 CAP 发展为综合性的个体化管理。

(一)非手术治疗观念的演变

在 VUR 治疗方面,关于应用预防性抗感染药物和手术纠正反流之间优劣的争论已经持续数十年。随着抗生素安全性和有效性的提高,以及对 VUR 自然消退的进一步理解,自 20 世纪 70 年代开始,CAP 作为标准的 UTI 治疗方法,也一度被认为是 VUR 的一线治疗方案。早期研究认为,CAP 可有效降低发热性 UTI 风险,直至维持到反流自然消退年龄。

常用的预防性抗感染药物有复方新诺明[sulphamethoxazole,2~10mg/(kg·d)]、呋喃妥因[nitrofurantoin,1~2mg/(kg·d)]和甲氧苄啶等。呋喃妥因仍是预防 UTI 最有效的抗生素,且可以降低耐药的风险;在预防重复感染或重复尿培养阳性方面,呋喃妥因比甲氧苄啶或复方新诺明更有效。也有建议小于 2 个月的儿童应用甲氧苄啶(TMP)和阿莫西林;2 个月以上的患儿选用甲氧苄啶-磺胺甲噁唑(复方新诺明),小于 2 个月的儿童相对肝脏不成熟,无法有效地清除磺胺甲噁唑(SMZ),会引起黄疸等副作用。然而,与甲氧苄啶-磺胺甲噁唑相比,呋喃妥因的副作用更大(恶心、呕吐、胃痛等)。在决定预防性用药前,需要考虑患儿及家长的依从性。通常,可以通过每晚一次口服给药,晚上给药可以使抗生素在膀胱尿液内长时间地生理性停留聚集。在初次感染后的 3 个月内,重复症状性尿路感染的风险最高,建议 3 个月的初始疗程尽可能延长至 6 个月。但延长治疗可能会导致致病菌耐药,从而引起的症状性 UTI 风险增加。

以往的治疗理念是基于当时对反流性肾病的理解,认为 VUR 可引起 APN,从而造成肾瘢痕和长期后遗症。尤其高级别 VUR 罹患肾瘢痕的概率是低级别 VUR 的 4~6 倍,是无 VUR 儿童的 8~10 倍。因此,尽早发现 VUR 并通过 CAP 或手术治疗可降低肾性高血压和肾衰竭的风险。

然而,这些治疗理念越来越受到质疑。AAP 就 2~24 个月 VUR 患儿中 CAP 对发热性 UTI 的预防进行了 meta 分析发现,无论反流程度如何,均无显著统计学意义。队列研究也发现,尽管进行了治疗,但一些预防性使用抗生素的儿童仍出现 UTI 复发。目前认为,CAP 在 VUR 管理中的相关性研究存在设计的局限性,包括样本量小、缺乏安慰剂对照以及测定 UTI 的尿液收集方法不一致等,诸多研究也没有区分发热性和非发热性 UTI。此外,没有一项研究对患儿及其家长对 CAP 的依从性进行评估,而依从性不佳,CAP 的有效性会大大降低。

其次,尽管 VUR 与肾瘢痕有明显关联,且肾炎后瘢痕形成与年龄成反比,1 岁以内的感染最易形成肾瘢痕,但现有研究发现,APN 和肾瘢痕并非都由 VUR 造成。在预防肾损害的作用中,有研究发现,CAP 对于低级别 VUR 而言并无明显差异,仅对高级别 VUR 有效。国际反流研究组和伯明翰反流研究组的随机对照试验显示,即便存在肾瘢痕,VUR 病人中新肾瘢痕的发生率也相对较低。比较不同的治疗方法(内科或外科治疗),结果提示对预防严重 VUR 病人肾损害没有明显差异。

由此可见,目前 CAP 在 VUR 患儿管理中的作用尚不清楚,其预防反复 UTI 的作用也并非像以前认为的那样有效。目前大多数研究都倾向于将 CAP 应用于高级别 VUR 以及严重 UTI 的管理:AUA 指南建议对于高危 UTI 和肾瘢痕形成的 VUR 治疗需要持续应用预防性抗生素,包括小于 1 岁 VUR 患儿、发热性 UTI 史或Ⅲ~Ⅴ级 VUR,这类 UTI 反复发作比例更高的患儿。NICE 指南则认为,只有对于反复尿路感染的患儿,才有必要考虑抗生素预防性治疗。虽然有研究认为,无论 VUR 分级如何,所有的 VUR 患儿均应进行抗生素预防;VUR 儿童随机干预研究(the randomized intervention for children with vesicoureteral reflux, RIVUR)也通过对 607 例在初次或第二次发热或症状性 UTI 后诊断为各级 VUR 的 2~71 个月患儿,随机给予复发新诺明或安慰剂治疗,在长达 2 年的随访后,证实 CAP 可降低各级 VUR 患儿,尤其是伴有发热性 UTI 和 BBD 患儿的 UTI 复发风险。值得注意的是,与安慰剂组相比,CAP 组中首次发热或有症状复发的大肠杆菌感染的耐药性显著增加(63% vs 19%,$p<0.001$)。

CAP 长期应用带来的细菌耐药性增加以及药物相关副作用的风险越来越受到关注,关于 CAP 应用的利弊权衡越来越受到重视。尿病原体的长期耐药模式发生了相当大的变化,预防性用药与耐药之间存在明确的关联。在长期使用低剂量抗生素、VUR 和有既往 UTI 病史的病人中,严重的多重耐药微生物发生率明显升高。微生物耐药性的结果显示积极使用抗生素治疗的儿童中细菌耐药性风险大大增加,积极治疗组是未治疗组和安慰剂组的两倍多。2009 年,PRIVENT(vesicoureteric reflux and normal renal tracts)的研究显示,18% 的尿液感染(urine infections)是由于细菌耐药引起的。在积极治疗过程中的 UTI 发作,分别有 53% 和 28% 是因细菌耐药造成的。

近年来,BBD 的管理作为 VUR 非手术治疗的另一个重要部分越来越受到关注。2017 年,Bandari 在回顾了近年来有关 UTI 诊治的文献后发现,对于大多数 UTI 患儿而言,VUR 的存在与否不会影响治疗与疗效。直接针对 UTI 和 BBD 治疗,而不考虑反流状态,可能更直接有效。BBD 可增加 UTI 复发的风险,并降低 VUR 自然消退的可能性。目前 BBD 尚没有一个统一方案,个体化治疗包括行为训练、生物反馈(尤其对学龄期儿童)、抗胆碱能药物、α 受体阻滞剂和便秘治疗等。考虑到膀胱功能障碍在 VUR 中的作用,生物反馈可用于治疗排尿异常和 VUR 的年长儿,其治愈率比 VUR 自然消退率高。2007 年,Kibar 等报道排尿异常反流Ⅰ~Ⅳ级的患儿在接受生物反馈治疗后,6 个月后 63% 的 VUR 消失,分级改善 29%,仅 8% 的 VUR 没有变化。

近年来,随着对 BBD 的深入了解,BBD 的治疗也逐渐规范,大多数 BBD 病患通过泌尿治疗(urotherapy)和便秘治疗即可得到改善。只有上述治疗 6 个月无改善者才考虑药物替代。$α_1$ 受体阻滞剂有助于膀胱有效排空,或在活跃性膀胱(OAB)与功能性膀胱出口梗阻共存时联合抗胆碱能药物进行治疗。泌尿治疗作为一种非药物、非手术性治疗下尿路症状(LUTS)的方法,内容包括患儿及监护人培训,充分的液体摄入(每次排尿后喝 1 杯水,以一天 6~8 杯为宜)、定时排尿(一般实用的建议是:每 2 小时试着排尿,洗手,喝 1 杯水,以形成有规律的排尿模式)、增强盆底肌肉意识与训练(生物反馈),从而正确地控制肌肉的放松和收缩。仅通过上述行为训练和便秘治疗,就可以使 50% 的 BBD 患儿得到改善;奥西布宁(Oxybutynin)作为 M 受体拮抗剂,是目前仅被美国和加拿大批准用于儿童的抗胆碱能药物,主要用于过度活跃膀胱的治疗。初始推荐剂量为 0.1~0.2mg/(kg·次),每天 2~3 次(最大 5mg/次)。

除上述非手术治疗外,最近还有一些替代治疗,例如蔓越莓产品,被认为含有可以减少细菌对膀胱壁的黏附,减少致病菌过度生长的物质,用于预防 UTI 复发;益生菌产品(被认为可以增加体内有益菌的数量,减少致病菌的过度生长)替代抗生素预防 VUR,结果提示益生菌组 UTI 复发率与抗生素组无明显差异,益生菌组复发性 UTI 病原菌耐药发生率明显低于抗生素组。目前这些替代治疗的效果尚有待通过进一步的临床研究予以评估。

(二)手术治疗的演变

任何 VUR 治疗的目的都是预防肾脏损害,或在肾实质已有破坏的情况下预防其进一步损害,或预防继发性瘢痕形成。对于反复发作或顽固性 UTI(非手术治疗无效),或 VUR 未自然消退者,则需要考虑通过手术方法进行治疗。在决定手术矫正前,应考虑 VUR 的程度、病人的年龄、性别、依从性以及肾瘢痕等影响因素。

同抗生素预防治疗一样，VUR 的手术治疗效果目前也受到质疑。虽然对于有指征的 VUR 患儿，开放或腹腔镜手术成功率可近 98%，并发症较少，且手术在反流消失的效果方面要好于药物组，但一系列前瞻性研究发现，手术后 UTI 的发生率和非手术治疗相比无明显差别；长期随访发现，手术后 10%~15% 的患儿仍会发生肾瘢痕，手术治疗并不能降低患儿发生肾瘢痕和终末期肾病的概率，这点与非手术治疗无明显差别。也有学者认为：反流程度较低（Ⅰ~Ⅱ级）的 VUR 是无害的，不需要任何治疗；而对于反流程度较高（Ⅲ~Ⅴ级）的 VUR 患儿，其自我缓解的可能较小，虽然手术治疗不能降低其肾瘢痕发生的机会，但手术可以纠正其解剖异常，降低 APN 与 UTI 发生的概率，因此对于反流程度较高的 VUR 患儿，尤其是药物治疗不能控制 UTI 的 VUR 患儿，仍应考虑手术治疗。

1. 包皮环切 研究发现，未行包皮环切的男性婴儿，罹患尿路感染的可能性比已行包皮环切者高 12 倍，推测与男性婴儿尿道周围隐匿有大量尿道致病菌有关。AAP 对男性包皮环切的共识表明，泌尿系统异常的男孩在降低 UTI 风险方面可能会从包皮环切手术中获益，尤其在罹患 VUR 或梗阻性尿路病变的男婴中，包皮环切术可减少发热性 UTI 的风险。一项对 151 例Ⅳ或Ⅴ级原发性 VUR 患儿前瞻性研究发现，包皮环切术后可以有效减少 UTI 的发生和肾瘢痕形成。手术前后 UTI 的发生率分别为 45.2% 和 6.7%。环切术后 5.2% 的病例有新肾瘢痕形成，而未环切组为 10.2%。目前除抗生素预防外，对于高级别 VUR 的男性患儿进行包皮环切手术也是值得推荐的。

2. 内镜注射治疗 1981 年，Matouschek 首次应用内镜注射治疗在输尿管开口周围注射填充剂，而后 Puri 和 O'Donnell 将其发扬光大。聚糖酐/透明质酸聚合物（Dx/HA，Deflux）的内镜注射治疗在 2001 年后成为应用最为广泛的填充剂。其令人满意的特性包括生物降解能力（防止永久性体内积聚），不会有从注射部位迁移的风险，不会造成注射部位的纤维化或肉芽肿性反应。在国外，Deflux 内镜注射治疗已经作为 CAP 与开放手术的替代技术。Deflux 之后，其他新型的填充剂，例如聚丙烯酸酯多元醇共聚物（PPC，Vantris），

也被证实可用于高级别 VUR，且比 Deflux 更有效（53.9% vs 80%），但 PPC 组病例数有 1 例 PPC 注射后出现膀胱输尿管连接部梗阻，表现为间歇性腹痛，术后 20 个月肾积水进展到Ⅳ级，膀胱镜下取出部分填充物，并留置 DJ 管 5 个月后梗阻缓解。

内镜治疗最显著的缺点是 VUR 延迟复发可能；成功率较低，尤其是在高级别 VUR。为了提高内镜治疗的成功率，可能需要多次注射。外科医生的经验、注射物质的含量、注射物质的黏膜下稳定性、VUR 的分级是影响内镜注射手术成功的重要因素。

有报道系统回顾了涉及 5 527 名病人的 63 项研究，首次内镜注射的成功率为：Ⅰ级和Ⅱ级（78.5%）、Ⅲ级（72%）、Ⅳ级（63%）、Ⅴ级（51%）。另有研究对 507 名（696 个反流肾单位）Ⅰ~Ⅴ级 VUR 的内镜注射治疗后患儿反流消失情况进行回顾性分析，反流消失（肾单位）的情况为：首次注射后 473 侧（68%），第二次注射后 161 侧（23%），第三次注射后 25 侧（3.6%）。

Deflux 的治愈率与反流的级数成反比。有研究发现，通过注射 Deflux 治疗 7 303 侧输尿管，总成功率为 77%，其中Ⅴ级反流的成功率仅为 62% 左右。荟萃分析显示，Deflux 注射后，平均 3 个月内 77% 的 VUR 可消失。然而，各中心报道的治愈率有很大的差异（50%~94%）。这一差异说明，在研究方法和设计方面存在许多不同，且与病人选择、人种、手术医师或技术方面等原因有关。随访时间的长短尤其影响成功率的高低。有研究报道，随访 4~6 周可以有一个高成功率（>90%），随着随访时间延长，这些结果并不持久。虽然有成功率较高的报道（86%），但 20% 以前成功治疗的患儿在随访 2 年后可出现复发。EI 治疗后 VUR 延迟复发的因素包括：有 BBD 病史、多次 UTI 手术史以及肾疤痕。值得注意的是，最明显的分歧在于内镜治疗成功的定义。在欧洲，注射治疗后出现Ⅰ~Ⅱ级反流被认为是成功的。而北美，成功的定义应为 VUR 消失，这影响了内镜注射的疗效的精确评价。

尽管内镜注射的成功率低于输尿管再植术，且随着 VUR 级别的升高而降低，但注射治疗具有侵袭性小、并发症少、住院时间短的临床优势。

此外,内镜注射后临床成功率(没有复发的发热性 UTI)高于 VUR 的自然消退率。有研究对应用 Deflux 内镜下注射治疗 I~III 级 VUR 患儿进行长期随访(>10 年),结果提示:发热性 UTI 的复发均发生在治疗后的前 5 年内。有研究认为 Deflux 也可作为 IV~V 级 VUR 患儿的一线治疗方法,平均随访 8.5 年,首次内镜下注射后总消退率为 69.5%(895/1 287);IV 级 70.4%,V 级 61.9%;20.1% 需要二次注射;10.4% 需要三次注射。总的来说,内镜注射治疗的优势在于其操作简便、可重复应用,和 CAP 一样,都是旨在通过治疗为反流的自然消退赢得时间,但内镜注射治疗后可以不再需要持续抗生素预防,定期随诊观察的间隔也可以明显延长。

3. 输尿管再植术 虽然目前内镜注射治疗在国外已得到广泛应用,但国外输尿管再植手术病例数量并没有减少,且国内尚未获批准进行内镜注射治疗。VUR 的手术干预尚无统一的标准和指征。抗生素预防期间出现发热性 UTI 或肾盂肾炎,常被认为是需要终止观察等待、手术纠正反流的适应证。有研究建议大年龄 VUR 患儿、进行性肾瘢痕形成、明显肾生长抑制或双侧重度 VUR 的患儿应考虑进行手术治疗,药物治疗不能控制感染或不能预防感染复发、多次内镜注射治疗无效的患儿也需要考虑进行手术治疗。

纠正反流的外科原则包括以下几点:①排除继发性膀胱输尿管反流因素;②远端输尿管足够松弛,避免影响血供;③建立一个黏膜下隧道,有合适的直径和输尿管黏膜下段长度与直径比(5:1);④注意输尿管进入膀胱的点(裂孔)、黏膜下隧道的方向,防止输尿管黏膜吻合处狭窄、输尿管成角或扭曲;⑤注意输尿管的肌肉支撑,以获得有效的抗反流机制;⑥轻柔处理膀胱,减少术后血尿和膀胱痉挛。常见的 VUR 外科手术方式包括:膀胱内技术(Politano-Leadbetter 术、Cohen 术)和膀胱外技术(Lich-Gregoir 术)等。随着腹腔镜及机器人腹腔镜技术的发展,已出现逐渐取代开放性手术技术的趋势。

需要强调的是,治疗一个罹患 VUR 和 UTI 反复发作小婴儿更具挑战性。婴幼儿 VUR 的手术适应证包括:进展性 UTI、肾瘢痕恶化、双侧

VUR IV~V 级等。由于膀胱不够大,无法建立一个足够的黏膜下隧道,小于 6 个月的 VUR 患儿应尽量避免进行输尿管再植术,在这种情况下,首选的临时治疗方案包括 CAP、包皮环切术(对男婴)、内镜注射治疗。

(1)膀胱内技术

1)Politano-Leadbetter 术:该项技术将输尿管从原开口处游离,在原开口上方构建一个新的输尿管裂孔。黏膜下隧道建立在新裂孔与原开口部位之间。这个技术的优点在于可以建立较长的隧道,适合较高级别的反流,且输尿管走向符合正常解剖。但由于操作较复杂,该技术多用于开放性手术。通过膀胱壁的输尿管容易成角或扭曲从而造成梗阻是该技术的主要缺点。

2)Cohen 术:该技术跨过膀胱三角区建立隧道,将输尿管开口从原开口部分移向对侧膀胱壁,构建新的开口。该技术避免了输尿管扭曲或梗阻,同时跨三角区再植也是进行膀胱颈重建手术中的环节之一,因此,Cohen 术特别适用于小膀胱或壁厚的膀胱(PUV 或神经源性膀胱)。

Cohen 术最显著的缺点是由于黏膜下隧道为横向走行,术后输尿管开口不符合正常解剖,如需再进行输尿管逆行插管等检查,或因输尿管结石需进行输尿管镜碎石等手术时会有困难。

(2)膀胱外技术:Lich 等(1961)以及 Gregoir(1964)各自独立地采用膀胱外技术进行了输尿管再植。这项技术通过 Daines 和 Hodgson(1971)以及 Zanotz 等(1987)的改良后更为流行。膀胱外技术的优点在于不打开膀胱,这样可以减少术后血尿和膀胱痉挛,且操作简单,输尿管走向符合正常的解剖。该技术的主要并发症为短期尿潴留,尤其是双侧再植的病例中发生率可多达 20%。3 岁以下,III~IV 级反流以及男性儿童术后尿潴留的发生率较高。减少电灼的使用和能量,避免输尿管膀胱连接部逼尿肌远端过度切开以及轻柔处理组织等对尿潴留有一定的预防作用。

(3)腹腔镜及机器人腹腔镜技术:近十余年来,腹腔镜技术在小儿泌尿外科手术中的应用取得了重大发展。各种腹腔镜和机器人辅助手术技术在 VUR 治疗方面广泛开展。腹腔镜和机器人辅助抗反流手术的成功率可以与开放式手术相

当,在减少术后疼痛和缩短住院时间方面更有优势。机器人辅助腹腔镜技术目前主要的缺点是手术时间长、费用高。

目前治疗 VUR 的腹腔镜技术主要有腹腔镜下膀胱外再植(Lich-Gregoir 术)和气膀胱(膀胱内)腹腔镜下输尿管再植(Cohen 术)。与膀胱内手术相比,膀胱外再植术不仅成功率高(95%~100%),而且具有以下优点:较膀胱内再植技术难度小、膀胱膀胱痉挛小、无需打开膀胱、相应的并发症少、术后血尿少、住院时间短、恢复快。因此,膀胱外再植技术(Lich-Gregoir 术)在 VUR 的微创治疗中更广泛。甚至有报道腹腔镜 Lich-Gregoir 术可以用于门诊手术,在手术当天(70.5%)或次日(29.5%)即可出院,21 例单侧和 23 例双侧再植手术病例中 7 例留置导尿管,其中仅 1 例尿路感染病例再入院接受 2 天静脉抗感染治疗;其余均未留置导尿,随访未出现其他术后并发症。目前而言,在应用腹腔镜 Lich-Gregoir 双侧输尿管膀胱再植术后,尿潴留等并发症相对较少,尤其是 Tsai 等提出保留神经的迷你腹腔镜手术方法,可以进一步降低术后尿潴留的发生。

在儿童腹腔镜手术的早期,腹腔镜膀胱外输尿管再植术在技术上具有一定的挑战性,使其应用普及受到限制:这项技术的难点在于保留完整的膀胱黏膜同时需要将膀胱黏膜与逼尿肌游离开,以在膀胱外建立黏膜下隧道;缝合技术和操作角度也使腹腔镜技术应用受限。

相对而言,机器人技术更适合盆腔手术,且随着机器人腹腔镜技术的开展,以及技术的改进,上述困难已得到很大程度的解决。机器人辅助腹腔镜膀胱外输尿管再植术在 2004 年由 Peters 首次提出,目前是一种常用的抗反流微创手术,其临床和影像学成功率在 77%~100%。机器人辅助腹腔镜下输尿管再植术(robotic-assisted laparoscopicureteral reimplantation,RALUR)适用于大年龄患儿,包括那些曾有内镜注射治疗史的患儿;8 岁以上的单侧 VUR,或 10 岁以上的双侧 VUR 患儿。目前已有尝试将机器人辅助腹腔镜单侧膀胱外输尿管再植作为门诊手术:27 例单侧 I~IV 级 VUR 患儿中,术前诊断 BBD 的患儿完成相应个体化治疗,术中及术后不使用输尿管支架管及导尿管,除有 3 例患儿家长术后要求次日出院外,其余患儿术后当天出院。术后 30 天随访,所有患儿均未发现 Clavien-Dindo 评分III级或更高级别并发症。

腹腔镜下输尿管再植术和机器人输尿管再植术的手术技术、病人体位和移植口位置几乎相同,一项迄今为止最大的儿童机器人辅助腹腔镜膀胱外输尿管再植术(RALUR-EV)的多中心队列研究,涵盖 2005—2014 年全美 9 个中心的 RALUR-EV 病例,其中包括 90 例复杂 VUR 病例:重复输尿管(42 例)、内镜治疗失败(40 例)、需要同时行膀胱憩室切除(8 例)。研究证实,术后 87.9% 的 VUR 完全消退。总并发症为 25/260(9.6%),其中 Clavien-Dindo 评分III级的仅 7 例(2.7%),无IV级或V级并发症。该研究证实 RALUR-EV 是一项安全的技术,并发症发生率较低,与已发表的开放输尿管再植术并发症发生率一致,成功率接近但仍低于开放手术的成功率。

最近的一项研究分析了 2000—2012 年开放、腹腔镜和机器人辅助腹腔镜下输尿管再植术在美国的应用。虽然在此期间,每年进行的再植手术总数下降了 14.3%,但采用微创技术进行再植手术的比例从 2000 年的 0.3% 上升到了 2012 年的 6.3%。在微创手术中,80% 以上是机器人手术。

值得注意的是,对于手术治疗成功有不同的定义:大多数通过术后 VCUG 或放射性核素膀胱造影来定义放射学上的成功;一些作者选择结合影像学结果与临床因素,如发热性 UTI 的消失,定义治疗成功;还有一些作者,选择完全避免术后 X 线检查,严格按照临床术语来定义治疗成功。

七、争议

虽然有很多共识,但目前关于 VUR 筛查、诊断和治疗仍有很多争议。VUR 并非是引起儿童 UTI、APN 和 RS 的必然或唯一的原因,但 VUR 与肾脏损害确实有着密切的联系。作为小儿泌尿外科医师,更好地探寻合适的诊断流程及最佳的治疗方案是今后需要努力的方向。

(谢 华)

参 考 文 献

1. 冯杰雄,郑珊. 小儿外科学. 2 版. 北京:人民卫生出版社,2014.

2. Alan Wein, Louis Kavoussi, Alan Partin, et al. Campbell-Walsh Urology. 11th ed. Amsterdam Elsevier, 2015.

3. Hajiyev P, Burgu B. Contemporary Management of Vesicoureteral Reflux. Eur Urol Focus, 2017, 3: 181-188.

4. Boysen WR, Ellison JS, Kim C, et al. Multi-institutional review of outcomes and complications of robot-assisted laparoscopic extravesical ureteral reimplantation for treatment of primary vesicoureteral reflux in children. J Urol, 2017, 197: 1555-1561.

5. Bandari J, Docimo SG. Vesicoureteral reflux is a phenotype, not a disease: A population-centered approach to pediatric urinary tract infection. J Pediatr Urol, 2017, 13: 378-382.

6. Bowen DK, Faasse MA, Liu DB, et al. Use of pediatric open, laparoscopic and robot-assisted laparoscopic ureteral reimplantation in the United States: 2000 to 2012. J Urol, 2016, 196: 207-212.

7. Sahadev R, Spencer K, Srinivasan AK, et al. The robot-assisted extravesical anti-reflux surgery: How we overcame the learning curve. Front Pediatr, 2019, 7: 93.

8. Santos JD, Lopes RI, Koyle MA. Bladder and bowel dysfunction in children: An update on the diagnosis and treatment of a common, but underdiagnosed pediatric problem. Can Urol Assoc J, 2017, 11: S64-S72.

第三章　神经源性膀胱

神经源性膀胱指神经病变或损害引起膀胱和括约肌功能障碍，临床常表现为各种排尿异常，以尿失禁和排尿困难为主。NB是神经源性膀胱尿道功能障碍（neuropathic bladder dysfunction，NB）的简称，由神经病变或损害所引起，特征为膀胱逼尿肌和/或尿道括约肌的功能障碍导致储尿和排尿异常，最后引起双肾功能损害。85%的儿童NB由脊椎管发育畸形所致。

NB是一进展性疾病。对它的病因、发病机制仍缺乏深入了解，也无理想的治疗方法。NB存在明显的与排尿相关的神经异常或病变，而且这些变化常不可逆，如脊柱裂脊髓发育不良。随着新的诊断和治疗技术的发展，尤其尿动力学（urodynamic study，UDS），使进一步了解更多小儿NB的病理生理机制和发展更多的以询证医学为依据的治疗方法成为可能。清洁间歇性导尿术（clean intermittent catheterization，CIC），可控性尿路改道、人工括约肌术、多种调节下尿路功能的药物和康复技术的出现，使NB的治疗取得了明显疗效。组织工程和干细胞治疗的发展，为NB的治疗带来了新的希望。对脊柱裂儿童进行积极治疗，NB进展至终末期肾脏疾病的概率显著下降。

20世纪70年代出现的CIC，尿流动力学检查技术的快速发展，手术结合CIC治疗尿失禁技术，使这NB患儿的处理原则有了很大改变。现在大多数的小儿泌尿外科研究治疗机构都很重视尿流动力学检查。随着尿动力学的临床应用，NB引起上尿路受损的发生率明显减少，需要行膀胱扩大术的病例也在减少。另外，对NB细胞内分子改变的认识使得尽早的预防性治疗成为可能。

第一节　病　因

所有可能影响储尿和/或排尿神经调控的疾病都可能成为NB的病因。NB的临床表现与神经损伤的位置和程度可能存在一定相关性，但是常发生变异。

排尿反射除受骶髓排尿中枢调节外，还受到脑干、小脑、基底神经节、边缘系统、丘脑、视丘下部和大脑皮层高位中枢调节（图7-3-1）。膀胱受躯体神经和自主神经共同控制，除乙酰胆碱和去甲肾上腺素外，还受其他多种神经递质控制。

小儿NB的常见病因如下

1. 中枢神经系统因素　①先天性椎管发育畸形（图7-3-2），脊柱裂所致的腰骶部脊髓脊膜膨出最为常见。约8%NB患儿由隐性脊柱裂引起。其他原因包括脊髓脂肪瘤、脂性脑脊膜膨出、脊髓纵裂、马尾终丝增粗、脊膜前突、骶骨发育不全、脊髓相关相关综合征等。②颅脑肿瘤，患有脑胶质瘤的儿童尿潴留的发病率高达71%。③脑积水和脑血管意外，尿失禁是脑血管意外后常见的症状。④脑瘫，脑瘫是一种非进展性的大脑紊乱性疾病。脑瘫患儿中发生NB十分常见。1/4的脑瘫患儿存在排尿问题。⑤智力障碍，智力障碍也是造成NB的原因之一。感染、中毒、围产期损伤、畸形（脑积水、小头畸形等）、遗传疾病（Down综合征）和脑瘫都可以导致智力障碍。小儿智力障碍主要为先天性精神发育迟滞。⑥脊髓病变，创伤、血管性病变、先天性发育异常、医源性及药物等原因均可能造成脊髓损害，几乎所有脊髓损伤性病变都可以影响膀胱尿道功能。⑦椎管狭窄，多与马尾神经受压有关，伴有难治性下肢疼痛的腰椎管狭窄的患儿中，约50%有可能发生NB。

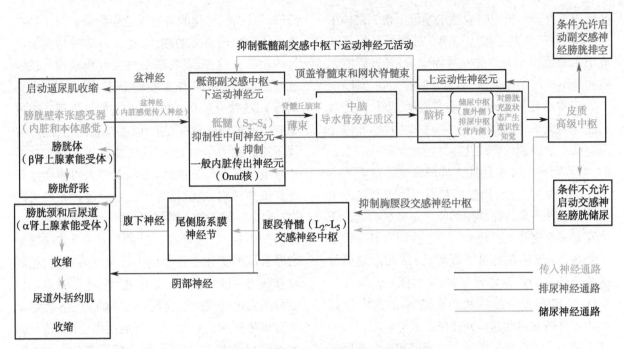

图 7-3-1 正常排尿控制的神经通路示意图

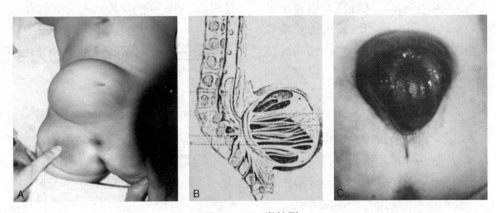

图 7-3-2 脊柱裂

A. 腰骶部脊膜膨出,外观显示包块和色素沉着;B. 横断面示意图;C. 开放性腰骶椎脊柱裂(脊髓膨出)

2. **外周神经系统因素** 由药物滥用及不常见的外周神经病变引起,如卟啉病、结节病等。在小儿泌尿外科中,由神经病变引起的下尿路功能障碍性疾病至少占 25%;引起神经源性排尿功能障碍的最常见原因是椎管与脊髓之间的发育异常。脊髓脊膜膨出占开放性脊髓发育不良的 90% 以上。脊髓发育不良引起的神经病变多种多样,所以骨性脊柱的病变平面几乎不能用来确定神经病变的平面。

第二节 病理生理

儿童骨盆较浅,具有储尿和定期排尿双重功能。储尿功能由逼尿肌和膀胱出口共同决定。逼尿肌由平滑肌束网组成,具有主动舒张能力,可以较低压力存储尿液。在控尿方面括约肌起着重要作用,目前对尿道外括约肌形成过程和控尿能力机制形成原理了解甚少。大量证据表明,正常小儿出生后逼尿肌括约肌协调性未发育完好,导致不同程度功能性膀胱出口梗阻,表现为逼尿肌高收缩性和间断排尿,在 1~2 岁尤为常见。是否存在尿道内括约肌目前仍存在争议,目前认为在排尿时膀胱底、膀胱颈和近侧尿道同时收缩成漏斗状,膀胱开放启动排尿。

胚胎第四周中胚叶形成椎管,呈环形完全包绕神经管;此时中胚叶发育障碍可致椎管未完全闭合,脊突及椎板缺陷,出现脊柱裂。从胚胎第 6 周神经管末端发育成脊髓终室起,椎管生长速度就快于脊髓。出生时脊髓末端位于腰3椎体平面，成人时位于腰1椎体平面。若腰骶部脊柱裂或手术等原因引起终丝粘连固定，可导致脊髓圆锥和马尾神经功能受损，引起脊髓栓系综合征。

正常小儿的尿动力学研究表明，小儿的膀胱功能与成人大不相同。在2~3岁期间，小儿的排尿会从不加控制的婴幼儿排尿模式发育成有意识的、与社会行为相符的成人排尿模式。这需要一个主动的学习过程，使他们获得主动控制或避免在社会条件不允许时排尿的能力。膀胱功能的正常发育需要完整的神经系统和至少同时具备以下三个条件：①膀胱容量不断增长；②对尿道横纹括约肌的主动控制发育完善，这可能是最重要的条件；③对膀胱－括约肌的直接主动控制，这样小儿才可随意启动和抑制排尿。这个学习过程还可受到小儿在接受排尿训练时家庭和社会规则的影响。小儿NB发病率很高，仅脊髓脊膜膨出发病率为1‰~2‰。随着小儿UDS技术的进步以及小儿下尿路功能障碍术语的标准化，使得评估小儿NB括约肌的功能更加准确，对上尿路影响也有了更新的认识。过去认为新生儿或小婴儿膀胱无抑制排尿能力，膀胱被充满后通过简单脊髓反射自动排尿，极少通过高级神经中枢调节。目前研究认为，足月胎儿和婴儿排尿有高级中枢参与。利用动态膀胱压监测技术联合多导睡眠描记，对新生儿苏醒和睡眠状态时的排尿方式进行评估，发现新生儿膀胱通常是静息和稳定的，睡眠状态下无排尿发生；其总是在排尿发生之前出现瞬时苏醒，表现为排尿前短暂时间内哭闹或肢体活动，之后又重新睡去。这种膀胱膨胀苏醒机制在新生儿期已经建立，提示婴儿期排尿控制已涉及复杂神经通路和高级神经中枢。在2~3岁时，发育朝着有社会意识的控制排尿方向发展：通过有效学习，当社会环境不方便排尿时，能自主抑制和延迟排尿；当环境允许时，即使膀胱未完全充满也能启动排尿，并可以完全排空。这种排尿模式受排尿训练影响的同时，还依赖三个因素：功能性膀胱容量逐渐增加，逼尿肌－括约肌协同能力成熟和对整个膀胱－括约肌－会阴联合体自主控制能力进行性发育。最后到大约3~4岁时，才具备成人的排尿模式。

进入幼儿期后，机体发育的速度减缓，发生脊

髓栓系及病情恶化的可能性也会降低。对于处在这个年龄阶段患儿的随访，建议每年或每两年进行一次超声检查，观察残余尿或肾积水程度或膀胱壁厚度的变化。如果发现上述变化，应考虑再次行UDS检查。在这段时间内，如果出现步态或下肢功能障碍变化都是行UDS检查的指征，以寻找下尿路动力学的变化，这可能会提示脊髓栓系的改变。随着年龄的增长，病人进入青春期生长发育的高峰期，这就增加了发生脊髓栓系的可能性，所以必须密切监测临床症状。应该行每年一次的超声检查，以寻找肾脏的扩张和/或膀胱壁增厚程度的变化。青春期生长速度降低时，超声检查随访可以调整为每2年进行一次。青春期性激素的变化可能会影响到下尿路的功能。已经证明青少年膀胱出口阻力可能会增加，在男孩是因为前列腺增大，在女孩是因为雌激素的作用。青春期后，45%尿失禁的病人会有改善。

第三节 临床及尿动力学表现

（一）临床表现

神经系统病变的不同部位与水平以及病变不同时期均表现出不同的下尿路病理生理变化。

1. **脑桥上损伤** 人的高级中枢位于大脑皮质，丘脑、基底节、边缘系统、下丘脑和脑干网状结构参与调节排尿调控过程，而协调排尿反射的中枢位于脑桥。脑桥以下发生的疾病均可能出现排尿障碍。脑桥以下的神经通路受到损害，可能会出现逼尿肌过度活动（DO）、逼尿肌括约肌协同失调（detrusor-sphincter dyssynergy，DSD）等改变，对上尿路损害较大。而脑桥以上的神经通路受到损害后，尽管下尿路神经反射通路完整，但大脑皮质无法感知膀胱充盈，逼尿肌过度活动，不能随意控制排尿，往往出现尿失禁症状；逼尿肌括约肌协同通常正常，很少发生DSD，因此上尿路的损害通常较小。

2. **脊髓损伤** 脊髓是控制逼尿肌和尿道内、外括约肌功能活动的初级排尿中枢所在，也是将膀胱尿道的感觉冲动传导至高级排尿中枢的上行神经纤维和将高级排尿中枢的冲动传导至脊髓初级排尿中枢的下行神经纤维的共同通路。脊髓的排尿中枢主要位于3个部分，即交感神经中枢、

副交感神经中枢和阴部神经核，分别发出神经纤维支配膀胱和尿道。不同阶段的脊髓损伤导致的 NB 具有一定的规律性，但并非完全与脊髓损伤水平相对应。同一水平的脊髓损伤、不同的病人或同一病人在不同的病程，其临床表现和 UDS 结果都可能有一定差异。由于 95% 的隐性脊柱裂患儿有皮肤中线下脊髓病变或异常臀裂等异常表现，因此该病往往是在新生儿期被检测到。在小于 3 个月的儿童中，任何一个怀疑有神经管闭合不全的患儿可进行脊髓超声和 MRI，MRI 只适用于这些年龄段儿童。缺乏皮肤表现的患儿容易延误诊断导致肢体功能障碍。随着年龄的增加，这些病变可能导致下肢活动受限及下尿路功能障碍。标志性表现包括：无法养成稳定的排尿习惯，持续的或新发大小便失禁，下肢肌肉萎缩无力或步态变化。

3. 外周神经病变　外周神经病变，如小儿盆底神经损伤、免疫性神经病变等，累及支配膀胱的交感和副交感神经，或同时累及支配尿道括约肌的神经，导致逼尿肌收缩力减弱和 / 或尿道内外括约肌控尿能力减低，出现排尿困难或尿失禁。

（二）尿动力学评估

Michel A 等对 151 例高位脊膜膨出患儿研究发现，有一半以上患儿可保留骶髓功能，表现为存在尿道括约肌活动性和膀胱反射能力，是否保留骶髓功能与病变位置水平高低无关；其神经病变特点随年龄变化显著，具体表现为 1 岁前因保留骶髓功能会增加流出道阻力和逼尿肌漏尿点压而导致上尿路损害；在 1~2 岁时，患儿多逐渐失去骶髓功能，长期可导致膀胱纤维化和顺应性下降，流出道阻力增加而发生上尿路损害。VanGool 在 1976—1994 年对 188 例 MMC 患儿从出生开始进行一系列随访发现，虽然膀胱顺应性、最大膀胱容量、尿流率发生改变，但膀胱括约肌功能障碍类型保持不变。Tarcan T 对 204 例 MMC 新生儿中 25 例外科修复术后 UDS 检查正常患儿进行了平均长达 9.1 年随访发现，有 32%（8 例）患儿会因脊髓粘连导致继发脊髓栓系综合征，导致膀胱括约肌功能障碍类型发生改变。Palmer LS 等对 20 例术前未发现泌尿系症状的脊髓栓系患儿进行外科松解治疗，术前患儿都存在尿动力学异常，术后 75% 患儿尿动力学参数有所改善。上述研究提示仅依据临床症状和神经系统检查，不能准确了解 NB 患儿膀胱括约肌功能障碍特点，而 UDS 是评估小儿 NB 膀胱功能障碍类型、预测上尿路损害和为临床治疗提供依据的首选检查。有研究认为，即使一次 UDS 正常，也要坚持对 NB 患儿进行长期评估，尤其是在脊柱裂修补术后开始 6 年内，才能准确掌握患儿膀胱括约肌功能特点。

对于闭合不全的脊髓病变的儿童，可通过自发或 Valsalva 动作提供儿童排尿能力的评估，在儿童排尿之后利用超声或导管进行残余尿测量。但其不能提供关于膀胱内压力或膀胱出口阻力的信息。如果一个孩子不能自发性排空膀胱，可行无菌间歇导尿术，直至 UDS 检查结果无明显高危因素存在，通常生后 2~3 个月测量膀胱顺应性和逼尿肌漏尿点压力。由于在新生儿体内维持一个直肠探头的困难使得漏尿点压的测量较困难，一些临床医生认为逼尿肌漏尿点压力（DLLP）比腹泄漏点压力更准确。除了 UDS 之外，泌尿系超声检查是必要的。如果超声检查提示肾积水，输尿管扩张，肾大小、形态异常，或膀胱壁厚度增加，或 UDS 提示膀胱出口梗阻或顺应性差，逼尿肌漏点压力升高和 DSD，此时需行排尿膀胱尿道造影，观察有无膀胱输尿管反流及膀胱出口梗阻。对于不存在反复泌尿系感染的重度反流患儿，常需要 CIC 和抗胆碱能药物治疗。轻度反流，尤其是当 DLLP 低并且膀胱顺应性良好，观察即可。

UDS 结果提示异常时，可行尿道外括约肌的肌电活动（EMG）检查，该检查对于儿童受到骶反射的刺激后协同失调的诊断，及动作电位的脱失及反射活动的记录比贴片电极更精确可靠。EMG 能够记录到尿道出口阻力的大小、括约肌失神经支配及骶髓排尿中枢的改变或逼尿肌括约肌协同失调，这些都是神经外科介入的指征。

（三）NB 与上尿路损害

随着联合监测膀胱内压、腹压、盆底肌电图、尿流率、影像学和动态尿动力学仪的出现，可以对 NB 患儿进行更准确的膀胱括约肌功能障碍诊断，有效预测 NB 括约肌功能障碍对上尿路的影响。

1. DSD 与上尿路损害　2002 年，ICS 将逼尿肌括约肌协同失调定义为逼尿肌收缩同时伴有尿道和 / 或盆底横纹肌不随意收缩，可伴有尿流的中断。研究显示，DSD 主要是由骶上排尿反射协调中枢发生病变引起,也可在正常健康儿见到,表现为轻度高排尿压和间断尿流,对膀胱排空无明显影响,而在 NB 患儿中表现出更显著的活动。Bauer（36 婴幼儿）和 Sidi（30 新生儿）研究发现,DSD 与上尿路损害关系密切;McLorie 等对 215 例患儿研究发现,膀胱容量、膀胱壁厚度和 DSD 与肾积水的程度密切相关。Salvaggio 等研究发现 MMC 患儿膀胱排空障碍和 DSD 会导致膀胱壁分泌糖胺多糖量增加,认为 5 岁以上 MMC 患儿 GAG（全称）分泌量增加是膀胱壁开始损害的标志。小儿 UDS 提示大约 50% MCC 患儿发生 DSD,导致功能性膀胱出口阻力显著增加,常见尿道过度活动、尿道梗阻,引起排尿压增高,损害膀胱输尿管抗反流机制。长期存在则引起进行性逼尿肌代偿肥大和胶原沉积,膀胱顺应性下降,导致小容量挛缩低顺应性膀胱,出现储尿期和排尿期持续高膀胱内压;出现失代偿,膀胱容量和残余尿量增加时,可导致反复尿路感染。高膀胱内压、VUR、UTI 给上尿路带来高压力和致病菌,在相对较短的时间内导致进行性上尿路损害。

DSD 应依据病人具体情况进行个体化治疗。对于 NB 婴幼儿尤以 3~4 个月,教于患儿父母开始 CIC,可有效阻止梗阻性改变,保护上尿路。如患儿尿动力学异常表现稳定后,较大儿童可采用外括约肌切开术,尿道内注射 botulinum-a toxin（BTX）或进行 SNS（骶神经刺激）手术治疗。最近动物实验和初步人体研究发现,nitric oxide（NO）是调节尿道外括约肌重要的神经递质,可调节外括约肌的紧张性,有望成为治疗 DSD 的理想药物。还可采用经皮神经调节或生物反馈治疗,但疗效有待探讨。

2. 逼尿肌活动性和顺应性异常与上尿路损害 NB 患儿易出现膀胱不稳定或反射亢进、膀胱纤维化引起顺应性下降,最终导致上尿路损害。1965 年,E.Durham Smith 首先对 MMC 患儿进行全面膀胱压力容积测定,发现该类病人逼尿肌多为无活动性,且多伴有上尿路损害。Gordon Stark 最先发现逼尿肌无反射不是 MMC 患儿的唯一表现,40% 患儿可现为逼尿肌高活动性。Schulman 等在对 188 例脊膜膨出患儿从出生开始的一系列尿动力学研究中发现,逼尿肌过度活动、无收缩、正常各占 55%、38%、7%。神经源性逼尿肌过度

活跃与其他原因导致逼尿肌功能过度活动一样,超微结构表现为细胞间连接紊乱。Brown 对 100 例 MMC 患儿研究发现,39% 的病人存在肾损害,且多伴有 VUR。Willemsen 对 102 例 VUR 患儿随访 5 年,进行影像尿动力学研究发现,40% 存在逼尿肌过度活跃;Ghoniem 等（61 例 MMC 患儿）和 Kurzrock EA 等（90 例脊柱裂患儿）均发现逼尿肌顺应性降低与上尿路损害关系密切（图 7-3-3）。上述研究提示,神经源性逼尿肌功能过度活动患儿充盈期可导致膀胱内处于高压状态,这不但会因高压反流直接造成肾脏损害,还会将病原菌带到肾脏组织,导致肾盂肾炎和肾脏瘢痕。Soygur 研究发现,单侧反流病人中 28% 存在不稳定膀胱,而双侧反流病人中 78% 病人存在不稳定膀胱,其中 55% 双侧反流患儿发现存在肾瘢痕。

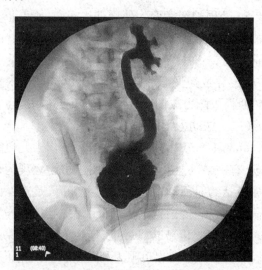

图 7-3-3 膀胱低顺应性引起上尿路扩张

因 NB 患儿 NVUR 多继发于有害的膀胱尿动力学因素而非原发疾病,要求治疗应注重膀胱功能障碍而非反流自身。Simforoosh N 等对保守治疗失败后具有高压低顺应性膀胱的 NB 患儿仅进行膀胱扩大术,对 NVUR 未行处理,术后随访 85.4% 的患儿 NVUR 可完全消失。

第四节 诊 断

1. 病史 重点了解神经系统病史、既往脊髓和盆腔手术史、下尿路症状和下肢症状出现的年龄及其缓解和加重情况。如果排尿异常反复治疗失败,提示有神经损害的因素存在（表 3-2-1）。

2. 临床症状 ①排尿异常：包括尿频、尿急、尿失禁以及排尿困难甚至尿潴留；②反复的泌尿系感染；③排便异常：部分患儿可以表现为不同程度的便秘和大便失禁，其特点为便秘和大便失禁同时存在；④下肢畸形及步态异常：严重者表现为肢体发育不对称或运动障碍。

3. 体格检查 ①耻骨上包块：导尿后包块消失；②腰骶部包块、皮肤异常或手术瘢痕：提示有脊膜膨出或曾行脊膜膨出修补术；③骶髓反射、肛门外括约肌和会阴部皮肤感觉异常；④神经病变体征：脊髓畸形、异常步态、异常腱反射；⑤下肢畸形和功能障碍：出现下肢和足部畸形、高足弓或槌状趾、双下肢不对称、下肢或足萎缩，相应去神经病变和顽固性溃疡。

4. 辅助检查

（1）行血、尿常规检查、尿细菌培养和药物敏感实验等，以便确定是否并发尿路感染和指导抗生素的应用。血液生化学检查可以明确肾功能状态。

（2）影像学检查：①超声和X线检查能发现肾脏形态变化、尿道内口开闭状态、测定残余尿量和膀胱壁厚度等，发现脊柱畸形。②泌尿系核磁水成像（MRU）和放射性核素肾脏扫描：用于显示肾盂输尿管迂曲扩张状态、评估肾脏功能、肾脏瘢痕化及肾脏输尿管排泄情况。③排尿性膀胱尿道造影：能清晰显示VUR及反流程度，典型PNB膀胱形态呈"圣诞树"样改变（图7-3-4）。④腰骶椎MRI：腰骶椎MRI能发现是否存在脊柱裂。

理想的NB分类标准应包含以下内容：①尿动力学结果应是NB分类的基础；②分类应反映临床症状；③分类应反映相应的神经系统病变。目前尚无理想同一的NB分类方法。1998年，世界儿童尿控协会基于尿动力学结果针对病人储尿期和排尿期的功能提出了小儿膀胱功能障碍分类方法，将NB括约肌功能障碍按储尿和排尿期进行分类。储尿期逼尿肌活动性可分为正常，过度活动；尿道功能分为正常，不完全。排尿期逼尿肌活动性可分为增强，正常，活动低下，无收缩；尿道的功能可分为正常（逼尿肌括约肌协调），过度活动（逼尿肌括约肌不协调），无活动性。并该分类可以较好地反映膀胱尿道功能的临床症状，但需要补充相应的神经系统病变的诊断。最后综合充盈期和排尿期进行诊断。Schulman等在对188例脊膜膨出患儿从出生开始的一系列回顾性尿动力学研究中报道逼尿肌过度活动、无收缩、正常各占55%、38%、7%。外括约肌活动性过度活动、无活动性、正常各占59%、34%、7%。目前小儿神经源性尿路功能障碍分类如表7-3-1。

近年来随着联合监测膀胱内压、腹压、盆底肌电图、尿流率、影像学和动态尿动力学仪的出现，对NB患儿可进行更准确的诊断，尤其是可以更准确地了解膀胱充盈期逼尿肌稳定性和排尿期逼尿肌和尿道外括约肌之间的协同性。这有益于准确描述小儿NB功能障碍类型，并通过小儿UDS，有选择的应用尿动力学参数可以预测上尿路损害，有效降低NB患儿并发症的发病率和死亡率，也为临床医生提供了重要的预后线索和更好的随访研究。

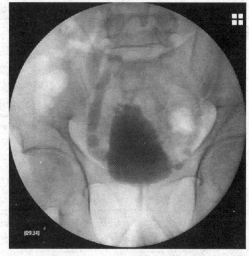

图7-3-4 膀胱圣诞树样改变

表 7-3-1 小儿膀胱功能障碍尿动力学分类

储存期	膀胱功能	逼尿肌活动性	稳定,过度活跃 过度活跃是指以期象型逼尿肌无抑制收缩为特征,可自发也可由刺激如体位改变,咳嗽,散步,跳跃等触发 神经源性逼尿肌过度活跃被定义为逼尿肌过度活跃是由神经控制机制障碍引起的,临床有确切相关神经系统受损害的证据
		膀胱感觉	正常,增强,降低,缺失
		膀胱容量	正常,增高,降低
		膀胱顺应性	正常,增高,降低
	尿道功能		正常,功能不全
排尿期	逼尿肌功能		增强、正常、活动低下和逼尿肌无收缩 活动低下定义为逼尿肌收缩不够高和/或不能持续以至于影响到在正常时间内的膀胱排空
	尿道功能		正常/逼尿肌括约肌协调、过度活跃/逼尿肌括约肌不协调,无活动性 过度活跃(逼尿肌括约肌不协调)定义为逼尿肌收缩同时伴有尿道和/或盆底横纹肌不随意收缩,可伴有尿流中断

第五节 尿动力学评估神经源性膀胱的意义

研究表明,一定年龄功能性膀胱容量可用年龄准确估计,男女无显著性差异。婴儿膀胱容量随年龄增加公式为:膀胱容量(ml)=38+2.5×年龄(月)。儿童膀胱容量用 Koff's 公式表示:膀胱容量(ml)=[年龄(年)+2]×30。Houle 在 1993 年提出根据年龄估计膀胱最小容量公式为:膀胱容量(ml)=[年龄(年)×16]+70。通过观察有相当比例的婴儿出现间断和不协调排尿方式。但其膀胱排空效率(膀胱排空效率用排尿量比膀胱容量来计算)很好,有超过 80% 儿童膀胱可排空。Holmdahl G 对 2~12 个月健康婴儿进行观察时,发现正常婴儿排尿后残余尿量在 0~13ml(平均 4.6ml)。

因为 UDS 技术局限性和伦理角度,不能了解健康婴儿逼尿肌排尿压力。在对一些肾盂输尿管连接处梗阻行离断式肾盂输尿管成形术或因肾脏发育异常行肾切除术,经膀胱尿道造影证实为下尿路正常的婴儿进行自然灌注膀胱测压时,发现婴儿排尿时最大逼尿肌压力显著高于成人,男婴儿排尿时最大压力显著高于女婴儿(分别平均为 118、75cmH$_2$O)。使用荧光透视的电视膀胱测压联合自然灌注和描记会阴部肌电图,对有尿路感染病史婴儿进行研究,证实婴儿高逼尿肌排尿压是由于逼尿肌-括约肌协同失调造成的。在其他研究中发现,20%~70% 下尿路正常婴儿升高的逼尿肌排尿压力显示出不同程度波动高峰和低谷,与间断型或 staccato 型尿流有关,表现为尿流突然停止或降低同时伴随逼尿肌压力急剧升高,这也提示逼尿肌-括约肌协同失调。婴儿期排尿时高逼尿肌压力和这种间断尿流或 staccato 型尿流主要在 1 岁以内多见,随年龄增加将进行性下降或消失。最近我们等对 169 例(8~13 岁)无排尿异常正常儿童尿流曲线进行研究发现,30% 左右儿童仍存在 staccato 型尿流曲线,但该类儿童残余尿发生率为 9%,多在 10ml 以下。正常小儿膀胱多是稳定的,在充盈后期可出现逼尿肌无抑制收缩,但多发生在 8 岁以下小儿,发生率为 11.5%。

对于脊髓占位的患儿可表现持续性尿和大便失禁等 NB 的表现。部分早期未表现出明显尿路功能障碍的患儿随着年龄的增长,脊髓栓系的风险也相应增加,如果不能及时发现,将会对机体产生永久性的损害。因此,UDS 作为基本的检查项目对患儿病情进行动态随访评估,相应的 MRI 影像学检查确定是否存在可处理的脊髓病变。然而,脊髓发育不良患儿中能表现出脊髓病变相对应的典型的下肢神经功能障碍或皮肤病变极为罕见。

UDS(包括膀胱和括约肌 EMG)检查要在脊

髓损伤后至少6周后进行,3个月后检查最佳,因为在损伤的早期阶段,神经学检查的结果在不断变化。初步的临床状况稳定后,患儿应尽早行开始于清洁间歇导尿。自发性排尿可能会在此后不久出现,但即使患儿能够排空膀胱,也有必要监测其漏尿点压力情况。

第六节 治疗原则及方案

目前在治疗小儿NB时,主张以降低小儿储尿期和排尿期膀胱内压力,保护肾脏功能为治疗目的,并尽可能地使膀胱在低压且足够容量条件下具备控尿和自主有效排尿功能。在治疗原发病的同时,结合临床症状、神经系统(表7-3-2)和影像学检查,综合小儿尿动力学甚至小儿影像UDS结果,对小儿NB进行分类。依据患儿膀胱括约肌功能障碍类型进行针对性的治疗,同时无论有无泌尿系症状,UDS结果是否正常,都应对小儿NB进行长期的神经系统评估和尿动力学监测,准确了解患儿膀胱括约肌功能状态,才能有效防止膀胱输尿管反流(VUR)、反复的尿路感染(UTI)和上尿路损害。

表7-3-2 神经性膀胱诊断治疗流程表

1. 病史采集	记录神经系统疾病(隐性脊柱裂、脑脊膜膨出、脊髓脊膜膨出、脑炎、脑膜炎、中枢神经系统损伤、神经系统肿瘤)及盆腔手术病史
2. 临床评估	症状(泌尿系统、肠道、神经系统);体征(耻骨上包块、腰骶部肿块、皮肤异常或手术瘢痕,骶髓反射、肛门外括约肌张力和会阴部皮肤感觉异常,脊柱畸形、异常步态、异常腱反射,下肢畸形和功能障碍);实验室检查(尿常规、肾功能检查、尿细菌学检查);影像学检查(超声、X线、MRJ、膀胱尿道造影);尿动力学检查(膀胱尿道镜检查)
3. 处理原则	预防上尿路损害,确保能参加正常的社会活动;保守治疗,如:膀胱或盆底肌训练、清洁间歇导尿(CIC)等;手术治疗使膀胱安全储尿和能控制排尿;终生随访
4. 治疗方法	(1)排空膀胱方法:辅助排尿法;CIC;药物治疗;神经切断术和括约肌切开术(较大儿童);膀胱皮肤造瘘 (2)扩大膀胱容量:药物治疗(抗胆碱药物等);膀胱训练(延迟排尿,定期排尿);A型肉毒素治疗;膀胱扩大手术;扳机点排尿 (3)增加尿道括约肌的收缩能力:药物治疗;盆底肌训练和生物反馈治疗;康复电刺激治疗;膀胱颈手术;人工尿道括约肌(较大儿童);注射填充剂;尿流改道和可控性膀胱造瘘

(一)小儿NB括约肌功能障碍尿动力学分类治疗

随着联合监测膀胱内压、腹压、盆底肌电图、尿流率、影像学和动态尿动力学仪的出现,使得我们可以对NB患儿进行更准确的膀胱括约肌功能障碍诊断,尤其是可以更准确地了解膀胱充盈期逼尿肌稳定性和排尿期逼尿肌和尿道外括约肌之间协同性。这不仅有益于准确描述NB功能障碍类型,而且有益于提高NB疗效,使得NB患儿可以按照具体特点进行个体化治疗,并为临床医生提供重要预后线索以及更好随访研究。

(二)神经源性逼尿肌功能过度活动

(1)药物治疗:神经源性逼尿肌功能过度活动(neuropathic detrusor overactivity, NDOA)患儿主要表现为尿急、尿频和尿失禁。症状严重程度取决于逼尿肌无抑制收缩的频率和幅度,同时也与尿道功能状态有关。在UDS证实为DSD后,可先口服抗胆碱能药物Oxybutynin chloride或Trospium chloride来抑制膀胱无抑制收缩,疗效显著;但副作用如口干、便秘和耐热性等使其应用受到限制。Youdim对25例患儿应用Oxybutynin缓释剂治疗(14例为神经源性)发现,治疗结果优于口服立即吸收的Oxybutynin,但仍有48%病人出现副作用口干等。Tolterodine虽然与Oxybutynin有相似的膀胱选择性,但其对腺体的选择性要低于后者。对22个NDOA患儿应用Tolterodine治疗,发现效果类似于Oxybutynin,但副作用要显著少于后者。

有学者对NDOA患儿采用直接膀胱内给Oxybutynin chloride,发现膀胱内直接给药时药物大部分被吸收,药物浓度高于口服给药,且代谢慢、排出延迟。每天 0.3mg/kg 剂量给药时有效率可达 66%,增加剂量时可达 87%,但会出现认知能力障碍等副作用。Lapointe SP 等发现膀胱灌注 Lidocaine,56.8%(21/37)病人 DI 数目减少,78%(34/48)病人膀胱容量增加,平均增加 66%,61.7%(29/47)病人膀胱顺应性出现改善。

Igawa Y 等对成人 NDOA 病人采用膀胱内灌注 Capsaicin 阻断传导膀胱痛觉的无鞘 C 型神经纤维,调节排尿反射,治疗神经源性逼尿肌功能过度活动疗效显著,但灌注时会出现局部疼痛。Giannantoni A 等采用 Resiniferatoxin(RTX)代替 Capsaicin 对 NDOA 病人进行膀胱灌注治疗时,发现灌注期刺激症状减小,无局部副作用,起效快。RTX 药理作用是 Capsaicin 的 1 000 倍,且不会导致神经去极化。在小儿类似研究较少,Seki 对一例不能忍受口服 Oxybutynin 副作用以及对膀胱内灌注 Oxybutynin 疗效不满意的 9 岁 MMC 患儿,进行了膀胱内灌注 RTX 治疗。结果显示,低顺应性膀胱有很大改善,膀胱输尿管反流消失。提示膀胱内灌注 RTX 阻断感觉传入神经治疗 NDOA 患儿值得进一步探讨。

逼尿肌注射 Botulinum toxin(BTX),可抑制胆碱能神经突触前膜释放乙酰胆碱囊泡,导致更持久的阻断神经传导。Schulte BH 等对 17 例继发于脊膜膨出 NDOA 患儿在抗胆碱药物和 CISC 治疗失败后,采用逼尿肌散状注射 BTX,临床效果显著。治疗前尽管应用大剂量抗胆碱药物,但全部病人逼尿肌漏尿点压均超过 40cmH$_2$O。治疗后 2~4 周发现最大膀胱容量、逼尿肌顺应性和漏尿点压均有很大改善,并可逐渐降低抗胆碱能药物剂量,没有发现明显的副作用,但部分患儿需要重复注射治疗,其长期疗效有待探讨。

(2)电刺激治疗:Bower 报道应用表面电极代替肛门塞电极对急迫性尿失禁患儿在家里进行经皮神经调节治疗,73% 的病人尿失禁可以改善,有近半数(7/15)达到完全控尿。但经皮神经调节治疗主要应用于神经系统正常的急迫性尿失禁患儿,在小儿 NDOA 类似研究较少。

骶神经刺激(SNS)技术因可恢复兴奋和抑制排尿控制系统之间正常关系,对尿潴留和急迫性尿失禁两种截然相反的排尿功能障碍疾病进行治疗。目前成人采用 SNS 技术单侧选择性刺激骶 3 神经根可增强尿道外括约肌的关闭能力和抑制逼尿肌无抑制收缩,改善膀胱储尿和排尿功能,有效率达 50%;我国学者近年对脊柱裂所致的排尿功能障碍进行了 SNS 研究,有较好的疗效。

(三)盆底肌和括约肌瘫痪

盆底肌和括约肌瘫痪(sphincter and pelvic inactivity, SAPI)患儿主要症状是尿失禁。漏尿程度取决于逼尿肌活动性和残存流出道阻力。如果伴有逼尿肌过度活动,则漏尿与不稳定逼尿肌收缩也有关,可导致功能性膀胱容量急剧减少。如果伴有逼尿肌无活动性,则将会导致持续尿滴沥的充盈性尿失禁。SAPI 患儿高压力 VUR 和反复 UTI 很少存在,短期内不会有对上尿路造成损害的风险。因为尿道阻力降低,任何逼尿肌收缩和膀胱内压增加都会导致漏尿,所以保持膀胱内低压尤为重要。

括约肌无活动性并发逼尿肌无活动性的治疗原则为形成膀胱完全排空,主要靠清洁间歇导尿(clean intermittent catheterization, CIC)。实践证明,对于婴幼儿尤以 3~4 个月,将 CIC 技术教于患儿父母开始间歇导尿,是安全可行的,当有充足的膀胱容量时,仅 CIC 就可改善尿失禁,保护肾功能。随着技术进步,目前已生产出针对小儿摩擦力更小管径更细的导尿管,但因价格昂贵主张仅在尿道过度紧张或狭窄时应用。通过耻骨上压迫排尿时会将膀胱颈移动,近端尿道弯曲而导致不能完全排空。对通过 CIC 膀胱可完全排空,顺应性良好的患儿也可同时采用增加膀胱出口阻力手术改善尿失禁,如尿道内注射药物如胶原质、透明质酸、聚糖酐治疗尿失禁,其近期有效,可增加逼尿肌漏尿点压,但长期效果不理想;Nguyen HT 等采用腹直肌筋膜悬吊术,而 Colvert JR 等采用肠黏膜下层悬吊术,通过增加腹压漏尿点压而不改变逼尿肌漏尿点压和膀胱顺应性治疗尿失禁,临床近期和远期效果均有较好的疗效。对 335 例 MMC 患儿进行膀胱内电刺激治疗,发现 16% 患儿有效,在有效的患儿中 53% 膀胱容量增加,25% 逼尿肌压力降低。膀胱内电刺激治疗为运动刺激疗法,其疗效目前仍存在争议,需要进一步研究。

对于诱发自主排尿,许多学者进行了大量的

研究：在 NB 儿童，Van Savage JG 进行了腹直肌瓣包裹膀胱刺激研究，发现可增加膀胱内压，有效排空膀胱，以及采用 SNS 治疗骶神经功能正常的 NB 患儿也产生了很好的疗效，但仍不能完全建立自主排尿，且可以增加膀胱出口阻力。是否同时进行膀胱扩大术取决于是否有足够的膀胱容量。

括约肌无活动性伴随逼尿肌过度活动患儿可首先进行药物治疗，例如抗胆碱能药物来消除不稳定收缩。如果效果不行可采用其他增加膀胱容量的方法，如对于低顺应性高逼尿肌压力 NB 患儿进行联合清洁间歇导尿（CIC）和膀胱扩大术治疗；而结肠浆膜肌膜层与膀胱黏膜层缝合的膀胱扩大术与标准的膀胱扩大术相比，前者膀胱结石、代谢紊乱等并发症发病率少。Medel R 研究发现，膀胱扩大术前逼尿肌压是预测术后控尿状况最可靠的指标。其他方法有联合进行外科手术增加膀胱出口阻力治疗低顺应性，小容量和低出口阻力膀胱。

UDS 检查可判断脊髓发育不良或脊髓损伤的患儿是否需要行持续性 CIC，或是否可考虑进行自行排尿。如果存在膀胱过度活动症，则需开始使用抗胆碱能药物和持续 CIC。2~3 个月行必要的 UDS 复查可确定当前治疗是否有效的减少了膀胱压力和尿道出口阻力，如果以上症状没有改善，尤其是初诊时伴有肾积水和上尿路反流，则应行泌尿系超声检查动态观察病情变化。如果一开始的检查并没有发现反流，则没有行排泄性膀胱尿道造影（VCUG）和放射性核素泌尿系造影（RNC）检查的必要。重复 VCUG 或 RNC 检查的适应证包括上尿路扩张性变化、肾脏发育不良、肾实质破坏及肾盂肾炎。据了解，大多数发展到终末期肾病的儿童，将会伴有不同程度的反流性肾脏疾病。如果患有 NB 的儿童初诊时便提示出现尿液反流，并且随着病情的进展伴有高压力性膀胱，会加速终末期肾病病情的恶化。

（四）逼尿肌括约肌协调障碍

在 NB 患儿中，逼尿肌括约肌协调障碍（detrusor-sphincter dyssynergy，DSD）表现为逼尿肌收缩同时伴有尿道和 / 或盆底横纹肌不随意收缩，可伴有尿流中断。DSD 在正常小儿中也可见到。然而在 NB 患儿中，DSD 会显著增加流出道阻力，出现排空障碍，引起排尿压增高和高压力的

VUR。长期还可引起挛缩小容量低顺应性膀胱或逼尿肌失代偿出现残余尿量大容量膀胱。出现尿潴留后若没有实施 CIC，将会导致反复 UTI。高膀胱内压，VUR 和 UTI 将给上尿路带来高压力和致病菌，导致肾损害。

DSD 患儿治疗多采用 CIC，也可采用外括约肌切开术治疗，但可导致膀胱内压增高，反复的 UTI 和逼尿肌漏尿点压增高。成人还可采用支架，气囊扩张，但会出现镶嵌和继发结构形成；对于难治性病人还可采用尿道内注射 BTX 或 SNS 手术，但对小儿类似研究较少。最近动物实验和初步人体研究发现，nitric oxide（NO）是调节尿道外括约肌重要的神经递质，可调节外括约肌的紧张性，有望成为治疗 DSD 的理想药物。

DSD 应依据病人的具体情况进行个体化治疗。对于 NB 婴幼儿尤其是 3~4 个月的婴幼儿，应将清洁间歇导尿术（CIC）教于患儿父母开始间歇导尿，可有效阻止梗阻性改变，保护上尿路。如患儿尿动力学异常表现稳定后，可采用外括约肌切开术，尿道内注射 Botulinum-toxin（BTX）或进行 SNS（骶神经刺激）手术治疗；最近动物实验和初步人体研究发现，nitric oxide（NO）是调节尿道外括约肌重要的神经递质，可调节外括约肌的紧张性，有望成为治疗 DSD 的理想药物，还可采用经皮神经调节或生物反馈治疗，但疗效有待探讨。

有报道通过记录盆底肌肌电图和采用图像和声音信号形式指导患儿进行正确收缩和松弛盆底肌的生物反馈疗法治疗 DSD 效果显著。对 77 例 DSD 患儿进行生物反馈治疗，61% 病人尿动力学参数和排尿症状改善。但其中 6 例 NB 患儿中仅有 1 例改善。提示生物反馈疗法也为运动刺激疗法，多适用于非神经源性排尿功能障碍，而小儿 NB 因神经系统病变，疗效受到限制。

（五）NB 输尿管反流

值得注意的是，伴随有 VUR 的 NB 患儿因高压反流直接造成肾脏损害，同时反流将病原菌带到肾脏组织，导致肾盂肾炎和肾脏瘢痕。现已经认为高膀胱内压力会导致减弱支持输尿管膀胱连接部的逼尿肌组织，而该处逼尿肌组织对正常的抗反流机制尤为重要。

很明显，NB 患儿的 NB 输尿管反流（neuropathic vesicoureteral reflux NVUR）多继发于异常的尿动

力学改变而非原发疾病。因此治疗应注重膀胱括约肌功能障碍而非反流自身。Haferkamp A 等在内镜下进行输尿管黏膜下注射胶原质治疗神经源性 VUR，长期疗效差；而 Simforoosh N 等对保守治疗失败后具有高压低顺应性膀胱的 NB 患儿仅进行膀胱扩大术，对 NVUR 未行处理，术后随访85.4% 的患儿 NVUR 可完全消失。

（六）小儿 NB 括约肌功能障碍终末阶段治疗

小儿 NB 终末阶段膀胱括约肌主要表现为无活动性，其主要死亡原因为上尿路损害导致的肾功能衰竭，仅 MMC 患儿出现肾功能损害就达30%~40%。其出现进行性肾功能衰竭的原因除了膀胱括约肌功能障碍引起的 VUR 外，还包括反复的 UTI 和继发性肾结石。预防性应用抗生素对于防止发生 UTI，避免诱发急性肾功能衰竭，阻止残存的肾单位进一步减少非常有意义，但抗生素的选择应考虑残存肾功能。肾功能衰竭的 NB 患儿终末阶段需要进行透析，其特点为腹膜透析较为复杂，血液透析的血管途径难以建立。

Serikaly 等回顾分析 1987—1998 年间 5 958 例小儿病人 6 534 例肾移植，发现 5 年病人生存率以及移植肾存活率分别为 93.5%，72.5%，且下尿路异常的患儿与下尿路正常的患儿移植疗效一样好。这提示肾移植可以做为小儿 NB 终末阶段肾功能衰竭的治疗方法。Surange RS 报道 54 例下尿路功能障碍导致肾功能衰竭进行 59 例肾移植，年龄 1~63 岁（13 例儿童）。1 年、5 年、10 年和15 年病人存活率为 95%、83%、69%、69%，移植肾存活率 90%、63%、52%、52%。小儿 NB 患儿肾移植术后最常见的并发症为 UTI，发生率为 29%~83%，发生移植肾肾盂肾炎为 7%~56%，以及代谢性酸中度发生率为 14%~70% 等。

第七节 预后和随访

McGuire 对 42 例脊髓脊膜膨出患儿进行尿动力学评估和平均长达 7.1 年的随访发现，逼尿肌漏尿点压小于等于 $40cmH_2O$ 的 20 例病人中仅有 2 例出现上尿路扩张，无 1 例出现膀胱输尿管反流；而逼尿肌漏尿点压大于 $40cmH_2O$ 的 22 例病人中有 18 例存在上尿路扩张，15 例存在膀胱输尿管反流，随访发现该组所有病人均发生上尿路损害，提示 DLPP 大于 $40cmH_2O$ 与上尿路损害发生联系密切。

2002 年，ICS 将 DLPP 定义为没有逼尿肌收缩和腹压增加的情况下，漏尿发生时最低逼尿肌压力。它反映了膀胱流出道阻力，可以预测NB 病人发生上尿路损害的风险。漏尿时膀胱内压为直接阻止输尿管向膀胱内输送尿液压力，输尿管内尿液可传导膀胱内压到肾实质。虽然Teichman 等对 MMC 患儿研究发现 DLPP、顺应性等与肾损害之间无联系，认为肾积水和肾皮质受损是持续进行性加重，但大量研究支持应用 UDS可以预测上尿路损害风险。Ghoniem 等研究了61 例 MMC 患儿发现逼尿肌顺应性、DLPP 与上尿路损害之间存在密切联系。Kurzrock EA 等对90 例脊柱裂患儿进行平均随访时间为 11 年的研究发现，具有膀胱输尿管反流和上尿路损害组与无反流损害组之间膀胱顺应性、DLPP、DSD 之间有显著差异。主张有选择或联合应用尿动力学参数有助于鉴别肾损害的高危病人。控制 DLPP 在$40cmH_2O$ 以下可阻止上尿路损害的进展，形成基于降低小儿储尿期和排尿期膀胱内压力为治疗目的的治疗理论。它的重要性在于可以通过保守治疗阻止上尿路损害发生，同时鉴别出需要早期手术治疗的病人。要求 CIC 期间开始导尿时的膀胱容量应在 $40cmH_2O$ 以下；对一些对保守治疗效果差的严重反流和肾积水病人多提示存在严重不可逆损害膀胱，应手术治疗膀胱功能障碍，而不是延长保守治疗；外科膀胱扩大术在于改善逼尿肌顺应性，使膀胱在安全状态下排空，而外括约肌切开术在于直接降低流出道阻力而降低 DLPP。

值得注意的是，伴随有 VUR 的 NB 患儿因高压反流直接造成肾脏损害，同时反流将病原菌带到肾脏组织，导致肾盂肾炎和肾脏瘢痕。现已经认为高膀胱内压力会导致减弱支持输尿管膀胱连接部的逼尿肌组织，而该处逼尿肌组织对正常的抗反流机制尤为重要。

NB 患儿的 NVUR 多继发于异常的尿动力学改变而非原发疾病。因此治疗应注重膀胱括约肌功能障碍而非反流自身。Haferkamp A 等在内镜下进行输尿管黏膜下注射胶原质治疗神经源性VUR，长期疗效差，而 Simforoosh N 等对保守治疗失败后具有高压低顺应性膀胱的 NB 患儿仅进行膀胱扩大术,对 NVUR 未行处理,术后随访发现 85.4% 的患儿 NVUR 可完全消失。

尿动力学检查是诊断和制订小儿 NB 治疗方案的主要依据。高度推荐进行影像尿动力学检查。除小儿泌尿外科外,肛肠外科、骨科和康复科等科室联合诊治和评估 NB 相关的功能变化很重要。膀胱高压、逼尿肌 – 括约肌协同失调、慢性尿潴留等均是上尿路损害的危险因素,应尽早采取相应的治疗措施。清洁间歇导尿联合抗胆碱能药物是 NB 基础的标准治疗方法之一。应首先治疗导致 NB 的神经系统原发疾病,然后依据尿动力学分类进行 NB 的个体化治疗。手术治疗联合清洁间歇导尿等非手术治疗才能获得好的效果。NB 患儿应终生随访,病情进展时应及时调整治疗方案。

第八节　小　结

UDS 是确诊小儿 NB 括约肌功能障碍类型和实施全面合理化治疗的前提。通过小儿 UDS,有选择的应用尿动力学参数可以预测上尿路损害,并形成基于降低小儿储尿期和排尿期膀胱内压力为治疗目的治疗理论,有效降低了小儿 NB 括约

肌功能障碍患儿并发症的发病率和死亡率。

近年来,随着婴幼儿和儿童 UDS 技术的进步,我们获得了部分正常和异常膀胱功能障碍尿动力学参数。但从新生儿到婴幼儿和大龄儿童的控尿发育确切神经机制以及导致 NB 括约肌功能障碍的病理生理学机制还有许多不清楚;世界儿童尿控协会(ICCS)虽已提出功能性尿动力学分类的标准化术语,但儿童下尿路功能障碍的术语依旧较为混淆,更加清楚准确的分类急需提出,UDS 过程需要进一步标准化。

总之,小儿 NB 在治疗原发疾病的同时,应依据膀胱括约肌功能障碍类型,以降低小儿储尿期和排尿期膀胱内压力防止上尿路损害为治疗目的,治疗措施有进行 CIC 和 / 或口服药物治疗,有选择地应用膀胱内灌注药物,生物反馈或骶神经刺激等治疗方法。保守治疗失败时选用外科治疗,肾功能衰竭末期进行肾移植。这些治疗显著降低了 NB 患儿死亡率。早期诊断和依据膀胱括约肌功能障碍类型进行针对性治疗是预防上尿路损害,获得良好疗效的关键,而神经系统和尿动力学监测是早期诊断和科学治疗的前提。

(文建国)

参 考 文 献

1. 文建国,李云龙,袁继炎,等. 小儿神经源性膀胱诊断和治疗指南. 中华小儿外科杂志,2015,36(3):163-169.
2. Austin PF, Bauer SB, Bower W, et al. The Standardization of Terminology of Lower Urinary Tract Function in Children and Adolescents: Update Report from the Standardization Committee of the International Children's Continence Society. J Urol, 2014, 191(6): 1863-1865.
3. Guerra LA, Pike J, Milks J, et al. Outcome in patients who underwent tethered cord release for occult spinal dysraphism. J Urol, 2006, 176(4): 1729-1732.
4. Li Y, Wen Y, He X, et al. Application of clean intermittent catheterization for neurogenic bladder in infants less than 1 year old. Neurorehabilitation, 2018, 42(4): 377-382.

第四章　膀胱外翻与尿道上裂

膀胱外翻和尿道上裂是由泄殖腔发育异常所导致的一组相互关联的泌尿生殖系畸形,尤其是膀胱外翻,是最为复杂的小儿先天性畸形之一。如何获得满意的功能性修复一直困扰着小儿泌尿外科医生。

第一节　膀 胱 外 翻

膀胱外翻是 1597 年由 Von Grafenberg 首先描述,1780 年 Chaussier 始用膀胱外翻一词(bladder exstrophy)。1885 年,Nyman 在一位 5 天的新生儿膀胱外翻中进行了膀胱关闭。其后的改进包括采用骨盆截骨使分离的耻骨靠拢、回肠扩大膀胱成形,提高膀胱容量等。1942 年 Young 和 1948 年 Micbon 分别报道首例女性及男性膀胱外翻关闭术后能控制排尿。

膀胱外翻并不常见,发病率为 1/50 000~1/10 000,男性为女性的 1.7~2.3 倍,有一定的遗传倾向,如报告膀胱外翻和尿道上裂病人子女的发病率为 1/70,是正常人群发病率的 500 倍。

膀胱外翻(图 7-4-1、图 7-4-2)涉及到整个

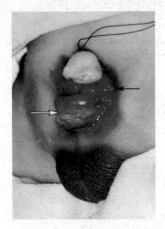

图 7-4-1　膀胱外翻
白箭头示短小、背侧弯曲、尿道上裂的
阴茎;黑箭头示外翻膀胱的黏膜面

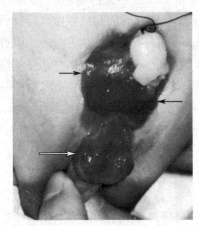

图 7-4-2　膀胱外翻
白箭头示短小、背侧弯曲、尿道上裂的
阴茎;黑箭头示外翻膀胱的黏膜面

下腹部及盆腔脏器的发育异常,包括腹壁肌肉、骨盆骨骼、泌尿生殖系统及直肠肛门。

骨骼肌肉异常表现为耻骨联合分离、骨盆外旋、耻骨支外旋及外转。分离的耻骨之间三角形筋膜缺损由外翻膀胱占据,膀胱上端是脐,位置低于两侧髂嵴连线,脐与肛门之间距离缩短。膀胱外翻尤其是男孩常合并腹股沟斜疝。

泌尿系统异常表现为下腹壁和膀胱前壁缺如,膀胱后壁外翻,可见喷尿的两侧输尿管口。出生时外翻的膀胱黏膜正常,异位肠黏膜或岛状肠袢可位于外翻的膀胱黏膜表面。长期暴露的黏膜可有鳞状上皮化生、炎性水肿、炎性息肉。病人的膀胱容量差别很大。如膀胱过小、严重纤维化、缺乏弹性,则难于进行膀胱功能性修复。

生殖系统异常在男性表现为尿道及阴茎背侧壁缺如。由于阴茎海绵体附着于耻骨下支,耻骨联合分离使两侧阴茎海绵体分离,相距很宽,故阴茎变短,并严重向背侧弯曲。阴茎头靠近精阜,尿道板短。MRI 显示,膀胱外翻病人前段海绵体长度较正常对照约缩短 50%,海绵体后段长度与对照相当,但直径明显增大。病人的前列腺体积、重

量正常,但不是包绕在尿道的周围,而是位于尿道后方。病人睾丸常停留在耻骨结节与阴囊间不下降,但一般认为膀胱外翻通常不会影响生育能力。

女性尿道短,阴道口前移并常有开口狭窄,阴道通常不到6cm,管径多正常。阴蒂对裂,阴唇阴阜分开。子宫、输卵管、卵巢一般正常,有时有阴道和输卵管结构重复。

肛门直肠异常表现为会阴部短、会阴体平,肛门前移,紧靠阴囊或阴道开口,可伴有肛门狭窄、直肠会阴瘘或直肠阴道瘘。如有提肛肌、坐骨直肠肌以及外括约肌异常,可引起不同程度肛门失禁以及脱肛。

患儿上尿路一般正常,也可合并蹄铁形肾、肾发育异常、巨输尿管等。输尿管下端一般从膀胱下外侧垂直进入膀胱,背侧没有肌肉支持,膀胱修复后几乎都有膀胱输尿管反流,一般认为需同时做抗反流输尿管移植。患儿外翻的膀胱黏膜常有水肿、感染、纤维化,常引起输尿管膀胱连接部梗阻、下段输尿管扩张。也有部分患儿膀胱外翻和腹壁缺损的范围较小,膀胱黏膜翻出不多。

手术重建是唯一的治疗方法,包括修复及关闭腹壁和外翻的膀胱,在男性重建外观接近正常并且有性功能的阴茎,使能控制排尿,保护肾功能。20世纪50年代以来,有许多膀胱外翻功能和外观重建的概念和方法,至今两种应用和报道的比较多的是现代分期修复(modern staged repair, MSRE)和一期完全重建(complete primary reconstruction of bladder exstrophy, CPRE)。近来,澳大利亚 Kelly 医师提出的软组织彻底游离(radical soft tissue mobilization, RSTM)膀胱外翻修复重建方法在英国和法国有一定的应用。

分期修复重建由美国 Johns Hopkins 医院的 Gearhart 和 Jeffs 提出,许多年来一直是标准方法,也是累积病例最多的方法。包括三期手术:第一期,在出生后新生儿期关闭膀胱、后尿道、腹壁和骨盆环。第二期在6~9个月大时进行尿道上裂修复,女孩的阴道和尿道重建一般在第一期同时进行。第三期,膀胱容量超过100ml后进行膀胱颈重建和输尿管抗反流手术,随后进行排尿训练。膀胱颈重建更多的是增加膀胱颈的阻力而不是建立排尿控制功能。如膀胱容量小,则在膀胱颈重

建的同时进行膀胱扩大。在修复腹壁和外翻膀胱时必须做髂骨截骨。双侧髂骨截骨可使耻骨两端易于对合,可减小闭合腹壁缺损的张力;可把膀胱、尿道放入骨盆腔内,达到解剖复位;可使尿生殖膈及提肛肌靠拢,协助排尿控制。如果在生后72h 以内做膀胱闭合和腹壁重建,可以不做截骨,因为这时骨盆的骨组织比较柔软,可以直接拉拢耻骨。以前主张在生后72h 内做膀胱闭合,认为这时膀胱壁柔软易于复位;尽早关闭膀胱使膀胱黏膜不受外界刺激,避免一系列继发性改变和废用性膀胱萎缩,有助于排尿控制。但最近 Pippi 认为不做截骨关闭膀胱和闭合骨盆会导致骨盆腔内压力增加,影响血供,发生阴茎坏死和尿道狭窄、尿道瘘等并发症,他主张在孩子出生后3个月再进行手术。推迟手术的支持者比较了外翻膀胱的黏膜感染和纤维化、化生等情况,发现确实推迟关闭的膀胱黏膜有比较多的感染情况但不严重,而纤维化和化生的情况和出生后即关闭的膀胱比较没有显著差异。也有人发现化生的黏膜可以在膀胱闭合后恢复到正常。新生儿手术的麻醉风险很大,围手术期发生意外如心脏停搏、缺氧等可能性大,发生后续认知功能障碍的风险也高。3个月后进行手术患儿的肾功能也更加成熟。新生儿期不进行手术可以使患儿和父母密切接触,建立感情,增进患儿的自身调节能力,尽早开始母乳喂养,也可以让父母获得心理支持,对患儿治疗有思想准备。

1998年,美国西雅图儿童医院的 Grady 和 Mitchell 报告在新生儿期一期完成膀胱关闭、阴茎海绵体及尿道海绵体分离进行尿道上裂修复、腹壁和骨盆关闭(complete primary repair of exstrophy, CPRE),16例外观均非常满意,其中11例已接受排尿训练,可以尿不失禁。两位医师认为应该将膀胱、膀胱颈和尿道视作一个整体,将其同期回纳入盆腔,以尽快实现膀胱的解剖和功能重建,促进膀胱发育。此后,一期手术得到比较快的推广,在近十年内是比较流行的术式。相比分期手术,其主要优势不仅在于可以一次手术完成畸形修复,而且研究发现,一期手术病人的膀胱顺应性要比分期手术好,而且没有分期手术后常见的逼尿肌过度活动。但在排尿控制方面,虽然一期手术病人报告有可以控制排尿的情况,但大部分

病人仍需要接受膀胱颈重建,以控制尿失禁。另外,一期手术的技术要求高,由于要将阴茎海绵体和尿道海绵体完全分开,如果解剖不熟悉,操作粗糙,可能导致阴茎头和阴茎海绵体坏死。还有医师担心由于手术中膀胱和尿道组织游离很多,可能会导致膀胱收缩力不足和阴茎勃起功能障碍。2013年2月开始,来自波士顿儿童医院的Bore、费城儿童医院的Canning和已经转到威斯康辛儿童医院工作的Mitchell一起协同进行膀胱外翻的CPRE手术,包括术前诊断、手术观摩、手术讨论评估和技术创新。协作组成立后,手术总量明显增加,2014年达到14例,并提出了三个主要的技术改进,包括:①解剖尿道板时从阴茎腹侧入路,保留完整尿道海绵体,减少对尿道板血供的影响;②对后尿道的裁剪延伸至膀胱颈,使膀胱颈与后尿道夹角呈直角,增加后尿道阻力,帮助尿控;③女性膀胱外翻,缝合会阴及尿道口时先不打结,在并拢耻骨结节后再打结,避免不精准的缝合。Gearhart认为CPRE方法的主要不足之处是可能导致阴茎海绵体的损伤,使其和阴茎头萎缩。一般应在6个月以上的膀胱外翻患儿应用,小年龄患儿和小阴茎的情况不应该采用。

1995年,澳大利亚墨尔本儿童医院的Kelly报道了其创立的软组织彻底游离膀胱尿道重建手术方法(radical soft tissue mobilization, RSTM)。其将部分前端肛提肌和阴茎海绵体脚从其附着的耻骨坐骨支游离,保留走行在骨膜下的阴部血管和神经,再在中线处将双侧肛提肌包绕手术成形的尿道和膀胱颈部,以实现控尿,合并后段的阴茎海绵体脚以相对延长外露的前段阴茎海绵体。优势:①重建尿道括约肌,改善尿控;②增加前段阴茎海绵体长度,改善阴茎外观;③不进行骨盆截骨。最初的RSTM手术也是分期进行,在新生儿时候先关闭膀胱,最近也有将手术时间推迟到3个月后做,将膀胱关闭和RSTM一起进行。该手术避免了闭合骨盆导致阴部血管受压而造成阴茎头和阴茎缺血萎缩的情况。缺点是残留下腹壁凹陷、仍旧分开的耻骨结节的凸起影响外观。有医师担心未闭合的耻骨环会使腹壁不稳定、影响女孩子怀孕、提前出现子宫脱垂等。RSTM手术

需要时间长,技术要求高,容易损伤阴茎海绵体,应用的病人数量不及前两种方法多,缺乏长期大宗的随访报告(图7-4-3~图7-4-5)。

对膀胱外翻大家关注的是后期的治疗效果,尤其是控尿效果到底怎么样。由于各家病例都少,很难明确。很多手术方法最初的报告往往控尿率很高,但经过长期随访,结果令人沮丧!有些报告最初超过80%的病人可以获得控尿,但最终的结局是70%的病人随时间而控尿效果越来越差。

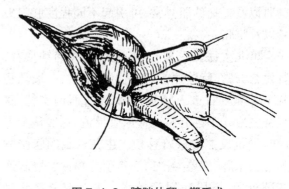

图7-4-3 膀胱外翻一期手术
已完成膀胱和尿道闭合,可见游离后分开的2个阴茎海绵体和已经卷管成形的尿道

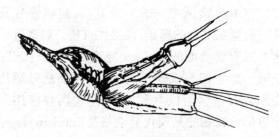

图7-4-4 膀胱外翻一期手术
成形的尿道移至阴茎海绵体的腹侧,两个阴茎海绵体并拢缝合,然后将膀胱和后尿道作为整体移至盆腔内,使耻骨能在其前方合拢

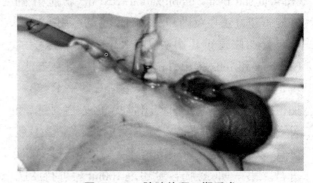

图7-4-5 膀胱外翻一期手术
腹壁修复,尿道上裂尿道成形同步完成,尿道开口于阴茎头顶端

第二节 尿 道 上 裂

尿道上裂远较尿道下裂复杂,但可见于女性,其多与膀胱外翻并存,单纯尿道上裂在膀胱外翻尿道上裂系列中约占30%。男性发病为女性的4~8倍,但其较尿道下裂少见。

男性尿道上裂表现为阴茎头扁平,阴茎体短、向背侧弯曲而上翘,尿道开口于阴茎背侧,自异位尿道口到阴茎头顶部为被覆黏膜的尿道板。依尿道开口的位置及尿失禁情况可分为阴茎头型、阴茎体型及完全型三种。阴茎头型尿道口位于阴茎头或冠状沟背侧,包皮悬垂于阴茎腹侧,无尿失禁;阴茎体型尿道口位于阴茎体背侧,多在近阴茎根处,包皮堆积于阴茎腹侧,个别可有不同程度尿失禁;完全型尿道口在膀胱颈部位,呈漏斗状,有完全性尿失禁,可伴有不同程度的耻骨联合分离或膀胱外翻。女性表现为阴蒂对裂、阴唇分开、间距增大及耻骨联合分离,可分为部分型和完全型,以完全型多见,并伴尿失禁。尿道上裂有尿失禁者膀胱容量小。输尿管口常位于不正常的三角区的外侧,几乎垂直入膀胱,约90%有膀胱输尿管反流。

手术目的是重建尿道,控制排尿,有尿失禁者需延长后尿道,成形膀胱颈。在男性还要求成形阴茎的外观和功能接近正常。

尿道上裂尿道成形的手术方法不及尿道下裂多,但远为复杂,而且性别和病变不同,其处理原则也不尽相同。有尿失禁的一般是先处理膀胱和后尿道,通过膀胱颈部成形和延长后尿道来达到控尿的目的。女孩再进行外阴部整形和重建。男孩则要进行阴茎重建和尿道重建。阴茎重建的关键是阴茎背曲矫正,其远较尿道下裂复杂和困难,即使将整个阴茎体游离出来,一直至耻骨下缘,常常是阴茎背曲仍无法纠正。1996年,Mitchell报告将尿道上裂阴茎的两根阴茎海绵体和尿道板以及尿道海绵体这三者间完全分离至阴茎根部,再分别矫正伸直弯曲的阴茎海绵体(图7-4-6~图7-4-9),同时将尿道和用尿道板卷管成形的新尿道转至重新并拢后的阴茎海绵体的腹侧,最后完成阴茎和尿道成形的方法,其与CPRE处理阴茎海绵体和尿道成形的方法一致,报告的效果非常好。从我们的经验来看,其对阴茎背曲的矫正也比较好。但术者一定要对阴茎的解剖有深刻的了解,操作仔细。如控制不好可能会引起阴茎头的缺血坏死,也可能影响神经的功能。如果尿道板太短,其卷管转至腹侧后往往不够长,尿道只能开口于阴茎体的腹侧,形成尿道下裂,需要二期手术。我们遇到这种情况则采用阴茎腹侧的包皮做岛状皮瓣延长尿道至阴茎头的尖端,手术一期完成。

阴茎背曲的原因除了尿道下裂和膀胱外翻的阴茎海绵体较正常人短外,还与阴茎背侧较其腹侧短、有比较密集的纤维组织形成索带样组织有

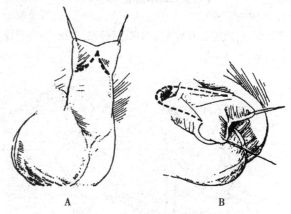

图7-4-6 尿道上裂成形术
(阴茎海绵体完全游离术)

A. 阴茎腹侧包皮环切;B. 环切延续至背侧,沿尿道板两侧平行切开

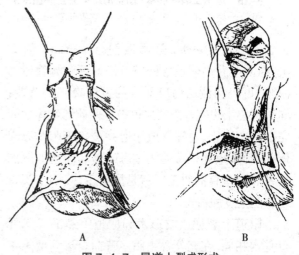

图7-4-7 尿道上裂成形术
(阴茎海绵体完全游离术)

A. 显示为阴茎皮肤脱套游离后的阴茎海绵体腹侧面;
B. 将尿道板从阴茎海绵体上游离出来,虚线示远端尿道板切断处

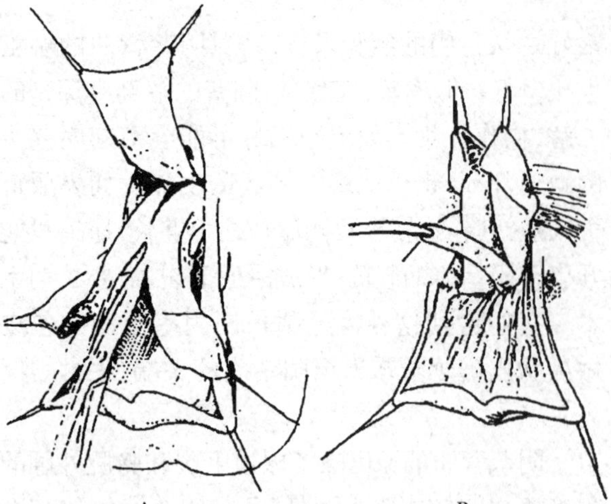

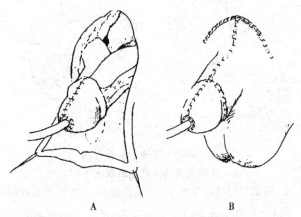

图 7-4-8 尿道上裂成形术
（阴茎海绵体完全游离术）

A. 两侧的阴茎头和海绵体完全分开；B. 尿道板移至腹侧
并卷管，两侧阴茎海绵体向内向下旋转后并拢，在背侧缝
合固定

图 7-4-9 尿道上裂成形术（阴茎海绵体完全游离术）

A. 显示为尿道开口重建完成；B. 阴茎皮肤重建完成

关。英国的 Ransley 医师改进了 Cantwell 的方法，在阴茎背内侧最弯处横行切开两侧海绵体的白膜，再将两侧的切口对合的方法来解决背曲；同时将位于阴茎背侧的尿道板从两侧海绵体之间完全游离出来、卷管形成尿道并被置于阴茎海绵体的腹侧，重建正常的阴茎海绵体和尿道的解剖关系。阴茎背曲纠正后就是尿道重建、阴茎头重建和阴茎皮肤覆盖。

尿道上裂尿道成形术和尿道下裂的手术要点基本相同，在充分矫正阴茎背曲畸形后要求正位尿道开口，主要手术方法包括 Cantwell-Ransley 阴茎和尿道成形术、Thierch-Duplay 皮管尿道成形术、阴茎腹侧包皮岛状皮瓣尿道成形术等。我们现在做的比较多的方法是 Cantwell-Ransley 方

法。尿道上裂修复手术涉及海绵体和尿道组织大范围深度游离，故手术操作一定要精细而轻柔，尽可能保护好海绵体和血管神经束，防止勃起功能障碍和海绵体萎缩。

相对来说，女孩尿道上裂的外阴重建要方便一些。分离的阴蒂可以不处理以保护其神经的敏感性；阴阜可以采用皮肤游离的方法进行重建。但是单纯进行尿道重建往往难以获得满意的尿控效果，尿道背侧折叠的方法效果长期效果不够理想，病人需要进行膀胱颈和后尿道重建。

尿道上裂手术治疗的长期效果和膀胱外翻一样还有很多未知之处。膀胱发育、阴茎发育、排尿情况、尿控情况、生育情况、性功能情况以及生活质量等都需要深入研究。

膀胱外翻尿道上裂不仅仅是手术方法和技术的问题，从胚胎发生、解剖、控尿训练一直到病人的心理发育、性功能和生育以及长期管理都有其独特性。

膀胱外翻尿道上裂是小儿泌尿外科最为复杂、涉及多器官的畸形，其治疗的成功需要新生儿科、骨科、普外科、麻醉科、影像科、泌尿外科、甚至整形外科和精神科等的合作，并且合作团队应该保持稳定，人员固定，长期专注，积累经验。团队需要定期学习更新膀胱外翻的处理知识，不断总结分析，通过培训，逐步改进并提升协调和处理能力。同时，团队也负责对患儿父母和家人进行宣教、护理指导、心理辅导以及长期、稳定的随访跟踪，尤其需要帮助他们度过患儿刚出生时最为恐惧的时期。

膀胱外翻尿道上裂病人的控尿是终极目标。手术医师要深刻认识膀胱外翻的病理解剖特点，重建环绕膀胱颈部和后尿道的肌肉结构。如果重建到位，MSRE 的一期手术后病人可以初步实现排尿控制，可以出现间断性的尿不失禁，也有部分病人可以完全不失禁。如果没有形成完整的括约肌结构和功能，患儿将只能依靠重建膀胱颈手术、延长后尿道、增加膀胱出口阻力获得一定的控尿。研究发现，膀胱颈重建前的膀胱容量是尿控手术成功可能性的判断因素。膀胱容量大的病人尿控比例高，而且实现尿控的时间短。一般膀胱颈重建应该在膀胱容量达到 100ml 后进行。

由于膀胱外翻尿道上裂的重建手术涉及几乎

整个下腹部和盆腔,而形态重建和功能实现上又存在差异,手术效果需要长期随访观察,依患儿和成人后的状况不断进行调整修复。如患儿可能出现膀胱容量不足、膀胱无法排空、膀胱无法控尿、膀胱输尿管反流、阴茎发育小、阴茎背曲、尿道狭窄排尿困难、尿道瘘等,需要进行对症处理和手术。重建的膀胱和整个泌尿生殖系统需要密切观察,以掌握膀胱、输尿管和肾脏的发育、功能和病理改变。膀胱外翻的前段阴茎较正常人短而粗,影响患儿的心理发育,需要组织心理医生进行心理干预。生育方面,大部分男性成年后可维持正常的勃起和射精功能,但部分可能出现逆行性射精或射精管堵塞,导致不育,需要辅助生殖技术。女性一般能保持正常的性功能和生育能力,但分娩时建议行剖宫产,以免诱发尿失禁。

（陈　方）

参 考 文 献

1. Mitchell ME, Bägli DJ. Complete penile disassembly for epispadias repair: the Mitchell Technique. J Urol, 1996, 155: 300-304.

2. Shnorhavorian M, Grady RW, Andersen A, et al. Long-term followup of complete primary repair of exstrophy: the Seattle experience. J Urol, 2008, 180: 1615-1619.

3. Lee RS, Grady R, Joyner B, et al. Can a complete primary repair approach be applied to cloacal exstrophy? J Urol, 2006, 176: 2643-2648.

4. 黄轶晨,谢华,陈方,等. Kelly 手术治疗膀胱外翻 - 尿道上裂复合畸形的短期疗效. 中华泌尿外科杂志, 2017,(z1): 29-33.

5. 黄轶晨,陈方. 当下我们应该怎么处理膀胱外翻? 中华小儿外科杂志, 2018, 39（7）: 481-483.

第五章 尿道下裂

尿道下裂（hypospadias）是一种男性的尿道发育畸形，因前尿道发育不全而致尿道开口未能到达正常阴茎头顶端的位置，而是开口在阴茎腹侧、正常尿道口近端至会阴部的途径上，尿道下裂是小儿泌尿生殖系统最常见的畸形之一。尿道下裂的英文名为 Hypospadias，源于希腊文。Hypo 原意为"位于某物的下方"；Spadon 原意为"裂隙"，非常形象。从字面上我们就可以知道这种畸形的尿道开口是位置和形态都不正常。

尽管尿道下裂的手术治疗已经有了非常大的进步，但无论从医师的角度还是患儿或其父母的角度，尿道下裂的治疗结果远不如人意，尤其是病人和其父母对阴茎外观的满意程度不高。

第一节 病 因

近来，由于环境污染、农作物使用化肥和促生长剂、塑料日用品的大量使用，尿道下裂的发病率在全世界范围内呈上升趋势。美国纽约州1970年新生男婴的尿道下裂发病率为2.02/1 000，至1993年升为3.97/1 000，而且严重的近端型尿道下裂发病率增加更多，1968年，新生男婴的严重尿道下裂发病率0.11/1 000，1990—1993年间升为0.27~0.55/1 000。西澳大利亚州1980年新生男婴的尿道下裂发生率为27.9/10 000，至2000年上升为43.2/10 000，以2%的速率逐年增加，其中中、重度尿道下裂比例达到11%，20年间几乎翻倍。美国国家资料库的统计结果，1997—2012年，尿道下裂男婴的出生发生率（birth prevalence）从6.1‰上升到6.8‰，增加了11.5%。其中1997—2006年，从6.1‰上升到6.2‰；2006—2012年，从6.2‰上升到6.8‰，增幅尤其大。

从全球来看，由于缺乏流行病学资料和科学的出生缺陷登记报告系统，目前仍然难以明确尿道下裂准确的发病率。尿道下裂的发病率一般认为是每1 000个新生男婴中有3.2例，约每300个新生男婴中有1例。在美国，大约每年新增6 000例尿道下裂病儿。尿道下裂发病率以白人为最高，黑人次之，亚洲人及西班牙人最低。国内对尿道下裂的发生率未有明确统计数据。与病因有关的一些问题尿道下裂的病因不明确，但与下述情况有关。

1. 基因遗传 尿道下裂发病有一定的家族倾向，但所涉及的基因或染色体在不同的家族之间并不一致，而且也仅仅在极小部分病人中发现有雄激素和雄激素作用相关基因的变异。目前认为尿道下裂涉及多个基因的改变，可能与多种遗传因素有关。

2. 环境因素和激素影响 尿道下裂发病率的升高被认为和环境因素有关，关注的焦点主要包括环境中的二噁英、有机氯杀虫剂、塑料半成品以及其他一些可能扰乱内分泌的化学品（endocrine-disrupting chemicals，EDCs）。制造塑料的邻苯二甲酸盐与早产和睾酮水平下降有关，这两种情况都可以导致泌尿生殖系畸形和尿道下裂。

从胎睾中产生的激素影响男性外生殖器的形成。由绒毛膜促性腺激素刺激睾丸间质细胞（Leydig cells）在孕第8周开始产生睾酮，再转化形成双氢睾酮。外生殖器的发育受双氢睾酮的调节。睾酮产生不足、过迟，或者睾酮转化成双氢睾酮的过程出现异常，以及激素作用部位如阴茎、尿道组织中的受体数量减少或者功能异常，细胞内信号传导通路发生问题等均可导致生殖器畸形。在单卵双生的双胞胎中尿道下裂发生率是一般情况的8.5倍，其可能与器官发生时胎盘产生的绒毛膜促性腺激素不能同时满足两个男婴的需要有关。尿道下裂常伴发于隐睾、两性畸形也说明其发生与促性腺激素的不足相关。母亲孕前、孕期应用促孕或保胎的激素对胎儿生殖系统的发育也有影响。使用辅助生育技术生产的男孩尿道下裂也比较多见。环境因素对尿道发育造成影响主要也是通过母亲和胎儿的内分泌系统。

其他有关因素包括母亲肥胖、高血压等。

第二节 临床特征

尿道下裂的临床表现很典型,一般有三个特点:①异位尿道口。尿道口可异位开口于从正常尿道口近端至会阴部的尿道行经的任何部位。部分尿道口有轻度狭窄,尿道海绵体缺如的病例可于尿道口的腹侧见菲薄的尿道襞,长短不一。患儿排尿时如其开口的位置靠近阴茎的近端,则尿线一般向后,故患儿常取蹲位排尿。一般以尿道开口的位置来评价尿道下裂的严重程度。由于阴茎弯曲的缘故,有时尿道开口尽管靠近阴茎头,但一旦弯曲纠正,尿道开口将退至更靠会阴部,故应在手术中将阴茎弯曲纠正后,依据此时尿道开口的位置来确定尿道下裂的严重程度。②阴茎下弯。即阴茎向腹侧弯曲。阴茎下弯可能是胎儿的正常现象。Kaplan及Lam在对妊娠6个月流产胎儿的调查中发现44%有阴茎下弯。随着胎儿生长,大部分下弯可自然矫正。导致尿道下裂阴茎下弯的原因主要是尿道口远端的尿道海绵体和皮下筋膜没有正常发育,部分为纤维组织替代;随着近端型尿道下裂处理经验的积累,阴茎海绵体腹侧发育异常的问题越来越得到重视,所以约1/3的病人除了切断尿道板,还需要横行切开阴茎海绵体腹侧白膜以延长阴茎腹侧。③包皮的异常分布。阴茎头腹侧包皮未能在中线融合,包皮系带缺如,全部包皮集中在阴茎头背侧呈帽状堆积。

国内曾经根据尿道口位置将尿道下裂分为四型:1型,阴茎头、冠状沟型;2型,阴茎体型;3型,阴茎阴囊型;4型,会阴型。目前的分型依据尿道开口的位置直接进行,一般分为阴茎头型、冠状沟型、阴茎体远端型、阴茎体型、阴茎体近端型、阴茎阴囊交界型、阴囊型和会阴型。国外也有简单将其分为远端型、中段型和近端型。

尿道下裂形成的主要原因是胚胎期内分泌的异常或其他因素导致尿道沟融合不全,由于远端尿道的融合处于尿道形成的最后阶段,所以尿道开口位于阴茎体远端的尿道下裂占比例最大。绝大多数尿道开口位于阴茎头或冠状沟处的尿道下裂儿童除尿道开口位置稍低、有时伴有尿道开口口径过大或太小外,阴茎外形往往没有其他变化,家长不易发现;而刚出生时包皮盖住整个阴茎头,医师或助产士也难以发现,比较多的是在行包皮环切或因其他原因需插导尿管时才发现,故这部分病儿很少接受手术。但其尿道开口的畸形不严重,不手术对其阴茎的功能影响也不大。

Juskiewenski报道了536例尿道下裂的分型,71%为远端型,16%为中段型,13%为近端型;383例远端型中,13%开口为阴茎头处,43%为冠状沟下方,38%为阴茎远端,6%为尿道开口巨大而包皮完整(megameatus intact prepuce, MIP)。美国费城儿童医院的统计为,65%为远端型,15%为中段型,20%为近端型;远端型中19%为阴茎头部,47%为冠状沟下方,34%为阴茎远端。

第三节 伴发畸形

尿道下裂最常见的伴发畸形为睾丸未降和腹股沟斜疝。尿道下裂越严重,畸形的伴发率也越高。其中睾丸未降的发生率约为9.3%,近端型尿道下裂中其发生率可达31.6%,中段型的为6.2%,远端型的为4.8%。腹股沟斜疝的发生率在尿道下裂中总体为9.1%,其中近端型的为17%,中段型的为8.5%,远端型的为7.1%。但也有报道该两种畸形的伴发率可达16%~18%。

前列腺囊是发生在重度尿道下裂中的一种合并症,有报道其在会阴型及阴茎阴囊型尿道下裂中的发生率可高达10%~15%。前列腺囊可能是副中肾管(müllerian duct)退化不全或尿生殖窦男性化不全的后果,其开口于尿道前列腺部的后壁,有可能造成感染、睾丸及附睾炎、结石等,也可影响插导尿管。可经排尿性膀胱尿道造影检出,超声及CT可明确其位置。无症状时,不必处理。如有反复泌尿生殖系感染要行手术切除,切口入路有经腹腔镜、膀胱三角区、耻骨、会阴及骶尾部直肠后矢状入路等。需要注意,由于患附睾炎一侧的输精管经常开口于前列腺囊,在切除时,常常要切断患侧输精管,甚至会损伤健侧输精管。

尿道下裂患儿也可伴发上尿路畸形,如肾积水、肾输尿管重复畸形等,其报告的发生率为1%~3%。是否必要在尿道下裂患儿中常规进行B超全尿路、IVU和VCUG检查还有争论。少数尿道下裂病人可合并肛门直肠畸形。

第四节 诊断及鉴别诊断

尿道下裂的诊断一望可知。当尿道下裂合并双侧隐睾时要注意鉴别有无性发育异常(DSD),这时尿道下裂可能是DSD的表现,应先查染色体。体检时要注意观察病人的体形、身长发育、第二性征情况,注意有无阴道,如睾丸可触及,要检查双侧睾丸大小、质地。但对阴囊可触及性腺的近端型尿道下裂是否要进行染色体检查以及相关的性别鉴定,还有比较大的争议。一般来说,降入阴囊的性腺基本可以认为是睾丸,但如阴茎阴囊发育差,我们的经验认为还是进行全面的性别鉴定为好。我们遇到过8例染色体为46XX的尿道下裂患儿,其中绝大多数的双侧睾丸都正常,仅表现为尿道下裂;仅有1例是卵睾DSD,表现为双侧隐睾,其中一侧为睾丸,一侧为卵巢。

46XXDSD,以先天性肾上腺皮质增生症为主,有时患儿的阴蒂增大如尿道下裂的阴茎,这种情况误诊的不少。这部分患儿没有阴囊,双侧大阴唇和腹股沟均没有性腺可及。患儿往往有尿生殖窦(共同通道)存在,其上端与尿道相通,后壁与阴道、子宫相通。染色体46XX,尿17酮排泄增加。

第五节 术前激素使用的问题

尿道下裂的阴茎发育有时非常小,尤其是近端型的,这时往往要在用促进阴茎发育的激素后再进行手术。但激素的应用还有比较大的争议。争议的内容包括是用促性腺激素还是雄激素?是肌肉注射、鼻腔喷雾、口服还是局部用药?用多少剂量?多长时间?因为性激素的使用会引起患儿体内代谢的异常,甚至引起患儿发育的障碍,如骨骺早闭使小儿难以长高,所以小儿中用人绒毛膜促性腺激素的总剂量限为2万国际单位以内。

总体来说,已有的绝大多数资料对术前性激素应用的评价是正面和有效的,如1999年Koff和Jayanthi报道用人绒毛膜促性腺激素(HCG)可以有效的刺激增大阴茎、增加阴茎的长度,但主要是尿道开口近端的长度,可以相对缩短尿道开口至阴茎头的距离,减轻尿道下裂及阴茎下弯的严重程度,增加尿道海绵体的厚度及血管分布,他们认为手术前使用HCG是有益的。1987年,Gearhart和Jeffs分别在手术前5周和2周使用睾酮(2mg/kg),可以增加阴茎的长度、增加尿道重建所需皮肤以及局部的血供,包皮的周径可增加1倍,药物副作用小,血浆睾酮浓度在6个月内恢复正常。1982年,Monfort和Lucas在手术前4周每天使用双氢睾酮霜局部擦拭阴茎,可以增加阴茎的周长和长度,药物没有长期的副作用,不会导致性激素分泌紊乱,对青春期及以后没有影响。但是也有研究发现,在近端型尿道下裂中应用睾酮会提高并发症的发病率。为了防止雄激素对伤口愈合可能存在的影响,有报告建议雄激素在术前5周停止应用,也有学者认为应该在手术的3个月以前就停止使用。负面的报告认为,目前的资料无法证明性激素可以给阴茎发育和手术带来益处,而且由于尿道开口至阴茎头顶端的组织缺乏雄激素受体,对雄激素不敏感,所以促进病变部分阴茎发育的效果并不理想。

第六节 对手术基本问题的一些认识

除部分尿道开口位于阴茎头部,阴茎、阴茎头外形和包皮分布没有明显异常的病例外,尿道下裂均需接受手术治疗。

1. **手术时间** 尿道下裂最佳手术年龄是6~12个月。6个月内阴茎发育的速度很快,6个月后阴茎发育趋于稳定;并且6个月后患儿对麻醉的耐受力明显提高,加之此时手术患儿记忆不强,术后阴茎外观正常后,则对将来的性心理和性行为影响小。随年龄增大,一般12个月以后,患儿开始对阴茎产生意识。如年龄大后再手术,则尿道下裂的阴茎外观及排尿异常会给患儿心理发育带来不良影响。而且我们发现,大年龄儿童尿道下裂尿道成形术的并发症发生率明显比小年龄的高,可能与大年龄者皮肤愈合力下降、阴茎易勃起、感染发生率高等有一定的关系。

2. **手术目标** 以前一般认为患儿术后能站立排尿、过正常的性生活、进行有效的射精即达到手术的目的。近年来通过长期随访发现,绝大多数病人对术后阴茎的外观不够满意,有一部分病人甚至为此而对其本人的性功能产生怀疑、恐惧,无法进行满意的性交。因此,越来越多的小儿泌尿外科医师认识到阴茎外观重建也是尿道下裂手术成功的一个重要标志。正常的阴茎外观应该是有足够长度的圆柱状的阴茎体、圆锥状的阴茎头以及位于阴茎头顶端呈裂隙状的尿道开口,就像是一个包皮环切后的阴茎。因此尿道下裂手术治愈的标准为:①阴茎下弯完全矫正;②尿道口位于阴茎头顶端;③阴茎外观接近正常,如包皮环切后的状况,能站立排尿,成年后能进行正常性生活。一个基本的尿道下裂尿道成形术要包括下述步骤,阴茎下弯纠治使阴茎伸直、尿道成形术、尿道口成形术、阴茎头成形术、阴茎皮肤覆盖。

3. **阴茎下弯** 阴茎下弯矫治是尿道下裂尿道成形术的第一个重要环节。尽管对阴茎下弯的形成原因还有争论,如 Smith 等认为是阴茎皮肤导致阴茎下弯或扭转,通过阴茎皮肤的松解及转移即可解决。我们确实在临床上也看到有一小部分不太严重的尿道下裂阴茎下弯在阴茎皮肤松解脱套后即可矫正。而 Baskin 则认为阴茎下弯的原因还在于阴茎海绵体发育异常造成的腹侧和背侧不对称,即尿道下裂阴茎海绵体的背侧要长于腹侧,他采用缩短阴茎海绵体背侧的方法,即白膜折叠来纠正阴茎弯曲。这在 20 世纪 90 年代初曾经是非常流行的方法,可以保留尿道板,而尿道板深面和周围的血供比较丰富,采用阴茎背侧包皮岛状皮瓣转移至腹侧与尿道板加盖缝合的方法(Onlay 术),手术成功率非常高,尤其是几乎没有尿道狭窄的发生。可是长期的随访结果显示,阴茎背侧白膜折叠方法确实在一部分尿道下裂中获得了满意的阴茎伸直,但也有一部分病人术后仍有阴茎弯曲而需再度手术。因此我们的原则是对阴茎皮肤松解脱套后仍存在的阴茎弯曲必须进行人工勃起试验以明确弯曲的程度(图 7-5-1)。

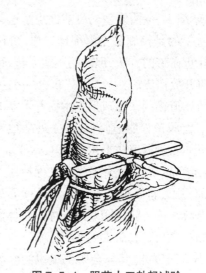

图 7-5-1 阴茎人工勃起试验
将生理盐水通过头皮针注入阴茎海绵体的任何一侧,也可将盐水注入阴茎头,可减少白膜下血肿的形成

人工勃起试验是 Gittes 和 McLaughlin 于 1974 年首先描述的,简单易行,非常直观,但需注意一定要用注射用生理盐水进行试验。如人工勃起试验显示阴茎弯曲仍比较严重,一般认为是大于 30°,则一定要切断尿道板,完全切除其深面的纤维组织,非这样不可能完全伸直阴茎。我们的观点是阴茎皮肤和阴茎海绵体不对称可能是阴茎弯曲的原因之一,在部分病儿中如阴茎头或冠状沟型的尿道下裂中也可能是唯一因素,但在严重的尿道下裂中,阴茎弯曲主要还在于尿道融合异常,相应的尿道海绵体组织也没有正常发育,导致其组织结构异常,纤维成分增多,弹性下降,造成阴茎弯曲,在这种情况下必须横断尿道板。而且在1/3 的近端型尿道下裂中,阴茎海绵体腹侧的长度要显著短于背侧,这时仅仅横断尿道板还不够,还需要在阴茎腹侧最弯处横行切开阴茎海绵体白膜,切开后往远近两侧分开的白膜可以使弯曲消除。横行切开的长度依弯曲的严重度而定,其最长可达海绵体周径的 1/2。切开后海绵体白膜的缺损需进行修复,修复材料一般用腹股沟处无毛发生长的皮肤,切取的大小依缺损的大小而定,一般为其 1.5 倍,采用全厚游离皮片,并将皮下脂肪组织完全剔除。缝合时用 6-0 PDS 可吸收线连续缝合,将皮片的皮肤面朝向海绵体的腔面,基底面朝外,便于其表面的成形尿道能与其愈合。也可用游离的睾丸鞘膜片来替代皮片,这样不会因取皮而在体表留下疤痕。但从效果看,全厚游离皮

片更好,挛缩少,弯曲复发的可能性小。这一修复中比较重要的是控制阴茎海绵体出血,可用在阴茎根部扎止血带的方法,但时间不能太长,待缝合完成后再开放血流。

保留尿道板的尿道成形术术后并发症的发生率较不保留尿道板明显降低,加之近来很流行的尿道板纵切卷管尿道成形术(Snodgrass'术)操作简单,技术容易掌握,因此有报道在保持尿道板连续性的前提下,将尿道板和与其相延续的近端尿道及尿道海绵体一起从阴茎海绵体上整体游离出来,前端起自冠状沟,后端到尿道球部。尿道球部的血供丰富而复杂,其与会阴部组织的游离技术上要求高,操作难度大,如对解剖不熟悉反而会破坏尿道海绵体的血供。由于尿道下裂尿道板处的海绵体组织的发育较其近端的尿道海绵体差,尿道海绵体的血供绝大部分来自其近端,如此处血供破坏将导致部分或全部海绵体坏死,因此该方法的选择要慎重。我们在伸直阴茎时更倾向于应用图7-5-1所示的方法,在保证尿道海绵体与阴茎海绵体间联系不受影响的情况下将该两者腹侧与阴囊和会阴相连的纤维组织完全离断、切除、伸直阴茎。2013年,Snodgrass本人发现,阴茎弯曲的近端型尿道下裂病人进行TIP手术,为保留尿道板而将尿道板及尿道与阴茎海绵体分离的方法导致了术后尿道狭窄发生率升高。为此他公开表示放弃在这些病人中做TIP,改而切断尿道板进行分期手术。

4. 尿道成形术 这是尿道下裂治疗的最关键部分。尽管尿道下裂至今已报道的手术方式有200余种,尚无一种能被所有医师接受的术式;其术后远期和近期的并发症仍多,发生率也比较高,可以超过50%,尤其尿瘘和尿道狭窄。但从总体上来说,经过200余年的发展,尿道下裂手术方式已经基本稳定下来。每个小儿泌尿外科医师都可以依据自己的培养经历、知识水平、技术熟练程度以及病儿的具体情况而找到一种并发症相对少的解决办法。国外,尤其是欧美发达国家,其小儿泌尿外科医师的培训内容和过程非常严格,标准很高,故其执业医师的水平很稳定,尿道下裂的手术效果也比较好。国内,由于小儿外科医师的培训体制尚未建立,可以独立执业的标准也不明确,尿道下裂的治疗水平和效果参差不齐,具备相当治

疗水平又能够开展全方位尿道下裂治疗的医院主要还是集中于大城市。

尿道下裂尿道成形术的首要问题是选取合适的组织材料用于尿道重建。可采用的材料包括阴茎或阴茎周围的皮肤、局部组织皮瓣、周围组织瓣以及游离的生殖系统或非生殖系统的皮瓣、黏膜瓣等。一般来说,用于尿道重建的皮瓣以尿道周围、阴茎或阴茎周围的皮肤组织为主,其薄、无毛发、易于裁剪;从组织特性上讲,其与尿道组织相近,相容性好;另一方面,距离近,容易获取带有血供的岛状皮瓣,成形的尿道容易存活,并且尿道不易狭窄。如目前应用最多的Snodgrass'术,其本质就是将尿道板缝合成管状,另外,如尿道口基底皮瓣(Mathieu's尿道成形术)。临床最通用的是包皮内板岛状皮瓣,即离断包皮内板但保留其血管的连续性。

5. 阴茎头成形 尿道下裂的阴茎头往往比较扁平,既往采用在阴茎头做隧道的方法进行远端尿道和尿道口的重建,从长期来看,外观难以令人满意。我们的观点是,为达到美观的效果,所有的病人都应进行阴茎头成形。在保留尿道板的手术中,我们一般将沿尿道板两侧的平行切开往远端延伸至阴茎头尖,在阴茎头尿道沟的两侧进行切开;在横断尿道板的手术中,我们将阴茎头腹侧正中尿道沟的两侧进行平行切开,尿道成形的组织与其进行吻合,由于有尿道沟,使得尿道外口狭窄的发生率大大降低。远端尿道成形后再将尿道沟平行切开的两侧阴茎头组织与其深面的阴茎海绵体分离出来,形成阴茎头翼,无张力地覆盖于新尿道的腹侧。

由于背侧的包皮堆积,一般在背侧包皮的正中纵行切开,长度依据阴茎的长度而定。再将多余的皮肤组织转移至阴茎的腹侧进行整形缝合。在新尿道的腹侧表面和皮肤之间再覆盖一层带血供的皮下组织瓣,可减少尿瘘的发生,也可选择睾丸鞘膜覆盖。

第七节 常用手术方法介绍

合适手术方式的选择要综合评估尿道下裂尿道口的位置、阴茎大小及弯曲程度以及阴茎皮肤情况后作出。其中尿道开口的位置及阴茎弯曲的

严重程度是主要因素。

尿道下裂尿道成形术对术者的操作技术要求很高，术者必须把握尿道下裂以及正常阴茎的解剖特点，对各主要术式有相当的经验，在此基础上，针对病人个体的病变特征，尽量采用自己最为熟悉和有把握的手术方式。从我们的经验来看，带蒂横行包皮内板岛状皮瓣应用的范围最广，术者应牢固掌握其技术特点和关键之处。

1. **尿道口前移、阴茎头成形术（meatal advancement and glanuloplasty incorporated procedure，MAGPI）** 1981 年由美国费城儿童医院的 Duckett 首先报道，主要适用于尿道开口位于阴茎头、冠状沟附近，开口腹侧的皮肤发育比较好，没有阴茎弯曲的病例。如术中未触及尿道，也不进行尿道重建，术后不会发生尿瘘。MAGPI 操作简单，只要病例选择适当，术后效果很好。从我们医院的经验来看，如尿道缺损的距离较长，术后会发生阴茎头向腹侧弯曲，而阴茎腹侧尤其尿道口的皮肤发育不良，也会出现尿瘘，故一定要严格掌握手术适应证。

2. **尿道口基底皮瓣尿道成形术（也称 Mathieu's 术或 Flip-flap 术）** 1932 年由 Mathieu 首先报道，适合于无阴茎下弯的冠状沟型、冠状沟下型及尿道口位于阴茎体前端 1/3 的病例。其手术的基本点是利用尿道口腹侧的皮肤，按尿道缺损的长度，以尿道口腹侧边缘为基底部游离皮瓣，与尿道口远端的尿道板吻合，形成尿道。分离皮瓣时要注意保护皮下组织中的血管。Mathieu 术要求阴茎头发育良好，阴茎腹侧皮下组织充裕，尿道缺损不长，在这种情况下该方法成功率高，术后外观满意。有报道术后可不用留置导尿管，可直接排尿，并发症发生率没有增加。如尿道口腹侧皮肤菲薄，则无法形成有丰富血供的皮瓣，手术基本会失败，因此对这部分病人还是采用其他方法为好。

3. **带蒂横行包皮内板岛状皮瓣尿道成形术** 具体包括卷管术（也称 Duckett's 术，或者 Island Tube 术）和 Onlay 术（或者 Island Onlay 术，中文也称尿道板加盖术）两种，分别于 1980 年和 1986 年由美国费城儿童医院的 Duckett 报道。手术的关键是在背侧包皮内板处按尿道缺损的长度横行裁取带蒂岛状皮瓣，转移至阴茎腹侧，在卷管术中由于未保留尿道板，全部新尿道均由皮瓣缝合形成；而在 Onlay 术中，带蒂岛状皮瓣与保留的尿道开口远端的尿道板相吻合形成新尿道。卷管术主要用于阴茎弯曲严重，必须切断尿道板才能伸直阴茎的病例；而 Onlay 术要求尿道板发育好，无阴茎下弯，或阴茎下弯的程度不严重，通过阴茎背侧白膜折叠、紧缩的方法可以矫正，尿道板可以保留。Onlay 术由于应用了血运比较丰富的尿道板，术后尿瘘、尿道狭窄等并发症均很少。

包皮具有取材方便，抗尿液刺激，血运丰富，邻近尿道口等优点，是成形尿道的良好材料。阴茎皮肤及包皮外板由阴茎背浅动、静脉浅层供应，包皮内外板交界处及包皮内板由阴茎背浅动、静脉深层供应。带蒂横行包皮内板岛状皮瓣法技术上的关键是将供应阴茎包皮皮肤的两层血管分离，既能保证岛状包皮内板瓣的血运，又避免了阴茎皮肤、包皮外板坏死。该手术的缺点是操作复杂，手术技巧要求高，需积累经验方能取得满意效果，但如术者熟练掌握该技术，术后并发症的发生可控制在 10% 左右，阴茎的外观比较满意。而且获取岛状皮瓣的技术在尿道成形术后尿瘘的修补中也非常有用。

4. **Snodgrass' 术（尿道板纵切卷管尿道成形术）** 1994 年由美国休斯顿儿童医院 Snodgrass 首先报道，是近年来治疗尿道下裂最为流行的一种术式。其先将尿道开口远端的尿道板正中纵行切开，达到扩展尿道板宽度的目的，再将其包绕 8Fr 导尿管进行缝合。主要优点为：①新尿道取材方便，操作简单，手术成功率高；②新尿道与原尿道没有环形吻合口，最大限度地避免了术后尿道狭窄的发生；③利用阴茎背侧血供良好的肉膜组织转至腹侧覆盖于新尿道的腹侧，减少了尿瘘的发生；④术后尿道外口呈裂隙状，接近正常尿道外口，阴茎外形美观。最初报道的 TIP 手术主要应用于远端型尿道下裂，但随着经验的增加，应用于近端型及尿道缺损比较长的病例也有报道，但 2013 年 Snodgrass 本人发现，阴茎弯曲的近端型尿道下裂病人进行 TIP 手术，术后尿道狭窄发生率比较高，他放弃在这些病人中做 TIP，改而切断尿道板进行分期手术。因此，做 TIP 手术的阴茎必须没有下弯或程度不严重，可以通过阴茎背侧白膜折叠的方法矫正。目前该手术也被认为是尿道下裂手术失败后再行尿道成形的首选方法。

5. 阴囊中缝皮肤岛状皮瓣尿道成形术 阴囊纵隔有固定血运,可使用与其相连的阴囊中缝皮肤带蒂修复尿道下裂。手术需充分松解阴囊皮下组织,保护中缝的供应血管,做成岛状皮瓣,缝合皮瓣形成尿道。由于阴囊纵隔血供丰富,组织愈合能力强,术后尿瘘发生率很低。但手术争论很大,主要问题是阴囊皮肤长有毛发,远期可能并发结石。因此不建议将该术式作为尿道下裂的首选治疗手段,仅适用于包皮、阴茎皮肤少,阴囊纵隔发育好的尿道下裂再手术病例。

6. 游离移植物代尿道 用于尿道成形的游离移植物很多,如包皮、膀胱黏膜、口腔颊黏膜、睾丸鞘膜以及大隐静脉等。使用这类材料争议甚多,一般认为较之带蒂组织,该类尿道成形材料本身无血运,易挛缩,容易导致尿道狭窄,只能作为反复多次手术失败后,尿道成形缺乏替代材料时用。而且这些游离的移植物如膀胱黏膜和口腔颊黏膜,尚需在其他正常部位取材,造成机体的额外伤害。

但是,近年来口腔颊黏膜在尿道下裂尿道成形术中的应用明显增多,并且从主要应用于以前手术失败的病人到应用于阴茎发育小、包皮发育差、尿道板发育不良伴有阴茎弯曲的近端型尿道下裂初次手术的病人。在这些病人中,口腔颊黏膜主要应用于分期手术的一期,将口腔颊黏膜平铺于尿道开口远端的阴茎海绵体的腹侧,类似于尿道板重建。由于口腔颊黏膜没有血供,为促使其血供重建,必须将黏膜片紧紧压在阴茎体部,待其成活,6个月后进行二期尿道成形术。

较之全厚皮片,口腔颊黏膜的固有层薄,血管重建早而容易,黏膜不易挛缩,而且获取简单方便,黏膜供区损伤小,恢复快。口腔颊黏膜在1941年就被Humby首先报告用于尿道下裂成形术后失败的病例,但该方法没有被广泛推行起来,反而是膀胱黏膜作为材料进行尿道下裂成形术的报告逐渐增多,尤其是整形外科医师喜欢用。随着膀胱黏膜尿道成形术的并发症如尿道开口狭窄、开口处黏膜增生等报告的增多,以及获取膀胱黏膜需切开下腹壁的皮肤造成病人外观异常,1992年,Burger重新报告使用口腔颊黏膜进行尿道重建。其后相继有报告应用口腔颊黏膜于尿道下裂、尿道上裂和尿道狭窄,方法包括用其卷管

和做Onlay,尤其是1995年,英国整形外科医师Bracka重新倡导分期手术后,口腔颊黏膜的应用越来越多,而且并发症的发生率也明显下降。由于分期手术相对于获取岛状皮瓣方便许多,其应用有向普通尿道下裂病人扩展的趋势。从我们自己的经验看,口腔颊黏膜还是应该应用于反复多次手术而没有足够的局部组织材料或者阴茎发育不良,尿道板、包皮等组织不够的情况,毕竟获取黏膜片会增加病人的损伤,有病人口腔黏膜取材处会发生疤痕愈合,导致张口和咀嚼困难。

总体上来说,如表7-5-1所示,远端型的尿道下裂主要的手术方法是尿道口前移和Snodgrass的尿道板纵切卷管方法,阴茎体部型的Snodgrass和带蒂皮瓣的方法各占一半,近端型主要还是带蒂皮瓣的方法占了绝大多数。这个统计符合目前的实际情况。

表 7-5-1 主要尿道成形方法在各型尿道下裂初次手术中的应用情况

	尿道口前移	尿道板纵切卷管	带蒂皮瓣	其他
远端型	47%	43%	5%	5%
阴茎体部型	2%	51%	47%	
近端型	13%	78%	9%	
总体情况	37%	40%	18%	5%

第八节 与手术相关的一些问题

1. 分期手术和一期手术的选择 英国的Bracka医师在1995年对600例各种类型尿道下裂采用游离包皮皮片和口腔黏膜进行分期手术后,使得Cloutier在1962年发表的工作重新获得了关注,分期手术成为目前美国Snodgrass医师治疗近端型伴严重阴茎弯曲尿道下裂的制胜法宝。Snodgrass和Bracka认为目前的世界只需要两种手术:TIP和分期手术,就可以解决所有尿道下裂的问题。患儿家长对手术的一期成功期待很高,但并不应以此来强调一期手术的正当性。有时对阴茎发育差、弯曲严重、尿道开口位于会阴附近的病例,先矫正阴茎弯曲或者先完成近端部分的尿道成形,再进行二期手术,效果反而更令人满意。

而且从现在的总体趋势看,分期手术的比例有增加之势。这里既有临床上阴茎发育差、弯曲严重、尿道开口位于会阴附近的病例越来越多的情况,也有病人不断增加,医师数量少,为缩短手术时间,选择相对比较简单的分期手术的方法,还有就是家长的期望越来越高,医师为尽可能地提高手术成功率,减少医疗纠纷发生的可能而采用分期手术,毕竟二期手术术后短期并发症的发生要低一些,而且手术难度可以降低。

作者认为,从医学伦理和医学发展的角度,应该千方百计地追求尽最大可能减少病人因为手术而导致的痛苦和损伤,包括麻醉可能导致的风险。因此,能够有把握一期完成的手术应尽可能一期完成。对具体的每一位医师,应该根据病人的具体情况和术者本人的技术特长,采用对病人最安全、最有把握、最合理的措施。如果医师认为需分期手术,就应该分期手术。

2. 术后的尿液引流问题 除极少数采用膀胱黏膜代尿道而需要切开膀胱的病例,以及因前列腺囊而导致导尿管无法插入膀胱的病例需行膀胱造瘘外,我们在尿道下裂尿道成形中均采用6或8Fr的小儿胃管(导尿管)进行尿道支撑和尿液引流,对手术成功率无负面影响,而且没有膀胱造瘘,术后患儿恢复快,容易管理和护理。导尿管于术后12~14天拔除。

3. 术后镇痛及用药 阴茎因感觉神经分布密集,术后很痛,应给以镇痛处理。常用的方法包括口服或肌注止痛药、镇静剂,也可应用镇痛泵,于术后24~36h经静脉持续给予药物。对年龄小的患儿,可于术后给予骶管麻醉。为防止、减轻膀胱刺激症状,导尿管不要插入膀胱太多,一般2~5岁的小儿,导尿管插入15cm,即导尿管头端进入膀胱颈部约1~2cm即可,并同时给予盐酸丙迷嗪或舍尼亭等抑制膀胱痉挛的药物。术后可给缓泻药以防患儿长时间卧床引起便秘、出现排便困难,导致阴茎切口疼痛和出血。对年龄较大的患儿,为防止阴茎勃起,应给予雌激素。

4. 创面和切口的包扎处理 理想的阴茎包扎物是不粘连、有一定张力、柔软并有弹性、允许组织轻度的肿胀。我们常规于术后用海绵包扎阴茎,既起到压迫止血,又不至影响创面血供的目的。一般术后5天将海绵敷料拆除,此后创面开放至导尿管拔除,无需特殊护理,每天可于阴茎腹侧,从会阴往尿道外口方向轻轻挤压,使分泌物从尿道口排出。但有人认为包扎与不包扎不影响手术成功以及伤口的愈合,而且不包扎可使小儿感到舒适。

5. 手术中的细节

(1)电刀和电凝:在尿道下裂手术中尽量少使用,以免破坏组织的活力和愈合能力。如果一定要用,选择双极电凝。

(2)手术器械:需要锋利的眼科剪刀,精细镊子,适合于6-0可吸收线的稳固持针器。我们的操作基本都用眼科剪,很少用刀,如用一般用15号的小圆刀片。

(3)止血带:国外医师常在尿道成形术中用止血带在阴茎根部绑扎以减少出血,但我们很少用,除非要涉及海绵体的切开或进行人工勃起。国外也常用血管收缩药物(1:200 000稀释的肾上腺素混合利多卡因)预先注射于要切开处,用于止血,我们很少采用。

(4)纱布:可用于间隙性压迫止血,也可用纱布吸上冰盐水或肾上腺素溶液或两者的混合液进行压迫止血。

对上述止血问题,我们的经验是如果操作精细,将所有的分离控制在阴茎海绵体白膜的外面,不切入海绵体,出血都可以控制,包括阴茎头翼的分离。如果发生切入海绵体的情况,可以先压迫,如无效,用6-0的可吸收线缝合切开处。因此近5年来,作者所在的医院尿道下裂手术基本不用电凝。

(5)放大镜:国外医师常戴3倍的光学放大镜进行手术,一副的费用在1万元左右,国内正在逐步使用。

(6)抗感染:国外尿道下裂尿道成形术是门诊手术,术后即出院回家,抗生素口服一周左右。国内的家属尚未形成或理解这一概念及相关措施,我们往往会静脉用广谱抗生素一周左右。

第九节 术后并发症

尿道下裂尿道成形术后最常见的并发症是尿瘘和尿道狭窄。其他包括出血、血肿形成、伤口感染、伤口愈合不良、尿道口狭窄、尿道憩室等。

1. 出血和血肿 阴茎血供丰富,尤其是阴茎头部位,如手术者掌握不好,会切入海绵体,如处理不当,是出血难以控制的原因。如切入不深,可简单压迫止血;如很深,可用6-0的可吸收线缝合。电凝止血的效果并不好。阴茎头处海绵体的破口出血,可不做处理,当将两侧的阴茎头翼在中线靠拢缝合时形成的压力即可止血。阴囊部位的出血因组织疏松,难以依靠组织对合的方法进行止血,但此处可用电凝止血;如感觉把握不大,术后可在阴囊创面处进行压迫,一般24~48h即可。

我们也碰到过术后阴茎大量出血的情况,主要还是阴茎头部位的出血处理不当,如经压迫无效,建议立即探查。

血肿并不多见,如发生也常在阴囊部位,但比较大的血肿可致伤口裂开。

2. 尿道口狭窄 采用在阴茎头保留尿道板并进行吻合的方法后,我们已很少碰到尿道口狭窄的情况了,如发生,常常是由于手术的关键技术把握不好,如新尿道口径太小、尿道口太窄或者阴茎头游离不够所致。一旦发生,可进行尿道口扩张或者尿道外口切开,其对中等程度的尿道口狭窄基本还是有效的。

3. 尿道狭窄 多见于吻合口处,但随着成形尿道与原尿道口做斜面吻合,我们病例中吻合口处的狭窄发生率明显下降,而采用未保留尿道板的尿道成形术的病例于成形尿道中段处(此处为单纯卷管)的狭窄反而相对增多,其发生原因主要是此处组织的血运差,愈合不良。相对来说,用游离皮瓣重建的尿道,其狭窄发生率明显要高。尿道狭窄一旦发生,除少部分病例可采用尿道扩张解决外,一般都需手术治疗。对狭窄严重、有尿外渗、局部组织水肿的病例,可先于狭窄的近端进行尿道造瘘,待3~6个月组织愈合后再行尿道成形或其他处理,效果比较好。有报道用微创的方法,如经膀胱镜冷刀切开严重的尿道狭窄。

4. 尿瘘 尿瘘是尿道成形术后最常见的并发症,发生率在1%~50%,多发生在冠状沟及尿道吻合口处,主要原因是局部组织缺血、坏死和感染,因此尿道成形材料健康、有血液供应、手术局部没有积血和积液、尿液引流通畅都是避免尿瘘发生的重要措施。小的尿瘘,如缝线针眼处的尿瘘大部分可自行愈合。如不愈合,尿瘘一般要待术后6个月以上,局部皮肤斑痕软化、血液供应重建后再修复。在尿瘘修补前要了解排尿情况,如有尿道狭窄应先处理。

小尿瘘的修补可采用单纯瘘口结扎、切开缝合等简单的方法,但对大的尿瘘要根据其位置、局部皮肤的条件,以取皮瓣的方法来解决,有时甚至要重新进行尿道成形。

5. 尿道憩室 由于成形的新尿道缺乏正常尿道的海绵体组织支持,可由于远端狭窄造成其近端的成形尿道呈憩室状扩张,但也有相当部分尿道憩室的病例并无远端尿道狭窄存在。对程度较轻的、涉及范围小的憩室,在尿道扩张解除狭窄后,有一部分可好转。而大的尿道憩室必须进行重建手术,手术时应注意对憩室壁组织血供的保护,其可用作尿道成形的材料。

6. 阴茎弯曲和扭曲 阴茎弯曲主要和阴茎腹侧尿道海绵体发育不良形成的纤维索带组织未能完全切除,或为保留尿道板而阴茎未能完全伸直有关。因此对阴茎弯曲严重的病例,要在术中做人工阴茎勃起,观察阴茎伸直的效果。如经阴茎皮肤游离、腹侧的纤维组织切除后仍有弯曲,还是应切断尿道板。还有一小部分阴茎再度弯曲与尿道重建后新尿道周围组织的广泛纤维化有关。严重的阴茎再度弯曲,一般指弯曲大于30°,需要再次手术处理,可能还要重做尿道成形。阴茎扭曲主要和尿道成形材料的血管蒂紧,或阴茎皮肤整形覆盖时未注意对称和平衡有关。一般90°左右的扭曲并不会影响阴茎的功能,可不处理。

7. 创面裂开 创面裂开主要与组织或皮瓣血供差、尿道成形或阴茎头成形后相关组织的张力太大、过度使用电刀导致组织失活以及血管蒂损伤、血肿形成有关,一般都需重新手术。

8. 尿道下裂残废 1970年,Horton 和 Devine 将经过多次不成功的尿道下裂纠治术后的阴茎畸形定义为"尿道下裂残废"。这些病人往往已没有可以利用的阴茎上的或其周围组织进行尿道成形,比较可行的尿道成形方法是尿道板纵切卷管尿道成形术、口腔颊黏膜尿道成形术、阴囊中缝皮肤岛状皮瓣尿道成形术,有时甚至要采用其他部位的带蒂皮瓣。这些人需要比较彻底的去除阴茎中的纤维疤痕组织,所幸这样的病人不多。

对需要再次手术的病人,一定要在前次手术

6个月后,等阴茎局部水肿、感染、炎症全部消退,完全康复后才能进行。

9. 麻醉和尿道下裂并发症的关系 尿道下裂尿道成形术常用骶管麻醉,维持时间长,比较安全。但最近有一些研究提出骶管麻醉与术后并发症,如尿道瘘、阴茎头裂开和尿道开口狭窄有关。当然也有人认为尿道下裂的严重程度是与术后并发症直接相关。

骶管麻醉引起血管扩张、静脉血流减慢、淤滞,阴茎充血肿胀,可能使得术中和术后局部组织的反应和修复能力下降,增加了术后并发症的风险。当然这仅仅是推测。

第十节 长期随访

国内外尿道下裂的长期随访结果显示,近端型尿道下裂术后并发症的发生可以高达50%以上,一些病人甚至并发两种以上的并发症,而且超过50%的病人对于自己的阴茎外观很不满意。在婴幼儿期接受尿道下裂手术的青春期男性其尿流率显著低于同龄正常人,并且其尿流率下降的可能性随着阴茎弯曲的严重而增加。由于成形尿道缺乏尿道海绵体支撑,普遍缺乏弹性,故尿道下裂术后的病人尿流率曲线多数呈梗阻型。一些病人术后出现排尿功能异常,如超过39%的近端型尿道下裂病人有排尿困难,包括排尿延迟以及排尿滴沥现象。但是只有不到50%的尿道下裂尿道重建手术并发症是发生在术后第一年,一些病人在青春期重新出现阴茎弯曲,影响阴茎功能,引起性交障碍;或者对阴茎外观不满引起心因性勃起功能障碍。远期随访后发现,运用背侧折叠术矫治阴茎下弯,阴茎弯曲复发率可达7%~21.4%。由于阴茎进入青春期后其长度、周径以及阴茎头形态等各方面指标均会有显著改变,而且这种改变根据个体激素水平以及对激素敏感程度的差异而各异,故在婴幼儿期进行的尿道重建、阴茎和阴茎头整形手术并不一定能匹配上述的巨大变化。因此尿道下裂病人术后的长期随访是必须的,而且需要随访到病人度过青春期、进入成人期、甚至完成婚育,方能对治疗效果做出比较准确可靠的判断。

虽然尿道下裂的随访非常重要,但就目前而言,无论国内还是国外都缺乏随访的标准化指标以及数据,绝大多数有关随访的论文与研究都是基于观察性分析,而对手术修复的要求甚至并发症的定义都缺乏客观的标准。用来评价尿道下裂手术的量表纷繁复杂,包括"阴茎外观客观评分表""尿道下裂客观评分系统""儿童生活质量评分量表"等不一而足,但却无一能真实、有效、准确地反应实际效果。对于有关性功能以及随之而来的心理问题的评估方法更是少之又少。因此目前亟须建立一套行之有效并简单客观的评价与随访标准,否则对于尿道下裂手术效果的评估将始终处于摸索与混乱的阶段。

尿道下裂长期随访的另一大问题在于失访率过高。由于病变部位的特殊性,导致一些病人及其家属即使在阴茎外观和功能不甚满意的情况下,仍不愿在术后重新回到医院复查。也有些病人则是由于家庭经济条件、自身工作特性以及患儿学业的限制,尤其是居住地点与手术医院不在一个城市,往往无法承受多次异地往返所耗费的费用与时间,最后被动失访。还有病人则是受家庭文化程度局限,无法理解长期随访的重要性,认为初期手术成功即为治愈,没有必要多次随访,从而失访。更为关键的是,国内很多小儿泌尿外科医师仍还没有建立起长期随访、长期管理的理念、制度和流程,仅仅满足于近期疗效数据统计分析,而对远期疗效缺乏认识,既不主动要求病人前来做长期随访,也不宣教长期随访的必要性,甚至将青春期病人推诿给成人医院与科室。

由于尿道下裂之类先天性畸形治疗的长期性和复杂性,国外儿童医院泌尿外科都配备了专门人员进行这些病人长期管理,应对他们从儿童、青春期向成人转变时可能出现的各种情况,解决成人泌尿外科医师对病人原发的泌尿系统畸形诊治不够熟悉、并发症认识不够准确、处置不够合理的问题,实现病人从儿童至成人健康管理的无缝衔接,从而也形成了一个新的专业,即所谓"转换医疗(transitional health care)"。

（陈 方）

参 考 文 献

1. Duckett J. The island flap technique for hypospadias repair. Urol Clin North Am, 1981, 8: 503-511.

2. Snodgrass W. Tubularized incised plate urethroplasty for distal hypospadias. J Urol, 1994, 151: 464-465.

3. Bracka A. A versatile two-stage hypospadias repair. Br J Plast Surg, 1995, 48: 345-352.

4. Snodgrass WT, Granberg C, Bush NC. Urethral strictures following urethral plate and proximal urethral elevation during proximal TIP hypospadias repair. J Pediatr Urol, 2013, 9: 990-994.

5. Long CJ, Chu DI, Tenney RW. Intermediate-Term Followup of Proximal Hypospadias Repair Reveals High Complication Rate. J Urol, 2017, 197(3 Pt 2): 852-858.

6. Taicher BM, Routh JC, Eck JB, et al. The association between caudal anesthesia and increased risk of postoperative surgical complications in boys undergoing hypospadias repair. Paediatr Anaesth, 2017, 27(7): 688-694.

7. 陈方, 张潍平. 重视尿道下裂的长期随访. 中华小儿外科杂志, 2017, 38(12): 881-882.

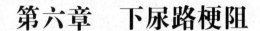

第六章 下尿路梗阻

第一节 后尿道瓣膜症

后尿道瓣膜症（posterior urethral valves）是男性儿童先天性下尿路梗阻中最常见的疾病。估计发病率为1/8 000~25 000。Young（1919）首先详细描述了本症，并做了合理分型。1937年的Campbell报道了55例后尿道瓣膜。但实际上真正被广大医师认识是在20世纪50年代后期、60年代初期，排尿性膀胱尿道造影（VCUG）作为常用诊断方法以后。国内的施锡恩与谢元甫（1937）曾报道后尿道瓣膜5例。由于该病多见于小婴儿、新生儿，症状常表现为呼吸困难、尿路感染、生长发育迟滞、营养不良等，经常被误诊为内科系统疾病，所以必须与内科医师密切合作，做出正确的诊断及治疗。黄澄如（1987）报道了国内例数最多的后尿道瓣膜症。后尿道瓣膜的病因尚不十分明确，家族倾向不明显，但有同卵双胞胎均发病的报告。

一、后尿道瓣膜病理生理研究的历史以及现状

（一）病理

后尿道瓣膜可分三型：

1. **Ⅰ型** 最常见，占引起梗阻瓣膜的95%。形态为一对大三角帆样瓣膜起自精阜的腹侧远端，走向前外侧膜部尿道的背侧，两侧瓣膜汇合于后尿道的背侧中线，中央仅留一孔隙。可逆行插入导尿管，但排尿时，瓣膜膨大，突入膜部尿道，甚至可达球部尿道，导致梗阻。

2. **Ⅱ型** 黏膜皱褶从精阜走向后外侧膀胱颈，目前认为不造成梗阻，甚至有人否认其存在。

3. **Ⅲ型** 该型占梗阻性后尿道瓣膜的5%。该类瓣膜位于精阜远端膜部尿道，呈环状隔膜样，中央有一孔隙。瓣膜主要成分为黏膜。同Ⅰ型瓣膜一样，可逆行插入导尿管，但排尿时瓣膜膨出突入后尿道或球部尿道，造成梗阻。形成的原因推测为尿生殖膈分化不全所致。

Ⅰ、Ⅲ两类瓣膜的病理构成虽不相同，但临床表现、治疗方法及预后均无明显区别，甚至尿道镜检查也难以辨别。

（二）病理生理

后尿道瓣膜于胚胎形成的早期就已出现，可引起泌尿系统及其他系统的发育异常及功能障碍。

1. **肺发育不良** 胎儿尿是妊娠中、后期羊水的主要来源。后尿道瓣膜的胎儿因肾功能差，排尿少，导致羊水减少。羊水过少妨碍胎儿胸廓的正常活动及肺在子宫内的扩张，造成肺发育不良。出生后患儿常有呼吸困难、发绀、呼吸窘迫综合征、气胸及纵隔气肿，多死于呼吸衰竭，而不是肾衰竭及感染。目前，有肺发育不良的患儿死亡率达50%。

2. **肾小球、肾小管异常**

（1）肾滤过功能不良：主要原因系肾发育不良，肾表面有许多小囊泡，肾质地变硬。根据动物实验推测，在原始后肾胚基生成时，因尿路梗阻、反流使肾曲管内压力增高而造成肾发育不良。也有人认为，肾发育不良的原因是中肾管旁的输尿管芽位置异常。

（2）肾小管功能异常：后尿道瓣膜造成上尿路压力增高，可破坏肾的集合管系统，造成肾小管浓缩功能障碍，尿量增多，尿比重下降，其尿量可以是正常尿量的2~4倍，即获得性肾性多尿症或肾性糖尿病。无论液体摄入量多少及有无脱水，尿液排出均增多，从而使输尿管逐渐扩张，同时也增加了膀胱容量。膀胱内压增高，加重上尿路的损害，形成恶性循环。

（3）上尿路扩张及膀胱输尿管反流：后尿道瓣膜多合并程度不同的肾积水、输尿管扩张。其原因除膀胱输尿管反流外，还有因后尿道瓣膜引起的膀胱内压力增高，使上尿路尿液引流不畅。肾集合管系统被破坏，尿浓缩功能差引起多尿。治疗后尿道瓣膜，部分患儿的肾积水、输尿管扩张应有所减轻，但还有很大一部分上尿路改变不明显。其原因可能是尿道瓣膜切除后，膀胱功能异常。如尿道瓣膜切除后上尿路扩张无变化，尤其经常伴有泌尿系感染时，应怀疑膀胱输尿管连接部梗阻及输尿管蠕动功能异常。但真正的膀胱输尿管连接部梗阻并不多见。后尿道瓣膜合并膀胱输尿管反流占40%~60%，有的甚至报道更高。双侧反流多见于1岁以下婴儿。单侧反流与年龄无关。单侧反流多见于左侧，即使在右侧一般也较轻，容易恢复。

（4）膀胱功能异常：原来后尿道瓣膜病人合并膀胱功能异常不被认识，后来随着尿动力检查普及，发现后尿道瓣膜病人中大部分有不同程度的膀胱功能异常。手术前检查就可以发现膀胱功能异常，即使尿道瓣膜切除术后仍有尿失禁、上尿路扩张。大量资料表明尿道瓣膜切除术后经过尿动力检查约75%有膀胱功能异常。尿动力学的主要表现为逼尿肌不稳定、膀胱低顺应性及膀胱容量小，晚期可表现为肌源性衰竭。继发于胎儿期尿路梗阻的膀胱肥厚导致排尿压持续增加，膀胱在代偿期尚可完全排空，但增高的排尿压导致膀胱壁逐渐重构，进一步增加排尿压并最终导致排空障碍，残余尿增多。1982年，Mitchell提出"瓣膜膀胱综合征"的概念，用以解释部分后尿道瓣膜患儿术后仍存在膀胱功能异常，导致肾输尿管积水不缓解和尿失禁的现象。瓣膜膀胱可能是由于瓣膜形成于膀胱胚胎发育前，导致膀胱出现组织学改变，包括平滑肌肥厚增生、胶原亚型比例颠倒、肌球蛋白含量改变、弹性纤维增加和细胞外基质沉积等，使膀胱壁较正常增厚、扭曲，故膀胱收缩力及顺应性下降，进而导致充盈期膀胱内压力升高。尽管早期成功行瓣膜切除术，上述膀胱组织学改变依旧是不可逆的，可能最终导致后尿道瓣膜患儿膀胱功能异常。膀胱功能异常可使膀胱内压增高，残余尿量增多而导致肾输尿管积水无好转，最终导致肾功能恶化。

二、后尿道瓣膜的诊断现状以及展望

后尿道瓣膜在新生儿期可有泌尿系感染、排尿费力、尿滴沥，甚至急性尿潴留，可触及胀大的膀胱及部分重度积水的肾、输尿管，有时即使尿排空也能触及增厚的膀胱壁，也可有因肺发育不良引起的呼吸困难、发绀、气胸或纵隔气肿。腹部肿块或尿性腹水压迫横膈也可引起呼吸困难。婴儿期可有生长发育迟滞或尿路败血症。学龄期儿童多因排尿异常就诊。表现为尿线细、排尿费力，也有表现尿失禁、遗尿。少数病人甚至没有发现症状，做检查时发现。

（一）诊断现状

1. 产前诊断及处理 产前超声检查可于胎儿期检出先天性尿路畸形。后尿道瓣膜症被检出率位于肾盂输尿管连接部梗阻、巨大梗阻性输尿管之后，居第三位。在产前检出的尿路畸形中，后尿道瓣膜症约占10%。超声检查有以下特点：①常为双侧肾输尿管积水；②膀胱壁增厚；③前列腺尿道长而扩张，"锁眼征"；④羊水量少。

2. 产后诊断 除临床表现外，排尿性膀胱尿道造影、尿道镜检是最直接、可靠的检查方法。

排尿性膀胱尿道造影（VCUG）可见前列腺尿道伸长、扩张，尿道瓣膜有时可脱垂至球部尿道（图7-6-1）。梗阻远端尿道变细；膀胱颈肥厚，通道比后尿道细小；膀胱边缘不光滑，有小梁及憩室形成。常伴有不同程度的输尿管反流。

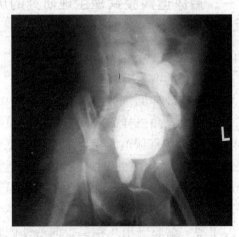

图 7-6-1 VCUG 示后尿道瓣膜

膀胱尿道镜检查往往安排在术前与手术同期进行。于后尿道可清晰地看见从精阜腹侧两侧发出的瓣膜走向远端,于尿道背侧汇合,在膜部尿道呈声门样关闭。尿道镜进入膀胱顺利,但退出经过瓣膜时有过门槛样梗阻感,通常可见到膀胱内有小梁及憩室形成。

静脉尿路造影可发现肾浓缩功能差及肾输尿管积水,有时可清晰观察膀胱形态甚至扩张的后尿道;肾核素扫描能了解分肾功能,尤其是手术前后对比肾脏功能恢复情况;B型超声可观察整个尿路形态及肾内乳头形态,肾乳头形态消失、变形者提示肾脏功能受损严重。

所有的后尿道瓣膜病人都应该做尿动力学检查,了解膀胱功能,有无膀胱出口梗阻。术前术后测定尿流率有重要的临床意义。术后尿动力学复查可了解膀胱功能的改善情况。

(二)后尿道瓣膜诊断展望

伴随超声检查水平的提高,产前诊断尿道瓣膜的准确率会逐渐提高,为诊断以及判断预后提供依据。妊娠24周以前就诊断为后尿道瓣膜的病例往往预后差;妊娠24周以后诊断后尿道瓣膜、羊水减少不多的病例往往预后好。

三、后尿道瓣膜治疗策略

(一)产前干预

由于肺发育不良、肾衰竭是新生儿期后尿道瓣膜病人死亡的主要原因,所以,很多医师主张对胎儿期诊断的后尿道瓣膜应根据相应的指征进行干预。但是,产前干预有一定的危险性。首先,产前诊断后尿道瓣膜有一定误差,而且产前治疗可造成宫内感染、流产等并发症。治疗的原则是做羊水膀胱引流。术式较多,常用的有胎儿开放性膀胱造口,经胎儿镜于膀胱与羊膜腔之间放置引流管,甚至还有人尝试用经皮内镜切除尿道瓣膜。

早期文献报道羊水量恢复正常可防止肺发育不良,提高患儿存活率,然而因缺乏对照组,无法证明其有效性。近年来,有文献报道,下尿路梗阻中胎儿开放性膀胱造口与保守治疗的对照研究,但因缺少入组患儿及终止妊娠,最终每组仅有12例活产儿。研究显示,分流组仅28天内的生存率有改善,两组预后均不良,仅有2名患儿2岁时肾功能正常。而分流组因手术相关并发症和羊膜早破面临更高的流产风险。

无论何种方法,治疗效果、产前干预的必要性仍有待观察探讨。

(二)后尿道瓣膜症病儿的治疗因年龄、症状及肾功能不同而异

对于泌尿系感染重、排尿费力的新生儿、小婴幼儿,主要治疗原则是纠正水电解质失衡,控制感染,引流及解除下尿路梗阻。

有的病儿经尿道插入导尿管即可控制感染。若病儿营养状况差,感染不易控制,需做膀胱造口或膀胱造瘘引流尿液。膀胱造口的优点是不带造瘘管,减少了膀胱刺激症状及继发感染的机会。极少数病儿需要做输尿管皮肤造口或肾造瘘等上尿路引流。

一般情况好转后的婴幼儿及肾功能较好的儿童可用尿道内镜电灼瓣膜。具体方法:采用8F或10F尿道镜(大患儿可用更大口径)经尿道逆行插入膀胱,后退镜体至膜部尿道,冲水时可清晰看到瓣膜张开。主要电灼12点,再补充电灼5点及7点部位。也有主张电灼4、8点。对于初学者,后一种方法更容易掌握。因瓣膜薄有张力,电灼后很快破溃、分离。如果没有电刀,用镰状冷刀也可以操作。

后尿道瓣膜伴发泌尿系感染的发生率约为50%~60%,包皮环切术可以减少83%~92%的泌尿系感染,目前推荐对于一旦诊断后尿道瓣膜,应预防性进行包皮环切术。

(三)后尿道瓣膜合并症的处理

1. **膀胱输尿管反流** 膀胱输尿管反流与治疗效果相关,Johnston(1979)发现反流与死亡率相关,双侧57%,单侧17.4%,无反流9.1%。当然,目前的治疗效果已经有明显改善,但合并双侧反流者效果仍然不佳。一般的经验,后尿道瓣膜症继发的膀胱输尿管反流在电灼瓣膜后有1/3自行消失,1/3在给预防量抗生素的治疗下可控制感染,另1/3反流无改善,反复尿路感染。也有人认为后尿道瓣膜合并膀胱输尿管反流的发病率72%(50%~80%),双侧反流32%。25%~40%膀胱输尿管反流在瓣膜切除术后或者膀胱造口后消失。对于合并输尿管反流的病人一定要复查尿动力学检查,因为膀胱功能不良导致的膀胱内压增高,残余尿量增多,也是输尿管反流不能消失的因素。改进膀胱功能后也能使部分反流好转。是否需要做抗反流手术应根据病人具体情况

而定。手术条件主要包括：输尿管反流导致的反复泌尿系感染；膀胱功能稳定；电灼瓣膜后 6 个月以上。如果膀胱功能异常,输尿管再植手术慎做,很容易复发。对于单侧严重膀胱输尿管反流,可能因肾发育不良,肾脏已无功能(或分肾功能低于 10%),上尿路反复感染,如果对侧肾功能较好可考虑做肾切除。需要了解的是,一侧重度膀胱输尿管反流、肾发育不良,对侧肾脏正常者往往预后好。这是因为一侧积水的肾脏输尿管容纳了大量尿液,缓解了对侧肾脏的压力,保护了肾功能,被称为 pop-off 机制,但是其效果始终存在争议。

2. 膀胱功能异常 一部分患儿经电灼瓣膜后仍持续有排尿困难或尿失禁,上尿路扩张无好转,应考虑为膀胱功能异常。行尿动力学检查经常发现膀胱低顺应性、逼尿肌收缩不稳定、膀胱反射亢进、非抑制性收缩增多;也有膀胱肌肉收缩不良、排尿时腹压增高,残余尿量增多。测残余尿量时最好用 B 超,导尿管测定不准确,因为插管后上尿路内的尿液涌入膀胱,增加了残余尿量。根据尿动力学检查结果制订相应治疗方案。对膀胱低顺应性、逼尿肌收缩不稳定可相应地用抗胆碱类药物治疗;对膀胱肌肉收缩不良、排尿时腹压增高,残余尿量增多可用清洁间歇导尿。对经过以上治疗无效、膀胱顺应性差、安全容量低者,可用肠道扩大膀胱术以改善症状。膀胱功能改善后上尿路积水部分可好转。

四、后尿道瓣膜治疗的远期效果展望

由于对后尿道瓣膜症的深入认识以及产前诊断、治疗技术的提高,后尿道瓣膜症患儿的早期死亡率大大下降。对后尿道瓣膜症应长期随诊,因有的患儿是在青春期或成年早期发生肾衰竭。后尿道瓣膜合并的肾发育不良造成的肾功能受损很难恢复。血肌酐是观察预后的一个重要指标。1 岁病儿,其血肌酐在 88μmol/L 以下的预后好。病人的病情恶化表现为蛋白尿、高血压及持续血肌酐升高,这类病人最终处理方法是血液透析或肾移植。后尿道瓣膜发展为终末期肾病概率为 10%~47%。高度的膀胱输尿管反流、膀胱功能障碍(膀胱壁增厚和顺应性差)都是制约后尿道瓣膜病人的肾移植因素。肾移植前应评估膀胱功

能,膀胱功能正常的情况下肾移植安全有效。

肾功能预后应该与以下因素有关:

(1)预后好因素:①产前诊断在 24 周以后,24 周以前尿路正常;②B 超检查,至少在一侧肾脏内有正常肾乳头;③肌酐在 88μmol/L 以下;④无膀胱输尿管反流;⑤尿失禁在 5 岁前好转。

(2)预后差因素:①产前诊断在 24 周以前;②B 超检查,双侧肾脏强回声,肾脏内无正常肾乳头;③肌酐在 88μmol/L 以上;④双侧膀胱输尿管反流;⑤尿失禁无好转。

第二节 前尿道瓣膜及憩室

先天性前尿道瓣膜是男性患儿中另一较常见的下尿路梗阻,可伴发尿道憩室,本病较后尿道瓣膜少见。William(1969)报道同期收治病人中有 150 例后尿道瓣膜,17 例前尿道瓣膜,这也是国外前尿道瓣膜例数较多的报道。而国内例数最多的是黄澄如等报道的 50 例前尿道瓣膜(1990)。Firlit(1978)认为后尿道瓣膜发生率 7 倍于前尿道瓣膜,也有人认为前尿道瓣膜少于后尿道瓣膜 10 倍。北京儿童医院连续 10 年收治后尿道瓣膜 97 例,前尿道瓣膜 63 例,因此,前尿道瓣膜的发生率比上述两个报告高。

一、前尿道瓣膜及憩室的病理研究回顾

前尿道瓣膜及憩室的胚胎学病因尚不明确,有可能是尿道板在胚胎期某个阶段融合不全,也可能是尿道海绵体发育不全使局部尿道缺乏支持组织,尿道黏膜因而向外突出。前尿道瓣膜一般位于阴茎阴囊交界处的前尿道,也可位于球部尿道或其他部位。两侧瓣膜从尿道背侧向前延伸于尿道腹侧中线会合。同后尿道瓣膜一样不妨碍导尿管插入,但阻碍尿液排出,造成近端尿道扩张。有的伴发尿道憩室,前尿道瓣膜的 1/3 伴发尿道憩室。黄澄如等报道 50 例前尿道瓣膜中有 15 例伴发尿道憩室。憩室一般位于阴茎阴囊交界处近端的阴茎体部、球部尿道。

憩室分为两种:①广口憩室,若被尿液充满时,远侧唇构成瓣膜,伸入尿道腔引起梗阻;②有颈的小憩室,不造成梗阻,可并发结石而出现症状。憩室后唇不影响排尿。做尿道镜检查时仔细

观察,前尿道瓣膜同样有不造成梗阻的后唇。前尿道瓣膜梗阻造成的泌尿系统及全身其他系统的病理生理改变与后尿道瓣膜相同,也可有膀胱功能异常。

二、前尿道瓣膜及憩室的诊疗策略

患儿有排尿困难、尿滴沥,膀胱有大量残余尿。如憩室被尿液充满时,可于阴茎阴囊交界处出现膨隆肿块,排尿后仍有滴沥,用手挤压肿块有尿排出,若并发结石可被触及。危重病人临床表现与后尿道瓣膜相同。婴幼儿常有反复泌尿系感染、败血症、电解质紊乱、肾功能不全及尿毒症,表现为发热、脓尿、腹部肿块、生长发育迟滞,由此反而忽视排尿困难症状。

诊断除病史、体检外,超声以及肾功能的形态学检查可了解上尿路情况。重度前尿道瓣膜也常引起肾输尿管积水。

排尿性膀胱尿道造影可明确诊断。造影显示阴茎阴囊交界处前尿道近端尿道扩张,伴憩室者可见尿道腹侧憩室影像。梗阻远端尿道极细,膀胱可有小梁及憩室形成,可有膀胱输尿管反流(图7-6-2)。

前尿道瓣膜及憩室和后尿道瓣膜一样可以有膀胱功能异常,需要做尿动力学检查。

对于有电解质紊乱及泌尿系感染的患儿应对症治疗,插导尿管引流下尿路。若上尿路损害严重,应先行耻骨上膀胱造瘘,待一般状况改善后再处理瓣膜。对新生儿、小婴儿可先施尿道憩室造瘘,日后切除憩室,修复尿道。

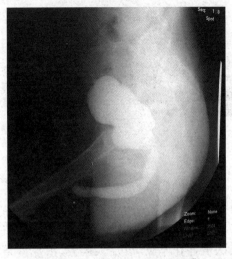

图 7-6-2　VCUG 示前尿道瓣膜

对瓣膜的处理。若为单纯前尿道瓣膜可经尿道电灼瓣膜,简单有效。方法是:经尿道放入尿道镜,于前尿道清晰看到瓣膜,电灼4、6、8点三处。一般电灼6点就可以,但注意电灼6点时勿损伤正常尿道,否则,易造成术后局部尿外渗或形成尿瘘。选用的电刀以钩状最佳,也可用冷刀。

对合并有憩室的病例应采用手术切除,对憩室大、位置明确的病例可直接做阴茎腹侧切口。一般均在阴茎阴囊交界处阴茎腹侧做纵切口,切开憩室,沿中线剪开瓣膜远侧唇后,可见瓣膜破裂成两叶片,切除瓣膜,裁剪憩室,使其口径与正常尿道相一致。缝合尿道,加强皮下各层组织的缝合,以加固尿道腹侧。术后处理和后尿道瓣膜一样,要定期严密随访。

(张潍平)

参 考 文 献

1. 冯杰雄,郑珊. 小儿外科学. 2版. 人民卫生出版社, 2014.

2. Alan Wein, Louis Kavoussi, Alan Partin, et al. Campbell-Walsh Urology, 11th ed. Amsterdam: Elsevier, 2015.

第七章　隐睾

隐睾（cryptorchidism）是常见的先天性泌尿生殖畸形之一，其发病率呈上升趋势，并已成为男性不育的重要原因之一。然而，临床医生对隐睾的认识存在不足、诊疗欠规范，治疗方案差异较大，并且在治疗时机、手术策略、激素干预与否等诸多问题上存在争议。隐睾在足月男婴 1 岁时发病率约 1%~4.6%，早产儿隐睾发生率明显增加，出生体重 <1 500g 的极低出生体重儿，其隐睾的发生率高达 60%~70%。早产儿出生后睾丸会继续下降，至 12 周龄其隐睾的发生率明显下降，接近足月儿水平，双侧占 10%~25%，单侧者中右侧略高于左侧。隐睾主要包括睾丸下降不全（undescended testis）和异位睾丸（ectopic testis）。

睾丸下降不全是指睾丸位于其下降的正常途径上，但未能降至阴囊，常伴有鞘状突未闭；异位睾丸指睾丸已经完成它在腹股沟管的下降过程，但未能降至阴囊，而位于腹股沟、耻骨、会阴、大腿根部等腹股沟外环以外的部位，最常见的部位是腹股沟皮下深筋膜（pouch of Denis Browne）。隐睾是男性不育或睾丸癌变发生的重要原因，双侧隐睾的病人大多不育。临床上将隐睾分为可扪及睾丸和未扪及睾丸两类，约 80% 的隐睾睾丸可扪及。睾丸是否可扪及和其具体位置是选择治疗方案的重要依据。目前，高位隐睾的诊断和治疗方法、隐睾生育能力及癌变等并发症仍存较多争议。

第一节　病因及发病机制研究现状

睾丸的发育及下降至今机制仍不十分清楚。隐睾是因睾丸下降过程中受到某种因素的干扰，未能在出生前下降到阴囊底部所致。其病因及机制虽有很多解释，但尚无定论。目前认为睾丸下降除受睾丸本身发育缺陷影响外，还与内分泌激素、睾丸下降通道解剖结构异常和环境因素等有关。

一、内分泌因素

隐睾的内分泌研究开始于在 20 世纪 30 年代，70 年代才进入系统和全面的研究。1979 年，Biericn 和 Job 详述了对隐睾的内分泌研究，包括实验临床以及内分泌与组织学的关系等。下丘脑 – 垂体 – 性腺轴不仅是维持睾丸发育和男性第二性征的重要内分泌轴，也与睾丸下降密切相关。HCG 和 LHRH 治疗即基于此。该轴存在某种缺陷，特别是 LH 的缺乏可能是隐睾发生的主要原因。Gendre 对新生儿隐睾进行了性激素检测，结果发现出生后 1~4 个月，血清 LH 和 T 均明显低于正常，证实了隐睾出生后早期血清 T 的水平低于正常，垂体 – 睾丸轴功能有降低表现。目前大多认为青春期前隐睾病人的 LH 及 T 应均低于正常同年龄组。同时研究还表明，下丘脑 – 垂体 – 性腺轴任何一环异常都可导致隐睾的发生。但是雄激素影响应是全身性的，因此，不好解释的是临床上单侧隐睾明显多于双侧者，且大多隐睾患儿对激素治疗无效，这些临床现实又强烈地对雄激素理论提出了质疑，因此还有待进一步研究证实。

雌激素是内分泌学研究中另一受关注的激素，20 世纪 50 年代，孕妇常用乙烯雌酚作为激素来支持怀孕，结果发现导致胎儿很高的隐睾发生率和其他生殖器缺陷。动物实验给予怀孕鼠用雌激素干预，导致睾丸下降失败发生率明显升高。人类暴露于外源性雌激素下也可使隐睾发生增加。这些研究证实了高雌激素血症可能是隐睾发生的另一重要因素。其机制可能有 3 条途径：一是阻滞米勒管退化，使副中肾持续存在，阻碍了睾丸的下降；二是过多的雌激素能直接对抗或减弱引带的膨胀或生长,同时雌激素还能直接干扰引带生长所需要的 INSL3 蛋白生成;三是雌激素抑制雄激素的分泌。然而这些研究似乎都是人为造成高雌激素血症所致,缺乏人类正常妊娠时雌激素水平与隐睾发生的相关研究。

综上所述,内分泌与隐睾发生的关系虽已受到广泛关注,但至今在上丘脑 – 垂体 – 性腺轴中到底是哪一个环节或是哪一种激素水平异常所致仍无定论。

二、睾丸引带指引牵拉作用

早在 17 世纪发现人类睾丸下降与睾丸引带有关。1817 年,Seiler 等首先提出睾丸引带"牵引睾丸下降"的概念。其后众多研究结果却不尽相似。支持的论据有:①胚胎 7 月睾丸下降受障时睾丸引带停止生长并缩短一半;②切断能引起睾丸引带收缩的生殖股神经之后啮齿类动物睾丸下降停止;③睾丸引带为一种可收缩的非横纹肌样的横纹肌结构,具备收缩功能。但也有相反的研究结果:从动物实验发现,切断非啮齿类动物的一侧引带,并未阻止该侧睾丸下降;不少人认为在胚胎中,睾丸引带与阴囊只有轻微附着,不足以产生对睾丸的牵拉;组织学研究证明,睾丸引带缺乏能引起收缩的肌肉成分,其表现的牵引作用仅是睾丸引带对腹股沟管和阴囊的扩张作用而已。因此,睾丸引带在隐睾发生过程中到底有无作用及有多大作用尚需进一步研究证实。

三、解剖因素

与隐睾发生有关的主要解剖因素有:①鞘状突未闭;②腹股沟部发育异常,内环口过小或阴囊入口有机械性梗阻;③精索血管或输精管过短;④附睾发育异常等。这些解剖上的异常在隐睾手术中常可见到,但这些病理改变到底是隐睾的病因,还是隐睾出现后的结果还有待研究证实。

四、遗传因素

流行病学调查显示。父亲为隐睾的患儿,其隐睾发病率明显高于父亲不是隐睾的患儿。有隐睾家族史者,隐睾发病率是无家族史者的 4.25 倍,这些临床事实表明隐睾有一定遗传倾向,但是否为其直接原因还有待进一步证实。同时有人通过基因测定还发现,隐睾病人中存在 Y 染色体缺失现象。

五、环境因素

由于近年来隐睾的发病率有显著的上升趋势,人们即想到环境因素可能参与了隐睾的发生,这观点最早于 1992 年提出。环境中存在着一些内分泌干扰因子,如一些农药、杀虫剂、化工原料等,这些物质或其分解产物可影响到人类,并产生类似雌激素或抗雄激素的作用,从而导致隐睾发生。Oehme 等调查了当地近 40 年的隐睾发病率,发现在使用 DDT 杀虫剂时隐睾的发病率为 3%~4%,而禁止使用 DDT 杀虫剂后隐睾的发病率下降到小于 1%。用目前塑料工业广泛应用的增塑剂邻苯二甲酸二酯(DEHP)干预妊娠 KML 小鼠,结果发现雄性小鼠隐睾发生率明显增高。这些研究提示目前隐睾发生率增高可能与环境污染有关。

综上所述,隐睾到底是单一原因引起的,还是多因素共同参与,其作用机制等问题还有待深入研究。

第二节　高位隐睾诊断策略及进展

体格检查是确诊隐睾、鉴别回缩性睾丸的唯一方法,也是区分可扪及睾丸和未扪及睾丸的可靠方法。为提高体检阳性率,强调多人、多次、多体位重复体检。临床上常将经反复多次多体位体检仍无法扪及睾丸者称为高位隐睾,可以有三种情况:一是睾丸仍位于腹股沟部,但因睾丸较小或被肥厚的皮下脂肪所掩盖,此类实质上应不属高位隐睾,但临床报告资料仍被视为高位隐睾范围;二是隐睾位于腹腔内;三是睾丸缺如。目前报告高位隐睾发生率约占 20%,约 80% 病人术中可以在腹腔内或腹股沟发现睾丸,其中约 20% 左右睾丸仍在腹股沟。因此在隐睾未扪及睾丸时,首先应反复、多体位触诊检查,以避免或减少为确定睾丸位置所施行的特殊检查。隐睾比正常睾丸的恶性变概率高出 35~48 倍,所以对高位隐睾宜早期诊断,因高位隐睾出生后自然下降概率很低,一旦诊断可尽早手术。

双侧未扪及睾丸或任何提示性分化异常的

情况,如尿道下裂或阴茎发育不良等,应常规进行染色体、性激素水平或性腺活检等检查,务必尽早进行内分泌检查和遗传评估。早期为确定有无性腺、高位隐睾的有无及位置,曾有不少特殊检查方法。

1. 疝囊造影术 1970 年首先使用以来,这种方法曾广泛应用于诊断腹股沟斜疝、直疝、股疝以及隐睾的定位诊断。虽有人认为此方法可使 80% 的病人显示隐睾的位置。但此种检查仍属有创检查,且未发育的睾丸常很难在造影中辨认,目前已经极少应用。

2. 精索内动脉造影法 1973 年首先报告此方法,虽有不少人应用,但因操作技术要求较高,且年龄越小选择性精索内动脉插管越困难,在婴幼儿病人中常很难成功,获得准确诊断者均不太多,目前不采用。

3. 精索内静脉造影法 Diamond 认为本法可以确定 79% 的左侧和 42% 的右侧临床不能摸到的睾丸位置。因此虽有人认为手术探查未找到睾丸者更具有临床价值,但因技术要求高,特别在婴幼儿中更难进行,目前也不在临床应用。

4. B 超、CT、MRI 等影像学检查 超声对睾丸体积测定有一定参考价值,超声检查与医生的经验和水平密切相关,高水平的超声科医生可以做睾丸的测量以及相对准确定位。但不能仅靠超声检查诊断隐睾和选择手术方式。因影像学对睾丸的辨别多与睾丸大小密切相关,因此对未发育较小的睾丸也常难以发现,而高位隐睾的睾丸发育多明显受障且诊治年龄又多在 2 岁以下,其诊断准确性必然不高,因此,CT、MRI 检查对于隐睾的诊断价值不大。

5. 腹腔镜检查 1976 年,Corter 首先报告用腹腔镜诊断高位隐睾获得成功,以后有不少作者相继报告。目前,腹腔镜手术探查是诊断未扪及隐睾的金标准,较腹股沟手术探查更利于明确睾丸位置,缩短手术探查时间,但需要(向家属)说明:由于异位睾丸、患侧腹膜血管分布变异等因素,腹腔镜探查仍难以完全避免假阴性。如在腹腔内见精索血管盲端,提示该侧睾丸缺如,可避免盲目的腹股沟探查。若麻醉状态下,在阴囊内扪及小结与之相连的精索样结构,可选择经阴囊探查是否为萎缩睾丸,如果睾丸与附睾分离,需要确定精索血管末端是否有睾丸结构,如果未找到精索血管盲端,仍有遗漏腹腔内隐睾的可能。

有关健侧睾丸代偿性肥大在判定高位隐睾的有无及发育状况中的价值一直有争议。一侧睾丸损害可致另侧睾丸代偿性肥大的现象已在临床及动物实验中得到证实。但是否可通过健侧睾丸是否肥大及肥大程度来判定患侧睾丸有无及发育状况,仍未得到解决。李旭良等对经反复体检诊断为单侧高位隐睾的 148 例术前采用超声检查进行了健侧睾丸体积测定,并同期测定 300 例各年龄期正常睾丸体积作对照。结果证实,148 例中出现大于同龄正常儿睾丸体积 15% 以上有肥大改变者共 88 例(59.9%),后经手术证实,睾丸缺如和无保留价值睾丸而予切除的 104 例中,有健侧睾丸肥大者 76 例(73.1%);在腹腔内睾丸有保留价值的 21 例中,健侧睾丸肥大者 7 例(33.3%);睾丸仍在腹股沟管内的 23 例中,健侧睾丸肥大者有 5 例(21.7%),因此,睾丸位置越高,健侧代偿性肥大发生率越高。因此在高位隐睾中,健侧睾丸如出现代偿肥大提示患侧大多无睾丸或无保留价值睾丸存在,但仍有少部分睾丸存在保留价值,甚至有的睾丸还存在于腹股沟管内。从而证实健侧睾丸代偿性肥大,虽可对患侧睾丸存在状况作出预测评估,但不能作为确定是否手术治疗的唯一依据。因此,无论健侧睾丸是否肥大,仍建议对未扪及睾丸实施腹腔镜探查,并确定有无睾丸,也可以在腹腔镜下完成治疗。

第三节 治疗方法的演变及现状

隐睾大多认为 6 个月后自行下降的机会极少,且大量的临床资料及实验研究已证明出生后隐睾组织,特别是生殖细胞已出现退行性改变,且此种改变为不可逆性变化,因此应尽早治疗隐睾。目前,建议治疗年龄自 6 个月龄(校正胎龄)开始,最好在 12 个月龄前,至少在 18 个月龄前完成。治疗时机会影响到成年后精子生成、激素分泌以及肿瘤发生。回缩睾丸不是隐睾,但是需定期监测(每年)并持续至青春期,直到睾丸不再回缩且停留在阴囊内,无需药物或手术治疗。

一、激素治疗

激素治疗的理论基础建立在HPG性腺轴激素的不足导致隐睾产生,故生后补充相应的激素诱导睾丸引带的继续迁移,进而将睾丸牵引至阴囊。人绒毛膜促性腺激素(HCG)与促性腺激素释放激素(GnRH)是常用药物,每个方案推荐使用剂量及使用频率差别较大。

(一)激素药物的种类

1. 绒毛膜促性腺激素(HCG) 从20世纪30年代开始成功治疗隐睾以来,几乎统治隐睾治疗达半个世纪。其后虽有LHRH应用于临床,但由于多种原因,LHRH仍未得到普及,HCG至今仍被临床广泛应用,已用于治疗各种位置的隐睾。但对于异位睾丸、重度睾丸发育不全、伴有斜疝等者不宜采用。

2. 黄体生成激素释放激素(LHRH) 或称促性腺激素释放激素(GnRH)。1972年,Bregada首次试用治疗隐睾。同年Dakin首创使用鼻腔喷雾法,并对使用的剂量和方法进行了各种比较研究,为至今仍在使用的剂量及方法奠定了基础。由于LHRH在血液循环中易被酶灭活,且与细胞膜上受体的结合力也很低,因此LHRH类似药随先后问世,如布舍瑞林(Buserelin)、亮丙瑞林(Leuprorelin)和那法瑞林(Nafarelin)等,这些类似物是对第6位或第10位上的氨基酸作一些替换,使活性增加了15~100倍,半衰期延长至50min~7h,疗效明显提高。但因药费昂贵,药物浪费惊人,故至今尚未得到广泛应用。

(二)激素治疗的效果

尽管用HCG治疗隐睾已有近半个世纪,目前疗效报告为10%~50%,虽有50%以上的报告,但大多在30%左右。Knom报告治疗成功率中4岁为17%,5~6岁为33%,7~8岁为42%,9~10岁为57%,提示年龄越大疗效越好。LHRH疗效较HCG更好,大多报告在40%以上,如与HCG联合应用还可提高疗效到80%左右。因有作者在用安慰剂进行双盲法治疗研究中发现:用安慰剂者仍有部分隐睾下降。所以也有人认为这些有效的病例中,包含有可能自行下降的回缩隐睾,并且在停药后,10%已下降睾丸再次回缩成隐睾,因此其真正疗效受到质疑,目前,不建议采用激素治疗来达到下降睾丸的目的。

(三)激素治疗副作用问题

目前大多认为HCG副作用轻微,可致阴茎充血勃起及情绪改变等,长期过量使用,可产生性早熟,曲细精管损伤,甚至睾丸萎缩、骨骼早期愈合等。问题是目前不太规范的用药,特别是用药量未按年龄大小使用,存在已超量使用但还未发现的情况。常规用药时,血清T升高持续至停药后3周。较长时间T水平升高对睾丸组织结构,特别是生精功能是利还是弊还有待进一步研究。

二、隐睾的手术治疗

(一)手术方法的演变

1820年,Rosenmerkel首先报告用睾丸固定术治疗隐睾,其后相继报告了四十多种术式和上百种改良的手术方法。直至19世纪初期手术方法才逐渐成熟,并广泛应用于临床。1899年,Bevan提出了四条至今仍为临床所遵循的手术基本原则:①腹股沟斜切口;②充分游离精索;③腹股沟管内环处结扎疝囊;④固定隐睾于阴囊中。

在众多的术式中,1909年,Torek提出的方法是:将松解的睾丸固定于大腿内侧切口的筋膜上,2~3个月后再将睾丸置回阴囊中。此方法在当时较好地解决了睾丸的牵引固定问题,因此曾被临床较长时间的应用,但因其过分强调牵引固定,术后睾丸萎缩率较高,且需二次手术。其后,Ombredance提出将睾丸穿过纵隔,固定于对侧阴囊中;Laroque等强调腹膜后作仔细和广泛地游离;Davison提出在必要时切断腹壁下动、静脉使精索垂直进入阴囊;Cabot提出将睾丸下极缝合一线并通过橡皮筋连结固定于大腿内侧。Gross在这些方法的基础上提出了精索血管游离向上达肾下极,并把精索移向中线,缩短精索血管在腹内行走的距离,再用橡皮筋牵引固定睾丸于对侧大腿。此方法问世以来深受临床欢迎,至今尚有人应用,但此方法借助橡皮筋的张力牵引等,仍可致睾丸萎缩率较高。故其后逐渐被1931年由Petrvalsky提出的将睾丸固定于肉膜外的改良方法所替代,内膜外固定法经Denetlo、Benson等改良后已成为当前经腹股沟切开,腹膜后精索充分松解,精索无张力下肉膜囊固定的公认的可扪及隐睾的手术方式。近年来,Bianche采用经阴囊切口睾丸下降固定术治疗低位隐睾取得良好效果,目前逐渐被用于治疗麻醉下可将睾丸推至外环以下的隐睾。

高位隐睾是手术治疗的难点,上述方法对腹腔内隐睾常感困难。目前为此设计术式有:①分期睾丸固定术,即一期将睾丸先固定于腹股沟管内或外环附近,以后再择期手术;②Fowler-stephens术,即切断过短的精索血管以利睾丸下降至阴囊中;③腹腔镜手术,腹腔镜将有利于直视下充高位松解睾丸及精索,并有利于保护睾丸的侧支循环,以便选择Fowler-stephens手术;④显微外科技术,利用显微外科技术,将睾丸内动静脉与腹壁下动静脉吻合,以解决精索血管过短问题。虽近年来有较多报告称上述术式疗效有很大提高,但精索过短和睾丸发育较差的现实总是存在的,故其疗效很难十分满意,仍有必要进一步改进术方法,以提高手术效果。

(二)高位隐睾手术治疗的现状

1. 高位隐睾的手术选择 对手术前扪及睾丸的隐睾,经有效的充分松解,通常能无张力地放回阴囊。但对于高位隐睾,特别是腹腔内者,因其睾丸发育较差,精索血管均过短,即使充分松解也很难将其放至阴囊内。前述高位隐睾的手术方法虽可应用,但均有不足之处,有时术中欲选择Fowler-stephens手术,但因睾丸侧支循环常已被破坏而无法施行,因此,大多只能将其放在腹股沟管或外环附近,等待再次手术的机会。对于高位隐睾最好术前能明确睾丸位置,并制订合适的手术方案。目前腹腔镜在高位隐睾诊断和治疗的应用,不但能明确睾丸的位置,而且保证直视下精索的充分松懈。在评估不能将睾丸放回阴囊时,可选择Fowler-stephens手术,从而避免了广泛游离和张力牵拉复位所致的睾丸萎缩。因此腹腔镜手术已逐渐成为高位隐睾的首选方法。但继续探索新的治疗方法仍很有必要。

2. 发育不良睾丸切除 隐睾睾丸严重发育不良者并不少见,是否予以切除尚存争议,主张

保留者认为睾丸虽小,但尚可发育,特别是当另侧睾丸有病变需切除时,其发育后有可能维持血中T水平,以免激素替代。虽有恶变可能,但在阴囊或腹股区已可得到有效观察,因此主张尽可能避免切除睾丸。但也有人认为,发育障碍的睾丸其后很难生长发育,且可能恶变,同时,保留一个病变睾丸还可能长期对另侧睾丸产生不利影响而致代偿性肥大等,因此主张切除为好。对于双侧者,因均存在不同程度的损害,故应尽力保存每一侧睾丸。单侧者,目前虽尚无不同影响程度隐睾发育情况的临床随访报告来说明保存一个发育极差的睾丸是利还是弊,但对确实无发育能力者,建议选择切除。

3. 术后睾丸萎缩 隐睾手术后睾丸的发育往往落后于健侧或正常,不同手术方式术后萎缩率有差异。李旭良等曾随访1980年以前主要采用Gross和肉膜外固定术式治疗的隐睾术后435例527侧睾丸结果发现,小于健侧或同龄期正常睾丸体积35%以上者237例(42%),其中用橡筋牵拉法者(Gross法)为72%,肉膜外固定法者为19%,可见其萎缩原因,除先天发育异常和后天手术年龄较大所致影响外,不当的手术方式造成手术创伤应是重要原因。其中精索松解对血管的损伤,贯穿缝合睾丸的直接损伤,张力牵拉对睾丸血供的影响是导致睾丸萎缩的直接原因。因此如何保护睾丸血供并将睾丸无张力的固定于阴囊内,避免睾丸萎缩发生,是术中应特别注意的问题。

4. 隐睾对生育功能的影响 隐睾对生育能力的影响可因手术年龄不同和随访内容不同而结果差异很大。资料显示,双侧者60%和单侧者20%~60%无生育能力。一组492侧隐睾术后进行随访睾丸体积、组织学、精子计数等检查,结果表明66%无生育,这些均提示生育能力受到了严重影响。其原因应包括两方面:一是睾丸先天发育异常和内分泌轴缺陷,二是治疗时年龄和手术的直接损伤。因此,恰当有效的治疗将进一步提高隐睾的生育力。

(何大维)

参 考 文 献

1. Kurahashi N, Kasai S, Shibata T, et al. Parental and neonatal risk factors for cryptorchidism. Med Sci Monit, 2005, 11（6）: 274-283.

2. SongNH, WuHF, Zhang W, et al. Screening for Y chromosome microdeletions in idiopathic and nonidiopathic infertile men with varicocele and cryptorchidism. CHIN, 2005, 118（17）: 1462-1467.

3. Kurahashi N, Kasai S, Shibata T, et al. Parental and neonatal risk factors for cryptorchidism. Med Scimonit, 2005, 11（6）: 274-283.

4. Cortes D, Thorup J, Visfeldt J. Hormonal treatment may harm the germ cells in 1 to 3-year-old boys with eryporchidis. J Urol, 2000, 163（4）: 1290-1292.

5. Dhanani NN, Cornelius D, Gunes A, et al. Successful outpatient management of thenonpalpable intra-abdominaltestis with staged fowler-stephens orchiopexy. J, Urol, 2004, 172（6Pt1）: 2399-2401.

6. Vidaeff AC. Sever LE. In utero exposure to environmental estrogens and male reproductive health: a systematic review of biological and epidemiologic evidence. Reprod Toxicol, 2005, 20（1）: 5-20.

7. Sultan C, Paris F, Terouanne B, et al. Disorders linked to insufficient androgen action in male children. Hum Reprod Update, 2001, 7: 314-322.

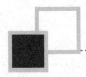

第八章 性别发育异常

正常情况下,新生儿出生后其染色体性别、性腺性别和外生殖器的表型应一致。但在人群中还存在第三种性别的人,其染色体性别、性腺性别、外生殖器及表型却不一致,以往称为"两性畸形",现称为"性别发育异常"。正常的性别在胚胎发育时期第6周才可以被区分,此后两性的解剖和生理向着不同的方向进行发育。正常的性别发育是一连贯的过程:首先是建立染色体性别,异型配子的性别是男性(XY),而同型配子的性别是女性(XX);其后是由染色体性别而建立起来的性腺性别,即卵巢或睾丸。而相应的男性泌尿生殖道和外生殖器的雄性化过程需要胚胎睾丸产生的几种激素作用来完成。如抗米勒激素(antimullerian hormone)、睾酮、双氢睾酮和能代谢睾酮的5α还原酶。在抑制副中肾管(mullerian duct)形成子宫和输卵管中抗米勒激素是必需的。睾丸和血浆中睾酮能将中肾管(Wollman duct)转化成附睾、输精管和曲细精管,必须先在5α还原酶作用下将睾酮转化为双氢睾酮才能发挥效能,双氢睾酮作用于靶细胞再形成男性尿道、前列腺和外生殖器。而在女性发育中,中肾管将自然发育成输卵管、子宫和上半部分阴道,卵巢本身在女性生殖道的分化过程中不起任何作用。

正常性别发育过程中受到任何因素的干扰,如性染色体或其所含遗传物质异常、性腺自身发育缺陷、激素靶器官缺陷或由胎儿肾上腺产生或由母体所传递的异常激素浓度等,均可导致性别发育异常。外生殖器的性别模糊最常见的原因是:①染色体异常引起性腺发育异常从而导致性别表型异常;②胚胎睾丸不能产生足够的雄激素来促使男性胚胎完全雄性化,可以因睾丸发育异常或睾酮合成缺陷引起;③睾丸能合成足够的睾酮,但由于雄激素受体的异常而使胚胎无法雄性化;④由于某种酶缺乏,如21-羟化酶、11-羟化

酶缺乏,从而导致雌性胚胎肾上腺产生过多的雄激素。

性别发育异常的发病率至今未见确切报道,一般为1/4 500~5 500。过去曾被认为是少见病,其原因也可能与本病诊治困难和家属难于启齿而使就诊并得到有效治疗的病例不多有关。目前就诊率有明显增加,其原因有可能与发病率增加有关,但也可能与治疗效果得到明显改善而使就诊人数增加有关。性别发育异常是一组涉及遗传、解剖、生理、心理和社会诸多领域的重要疾病。如不尽早明确诊断并确定恰当的抚养性别,其后必将带来严重不良后果,如青春期出现异常的第二性征、性腺恶变以及性别选择不当所致的精神创伤等。因此对疑及性别异常者均应尽早进行相关检查,然后作出恰当的性别选择和相应的治疗。随着深入研究,目前已公认DSD的诊治需要小儿内分泌科、小儿(泌尿)外科、临床心理科、遗传学科及其他相关学科有经验的医师共同参与的多学科团队来完成。

第一节 诊断与鉴别诊断中的困难与策略

性别发育异常中,不但因其病因不同而表现各异,而且同类型者表现程度差异也很大。因此临床上即出现了相同表现者临床类型却不同,或临床表现不相同者又完全可能是同一类型者,这就给临床诊断及鉴别带来了极大的困难。近年来,随着循证医学和精准医学的发展,细胞分子遗产诊断技术的快速提高,越来越多的病因被阐明。而对于复杂的DSD,性腺活检虽往往是最后最直接最有效的检查方法,但有时在最后确定性别和手术方式时也不是唯一的依据,往往需要以外生

殖器的具体发育状况与家属和患儿的选择作为重要依据。因此在诊断中首先必须对各种临床类型有所了解，然后对每例临床资料认真鉴别分析，再作出精准的个体化诊断，并根据性腺和外生殖器的发育状况、结合病人和家属的选择做出个体化的治疗。

一、性别发育异常的分类

本症因致病因素较多，所以临床类型也极繁杂，要完整地对两性畸形类型进行归纳分型也许是不可能的。DSD 出现了多种分类法，既往被大家广泛接受的根据性腺分为性腺发育不良、女性假两性畸形、男性假两性畸形和真两性畸形的本来方法也已被弃用；目前，更被广泛接受的是芝加哥共识的分类方法（2005 年），该公式按性染色体进行分类和命名，分为 46XX 性别发育异常（46, XX DSD）、46XY 性别发育异常（46, XY DSD）和性染色体性别发育异常（sex chromosome DSD）三大类，此分型法更侧重于病因分类，也便于诊断和鉴别诊断，以及治疗。

（一）性染色体 DSD

其主要与性染色体核型异常有关。

1. 45, X（Turner 综合征）　出生体重低，并伴多发畸形，如身体矮小、颈蹼等。表型女性，但不成熟、输卵管及子宫细小、原发性闭经、性幼稚、乳房不发育、性腺在腹腔内并呈纤维索条状。

2. 47, XXY（Klinefelter 综合征）　亦称为先天性睾丸发育不全症。青春期前除睾丸小外，其他表现均正常。青春期后无生育，呈女性乳房或偶有男化不足，体形瘦长，阴茎短小，睾丸小而硬。血清 FSH（LH）增高，T 平均值为正常的 50%，雌二醇平均值升高。

3. 45, X/46, XY（混合性腺发育不全，卵巢睾丸 DSD）性腺一侧是睾丸，另一侧是索条状性腺。大多因男化不全而按女性抚养。外生殖器外观差别很大，但至青春期时绝大多数往男性化发展。身高罕有超过 148cm 者。不论表型是男是女都有婴儿型子宫。多数睾丸位于腹腔内，睾丸分泌雄激素，故有男性化及阴茎长大。女性化罕见。

4. 46, XX/46, XY（嵌合体，卵巢睾丸 DSD）性腺可以是：①双侧均为卵睾；②一侧是卵睾，另侧是睾丸或卵巢；③一侧是卵巢，另侧是睾丸。卵巢通常在正常位置，但睾丸或卵睾可位于睾丸下降途径中任何部位，外生殖器可有从男到女的各种表现。能生育者少，多有一个子宫或半个子宫。

（二）46, XY DSD

其主要与睾丸分化发育异常及雄激素合成、利用障碍有关。

1. 性腺（睾丸）发育异常

（1）胚胎性睾丸退化综合征：表型男性，外生殖器男化不全、性幼稚、无睾丸及附睾，但有其他中肾管衍生物，可有阴茎短小。青春期后乳房女性化。

（2）性腺发育不全：完全性和部分性。

（3）卵巢睾丸：DSD。

2. 雄激素合成或作用异常　不同程度的男性化不全。

（1）雄激素生物合成缺陷：①LH 受体突变；②Smith-Lemli-Opitz 综合征；③类固醇急性调控蛋白突变；④胆固醇侧链断裂（CYP1）；⑤3β 羟类固醇脱氢酶Ⅱ缺陷；⑥17β 羟类固醇脱氢酶Ⅲ缺陷；⑦5α 还原酶缺陷。

（2）雄激素作用缺陷：①雄激素不敏感综合征—完全性和部分性；②药物和环境因素的作用。

3. 其他

（1）其他综合征伴发的性腺发育不全。

（2）米勒氏管永存综合征。

（3）重度尿道下裂等。

（三）46, XX DSD

其主要与 *SRY* 基因易位、雄激素过量有关。

1. 性腺（卵巢）发育异常

（1）卵巢睾丸 DSD。

（2）睾丸 DSD：（如 SRY+ 等）表型为男性。无女性内生殖器，虽有正常外表的典型男性表现。但睾丸小而硬，常有女性乳房，阴茎正常或小，血清睾酮平均值低，雌二醇增高，平均身高低于正常男性，常并发尿道下裂。

（3）性腺发育不全：双侧索条状性腺及性幼稚，表型是女性，但身高正常，约 40% 有女性化，内生殖管道由副中肾管衍化。索条状性腺可发生肿瘤。

2. 雄激素过量，不同程度的男性化

（1）胎儿因素：①3β 羟类固醇脱氢酶Ⅱ缺陷；②21 羟化酶缺陷；③P450 氧化还原酶缺陷

（POR）；④11β 羟化酶缺陷；⑤糖皮质激素受体突变。

（2）胎儿胎盘因素：①芳香化酶缺陷（CYP19）；②P450 氧化还原酶缺陷（POR）。

（3）母体因素：①母体雄性化肿瘤（如黄体瘤）；②雄激素药物。

3. 其他

（1）其他综合征伴发的性腺发育不全。

（2）米勒氏管发育不全。

（3）子宫畸形。

（4）阴道闭锁。

二、诊断与鉴别诊断

凡新生儿时期出现外阴非男非女改变，或者睾丸小，且位置异常者均应怀疑到 DSD 可能，并进行如下检查。

（一）病史及体格检查

DSD 可为家族性隐性遗传病，因此病史中应注意亲属中生殖器异常、青春期发育异常、婴儿早期死亡或不育症等家族史；母亲妊娠期药物史特别是流产的治疗或应用避孕药物史等。外生殖器表征各异，单独凭体检虽不能作出肯定诊断，但对诊断可有提示。

（二）性染色体检查

是判定 DSD 类型的重要依据之一，染色体组型常有助于性别判定。

（三）生化检查

主要包括 17-羟孕酮、皮质醇和性激素水平等。17-羟孕酮检测对不能扪及性腺者是有价值的筛选检查，血清 T 浓度升高支持先天性肾上腺皮质增生症，HCG 刺激试验有助于判定睾丸是否存在及功能，对雄激素不敏感综合征的简单办法可以应用外源性睾酮观察阴茎是否有反应来作出判断。

（四）基因检测

SRY 基因是存在于 Y 染色体短臂上的（男性）性别决定基因，但不是性别决定的唯一基因，即使 SRY 基因检测阴性也可能存在睾丸。染色体微阵列（chromosomal microarray，CMA）可以发现片段的基因缺失、重复，而下一代测序（next-generation sequencing，NGS）则较普遍的采用性分化发育异常套餐（panel），包含 200 个以上目前已证实与性别分化发育有关的常见基因，也可以扩展到全外显子测序甚至全基因测序。

（五）X 线检查

生殖道造影应根据需要进行选择，X 线检查的目的在于确定有无阴道、子宫或宫颈轮廓，及了解阴道开口进入尿生殖窦的平面。

（六）B 超检查

了解性腺的形态、位置，有无子宫等发育。对 CAH，应通过 B 超显示增生的肾上腺，实际上很少能通过 B 超得以确定诊断。

（七）性腺组织学检查

往往是临床诊断和分类最有效的检查方法，除先天性肾上腺皮质增生及一部分雄激素不敏感综合征病人其病因可用生物化学方法确定外，其他性别畸形者常依赖性腺组织学检查。术中应注意性腺颜色、坚韧度，有无结节等，取性腺活检时应在其上下极各取一块，以免遗漏卵睾。如治疗方案已事先确定，可经冰冻切片确定诊断后同时进行根治性矫治手术。

三、诊断及鉴别诊断中的困惑及对策

最常见的 CAH，可因 21 羟化酶、11β 羟化酶及 3 醇去氢酶等多种酶缺乏所致，因此可以因其缺乏的酶不同而外阴异常程度不同，全身症状不同，还可因缺乏酶程度不同而表现不一。外阴可仅仅是阴蒂稍增大，甚至阴蒂比正常阴茎还大，阴唇融合似阴囊，阴道尿道同一开口，酷似会阴型尿道下裂。在男性假两性畸形也一样，因病因有多种，故也可因致畸原因不同及其影响程度不同而表现各异，有的仅表现为重型尿道下裂，但也有外生殖器完全酷似女性，且还可具有发育较好的子宫、输卵管等。

外阴表征及可否扪及性腺常是两性畸形诊断的主要依据，据此进行相应的检查，将有利于诊断及鉴别。外阴非男非女，外阴未扪及性腺者，首先应疑为 CAH，如性染色体为 46，XX，血清 T、17-羟孕升高，B 超或造影证实内生殖器为女性，则可做出 CAH 的诊断。但需注意与双侧性腺均在腹腔内的卵巢睾 DSD、性腺发育不良和伴双侧隐睾的重型尿道下裂者鉴别，这些病种虽染色体核型可完全不同，但在卵巢睾 DSD 者，性染色体大多也可为 46，XX，因此如确实无法与其鉴别时只好行性腺活检。

外阴非男非女,外阴可扪及一侧或双侧性腺者,有此表征者可为 46,XY DSD、卵巢睾丸 DSD、性腺发育不全等,此三种畸形性染色体虽可有差异,但也有相同组型。虽在 46,XY DSD 和性腺发育不全者中均为睾丸组织,其位置即可在会阴也可在腹腔,卵巢睾丸 DSD 更是如此,完全根据染色体组型和性腺形态及位置常无法作出准确诊断,因此,具有此相同表征的 DSD 鉴别,大多只能通过双侧性腺活检的组织结构以明确诊断。

第二节 性别判断和选择的要点及困惑

DSD 病人的有效恰当治疗较一般疾病的病人更为复杂,因为它既要根据病人有关性别的现状作出恰当的性别判断,同时还要作出最终性别的合理选择,广义上的性别应包括遗传性别、性腺性别、外生殖器性别和心理性别,心理性别往往占有极重要的地位,如果所选择的性别与原性别不同,则心理上的适应必须与躯体上的治疗放在同等或更重要的位置上。因此尽早准确地决定病人的性别,不但对治疗方案的确定有选择性的意义,而且治疗效果将更佳,且年龄越小处理越容易有争议。

DSD 性别的判定,原则上应在临床类型确定的基础上进行。临床上不但因同类或不同类型的外生殖器表现各异,外生殖器与内生殖道表现不协调,而且有的需到青春期后才表现出性别特征,加之不少家长按不适宜的性别抚养已至年长,这些都给正确的性别选择带来了极大的困难和麻烦。但幸运的是,在染色体和性腺性别异常者中,除卵巢睾丸 DSD 等少数情况需作性别选择外,其他各种类型虽有染色体或性腺异常,但外生殖器表征无男女难辨表现,且多无生育能力,故大多可通过相关检查明确诊断后以外生殖器表征来确定性别。临床上需尽早进行性别确定者有如下几种。

1. 卵巢睾丸 DSD 因本畸形既可选作男性也可选作女性,因此性别的确定常是最首要也是最麻烦的事,特别在一些大年龄儿中父母已选择

不当性别进行抚养时,对性别的确定就更麻烦。性别的选择理应按性腺的优势及外生殖器畸形倾向进行选择,但是卵巢睾丸 DSD 虽然性染色体表现各异,出生时外阴男女难分,但大多倾向于男性,约 3/4 的患儿被当作男孩抚养,且性腺即有卵巢也有睾丸,因此大多按男性治疗应有充分依据。但事实上本症到发育期时一般都出现女性第二性征,如乳房肥大、女性体型、阴毛呈女性样分布,甚至月经来潮等。其原因是任何核型的卵巢睾丸 DSD 都有卵巢组织,而卵巢的组织结构常较完善,显微镜下组织结构一般正常,可有正常卵巢功能,而睾丸在显微镜下都无精子生成,所以大多数卵巢睾丸 DSD 的卵巢在发育期可分泌雌激素,在排卵时还分泌孕激素,故可出现女性第二性征,同时病人大多有发育不良的子宫及阴道,卵巢及约半数卵睾在正常卵巢位置上,因此选择女性不但符合青春期后各项生理需要,而且治疗更为简单。以往对卵巢睾丸 DSD 性别的取向主要根据外生殖器的外形和功能来决定,而不是根据性腺、内生殖器结构或染色体组型来确定。近年来对卵巢睾丸 DSD,特别是核型为 46,XX 者,多倾向矫正为女性。其依据是:①卵巢睾丸 DSD 病人的卵巢组织切片,大多能观察到原始卵泡,50% 有排卵现象而双侧睾丸曲细精管有精子发生者仅占 1.2%;②卵巢睾丸 DSD 中 70% 乳腺发育良好,24.5% 发育较差,不发育者仅 5.5%;③男性尿道修复及外生殖器成形较女性成形术更为困难;④核型为 45,X/46,XY 病人的隐睾约 30% 可发生恶变。因此对卵巢睾丸 DSD 性别的确定应根据性腺的组织学及位置、阴茎的大小及是否有阴道子宫、手术难易程度等综合分析决定。除双侧性腺在阴囊或腹股沟管内,并经病检证实有发育较好的睾丸组织,同时阴茎发育也较好的应选择男性外,其余最好选择女性,对年长儿已选择性别需要更改时一定要慎重。

2. 46,XY DSD 虽然其染色体组型为 46,XY,且有睾丸,但可因其病因不同而出现从男性到女性各种表征。发育障碍的睾丸不但大多不能产生精子和雄激素,而且易于恶变,因此绝非 46,XY DSD 就宜选作男性,一般临床上可根据其主要病因所致的三种临床表现对性别选择作出判定。

（1）外生殖器完全为男性的 46,XY DSD：形成这种畸形的原因主要是米勒管抑制物分泌障碍。性腺为睾丸，但约 50% 为隐睾，第二性征呈较为完全的男性表现，但病人体内有发育幼稚的子宫和输卵管，这类病人因有正常的男性生殖器，多能正常结婚和生育，因此应选择男性为宜。

（2）外生殖器完全为女性的 46,XY DSD：多因靶组织缺乏雄激素受体，对睾酮不敏感所致。是男性假两性畸形中最常见的类型，又称为完全性睾丸女性化症，阴茎较小外生殖器完全和正常女性相同，但阴道比较浅，呈盲端，腹腔内无子宫及输卵管，原发性闭经。两侧睾丸的位置可在腹腔内或腹股沟部，睾丸在显微镜下曲细精管变细，管内充满支持细胞和未成熟的生精细胞，精子生存障碍。两侧乳房发育，体型也呈女性样，外生殖器为完善的女性，多按女性抚养，故宜维持女性性别。如果为男性必将为手术带来困难，且易发生睾丸恶变。

（3）外生殖器两性化的 46,XY DSD：因睾丸酮合成障碍或靶组织的雄激素受体不足所致，可引起不同程度的男性化不完善，可出现从几乎正常男性至几乎正常女性的各种程度的外生殖器形态，内生殖腺为睾丸，一般无女性内生殖器存在，几乎无生育，此类畸形包括两类：①睾丸酮合成障碍，临床少见，与睾丸酮合成有关的五种酶（20、22 碳链裂解酶；3-β 羟脱氢酶；17-α 羟化酶；17、20 碳链裂解酶；17- 酮还原酶）中的任何一种发生缺陷都能影响睾丸酮的合成障碍。因为酶缺陷常常是一种单基因突变现象，可能有遗传因素，因此临床表现各异，以上五种酶缺陷所引起的 DSD，必须通过血浆睾丸酮（或皮质醇）的各种中间代谢产物的测定才能得出诊断。其性别确定也只好根据诊断及外阴表征确定。②不完全性睾丸女性化症，不完全性睾丸女性化症的治疗比完全性类型复杂，因其外阴部的变化比较大，既可表现完全男性，也可完全女性，因此对本类畸形的性别确定应慎重，首先应根据相关酶的代谢产物测定及性腺活检等明确类型诊断，然后再根据性腺、外阴表征、治疗难易远期效果等确定性别。值得注意的是，因 5α 还原酶缺乏所致的假阴道合并阴囊型尿道下裂者，青春期后可出现男性第二性征，阴茎增大、勃起和射精等，因此应选择男性。

3. 46,XX DSD 染色体组型为 46,XX 生殖腺为卵巢，而且早期诊断和治疗可使病人恢复正常的女性生活，并可有生育，故应定为女性为宜。有的女性假两性畸形的社会性别一直按男性抚育，并要求以男性生活时，虽可尊重其性别选择，但宜慎重。

第三节 外科手术处理的现状、难点与对策

DSD 的外科治疗可分为三类，一是诊断所需的手术，如性腺探查活检等。二是完善成形所选择性别的外生殖器和切除非选择性别的生殖器等，如 46,XY DSD 确定为男性必须进行尿道成形术 + 子宫阴道切除术；CAH 的阴蒂成形术 + 阴道成形术等；三是对性腺的处理，包括性腺切除或位置的变更等，这些手术不但操作难度较大，而且需要根据手术中所见实际情况作相应处理，因此远较一般疾病手术复杂。DSD 治疗目的是使病人能无愧地参加集体生活和劳动，具有一定的性生活能力。除 CAH 外，大多都无生育能力，故外生殖器的成形则显得更为重要。

一、治疗现状及变化

1. **手术治疗年龄的改变** DSD 并非常见，诊治过程多较复杂而艰难，加之"阴阳人"这一不太好的名声，家长常难于启齿而羞于就诊，因此过去多到青春期出现反常性征时才予处理，但此时心理创伤、治疗难度均随之增加。目前大多认为在 18 个月以后改变抚育性别将造成未来心理上严重创伤，因此，性别选择及治疗应在 1 岁半以前完成最好，特别是改变抚育性别越早越好。随着卫生知识的普及和提高，就诊年龄已越来越小。外科治疗虽多较复杂而艰难，但大多也不会随年龄增加而简单容易。因此外科手术处理年龄已越来越小，这也符合本病的治疗需要。

2. **染色体核型及性腺在确定治疗方案中的作用** 染色体核型，特别是性腺应该是确定性别的根本，如果没有性腺，其生长发育将依赖激素替代治疗，其结果不但治疗麻烦，而且替代治疗必将影响到正常发育，因此过去常将性腺存在与否

作为制订手术方案的唯一或重要依据。但青春期后的临床表现却对此提出了质疑，如在卵巢睾丸DSD中，虽既有睾丸又有卵巢，但事实上卵巢大多可正常发育，而睾丸却始终处于不发育状态，到青春期时，一般都出现女性第二性征，如乳房增大，女性体型，甚至出现月经等，提示选择女性进行手术治疗显然更为合适。在46,XY DSD中，虽然染色体为46,XY，但在致病原因为靶组织缺乏雄激素受体者中，外阴完全为女性，且睾丸不但不发育，相反还可能发生恶性变，显然按男性治疗不但困难多，且预后不佳。这些临床事实，使越来越多的人认识到DSD性别的选择及治疗方案的确定不仅应充分考虑性染色体和性腺状况，也应适当根据病因、外阴形态、心理性别及青春期后个人及社会能得到认可等来确定治疗方法。

3. 外生殖器的外形及功能在确定治疗方案中的作用 以往常以外生殖器的形态及功能恢复的难易来确定手术方式。但在卵巢睾丸DSD中，虽外阴似男性，但却存在发育较差的阴茎，即使应用大剂量睾丸酮治疗亦难使阴茎发育至接近正常，若按男性进行治疗，预后多不好，甚至造成悲剧，不如发展成女性更为实际。在46,XY DSD中也有类似类型病例。因此，单纯根据外阴形态决定术式显然不妥，而应结合青春期后可能出现的最终结果综合考虑。

4. 按照女性还是男性治疗好的问题 此问题常是制订治疗方案时最常见也是最难作出决定的问题，但又必须在手术处理前尽可能地结合患儿实际情况作出准确的判断和选择。根据染色体核型、性腺、外阴表征确定手术方式应是科学的、合理的，但临床结果却时有与此相反的结局，加之除CAH外，大多无生育能力。同时使病人成为男性的手术操作复杂且常需多次手术，而切除阴蒂，重建阴道的手术则简单得多，因此不少人已逐渐认识到在DSD的治疗中尽量选择女性予以手术处理的实际意义。

二、外科手术的困难及对策

（一）CAH

外科治疗应包括功能及整形两方面。因为她们可以妊娠生育。缩小阴蒂可有满意的女性外观，修复合适阴道以备成人后的性生活。目前虽

对性别的确定及手术目的已无争议，但对以下问题仍有争论。①手术年龄问题：有人主张在婴儿期手术，其理由是尽早矫治性别可减少父母的焦虑，并易于按女性抚养。相反的意见是晚期手术更利于手术，且手术引起阴道损伤及狭窄的机会少。②阴蒂整形及阴道成形是否同时进行问题：有人主张先做阴蒂缩短术，阴道成形术延至儿童甚至青春期再进行，以避免阴道狭窄。但也有人主张一期完成以避免二期手术。③手术前是否使用激素替代治疗问题：有人主张术前先用激素替代治疗，使阴茎缩小以利手术，但也有人认为无此必要，因其血清激素水平改变仅是暂时的。这些意见都不无道理，但考虑到此症系先天畸形，且随年龄增大心理创伤越重，因此目前大多主张在1~1.5岁间完成，术前如T及17-羟孕水平明显高于正常也可适当激素替代治疗，同时，本畸形外阴成形多较简单，大多可经阴道口后壁楔形切开成形外阴口即可，即使需同时行阴道成形也较易进行，术后坚持一定时间阴道扩张也可避免阴道狭窄，因此最好一期同时完成。阴蒂短缩手术时必须注意尽量在阴蒂体包膜下切除阴蒂体，并注意保护背侧神经血管束，以避免阴蒂头坏死。

（二）卵巢睾丸DSD及46,XY DSD

此DSD均涉及性别选择问题，如选择女性，则可按照CAH治疗原则进行。但需全阴道成形者，不但手术难度较大，且术后容易狭窄，因此不宜早期手术，而应在青春期后择期进行；如择为男性，因大多伴有严重尿道下裂，且阴茎发育常较差，同时有的还伴有女性内生殖器，这些都给手术处理带来极大的困难，虽有人主张对不发育且无功能的女性内生殖器可不予处理，但阴道及尿道常同一开口，因此不但影响尿道成形手术的顺利进行，而且可致手术后排尿不畅或感染经治不愈，因此大多需在尿道成形同时或提前切除阴道及子宫。阴茎发育较差者，术前可外用雄激素。根据阴茎弯曲程度选择适宜的一期或分期术式进行。

（三）性腺切除问题

在卵睾型DSD，部分46,XY DSD及部分46,XX DSD等病人中，均存在睾丸组织，但睾丸发育常严重障碍。除原发性小睾丸症外，一般含有Y染色体的DSD的性腺发生肿瘤的概率较正常

人明显为高,有报告可达30%,因此有人主张尽量选择女性,尽早切除病变睾丸,但临床上真正必须切除卵巢或睾丸组织的DSD只有卵睾型DSD者。但在此畸形中,无论是睾丸还是卵巢组织,生长发育均较差,尤其是睾丸组织。性腺在其后的发育期不但能促使性征的形成,而且还是儿童成长为正常成人体貌的必备条件。因此在儿童时期除与选择性别不同的性腺理应切除外,其他应慎重。目前也有人认为,在20岁以前性腺发生恶变者较罕见,20岁以后恶变率逐渐增高,年过30岁以后,睾丸恶变发生率可高达25%。因此在卵睾型DSD中,除非性腺确实无保留价值,在性腺探查活检时可同时切除,当两种性腺均表现为有保留价值时:如选择为女性可切除睾丸组织,如选择男性,因睾丸后期的发育多较差,有可能依赖激素替代治疗,并影响身体的正常生长发育,如果保留卵巢有可能使身体得到正常生长,待到身体发育后再择机切除不该保留的性腺可能是合理的选择。其他需要切除性腺的DSD主要见于46,XY DSD,根据染色体和存在的性腺应选择作男性,但本畸形的睾丸发育严重障碍,且易于恶变,因此有人主张改变为女性,故有必要切除与选择性别相矛盾的性腺睾丸,但决定切除睾丸的时机应慎重,早期切除有可能因激素替代治疗而影响到成人体能,但很难保证患儿其后发育成长为成人体貌,因此也有人主张最好暂时保留睾丸,视其后生长发育状况再择机切除睾丸,然后再使用女性激素替代治疗使其成长并保持女性特征。这些治疗方法是否恰当尚需大量临床资料佐证。

(何大维)

参 考 文 献

1. Romao RL, Salle JL, Wherrett DK. Update on the management of disorders of sex development. Pediatr Clin North Am, 2012, 59(4): 853-869.

2. Ahmed SF, Rodie M. Investigation and initial management of ambiguous genitalia. Best Pract Res Clin Endocrinol Metab, 2010, 24(2): 197-218.

3. Aljurayyan N. Imaging of disorder of sex development. Ann Saudi Med, 2013, 33(4): 363-367.

4. Barthold JS. Disorders of sex differentiation: a pediatric urologist's perspective of new terminology and recommendations. J Urol, 2011, 185(2): 393-400.

5. Jaruratanasirikul S, Engchaun V. Management of children with disorders of sex development: 20-year experience in southern Thailand. World J Pediatr, 2014, 10(2): 168-174.

6. Kumar J, Kumar V, Bhatia V, et al. Managing disorder of sexual development surgically: A single center experience. Indian J Urol, 2012, 28(3): 286-291.

第九章 泌尿系损伤

创伤是小儿致伤及致死的主要原因之一。在小儿多发性创伤中,泌尿系创伤的发生率仅次于颅脑创伤,居第二位。泌尿系创伤常常合并其他器官系统损伤。患儿有多发创伤时,应首先诊断和处理可能危及生命的中枢神经系创伤、心血管创伤、肺创伤,以及腹腔内脏创伤。泌尿生殖系创伤罕有危及生命者,外科医师的任务是首先诊治危及生命的复合伤,同时明确泌尿生殖系创伤情况,恰当处理。泌尿系创伤可分为开放性和闭合性两大类,小儿多为闭合性创伤,损伤部位中又以肾脏损伤最为多见,尿道损伤次之,输尿管损伤很少见,但常因延误诊断以致失去患肾。需要注意的是,伴随新的治疗手段出现,医源性泌尿系创伤有增加趋势。目前多种泌尿系损伤的诊治对小儿泌尿外科医师仍然是难点与挑战,并且存在一些争论。泌尿系创伤治疗原则是及早诊断,恰当进行尿液引流,病情稳定及时完成泌尿系修复。患儿在接受腹部探查时,如有必要应该同期检查及处理泌尿系创伤。

第一节 肾 创 伤

肾创伤在小儿腹部钝伤中占 8%~12%,在泌尿系创伤中最多见,约占 50%。25% 以上小儿肾创伤合并其他器官创伤,文献报告合并创伤可高达 40%~50%。死亡多由其他合并伤造成,诊断肾创伤时应高度重视其他合并伤的诊治。

一、小儿肾创伤的特殊性

小儿肾创伤发病率较成人高,相关因素有:小儿肾脏的体积相对较大,位置较低;10 岁前小儿腰部肌肉薄弱,肾周筋膜发育差,肾周脂肪薄;11 肋及 12 肋未骨化。由于左肾动脉短,又无十二指肠与肝的保护,受伤机会多于右侧。闭合性肾创伤中最常见的致伤原因是直接暴力,如车祸、坠落伤、摔伤及踢伤。部分病人在车祸或坠落时肾区虽然未受直接暴力,但胸、腰脊柱过度延伸或侧弯,剧烈减速时由于肾脏移位较大而肾门相对固定,造成肾蒂血管或肾盂输尿管交界部损伤。小儿肾动脉栓塞和肾盂输尿管交界部断裂发生比例高于成人,如果不能及时诊断,失肾率极高。小儿肾脏穿透性肾创伤罕见。原有肾脏疾病,如肾积水、单肾、重肾、异位肾、铁蹄形肾、肾旋转不全、肾母细胞瘤及巨输尿管症时,即使轻微创伤也可造成病理性肾破裂。随着肾结石手术微创开展,经皮肾镜操作不当可以损伤肾实质。

二、分型及争论

Woodward 和 Smith 将小儿闭合性肾损伤分六型:Ⅰ型—肾皮质挫伤及肾被膜下血肿;Ⅱ型—肾皮质及肾被膜裂伤;Ⅲ型—肾盏撕裂;Ⅳ型—肾全层裂伤或肾碎裂伤又称多处裂伤;Ⅴ型—肾蒂损伤;Ⅵ型—肾盂输尿管交界部断裂。不同分型对肾脏受伤程度并无明显差异,有作者将肾盂输尿管交接部断裂归入输尿管损伤,实际上肾盂输尿管断裂是由肾脏解剖学特点造成,诊断与治疗也是围绕肾脏进行,纳入肾损伤较为合理。

Ⅰ~Ⅲ型多由一般钝伤所致,Ⅳ型多由车祸、严重直接暴力挤压造成。Ⅴ型、Ⅵ型较为特殊,多由坠落或车祸时严重减速伤所致而非直接暴力挤压。按临床治疗需要可分为轻度、中度及重度伤。轻度伤即Ⅰ型;中度伤包括Ⅱ型、Ⅲ型和Ⅳ型中的肾全层裂伤;重度伤包括Ⅳ型中的肾碎裂伤、Ⅴ型和Ⅵ型。

三、诊断面临的难点及应思考的问题

多数肾创伤根据外伤史、血尿、腰区局限性疼痛、肾旁局限性积尿致腹部肿块等症状即可做

出初步诊断。血尿是肾创伤症状之一,需注意约70%小儿不会表现出肉眼或镜下血尿。重度肾创伤如肾蒂断裂或肾盂输尿管交界部断裂、肾肿瘤或肾盂输尿管交界部梗阻性肾积水创伤破裂时,血尿一般很轻或没有血尿。血尿程度并不能反映肾创伤的严重程度,也不能单纯依靠血尿作为是否进一步检查的依据。

此外还需考虑到如下可能:严重的尿外渗可达数百毫升,局限性积尿压迫肾脏可以引起高血压,腹膜后尿外渗及感染还可引起呕吐、腹胀等麻痹性肠梗阻症状,此类症状体征提示肾盂输尿管交界部断裂可能性。

肾动脉栓塞时小儿可无内出血表现,也无腹内合并创伤。超声检查肾脏形态可以正常而彩色多普勒可发现肾动脉无血流;增强CT扫描患肾无造影剂增强或静脉尿路造影不显影。此型损伤容易误诊,肾脏损失概率大。

外伤分型依靠影像学检查,增强CT扫描可检出5mm以上病变,对各型肾创伤的诊断非常敏感,可发现肾裂伤、肾周血肿、尿外渗以及并发的腹内脏器创伤,了解肾脏血液灌注情况,对肾创伤的分类较准确。增强CT扫描比静脉尿路造影准确,特别是肾周血肿和尿外渗准确率可达98%。螺旋CT增强扫描分别重建动脉期、静脉期和分泌期肾脏图像,可清晰观察到肾血管、肾实质、肾盂及肾盂输尿管交界部损伤。目前在肾创伤诊断中,很大程度上增强CT扫描已经取代静脉尿路造影。无论增强CT扫描还是静脉尿路造影,如输尿管清晰显影可除外肾盂输尿管交界部断裂。肾下极大量尿外渗并且同侧输尿管不显影时要高度怀疑肾盂输尿管交界部断裂,必须经膀胱镜逆行插管肾盂造影证实。

超声可辨认肾结构改变及肾内、外血肿。最有诊断价值的是检出尿外渗及局限性肾周积尿,另外在进行保守治疗时可随时复查监测肾创伤的变化。肾核素扫描用于检查肾形态与功能,是一种安全无创性方法,能显示肾创伤程度及范围,特别是肾功能状况。如灌注期肾区无灌注,提示肾蒂撕裂或肾动脉栓塞,如为分支动脉栓塞则表现为楔形缺损;功能期如出现放射性摄取减低提示肾挫伤;放射性范围扩大且不规则提示尿外渗。核素扫描最重要的是帮助判断肾脏是否有保留必

要。伤侧肾脏不显影应即刻行肾动脉造影,可以确诊肾蒂伤,也可显示严重肾裂伤。

四、保守治疗与手术探查的权衡,疗效比较与启示

肾创伤的治疗目的是最大限度保存有功能的肾组织。闭合性肾创伤除参考临床表现和有无合并伤外,主要根据影像检查确定的创伤程度及范围选择治疗方法。多项研究表明,肾创伤病人接受手术探查者比接受非手术治疗者肾切除率高。Javadpour和Morse等认为小儿肾创伤病人中的70%~80%可保守治疗,20%~30%需要手术,其中5%~7%做肾切除。保守治疗前提是病人循环系统稳定,没有休克。绝大部分Ⅰ、Ⅱ、Ⅲ型肾创伤适于保守治疗,需手术治疗者仅约4%。Ⅳ型的肾全层裂伤多可保守治疗,而肾碎裂伤手术探查肾切除比例较高。有作者认为在病人没有休克、影像学检查除外肾蒂创伤和肾盂输尿管交界部断裂的情况下,保守治疗可以减少住院时间、输血量和肾切除率。亦有作者认为肾碎裂伤保守治疗约50%发生合并症,包括延期出血、高血压、持续性尿外渗及血肿感染等,因并发症做手术时,被迫作肾切除的概率仍然较高。肾蒂创伤及肾盂输尿管交界部断裂没有任何争论,需尽早手术修复,否则明显增加失肾率。

保守治疗包括:卧床休息直至镜下血尿消失,抗生素控制感染,观察腹部情况尤其腰部肿块有无增大,压痛有无加重,循环系统监测和红细胞比容测定,注意肾功能变化。离院前复查静脉尿路造影或肾核素扫描。

手术适应证包括:肾蒂血管创伤;肾盂输尿管交界部断裂;肾碎裂伤肾区肿块进行性增大、持续严重肉眼血尿、持续严重尿外渗;肾脏严重出血,影响生命体征、保守治疗无效;肾无功能并继发感染或高血压。肾蒂血管创伤和肾盂输尿管交界部断裂要求数小时内尽早诊断及时手术,避免延误诊断和无谓的观察。

肾血管创伤,用6-0无创线修复,如手术显露困难,可做肾自体移植术。Cass等证明肾动脉栓塞后,肾功能恢复与肾缺血时间有直接关系。在12h内肾保存率达80%,至18h,肾保存率降为57%。Lokes证明超过20h失肾率为100%。Maggio

和 Stable 还证明非手术治疗肾功能未恢复者,远期高血压发生率分别为 57% 及 50%。肾蒂创伤可合并严重肾碎裂伤,如对侧肾正常应做肾切除。膈肌破裂要一并修复,并注意肾蒂损伤和肾盂输尿管交界部断裂问题。因腹部外伤探查处理腹腔内脏器损伤时,如发现腹膜后大血肿或严重尿外渗,应打开后腹膜,仔细探查肾脏和肾盂输尿管交界部。

肾盂输尿管交界部断裂应立即进行肾盂输尿管吻合修复,同时放置输尿管支架管和肾造瘘。对已被延误诊断的患儿,应积极抗感染及支持治疗,改善一般情况,争取一期手术修复。如不能做修复术,应肾造瘘,引流肾脏。半年后炎症控制,局部粘连和瘢痕组织软化吸收后,二期手术肾盂输尿管吻合。无论一期和二期吻合延误诊断的病例手术难度都非常大,局部尿囊形成的炎症纤维层可厚至 1cm 左右,肾被膜与纤维层之间没有界限,肾盂和肾蒂血管显露困难,肾盂与输尿管断端间距多较远。游离整个肾脏,将其向下移位,有助于完成吻合和降低吻合张力。远端输尿管内保留膀胱镜逆行插管造影的输尿管导管有助于术中寻找远端输尿管。不能完成肾盂输尿管吻合时可以切除部分肾下极显露肾盏,做下盏输尿管吻合。如有分支肾盂,断裂部位一般位于上下肾盂与输尿管连接处,需做上下肾盂吻合和下肾盂输尿管吻合。

需要强调误诊病例不能仅做肾周尿囊引流,因单纯做局限性积尿引流,使肾盂输尿管断裂处的间距逐渐闭锁,引流尿液日渐减少、消失,误以为自愈,实际上肾功能丧失、肾萎缩。对于此类外伤修复一定要充分考虑手术的难度,做好肾切除准备,并充分告知家长。

第二节 尿道创伤

尿道创伤也是泌尿系常见的创伤,发病率仅次于肾脏创伤,多见于男孩。后尿道创伤继发于骨盆骨折,完全性后尿道断裂急症处理方法有限,争议也较大。术后并发症集中在尿道狭窄与闭锁、尿失禁和勃起功能障碍,均严重影响生活质量。前尿道创伤多是骑跨伤造成,治疗不当继发尿道狭窄。女童不同于男童,多合并阴道创伤,急症处理非常重要,处理不当会造成尿道阴道瘘

和尿失禁,部分病人因尿失禁无法治疗被迫尿流改道。

一、男童后尿道创伤

(一)男童后尿道的特殊性及启示

后尿道创伤几乎都并发于严重钝伤所致骨盆骨折,贯通伤少见。尿道穿过固定的盆底肌层即盆膈,该部位是膜部尿道,膀胱及前列腺尿道位于其上,球部尿道位于其下。膜部尿道被盆底肌固定于骨盆环。小儿膀胱基本上是腹腔内器官,青春期前小儿前列腺未发育,小而薄弱、未能广泛与膀胱相连,也不能对前列腺尿道构成保护。此外,耻骨前列腺韧带很薄弱而且不成熟。这些特点启示在小儿会形成与成人不同的创伤力,从而造成不同的近端尿道外伤。除有与成人相同的膜部尿道断裂外,小儿可有前列腺尿道断裂及前列腺以上的尿道断裂。Boone 等统计 24 例小儿后尿道创伤中有 16 例(66%)为典型膜部尿道创伤,4 例(17%)前列腺以上的尿道创伤及 4 例(17%)前列腺尿道创伤。尿道破裂导致尿外渗、尿潴留以及骨盆骨折造成盆腔内膀胱周围的严重出血。前列腺从骨盆底的严重移位,加上血肿和尿外渗推移,造成近端尿道断端向头侧移位较成人更为严重。

(二)发展中国家小儿后尿道创伤发病率高于发达国家

发展中国家由于交通的各种原因,造成小儿车祸伤明显多于发达归家。骨盆骨折时约 10% 发生尿道创伤,多是完全性断裂。致伤原因 90% 是车祸,其余 10% 是坠落伤、砸伤以及运动性创伤。此外,还可有医源性创伤如内腔镜穿破、手术矫治先天性肛门闭锁或直肠尿道瘘时损伤尿道。正确处理后尿道创伤在国内有特殊意义。

(三)临床表现基本特点与需要注意的诊断问题

当有骨盆骨折或会阴创伤时须想到尿道创伤。临床上最常见的症状是尿道口少量出血、血尿、排尿痛及尿潴留。会阴部蝴蝶形血肿、阴囊膨隆、局部瘀斑说明有血肿或及尿外渗。病儿有盆腔或会阴创伤均应做肛诊,可发现近端尿道位置、盆腔血肿、直肠损伤等。

X 线片可发现骨盆骨折或耻骨联合分离。不

要强行插导尿管,因其可使不全性尿道断裂进一步损伤成为完全性尿道断裂。膀胱尿道造影是尿道创伤的诊断依据,严格消毒将导尿管插入尿道外口内 2~4cm,无菌条件下注入 15%~25% 泛影葡胺。后尿道创伤造影剂外渗在尿生殖膈之上,与腹膜外膀胱破裂不易区分,辅以膀胱穿刺造影,可见膀胱壁完整,并向上移位。如尿生殖膈也破裂则造影剂广泛外溢于会阴部。造影剂全部外溢不能进入膀胱考虑后尿道完全性断裂。造影剂部分外溢同时也可进入膀胱考虑为不全性后尿道断裂。

诊断泌尿系创伤同时要注意合并伤的诊断,车祸多造成复合伤,漏诊复合伤会导致灾难性后果。

(四)治疗方案的选择与评价

小儿病情稳定的前提下应尽早处理尿道创伤。一般来说,后尿道部分断裂公认单纯膀胱造瘘即可。如何修复完全性后尿道断裂是泌尿外科最有争议和困难的问题之一。后尿道完全断裂大体有三种处理方案:①急症仅做耻骨上膀胱造瘘,日后发生尿道狭窄再行二期手术尿道修复;②急症或亚急症经会阴入路做尿道端端吻合;③各种尿道会师手术。因小儿尿道细小,尿道会师手术难以保证两尿道断端对合,还可能造成新的损伤,在小儿后尿道创伤治疗中有很大局限性。目前小儿后尿道完全性断裂的治疗方法与争论主要集中在前两种。

单纯膀胱造瘘的优点:手术简单、迅速,以便有时间和精力处理其他严重创伤;部分性后尿道断裂,多可经膀胱造瘘后治愈,无需再次手术;可避免尿道内反复试插导尿管,使不全性尿道断裂被扯成完全性尿道断裂;不暴露耻骨后血肿,继发感染机会少,血肿日后可逐渐被吸收。但完全性后尿道断裂做单纯膀胱造瘘,两尿道断端间形成瘢痕,日后不可避免地发生尿道狭窄或闭锁。如狭窄或闭锁段长,尤其合并尿道直肠瘘或及尿道会阴瘘,治疗困难。

急症或亚急症经会阴后尿道修复的优缺点与单纯膀胱造瘘治疗正好相反。如病儿情况稳定,医师经验丰富、造影检查诊为完全性后尿道断裂并有膀胱前列腺向上移位,可经会阴修复后尿道,优点是完成确切的端端吻合,尿道狭窄发生率大大降低,缩短病程,避免再次手术。需注意除外或

成功处理其他复合伤,有作者提倡伤后 5~7 天行亚急症后尿道吻合,理由是经过 5~7 天的救治与观察可以确认复合伤治疗成功或完全除外复合伤存在,局部出血停止,伤口尚未愈合,便于将上移的膀胱前列腺复位。

后尿道完全性断裂的急症处理不必强求一致,需考虑患儿全身状况和医生手术技术两个基本条件。两条件均具备应急症经会阴后尿道修复,条件缺一时以单纯膀胱造瘘为好。伤后 5~7 天条件具备时,进行亚急症的后尿道修复效果同样好,否则可半年后行二期手术修复尿道。二期手术时多可经会阴完成后尿道吻合,少部分病人因近端尿道向上移位过于严重,需在会阴切口基础上加做耻骨联合部分切除完成后尿道吻合。

数十年来一直存在这样的争论,即后尿道损伤急症一期尿道修复是否增加勃起功能障碍和尿失禁的发生率。虽然部分研究并未证明急症修复与勃起功能障碍及尿失禁之间的关联,认为不是初期治疗而是原发损伤的严重性导致这些并发症的发生,但是不当的手术操作确实会损伤已处于紧张牵拉状态下的勃起相关的血管神经束。小儿勃起功能的评判很困难,缺乏客观指标,需要长期随诊观察。

对陈旧性外伤性后尿道狭窄与闭锁,根据狭窄或闭锁段的位置与长度选择治疗方法。短的尿道狭窄可选经尿道镜内切开。尿道闭锁或内切开无效的尿道狭窄可经会阴尿道吻合、经耻骨与会阴联合入路后尿道吻合等术式。多数患儿经会阴手术彻底切除瘢痕可以清晰显露近端尿道,直视下完成端端吻合。手术时中线切开两侧阴茎海绵体脚会合处可缩短两尿道断端距离,减少吻合口张力。如膀胱前列腺上移严重,经会阴切口不能显露近端尿道,则需切除耻骨联合部分骨质,在耻骨后完成尿道吻合。如尿道缺损过长可用包皮或阴囊皮肤岛状皮瓣、口腔黏膜、肠黏膜代尿道做一期尿道吻合或会阴尿道造瘘二期手术修复尿道。由于阴囊皮肤将来容易长毛发,继发泌尿系结石,所以尽量少用。

二、男童前尿道创伤

(一)病因的认知

前尿道创伤最常见于骑跨伤,当小儿从高处

坠落骑跨在硬物上时,男童球部或阴茎阴囊交界部尿道被挤压于硬物和耻骨联合下缘之间造成创伤。猛踢会阴部也可造成同样创伤。偶见刺伤、枪伤或动物咬伤。医源性创伤则见于留置导尿管压迫阴茎根部尿道,造成黏膜损伤继发狭窄。从尿道外口钳夹尿道结石也可造成前尿道狭窄。不同原因的损伤使受损部位不同,医源性损伤主要发生在留置导尿管。临床上要使用硅胶导尿管,卧床病人导尿管要固定在下腹正中,使阴茎向头侧伸展,阴茎向下悬垂导尿管会损伤阴茎根部尿道黏膜继发尿道狭窄。

(二)临床思路和诊断需考虑的问题

小儿伤后不能排尿、疼痛及尿道出血。排尿动作加重疼痛、出血及尿外渗。需追问骑跨伤所特有的典型坠落骑跨病史。球部尿道损伤时紧张而有力的阴茎筋膜能够限制血及尿外渗,此时会阴部可无明显肿胀及瘀斑。如阴茎筋膜破裂,则血、尿外渗沿会阴浅筋膜(colles fascia)弥散于阴茎、阴囊及会阴部,造成明显肿胀和瘀斑;再向上可沿腹壁浅筋膜深层(scarpa fascia)弥散至腹壁。尿道造影可见造影剂外溢在球部尿道周围,膀胱穿刺造影可见膀胱充盈但位置正常,区别于后尿道断裂。其他原因造成的前尿道创伤因典型的致伤原因诊断无困难。留置导尿管造成的损伤一般当时并无表现,日后继发尿道狭窄而就诊。

(三)治疗过程中值得探讨的问题

前尿道完全性断裂急症处理没有争论,需急症经会阴手术尿道端端吻合,术后导尿管留置2~3周。是否也可如同后尿道断裂,单纯膀胱造瘘日后二期手术修复尿道,答案是否定的。因为前尿道损伤一般不合并危及生命的复合伤,也没有因骨盆骨折造成的大量出血,经会阴切口完全可以清晰显露尿道,不难完成端端吻合,外伤与勃起功能和尿失禁没有关联,没有分期手术的必要。不完全尿道断裂可留置导尿管7~10天,部分病人会继发尿道狭窄,需经尿道镜内切开进一步治疗,效果不明显时亦可经会阴部手术做狭窄段切除尿道端端吻合,适当游离尿道海绵体可以减少吻合口张力。总之前尿道创伤经会阴部有良好显露,没有勃起障碍和尿失禁的顾虑,治疗较后尿道创伤简单且效果良好,应持更为积极主动的态度。

三、女性尿道创伤

(一)女性尿道的特殊性

女性尿道创伤较男性少见,其原因女性尿道短、受保护的程度及活动度较大。Perry等报告130例女性骨盆骨折中,仅有6例(4.6%)有尿道创伤。女性尿道相当于男性后尿道,但创伤发生机制和情况差异很大。尿道及阴道创伤并发于骨盆骨折多为车祸所致严重创伤。无论是并发于骨盆骨折的尿道创伤还是其他致伤原因,如骑跨伤、刺伤,多并发阴道创伤,如未及时修复,后期常遗有尿道狭窄或闭锁、尿道阴道瘘以及阴道狭窄或闭锁、阴道积脓或结石。文献报告,女性尿道创伤几乎都合并阴道创伤。陈旧性尿道创伤中90%存在尿道阴道瘘。还有他少见原因导致的贯通伤、无肛手术损伤和阴道异物压迫。

(二)诊断面临的难点及应思考的问题

当病儿有外伤病史伴骨盆骨折、伤后不能排尿或阴道出血均应做排尿性膀胱尿道造影以除外尿道创伤。骑跨伤或外阴撞击也可造成软组织创伤,导致会阴部出血、淤血、水肿和疼痛,一般不威胁生命。尿道创伤诊断不难,难点是确定断裂的部位和阴道损伤的部位与程度。导尿管一般不能插入膀胱,排尿性膀胱尿道造影需穿刺膀胱进行。

陈旧性尿道创伤尿道闭锁则表现为排尿困难、需带膀胱造瘘。有尿道阴道瘘则表现为完全性尿失禁。

(三)手术修复的难点与对策

不完全尿道断裂并且阴道无损伤可选择留置Foley导尿管。

如尿道及膀胱显著移位尤以合并阴道创伤时,应在病儿情况稳定后尽早修复尿道及阴道。如未检出尿道创伤,持续严重尿外渗可能引起败血症及坏死性筋膜炎。

急症手术时,耻骨上打开膀胱,耻骨后探查膀胱、尿道及阴道。如是尿道阴道下段断裂或从外口整体撕脱,可从尿道内口向外插8F导尿管,然后用手指顶住尿道内口向会阴部逐渐加压,将尿道阴道复位,在会阴部可显露尿道阴道断端并分别修复。如尿道中段断裂,需先修复阴道再做尿道吻合,小儿尿道阴道壁很薄,创伤时辨认和分离困难,可在尿道阴道间注射含1:10万的肾上腺素,有助于分离尿道阴道和减少出血。上段尿道断裂可合并膀胱颈裂伤应一并修复。留置硅胶气囊导尿管 2~3 周,导尿管口径通畅引流情况下选较细的,或许可减少术后尿道阴道瘘的发生。

尽管小儿女性尿道阴道创伤修复困难,对尿道不加任何处理,初期仅行耻骨上膀胱造瘘不可避免地会造成尿道狭窄闭锁、尿道阴道瘘或二者兼有的并发症,而且二期手术修复尿道阴道非常困难,成功率明显低于急症修复,应尽力避免。

陈旧性女童尿道创伤多数病例是尿道下段或中段闭锁,近端与阴道相通。成人的尿道阴道瘘多因产伤所致,可经阴道途径修复。小儿阴道细小,难于暴露操作。极个别远端的短段狭窄或闭锁并且不合并阴道瘘可采用尿道贯通、扩张或内切开治疗。极少病例可经阴道修补尿道阴道瘘。绝大多数病例需做耻骨联合部分切除,经耻骨入路进行尿道阴道修复手术。女性尿道相当于男性后尿道,女性尿道的长度与排尿控制有关。尿道闭锁及尿道阴道瘘,均有组织缺失,需用 Young-Dees-Leadbetter 术式,即剪裁膀胱三角区组织做尿道成形并延长尿道,必要时可输尿管膀胱吻合上移输尿管口,同期修复尿道阴道瘘,即所谓"用近端去会合远端",并使新形成尿道长度大于 3cm,术后留置硅胶气囊导尿管 2~3 周。女童陈旧性尿道创伤部分病人手术非常困难,效果不满意,尿道缺损过多无法修复或严重尿失禁无法治疗时,为改善生活质量,可行阑尾输出道可控性尿流改道。

（张潍平）

参 考 文 献

1. 冯杰雄,郑珊. 小儿外科学. 2 版. 北京:人民卫生出版社,2014.
2. 屈彦超,张潍平,孙宁,等. 经会阴修复男童急性外伤性后尿道断裂. 中华小儿外科杂志,2009,30(4):199–201.
3. Alan Wein, Louis Kavoussi, Alan Partin, et al. Campbell–Walsh Urology, 11th ed. Amsterdam:Elsevier, 2015.

第八篇　小儿骨科学

第一章　小儿骨折治疗的现状与挑战

小儿骨折是小儿骨科日常诊疗活动中最常遇见的病种之一，随着我国现代化水平的日益提升，每年因交通肇事、跌落或高处坠落、体育运动伤等各种意外伤害造成的小儿骨折病例十分多见。

对于小儿骨科专业，我国各大中心城市和经济发达地区的儿童医院、妇幼保健院、骨科专科医院及一些综合性医院均设置了小儿骨科专科，有单独的护理单元病房和专业的小儿骨科专科医师及相应的康复、护理队伍，经过规范化培训的小儿骨科医师能够很正规、很专业地处理小儿骨折病人，通过密切的国内外的学术交流，总体水平能够跟得上国际先进水平。

但是不得不面对的现实是：我国目前儿科医疗资源相对于成人严重不足，特别是小儿骨科专科医生的缺乏更为严重。由于我国不同区域的经济、社会发展程度不平衡，各个地区的医疗条件（包括专科医院及专业的合理设置、医疗硬件设备、医疗技术水平）差别很大。目前国内的小儿骨科医师大致可以分为骨科专科医院的小儿骨科医师、儿童医院和妇幼保健院的小儿骨科医师、综合医院骨科或小儿外科里的小儿骨科医师三大类，总数不过数千人。所以为了保障我国数亿少年儿童的健康，一方面要加大投入，培养更多的小儿骨科专科医师人才，同时加强对非专职小儿骨科医师的小儿骨科基本知识和技能的规范化培训，另外还要密切关注国际上小儿骨科的最新发展动态，积极开展相关的基础和临床研究，不断从广度和深度上发展我国的小儿骨科事业。

第一节　小儿骨折的特点和规范化治疗

在小儿骨科领域，不像先天性畸形患儿的家长还有时间和机会通过各种途径寻找专业的小儿骨科医生咨询和诊治，小儿骨折基本上都是急诊或亚急诊。根据国内目前的现状，小儿骨科专科医师是稀缺资源，经过规范化培训的小儿骨科专科医生严重不足。除了大城市和部分经济发达地区，在广大的经济不发达地区以及县级以下地区甚至一些地市级医院尚无条件设置小儿骨科，经过小儿骨科知识培训的成人骨科医师也是寥寥无几，我国的国情决定了目前小儿骨折病人在基层大部分是由成人骨科医师诊治的。由于未经过相关的小儿骨折治疗的规范化培训，缺乏小儿骨科的基础知识和理念，自觉不自觉地将小儿看成是缩小了的大人，往往是按照成人骨科的思维、理念和技术来处理小儿骨折，不可避免地会增加创伤和发生不良医疗后果的风险。例如面对小龄患儿的肱骨远端骨骺分离骨折，由于对肘部软骨形态和二次骨化中心出现的时间和顺序了解不够而常被误诊为肘关节脱位；用螺钉或者带螺纹的克氏针穿过骨骺固定骨折块以及跨骨骺线钢板固定骨折是常见的典型错误。

一、小儿骨折的特点

小儿不是成人的缩影，小儿骨科之所以成为一个单独的学科是有深刻的科学依据的。小儿的骨与关节解剖、生物学特征、对创伤的反应、损伤类型、修复过程、处理原则都与成人有所差异，甚至在某些方面与成人截然不同。

小儿骨骺是其区别于成人的独特结构之一。累及骺板和骨骺的损伤可以引起骨的生长停滞并产生畸形。骨骺损伤有 Weber、Poland、Salter-Harris 和 Ogden 等分型方法，但最常用的分类是根据骨折在 X 线片所见的 Salter-Harris 分型（Ⅰ型 ~ Ⅵ型）。尽管 Salter-Harris Ⅲ型、Ⅳ型和Ⅴ型骨折后更常发生生长障碍，但是必须警惕任何类型的骨骺板损伤都可导致生长紊乱。

小儿的骨膜相对比较肥厚而且还具有很大强度,同时骨骺在强度方面也比韧带弱,所以在受到外来暴力时,更容易导致骨骺骨折而韧带的损伤、断裂较为少见。

小儿骨骼处于生长期,根据生物力学原理和骨的生长特性,小儿骨骼生长过程中对骨折造成的畸形有较强的矫正能力即塑形能力强。年龄越小、越接近干骺端其塑形能力越强,所以对于骨干和干骺端骨折可以接受功能复位而不必强求解剖复位,当然这种塑形能力也有一定限度。

由于小儿具有生长和潜在的塑形能力,在治疗过程中必须考虑小儿骨骼的解剖、生理及骨折愈合等特点,必须了解小儿骨骼的生物学特征和小儿骨骼具有不断生长的特点;为防止以后的发育畸形和减少损伤,某些骨折的治疗要有特殊考虑,比如骨骺损伤是小儿特有的一种类型,骨骺损伤应尽早在麻醉下无痛整复,整复手法要轻柔尽量减少多次复位造成的骨骺板磨损,因骨骺损伤愈合快,外伤 7~10 天后再次试图复位反而会加重对骺板的损伤。

二、小儿骨折治疗的基本原则

除了对小儿骨骺和关节内骨折的治疗必须要求解剖复位外,多数小儿骨干和干骺端的骨折是可以接受功能复位而不必强调解剖复位。小儿骨折的治疗要以最小的损伤、最简单的方法获得最佳效果为原则。骨折的治疗不等于手术治疗,因为很多骨折依靠儿童强大的塑形能力和特点完全可以得到满意的结果,小儿骨科医生不仅要敢于做手术,更要敢于拒绝手术,要严格掌握手术适应证,比如小儿锁骨骨折除了个别特殊情况,绝大部分不需要手术。从某种意义上讲,骨折无需治疗,医生的作用仅仅是为骨折愈合创造良好的条件。能用手法复位的就不用手术治疗,能用外固定达到目的就首先选用外固定,必须用的内固定物也以简单为主,多采用克氏针、螺钉(固定不过骨骺板)、接骨钢板、弹性髓内针、外固定架等,特殊情况下才采用交锁髓内钉和伊利扎诺夫环形外固定架等这些相对复杂的手段。小儿由于缺乏自制力、生性好动,为了有效维持固定作用,必须强调和重视石膏等外固定的作用,不能过分相信和依赖所谓坚强的内固定,即所谓的"简单内固定,坚强外固定"。小儿骨折愈合速度相对较快,石膏外固定的时间不会太长,拆除石膏后功能恢复快,一般很少会因石膏外固定而有严重的关节僵硬发生。

小儿骨骺骨折和关节内骨折必须解剖复位。应该注意的是,每个骨骺板均呈波状结构,而且每个骨骺的轮廓都是不一样的,并非只是一个平面。涉及骨骺的骨折必须用内固定时,可选用直径合适(一般小于 2mm)的光滑不带螺纹的克氏针,尽量不要使克氏针穿过骺板,而是与骺板平行穿过骨骺,或者穿针将三角骨片固定在干骺端上。骨骺骨折在手术过程中要尽量避免暴力复位,避免反复穿针。

需要强调的是,小儿骨折治疗的关键是获得满意的复位并能维持这种复位结果,在复位和维持复位的操作过程中应该尽量采用微创的方法,要时刻记得儿童骨骼有骨骺的存在,无论采取何种方法不应造成新的损伤,不能损伤有生长能力的骨骺板和骨骺周围 Ranvier 环,保持骨骺的生长能力使患儿获得满意的功能和外观是治疗的目标。我们治疗的是患儿不是 X 线片,漂亮完美的 X 线片不代表患儿能获得满意的治疗效果,例如肱骨髁上骨折不是通过闭合复位经皮穿针固定,而是采用后路切开复位内固定,虽然 X 线片上可以看到骨折的解剖复位,但往往造成严重的肘关节僵硬。另外如肱骨近端骨折和尺骨桡骨远端骨折,由于该处有较大的塑形潜力,多数通过手法复位能够达到功能复位而可以避免开放复位内固定手术,即使是尺骨桡骨远端复位后不够稳定、不能维持复位的部分病例也可通过微创的经皮穿针技术达到和维持功能复位的目的。如果不了解小儿骨折的治疗原则和小儿的塑形能力,往往把许多可以保守治疗的肱骨近端骨折以成角移位过大为理由做了手术和内固定治疗,同样原因我们也经常见到尺骨桡骨远端骨折采用了剥离和创伤更大的开放复位钢板内固定治疗,有的甚至导致以后出现骨不连、骨骺损伤等难以矫正的严重畸形,让人十分痛心。所以在小儿骨折的治疗中必须严格遵循这些基本规律,严格掌握手术适应证,强调进行规范化治疗方能取得理想的效果。

第二节　小儿骨折临床治疗中的热点理念

一、微创理念

随着现代科学技术的迅速发展和以人为本理念的推崇落实,微创外科和微创手术是当前外科领域里的热门话题。当人们患病或受到创伤而求医时,对病人的诊疗过程必然会在不同程度上伴有各种肉体和精神上的损伤、创伤、痛苦和伤害。使病人受到"尽可能少或小的创伤",取得最理想的治疗效果,是医生不断追求的目标和是医学史上永恒的主题。1985年,英国外科医生 Payne 和 Wickham 在应用内镜治疗泌尿道结石的报告中首次使用了"minimally invasive procedure"这个概念,其中"minimally invasive"被翻译为"微创"且被广泛采用。微创就是用对病人创伤最小的方法,来达到甚至超过传统治疗手段的一种新技术、新手段、新观点。

小儿骨关节损伤的治疗是小儿骨科的一个重要内容,近年来临床应用的典型的微创技术有小儿骨折的闭合复位经皮穿针固定技术、超声引导下闭合复位和穿针固定技术、钛制弹性髓内钉(titanic elastic nailing, TEN)技术、微创经皮钢板内固定(minimally invasive percutaneous osteosynthesis, MIPO)、8字钢板骨骺暂时阻滞技术、可吸收内固定物应用、可延长髓内钉、小儿关节镜技术等。

微创意识或者微创理念是现代医生必须具备的基本素质之一,微创意识是一种思想、境界和品德。骨科微创观念的具体体现应着重于适应证的选择和规范化治疗,包括但不仅仅限于手术操作和手术技术。骨科微创观念应贯穿于整个临床诊疗过程中,从接诊开始到检查、治疗、康复,使病人从精神、心理、生理等各方面在微创或无创的情况下得到最有效的治疗。

有时侯严格掌握手术适应证就是实践微创化治疗的理念。由于适应证掌握不正确,有些可以保守治疗的病例采用了创伤更大的手术治疗,有些可以采用微创技术的因为理念和技术、器械

的缺乏而不被采用。如常见的小儿锁骨中段骨折,有人会套用成人的手术内固定方法如钢板、髓内针来治疗,小儿骨科医师多半只是采取简单的八字绷带固定即可,两者创伤大小的比较不言自明。再比如3岁以下小儿的股骨干骨折采用牵引或者闭合复位石膏固定即可达到良好的疗效,错误的采取开放复位内固定手术不仅创伤大,反而会出现严重的并发症,即使采用了弹性髓内钉这种"微创"技术,由于适应证的错误,仍然不是真正的微创。所幸的是,随着我国经济社会的发展,这种现象正在逐步减少。所以强调小儿骨关节损伤的规范化治疗是开展和推广微创技术的基础和前提。

还有一点需要强调的是,小切口不一定是微创。过分强调切口小而影响充分的显露和手术操作,不仅影响手术效果,更会造成或加重组织切割以外另外一种形式的创伤。例如骨折闭合复位不顺利时,长时间反复的粗暴复位、频繁的X线透视、闭合穿针过程中的反复多次穿针(尤其是通过骨骺)都会比皮肤表面的小切口所造成的损伤更大。例如肌性斜颈手术时,有人通过腔镜经过腋窝插入通过皮下隧道到达胸锁乳突肌行切断手术,这种手术方式比在颈部小切口直接切断胸锁乳突肌看不见的创伤更大,并不是所标榜的微创手术。

大力提倡微创技术和微创手术,除了确认该技术创伤小以外,更要确定采用该种技术或者手术可以取得不亚于或者优于传统方法的疗效。如果仅仅在形式上采用了先进的内镜或其他高新技术,而所伴随的手术创伤和所获得的疗效并不优于传统手术时,所谓的"微创"就变得毫无意义,是不值得推崇的伪微创。如曾有文献报道某妇科肿瘤采用腹腔镜手术的长期生存率和预后要低于开放手术,所以不是所有腔镜手术都比开放手术更好。如何评判针对治疗某种疾病、损伤的不同治疗方法的优劣,要有充分的依据。在这方面,多中心大样本的前瞻性临床随机对照研究最有价值,其说服力远高于专家共识和无对照的临床描述性研究以及单中心回顾性临床比较研究。

二、加速康复理念

加速康复(enhanced recovery after surgery, ERAS)外科指根据循证医学证据,在围手术期采用一系

列优化措施以减少手术病人生理及心理的创伤应激,以期达到快速康复的目的。ERAS 的概念最早由丹麦哥本哈根大学的 Henrik Kehlet 在 20 世纪 90 年代末提出,而后在世界范围内被广泛接受和推广。ERAS 在成人外科中应用已经比较成熟,但是在小儿外科尤其是小儿骨科中应用的文献报道比较少。由于儿童具有特殊性,在小儿外科应用 ERAS 的内容也与成人不同,特别体现在更多地需要家长的理解、参与和配合,有效消除家属的焦虑情绪。

小儿 ERAS 包括术前手术方案的宣教、术前营养的改善和并发症的处理、镇痛、避免过长时间的禁食等措施。研究表明,长时间的禁食可使身体处于代谢和免疫的应激状态,分解代谢加强、增强胰岛素抵抗、降低血容量甚至脱水。在小儿甚至新生儿手术前 2h 饮用碳水化合物清饮是安全的,可以明显减轻患儿的饥饿感、口渴和哭闹。对于小儿围手术期基于 ERAS 的禁食方案已经有广泛的共识,推荐术前 6h 禁配方奶,术前 4h 禁母乳,术前 2h 饮用碳水化合物清饮。

术中的精准管理是小儿 ERAS 的核心,包括优化麻醉和手术方案、术中体温和液体管理、减少各种不必要的引流等,基本原则是精准、微创和控制损伤。术后早期恢复是 ERAS 的目标,包括围手术期的多模式镇痛、早期进食、引流管的拔除、营养支持以及早日活动和功能锻炼。其中围手术期的疼痛管理是 ERAS 中非常重要的一个环节,是促进患儿术后早期活动、缩短住院时间、加速术后康复和提高术后生活质量的关键。但是由于小儿不能完整、准确地表达疼痛程度和范围,对其疼痛的评估有其特殊的困难。早期进食、游戏和动画视频、拥抱和安抚、非阿片类药物的使用和局部区域镇痛(包括神经区域阻滞麻醉)均是有效的多模式镇痛措施。

ERAS 的实践中涉及到多个学科的协作,包括外科学、麻醉科、营养科、康复科、护理学、心理学等,彼此间相互协作、沟通及配合是顺利实施 ERAS 的基础。成人 ERAS 研究证实能够缩短住院时间、减轻病人痛苦感受及改善预后,在多个领域制定了相应的指南和专家共识,但是在小儿外科尤其是小儿骨科、小儿创伤中的应用尚缺少足够的循证医学证据,目前的小儿外科 ERAS 实施

方案中多半仅包含 5~6 项措施,远不如成人的方案措施丰富,而且缺乏精心设计的多中心临床前瞻性研究。小儿 ERAS 研究不能完全按照成人的 ERAS 方案,需要结合小儿自身的特点和疾病的特殊性来开展。总的说来,小儿 ERAS 研究的数据滞后于成人,目前文献有限,还需要更多的临床实践和临床研究才能确定小儿是否能够成人病人一样从 ERAS 路径中获益。

第三节 小儿骨折诊治领域中的治疗难点和临床研究切入点

创伤的诊治是小儿骨科的重要领域,由于小儿的可塑性,大部分骨折可以获得很好的最终疗效,但仍有骨骺板早闭、骨桥形成、软骨缺损、关节僵硬、关节畸形、肢体不等长、骨延迟愈合、骨缺血坏死、骨不连等较难处理的并发症,某些骨折如陈旧性孟氏骨折的疗效也难说满意。

尽管经过长期的探索和研究,小儿骨折的治疗多数有了成熟的原则和治疗方案及技术手段,各种临床指南和专家共识不断推出,有些经典的手术和治疗方法被实践了数十年甚至上百年,但无论是在基础研究领域(包括骨科生物力学、细胞对力学刺激的反应和信号通路、软骨细胞培养和移植、干细胞和骨骺组织工程等)还是临床研究领域(如各种手术适应证和手术方法的改进、并发症的防治等),都有大量的课题有待于我们去探索、研究和改进。

进入 21 世纪,医学的发展日新月异,以互联网应用、大数据分析、人工智能、3D 打印等为代表的新技术在医学的应用极大地促进了人们对疾病的理解和认识。

如何采用最小损伤的方法获得最佳的治疗效果始终是我们研究和工作实践的目标。我们尊重经典和前辈的经验,但也不能墨守成规,要勇于提出质疑和创新,更加重要的是要对之进行科学的验证,也就是说大胆假设、小心验证。确定采用某种改进的技术或者手术可以取得不亚于或者优于传统方法的疗效、如何评判针对治疗某种疾病和损伤不同治疗方法的优劣,要有充分的科学依据。各种不同形式的临床研究有不同的证据等级,一

般来说普通的病例分析、病例对照研究、单中心非随机对照研究以及专家共识的证据级别较低，不足以证明或推翻某个结论，严格正规的多中心前瞻性随机对照临床研究才有更高的证据级别和较充分的说服力，科学意义更大。

一、多中心临床随机对照试验

多中心临床随机对照试验（randomized controlled trial，RCT）指由一个或几个单位的主要研究者（组长单位）总体负责，多个单位的研究者合作，按同一个标准化的试验方案同时进行的临床试验。多中心前瞻性临床随机对照试验一般用于对临床医生广泛感兴趣的问题研究、可能改变当前治疗策略的研究以及还未被认识的疾病或现象的研究。多中心临床试验的优点是收集病例快、试验时间短、结论适用面广可信度大、可以集思广益综合各个团队的智慧。

不久前，国内小儿骨科第一篇关于多中心临床随机对照试验研究方案的文章在临床小儿外科杂志公开发表，表明国内小儿骨科的多中心临床研究开始起步。不同于一般的单中心的临床回顾性研究或者病例对照研究，证据级别更高的多中心临床随机对照研究是一项复杂的系统工程，其研究方案不仅要有科学性和可行性、还要有可靠的安全措施保障入试病人的权益和知情权、获得参试单位的伦理委员会的审查批准，有严密的质控标准和实施细则。详实的实施方案需要在试验开始前在学术杂志公开发表。实施前需要在相关的国际临床试验注册机构注册。

临床随机对照试验的实施步骤主要有：确定研究的目的、选择研究对象、设立对照组、估计样本含量、随机分组、治疗措施的标准化、盲法观察、疗效测量与判断标准和资料的整理分析。其中多个关键步骤，如设立对照组、估计样本含量、随机分组和试验结果的分析均需要医学统计学专家的密切参与。

二、骨骺损伤的预防和后遗症的矫正

骨骺板损伤、骨桥形成的防治和修复是小儿骨折研究领域绕不开的主题之一。儿童时期的长管状骨损伤约 15%~18% 累及骺板，而导致明显骺板损伤出现畸形者占 10%。骺板的损伤会导致管状骨在骨骺与干骺端之间形成骨性连接即形成骨桥，使骺板全部或部分闭合，该部分生长能力丧失、发生部分或完全发育停滞，随年龄的增长而出现肢体短缩或关节的内外翻畸形，畸形的程度与损伤的部位和骨桥形成的范围有关。高能量损伤、年龄小和 Salter-Harris 分型（Ⅲ型、Ⅳ型、Ⅴ型）是导致骨桥形成的危险因素。CT 和磁共振检查可以了解骨桥的位置、类型和骨桥的大小范围。肢体长度的精确测量和有无成角畸形的数据也必须予以充分评估。骨桥切除手术的适应证包括：至少还有 2 年或 2 年以上的生长期；骨桥面积小于骺板面积的 50%；对于年长儿童，骨桥形成伴有成角畸形或肢体长度差异则有骨桥切除的指征。对于年幼儿童，其成角畸形小于 10°~20° 可单纯切除骨桥，成角畸形大于 20° 时需要进行骨桥切除和截骨矫形。

目前主流的治疗方法是手术切除骨桥后用自体脂肪或骨水泥填塞，但当骨桥形成的横截面大于 50% 时，效果不佳；边缘型骨骺早闭的术中操作相对简单，而中心型骨桥切除较为困难，过去多采用通过干骺端经骨隧道的挖除手术，尽管采用导航技术操作也十分困难。国外有人采用干骺端主动截骨显露接近骨桥、骨桥挖除后再将干骺端骨块还原固定的办法十分巧妙，大大降低了中心型骨桥挖除手术的难度、提高了手术效果。

如果年幼儿童因为骨骺损伤出现整个骺板对称性生长停止将产生明显的肢体短缩畸形，可采用对侧肢体骨骺阻滞术。年长儿童的肢体不等长可采用股骨或胫骨的短缩或延长技术，而上肢长度的重要性相对比下肢要低。

骨骺损伤骨桥形成会导致肢体长度的差异和成角畸形，其总体治疗效果仍然欠佳，这方面有大量的基础和临床课题待研究，如骨骺损伤骨桥形成的机制、如何采用组织工程技术制备有生长能力的骨骺、骨桥形成面积的准确测量、术中如何准确导航、骨桥切除后填充物质的优化、如何同时处理畸形的矫形问题等。

三、陈旧性孟氏骨折

孟氏骨折是临床较常见的骨折，据统计，孟氏骨折约占前臂骨折的 5%~7%。孟氏骨折最重要的是避免漏诊，儿童骨折的规范化治疗知识的推广和普及有助于减少这种低级失误的发生。一旦漏诊,新鲜孟氏骨折变成陈旧性孟氏骨折将给患儿带来极大的后患和伤害。尽管多少年以来,中外学者为了提高陈旧性孟氏骨折的治疗效果做出了不懈的努力和各种探索,陈旧性孟氏骨折的治疗效果仍然不尽如人意,特别是外伤骨折时间比较长的陈旧性孟氏骨折,所以陈旧性孟氏骨折被称为骨科医生的梦魇。陈旧性孟氏骨折手术后桡骨头再脱位的多,即使影像资料上达到了桡骨头的复位,仍然有很大比例的患儿有前臂旋转功能受限。病人的满意度低,容易产生医患纠纷。如何提高陈旧性孟氏骨折的手术治疗效果是值得深入研究和探讨的问题。对于陈旧性孟氏骨折目前主要的手术手段包括尺骨的截骨(延长、成角)和环状韧带的修复或重建。对于尺骨截骨延长没有争议,但对于桡骨头复位后,环状韧带是否重建(修复)及如何重建(修复)有不同的意见。一种观点认为环状韧带无需重建也能维持肱桡关节的稳定,利用自体游离筋膜条或肌腱重建环状韧带不仅作用有限,还增加了创伤,重建的韧带过松未起到增加稳定的作用,重建的环状韧带套在桡骨颈上过紧可引起桡骨头缺血坏死和影响前臂旋转等不良后果;另一种观点认为重建修复环状韧带对于增加肱桡关节的稳定性至关重要。也有人提出修复利用卡压在肱桡关节间的未被吸收、挛缩和部分瘢痕化的原环状韧带,再用部分带蒂肱二头肌肌腱转位修复环状韧带治疗儿童陈旧性孟氏骨折的新思路。另外,陈旧性孟氏骨折为何治疗效果差、前臂骨间膜在陈旧性孟氏骨折中以及各种手术方案中的变化及作用、环状韧带是否有退化或瘢痕化、尺骨桡骨在发生陈旧性孟氏骨折后发育的变化等问题都是值得探索的研究方向。

四、弹性髓内钉(TEN)技术的规范和合理应用

TEN技术是目前治疗小儿骨折的经典微创技术。原始操作指南要求采用的TEN直径要大于或等于骨髓腔最窄处直径的40%。但是在临床中发现,直径稍粗的TEN在插入和拔出过程均比较费力,但是采用直径较细的TEN又有增加骨折不稳定导致复位丢失和畸形的风险。国外有学者研究发现,TEN直径大于35%没有发生畸形愈合,大于等于40%是安全的;发生不愈合的均在35%以下。国内的一个研究发现,TEN治疗儿童股骨干骨折采用60%~80%骨髓腔最窄处直径的TEN组可获得满意的临床疗效,且与采用骨髓腔最窄处直径≥80%的TEN病例组相比,手术操作更容易,两组患儿在畸形愈合率、骨折不愈合率、感染率、针尾激惹发生比例上均无明显统计学差异。看来要求TEN直径≥髓腔直径40%的结论遇到了挑战。同样是TEN技术固定,长管状骨骨折的另一个技术细节要求也有人提出挑战,一般的专家共识认为TEN治疗小儿股骨干骨折时,小儿的体重应该在45~50kg以下,但是有文献报道,TEN治疗小儿胫骨骨折时,一组病例的患儿体重大于50kg也取得很好疗效,并发症发生率没有明显提高。那么是否在TEN治疗胫骨干骨折时患儿的体重标准与治疗股骨干骨折有所不同?其原因是什么?跟胫骨和股骨的解剖结构以及生物力学特点不同有关系吗?这些问题目前都没有答案,有待更多和更高级别的证据来证实。

尺骨桡骨干双骨折多数可以通过手法复位和石膏或小夹板外固定治疗取得满意的治疗效果。对于不稳定的尺骨桡骨干骨折或者手法复位不满意的患儿也可以通过TEN内固定来治疗。治疗方案和原则看似简单明了,但是我们结合临床工作仔细分析,仍然有许多问题值得研究,例如尺骨桡骨干不稳定骨折用TEN治疗时必须用两根TEN对尺骨和桡骨都固定吗?如果只固定其中一根是否也能达到满意的治疗效果?如果只固定其中一根即可,那么是固定尺骨还是固定桡骨?什么情况下固定尺骨?什么情况下固定桡骨?什么情况下必须尺骨桡骨都要固定?在用TEN固定尺骨和桡骨时,是先固定尺骨还是先固定桡骨?有什么生物力学原理吗?这些问题如果没有经过科学的临床研究谁也无法肯定回答。

上面所举的几个例子充分说明,为了达到以最小的创伤和代价达到最好的治疗效果,我们的知识和认知还很有限,有大量的科学问题有待探索和研究,我们要站在前人的肩膀上,尊重而不拘泥于前人的经验,要有创新的思维和科学的态度,多问几个为什么,然后去小心和科学地解答这些疑问,不断地推进我们认知的广度和深度,为促进

和保护儿童健康服务。

我国小儿骨科事业的发展要跟上时代的步伐,创新和科研是不可缺少的。尽管在基因、分子等基础研究方面是我们的薄弱点,但在临床研究方面我们有病例多、数据丰富的优势。国内有专家指出:我国临床研究存在的问题主要包括急功近利的多,默默潜心研究的少;病人多但资料规范完整的少;医院内检查治疗多,出院后完整长期随访少;单中心研究多,多中心随机研究少;回顾性研究多,前瞻性研究少。目前国内已经有人开展小儿骨科的临床多中心研究,尚在探索和积累经验阶段,在规范化、标准化、数据一致性等方面有待提高。多中心前瞻性临床随机对照试验成功的关键在于创新的理念、合理的设计、良好受训的研究者和受试者以及坚持到底的勇气。所以加强对小儿骨折的临床研究,特别是临床课题的前瞻性随机多中心研究大有可为。

(邵景范)

参 考 文 献

1. 邵景范. 小儿骨折治疗的现实与挑战. 中华小儿外科杂志, 2018, 39（11）: 01-03.
2. 邵景范. 小儿骨关节损伤的微创治疗. 中华小儿外科杂志, 2017, 38（5）: 321-323.
3. 陈顺有, 梅海波, 郭跃明, 等. 儿童髋部锁定加压接骨板和空心钉治疗儿童股骨颈骨折（Delbet II、III 型）的比较研究. 中华小儿外科杂志, 2016, 37（12）: 898-902.
4. 何金鹏, 郑晨, 梅海波, 等. 低龄 DDH 患儿初次开放复位手术中股骨截骨必要性的前瞻性随机对照试验研究方案. 临床小儿外科杂志, 2019, 18（4）: 282-287.
5. 舒强, 钭金法. 加速康复外科在小儿外科中的应用与展望. 临床小儿外科杂志, 2019, 18（4）: 253-256.
6. Kehlet H. Multimodal approach to control postoperative pathophysiology and rehabilitation. Br J Anaesth, 1997, 78（5）: 606-617.
7. Rove KO, Edney JC, Brockel MA. Enhanced recovery after surgery in children: promising, evidence-based multidisciplinary care. Paediatr Anaesth, 2018, 28（6）: 482-492.

第二章　手部先天性畸形功能修复

手部先天性畸形种类繁多，既可单独出现，也可以同多种上肢畸形同时存在，甚至可能是多种综合征的表现形式之一。手部先天性畸形的诊断并不困难，但由于其形态复杂且变化多样，同时所涉及的组织结构复杂，手部先天畸形已成为手外科领域的一大难题。我国近年在手部先天性畸形的治疗方面虽取得一定进展，但尚缺乏大宗的病例报告与经验总结。手是人的"第二张脸"，手部先天性畸形不仅对患儿的成长、心理和生活带来极大的影响，而且也给其家长带来巨大的精神压力和经济负担。因此加强对手部先天性畸形治疗的研究与总结，深入探索有效的治疗方法，尽可能地改善患儿的手部功能和外形，是我们小儿骨科医生当前义不容辞的责任。本章将重点介绍几种较为常见的手部先天畸形，以及对其进行功能修复应当选择的治疗方案。

第一节　先天性狭窄性腱鞘炎

先天性狭窄性腱鞘炎，又称为"先天性扳机指"，是指拇/指长屈肌腱在腱鞘内滑动受阻，处于屈曲或伸展状态的手指间关节在被动活动时产生像枪扳机一样的阻挡感。最早于1850年由Notta医生描述。发病率大约在0.5‰。其中，绝大多数为先天性拇指狭窄性腱鞘炎，其发生率较其他指多10倍；多为单侧发病，双侧仅占30%。

一、病因

本病病因尚不清楚，与解剖因素有关的有：①籽骨异常，使腱鞘狭窄；②腱鞘异常；③肌腱异常。目前大多数学者认为是先天性的，但有文献报道1对单卵双胞胎分别在11个月龄和18个月龄时出现症状，因此，关于该病是先天性还是后天获得性的仍存在争议。

二、临床表现

患儿多在0.5~1岁时被家长无意中发现指间关节不能伸直而来医院就诊。可发生在单侧，也可双侧同时存在。除拇指外，其他手指也可发生扳机指。其临床表现主要为拇指指间关节屈曲畸形，被动活动也不能使其伸直，偶尔被动伸直时可闻及关节弹响。拇指掌指关节掌侧可扪及一硬节，称为Notta结节，有时易误认为是骨性增生。但只要考虑到本病，一般来说诊断十分容易。

三、治疗

拇指扳机指的治疗包括非手术治疗和手术治疗，目前大多数学者主张手术治疗，但在手术时机的选择上存在差异。

1. **非手术治疗**　拇指扳机指存在一定自愈的可能性，Dinham和Meggitt发现12%的拇指扳机指在6个月龄内自愈。Pargali和Habizadeh报告1例5岁的双手拇指扳机指患儿，经过物理治疗和非甾体抗炎药治疗20天痊愈。因而，先天性拇指扳机指在早期可通过非手术治疗治愈。也有人认为本病无自愈的可能，因此可根据患儿发病年龄在2岁内行手术治疗。

2. **手术治疗**　当有明显的扳机样阻碍，拇指明显屈曲畸形，且被动伸直活动障碍者，以及就诊时间较晚或保守治疗无效者，应当采取手术治疗的方式。手术目的是充分显露拇长屈肌腱鞘，纵行切开或部分切除拇长屈肌腱鞘。术后尽量少用辅料，便于手指活动，从而达到功能锻炼，防止粘连等并发症的目的。

第二节　多指畸形

先天性多指畸形指正常手指以外的赘生手指

或手指孪生畸形，可为手指指骨赘生、单纯软组织赘生或伴有掌骨赘生，可以与并指同时存在。文献报道的发病率各不相同，占上肢先天性畸形的2.4%~27.2%；在亚洲人种中，男性发病率约为女性的2倍。

一、病因

遗传性多指在一些病例中已经得到验证，家族性多指畸形屡见不鲜（图8-2-1）。例如，黑人中的尺侧多指以及白人中的中央型多指呈现明显的显性遗传，此外，常染色体隐性遗传模式的多指畸形也与其他一些综合征相关，如Bloom综合征等。最近，针对*Hox*基因的胚胎学研究发现，该基因与并指联合多指畸形有关。

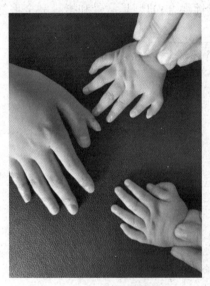

图8-2-1　兄妹两多指畸形

二、病理

多指畸形的病理改变是手指各种组成成分的解剖结构异常所致，也就是病理解剖学的异常，如指骨与掌骨数量、形态及联合结构的异常，以及肌肉和肌腱的异常等。由于多指畸形种类繁多，解剖结构变换多样，按照目前的分型，各种类型变换多样，同一类型在解剖机构方面也不尽相同。

三、分型

多指畸形按照发生部位又分为多拇指畸形和其他手指的重复畸形。多拇指畸形最为多见，种类繁多，治疗方法复杂多样，发病率约0.8‰~1.4‰，其次为小指多指，示指、中指和环指均有发生，但较为少见。因此根据多指在手部位置的不同又可分为桡侧多指、尺侧多指及中央型多指；可以是单个手指多指，也可以是多个手指多指，通常位于拇指桡侧（图8-2-2）或小指尺侧。

其中，桡侧多指畸形也叫多拇畸形或重复拇指畸形（thumb duplication），几乎均为两个拇指，临床也有三拇指畸形（图8-2-3）。目前临床最常用的分型是根据Wassel制定的根据X线片进行分型的方法（图8-2-4），把多拇畸形分为7种类型，Wassel Ⅰ型到Ⅵ之间的区别很简单，仅仅是基于关节处或关节之间的骨性重复程度。Ⅶ型是至少一根三节指骨。其中Ⅳ型约占50%。由于Wassel Ⅳ型变换多样，又将其分为A、B、C、D四个亚型，其中Wassel Ⅳ D型就是通常人们说的"蟹

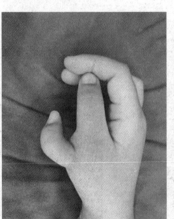
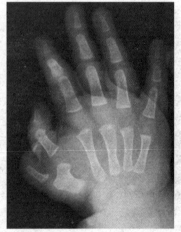

图8-2-2　桡侧多指畸形 Wassel Ⅳ型

钳指"（图 8-2-5）。Wassel 分型简单易行，但有其一定的局限性。Wassel 本人分型时仅用 60 余例多拇畸形进行分类，而且仅依赖 X 线片分类，因此不能包罗万象，如桡偏型多拇畸形（图 8-2-6）、非典型 Wassel Ⅵ型多拇畸形（图 8-2-7）均不包括在内。但目前还没有一种更好的分类方式可以替代它。随着数字化医学的进一步发展，未来有望得到更全面、更完美的分类。

尺侧多指畸形，即小指重复畸形，也是一种较为常见的手部畸形。通常分为骨性连接和软组织赘生两种。其中，后者在黑人中呈常染色体显性遗传模式。中央型多指相比边缘型多指发病率显著降低，且常合并并指畸形。

中央型多指的分型方法常采用 Stelling-Turek 法。Ⅰ型指为软组织肿物赘生而无骨性成分；ⅡA 型表现为掌骨或指骨重复但无骨性融合；ⅡB 型表现为掌骨或指骨重复畸形，同时与相邻指节骨性融合；Ⅲ型是掌骨和指骨完全重复畸形。

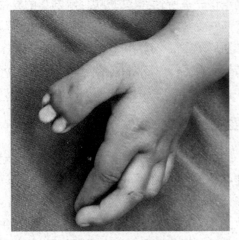

图 8-2-3 三拇指畸形

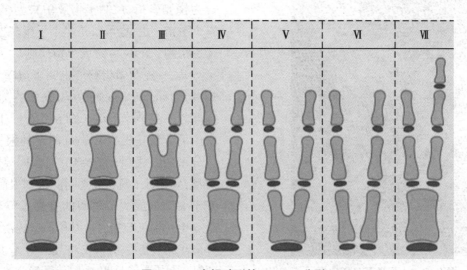

图 8-2-4 多拇畸形的 Wassel 分型

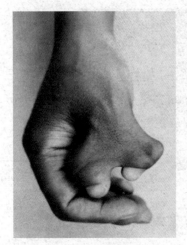

图 8-2-5 Wassel Ⅳ D 型

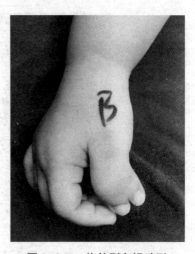

图 8-2-6 桡偏型多拇畸形

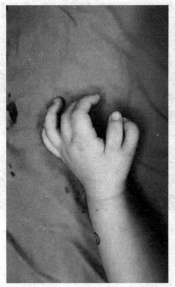
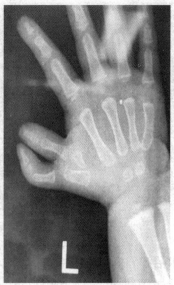

图 8-2-7　非典型 Wassel Ⅵ型多拇畸形

四、治疗

目前在多指的治疗方面国内尚无指南性文件,而且承担治疗任务的医生群体比较混乱。在基层医院主要由骨科医生治疗,在三甲医院由小儿骨科、小儿外科、整形科以及手外科医生承担治疗任务。即使在同一所医院,也存在多科收治病人的现象。不同专业的医生交流之间存在一定的屏障,且各自关注的角度不同、专业知识不同,因此治疗结果有所差异。整形外科医生注重外观,但往往忽视功能及患儿在骨骼方面的发育。而手外科医生、骨科医生更多的关注了手的功能,对手指的外观考虑得较少。小儿骨科医生更关注其功能,也考虑其骨骼的发育问题,但对外观方面的考

虑不及整形外科医生。因此在多指的治疗方面未来应该多学科联合,制定一部统一的文件进行规范。

中央型及尺侧多指畸形的手术治疗相对较为简单,不再详述。桡侧多指,也就是拇指的多指因变化多样较为复杂,本章节重点讨论拇指多指的治疗及进展。

1. **手术时机的选择**　对于带蒂的赘生拇指(图 8-2-8),可以在婴儿期进行简单的结扎、坏死、脱落或切除。对于有骨骼、关节连结的多指畸形,手术治疗最佳年龄一般认为 1~2 岁。过早手术,由于组织结构细小会导致切除过多或过少,很难把握切除程度,术后易发生继发性畸形(图 8-2-9),过晚手术会对患儿心理健康造成影响。

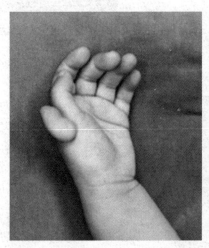
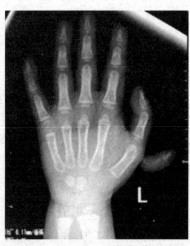

图 8-2-8　与正常拇指仅纤细软组织连接的桡侧多指畸形

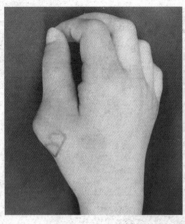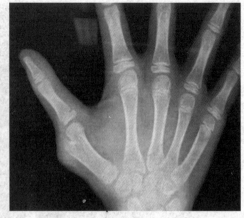

图 8-2-9 多指术后继发性畸形

2. 多拇指的手术治疗 拇指是手部解剖中最关键的结构,其功能占手部功能的约 50%。多指手术不是简单的切除多余的组织结构,而是重建解剖结构,尽可能恢复手指的功能。绝大多数重复的拇指与相邻组织存在广泛的连接。手术前应与家长充分沟通,告知保存的拇指仍然小于正常的对侧拇指,以避免手术后父母对剩余拇指生长的担忧。通常情况下,尺侧拇指保留时,以保存正常的桡侧侧副韧带;当无法保留时,需要在生长发育结束后行后期关节融合及韧带重建手术。对于术中有侧副韧带重建、关节囊修复或截骨矫形的病例,需要克氏针固定,术后采用石膏托固定3 周以上。石膏长度要超过外露克氏针,避免患儿刺伤面部或眼睛,同时也避免被衣物被褥挂出。

当两个拇指发育都很小,最大拇指的甲宽小于对侧健康拇指的 70% 时,无论是 Wassel I,还是 II、III、IV 型,通常采用 Bilhaut-Cloquet,简称 B-C 法,也就是将两个拇指合二为一法。但该手术方式较为复杂,并发症较多,如海鸥甲、指腹不平、拇指背侧瘢痕形成、指间关节功能障碍等。如没有过硬的整形外科技术不建议采用。目前海鸥甲、指腹不平整及拇指背侧瘢痕等并发症国内外学者都有新的研究进展,期待进一步的研究结果。关于术后指间关节功能障碍,目前没有好的解决方法,有待进一步研究。一些学者认为拇指的外观与指间关节功能比较,外观更为重要。

在多拇的手术治疗方面,手术难度较高,且并发症较为多见的还要数 Wassel IV-D 型,也就是"蟹钳指"。术后最常见的并发症为"Z"字畸形(图 8-2-10)。传统的治疗方法采用一期切除桡侧指,重建拇外展功能,二期采用截骨矫形手术。近年来的研究表明,发生"Z"字畸形的主要原因是屈肌腱止点附着于保留拇指的侧方,不符合生物力学。因此术中除了对拇对掌肌止点进行转位,还要对屈肌腱止点进行居中或将被切除拇指的屈肌腱保留并将其止点植入保留拇指的另一侧,以达到力学的平衡。对于两个拇指发育较差的"蟹钳指",可同样采用 B-C 法进行治疗。

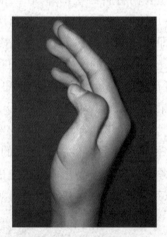

图 8-2-10 "蟹钳指"术后继发"Z"字畸形

总之,多拇畸形的治疗目的是恢复其解剖机构和功能,由于畸形类型的繁多,每一种类型都有其复杂的病理解剖。因此只有对其病理解剖进行深入透彻的研究,才能将一个病理型的拇指构建为接近正常的拇指。但目前对各种少见及罕见类型多拇畸形的病理解剖学缺乏系统的研究报告,有待进一步完善。在罕见及少见类型方面,由于各中心的病例量不足,很难进行系统的研究,这就需要多中心联合,对其病理解剖学进行深入的研究,才能制定出较完美的治疗方案。

第三节 并指畸形

先天性并指畸形是指两个或两个以上指及其相关组织成分,先天性病理相连所导致的畸形,是最多见的肢体先天性畸形之一。国外文献报告,在新生儿中的发生率为 3‰~10‰,其中约半数为双侧患病,且以中 – 环指并指发生率最高,约占所有单纯性并指的 57%。同多指畸形类似,先天性并指畸形既可以独立发生,又可以作为 300 余种综合征畸形的表现之一。

一、病因

上肢的发生始于胎儿时期的第 5~7 周。先天性并指畸形除有些是在手指分化完成后形成外,其他多由胚胎发育异常所致。多数并指并无家族史,为基因突变所致。而约 15% 的病人具有家族史,在独立发病的并指畸形中,除了两种常染色体隐性遗传和一种 X 连锁隐性遗传类型外,大部分为常染色体显性遗传。

二、病理

先天性并指畸形的病理改变主要是皮肤短缺、骨骼、血管以及神经的畸形,而复合型并指中还可合并关节、关节囊、关节周围支持结构和肌腱的发育不良或畸形。

三、分型

并指畸形表现为两个或两个以上手指的组织结构完全性或不完全性相连,可单纯的皮肤并连(图 8-2-11),也可伴有指骨或掌骨融合,并合并各种形态的指甲畸形(图 8-2-12),因而不能用一种简单的表现形式来描述。临床上常常根据并指畸形的形态、部位、组织结构以及伴随畸形,采用不同的分型方法来描述。

1. 基于解剖学的分型

(1)皮肤并指,仅为皮肤软组织并连的并指。

(2)骨性并指,其特点是除了相邻手指的皮肤、结缔组织相连外,尚有骨、神经、血管、肌肉等相连。

2. 基于表象和胚胎学的分型

(1)轴前性并指:拇指示指并指。

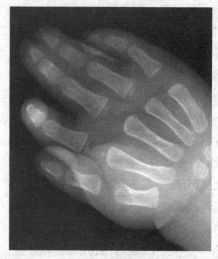

图 8-2-11 单纯皮肤相连的第 3、4 指并指畸形

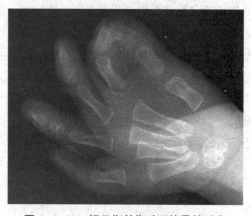

图 8-2-12 拇示指并指畸形伴骨性融合

(2)中轴性并指:第 2 至第 4 指并指。

(3)轴后性并指:环指小指并指。

四、治疗

手部并指均需手术治疗。目前关于手术时机没有统一要求。一般来说,手术时机不宜过早,因为患儿年幼手小,技术操作困难,植皮区赶不上正常的手指生长且不易固定。综合考虑,并指的治疗时机应首先根据并指的指别、数量、复杂程度和对手的功能损害程度来决定;1 岁前手部拿捏功能已开始在大脑皮层支配区投射定位,且该时期患儿手部发育迅速,伤口张力大,瘢痕挛缩率高。至 2 岁时功能协调联系已建立,故 2 岁后行分指术对手部功能改善相对较差。因此一般认为并指手术年龄选择以 18~24 个月龄较好,此时手部大小较前明显增大,便于操作。但当拇指或所有手指存在并指畸形时,需行分期手术,此时治疗周期较长,首次手术应在患儿 6 个月龄之前完成,但此时患儿手部发育迅速,瘢痕挛缩率高。为此,有学者提出 12 个月龄是较理想的首次手术时机,既保证了手指发育及拿捏功能完善所需时间,又减轻了过早手术导致的瘢痕挛缩。

但也不能一概而论,患儿的全身健康状况、麻醉的安全度、家长的要求等也可影响手术时机的选择。

并指手术的基本原则是基于美容和改善手功能两个目的。虽然有些并指对手部功能的影响并不明显,不进行分指手术亦不妨碍正常的工作和生活,但仍然会对病人造成心理上的影响。因此,随着经验的积累以及外科技术的改进,尤其是显微外科技术的成熟,病人对生活质量的追求也不断提高。尽管如此,并指畸形的手术仍然需要遵循以下基本原则:①重建指蹼是防止并指畸形复发的重要措施;②采用Z形或锯齿形切口彻底分开并指,切口至少应延伸至邻近手指屈侧和伸侧的中线;③良好的皮肤移植是保证手术效果,避免发生挛缩的重要条件;④多个手指相并连时,不能于一个手指的两侧一次分开,应采取分期手术,以免影响中间手指的血供;⑤如果并指伴有骨骼畸形,应当争取一期予以矫正。

关于并指分离最关键的技术是指蹼成形,也就是其皮瓣的设计。关于皮瓣设计目前方法较多,各有利弊。传统皮瓣采用手心手背侧三角皮瓣(图 8-2-13),该皮瓣的优点是,容易掌握,操作简单,但术后指蹼区瘢痕明显。近年来,以掌背推进瓣为核心的指蹼重建术能动员更多皮肤来重建指蹼。如五边形瓣(图 8-2-14)重建指蹼,可使指蹼侧壁得到充分覆盖,该方法操作也比较简单,缝合后指蹼形态比较美观,但该皮瓣张力较大,术后如果护理不当,指蹼深度会逐渐变浅,向前延伸,五角皮瓣的尖端会回缩到指背;也有学者主张背侧沙漏样推进皮瓣直接重建指蹼,保持指蹼结构完整性和生理倾斜角(图 8-2-15),但该皮瓣与五角皮瓣一样,背侧张力较大。

关于指间皮瓣的设计一般主张采用"Z"字成形,对于皮肤较富裕的,一般不需植皮即可覆盖创面,对于皮肤弹性差或皮肤紧张的,设计"Z"形皮瓣时尽可能保证一侧皮肤足够,另外一侧采用植皮。由于植皮后皮肤色泽不一致,或因为皮肤紧张,缝合后容易形成瘢痕。近年来有学者采用

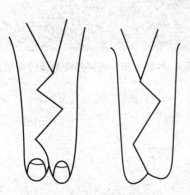

图 8-2-13 指蹼三角皮瓣

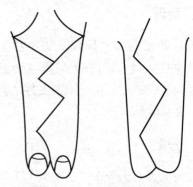

图 8-2-14 指蹼五边形皮瓣

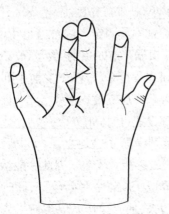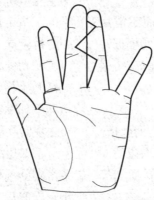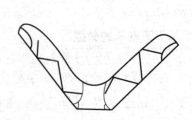

图 8-2-15 背侧沙漏样推进皮瓣

分离器,即在并指轴向打入克氏针,逐渐向两侧撑开,以达到扩张皮肤的目的,或采用类似延长架的装置,垂直指骨打入克氏针,逐渐向两侧分离,但上述两种方式护理困难,且由于儿童指骨骨皮质薄,髓腔大,克氏针很容易松动,导致手术失败,且上述两种方式不适合于并指指间有骨骼连接的。也有学者设想采用水囊皮肤扩张器,但由于患儿手部面积小,要置入水囊相当困难。

总之,在并指的治疗方面目前仍然存在着诸多的问题,主要集中在术后指蹼回缩和指间皮肤瘢痕方面。其原因主要是皮肤的不足。因此今后研究的重点是如何扩充皮肤来降低手术难度和预防并发症。随着材料技术的进展,可以想象在指蹼和指间需要扩充皮肤的部位,置入可控的可膨胀材料或可刺入式水囊或气囊,使皮肤逐渐膨胀。当并指分离时,只有足够的皮肤,就无需再在皮瓣的设计方面做更多的研究了。

(李连永)

参 考 文 献

1. 洪光祥,陈振兵,高伟阳. 手部先天性畸形的手术治疗. 杭州:浙江科学技术出版社,2016.

2. Herring J A. Tachdjian's pediatric orthopaedics e-book: from the Texas Scottish Rite Hospital for Children. Amsterdam: Elsevier Health Sciences, 2013.

3. Wassel H D. 22 The Results of Surgery for Polydactyly of the Thumb: A Review. Clinical Orthopaedics and Related Research, 1969, 64: 175-193.

4. Ogino T, Ishii S, Takahata S, et al. Long-term results of surgical treatment of thumb polydactyly. J Hand Surg Am, 1996; 21(3): 478-486.

5. Garet C. Comer, Michael Potter, Amy L. Ladd, M. Polydactyly of the Hand. J Am Acad Orthop Surg, 2018, 26: 75-82.

6. He B, Liu G, Nan G. The anatomy of Wassel type IV-D thumb duplication. J Hand Surg Eur, 2017, 42(5): 516-522.

7. 王斌,高伟阳,刘波,等. 先天性并指畸形诊疗的专家共识. 组织工程与重建外科杂志, 2017, 3(6): 303-309.

第三章 先天性马蹄内翻足

第一节 概　　述

先天性马蹄内翻足（congenital clubfoot）是小儿骨科常见的先天性足畸形，其文字记载最早见于公元前 400 年 Hippocrates 的描述，目前病因尚不清，男性多见，男女之比约为 5∶1，双侧多见，病理变化包括前足内收、跟骨内翻、踝关节马蹄和胫骨内旋。其病理改变是一种典型的发育不良，累及软组织与骨骼组织。软组织表现为跖腱膜、内后侧的肌腱、筋膜、韧带和关节囊等有不同程度的挛缩。胫前肌、胫后肌、小腿三头肌、拇长屈肌、趾长屈肌均有挛缩，而腓骨肌松弛。同时胫前肌腱、拇长伸肌、趾长伸肌均向内侧偏移，三角韧带、跟舟韧带，弹簧韧带、后侧跟腓韧带、后距腓韧带亦有挛缩。踝和距下关节的后关节囊及距舟关节囊挛缩更明显。足跖腱膜和趾短屈肌挛缩引起高弓和第 1 趾骨头下垂。骨和关节方面，距骨受累最多，表现为体积减小，距骨颈短，严重跖屈，轴线偏向内侧和跖侧；舟状骨向内侧移位，与距骨头内侧面形成关节，骰骨发育迟缓，也相应向内侧移位，跗骨间的排列也发生异常。

先天性马蹄内翻足因足的外观畸形明显，绝大多数先天性马蹄内翻足出生后即可得到诊断，及早治疗，效果较好，但也易复发，应定期随访至骨骼成熟后。不治疗的马蹄内翻足可以产生严重的残疾，足背外侧的皮肤变成了负重区域，从而形成胼胝体，导致行走困难。广泛手术治疗后的马蹄内翻足常常出现足部的僵硬、肌力减弱，可能还残留有内翻畸形，到成人时，这些问题将导致一定程度的生活障碍。据世界卫生组织（WHO）有关资料显示，全球每年有近 20 万的新生儿患有马蹄内翻足，其中 80% 在亚洲等发展中国家。由于先天性马蹄内翻足给个人、家庭和社会所带来的影响，应该从公共卫生角度去思考这一常见骨与关节问题的预防、诊断和治疗，使得这一常见问题不仅能够在大医院得到处理，而且在基层医疗机构的医务人员也能够开展相应的治疗，取得好的治疗结果，从而在真正意义上实现"早发现、早治疗"的目标，使得大多数病人家庭，特别是偏远地区和贫穷家庭受益。

第二节　病因及相关学说

先天性马蹄内翻足的病因尚不清楚，目前存在几种学说，如遗传因素、神经肌肉病变、软组织挛缩、基因突变、原始骨基发育异常等方面。

一、遗传因素

先天性马蹄内翻足的发病率就种族、性别而言差异显著，患有马蹄内翻足的家族，其子代发病率是正常人群的 25~30 倍，马蹄内翻足畸形的病人其同胞患病概率增加 30 倍，两位同胞同时患病在单卵双生的概率为 32.5%，而在双卵双生中仅为 2.9%。种族不同，发病率亦不同，国人为 0.39‰，高加索人 1.2‰，波利尼西亚 6.8‰。这提示其患病率受到遗传因素的影响。有学者认为其遗传模式是在多基因遗传基础上，多因素协同作用所致。先天性马蹄内翻足的遗传模式被称作复合性遗传，其特点为：①多基因遗传；②非遗传因子如环境毒物、病毒等作用；③有一个因素性的基因，但受到其他因素如基因、环境的调控；④虽然引起畸形的原因不同，但表型相似。

二、神经肌肉病变

有些学者认为先天性马蹄内翻足是胎儿早期肌力不平衡的结果，而肌力的改变是以神经异常为基础，骨骼、关节和软组织的改变是继发于肌力不平衡的适应性改变。踝关节和足部是在肌肉的平衡协作下维持正常形态和功能的，如果作用于踝关节的三组肌肉或者足部的各方面肌肉力量不平衡则会引起足部的畸形。很多研究已经表明，先天性马蹄内翻足患儿足肌肉无论是在大体上还是在微观结构上都存在改变，骨骼关节和软组织挛缩是继发于肌力不平衡的适应性改变。研究发现，比目鱼肌中的I型肌纤维明显增加，I型与II型肌纤维比例失常为1:1（正常为1:2），并出现聚集现象；I型肌纤维肥大，II型肌纤维萎缩，导致纤维形状改变，比例>2:1，肌纤维数量的改变，I型与II型的比例>3:1；通过十羟溴铵诱导建立先天性马蹄内翻足的鸡胚模型，发现本病与肌肉、跟腱改变呈正相关。以上研究为马蹄内翻足的肌力不平衡学说提供了理论依据。

还有许多学者认为先天性马蹄内翻足肌肉的病变是以神经异常为基础的。研究显示，除了足及小腿内后部分的肌肉中的I型肌纤维增加（2~100倍），I型与II型肌纤维比例增加外，在I型肌纤维增加和聚集的区域中，I型神经末梢数量增加；患足肌肉中NOS-I在膜区减少或消失，导致去神经支配产生肌肉营养不良；患儿的诱发电位发生改变，而且与畸形的严重程度呈正相关。这些发现支持马蹄内翻足的神经元性理论，证明先天性马蹄内翻足有神经肌肉的病变。

三、基因突变

近年研究发现，转录因子 Hox 基因与马蹄内翻足相关，该基因在胚胎发育过程中，调控肢体的形成，Hox 基因异常可能导致先天性马蹄内翻足。Hox 基因家族是成簇存在的同源异型盒基因，具有一段长约180bp的同源序列。它所编码的60个氨基酸构成螺旋-转角-螺旋结构的同源结构域，作为转录调控因子发挥作用。目前对 Hox 基因的研究及取得的成果主要涉及以下三方面：①胚胎期中轴骨、四肢骨、生殖道、消化道的形成；②颅面的形态发生和神经系统的发育；③人类先天畸形的发病机制。Hox 基因是高表达的DNA序列，在肢体发生中发挥着控制性的影响作用。Hox 基因在肢体发生中的基本作用：①调节软骨细胞增殖分化的速率和时机；②调节未分化间充质的增殖；③参与软骨间充质形成原生质的原基；④参与软骨细胞的组建。大量动物实验证实 Hox 基因是脊椎动物胚胎发育和器官形成的主要调控基因，在转录及翻译的不同阶段行使特定的表达调控，其功能改变直接影响发育，因此很可能是人类先天畸形的候选基因。Hox 基因可能不仅在胚胎形成过程中调节下肢发育，导致先天性马蹄内翻足畸形，而且出生以后继续表达，使马蹄内翻足的病理改变相继出现并逐渐加重。

四、血管异常

一些学者对先天性马蹄内翻足进行血管造影发现，足部均有血管异常，跗骨窦区血运贫乏，血管排列紊乱，并且在胎儿早期血管改变已经很明显。应用绒毛膜绒毛取样的方法建立肢体畸形动物的模型中，马蹄内翻足发病率最高，这是由于血管断裂或发育缺陷以及发生缺血或血栓形成导致缺氧，影响胚芽的形成，最终导致马蹄内翻足的产生。Werler 等使用爱荷华注册表收集先天性和遗传性疾病的人群为基础的监测数据，检查住在爱荷华州的同一时间段分娩的677个马蹄内翻足和2 037例非畸形的母亲，发现血管破裂可能导致马蹄内翻足的发生。

五、其他病因学说

许多学者从骨骼发育异常、软组织发育异常、局部生长紊乱、宫内发育阻滞及受孕出生季节等方面对本病进行阐述。影像学研究发现，先天性马蹄内翻足中跗骨的骨化较正常的晚，认为距骨的改变是主导，距骨软骨基质发育短缺导致距骨畸形可能是马蹄内翻足的原发病因。电镜观察马蹄内翻足病人及对照组内侧及小腿外侧深筋膜发现先天性马蹄内翻足细胞外基质的改变符合组织器官纤维化及一般瘢痕性纤维结缔组织增生，认为先天性马蹄内翻足可能是足内侧深筋膜纤维化所引起。有学者认为先天性马蹄内翻足畸形的出现与患儿的受孕及出生季节有关，但是后续研究否认了这一观点。

综上所述，目前，关于先天性马蹄内翻足的病因学说主要集中在神经肌肉病变和遗传因素及相关致病基因方面，虽然取得一定的进展，但尚没有得到确切的病因学证据，这也为进一步研究提供了方向。

第三节 治疗方式的选择和理论依据

纵观先天性马蹄内翻足的治疗史,经历了从保守治疗转向手术治疗又重新回归到保守治疗的曲折探索过程。其间正确的认识零星出现,由于认识不足或实施手段的缺陷一次又一次被放弃,进而在错误的道路上越走越远。远期结果是评价疗效的唯一标准。目前,针对马蹄内翻足的治疗方法很多,但其最终目的都是获得足的最佳形态和功能,早期治疗的重要性已成共识。

一、Ponseti 疗法

Ponseti 技术的理论基础其实早已存在,区别在于早期手法按摩在实施方法上更加准确合理,石膏制动维持也更为有效,在距下畸形同步充分矫正后,通过经皮跟腱切断纠正踝关节跖屈,使畸形矫正更为充分,同时加速了治疗进程。畸形矫正后的维持能够有效防止畸形复发。及时识别复发病例,通过重复治疗或胫前肌腱外移能够明显提升治疗效果。优于其他治疗方法的远期治疗效果证实先天性马蹄内翻足应早期采用 Ponseti 技术进行治疗。

此方法是由美国小儿骨科著名的 Ponseti 教授于 20 世纪 60 年代提出的,他通过对胎儿组织学研究发现,新生儿韧带含有丰富的胶原蛋白,这些胶原呈波浪状,很容易被舒展,因此提出异位的骰骨、舟状骨和跟骨在不切除跗韧带的情况下就应该能够逐渐复位,并且在应用石膏矫形后复查的患儿影像学中得到了证实。他在 1963 年发表相关文章于骨关节杂志上(*The Journal of Joint & Bone Surgery*),但并没有得到足够的重视,直到 1995 年该方法的长期随访文章发表,并通过互联网逐渐开始在全球小儿骨科界应用。目前已经在中国小儿骨科专业得到了广泛的应用,取得了很好的结果。

Ponseti 疗法包括:石膏矫形、跟腱切断(也有的病例不需要此步骤)、支具维持三个过程,其理论基础和操作方法在《马蹄足:潘塞缇治疗法》一书中有详尽的介绍。其理论基础和实施方法为:①正常足按照功能单元区分为距上复合体(完成踝关节背伸和跖屈功能)和距下复合体(完成内翻转和外翻转功能)两部分,为多关节多平面的联合运动。②马蹄内翻足病理解剖学改变为距下复合体的极度内翻转和踝关节跖屈。早期轻微骨性改变、软组织挛缩为主要致畸因素,通过持续应力放松先同步实现距下复合体的正常顺列,后矫正距上畸形。③畸形矫正后的有效维持有助于骨性塑形与适应,防止复发。④该方法具有可重复性。一个完整的治疗计划包括手法按摩+石膏矫正、经皮跟腱切断、支具维持以及残留(复发)畸形的处理,并应进行长期的随访观察。目前 Ponseti 技术已经被全球广泛应用,成为早期保守治疗的首选方法,获得了良好的短期、中期和远期疗效。

二、Bensahel–France 方法

Bensahel 功能恢复疗法是由 H.Bensahel 教授在 70 年代提出的马蹄内翻足早期治疗的方法,在法国境内取得了良好的结果。其理论基础是利用新生儿期足部肌肉处于胎内水环境中的柔韧期到空气环境重力作用下的功能期之间的过渡阶段进行矫正,因为这个时期韧带软组织尚未完全纤维化,足的韧带和脂肪组织特别是后足的软组织还未到达使畸形固定的完全纤维变性状态,容易通过手法进行矫正。本方法是在新生儿期就开始进行的一种无创性的治疗方法,但必须由经过培训的康复师进行。其目的是通过一定时间的康复治疗,逐渐矫正足畸形、恢复足的外观形态和踝足关节的灵活性和柔韧性,不仅要使患儿可以正常穿鞋走路,而且要恢复关节的功能。在治疗期间,可以教授家长参与到一部分过程中,从而缩短治疗期限。所有病例在康复治疗前均根据 Dimeglio-Bensahel 分类标准评分:A 组(1~5 分):轻度;B 组(6~10 分):中度;C 组(11~15 分):重度;D 组(15~20 分)。

马蹄内翻足,无论何种类型,都可以应用 Bensahel 功能恢复疗法开始治疗。它包括一系列轻柔的手法治疗,这些手法治疗是在患儿饱食后放松或睡眠期间进行,治疗时患儿不能哭闹。治疗从轻柔的关节矫正牵引开始,然后渐进性的对每一个畸形进行矫正,以保证骨与软骨不受压力

的影响而变形,可以在治疗过程中采用 B 超检查来发现这些改变。

三、外固定架在难治性马蹄足中的应用

由于 Ponseti 方法在临床中的广泛被认可和应用,大多数病人已经避免了进行切开松解手术,对于残余畸形采用后内侧软组织松解和肌力平衡手术仍然被多数小儿骨科医生所选,而且效果良好。然而,仍然有部分难治性和复发性病例通过软组织松解手术治疗也无效,多次手术还可能导致术后瘢痕和其他并发症。所以难治性和复发性马蹄足的治疗仍然面临诸多的挑战。Ilizarov 发明的治疗方法的基本点是通过对软组织或骨骼的逐渐延伸使局部的细胞增殖达到延长或矫形的目的。最近 20 年,利用外固定架逐渐的延伸纠正马蹄足畸形正在逐渐的应用于临床及研究中。利用 Ilizarov 外固定架技术治疗马蹄足可以进行多平面的矫形,同时根据需要,配合软组织松解、肌腱移位或截骨术,但本方法矫正需要的时间长,而且畸形矫正后还需要固定一段时间,且有针道感染等危险,有时难以被家长所接受,而且矫正后仍不乏有病例复发。

四、其他

尽管目前已经在全国范围内开展了马蹄内翻足的早期治疗,但仍有部分病人得不到很好的预期疗效,或者是患儿处于边远地区得不到早期治疗,一些地区仍然采用传统的方法进行治疗,包括内侧软组织松解或后内侧软组织广泛松解术、跟腱/胫后肌/屈𧿹屈趾肌腱延长术、胫前肌外移术、骰骨挖空术及三关节固定术等其他类骨性手术。绝大多数复发实际上是第一次矫正不充分的延续。如果初始治疗矫正充分,则复发与神经源性不平衡有关。反复手术和制动必然会加重足部僵硬和无力,翻修术应采用尽可能少的操作最终实现可靠的跖行足负重。由于病情的绝对个性化特征,目前尚无标准方法可循。术前需要做好完整的评估和计划,比如手术时机、手术范围、手术方法、术中可能出现的问题及应对措施、随生长可能出现的变化及挽救办法等。许多学者已经将骨性手术作为最后不得已的选择,当然手术创伤越大以后出现创伤性关节炎的可能性越

大。因此,有必要再次强调:目前尚不能从出生环节防止马蹄内翻足的发生,然而我们可以通过早期发现和早期有效的治疗,阻断延误或晚期病例发生的途径。马蹄内翻足是出生后的可见畸形,治疗越早、方法越简单、效果越好。广泛开展"早发现、早治疗"的培训和推广工作,让基层医疗机构的医务人员也能够开展相应的治疗,从而在真正意义上实现"早发现、早治疗"的目标,使得大多数病人家庭,特别是偏远地区和贫穷家庭受益。

第四节 未来需要关注的问题

进一步探讨先天性马蹄内翻足的病因和发病机制,为先天性马蹄内翻足的病因研究提供证据,为本病的预防、产前诊断和出生后临床有效干预提供依据。同时,治疗后复发和残余畸形也应得到重视。

在以往的研究中,先天性马蹄内翻足的动物模型基本处于孕 20 天以前尚未出生的胎鼠阶段,出生后幼鼠的研究尚未进行。因此不能完全反映出生后马蹄内翻足的病理变化。由于维甲酸致畸产生多发畸形,出生后胎鼠存活困难,因此有必要摸索出有关致畸条件建立出生后幼鼠畸形的动物模型,从而探讨马蹄内翻足出生后足部连续的病理变化和相关神经肌肉的改变。

既往研究得出先天性马蹄内翻足胎鼠支配腓肠肌的脊髓运动神经元的数量较对照组减少的结论,观察中发现畸形越重的胎鼠脊髓神经元数目越少,但没有依畸形的病变程度具体分组研究。可以考虑依据马蹄内翻足胎鼠畸形的病变程度,通过神经示踪的方法再次进行脊髓神经元的定量研究,以进一步分析马蹄内翻足的病因。

在妇产科的研究领域,分子遗传学已应用于很多疾病的产前诊断,而且发展十分迅速。已知机体各种组织的有核细胞均有全套基因组 DNA,都可以作为分子生物学分析的材料用于产前基因诊断。进行科系之间的合作,筛选先天性马蹄内翻足疾病的候选基因。

先天性马蹄内翻足治疗的目的是减轻或完全矫正所有畸形,但期望获得完全正常的足是不可能的。目前,我们对先天性马蹄内翻足病因的认

识仍不清楚,治疗尚不能影响韧带、肌腱以及肌肉本身的病理改变,但这些病理改变可能在对矫正的抵抗程度和畸形复发中起决定性作用,治疗方式选择不当和治疗过程中处理不当均可导致复发和残余畸形出现,值得关注并深入探讨。

（俞　松）

参 考 文 献

1. Alvarado DM, McCall K, Hecht JT, et al. Deletions of 5' HOXC genes are associated with lower extremity malformations, including clubfoot and vertical talus. J Med Genet, 2016, 53（4）: 250-255.

2. Dobbs MB, Gurnett CA. Genetics of clubfoot. J Pediatr Orthop B, 2012, 21（1）: 7-9.

3. Wilhelm K, Happel K, Eelen G, et al. FOXO1 couples metabolic activity and growth state in the vascular endothelium. Nature, 2016, 529（7585）: 216-220.

4. Dobbs MB, Gurnett CA. The 2017 ABJS Nicolas Andry Award: Advancing Personalized Medicine for Clubfoot Through Translational Research. Clin Orthop Relat Res, 2017, 475（6）: 1716-1725.

5. Radler C, Mindler GT. Pediatric clubfoot: Treatment of recurrence. Orthopade, 2016, 45（10）: 909-924.

6. Bergerault F, Fournier J, Bonnard C. Idiopathic congenital clubfoot: Initial treatment. Orthop Traumatol Surg Res, 2013, 99（1 Suppl）: 150-159.

7. Asitha J, Zionts LE, Morcuende JA. Management of idiopathic clubfoot after formal training in the ponseti method: a multi-year, international suryey. Iowa Orthop J, 2013, 33: 136-141.

第四章　小儿急性骨与关节感染

小儿骨关节感染仍然是严重威胁小儿健康的常见疾病，虽然随着科学技术的进步和人们对其认识的深化，无论是从诊断还是治疗以及并发症的防治方面有了不少的进步，但是其发病率仍然没有明显的下降，还有不少问题有待进一步研究和解决。

第一节　小儿急性骨关节感染的早期诊断和治疗

一、小儿急性骨关节感染的致病菌和耐药性

根据对 2017 年的一组 223 例小儿急性骨关节感染的统计，细菌培养的阳性率为 52.5%。金黄色葡萄球菌仍为儿童急性骨关节感染的主要致病菌，占据前三位的致病菌分别是金黄色葡萄球菌 69%、铜绿假单胞菌 5.7%、大肠埃希菌 4.1%，革兰氏阴性杆菌（G⁻）感染无明显上升。多重耐药菌比例明显增多，合并全身严重感染病例增多，耐药菌株比例达到了 36.6%，多重耐药菌感染与患儿年龄无关，而与病程时间及感染严重程度相关。

在临床实际工作中，无论是血培养还是病灶穿刺标本或者是手术切开时所取标本的培养及药敏阳性结果率很低，而且耗时长，不利于指导临床治疗中敏感抗生素的及时正确选择。如何提高细菌培养的阳性率以及控制多重耐药菌感染的比例是临床工作面临的重要课题。取标本的时机、取标本的部位和量、标本的保存过程以及检测和培养方法均可影响细菌培养的阳性率。例如很难培养的金格杆菌可以采用针对检测金格杆菌特异性 RTX 毒素的 RT-PCR 分析盒鉴定出来。控制

多重耐药菌感染的比例则应该从规范抗生素的使用、环境消毒隔离、加强手卫生和菌种检测等多方面着手。

二、小儿急性骨关节感染的早期诊断和鉴别诊断

新生儿期的急性骨髓炎早期缺乏特异性的临床表现，早期诊断和及时治疗可减少后遗症的发生。发热、肢体活动受限、触摸或被动活动患肢时哭闹明显、患处软组织肿胀是新生儿急性骨髓炎急性期的典型临床表现。对于有类似表现的疑似病例要提高警惕，及时采取相应的诊断和治疗措施，早日切开探查引流。

普通 X 线检查对发病早期的急性骨髓炎或化脓性关节炎的诊断价值有限。MRI 检查可早期发现儿童骨髓腔及软组织炎症，表现为软组织或骨质抑脂 -T_2WI 高信号或骨膜下脓肿，但是 X 线片和 CT 对于发现骨质破坏及骨质修复方面占据优势，不能相互替代。B 超可以发现关节积液或者引导进行穿刺。放射性同位素骨扫描也对诊断早期骨关节感染有帮助，但实际使用时有较多的限制因素。

实验室检查除了外周血白细胞计数和分类、血沉、C 反应蛋白（CRP）、血培养等常规检测炎症指标外，降钙素原（PCT）可作为炎症、脓毒血症的血清学标志受到越来越多的重视，与血培养、CRP、白细胞介素 -6 等感染指标相比较具有一定的优越性。

有时小儿急性髋关节感染与急性暂时性髋关节滑膜炎不易鉴别。疼痛症状和髋关节活动受限的表现相似，B 超都只是提示髋关节积液，无法分辨渗出液和脓液。但是化脓性关节炎总体病情更严重些，明显的血液炎症指标升高提示更可能是化脓性关节炎。

三、小儿急性骨关节感染的治疗关键

诊断明确后,敏感足量的抗生素治疗、对症和营养支持、及时和充分的手术引流是小儿骨关节感染治疗的三大要素。抗生素治疗应及时足量足程,培养阴性或结果未出前,需双联抗感染,抗生素选择需兼顾常见的 G^-、G^+ 致病菌,后期再根据药敏结果及时调整用药。要注意所用的抗生素的药物代谢和药物动力学特点,有些药需要一天多次给药以保证足够的血药浓度。及时、有效足量的抗生素治疗可以使部分患儿免于手术切开引流。根据不同病情,手术尽量采取微创方法,如穿刺抽脓、关节镜下冲洗引流等,术后可以采用负压吸引(VSD)或者持续灌注冲洗等。充分的营养支持可以缩短疗程,帮助患儿达到快速康复的目的,除了保证肠内营养外,必要时辅助肠外营养支持。

第二节　关于小儿急性骨髓炎分型的争议

早在 1971 年 Calandruceio 就提出将小儿急性血源性骨髓炎分为婴儿型和儿童型,但其命名不够确切,对其临床特点和病理解剖学基础缺乏详尽的阐述。

沈阳盛京医院吉士俊教授团队经过二十多年的临床观察,通过分析一组 85 例小儿急性骨髓炎的随访资料,提出小儿急性血源性骨髓炎应分为婴儿骨骺型和儿童骨干型两型的新分型学说。这两型骨髓炎具有不同的临床特点:

1. **婴儿急性骨骺型骨髓炎**　约占 25%(21/85 例)。年龄多数在 2 个月以内(17/21 例)。发病位于股骨的有 15 例,其中累及股骨近端的有 9 例。临床症状绝大多数患儿表现为弛张热型发热,体温 38~39℃,少数患儿体温正常,均有程度不同的精神萎靡、拒乳以及局部肿胀、活动受限等症状,故就诊较晚。合并化脓性关节炎的有 9 例(43%),发生病理性脱位的有 8 例(38%),病理性骨折 2 例。随访到的 18 例患儿中出现股骨头、股骨颈消失和病理性髋脱位的有 7 例、下肢短缩有 8 例、股骨外髁消失、重度膝外翻的 1 例。

2. **儿童急性骨干型骨髓炎**　本型有 64/85 例(约占总数的 75%)。年龄分布为:5~14 岁的有 55/64 例。患病部位:股骨 26 例、胫骨 19 例、肱骨 6 例。其临床表现为体温高达 40~41℃,呈弛张热型;出现肢体弥漫性肿胀、剧痛、功能障碍等典型症状。合并有化脓性关节炎有 12 例(19%)、病理性脱位 4 例(6%)、病理性骨折 2 例。随访的结果:其中的 44 例遗留有死骨,有瘘道和慢性骨髓炎的有 8 例(18%),出现骨骺、骺板破坏致后遗畸形的有 8 例,肢体短缩的有 4 例。

通过对上述两型情况的比较发现,两者有显著差别:前者骨骺型好发,以 2 个月以下婴儿多见,症状不典型,易合并化脓性关节炎、病理性脱位,后遗畸形严重,无一例发生慢性骨髓炎。后者骨干型多为 5 岁以上儿童,症状典型,发生化脓性关节炎、病理性脱位、后遗畸形的比例明显减少,但演变成慢性骨髓炎者较多,占 18%。

小儿骨髓炎分型的病理学基础:在新生儿和婴儿期,骨骺在骨化前全部为软骨成分,其中含有丰富的软骨管,它是软骨骨骺内的血供,含有动脉及静脉,具有生成软骨母细胞、软骨化骨始基和骨骺营养三个功能。同时在出生后骺板已经形成骨骺与干骺端之间的血运屏障,一旦这个时候出现血行感染,细菌很容易到达软骨管内而发病,故婴儿期骨骺型骨髓炎出现化脓性关节炎和病理性脱位的比例高,后遗畸形严重。到了儿童期骨骺已完全骨化,软骨管已消失,骺板已形成血运屏障,发病在干骺端毛细血管袢,炎症多向骨干方向蔓延,而很少累及骨骺及关节,形成儿童骨干型骨髓炎。

第三节　婴儿骨关节感染后遗症的治疗时机及方法

由于婴儿期骨关节感染的后遗症严重,特别是发生在髋关节的感染,常可造成股骨头缺如、病理性髋关节脱位以及肢体短缩,如果未能把握手术治疗的时机或者治疗方法不当可造成终身残疾。由于这部分病例绝大部分侵及的是髋关节,所以可出现股骨头缺如和病理性髋关节脱位,表现为 X 线片上股骨头消失、股骨颈短;残端常膨

大呈蘑菇状、凸凹不平；关节内被结缔组织填塞、粘连。随时间推移，髋臼也随之变浅；股骨出现短缩且随年龄增大而加重，一般在 5~6 岁时患侧股骨短缩可达 5~6cm。

Hunka（1982）根据 X 线片特点将股骨头骨骺损害程度分为五型，该分型对再造髋关节手术和预后有参考价值：Ⅰ 型：股骨头变小或不发育；Ⅱ 型：股骨头骨骺消失而骺板早闭或未闭；Ⅲ 型：残余颈形成假关节；Ⅳ 型：股骨头骨骺完全消失、残余稳定较大的股骨颈或不稳定较小的股骨颈；Ⅴ 型：自转子间已近完全消失，合并病理性髋关节脱位。

目前国内外学者设计的各种治疗方法均未获得理想的效果。早在 1942 年，Harman 将大转子与股骨颈之间纵行切开，用一皮质骨嵌入，将其股骨颈纳入臼窝内，但病例数少，难以肯定效果。后来又有 Freeland 提出加深髋臼、骨盆截骨等方法；Weisman 将股骨近端内翻截骨，疗效也不理想。

转子关节成形术应用于成人已多年，60 年代开始有人将该技术应用于儿童。沈阳盛京医院采用的手术方法是在做转子关节成形术时将大转子及小转子切下、修成颈干角，其残端尽量保留软骨成分，予以适当修正、复位，再用克氏针固定并重建关节囊。到 2000 年为止，已治疗了 54 例骨髓炎后股骨头缺如、病理性髋关节脱位的患儿，其中 3 岁以下的 39 例、4 岁以上 15 例。对其中的 29 例（32 髋）进行了平均 3.5 年的随访，对其步态、下蹲、髋关节的活动范围、Trendelenburg 体征以及 X 线片形态等项目根据评分标准进行了评价，发现婴儿组有 75% 的患儿术后达到优的标准，而儿童组仅 16.6% 的患儿结果为优，其中 50% 还出现髋关节僵硬。后来还对其中 18 例的婴儿病人做了 5~16 年的远期随访，其结果 8 例为优，肢体平均短缩仅 0.25cm，其中 5 例等长；良者 3 例，肢体平均短缩为 1.5cm，这些病例无需进一步治疗；可组 5 例，肢体短缩平均为 2.1cm，有髋臼发育不良或半脱位，尚需髋臼成形术纠正；劣者 2 例，术后髋关节发生再脱位。从 X 线片形态观察，优良组者股骨头程度不同的获得了修复重建，有的修复成类似正常的股骨头。有的颈部变长，有的虽然不如正常股骨头，也呈现出头臼同心，恢复了头臼关系，充分显示了小儿较强的重建和塑形能力。根据上述结果总结出两条经验：

1. 充分利用婴儿期较强的骨组织塑形能力重建髋关节　术中要求恢复头臼同心的结构，同时对头颈残端骨骺、残余骨组织保护好，为髋关节重建提供一定的组织学基础。术后 1 个月去掉克氏针后加强髋关节功能锻炼。部分重度 Ⅴ 型病例也可重塑股骨头形态，即使未恢复股骨近端形态、未达到头臼同心，也为进一步治疗创造了条件。相反，如果是在儿童期手术，将失去股骨近端再造的机会，很难恢复髋关节功能。因此股骨头缺如、病理性髋脱位行转子成形术的最佳时机为婴儿期，一般在炎症静止后半年以上即可手术，1 岁左右为最理想。

2. 利用婴儿期的骨代偿能力，可有效防止肢体短缩　肢体短缩是本病的主要后遗症之一，儿童期手术组肢体短缩 4~10cm 不等，行转子成形术后虽然能负重步行，但肢体短缩导致跛行严重，尚需择期再行肢体延长术。曾有 1 例 8 岁患儿行转子关节成形术后，髋关节僵硬，肢体短缩达 10cm，先后行股骨和胫骨的两期骨延长。说明选择合适的手术年龄对于提高治疗效果起着十分重要的作用。18 例婴儿期手术组长期随访结果，肢体平均短缩仅 1.1cm；髋关节功能形态重建越好，肢体短缩程度就越轻。虽然股骨近端骺板生长能力仅占股骨生长的 30%，但髋关节重建后加速了股骨的发育，少数股骨近端形态较好者肢体可以达到等长。这些结果更进一步证实了婴儿期手术的优越性。

第四节　不同年龄的化脓性关节炎预后的差异和临床意义

小儿年龄不同，骨骺软骨也不同，特别是新生儿和婴儿绝大部分都是软骨结构，出生 6 个月后才刚刚出现骨化中心，因此小年龄的婴幼儿一旦发生化脓性关节炎，常常导致软骨的严重破坏，容易发生病理性脱位，并后遗严重的致残性畸形。与此相反，年龄稍大的儿童髋关节的骨骺已基本骨化，受到炎症侵害常不至于引起严重的软骨破坏而致残。所以化脓性关节炎的预后与发病年龄密切相关。

化脓性关节炎一旦确诊就需要及时引流以免软骨受到进一步损害,这是治疗化脓性关节炎的基本原则。引流方式包括穿刺引流、手术切开引流和通过关节镜手术引流。穿刺引流只适合于发病早期和容易穿刺的表浅关节如膝关节。如果关节内容物黏稠、抽吸困难,需立即改用手术切开引流或通过关节镜手术引流。对于深部关节如髋关节或可疑干骺端有感染者,应手术切开引流,包括肩、肘、踝和腕关节均应如此。手术引流比较彻底,术中和术后可以用生理盐水充分冲洗,疗效较好。

（邵景范）

参 考 文 献

1. 张立军,吉士俊,王之章. 胎儿新生儿股骨近端血运分布的研究. 中华小儿外科杂志, 1986, 7: 334-337.
2. 吉士俊,纪树荣,刘卫东,等. 小儿急性血源性骨髓炎分型的病理解剖学基础. 中华小儿外科杂志, 1986, 7: 65-67.
3. 吉士俊,周永德,刘卫东,等. 不同年龄粗隆关节成形术疗效比较. 中华小儿外科学杂志, 1994, 15: 131-133.
4. Kanojia RK, Gupta S, Kumar, et al. Closed Reduction, Osteotomy, and Fibular Graft Are Effective in Treating Pediatric Femoral Neck Pseudarthrosis After Infection. Clin Orthop Relat Res, 2018, 476 (7): 1479-1490.
5. Ceroni D, Cherkaoui A, Ferey S, et al. Kingella kingae osteoarticular infections in young children: clinical features and contribution of a new specific real-time PCR assay to the diagnosis. J Pediatr Orthop, 2010, 30: 301-304.
6. 张先慧,谭慧英. 小儿骨关节感染研究的新进展. 中国矫形外科杂志, 2014, 22 (4): 332-336.

第五章　先天性胫骨假关节

第一节　先天性胫骨假关节的相关概念

一、先天性胫骨假关节的命名演变

儿童先天性胫骨假关节（congenital pseudarthrosis of the tibia, CPT）是一种罕见疾病，也有学者称之为"先天性胫骨发育不良"，患儿整个胫骨均存在发育异常（图 8-5-1）。产前超声检查可发现胫骨弯曲畸形，新生儿时期胫骨表现为硬化、囊性变、骨折等。文献记载最早由法国裔意大利学者 Hatzoecher 于 1708 年描述本病。Ducroquet 于 1927 年首次描述 CPT 伴有 I 型神经纤维瘤病（neurofibromatosis 1, NF1）。CPT 与 NF1 之间可能存在某种神秘的联系。NF1 发病率约为 1/3 500，而 CPT 中有 40%~80% 病例合并 NF1，但 NF1 病人中只有 2%~6% 出现胫骨假关节。此外，约有 1/3 的患儿伴有腓骨假关节。

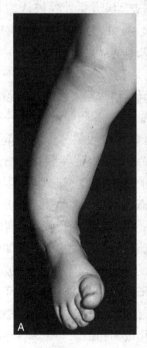
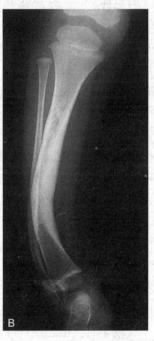
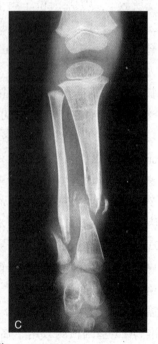

图 8-5-1　先天性胫骨假关节

二、先天性胫骨假关节的流行病学

CPT 其发病率约为新生儿的 1/250 000~1/140 000。2000 年，Hefti 等报告欧洲儿童骨科学会从 13 个国家收集 340 例儿童 CPT，其中男性 200 例（58.8%），女性 140 例（41.2%）；右侧 165 例（48.5%），左侧 172 例（50.6%），双侧 3 例（0.9%）；54.7% 合并神经纤维瘤病；192 例进行了组织学检查，其中 87 例（45.3%）为非特异改变，30 例（15.6%）超微结构改变与纤维发育不良相似，75 例（39%）组织学检查发现神经纤维瘤；胫骨假关节初期多数位于胫骨中远端。

截至 2018 年 12 月 31 日，湖南省儿童医院骨科共收治来自 29 个省（直辖市、自治区）的胫骨假关节患儿 501 例。其中男性 319 例（63.7%），女性 182 例（36.3%）；右侧 230 例（45.9%），左侧 262 例（52.3%）；双侧 9 例（1.8%），62% 合并神经纤维瘤病。

第二节 先天性胫骨假关节的病理特点和病因机制

CPT 症状首次出现时间可从患儿出生后的几天到十岁之间。据报道，近一半患儿在他们 2 岁时因出现胫骨畸形或胫骨骨折等原因才被发现患有此疾病，推测与该年龄段患儿体重增加，活动频繁有关。虽然罕有新生儿被确诊为 CPT，但该疾病的病理变化自患儿出生即一直伴随。

一、I 型神经纤维瘤病的遗传基础

NF1 为常染色体显性遗传病，由 NF1 肿瘤抑制基因突变所致。NF1 基因位于第 17 染色体长臂 17q11.2，编码分子量为 220kDa 的胞质蛋白——神经纤维素蛋白（neurofibromin），该蛋白的部分作用为负向调控 Ras 原癌基因，而 Ras 是调控细胞生长的重要信号分子。基因突变的病人，体内每个细胞都含有一个突变无功能的 NF1 拷贝和一个功能正常的 NF1 拷贝。尽管此病的许多临床特征从病人出生后就很明显，但形成肿瘤却需要某些细胞获得性 NF1 变异，完全丧失基因功能。约有 50% 的 NF1 病人并无家族史，为自发性基因突变。随着基因检测技术的发展，基因型 - 表现型的关系已经被大量研究。譬如，NF1 基因微缺失的病人表现型更为严重，易在早年就出现神经纤维瘤、面部特征异常、发生恶性周围神经鞘瘤的风险增加。目前，NF1 的诊断多采用临床标准，NF1 基因检测只用于临床表现罕见或做生育决策时。目前未见 CPT 遗传方面的报道。

二、CPT 的组织病理特点

肥厚的袖套样纤维组织包绕假关节周围是 CPT 的重要病理特征。研究证实，这种包绕在假关节处的袖套样结构实为纤维性错构瘤，成纤维细胞是其主要的细胞成分，此外还包括部分软骨

细胞和破骨细胞。在错构瘤和骨组织交界区域存在大量的破骨细胞，在此区域的破骨细胞会出现典型的吸收腔隙，证明该区域存在活跃的溶骨现象。研究证实，患儿年龄越小，其溶骨程度越发活跃，随着年龄增长，溶骨的活跃程度慢慢降低，直至患儿骨质成熟才最终消失。溶骨现象的发现被认为是机体骨质修复重塑缺陷的重要信号，最终在假关节处表现出骨质萎缩，造成骨折端难以愈合。

三、CPT 的病因机制

导致 CPT 的确切病因一直颇受争议。为阐释这一疾病发生的机制，学者们提出的理论囊括了胚胎发育异常、细胞活性改变以及基因突变等学说。直至今日，现有研究所得出的结论仅能解释该疾病的部分病理现象，导致 CPT 形成的一系列病理变化，例如新生儿的胫骨畸形以及胫骨骨折不愈合等问题仍有待发掘新的线索。

纤维错构瘤和病变骨膜被认为是胫骨假关节重要的病理特征。1949 年，McElvenny 首次报道在胫骨假关节病灶处发现增厚的骨膜组织和纤维结缔组织，这些病理性增生的纤维组织包绕假关节周围形成了错构瘤。后续的报道认为纤维错构瘤和增厚的病变骨膜是 CPT 两种重要的病理特征，同时也是导致假关节形成的重要因素。研究认为，这些病变组织促使胫骨骨折后周围形成一个无法扩张的纤维带，引起骨周围压力增高，导致血管坏死血流减少，进而引起骨折不愈合和断端骨质萎缩；另一方面，纤维错构瘤的存在降低了骨组织细胞活性，从而进一步增加骨折愈合的难度。通过动物实验，有学者应用玻璃纸捆扎小鼠胫骨形成张力带的方式成功制造了假关节的模型，模型的影像学和组织学变化与 CPT 病人表现出的病理变化极为相似。与先天性束带综合征的形成机制类似，CPT 的病因可能与骨质周围压力增高有关。

临床上 40%~80% 的 CPT 病人同时合并 NF1，这一现象似乎提示 CPT 存在遗传基础。CPT 与 NF1 之间最早的相关描述可追溯至 1937 年，13 年后这两种疾病的相关性才得到证实。NF1 发生于 NF1 基因突变。NF1 编码的神经纤维瘤蛋白广泛存在于机体，其功能通过负向调节 Ras 蛋白参与

细胞分化和增殖。在生理状态下,神经纤维瘤蛋白通过将 Ras-GPT 转化为 Ras-GDT 非活性形式起到肿瘤抑制的作用。*NF1* 基因突变则导致神经纤维蛋白失活和 Ras 蛋白持续激活。研究证实,Ras 蛋白持续激活一方面降低了成骨细胞的分化能力,另一方面却提高了破骨细胞的活性,这一发现解释了 CPT 成骨反应降低和骨折发生率增高的原因。

虽然大部分 CPT 病人合并有 NF1,但在 NF1 人群中仅有 2%~6% 的病人合有 CPT,这不得不引起人们去重新思考 NF1 是否为 CPT 产生的一个因素。每一种疾病的发生并不是由单一因素导致的,正如本章开头介绍那样——CPT 只是胫骨畸形中的一种疾病终末状态,在不同的病程中有不同的病理机制占据主导。时至今日,有关 CPT 的病因及病理机制仍有许多问题值得我们继续挖掘。

第三节　先天性胫骨假关节的影像分型及意义

目前关于先天性胫骨假关节有以下几种常用的分型方法:Andersen 分型、Boyd 分型、Crawford 分型、EI-Rosasy-Paley-Herzenberg 分型。

1973 年提出的 Andersen 分型区分了胫骨假关节的形态为发育不良型、囊性型、硬化型,此外还有一种因伴随畸形而得名的马蹄足型。根据 Andersen 报道,神经纤维瘤病与囊性型无关。然而,Morrissy 等报道了 3 例囊性型的胫骨假关节有神经纤维瘤病。该分型没有考虑腓骨的情况。

1982 年提出的 Boyd 分型确定了 6 种类型的胫骨假关节。Ⅰ型有胫骨前弯伴胫骨缺损。Ⅱ型和Ⅲ型分别以假关节伴毛玻璃样束带和骨囊肿为特征。Ⅳ型假关节呈现出硬化段和应力性骨折。Ⅴ型伴有腓骨发育不良。Ⅵ型伴骨内神经纤维瘤或神经鞘瘤。这种分型只考虑了腓骨发育不良,而腓骨正常、腓骨囊性变、腓骨假关节没有涉及。

1986 年提出的 Crawford 分型的 4 种类型都有胫骨前弓。Ⅰ型在畸形的顶点能够观察到骨髓腔通畅、骨皮质增厚。这种类型的病人通常有好的预后,一些甚至可能不会发生骨折。Ⅱ型的定义是细小的髓腔、骨皮质增厚和骨小梁缺失。Ⅲ型的特点是胫骨囊性病变,这种类型的患儿可能早期就会发生骨折,因此需要早期治疗。Ⅳ型胫骨假关节表现为胫骨假关节和可能的腓骨不愈合。Crawford 分型是目前文献中使用最广的分型。但这种分型没有考虑腓骨的情况。

2002 年,Johnston 建议 CPT 的分型应该考虑 2 个标准:①胫骨是否骨折。②发生第一次骨折的年龄(4 岁以前,4 岁以后)。胫骨骨折是需要外科手术治疗的,而无胫骨骨折则需观察,或进行支具保护。

2007 年提出的 EI-Rosasy-Paley-Herzenberg 分型,该分型基于患儿就诊时情况、放射学特点(萎缩或肥大)、胫骨假关节的活动性(僵硬或活动),将胫骨假关节分为 3 型。Ⅰ型为末端萎缩、假关节有活动以及未进行外科手术的胫骨假关节。Ⅱ型为末端萎缩、假关节有活动,以及以前有过外科手术,不管有无内、外固定。Ⅲ型为骨端宽大,僵硬的假关节,无论经历手术与否。作者根据 CPT 的类型推荐治疗方案。这种分型的缺点是不能预测预后和短期结果。

以上分型方法没有考虑到腓骨的 X 线表现。随着 CPT 手术成功率的提高,要求外科医生治疗 CPT 的同时,不但要着重治疗胫骨病变,而且还要重视腓骨的情况,并进行不同的处理,以减少或防止术后并发症的发生。

由于 CPT 这种疾病异质性的特征,因此目前关于 CPT 的常用分型方法很难将该病的各种复杂 X 线表现概括在一种分型中。以上所有这些分型均有的局限性是不能为病人提供特异性的治疗指南和预测预后。因为 CPT 的病程呈进行性发展,同一个病人可能会随着生长从一种类型进展到另一种类型,所以在文献中很难分析、对比这些病例。

患侧的腓骨是否合并发育不良或假关节,在 CPT 的个体化治疗选择中越来越重要。作者分析本单位 2004—2014 年期间收治的 171 例儿童先天性胫骨假关节患儿,根据患儿就诊时胫骨、腓骨的 X 线表现,提出一种新的 X 线分型(图 8-5-2)。

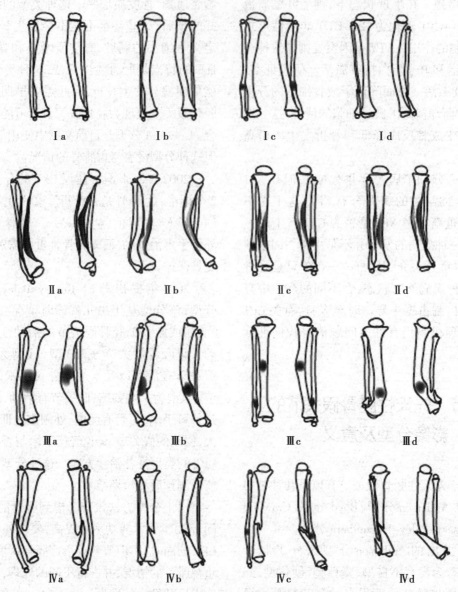

图 8-5-2 结合胫腓骨情况的分型示意图

1. **胫骨 X 线表现包括以下四种情况** Ⅰ型，胫骨前弓，在畸形的顶点处骨皮质增厚、但骨髓腔正常；Ⅱ型，胫骨前弓，在畸形的顶点处髓腔狭窄、骨皮质增厚和骨小梁缺失；Ⅲ型，胫骨囊性病变；Ⅳ型，胫骨假关节。

2. **我们认为腓骨 X 线表现包括以下四种情况** ①腓骨发育正常；②腓骨发育不良；③腓骨囊性变；④腓骨假关节。

3. 综合胫、腓骨的 X 线表现，本单位提出一种新的 CPT 分型方法：Ⅰa 型、Ⅰb 型、Ⅰc 型、Ⅰd 型；Ⅱa 型、Ⅱb 型、Ⅱc 型、Ⅱd 型；Ⅲa 型、Ⅲb 型、Ⅲc 型、Ⅲd 型；Ⅳa 型、Ⅳb 型、Ⅳc 型、Ⅳd 型。

新的 X 线分型将能够全面考虑到病人就诊时胫骨、腓骨的 X 线表现，为选择个体化的治疗方案提供依据。目前多数学者研究报道，CPT 伴腓骨假假关节患儿与腓骨完整患儿比较，其再骨折和踝外翻发生率要高。根据作者的经验也发现 CPT 患儿实现胫骨假关节初期愈合后，腓骨假关节组患儿与腓骨完整组比较，其再骨折和踝外翻发生率要高。

第四节　先天性胫骨假关节的治疗方式演变

关于 CPT 的治疗，如果从可检索到的文献记录作为起始时间,已有116年的历史。在极其漫长的探索岁月里,充满着令人惊奇、赞叹的科学探索与外科技术创新,其中不乏时至当代仍为治疗本病遵循的原则。依照外科治疗CPT技术形成与发展所出现特征性改变,本文将其分成探索性外科治疗、规范性外科治疗以及现代外科治疗3个阶段。

一、探索性外科治疗阶段

从20世纪初期至70年代,CPT以自然病史知之甚少、治愈难度认知不足、手术方法种类繁多、治疗结果令人失望为基本特征。Boyd收集20世纪50年代之前的文献,发现有23种手术方法,总共治疗CPT 167例,94例获得愈合(56%)。包括骨骼-骨膜瓣移植、大块骨移植或单侧表面骨移植、双侧表面骨移植、胫骨旁路骨移植、带蒂皮肤-骨骼移植、经足踝克氏针固定与骨骼-骨膜瓣移植、胫骨反转移位与髓内钉固定等,因愈合率不高、手术操作复杂、疗效欠佳等原因,最终这些术式未被广泛开展。

二、规范性外科治疗阶段

历经半个多世纪的持续探索,矫形外科治疗CPT终于进入规范性治疗阶段。其重要标志是,认识到机械性稳定与促进局部骨骼形成是治愈CPT的两个基本前提,扬弃操作复杂与失败率高的手术方法,创新与发展了几种新术式,胫骨假关

节愈合率明显提高。

(一)经足踝髓内棒固定

1. Williams(澳大利亚)于1965年借鉴solfield多段截骨与单根髓内棒固定治疗成骨不全的技术,对单根髓内棒做了巧妙的改进,将其设计为由留置棒(Indwelling rod)与插入棒(insertion rod)组成1对相互可连接的髓内固定物及辅助器械(图8-5-3),允许从假关节远端逆行置入胫骨远端、踝足,从足底皮肤引出,再从足底将留置棒顺行置入胫骨近端,既方便手术操作,也容易控制髓内棒置入的理想位置。因此,文献中将目前广泛使用的相互可连接的髓内棒,也称为Williams棒。

2. Coleman于1982年首次报告Williams髓内棒固定与双侧表面骨移植联合手术治疗CPT,认为髓内棒固定可提供可靠的机械性稳定,可以防止发生再骨折,而同时进行双侧表面骨移植,则具有促进假关节愈合的生物学效应。

3. Dobbs于2004年报告行胫骨假关节切除、经足踝髓内棒固定胫骨与自体髂骨移植治疗CPT,认为胫骨假关节愈合后发生再骨折、髓内棒移位或髓内棒因胫骨远端生长而相对变短、踝外翻,肢体不等长,都是治疗CPT的常见问题,多数都能经过手术治疗而获得比较满意的结果(图8-5-3)。髓内棒固定踝关节不能超过2年,认为2年内取出髓内棒恢复踝关节的活动将不会影响踝关节的功能。

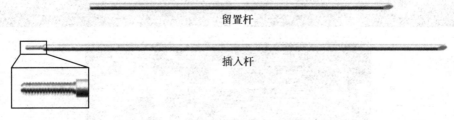

图8-5-3 上方为留置棒,下方为插入棒

4. Joseph于2003年报道经足踝Rush棒固定、自体胫骨皮质骨表面移植治疗CPT,该研究否定了EPOS多中心研究提出<3岁儿童CPT手术治疗很难获得假关节愈合的结论;在3岁以前治愈的CPT,与4岁以上儿童相比较,其肢体不等长、胫骨生长或解剖轴线异常,并发症发生率,均明显低于后者;假关节切除、髓内棒固定与

自体骨骼表面移植技术,不受年龄限制,是治疗年幼儿童CPT的可靠方法。作者也报道了类似的结论,认为患儿年龄小,取骨困难时可以添加异体骨,但比例不超过1:3(1份异体骨,2份自体骨)。对于胫骨远端短小且存在骨质疏松时,可增加跟骨U型环,提高外固定的稳定性和可靠性。

（二）Ilizarov 外固定技术

1. Ilizarov 和 Gracheva 于 1971 年首次应用环形外固定器治疗 CPT，外固定有延长、矫形、加压，防止胫骨假关节移位等作用。

2. Paley（Maryland）于 1992 年报告应用 Ilizarov 技术治疗 CPT，94% 的患儿实现假关节愈合，但33% 的患儿发生再骨折。

（三）吻合血管腓骨移植（Vascularised fibula grafts）

陈中伟教授借鉴 Taylor（Australia）于 1975 年首次在临床上应用吻合血管腓骨移植，成功的治疗 2 例小腿严重复合型软组织与骨骼缺损的患儿。Gilbert（France）在 1977—1993 年期间采取吻合血管腓骨移植治疗 CPT。94% 假关节患儿获得一期愈合。但上述手术技术均需要具备显微外科技术的医生完成。

三、现代外科治疗阶段

进入 21 世纪之后，CPT 的外科治疗结果也达到其巅峰时代，其主要标志包括：①手术方法趋向多种外科技术联合应用；②力求一次手术解决 CPT 存在的多种畸形，或称为多目标的治疗策略；③突破以前手术年龄的限制，主张以病人年龄与 CPT 类型为导向选择个体化的手术方法；④出现某些令人瞩目的新技术。

1. 经足踝髓内棒固定、自体骨移植与 Ilizarov 外固定相结合的联合手术技术

（1）联合手术技术：作者从 2007 年采用联合手术（假关节切除、足踝髓内棒固定、Ilizarov 外固定器加压固定与自体髂骨包裹式植骨）治疗 CPT。联合手术技术兼有 Ilizarov 加压固定促进假关节愈合，为胫骨假关节愈合提高良好的机械力学环境，同时具有矫正胫骨不等长、成角畸形作用。其中包裹式植骨是该术式中的精华部分，包裹式紧密植骨为胫骨假关节愈合提高良好的生物学环境，能促进胫骨假关节愈合。中期随访显示联合手术明显提高了假关节的愈合率（图 8-5-4）。

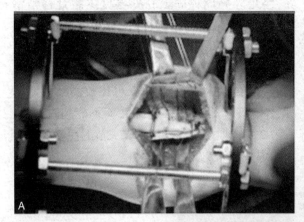
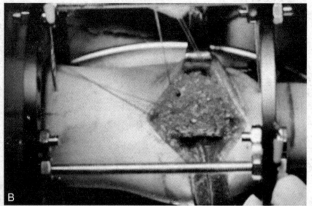
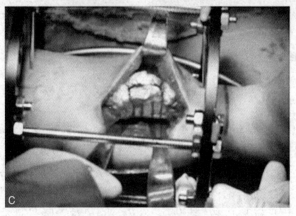

图 8-5-4　包裹式植骨

A. 皮质骨包裹假关节；B. 松质骨植骨；C. 上方覆盖胶原蛋白海绵防止松质骨移位

（2）四合一骨融合术：Choi 设计一次手术实现多目标的策略，采取 Ilizarov 外固定器和髓内棒固定联合技术，使胫腓骨假关节的 4 个骨端融合，目标是增加假关节愈合后的横截面积，预防再骨折。增强踝关节的稳定，预防踝外翻畸形，即四合一骨融合术。该术式精细而完整的切除假关节硬化部分和纤维错构瘤组织。用宽大的自体骨移植是这个手术的重要部分。一般从髂骨内板取骨，使用伊氏架加压，胫腓骨后侧用矩形皮质骨，胫腓骨之间用大量的松质骨填充。同理前侧也用一块皮质骨，然后用缝合线打结。将胫骨的近端、远端和腓骨近端、远端固定在一起（图 8-5-5）。

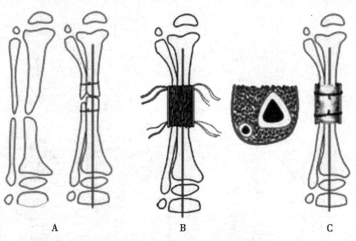

图 8-5-5 四合一手术简要示意图

A. 胫腓骨假关节病变组织切除、经足踝髓内棒固定、Ilizarov 外固定包裹式自体髂骨移植（图内未显示）后，用缝线将胫腓骨的 4 个骨端固定在一起；B. 将编织缝合好的髂骨外板皮质骨从后侧包绕胫骨和腓骨假关节处，在胫腓骨之间紧密填充松质骨；C. 于松质骨上放置胶原蛋白海绵，用髂骨骨皮质可吸收缝线在胶原海绵上打结，包绕胫骨和腓骨假关节处

（3）三合一骨融合术：作者在四合一骨融合术的基础上进行改良，提出三合一骨融合术+联合手术（腓骨近端截骨、胫骨假关节远近两个骨端与局部完整的腓骨三者融合、取自体髂骨包裹式植骨）治疗儿童腓骨完整型先天性胫骨假关节，其初期愈合率高，胫骨假关节愈合处横断面积增加，短期疗效良好（图 8-5-6）。

2. 吻合血管腓骨移植与外固定技术联合手术 Erni（Children's Hospital, University of Bern, Bern, Switzerland）于 2010 年报告吻合血管腓骨移植与 Ilizarov 外固定器联合手术治疗 CPT。该术式可提供良好的外观与功能，作者建议作为首选的治疗方法。

3. 值得关注的新技术

（1）Masquelet 诱导膜技术：Masquelet 技术分为两个阶段。第一阶段包括根治性切除病灶和骨缺损区骨水泥填充，用髓内棒内固定。第二阶段（第 6~8 周后），去掉骨水泥，保留骨水泥周围诱导膜，诱导膜内植骨，缝合这层诱导膜。使用经足踝髓内棒稳定重建的胫骨。

Gouron 应用 Masquelet 诱导膜技术成功治疗 1 例 8 个月龄儿童 CPT。此项技术是法国 Masquelet 医生发明，用于长段骨缺损重建的诱导膜技术，包括 1 期诱导膜形成与 2 期骨骼生成两个阶段。一期是在骨缺损部位置入柱状骨水泥充当间置器，经过 6~8 周时间的诱导作用，于间置器周围形成完整而封闭生物膜；二期手术首先取出骨水泥柱，再将从自体髂骨切取的松质骨填入诱导膜内，因为诱导膜具有防止松质骨吸收，促进血管形成，加速植入的松质骨皮质化的作用。

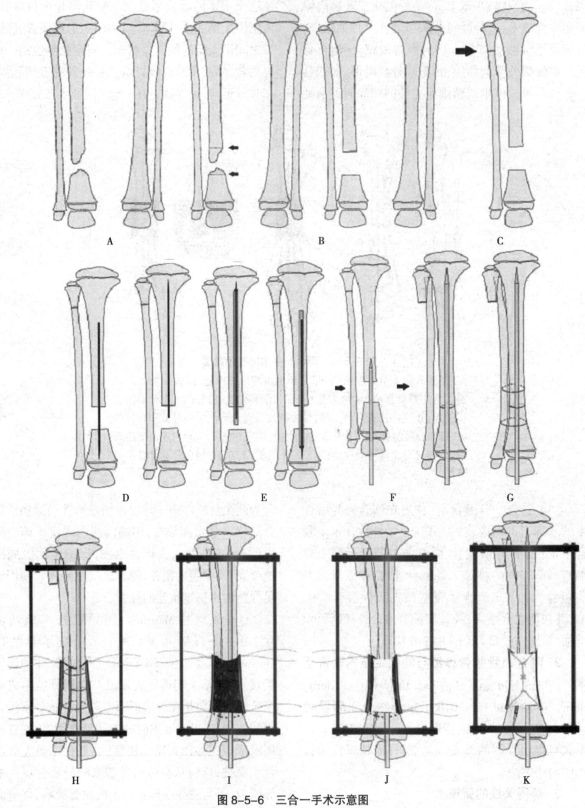

图 8-5-6 三合一手术示意图

A. 右侧 CPT；B. 切除胫骨假关节；C. 腓骨近端截骨；D. 克氏针作为导针；E. 髓腔再通；F. 植入髓内棒；G. 用可吸收缝线捆绑胫腓骨；H. 伊氏架外固定、胫腓骨下方放置编织的髂骨皮质骨；I. 胫腓骨之间植入自体髂骨松质骨；J. 前方放置胶原蛋白海绵防止松质骨移位；K. 缝线打结

Masquelet 技术考虑了治疗 CPT 的机械力学环境和生物学环境基础，完整切除病变骨膜及假关节、诱导形成富含血管的生物膜、联合髓内棒固定、骨移植实现和维持骨愈合。该技术操作简单，避免行较复杂的显微血管外科手术及从健侧小腿上取带血管蒂的腓骨。此手术的整个过程，踝关节的运动是不受限制的，有利于避免踝关节疼痛和僵硬，同时也适用于年龄较小的患儿。对于大段骨缺损（骨缺损大于 6cm），目前除了行骨搬运手术外无好的治疗方法，而 Masquelet 技术为骨缺损的治疗开阔了一片新的视野（图 8-5-7、图 8-5-8）。

（2）吻合血管腓骨骨膜移植：Soldado 应用正常侧吻合血管的腓骨骨膜移植，治疗 1 例 7 岁儿童 CPT。术后 3 月实现假关节愈合。术后随访患儿能够进行正常日常活动和体育运动。

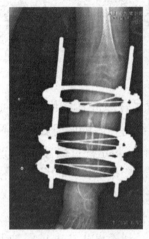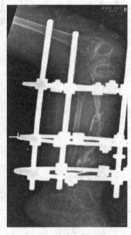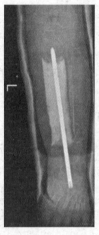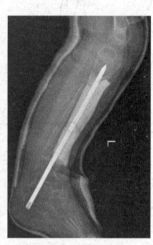

图 8-5-7 Masquelet 技术

5 岁 7 月患儿。左图为术前 X 线片；右图显示胫骨假关节切除、髓内棒固定与填充骨水泥术后 X 线片表现

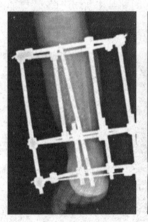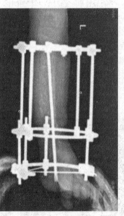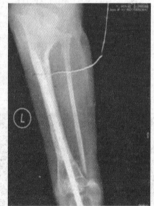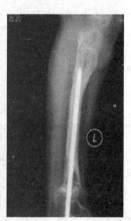

图 8-5-8 Masquelet 技术

左图为二期手术后 1 周 X 线片；右图为术后 2 年 X 线片

第五节 现存治疗方法的不足与应对

一、伴胫骨近端发育不良 CPT 的治疗

对胫骨近端发育不良（正位 X 线片表现为胫骨近端喇叭状、侧位 X 线片表现为胫骨近端前侧皮质凹陷、胫骨近端骺板前倾）患儿，如手术条件允许，应一期行胫骨近端截骨矫形；胫骨成角畸形可行闭合截骨矫形手术恢复胫骨的正常机械轴线；降低术后发生再骨折的风险（图 8-5-9）。

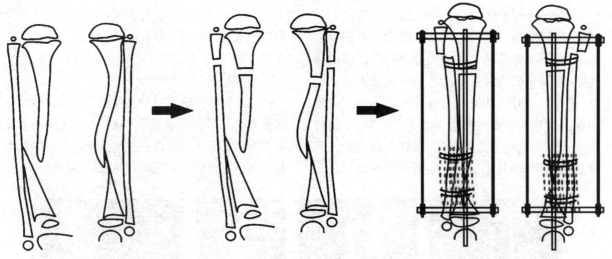

图 8-5-9　胫骨近端发育不良手术示意图

二、1 岁内 CPT 患儿的治疗

CPT 患儿常自发骨折或在轻微外力下发生骨折。1 岁内 CPT 患儿传统的治疗方法为支具或石膏固定,而上述治疗方法均不能很好的维持胫骨的机械轴线。欧洲多中心研究建议患儿 3 岁后手术治疗。在等待手术的过程中,胫骨骨折端会出现严重骨质疏松,骨折端变尖、变细,甚至出现严重的胫骨短缩、成角畸形,会明显增大后期手术治疗的难度。

作者尝试用克氏针经足踝髓内固定治疗 1 岁内 CPT 患儿,旨在维持良好的胫骨机械轴线。预防胫骨成角畸形加重,防止骨折端骨萎缩,改善骨质疏松等,为后期治疗提供良好的条件。作者认为应用"克氏针经足踝髓内固定"治疗 1 岁以内 Crawford Ⅳ 型先天性胫骨假关节能较好的恢复和维持胫骨机械轴线,利于患儿在支具保护下学习站立、行走,防止因胫骨假关节所致的废用性骨萎缩和胫骨成角畸形的进一步加重,降低二期行联合手术的难度(图 8-5-10)。

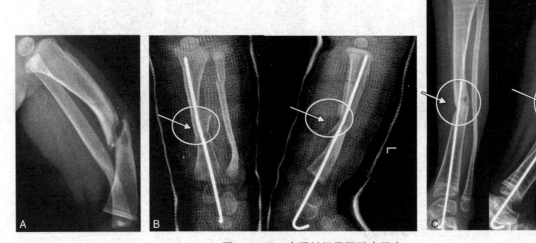

图 8-5-10　克氏针经足踝髓内固定
A. 患儿,男,5 月,术前正侧位片;B. 术后 3 天正侧位片;C. 术后 2 年正侧位片

三、可延伸髓内棒治疗 CPT

优点:踝关节无需固定,可避免手术对踝关节功能的影响。髓内棒能随着胫骨的生长而滑动,胫骨内始终有髓内棒保护,有可能预防发生再骨折。并发症:髓内棒移位,内芯滑动异常,胫骨近端骺板栓系等。(图 8-5-11)

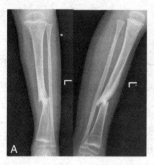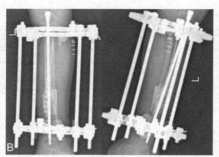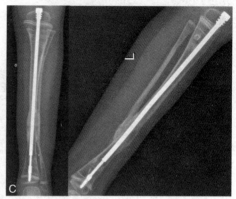

图 8-5-11 可延伸髓内棒治疗 CPT
A. 男,4岁,左侧 CPT,正侧位 X 线片;B. 术后 1 周正侧位 X 线片;C. 术后 7 月正侧位 X 线片

第六节 CPT 治疗展望

胫骨原发性生长缺陷,假关节切除后骨再生不良,以及由此产生的机械不稳定,仍是治疗 CPT 必须面对的两个基本问题。显而易见,胫骨局部固有的生物学缺陷,并非是手术治疗能够解决的问题。因此,在阐明其发生机制、有效的生物学治疗之前,无论选择哪种手术治疗,都需要兼顾促进局部骨再生,增强机械性稳定两个因素。

鉴于 CPT 愈合后再骨折是目前最为严重的并发症,也是影响 CPT 预后的重要因素,预防再骨折应是将来治疗 CPT 的主要目标之一。以前认为保留髓内棒固定是防止再骨折的有效措施,但仍然存在争议。Choi 设计的四合一骨融合术及作者设计的三合一骨融合术明显增加假关节局部的横截面积,似乎是防止再骨折的有效方法。是否还有增加 CPT 愈合后横截面积更好的方法,伊氏架外固定的时间长,存在针道感染等风险,是否可以用其他的内固定替代,植骨材料中自体骨与异体骨的最佳比例,是否可以全部使用异体骨等,均值得深入探索。

儿童 CPT 实现初期骨愈合直至骨骼成熟期间,如何持续维持骨愈合、持续改善胫骨发育不良,最大程度减少并发症和后遗畸形、维持踝关节正常功能,成为儿童 CPT 治疗的后续探索难点。随着长期大宗病例的随访观察,对该疾病病因的进一步深入探索;未来前瞻性多中心研究的开展,改善骨代谢药物的使用;干细胞移植和个性化治疗策略的选择。相信在不久的将来会降低 CPT 在儿童骨科中的难治性地位。

(梅海波)

参 考 文 献

1. Paley. Bone grafting. Europe: In Tech, 2012.
2. Zhu GH, Mei HB, He RG, et al. Combination of intramedullary rod, wrapping bone grafting and Ilizarov's fixator for the treatment of Crawford type IV congenital pseudarthrosis of the tibia: mid-term follow up of 56 cases. BMC Musculoskelet Disord, 2016, 17(1): 443.
3. Gouron R, Deroussen F, Juvet M, et al. Early resection of congenital pseudarthrosis of the tibia and successful reconstruction using the Masquelet technique. J Bone Joint Surg, 2011, 93-B: 552-554.
4. Kesireddy N, Kheireldin RK, Lu A, et al. Current treatment of congenital pseudarthrosis of the tibia: a systematic review and meta-analysis. Journal of pediatric orthopedics Part B, 2018, 27(6): 541-550.
5. Liu YX, Mei HB, Zhu GH, et al. Congenital pseudarthrosis of the tibia in children: should we defer surgery until 3 years old? Journal of Pediatric Orthopedics Part B, 2018, 27(1): 17.
6. Liu YX, Mei HB, Zhu GH, et al. Relationship between postoperative complications and fibular integrity in congenital pseudarthrosis of the tibia in children. World journal of pediatrics, 2016, 13(3): 261-266.
7. O'Donnell C, Foster J, Mooney R, et al. Congenital Pseudarthrosis of the Tibia. JBJS reviews, 2017, 5(4): e3.

第六章　发育性髋关节发育不良

发育性髋关节发育不良是髋关节股骨头与髋臼关系失常的一类疾病的总称，包括单纯髋臼发育不良、髋关节半脱位及髋关节全脱位等病理形式。过去称之为先天性髋关节脱位（congenital dislocation of the hip, CDH），1992 年美国骨科医师协会正式更名为发育性髋关节发育不良（developmental dysplasia of the hip, DDH），体现了 DDH 是发育性的特征，可以随时间而演进，即在胚胎形成时是正常的，在胚胎发育期或出生后由于某种因素的作用而导致 DDH，这一观念充分体现了对 DDH 认识的进步。

DDH 是小儿骨科最常的下肢畸形之一，其发病率因种族而异，白种人发病率最高，黄种人次之，黑人发病率最低；另外，地理因素也与 DDH 的发病率有关。过去报道的总体发病率约 1‰~1.5‰，但随着新生儿早期超声筛查的开展，有更多的髋关节不稳的病例被检出，因此近年来报道的 DDH 发病率有所增高，约为 1‰~3.4‰。人类对 DDH 的认识已超过 100 年，尽管对其病因、治疗、预后，及并发症等方面有了较深入的认识，但仍有很多未解之迷。

第一节　病因学研究

一、遗传因素

DDH 的具体病因不清，但多因素作用的结果是肯定的，包括遗传因素及环境因素。遗传因素使髋关节对 DDH 更为易感，而环境因素主要是指宫内或生后异常的生物力学作用而使髋关节脱位。约有 20% 的 DDH 患儿有家族史，研究发现，同卵双胞胎同时患病概率显著高于异卵双胞胎（41%：2.8%）；如果有一级亲属患 DDH，其患病的可能性也明显增加；国内的遗传流行病学研究也发现，在有家族史的人群中 DDH 的遗传度达 83.59%，同胞再发风险约为正常人群的 10 倍，这些充分说明遗传因素在 DDH 的发生中起重要作用。

探索 DDH 的易感基因，揭示其发病机制，是有效地开展产前诊断及新生儿期高危人群筛查的基础。但目前 DDH 的易感基因尚不明确，至少有两种不同的基因模式与 DDH 的发生有关，一种是与软骨发育相关的基因系统，导致髋臼软骨的发育不良；另一种是与关节周围软组织发育相关的基因系统，导致关节囊及韧带松弛，在外力的作用下易导致髋关节脱位，这两方面是 DDH 最主要的病理改变。国内外对 DDH 易感基因的研究也都是从这两方面入手，如 *COL1A1* 基因、*COL1A2* 基因、维生素 D 受体基因、雌激素受体基因、*GDF-5* 基因、*TBX4*、*ASPN* 基因等，但这些研究还仅停留在初步的关联分析水平，已发现的风险基因只能解释很小一部分 DDH 的发病原因，在 DDH 中的表达和功能研究并未取得实质性的进展。近年来，随着二代测序技术的应用，通过对 DDH 遗传家系的连锁分析，可能更容易发现 DDH 致病的主效基因。目前，通过家系连锁分析发现与 DDH 有关的基因包括 *Teneurin3*、*CX3CR1*、*HSPG2*、*ATP2B4*、*BMP2K*、*PAPPA2* 等，其中 *CX3CR1* 和 *PAPPA2* 已进行了功能验证，进一步证实了它们与 DDH 的相关性。从 DDH 遗传家系入手，通过基因测序技术进行连锁分析，再扩大样本在散发 DDH 群体中验证，最后通过基因编辑实验进行功能研究可能是未来寻找 DDH 易感基因的重要手段。

二、环境因素

与 DDH 发病相关的环境因素主要是指导致髋关节脱位的异常生物力学因素，大致可分为两类，一是宫内环境因素，二是生后环境因素。宫内环境因素包括臀位分娩、初产、超重儿、羊水过少等,这些因此均可导致胎儿在宫内受到过度挤压。其中,臀位产与 DDH 具有明显的相关性,一般人群臀位产的发生率约为 2%~3%,而在 DDH 人群中约 16% 的新生儿有臀位产,尤其是当伸膝臀位妊娠时(图 8-6-1),DDH 的发病风险可高达 20%。臀位妊娠是目前有较好循证医学证据支持的 DDH 高危因素。

生后环境因素最主要的是指直腿襁褓的育儿习惯,或髋关节受其他外力牵拉等。正常胎儿在宫内下肢处于屈髋外展外旋位,生后这种自然体位仍要持续一段时间,如在生后被动襁褓新生儿于髋关节伸直内收位,则相对挛缩的髋关节周围软组织对股骨近端产生向外向上的牵拉力,此时新生儿髋臼大部分是软骨成分,不能抵抗这种异常的生物力,而导致股骨头脱位。国内通过动物实验研究已证实生后直腿襁褓对 DDH 发生的作用(图 8-6-2),生后开始襁褓越早,襁褓时间越长,DDH 的发生率越高,而且脱位程度越重。

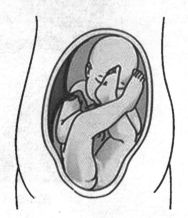

图 8-6-1 伸膝臀位妊娠示意图

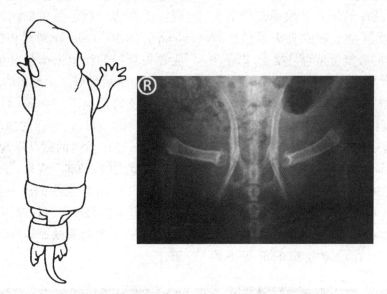

图 8-6-2 左图为新生鼠固定双下肢伸膝伸髋位;右图为 3 个月后骨盆正位片示双髋全脱位

第二节 可接受的闭合复位标准

DDH 治疗方法的选择依诊断年龄及病理改变程度而异,一般在 6 个月前诊断的 DDH,Pavlik 吊带仍为首选;6~18 个月或 Pavlik 吊带治疗失败的患儿,全麻下闭合复位则为首选的治疗方案;而 18 个月以后诊断的患儿则常需行切开复位,同时行骨盆截骨或股骨近端截骨术。选择闭合复位的前提是达到"稳定"的复位,并"安全"的固定。所谓稳定,即复位后不需外力来维持复位,同时需在髋关节屈曲 90° 位检查复位后的安全区,即从最大外展位–内收再脱位时的弧度,一般认为安全区应 >30°;所谓安全,是髋外展位固定时相对于股骨头缺血性坏死(avascular necrosis,AVN)的风险而言的,如果需髋外展 >60° 固定来维持复位,将明显增加 AVN 的风险,因此是不被接受的。闭合复位后人位石膏(spica casting)固定髋关节的外展角度不应超过 60° ~65°(图 8-6-3)。

头臼完全"同心复位"是 DDH 闭合复位治疗的目标。尽早恢复头臼同心是髋关节能获得正常发育的前提条件。但由于圆韧带及髋臼内纤维脂肪组织的间置,闭合复位很难真正达到完全的同心复位,多会残留一定程度的关节间隙增宽。

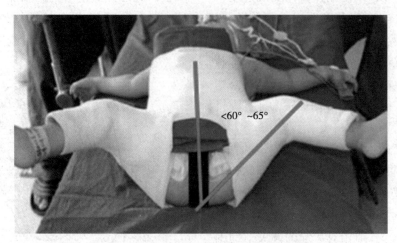

图 8-6-3 人位石膏固定髋关节的外展角度

临床上所谓的"同心复位",更大程度是指头白的最大接触复位,既往的研究多根据复位后关节内侧造影池的宽度来衡量股骨头复位的程度。一定程度的非同心复位是否可接受,仍存在争议。一部分学者只接受完全的"同心复位",任何关节间隙的增宽均需行切开复位,这显然会明显增加切开复位率。而大多数学者则认为闭合复位后一定程度的关节间隙增宽是可以接受的,随着一段时间的制动,股骨头可达到完全复位。Severin 在 1950 年首先报告了这一现象,并称之为"靠港"(docking)。但目前对闭合复位后关节间隙增宽的程度认识不同。1983 年,Race 与 Herring 认为,在稳定复位的前提下内侧造影池≤7mm 是可接受的,而近些年的研究则接受在达到稳定复位的同时,内侧间隙≤3~4mm 的标准。Gans 等则用内侧造影池宽度与股骨头直径的比值来衡量复位质量,认为该比值≤16% 预后良好。而更多的学者认为在安全、稳定复位的前提下,5~6mm 的关节间隙增宽是可以接受的,通过短时间的制动,可逐渐达到同心复位。通过系列的磁共振观察可清晰显示复位后股骨头的"靠港"现象(图 8-6-4)。同白同心复位只是 DDH 治疗的第一步,但复位后残余髋白发育不良的预测与处理,内翻盂唇对髋关节发育的影响,股骨头缺血坏死问题等均需进一步研究。

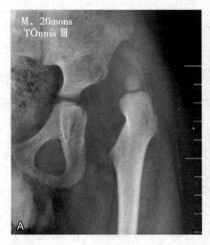
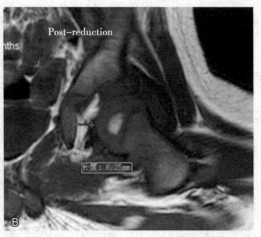

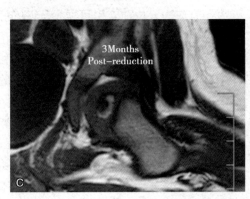
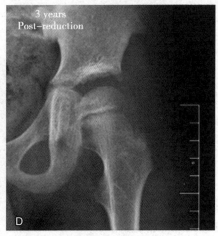

图 8-6-4　男，20 个月，左髋脱位闭合复位治疗

A. 复位前骨盆正位片示左髋 Tönnis Ⅲ 型脱位；B. 复位后磁共振显示关节内侧间隙约为 6mm；
C. 人位石膏固定 3 个月，磁共振显示股骨头达到完全同心复位；D. 复位后 3 年，髋关节发育良好

第三节　降低股骨头缺血性坏死的策略

　　股骨头缺血性坏死（avascular necrosis，AVN）是发育性髋关节发育不良治疗后最严重的、常见的并发症，也是一种与治疗相关的并发症。AVN 可导致股骨头明显的发育畸形、继发髋臼发育不良，及早期髋关节退行性变。AVN 的发生率文献报道不一，约为 3%~60%，导致这样明显差别的原因是不同研究对 AVN 的判定有所差异。目前对 AVN 的认识仍然是建立在放射线学股骨头形态变化的基础之上，而这种形态变化在治疗后表现出来的时间长短各不相同。另外，AVN 一词的应用也并不十分准确，因为它即包括了骺板损伤后真正的骨坏死，也包括了 DDH 治疗后的发育紊乱，两者的病理改变及病理生理可能完全不同，但尚缺乏相关研究。

一、股骨头缺血性坏死的诊断与分型

　　目前，关于股骨头缺血性坏死的常用诊断方法仍按 Salter（1969 年）提出的 5 条标准：①复位后 1 年股骨头骨骺核仍未出现；②复位后 1 年股骨头骨骺核生长发育停滞；③复位后 1 年股骨颈部增宽；④股骨头变扁、密度增高或出现碎裂；⑤股骨头残余畸形，包括头变扁变大、扁平髋、髋内翻、颈短宽等。关于 AVN 的分型有多种方法，常用的为 Bucholz-Ogden 分型和 Kalamachi-

MacEwen 分型，这两种分型方法类似，均是根据股骨近端骺板是否受到损伤，以及损伤的部位及程度而划分的（表 8-6-1）。在婴幼儿，股骨近端骺板由股骨近端纵行生长骺板、股骨颈峡部骺板和大转子骺板三个部分组成，其峡部骺板承担着颈部增宽的作用，大转子骺板维持大转子发育，不同部位骺板受损将导致不同的发育畸形。上面两种分型中的 I 型仅累及股骨头骨骺，而骺板不受累。多数学者认为 I 型 AVN 并不是真正的坏死，而是暂时的骨骺发育紊乱，可恢复正常发育，因此并不影响远期结果，而其他类型的 AVN 则导致不同的畸形。

表 8-6-1　股骨头缺血坏死的分型

分型方法	分型	受累部位及特征
Bucholz-Ogden 分型	I	仅股骨头骨骺核受累，可发育正常
	II	股骨头外侧及干骺端受累，青春期髋外翻
	III	全部股骨头及干骺端受累，导致短髋畸形，转子高位
	IV	股骨头内侧及干骺端受累，导致髋内翻
Kalamachi-MacEwen 分型	I	仅股骨头骨骺核受累，可发育正常
	II	股骨头外侧及干骺端受累，青春期髋外翻
	III	股骨头骨骺中央及干骺端受累
	IV	全部股骨头及干骺端受累，导致短髋畸形，转子高位

二、股骨头缺血性坏死的原因

股骨头的血流动力学改变是发生 AVN 的基础。我们通过骨髓内压测定，^{99m}Tc-MDP 股骨头闪烁摄影定量分析以及股骨近端骨髓造影检查，发现髋脱位复位后股骨近端骨髓内压下降。骨髓内压上升为静脉受阻，而骨髓内压下降提示为动脉缺血，股骨头的血流灌注降低；而股骨近端静脉造影发现手法复位后不论有无股骨头坏死均可出现新生静脉，这是股骨头血运重建的重要标志，提示短期缺血具有恢复的能力。近年来，通过闭合复位后的灌注磁共振研究也观察到了这一现象。股骨头血流减少的直接原因是股骨头持续受压而阻断了血流灌注，尤其当髋关节处于过度外展或内旋体位时，这种影响更为明显。另外，髋关节周围肌肉肌腱过度挛缩、头臼间压力增高均可影响股骨头的血流灌注。由于股骨头的血流灌注减少，导致骨骺、骺板或干骺端受损，从而形成 AVN。

三、影响股骨头坏死的因素

AVN 的发生与多种因素有关，包括复位前牵引及内收肌腱切断、闭合或切开复位、全麻复位或强力复位、复位后制动体位，以及复位年龄和脱位高度等。

（一）年龄及脱位高度

脱位程度越高，复位后头臼间的压力越大，AVN 的发生率越高。因此，对于 Tönnis Ⅳ 型的 DDH，常需通过股骨近端短缩截骨来降低复位后的压力。年龄是影响 AVN 的重要因素，Weiner（1977）通过对复位后的 319 个髋关节观察证实，年龄越大，股骨头坏死率越高。而 1 岁以下婴幼儿，当股骨头骨骺核未出现时，一度被认为是 AVN 的高危因素，因为此时的股骨头全部为软骨成分，更容易受压而致血管闭塞。但近些年的研究证实，股骨头骨骺核是否出现与 AVN 的发生并无相关性。

（二）复位与麻醉

全麻下复位是减少 AVN 的有效措施。全麻后髋关节周围软组织完全松弛，可有效降低头臼间压力，相比无麻醉下强力复位，可明显减少 AVN 的发生率，同时，全麻下更有利于复位操作及复位质量的评估。

（三）复位前牵引与内收肌腱切断

复位前牵引与内收肌腱切断是克服软组织挛缩致机械性压力的重要措施。旋股内侧血管走行在髂腰肌与内收肌之间，当内收肌腱切断后，有利于改善复位后对旋股内侧血管的压力。因此，过去一直认为复位前牵引可减少 AVN 的发生，而近年来的循证医学证据并不支持这一结论。但复位前牵引使髋周软组织充分松弛，更有利于闭合复位，同时内收肌腱切断，可增加复位后的安全角。

（四）制动体位

传统的蛙式位虽然复位后十分稳定，但不利于股骨头的血运，故提倡人位（spica casting）固定法，即髋关节在屈曲 90°~100° 时，髋关节外展不应超过 60°。如髋关节过度外展，会使旋股内侧动脉的终末支压迫于髋臼缘与股骨颈之间，从而阻断股骨头血流灌注；另外，髋关节过度内旋时会影响关节囊的血供，也可影响股骨头的血流灌注。因此，当需下肢内旋位维持复位稳定时，不应内旋超过 10°~15°。

（五）固定时间

原则上不应超过 6 个月，即达到关节囊回缩到稳定位置为准，时间不可过长，如去掉固定还存在不稳定时可考虑夜间制动。

四、股骨头缺血性坏死的早期预测

尽管人类对 DDH 的认识已超过 100 年的历史，但仍无法避免 DDH 治疗后 AVN 的发生。目前对 AVN 的诊断仍是依据放射线学为基础的形态学诊断，AVN 是股骨头血流动力学改变的结果，对于已经诊断的 AVN 是不可逆的。但婴幼儿股骨头对短时间的缺血具有可恢复性，可不导致永久性的后果。因此，在复位后早期发现股骨头血流动力学改变并恢复其灌注，是避免 AVN 发生的基础。Tiderius 等（2009 年）首先应用增强 MRI 观察复位后股骨头血流灌注与 AVN 发生的相关性，他们的研究发现，复位后整个股骨头灌注减少可预测将来 AVN 的发生；Gornitzky 等（2015 年）通过灌注 MRI 研究，对闭合复位后股骨头血流灌注减少的患儿重新改变体位制动或选择其他治疗方案，可有效减少 AVN 的发生。这些研究结果表明，采用灌注 MRI 或其他可以评估股骨头血流变化的手段，对复位后股骨头血流灌注情况进行评估，是未来避免 AVN 发生的重要方向。

第四节 残余髋臼发育不良

髋臼发育不良应包括两大类：一是发育性髋

脱位手法复位后残余髋臼发育不良,另一种是出生后存在髋臼发育不良。因无髋脱位而无症状,到青春期后开始走路疼痛或身体检查时才被发现。本节讨论的重点是前者,如何早期诊断,探讨其病理演变和生物力学,选择适宜时机手术以提高其生活质量。

一、如何早期诊断

发育性髋脱位复位后残余髋臼发育不良发生率很高,有的可达 30% 以上。复位后髋臼眉弓(sourcil)的形态变化是预测髋臼发育的重要指标,正常发育的髋臼在复位后眉弓逐渐向外下倾斜,而眉弓持续向上倾斜预示髋臼发育不良。笔者单位随访 161 例髋手法复位后 7.4 年,发现出现髋臼发育不良为 18.6%。这些病例复位前髋臼指数为 39.17°,明显高于髋臼发育良好组的 36.46°。复位后 3 年髋臼发育不良组髋臼指数仍在 30° 以上,这应是一项重要的诊断标准。Albinana 等研究发现,复位后 2 年如髋臼指数仍大于 35°,80% 的髋关节预后不良。当然,这些指标对髋臼发育预测的前提是成功复位,且股骨头的形态发育正常。

以上对残余髋臼发育不良的预测均是以放射线学的指标为参考的,但儿童的髋臼顶很大程度是由软骨成分构成的,因此单纯的放射线学指标不能反映髋臼发育的真实情况,这是导致存在上述争议的关键所在。放射线学观察的髋臼缘只是软骨性髋臼顶的骨化部分,软骨性髋臼缘才是髋臼真正的边界,因此用软骨性髋臼指数评价髋臼的发育有重要意义。在发育期患儿,如骨性髋臼指数发育不良,但软骨性髋臼指数是正常的,为髋臼骨化延迟,这类情况随生长发育髋臼发育不良很可能自行矫正,不需过早手术干预;相反,如骨性髋臼指数发育不良,同时软骨性髋臼指数也发育不良,则为真性的髋臼发育不良,这类情况则不能随生长发育自行矫正,需早期手术干预。Zamzam 等的研究发现,闭合复位后软骨性髋臼指数小于 20° 可发育良好,而大于 24° 者都需行髋臼成形术,因此软骨性髋臼指数是预测髋臼发育的可靠指标。通过 MRI 检查对软骨性髋臼顶的评价,越来越多地应用于临床。

二、正常髋臼发育及髋臼发育不良的病理演变规律

骨性髋臼指数的发育是软骨性髋臼顶逐渐骨化的过程,从出生至 4 岁是骨性髋臼指数的快速发育时期,4~8 岁则变化不明显,8 岁至青春期又有明显的下降,但下降幅度并不大,约为 2°~3°,这可能与青春期前(约 9 岁左右)髋臼外缘的次级骨化中心出现有关。因此,在正常儿 4 岁前是骨性髋臼指数发育的高峰期。软骨性髋臼指数相比骨性髋臼指数有不同的发育模式,从生后 1 岁至青春期软骨性髋臼指数是恒定不变的,约为 8°,表明生后软骨性髋臼顶的角度已发育良好(图 8-6-5)。

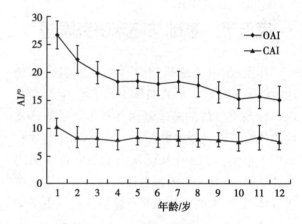

图 8-6-5 骨性(OAI)及软骨性髋臼指数(CAI)的发育规律

根据 Harris 定律,头臼同心是髋关节发育的必要条件,一般在髋脱位复位后 1 年左右,股骨头发育最快,而髋臼发育较慢,一般在 7~8 岁时方能发育完成。生物力学研究表明,正常髋臼受力均匀,受力面积大,峰值压力集中于髋臼顶,髋臼合力为 (210.1 ± 17.1) N/cm^2。而髋臼发育不良时,受力面积明显缩小,呈点状,集中于髋臼边缘,髋臼合力为 (539.6 ± 10.7) N/cm^2,为正常值的 1.5 倍。这种异常的生物力学,导致早期出现异常髋臼硬化带,随着时间的推移,异常应力持续性增加,必将造成软骨的退行性病变,甚至被纤维组织替代,形成囊变,成为骨关节炎的病理学基础。因此,采用手术改善髋臼覆盖,消除髋臼病理力学变化是减少骨关节炎发生的唯一办法。

三、髋臼发育不良治疗时机的选择

对髋脱位手法复位后定期复查，观察其髋臼发育变化，在髋臼发育不良改变早期给予手术治疗非常重要。根据正常髋臼的发育规律，4岁前是髋臼发育的高峰期，因此，如残余髋臼发育不良持续存在，需在4岁左右进行矫正手术，最晚不超过5岁。但新近观点认为，如存在真性的髋臼发育不良，即软骨性髋臼顶发育不良，则可早期手术干预；而在髋臼骨化延迟的患儿，即软骨性髋臼指数正常，仅骨性髋臼指数发育不良时，则可延长观察期，期望其可发育正常。但何种程度的软骨性髋臼发育不良可自行发育正常或需早期手术干预，尚需进一步研究观察。

第五节 基础与临床研究展望

首先，DDH发病机制尚不明确，尽管公认是遗传因素及环境因素共同作用的结果，但至今发现有较高重复性的易感基因并不多。目前已发现的风险基因只能解释很小一部分DDH的发病原因。目前，对DDH易感基因的研究普遍采用候选克隆法，有一定的盲目性。相对于散发的疾病群体而言，大的遗传家系可能同时拥有更集中的微效基因（minor gene）及较高外显率的主基因（major gene）。因此，基于遗传家系的连锁分析更能快捷、准确、有效地发现DDH的易感基因。此外，随着二代测序技术的广泛应用，基于大数据的遗传流行病学分析也是发现DDH风险基因的发展方向。

其次，在我国DDH的发病存在明显的地区聚集性，这一特点是否与特定的自然环境因素相关，尚有待进一步研究。

在临床研究方面仍有诸多问题尚未解决。如成功闭合复位可接受的标准如何，闭合复位后各病理改变是如何演变的，残余髋臼发育不良确切的早期预测及手术干预标准等。另外，目前对AVN的认识仍不足够，如何进一步理解并区分DDH治疗后骨坏死与发育紊乱的病理生理学基础，并通过现代影像技术或分子生物学技术早期预测AVN的发生，通过早期干预以避免发生AVN均是有待解决的问题。

随着自然科学研究的不断深入，DDH基础与临床研究的空间十分广阔，从病因到发病机制、病理演变过程以及预后评估，甚至髋脱位动物模型的实验性治疗，都将随着研究者们的不断探索而逐渐得到解决。

（李连永）

参 考 文 献

1. Enbo Wang, Tianjing Liu, Jianjun Li, et al. Does swaddling influence developmental dysplasia of the hip: An experimental study of the traditional straight-leg swaddling model in neonatal rats. J Bone Joint Surg Am, 2012, 94 (12): 1071-1077.

2. Li LY, Zhang LJ, Li QW, et al. Development of the osseous and cartilaginous acetabular index in normal children and those with developmental dysplasia of the hip: a cross-sectional study using MRI. J Bone Joint Surg Br, 2012, 94 (12): 1625-1631.

3. Chen Y, Li L, Wang E, Zhang L, et al. Abnormal expression of Pappa2 gene may indirectly affect mouse hip development through the IGF signaling pathway. Endocrine, 2019, 65(2): 440-450.

4. Li L, Wang X, Zhao Q, et al. CX3CR1 polymorphisms associated with an increased risk of developmental dysplasia of the hip in human. J Orthop Res, 2017, 35(2): 377-380.

5. Wang YJ, Yang F, Wu QJ, et al. Association between open or closed reduction and avascular necrosis in developmental dysplasia of the hip: A PRISMA-compliant meta-analysis of observational studies. Medicine(Baltimore), 2016, 95 (29): e4276.

6. Sankar WN, Gornitzky AL, Clarke NMP, et al. International Hip Dysplasia Institute. Closed Reduction for Developmental Dysplasia of the Hip: Early-term Results From a Prospective, Multicenter Cohort. J Pediatr Orthop, 2019, 39(3): 111-118.

7. Gornitzky AL, Georgiadis AG, Seeley MA, et al. Does Perfusion MRI After Closed Reduction of Developmental Dysplasia of the Hip Reduce the Incidence of Avascular Necrosis Clin Orthop Relat Res, 2016, 474(5): 1153-1165.

第七章　Legg-Calve-Perthes 病

第一节　值得商榷的病名

Legg-Calve-Perthes 病,最早于 1910 年由 Legg(美国)、Calve(法国)和 Perthes(德国)相继发现并描述,故称 Legg-Calve-Perthes 病。是发生于儿童股骨头的自限性、自愈性、非系统性疾病,是受累的股骨头骨骺核变性、再生以及修复的过程,病因及发病机制至今尚未明了。一个多世纪以来,对该病有多种名称,如:股骨头缺血性坏死、股骨头骨骺缺血性坏死、股骨头无菌性坏死、股骨头骨软骨炎、髋关节软骨病、扁平髋等,这些命名反映不同时期人们对该病的认识过程,只是从疾病的某一角度来观察而取名,均不能反映其真实本质。在对该病病因及发病机制未有统一全面认识的情况下,为避免以点带面、混淆概念,目前仍继续应用 Legg-Calve-Perthes 病(LCPD)或简称 Perthes 病较为妥当。

第二节　病因的认知、扩展及启迪

LCPD 的病因尚不明了,目前认为是多因素所致。包括:①儿童髋关节解剖因素;②血液黏滞引起的血管栓塞;③血管发育异常、外伤及体位造成的血运障碍;④髋关节炎性病变导致囊内压力增高,影响股骨头的供血;⑤股骨头过度生长受压导致的缺血;⑥种族基因与生活环境;⑦内分泌异常。这些理论大多数未得到证实,普遍认为,LCPD 是由基因和环境共同发挥作用的一个多因素疾病,可能是多种病因引起相似的病理和临床表现。不管何种原因,股骨头血液供应的破坏导致缺血性坏死是关键的病因事件,最终引起股骨头病理和结构改变。

一、儿童髋关节解剖

1. **股骨头血液供应分布**　股骨头骨骺的主要血供来源于围绕股骨颈的两个解剖动脉环。旋股内、外动脉形成关节囊外环,其中大部分来自于旋股内侧动脉。供应股骨头的主要动脉是动脉环的外侧节段,这是旋股内侧动脉的终末支,在转子间嵴进入关节囊外侧以后,成为外侧股骨颈升动脉,前行于转子和关节囊之间,此处通道狭窄,尤其是 8 岁之前。除了囊外动脉环以外,囊内动脉环是由 4 支上升的股骨颈动脉分支加入到滑膜下形成,关节囊内动脉环在男孩发育比女孩要差,很多情况下,没有血管横跨骨骺骺板,仅由股骨头圆韧带供给微薄的血运,此动脉细小,在幼年时血液循环量较少,供血量有限,仅供应股骨头内下方不到 1/3 的区域。非洲黑人新生儿的股骨头血运供应主要来自于臀下动脉,这种改变可以解释为什么本病在黑人中少见。动物实验也表明,幼犬和成熟犬血液供应存在着差异,主要不同点是上血管网,幼犬的血管在浅在的颈部通过,而成熟犬的血管则是在股骨颈的深凹处通过,从而更安全稳定。

血管造影有助于了解 LCPD 股骨近端的血液供应情况。症状出现 5 个月内可以很清楚地看到股骨头关节囊上动脉受阻,疾病继续进展,血管造影显示有血管再通。髋关节外展时血流减少,髋关节屈曲 30° 时血流改善,有时还可见到旋股内侧动脉血流量减少。骨扫描也有助于检查 LCPD 股骨头的血运情况。暂时性滑膜炎开始时放射性同位素吸收减少(既血流减少),6 周以后吸收正常或增加,如果同位素吸收持续性减少则提示为 LCPD;骨扫描还可以看到股骨头上极吸收减少和 LCPD 早期受累侧股骨头血运减少。

2. 股骨头和股骨颈的静脉回流 正常情况下,静脉回流是通过旋股内侧静脉来实现的。而在 LCPD 中,受累侧股骨颈静脉压增高、干骺端静脉充血,静脉回流更多的是通过骨干静脉完成。静脉回流最严重时 X 线改变也最重,股骨头恢复后,静脉回流也恢复正常。尽管发现 LCPD 有静脉回流异常,但还不清楚这种异常是本病的原因还是结果。有学者通过动物实验将硅注入狗的股骨颈内,发现静脉回流受阻、静脉压升高、产生股骨头坏死,从提示静脉受阻是本病的原因。

二、凝血和纤溶系统

凝血及纤溶系统异常是 1996 年 Glueck 等首次提出,随后大量的研究开始探索高凝和低纤溶状态与 LCPD 的关系。随着研究的深入,提出了多种与凝血及纤溶系统相关的因子,认为这些因子可能是 LCPD 发病的重要原因,然而彼此的结果并不一致,其中大多数研究认为高凝和低纤溶状态导致血管内凝血,可能是 LCPD 疾病的中间机制或最终通路。多数研究人员认为 LCPD 患儿血液系统可能存在高凝与低纤溶状态,但其原因仍不清楚。凝血与纤溶系统的因子分成抗凝因子、凝血因子及纤溶因子,这些因子可能影响血管内凝血过程。相关循证证据表明,蛋白 C 缺乏、活化蛋白 C 抵抗、抗凝血酶Ⅲ缺乏、心磷脂抗体阳性及 Factor V Leiden 是儿童 LCPD 病的高危因素,但是仍有较多因子存在争议,如蛋白 C、蛋白 S 等,这些物质是否是 LCPD 的危险因素,还需进一步研究论证。

三、外伤

许多学者认为,易感儿童外伤促使 LCPD 发生。股骨近端发育过程中,外侧骺板动脉的主支必须经过一个狭窄的通道,此处外伤会损伤血管,血管损伤后血运受阻的概率大。在儿童时期小的外伤难以避免,但外伤是本病的原因这一点很难证实。

四、髋关节滑膜炎

LCPD 早期常有髋关节滑膜炎的发生,有许多研究滑膜炎之后有多少发生了本病,以确定滑膜炎在发生中的作用。临床观察所示滑膜炎是本病最早的临床表现,大约 1~4% 的病儿有滑膜炎的病史。由此可见,在临床工作中对于髋关节发生暂时性滑膜炎的患儿,应该给予一定的交待,要求他们进行定期复查,但由于发生率并不是很高,交代时要有一定的艺术,没有必要给家属太多的心理负担。

五、种族基因与生活环境

LCPD 具有遗传倾向,对 Stephens 一家 4 代 63 位成员中 28 例病人的分析提示,基因可能是 LCPD 的另一病因之一。其在二、三级家属中发病率约为 0.8%。LCPD 还可伴有其他先天性畸形,如:半锥体、耳聋、肛门闭锁、幽门狭窄、癫痫、先天性心脏病、睾丸下降不全、短胫骨等,这些可能与遗传或环境因素有关,但目前其机制尚不清楚。LCPD 与环境因素有关,城市发病率较低,发病还多见于社会经济不发达地区,营养状态和血内锰元素水平降低也与本病有关。上述情况只是在英国和美国所统计的资料中,对此尚未进行其他区域的调查,其机制不清楚。

六、内分泌异常

LCPD 患儿生长素水平比同龄儿低,股骨头骨化延迟,软骨增厚,骨骺周围难以长入血管,诱发和 / 或加重缺血。LCPD 患儿大都有生长发育异常,骨龄发育延迟是本病常见的异常,这在发病的早期即可见到,例如,腕骨骨龄要比实际年龄相差 2 岁还多。5 岁之前诊断为本病的小儿在以后的 4~5 年间骨龄有限增加,而在 8 岁以后诊断者在其后年间骨龄延迟,X 线片上骨龄延迟主要表现在腕骨上。这种现象过去叫做"骨骺停滞"。一般三角骨和月骨发育明显延迟,头状骨和钩骨不受影响。如果双侧发病,小多角骨的发育明显延迟,腕骨发育明显落后于尺桡骨,腕骨骨化核的出现也比单侧发病晚,尽管骨龄发育延迟在本病十分清楚,但这种发育迟缓与本病发病机制尚不明确。

LCPD 患儿还有一些其他发育异常,如出生时体重低于正常儿,一些患儿身材矮小,这种情况一直持续终生。男性一般要矮于正常儿 1cm,女性要矮 3cm。在经历了一段生长停滞期以后,还要经历一个骨骼成熟的加速期,本病患儿的身材比实际年龄矮小。在确定诊断后不久,先有一个生长缓慢期,然后是快速"赶上"阶段,青春期正常,当年龄在 12~15 岁时,其身材和骨龄与同龄人相同,另有研究发现,在 6 岁以前,患病者要经历一个成熟前期和青春生长的不定加速期。另外,本病病人手脚相对较小。对这种发育异常有人解释为与 LCPD 患儿激素水平异常有关,体内生长素介质 A 明显减少,生长素介质 C 活性正常,但身材矮小、骨龄发育迟缓者血清生长素介质 C 减少。

七、糖皮质激素致 LCPD 的相关实验探索

有研究发现,糖皮质激素受体(glucocorticoid receptor, GR) 在 LCPD 患儿股骨头软骨和髋关节滑膜组织中强表达,而在非 LCPD 中无 GR 表达或表达极低,推测股骨头软骨和髋关节滑膜中 GR 表达增高可能与 LCPD 的发生有关。有研究团队应用 2 个月龄的幼兔(大致相当于人类年龄的 3~4 岁的儿童),通过单纯臀肌注射糖皮质激素成功建立糖皮质激素性幼兔股骨头缺血坏死模型,造模完成后兔龄不超过 4 个月龄,造模期间,年龄相当于人类年龄的 3~15 岁,与临床中 LCPD 发病的高峰年龄相符,实验动物股骨近端骺板尚未闭合,相关观察指标与临床中 LCPD 的早期表现相似,重现 LCPD 的早期病程。同时,幼兔股骨头缺血性坏死发生率明显低于文献报道的成年兔股骨头缺血性坏死发生率,与临床 LCPD 的低发生率也较为相符,进一步表明在糖皮质激素性幼兔股骨头缺血坏死模型发病组患侧股骨头软骨、软骨下骨质中有 GR 表达,而发病组健侧、未发病组和对照组双侧股骨头中无 GR 表达或表达极低,提示糖皮质激素及其受体可能与幼兔股骨头缺血坏死有关。最新研究提示,在幼兔激素性股骨头缺血坏死发病过程中,过量的糖皮质激素通过抑制成骨细胞 Wnt/β-catenin 信号通路,进而降低骨组织的骨形成能力,提高股骨头中成脂能力,诱发股骨头骨细胞凋亡,最终导致股骨头缺血坏死的发生。

第三节 分型、分期及其临床意义

由于 LCPD 临床经过和最终结果各异,人们试图根据 X 线表现判定本病的严重程度。首先是 Legg 所提出的股骨头的两种类型,即"帽型"和"蘑菇头型"。后来发现这多发于严重的病例。Waldenstrm 将股骨头分为三种类型:1 和 2 型后果良好;只有 3 型预后不佳,最终股骨头呈锥形,病人髋关节屈曲、后伸受限,Goff 也根据预后提出了股骨头的三种类型法:即圆形、帽型和不规则形。但随着对本病的逐渐认识,人们更趋向于选择对于治疗方法的选择和预后的评估,以时间沿革分述如下。

一、Catterall 分类

Catterall 分类系统的提出是 LCPD 治疗的一个里程碑。当时,无论本病的严重程度如何,都要经历非常苛刻的治疗方案。Catterall 根据 X 线所见,提出了四种情况,人们根据 X 线所见决定各自的治疗方法。

Catterall Ⅰ型:仅仅是股骨头前部受累。

Catterall Ⅱ型:股骨头前部受累的范围增大(病变侵犯股骨头的 50%),中心出现死骨。

Catterall Ⅲ型:大部分股骨头骨骺成为死骨,内外侧不受累,与中心骨坏死形成分隔。

Catterall Ⅳ型:股骨头骨骺核全部成为死骨。

根据上述分类,尽管Ⅰ、Ⅱ型受累部分股骨头塌陷,但高度尚存,故预后良好,不需要手术治疗;而Ⅲ、Ⅳ型则需要治疗。Catterall 还提出了判定预后的四种高危股骨头:即股骨头向外侧方半脱位、骨骺核外方 V 形透光区(缺口征)、骨骺核外侧斑点状钙化和纵行生长线,这些征象提示预后不良。不足在于不同观察者对 Catterall 分型的观察结果一致性差,Ⅱ型和Ⅲ型容易混淆。该分型要在病后 8 个月左右才能准确分型,可能错失股骨头塑形的黄金时机,加之分型结果可重复性较差,所以该分型难以用于病变的活动期,对治疗和判断预后的指导作用有限。

二、Stulberg 分类

Stulberg 分类主要用于判断最终结果,由于在小儿的生长发育期,股骨头继续发生着改变,这些分类更利于评价骨骼成熟的病人。

Ⅰ期:股骨头形态基本正常。

Ⅱ期:股骨头仍为球形,但是较正常稍大,股骨颈短。股骨头轮廓在骨盆片上与同心圆相匹配

于 2mm 内。

Ⅲ期：股骨头为椭圆形、蘑菇形或是伞形，但是不扁平，股骨头偏离大于 2mm。

Ⅳ期：股骨头变扁平，最明显处高度大于 1cm。

Ⅴ期：股骨头塌陷，而股骨颈和髋臼正常。

该分型系统有利于随后关节改变的预测。Ⅱ期的病人远期预后良好；Ⅲ期或Ⅳ期者，成人后期关节轻度或中度退行性变；而Ⅴ期，成人早期即可发展成为疼痛性关节炎。

三、Salter-Thompson 分型

A 型：股骨头受累 <50%，相当于 Catterall Ⅰ型、Ⅱ型。

B 型：股骨头受累 >50%，相当于 Catterall Ⅲ型、Ⅳ型。

该分型法分型可于疾病的早期应用，与预后相关性好，操作简单准确。但股骨头软骨下骨折持续时间短，而多数病人就诊晚，所以只有少数病例存在，而且该分型对拍片质量和体位也有较高的要求。

四、外侧柱分型

外侧柱分型是 Herring 等基于 LCPD 进入碎裂期时依据股骨头外侧的前后位 X 线改变而进行的，在碎裂早期股骨头常分裂成内侧、外侧及中心柱，当外侧柱未受累时，可以作为持重点而保护股骨头中心部分的血运。

A 型：外侧柱完整无受损。

B 型：外侧柱受累，塌陷小于股骨头正常高度的 50%。

C 型：外侧柱受累，塌陷大于股骨头高度的 50%。

外侧柱分型是影响预后的重要因素，更大的年龄及更高的外侧柱分型，预后也相对较差。有学者提出导致患儿患肢短缩可能的最大影响因素是外侧柱分型为 B/C 或 C 型。但在相同的外侧柱分型中，股骨头坏死区域的具体差异对 LCPD 的治疗及预后并无相关性。

第四节　影像学检查与特征

影像学检查是诊断 LCPD 和进行分期、分型的重要依据。

一、X 线检查

1. 分期　根据 X 线检查所见分为四期：初期、碎裂期、再骨化期（愈合期）和残余畸形期。疾病越严重，每一期持续的时间越长，尤其是在愈合期。

（1）初期：股骨头轻度向外侧移位，这是因为圆韧带水肿所致，股骨头骨骺核轻度变小，是 LCPD 初期的 X 线特征，由于滑膜炎和关节软骨肥厚而出现关节间隙增宽，病理切片上可看到软骨增厚。此外，大约 1/3 的病例可以看到股骨头软骨下区骨折，侧位片可见股骨头骨化核密度稍有增加。随后股骨密度逐渐增加，这是股骨头坏死的骨小梁处新骨形成聚集的继发改变，另外可见干骺端囊性变和透光区，此期一般持续 6 个月，最长 14 个月。

（2）碎裂期：X 线的第二个阶段是碎裂期，骨骺核内出现透光区，而其他仍是硬化的表现，股骨头中心出现碎裂并使其与内外侧分开；严重的病例在中心与外侧部分无界限，在中心与内侧之间也无界限，本期结束时，可见股骨头软骨下有明显的新骨形成，此阶段平均持续 8 个月（2~35 个月）。轻型病例，股骨头碎裂仅在蛙式侧位片上可见，而骨盆正位片上仅可见到轻微的斑点状密度改变，从而提示仅仅是股骨头前部分坏死。中度病例无确切的碎裂期，第二期即表现为愈合期。

（3）再骨化（愈合）期：股骨头内软骨内新骨形成为本期开始的特征性改变，股骨头中心很快开始再骨化，并且向内外侧伸延。通常再骨化的最后区域是股骨头的前部分和股骨头中心。股骨头透光部分逐渐被编织骨充满，然后新骨重塑成骨小梁，愈合期以股骨头完全再骨化结束，X 线上平均持续 51 个月（2~122 个月）。过去认为愈合期股骨头的形态变化最小，而目前所知股骨头的大部分是在这个阶段逐渐恢复其圆形结构，少部分病例股骨头逐渐变扁，主要见于 5 岁前发病的股骨头全部受累的病例。

（4）残余畸形期：此为 X 线改变的第四期，此期股骨头密度没有进一步的改变，但是其形态进一步演变直到骨骺成熟才建立起永久性轮廓。愈合期后股骨头的形态可能完全不同于正常，甚至变扁，失去球形结构，如果骺板破坏，在残余畸

形期可见大粗隆过度高位,产生短髋畸形。

2. 其他 X 线检查所见

（1）干骺端的改变:受累侧近干骺端 X 线改变的特征和重要性一直争论不休,Gill 报告 LCPD 的最早改变是在干骺端,可见脱钙孔（holes of decalcification）并且认为干骺端坏死引起股骨头的改变,股骨颈可见囊性变,这是纤维软骨延伸到颈内所致,这种改变与预后有关,有囊肿改变的要比无囊肿的预后差 2 倍左右。Hoffinger 则认为这种透光区是骺板软骨向干骺端延伸所致,并通过观察认为,大部分"囊肿"实际位于骺板内,而干骺端的改变可能是突起的伪像。垂丝征（sagging rope）是指横跨干骺端股骨转子间的绳状密度增高影,是骺板损伤在干骺端明显反应的结果。

（2）骺板的改变:常有骺板发育异常,大约有 1/4 病人发生骨骺早闭,可有大转子高位、骺板变形、骺板向外侧方突出及股骨颈内侧弯曲变形等。

（3）髋臼改变:大部分病例在股骨头发生改变的同时,髋臼也发生改变,当股骨头外突时臼内侧可形成第二室,也称"双室现象",往往是预后不良的标志,本改变大约占 30%;发生本病的头 3 个月内,可能发生三角软骨早闭,早期可见髋臼顶骨质疏松,中期有鸟嘴样改变,骨骺成熟后恢复正常,股骨头的位置（而不是形态）是髋臼生长发育和塑形的重要因素,双室现象在 LCPD 愈合期恢复。

（4）双侧改变:双侧股骨头均可见密度改变,可有四种不同的类型。Ⅰ型:X 线改变及演变过程双侧完全相同,此型多为多发性骨骺发育不良,应进一步检查其他关节以确定诊断;Ⅱ型:异常改变同时发生于双髋,但碎型期仅发生于一侧;Ⅲ型:最初改变仅为单侧髋关节,而 X 线出现愈合改变时,对侧也有类似的改变;Ⅳ型:两侧先后发病,后发病侧的临床经过比前发病侧重。真正的双侧 LCPD 常常双侧先后发生,即Ⅲ、Ⅳ型。

二、MRI

MRI 是 LCPD 早期诊断的最佳的影像学检查方法。但目前并不认为有着确切的临床优点,而且检查时间长,对小患儿需要镇静,价格昂贵则是另一个缺点。MRI 适用于观察关节软骨、股骨头包容、关节渗出和滑膜增厚等情况,此外还可以看到股骨头软骨内侧增厚,并且可以确定血运重建的范围,在症状出现后 3~8 个月内,可以看到骨骺受累。

MRI 用于早期诊断明显优于其他影像手段,其准确率约为 97%~99%。而 X 线和骨扫描分别为 88%~93% 和 88~91%;关节造影更能详细地观察到股骨头软骨内、外侧的改变,可以更早地了解股骨头坏死的范围和更清晰地显示血运重建的情况。系列研究发现 MRI 的改变与 Catterall 分类相一致。

三、骨扫描

锝扫描是早于 X 线片的另一早期诊断 LCPD 有效的方法,且用于本病严重程度的确定,骨骺受累 1/4 为 Ⅰ 度,而完全受累为Ⅳ度,也可以观察到坏死的范围、血运重建的情况、疾病的分期以及预后的判定。

四、关节造影

关节造影可以清晰地显示出股骨头的轮廓和股骨头与髋臼的关系,常可见内侧间隙增大,股骨头向外侧移位,内侧关节间隙增宽是由于关节软骨增厚所致。本方法的最大优点是可以观察到不同位置下髋关节的改变情况,如髋臼对股骨头的包容等。目前,关节造影多用于髋关节外展铰链的早期诊断,既当髋关节外展时股骨头铰链脱出髋关节,外展铰链有时发生于 LCPD 的早期,不治疗的时间越长,预后越差,通常采用早期牵引的方法缓解铰链现象,后期可以手术以包容股骨头。

五、B 超

用于 LCPD 早期观察髋关节的渗出情况和后期估价股骨头的形态,尤其可以提供很好的股骨头软骨的侧位情况,此点优于关节造影。根据超声所见也可以进行 4 个阶段的分类。

六、CT

CT 可以确切提供股骨头和髋臼的三维成像。根据 CT 有三种分型。A 型:病变仅累及股骨头的周围;B 型:股骨头中心坏死但后方不受累;C 型:股骨头全部受累。但 CT 并不作为常规检查方法,因其不能对本病进行早期诊断,但可以帮助临床区分股骨头不完全再骨化的区域和真正的骨软骨受累。

第五节 治疗及预后评估

由于病因不明,病理变化不清,使得治疗缺乏依据,治疗方式多样,疗效不太令人满意。治疗目的在于去除影响骨骺发育和塑形的不利因素,使股骨头获得良好包容,防止和减轻股骨头畸形及退行性关节炎的发生、改善髋关节功能、减轻临床症状,使坏死股骨头完成其自愈性过程。

一、非手术治疗

适用于 Salter A 型、Herring A 型、Catterall Ⅰ~Ⅱ型、年龄小于 6 岁的患儿。

常用的方法有卧床休息、外展位牵引、石膏固定、外展支架或矫形器矫正等。所有的支具都是使髋关节外展,多数允许髋关节屈曲,一些控制肢体的旋转。开始包容治疗之前,非常重要的是保持受累髋关节的活动范围,通过牵引减少持重可以达到目的;而包容治疗则主要是保存髋关节的活动范围,尽管这对严重的病例很难做到。多年来,所用支具很多,有的是以城市命名,有的是以设计者命名。如 Toromto 支具、Birmingham 支具,因其设计复杂而沉重现已不太使用;目前较常用的支具有:Scottish Rite 支具,该设计包括金属骨盆带、髋关节铰链、大腿套和腿套之间的可伸展杆,此杆允许肢体外展而限制内收。当病人行走时,髋关节处于外展状,通常可使髋关节屈曲、外旋,用该支具许多病人很快可以行走和跑,从而恢复正常的体能活动。所有的包容宗旨是获得和保存髋关节的活动范围,支具要一天 24h 应用,直到在正侧位 X 线上看到新骨形成为止,平均大约需要 19 个月。用 Atlanta 支具通常不需要这样,可以因病情而定,在轻型病例(根据 X 线和病人维持髋关节的活动范围而定),支具可以只在白天使用,如果股骨头没有塌陷,病程进入碎裂期外侧柱不受累,只要病人能维持适当的活动范围,也可以部分时间应用。在正位 X 线片上有软骨形成时,可以停用支具,一般需要 9 个月至 1 年。严重病例,要求全天佩戴支具,在整个治疗期间要保持髋关节的活动范围。但支具治疗也会给患儿带来不便,限制患儿在正常环境中的活动,影响其社会和心理发育。实际上,与手术治疗的病人相比,采用支具治疗的患儿存在着一定的社会生活、学习生活及行为上的缺陷。另外,使用支具的禁忌证有:①无主述的患儿;②患儿及其家长从心理上无法接受支具;③双侧先后发病,需要更长时间穿戴支具。保守治疗期间要定期复查 X 线(4~6 月),如病情有变化则要及时改用其他治疗方法,尤其是年龄大于 6 岁的患儿。

二、手术治疗

手术治疗用于 Herring C 型、Catterall Ⅱ~Ⅲ期以上、有临床危象征、髋关节半脱位、年龄大于 6~8 岁的患儿。

手术方式依据包容与否分为包容手术与非包容手术,目的在于:①增加对股骨头的包容;②改善股骨头血液循环;③减轻对股骨头的机械压迫;④降低骨内压和髋关节内压。"包容"概念由 Parke 及 Eyre-Brook 首先报告,已为多数学者所接受。股骨头的生物塑性效果根据是否在髋臼"包容"下进行而有较大的差别,在髋臼"包容"下股骨头可获最佳恢复;未得到良好"包容",股骨头将因受力不均匀易发生畸形,随之髋臼也会发生相应的改变。

(一)非包容手术

此类手术目前主要包括重建血运术、开窗减压术、滑膜切除术及带血管蒂或肌蒂骨瓣移植术。近些年此类方法逐渐减少,因为此类方法的效果尚存较多争议,特别是患儿远期疗效方面。介入治疗具有微创、安全有效及并发症少等特点,并且为大多数病人所接受,越来越受临床工作者的关注。

(二)包容手术

为了尽可能地避免远期发生骨性关节病,股骨头应在髋臼良好的包容下进行修复。主要适用于病情相对较严重的患儿,分型为 Salter B 型、Herring C 型、Catterall Ⅲ~Ⅳ型、年龄大于 6 岁以及有临床危象的患儿。包容手术可使股骨头能够尽可能纳入髋臼内,为其修复成圆形创造良好的生物力学环境。若病程已经进入愈合期或后遗症期,股骨头畸形与髋臼发育不良等已经形成,单纯包容手术治疗已无效果。目前实施的包容手术包括:股骨截骨术、Salter 骨盆截骨术、股骨+骨盆截骨术、外翻截骨术、髋臼造盖术、Chiari 截骨术、三联骨盆截骨术、大转子下移术、软组织松解 + 关节撑开装置、全髋表面置换术等。

上述罗列了如此多种的手术方法，原因在于到目前为止，没有一种最好的手术方法来治疗 LCPD，到底哪种手术方法更合适，只有在将来通过多中心研究去寻找。

三、预后评估

准确评估 LCPD 的预后相对困难，临床上尚无明确的方法来判断其预后。目前认为影响患儿预后的因素主要集中在骺板的累及程度、发病年龄及外侧柱分型。

1. 骺板的累及程度　骺板是位于骨骺与干骺端之间的软骨组织，是生长期骨骼的生长发育部位，Park 等认为骺板的影响受累程度对于保守治疗病人的预后有一定的参考价值，在患儿的诊断及治疗过程中密切关注骺板的情况十分重要。

2. 发病年龄　预测本病预后及转归最重要的因素是年龄，年龄越小，预后越好。年龄越小的患儿，其股骨头骨骺越有可能未闭合，塑性能力越强，重新塑形的时间也越长，股骨头获得良好功能的可能性也就越大。

3. 外侧柱分型　此分型相对来说有较高的预测意义，可以判断出股骨头坏死及病变的程度及范围。Herring 等提出发病年龄在 4~6 岁间的患儿，外侧柱分型为 C 型的患儿属高危人群。年龄、外侧柱分型是影响预后的重要因素，更大的年龄及更高的外侧柱分型，预后也相对较差。另外也有学者提出，导致患儿患肢短缩可能的最大影响因素是外侧柱分型为 B/C 或 C 型。但在相同的外侧柱分型中，股骨头的坏死区域的具体差异对 LCPD 的治疗及预后相关性并不是特别大。

第六节　需要进一步研究的内容和思考

LCPD 目前还有很多没有解决的问题，如病因、治疗、预后等，只有明确确切的病因，治疗才会有的放矢，取得最佳效果，因此有必要进行这方面的多中心的合作研究和探讨。

1. 建立 LCPD 动物模型，进一步探寻其病因，然后针对可能病因采取相关干预措施，为临床治疗提供实验参考。

2. 糖皮质激素是否能导致 LCPD 的发生？糖皮质激素受体的多寡是否是 LCPD 的起始病因？一直未得到业界的重视和认可，近期研究表明，糖皮质激素及其受体与 LCPD 的发生、发展有密切关系，值得关注。

3. 临床上采用盲法在不同中心采用不同的治疗方法，并进行同期随访，采用同样的评估方法进行评估，最终得出最合理的治疗方法、最佳的治疗结果，以提高这部分患儿的生活质量。

（俞　松）

参　考　文　献

1. Leroux J, Abu Amara S, Lechevallier J. Legg-Calvé-Perthes disease. Orthop Traumatol Surg Res, 2018, 104 (1 Suppl): 107-112.

2. Kuo KN, Wu KW, Smith PA, et al.Classification of Legg-Calvé-Perthes disease. J Pediatr Orthop, 2011, 31 (2 Suppl): 168-173.

3. 朱明, 俞松, 曹江, 等. 糖皮质激素受体在 Perthes 病股骨头软骨及髋关节滑膜组织中的表达及意义. 中华小儿外科杂志, 2010, 31 (1): 42-45.

4. 谢祎, 俞松, 罗宇, 等. 糖皮质激素受体在激素性幼兔股骨头缺血坏死模型股骨头中的表达及意义. 中华实用儿科临床杂志, 2013, 28 (11): 835-838.

5. Lee MS, Park WS, Kim YH, et al. Antidepressant-like effects of Cortex Mori Radicis extract via bidirectional phosphorylation of glucocorticoid receptors in the hippocampus. Behav Brain Res, 2013, 236 (1): 56-61.

6. Kim HT, Woo SH, Jang JH, et al. What is the usefulness of the fragmentation pattern of the femoral head in managing Legg-Calvé-Perthes disease？ Clin Orthop Surg, 2014, 6 (2): 223-229.

7. Lozano-Calderon SA, Colman MW, Raskin KA, et al. Use of bisphosphonates in orthopeic surgery: pearls and pitfalls. Orthop Clin North Am, 2014, 45 (3): 403-416.

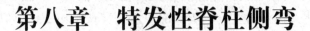

第八章　特发性脊柱侧弯

第一节　特发性脊柱侧弯分型方法的评价

脊柱侧弯（scoliosis）是指脊柱的侧向弯曲，它是一个描述不够准确的疾病名称，但一直沿用至今。因为它不仅包括脊柱冠状面的侧向弯曲，而且同时伴有不同程度的矢状面生理曲度丧失和水平面的椎体旋转，因此它是脊柱的三维畸形。特发性脊柱侧弯即为生后脊柱正常，随发育出现原因不明的脊柱弯曲，由于大部分病人青春期发病，所以又称为青春期特发性脊柱侧弯（adolescent idiopathic scoliosis, AIS）。该病发病率较高，欧美发达国家达 2%~3%（Cobb 角大于10°），Cobb 角大于 30° 仍高达 2‰~3‰。国内普查大约在 1‰，女性发病尤为多见，男女之比约为1∶7~10。由于其起病隐匿，症状轻微，很难早期发现。所以目前提倡在中小学校进行普查。

青春期特发性脊柱侧弯的病因目前仍未清楚，目前发现其发病与遗传因素、环境因素相关。通过全基因相关联分析已明确多个基因组与脊柱病理改变相关，同时目前研究表明，雌激素表达、饮食情况、骨质疏松等都是疾病病因探讨的热点，但目前仍无明确定论。

Cobb 角的准确测量对于临床医生进行疾病诊断、制订治疗计划及预后判断起重要作用（图 8-8-1）。Cobb 角一般用于脊柱标准全长正位片的测量，通过确定侧弯的端椎，并在上下端椎上缘及下缘做横线，通过两横线的垂线形成的交角即为 Cobb 角。

脊柱侧弯分型的重要作用在于指导治疗。由于脊柱侧弯具有多种不同的表现类型，每一种类型具有不同特点，所以其手术策略不同，特别是手

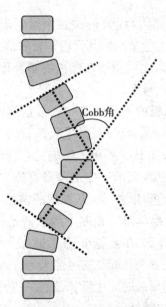

图 8-8-1　Cobb 角测量示意图

术入路和融合范围的选择尤为困难。一个完善合理的分型对脊柱侧弯手术规范化的治疗非常重要。长期以来，国内外学者在特发性脊柱侧弯分型方面进行了大量的研究，提出了多种分型系统。

King 和 Moe 于 1983 年提出 King 分型，此方法一度成为特发性脊柱侧弯分型的金标准。King分型是单一平面的分型方法，是以胸椎弯曲的类型进行分类的，产生于应用 Harrington 系统进行单平面矫形的年代。另外，King 分型没有把胸腰段侧凸、腰段侧凸及三主弯侧凸包括在内，是一种不完善的分型方法。脊柱侧弯是三维平面的畸形，King 分型不适宜指导三维矫形技术对脊柱侧弯的治疗，目前临床已不再应用。

对于 King 分型的前述不足，Lenke 等提出了一种新的分型方法（2001 年美国版 JBJS 杂志），分型是依据直立位脊柱正侧位 X 线片和左右侧弯位片，同时考虑到了冠状面和矢状面畸形进行设计的，即 Lenke 分型。Lenke 分型系统较为全面，可以较好的指导临床，但分型过多，略显复杂，

对于初学者不容易记忆。但如能深入理解分型要点并不断在实践中应用即可掌握。该种分型方法目前已得到了脊柱侧弯研究协会（SRS）的认同和推崇，获得了广泛的国际应用。

一、Lenke 基本分型

Lenke 分型是根据主侧凸的部位和次侧凸的结构性特征，将特发性脊柱侧弯分为 6 型。

1 型，主胸弯：上胸椎和胸腰段侧凸是次要的，非结构性的。

2 型，双胸弯：上胸椎是结构性的次侧凸，胸腰段侧凸是非结构性的次侧凸。

3 型，双主弯：主胸椎侧凸和胸腰段/腰段侧凸是结构性的，上胸椎侧凸是非结构性的。

4 型，三主弯：上胸椎侧凸、主胸椎侧凸和胸腰段/腰段侧凸均为结构性的。

5 型，胸腰段/腰段侧弯：胸腰段/腰段侧凸是结构性主侧凸，上胸椎侧凸及主胸椎侧凸均是非结构性的。

6 型，胸腰段/腰段侧弯-主胸椎侧弯：胸腰段/腰段侧凸是主侧凸，其角度至少比主胸椎侧凸大 5°，主胸椎侧凸也是结构性的。上胸椎侧凸不是结构性的。

二、腰椎侧弯分型（A~C）

根据脊柱正位片上骶骨中垂线（center sacral vertical line，CSVL）与腰椎顶椎的位置关系，腰椎侧凸进一步分为 A、B、C 三型。

A 型：CSVL 位于腰椎顶椎两侧椎弓根之间。

B 型：顶椎凹侧椎弓根内侧缘与顶椎锥体内侧缘之间。

C 型：CSVL 位于顶椎凹侧面的内侧以外。

三、胸椎矢状面分型（-，N，+）

以正常胸椎后凸角度为标准，对胸椎进一步分型。正常胸椎后凸（$T_5 \sim T_{12}$）平均为 +30°（10°~40°）。测量 T_5 椎体上缘至 T_{12} 椎体下缘的矢状面后凸角度，如果后凸角度小于 10° 为负型（-）；后凸角度在 +10°~+40° 为正常型（N）；后凸角度大于 +40°，为正型（+）。

对于特发性脊柱侧弯分型时，先做 Lenke 基本分型，然后区分腰椎侧凸分型及胸椎矢状面分型。最终获得的完整分型描述为三组分型的组合，如 1A-、1AN、6CN 等。

2003 年，北京协和医院邱贵兴提出了 PUMC 分型系统，并于 2005 年发表于 Spine 杂志上。该分型亦是一种脊柱侧弯的三维分型系统。该系统根据顶点多少将脊柱侧弯分为 3 型，1 个顶点为 I 型，2 个顶点为 II 型，3 个顶点为 III，同时每型中再分不同的亚型，共计 13 个亚型。相对简单，较为全面。但尚需推广和临床进一步检验。

第二节 治疗方法的演变、现状与展望

一、保守治疗

合适治疗方法的选择主要取决于医生对病人侧弯的自然进展的了解，以及病人的年龄、发育情况（月经初潮、骨龄成熟度）和侧弯的角度与类型，经过长期研究结果表明前述因素是影响脊柱侧弯进展的主要危险因素。目前，没有任何科学的证据表明引体向上、游泳、不良姿势的矫正、电刺激、手法推拿和生物反馈等方法是有效的。保守治疗（非手术疗法）最有效的方法是支具治疗。支具治疗目的是：控制弯曲、预防进展、延缓或避免手术。适应于 Cobb 角 20°~45°，月经初潮后 2 年以内，Risser 征 4 级以内的病人。支具治疗有效率为 68%，没有应用支具治疗的病人 70% 会进展。支具穿戴时间分全天佩戴 22~23h/d，和半天佩戴 16h/d，但事实证明，全天佩戴肯定比半天佩戴效果要好。4~6 个月复查一次，拍片，调节支具，穿戴至脊柱生长结束（女孩至少月经初潮后 2 年，Risser 征 4 级，男孩 Risser 征 5 级）。需要注意的问题：应用支具之前要告知家属，支具治疗的主要目的是防止畸形进展，不能使已有畸形获得永久性矫正，即使弯曲在佩戴支具后暂时改善，停止支具治疗后部分病人仍会出现畸形加重。

二、手术治疗

特发性脊柱侧弯病人的治疗不但应考虑到畸形程度及特点，而且还应包括病人发育成熟情况，以及相应的侧弯自然史。对于胸椎侧弯,Cobb 角大于 50°,即使发育成熟也应手术,因为畸形仍会缓慢地继续进展。对于发育未成熟,伴随进展的脊柱侧弯,Cobb 角大于 45°,尤其是胸椎后凸减少或消失的病人更适宜手术。医生应该详细了解病人的自然发展过程,从而决定是否手术。虽然手术可以控制发展,改善外观,但随之而来的是术后脊柱僵硬,远期功能部分丧失。所以一旦手术,应向病人家属详细解释清楚。胸弯、胸腰双弯的病人适宜后路手术;胸腰段侧弯和腰段侧弯的病人可以选择前路或后路矫形术。

脊柱侧弯手术治疗的发展史经历了几个演进的时代。首先由 Harrington 于 1962 年报道,是脊柱侧弯手术治疗的一个里程碑,它属于非节段即上下钩棒系统固定,固定钩安置在椎板、横突或椎弓根上,在弧度的凹侧上下固定钩之间安置撑开棒,并借助棒的撑开达到部分矫正脊柱侧弯的目的,矫正度可以达到 30%~40%,但由于是二维矫正,且不能改变肋骨的剃刀背畸形,还会引起胸腰椎生理曲度消失,而出现平背畸形。由于是非节段性脊柱固定,牢固性不够,所以术后需要 4~6 个月的石膏背心保护,给病人带来了较大的痛苦。在术后的随访中,接近 40% 的病人出现脱钩和内固定棒折断。由于前述的种种弊端,目前基本上已经弃用了 Harrington 内固定系统。

Luque 于 1973 年建立 Luque 多点节段性钢丝内固定,本法是应用两根不锈钢棒预弯后以多节段椎板下钢丝固定在脊柱上。每棒一端折成 90° 呈 L 形,预弯好相应的胸椎后凸、腰椎前凸,置于棘突的两侧,棒的短臂应压在棒的长臂下,用每一个椎板下穿过的钢丝将棒固定在棘突两旁,拧紧凹侧的钢丝,产生横向牵拉力以矫正脊柱侧弯。其优点是多点固定,分散了矫正负荷,因此矫正与固定力量明显优于 Harrington 内固定系统,术后不需要石膏固定,由于矫形棒光滑,无薄弱点,所以术后很少会出现断棒之虑。尤其适应于神经肌肉型脊柱侧弯的治疗。不足是椎板下穿钢丝增加了神经损伤的危险性,因此将椎板下钢丝改变为棘突下钢丝,即 Wisconsin 钢丝,降低或避免了由钢丝带来的神经损伤,但矫正力量要弱于椎板下钢丝。另外,Luque 内固定系统矫正力量仍然有限,仅适应于轻中型脊柱侧弯。

节段性钩棒系统固定,又是一次脊柱侧弯矫正治疗的飞跃,将 Harrington 和 Luque 系统二维矫形转变成三维矫形;改变 Harrington 内固定系统的上下节段、单棒系统为双棒多节段、多钩系统进行固定。首先是 80 年代初期由法国工程师 Cotrel 和小儿骨科医生 Dubousset 共同设计的 Cotrel-Dubousset 内固定系统,之后又相应出现了许多相类似的、又各有一定特色的内固定系统,但基本原理是相同的,即在脊柱两侧安置双棒,应用多点多钩进行固定矫形,并可以部分达到三维矫正畸形的目的。代表性内固定器械有 CD、TSRH 和 Isola 等内固定系统。

Cotrel-Dubousset 内固定系统设计的目的是从三维方向矫正畸形,即在额状面上矫正侧弯,矢状面上矫正脊柱前凸或后凸,同时在水平面上矫正脊柱旋转畸形。但在临床应用中,三维矫正并非十分理想。CD 装置是由两根具有粗糙的金属棒置于脊柱的两侧,应用多个金属钩在椎板下或在椎弓根处将固定棒固定,两棒上下端加用横向连接装置共同组成的强有力的矩形装置。矫形时先在凹侧上端椎安置椎弓根钩,下端椎椎板上缘安置下椎板钩,中间安置两个中间钩;将 CD 棒预弯成与术中侧弯弧度基本一致的弯曲,置于上述钩中,预紧。再用两把大力钳持棒,进行向凹侧旋转棒到 90° 多一点,使胸部侧弯转变成生理性后凸,腰部侧弯恢复至生理性前凸;安置凸侧棒,进行凹侧部分撑开,凸侧部分加压,进一步矫正畸形;最后上下端安置横连加固。由于 CD 棒坚固,又加用了横连,从而组成了强有力的矩形装置,因而增加了内固定系统的稳定性。术后不需要外固定。缺点是 CD 棒表面为粗糙面,增加术后潜在或远期(术后一年内或几年内感染)感染的机会。由于固定钩较为高耸,术后固定钩在皮表外凸,尤其那些较瘦病人,又增加了固定钩外凸感染的机会。由于固定的牢固性和固定节段的增多,术后容易产生脊柱中心偏移,即脊柱失代偿。近年固定棒已改为光滑面,固定钩也已经改善。TSRH 和 Isola 内固定系统于 80 年代中末期出现,两者均是基于 CD 内固定系统的改型,在原有的基础上有了进一步的改进。TSRH 是以美国德克萨斯儿童医院英文名称首字头而命名,全称为 Texas Scottish Rite Hospital,简称 TSRH。Isola 外形美观,有如蝴蝶,故而得名。TSRH 和 Isola 内固定系统在手术的过程中将原来的腰椎椎板钩固定改用两节段椎弓根螺丝,即节段性钩棒系统(或胸椎钩、腰椎钉棒)固定,增加了固定系统的稳定程度。内固定棒为光滑棒,固定钩低矮,更加合理,符合生理要求。

节段性钉棒系统固定,即全节段椎弓根螺丝固定。目前,共同的认识是椎弓根螺钉矫正的稳定性和牢固性是最佳的。椎弓根固定的矫正力明显强于椎弓根钩和椎板钩的矫正力,所以目前在发达国家很多脊柱外科医师对脊柱侧弯的矫正采用全节段椎弓根螺丝固定,尤其应用于严重脊柱侧弯或大于 90° 的脊柱侧弯的治疗。近期的临床研究表明,全节段固定与选择性节段椎弓根螺钉固定在术中即时矫正畸形程度及术后矫正丢失程度无明显差异,后者由于减少了椎弓根螺丝的应用,降低了治疗费用,更适合发展中国家。应用的内固定系统有 TSRH、Isola、CD-Horison 和国产的脊柱内固定系列,采用的椎弓根螺丝顶端开口,便于安装。目前的临床实践证实,胸椎安置椎弓根螺丝是安全的。

特发性脊柱侧弯的手术治疗仍以脊柱后路治疗为主。后路手术的优点是手术操作相对容易,手术指征相对广泛。后路手术的不足是三维矫正不足、融合节段偏多、曲轴现象、脊柱相对延长,增加了神经系统的并发症等,但后路手术治疗脊柱侧弯仍然是首选,尤其是胸段侧弯。后路钉棒系统治疗脊柱侧弯,牢固稳定,疗效肯定。尤其适用于严重型脊柱侧弯,但侧弯 Cobb 角超过 90°,十分僵硬的病人首先应该进行前路松解。

近年来,随着后路脊柱侧弯矫形内固定的广泛应用,其良好的治疗效果已得到广泛认可,但研究人员发现部分病例术后出现融合节段近端交界性后凸(proximal junctional kyphosis, PJK),PJK 是指脊柱侧弯或后凸矫形术后,上固定椎的下终板与其上方 2 个椎体的上终板之间的后凸角度增加大于 10°,PJK 的发生可导致邻近椎体节段出现疼痛、内固定失败、椎体滑脱甚至骨折。同时很多学者在对脊柱侧弯矫形术后病人的随访中发现,部分病人出现脊柱椎体远端未融合节段发生侧凸向原主弯方向加重的情况。这一现象称为附加现象(adding-on 现象),是指术后随访 2 年内,下端椎向融合节段远端移动并且冠状面 Cobb 角增加 5° 以上;或下固定锥远端邻近椎间盘成角变化大于 5°。

(1)后路手术通过后正中入路暴露侧弯固定节段后对侧弯节段椎板及横突进行松解,通过椎弓根内固定系统进行脊柱侧弯的矫正并恢复脊柱的生理弯曲曲度,最后进行植骨融合(图 8-8-2)。

(2)前路手术方式包括 Dwyer 前路手术、Zielke 前路手术等,前路手术能更好的切除椎间盘,具有更好的三维矫正效果,但其手术指征有限同时术后并发症较多,所以限制了其发展。前路手术切开主要为经胸加腹膜后切口或胸膜外加腹膜后切口,暴露矫正节段椎体后将其凸侧及前后纤维环、髓核以及终板彻底切除,但保留凹侧纤维环结构,通过脊柱前路内固定系统对侧弯椎体进行矫正。前路手术常合并肺部并发症如肺不张、血气胸等,需特别注意术后肺部恢复情况(图 8-8-3)。

三、脊柱侧弯治疗的展望

目前脊柱侧弯的矫正仍然是骨科矫形治疗中的难点,为了增加手术矫形效果及减少手术并发症,研究人员进行了各方面的前沿研究并将其成果应用于临床工作中。

胸腔镜脊柱前路微创手术:Mark 于 1993 年首先应用胸腔镜进行脊柱前路微创治疗脊柱侧弯,胸腔镜辅助下脊柱侧弯前路矫形是在微创技术领域中难度较大的一项研究。有资料显示,该技术在进行胸椎疾患短节段病灶清除、椎管减压、植骨融合和内固定重建方面具有明显的技术优势。相信随着影像定位系统、镜下矫形系统的完善和手术经验的积累,必将发挥其特有的微小创伤技术来完成对脊柱侧弯的矫形。

脊柱导航技术:Schwarzenbach 于 1997 年首次发表了关于使用新型 CT 导航系统进行椎弓根螺钉置入的相关文章(图 8-8-4)。他们使用导航系统进行 162 例腰椎椎弓根螺钉植入,发现椎弓根破裂率为 2.7%。经过长期的回顾统计分析,研究人员认为,三维导航辅助螺钉置入比传统的手术方式置钉更准确,且耗时更少。

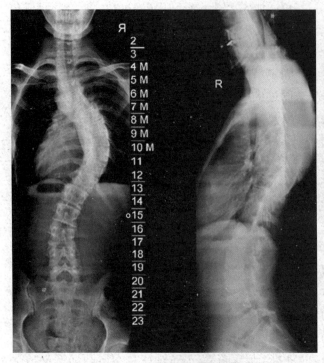
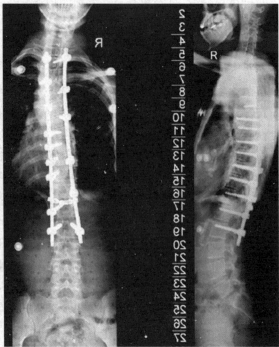

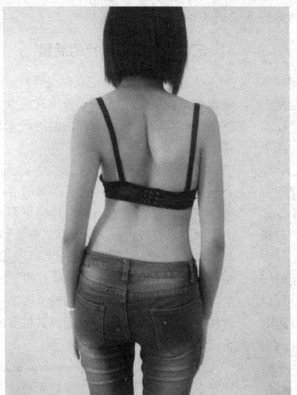
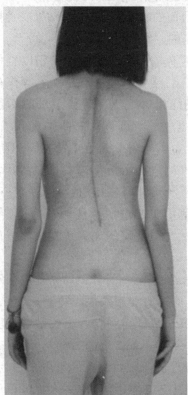

图 8-8-2　后路手术示意图

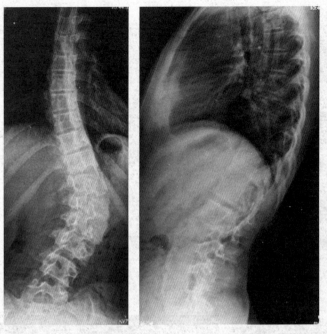
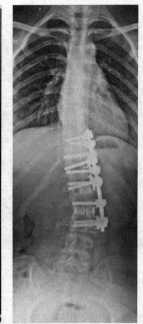
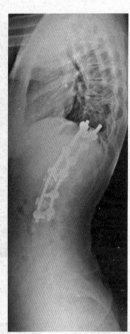

图 8-8-3 前路手术示意图

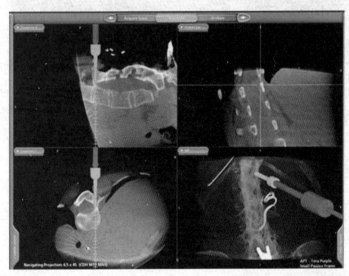
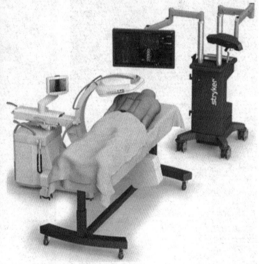

图 8-8-4 脊柱导航技术

机器人辅助导航技术：2006 年 Lieberman 首次在尸体上验证这种新型机器人辅助技术的置钉准确性（图 8-8-5）。后经过不断研究及临床探索，2013 年 Roser 总结了汇报了使用 SpineAssist 机器人进行腰椎椎弓根置钉准确率的病例回顾研究，发现使用机器人导航下置钉，准确率为 99%。目前机器人辅助导航技术仍是讨论的热点，广泛应用于临床治疗仍需进一步探索。

脊柱导向生长治疗：如果应用微创的方法让脊柱侧弯随着生长自行矫正，就像应用 8 字钢板来矫正儿童肢体畸形一样，应该是一个事半功倍的治疗办法。应用暂时固定在椎体旁的 Staple 来抑制凸侧过度生长，未来很有可能成为早期治疗特发性脊柱侧弯一种主要的非融合手段。2010 年，美国 Betz 医生报道首次应用 Staple 治疗 29 例特发性脊柱侧弯，腰椎、胸椎有效率分别为 87% 和 79%，对于大于 35° 胸椎侧弯效果欠佳（图 8-8-6）。

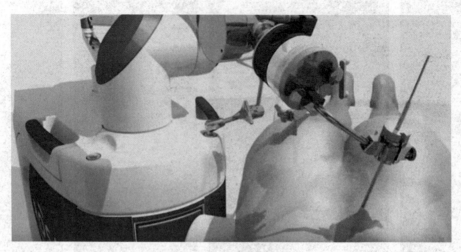

图 8-8-5 机器人辅助导航技术

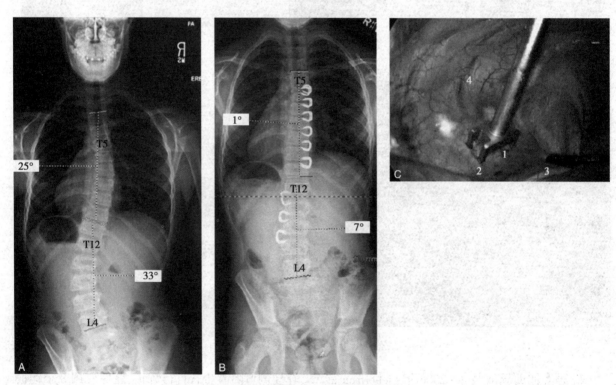

图 8-8-6 脊柱 Staple 导向生长治疗

A. 术前 X 线；B. 术后 1 年 X 线；C. 术中大体情况：1. 椎间盘间隙，2. 脊柱节段血管，3. 肺部，4. 肋间血管

除了使用 Staple 导向治疗脊柱侧弯之外，2015 年，Courvoisier 尝试使用柔性内固定矫形系统 Growth tethering devices 导向治疗脊柱侧弯，但其治疗效果仍有待进一步验证（图 8-8-7）。

由于目前还有很多相关问题没有解决：何时开始应用？应用节段多少？安置在什么部位最安全有效？因此还需进一步动物实验与临床研究来解决。

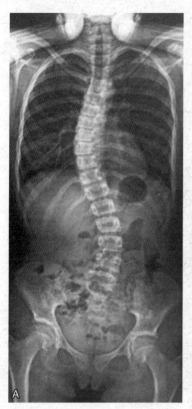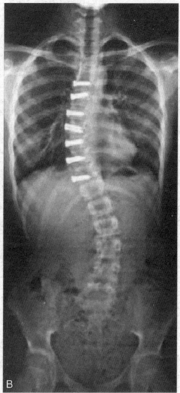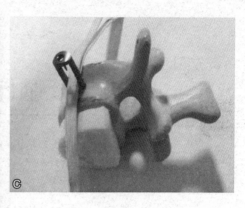

图 8-8-7　脊柱 tethering 导向生长治疗

A. 术前 X 线；B. 术后 6 月 X 线；C. 内固定示意图

（徐宏文）

参 考 文 献

1. SR Kikanloo, SP Tarpada, Wj Cho. Etiology of Adolescent Idiopathic Scoliosis: A Literature Review. Asian Spine J, 2019, 13(3): 519-526.

2. HA King, JH Moe, DS Bradford, et al. The selection of fusion levels in thoracic idiopathic scoliosis. J Bone Joint Surg Am, 1983, 65(9): 1302-1313.

3. Lenke LG, Betz RR, Harms J, et al. Adolescent idiopathic scoliosis: a new classification to determine extent of spinal arthrodesis. J Bone Joint Surg Am, 2001, 83-A(8): 1169-1181.

4. Lenke LG, Betz RR, Haher TR, et al. Multisurgeon assessment of surgical decision-making in adolescent idiopathic scoliosis: curve classification, operative approach, and fusion levels. Spine, 2001, 26(21): 2347-2353.

5. Akbarnia BA, Blakemore LC, Campbell RM Jr, et al. Approaches for the very young child with spinal deformity: what's new and what works. Instr Course Lect, 2010, 59: 407-424.

6. Yagi M, Akilah KB, Boachie-Adjei O. Incidence, risk factors and classification of proximal junctional kyphosis. Spine, 2011, 36(1): 60-68.

7. Zang L, Hai Y, Yuan S, et al. Distal Adding-on and Risk Factors in Severe and Rigid Scoliosis. Spine, 2017, 42(3): 160-168.

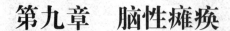

第九章　脑性瘫痪

第一节　脑瘫的定义及病因、风险因素

一、最新定义

脑性瘫痪是一组持续存在的中枢性运动和姿势发育障碍、活动受限症候群，这种症候群是由于发育中的胎儿或婴幼儿脑部非进行性损伤所致。脑性瘫痪的运动障碍常伴有感觉、知觉、认知、交流和行为障碍，以及癫痫及继发性肌肉骨骼问题。

脑性瘫痪是一组症候群，可由不同原因和疾病导致，其主要临床表现是持续存在的运动和姿势发育障碍及活动受限。脑性瘫痪是由于发育中的脑（胎儿或婴幼儿期）非进行性损伤所致，其临床表现可发生一定程度的变化，但应排除一过性障碍或进行性疾病。脑性瘫痪可同时伴有一种或多种其他功能障碍或合并症，最常见的有智力障碍、癫痫、语言障碍、视觉障碍、听觉障碍、吞咽障碍和行为异常等，也可发生继发性肌肉萎缩、挛缩和骨、关节的变形或脱位等损伤。

二、流行病学进展

脑瘫是当代社会患病数最多的运动功能障碍性疾患之一。1993年，世界卫生组织（WHO）报道，目前在世界发达国家每1000个活婴中有2~3例患脑瘫。据美国1985年统计，全国脑瘫病人近75万人。1996年日本脑瘫发生率为1.4‰。发达国家的流行病学资料表明，由于产前检查、抢救技术及围生期、新生儿期保健水平的提高、对早产儿和低体重儿治疗抢救技术的改善，许多低体重高危儿的存活率随之升高，多数研究认为脑瘫患病率有逐年上升的趋势，但也有研究认为脑瘫

患病率一直处于稳定状态，未有明显上升趋势。

我国脑瘫发生率尚缺乏全国性资料报道，据不同地区流行病学调查，大约为1.5‰~5‰。关于我国小儿脑瘫患病率于1998年国家"九五"攻关课题研究结果公布，中国0~6岁儿童脑瘫患病率为1.86‰，全国目前有31万0~6岁脑瘫患儿，并且每年新增4.6万例。目前我国脑瘫患儿流行病学特点为，发生率和患病率高，大部分为中轻度病人；全国分布不均，以农村为多；患病者男孩多于女孩。

三、病因

脑瘫发生的原因非常复杂，部分虽已明确，但仍有一部分尚不清楚。一般认为，任何有害因素在胎儿期至新生儿期的过程中，影响了大脑的形成和发育均可导致脑瘫。尤其应该强调的是，胎儿脑缺氧或脑部血液灌注量不足是引起脑瘫的最重要因素。

（一）产前因素

风疹病毒感染除对心血管有影响外，也多累及中枢神经系统，如眼、听觉损害及小头畸形和严重的精神运动发育迟滞等，巨细胞病毒感染属神经毒性病毒，在子宫内传递，感染发生率为全部活婴的0.2%~2.2%（1985年），5%~15%被感染而无症状的婴儿，如发生感觉、运动、听力丧失及脑室周围钙化等是重要的诊断依据。先天弓形虫感染在怀孕头3个月，病原体可经胎盘感染给胎儿，此种情况较为严重，但较少见。

前置胎盘、双胎母亲贫血、凝血功能障碍、妊娠中毒症等均可造成胎儿脑血供失调。

单绒毛膜（双胎）在脑瘫的发病机制中起着重要作用，因为胎盘的血管吻合供给两个胎儿，胎儿之间可能发生双胎输血。栓塞理论认为促凝血酶原激酶或血栓栓塞从死胎转移到同卵双胞胎导

致脑损伤；缺血理论认为存活的胎儿有血流进入低阻力的死胎。有产科超声显示，在怀孕早期可能丢失一个或多个胚胎，最终只有一个胚胎存活。这些消失的胚胎及可能存在的胚胎间输血是一些单胎妊娠脑瘫的可能原因。

在一些发展中国家，碘缺乏会引起一种特殊类型的脑瘫。一项碘油对照试验证实，如果在怀孕前补充碘油，可以预防缺碘相关性脑瘫。

人工生殖疗法可能在脑瘫的发病过程中发挥一定作用，但由于在大多数国家对这些数据都有严格的保密规定，所以基于这些数据研究人工生殖和脑瘫的联系比较困难。有少量文献报告指出，人工生殖导致脑瘫风险增加，可能是由于多胎妊娠和早产风险增加导致。

遗传因素在我们对脑瘫的理解中联系越来越密切。一些单基因孟德尔病导致脑瘫，包括双侧多小脑回和在近亲结婚家庭中的痉挛性双瘫。完整的基因组和外显子组测序或许可能鉴别出预测脑瘫的基因和基因组合，其中许多基因可能与其他神经发育障碍的预测因子共享，如自闭症、注意力缺陷障碍、智力损害和癫痫。

（二）围产期因素

由出生前4周至出生后1周出现的致病因素。

1. 窒息 围产期疾病与产前疾病不可截然分割，大多数脑瘫小儿可能早在出生前脑的发育即受到障碍，使之对出生时的反应更加脆弱，从而成为致残原因。有报道36%的脑瘫病例可能与出生窒息有关。

2. 颅内出血 窒息缺氧为新生儿颅内出血最主要的原因，其中早产儿发生率大于足月儿，特别是胎龄小于32周，体重 <1 500g 的极低出生体重的新生儿更易发生，约占90%。缺血和缺氧导致的颅内出血和窒息互为因果关系，是围产期脑瘫的主要致病因素。

3. 早产 早产儿出现脑病变者可见脑室周围脑白质营养不良，而且多在双侧侧脑室附近。足月儿脑病变主要在皮层和基底节。

4. 核黄疸 因为严重黄疸造成核黄疸，其增高的血胆红素沉积于脑干和基底节，其病变导致出现手足徐动和听力丧失等临床表现，一般多在生后48h到4天内发生。

（三）出生后因素

出生后一个月内出现的致病因素。出生后因素约占脑瘫致病因素的10%，多因感染如脑炎、脑膜炎、一氧化碳和汞中毒、各种原因造成的外伤、抽搐等因素所致。

四、致病危险因素

脑瘫的患病率与胎龄和出生体重呈负相关，脑瘫的患病率与胎龄和出生体重呈负相关，体重小于1 000g 的新生儿患病率为9%，体重大于或等于2 500g 的新生儿为1.55‰。大多数研究指出，用于定义出生后脑瘫的年龄上限是5岁。所有脑瘫病例中约有10%的病例为出生后因素导致的脑瘫，大部分是因为脑膜脑炎和头部损伤等中枢神经系统感染（意外和非意外）导致。正常出生体重婴儿的脑瘫患病率（≥2 500g）似乎没有随着时间的推移改变。

多胎妊娠也是脑瘫的一个危险因素。然而，比较单胎和多胎脑瘫风险时受到出生体重和胎龄的影响。这个问题可以分为两部分：①脑瘫患病率与出生体重呈负相关；②出生体重下降的多胞胎比例增加。与单胎相比，双胞胎患脑瘫的相对风险为5.6，三胞胎患脑瘫的相对风险为12.6。当双胞胎均为活产时，单胎患脑瘫的概率为1/56，双胎同时患脑瘫的概率为1/430。

大多数妊娠是单绒毛膜双胎（双胞胎共用一个羊膜囊），这是已知的脑瘫危险因素，即使在非常早产的婴儿中也是如此。死胎的活双胞胎患脑瘫的概率是单胎妊娠的50~100倍。当两个双胞胎都是活产儿时，其中一个双胞胎婴儿的死亡与幸存者患脑瘫的风险显著增加有联系。同卵双胞胎婴儿死亡的同性幸存者患脑瘫的风险是167‰，而异卵双胞胎中这一比例为23‰。

一个危险因素不一定是因果关系，最近确定的其他危险因素在预防性战略方面收效甚微。2013年的一项系统回顾报告了与脑瘫显著相关的10个危险因素：胎盘异常、重大和轻微出生缺陷、出生体重低、胎粪吸入、急诊剖宫产、出生窒息、新生儿癫痫发作、呼吸窘迫综合征、低血糖和新生儿感染。

五、脑瘫患儿的生活质量

虽然脑瘫是一种终生的疾病，但大多数研究

认为它是一种儿科疾病。但是脑性瘫痪的成年人在社会生活和就业方面存在缺陷。疲劳、疼痛和抑郁症状在脑瘫成人中也很常见，其身体衰老的速度可能比没有这种疾病的成年人更快。

儿童和成人脑瘫病人的疼痛比之前认为的要普遍。脑瘫病人的疼痛是由多种原因引起的，包括痉挛、挛缩、髋关节脱位、胃造口术管、胃反流和手术疤痕周围的超敏反应。此外，治疗对许多孩子来说是痛苦的。辅助拉伸被认为是与疼痛联系最密切的日常活动，但有大量证据表明它的缺点，包括疼痛。

脑瘫儿童比一般儿童有更多的心理困难。这种困难可能是由于调节情绪和行为的神经通路或网络的破坏，从而使大脑的适应性降低。或者，父母可以为残疾儿童以不同的方式管理和设置界限。社会观点和父母的偏见可以与父母的罪恶感和悲伤感相结合，从根本上改变父母对待患有脑瘫孩子的方式，从而允许孩子做出父母不允许正常孩子做出的行为。

第二节　临床表现与分型

《中国脑性瘫痪康复治疗指南》编写委员会编写的脑性瘫痪的定义、诊断标准及临床分型（2014 年版）建议按运动障碍类型及瘫痪部位进行分型，按粗大运动功能分级系统（gross motor function classification system，GMFCS）进行分级。

一、按运动障碍类型及瘫痪部位分型（6 型）

痉挛型四肢瘫（spastic quadriplegia）；痉挛型双瘫（spastic diplegia）；痉挛性偏瘫（spastic hemiplegia）；不随意运动型（dyskinetic）；共济失调型（ataxic）；混合型（mixed）。

以上痉挛型分型依据 ICD-10 分型以及最新国际脑性瘫痪分型相关报道，国际上也有如下分型方法。痉挛型（spastic）：四肢瘫（quadriplegia）、双瘫（diplegia）和偏瘫（hemiplegia）。

痉挛型以锥体系受损为主；不随意运动型包括手足徐动型（athetoid）和肌张力障碍型（dystonic），以锥体外系受损为主；共济失调型以小脑受损为主；混合型为两种或两种以上类型临床表现同时存在，多以一种类型的表现为主。

二、粗大运动功能分级系统

粗大运动功能分级系统（gross motor function classification system，GMFCS 分级）按照 0~2 岁、>2~4 岁、>4~6 岁、>6~12 岁、>12~18 岁 5 个年龄段粗大运动功能标准，从功能高至低分为 I 级、II 级、III 级、IV 级、V 级。I 级为最佳，V 级为最差，48% 的脑瘫病人属于 GMFCS-I 级水平，即轻型运动障碍者所占的比例较高（图 8-9-1）。

I 级：孩子可以在没有双手帮助的情况下坐上、离开或者坐在椅子上。可以在没有任何物体支撑的情况下从地板上或者从椅子上站起来，可以在室内室外走动，还能爬楼梯。

II 级：孩子可以在双手玩东西的时候在椅子上坐稳，可以从地板上或者椅子上站起来，但是经常需要一个稳定的平面供他们的双手拉着或者推着。可以在室内没有任何助步器的帮助下行走，在室外的水平地面上也可以走上一小段距离。他们可以扶着扶手爬楼梯，但是不能跑和跳。

III 级：孩子可以坐在一般的椅子上，但是需要骨盆或者躯干部位的支撑才能解放双手。孩子在坐上和离开椅子的时候需要一个稳定的平面供他们双手拉着或者推着。他们能够在助步器的帮助下在水平地面行走，在成人的帮助下可以上楼梯。但是当长距离旅行或者在室外不平的地面无法独立行走。

IV 级：孩子可以坐在椅子上，但是需要特别的椅子来控制躯干平衡从而尽量地解放双手。他们坐上或者离开椅子的时候，必须有大人的帮助，或在双手拉着或推着稳定平面的情况下才能完成。孩子顶多能够在助步器的帮助和成人的监视下走上一小段距离，但是他们很难转身，也很难在不平的地面上维持平衡。他们不能在公共场合自己行走，应用电动轮椅的话能可以自己活动。

V 级：生理上的损伤限制了孩子对自主运动的控制，也限制了他们维持头部和躯干抗重力姿势的能力。这些孩子各方面的运动功能都受到了限制。即使使用了特殊器械和辅助技术，也不能完全补偿他们在坐和站的功能上受到的限制。V 级的孩子完全不能独立活动，部分孩子通过使用进一步改造过的电动轮椅可能进行自主活动。

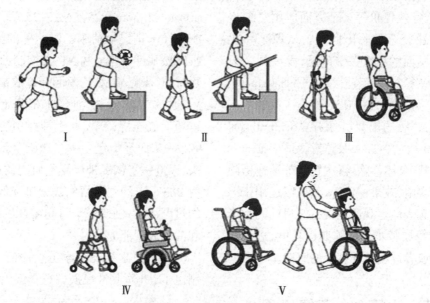

图 8-9-1 脑瘫粗大运动分级

（引自 Palisano R，Rosenbaum P，Walter S，et al. Development and reliability of a system to classify gross motor function in children with cerebral palsy. Dev Med Child Neurol，1997，39：214-223.）

第三节 诊 断

一、脑性瘫痪的诊断标准为 4 项必备条件及 2 项参考条件。

（一）必备条件

①中枢性运动障碍持续存在；②运动和姿势发育异常；③反射发育异常；④肌张力及肌力异常。

（二）参考条件

①引起脑性瘫痪的病因学依据；②头颅影像学佐证（磁共振、CT、B 超）。

解释：脑性瘫痪的诊断应满足 4 项必备条件，2 项参考条件有利于寻找病因及佐证，为非必备条件。脑性瘫痪的异常运动模式是持续存在的，运动和姿势发育异常、反射发育异常说明脑损伤发生于发育中的脑，是脑性瘫痪的特征。出生前至新生儿期的病因引起脑性瘫痪，其临床症状大多发生于生后 18 个月，新生儿期以后及婴幼儿期脑损伤（缺氧、外伤、中毒、中枢神经系统感染等）引起的脑性瘫痪症状与脑损伤发生的时间相关。

二、重视步态分析在术前手术评估和抉择及术后评估中的作用

步态分析（instrument gait analysis）或计算机辅助下的步态分析（computer-aided gait analysis）等，是根据生物力学原理，应用计算机辅助及红外摄像技术，在人体步行过程中检测、记录特定时相躯干和关节运动、肌肉活动对地面的作用力、关节力矩和做功，以及足底压力分布和步行中氧气消耗等数据，分析运动障碍与关节结构、肌肉功能以及神经支配、运动控制、能量代谢间的复杂关系，与正常参考值范围相比较，确定异常关键影响因素和代偿性变化，为临床诊断、临床决策制订以及评价治疗效果提供建议和参考。

与传统的、基于静态影像学的诊断和临床经验相比较，应用步态分析技术能够准确发现导致运动障碍的关键器官和部位，量化步态异常偏离正常范围的程度，制订有针对性地个性化干预方案，为儿童脑瘫病人的精准治疗带来了里程碑式的改变。有研究者将步态分析数据对于脑瘫患儿的作用形象地比喻为血液测试报告对于内科病人的意义，步态分析结果将会告诉医生应该如何制订手术和康复干预方案。

目前国际上已在脑瘫儿童的残疾程度评估、治疗决策制订、疗效评价等多个方面应用三维步态分析技术解决复杂的临床问题。从原来一次手术解决单一平面的单个关节问题,发展到今天的一次手术解决多个关节节段、多个平面(single-event multilevel-surgery, SEMLS)的临床难题。在近二十年广泛开展的巴氯芬泵疗法(intrathecal baclofen pump therapy, ITB),泵体置入适应证的选择以及剂量增减、泵体移除、再次置入等治疗措施的选择和过程实施、效果评价等,都可以运用步态分析技术获得有效性客观证据支持。目前的临床研究已能够计算屈膝步态挛缩肌肉长度,进而避免错误地选择或者过度延长痉挛的肌肉。

第四节 治疗——康复科和 矫形外科密切配合

一、药物治疗

80% 的脑瘫患儿以痉挛为主要核心症状,如果其痉挛未能得到有效控制,痉挛肌群会持续过度活动,而拮抗肌群则会持续被动牵伸,如此反复可导致患儿明显的运动受限和姿势异常,如步行困难、"剪刀腿"、尖足和蹲伏步态等;其次,随着年龄的增长,脑瘫患儿的痉挛肌群与骨骼生长速度不匹配,易于诱发跟腱挛缩、腘绳肌短缩或髋关节脱位等继发畸形。因此,合理控制和处理脑瘫患儿肢体痉挛,可减少或防止患儿继发性不良代偿和功能损害,这对改善和提高脑瘫患儿的生活质量尤为重要。

目前,药物治疗和非药物治疗可在不同程度上改善脑瘫患儿肢体痉挛,但各治疗方案会受到诸如患儿年龄、痉挛程度、药物剂量、不良反应、药物间相互作用、患儿依从性、并发症(如癫痫发作)以及费用等诸多因素的影响。

苯海索、四苯喹嗪、卡比多巴是一种具有抗胆碱能或多巴胺类似物性质的抗肌张力障碍药物,通过调节神经递质生物利用度至颅底深核来减少肌张力障碍。

1. 肉毒素注射 肉毒素 A(Botulinum toxin A, BoNT-A)主要作用于运动神经末梢,即神经肌肉接头处,通过裂解突触相关膜蛋白(synaptosomal-associated protein 25, SNAP-25)而阻滞外周胆碱能神经末梢突触前膜乙酰胆碱的释放,从而引起肌肉松弛性麻痹。BoNT-A 抑制乙酰胆碱释放是暂时的,研究显示,乙酰胆碱释放被抑制一段时间后,通常在 28 天内,神经末梢开始芽生而与终板重新形成连接;新发芽生神经功能完全恢复约需90 天,从而逐步建立一个功能全新的神经肌肉接头,以进一步恢复神经支配肌肉的功能。因此,注射 BoNT-A 的主要目的是通过降低脑瘫痉挛肌肉的过度活动,创造一个时间窗,以提高患儿的运动和活动表现能力。

中华医学会儿科学分会康复学组于 2018 年制定了《儿童脑性瘫痪肉毒毒素治疗专家共识》。

可根据 GMFCS 和手功能分级系统(manual ability classification system, MACS)对患儿进行评定,以制订相应的治疗目标和康复方案,以及指导预测康复干预的疗效和结局。GMFCS、MACS 分别将患儿的粗大运动功能和手功能分为 5 个等级(Ⅰ~Ⅴ级,能力依次减弱)。在使用 BoNT-A 治疗时,GMFCS Ⅰ~Ⅲ级患儿的治疗目标主要在于改善其步态和功能,对于 MACS Ⅰ~Ⅲ级患儿的治疗目标在于改善手的使用和功能性表现,GMFCS 和/或MACS Ⅳ~Ⅴ级患儿治疗的主要目标则在于进行症状管理,如缓解疼痛、改善外观、防止皮肤损害、预防及减少畸形发生、增加关节活动度、延缓外科矫形手术时间、提高矫形器配戴的耐受性等。

进行 BoNT-A 注射前,应根据脑瘫患儿的临床症状及异常姿势找出相关痉挛靶肌群,从而确定注射部位。对于注射剂量的选择,推荐 BoNT-A(商品名:保妥适),在 GMFCS Ⅰ~Ⅳ级患儿,每次注射最大总剂量为 <400U 或 16~20U/kg,在GMFCS Ⅴ级患儿,每次注射最大总剂量为 <400U或 16~20U/kg;每次大肌肉注射的最大剂量为6U/kg,小肌肉为 2U/kg,每个注射位点的最大剂量为 50U。此外,BoNT-A(商品名:衡力)每次注射的最大总剂量应小于 400U 或小于 12U/kg,临床随访研究进一步证实该剂量范围内 BoNT-A(商品名:衡力)的安全系数较高。与此同时,在进行 BoNT-A 治疗时,应考虑患儿肢体痉挛的严重程度和治疗目标,靶肌肉的大小、部位和神经肌肉接头的分布情况以及之前接受 BoNT-A 注射的

反应和相关危险因素,并且应根据患儿的每千克体重来计算总剂量。如果有假性球麻痹症状和体征、吞咽困难和呼吸问题等危险因素,应减少总剂量或避免使用。值得一提的是,各 BoNT-A 产品间的剂量不能相互换算,故在提及注射剂量时,一定要注明所用产品的品牌。

考虑到 BoNT-A 最大作用时长(16~22 周)及脑瘫患儿运动发育的特点,临床上可采用重复注射以期达到患儿不同发育阶段的治疗目标,重复注射应至少间隔 3 个月。BoNT-A 多次重复注射均可显著缓解脑瘫患儿肢体痉挛,使粗大和精细运动功能不断提高,且首次注射 BoNT-A 效果最好,其后续疗效可能随着患儿注射次数的增加而降低,这可能与患儿继发性畸形的发展有关。重症脑瘫患儿重复注射 BoNT-A 应密切关注其呼吸和运动功能等身体状况。

2. 持续性鞘内巴氯芬泵 巴氯芬是中枢神经系统的抑制性神经递质,中枢神经系统通过巴氯芬来控制人体的一些反射。脑瘫病人出现中枢神经系统对人体反射失去控制,也就是无法释放巴氯芬来抑制过强的神经反射。针对这一机制,治疗脑瘫可以通过人为的将定量的将巴氯芬输入到蛛网膜下腔内来控制异常的反射,从而达到治疗效果。

1984 年,美国医生 Penn 和 Kroin 首先使用巴氯芬泵植入治疗肢体痉挛,其后巴氯芬泵开始大量应用到脑瘫的治疗当中。巴氯芬泵可以可控、定量的将巴氯芬输注到椎管内。巴氯芬泵植入可以治疗痉挛型脑瘫,能够明显的降低肌张力,改善症状,可以根据病人的症状改善程度来调节剂量。同选择性脊神经后根切断术相比,巴氯芬泵植入创伤小,不破坏神经,但是价格要更昂贵,而且需要更换电池和定期向泵内输入药物。因此,对于痉挛型脑瘫病人,巴氯芬泵常常更多的用在症状严重的四肢痉挛,不能行走的病人中。

除了能够治疗痉挛型脑瘫,巴氯芬泵植入也能够治疗混合型脑瘫,尤其是伴有扭转和痉挛的混合型脑瘫。同单纯的痉挛型脑瘫不同,混合型脑瘫治疗非常困难,目前而言,最有效的治疗方法应该就是巴氯芬泵植入治疗。

对于需要改善痉挛状态的病人,在植入巴氯芬泵前需要进行试验,确定输入巴氯芬是否能够改善病人的症状。试验可以在清醒状态下进行,给病人腰穿后,一次性在椎管内注射一定量的巴氯芬,然后观察是否能够改善患儿的痉挛状态。如果有效,那么植入巴氯芬泵后大多数病人会有效果。对于扭转痉挛患儿,常常不需要进行试验,常常可以直接进行巴氯芬泵的植入。

虽然巴氯芬泵植入是一个创伤很小、对神经没有破坏的手术,但是同选择性脊神经后根切断术相比费用要高昂很多,而且 6 年左右需要更换电池,至少每年需要向泵内重新注射巴氯芬药物,也就是每年需要支付巴氯芬药物的费用。巴氯芬泵植入最佳的治疗对象应该是混合型脑瘫和扭转痉挛型脑瘫。

3. 神经保护 神经保护疗法的重点是尽量减少脑损伤。为了减少最初的损伤,新生儿神经保护的最新进展是针对围产期低氧贫血事件的高危婴儿。对于高风险的足月儿和早产儿,分娩前给予孕妇高剂量硫酸镁和分娩后给予新生儿治疗性脑低温,以减少兴奋性氧化级联介导的缺氧缺血损伤。目前正在研究中的几种抗炎药、抗兴奋药和抗感染药也能起到神经保护作用,包括苯巴比妥、托吡酯、吸入氙、克罗酸钠、紫杉醇和褪黑素。

干细胞治疗也旨在减少这些急性和延迟的炎症反应,并刺激神经发生。在脑瘫中,细胞类型、剂量、给药时机和给药途径的选择尚不明确,脑损伤的类型和分布尚不清楚。一些正在进行的国际临床试验正在评估自体、胚胎或诱导的多潜能干细胞的安全性和有效性。目前,还没有证据表明这类疗法在脑瘫中的临床应用。

二、康复训练——重视康复训练及矫形器的使用

1. 康复训练 适合脑瘫的康复常见有 OT(作业治疗)、PT(运动治疗)、ST(语言治疗)。运动治疗包括肢体功能的训练、下肢力量的锻炼等,这些锻炼都可以预防畸形加重,控制畸形的发展;作业疗法主要是对孩子肢体,精细动作的训练;语言疗法主要针对语言发育障碍脑瘫儿的锻炼。

对痉挛型脑瘫来说,最适合的是运动疗法,即以运动学和神经生理学为基础,使用器具或者治疗者徒手手技或利用儿童自身的力量,通过主动

和被动运动,使全身和局部功能达到恢复和治疗的方法。儿童脑瘫运动疗法的共同目标:①尽量使用正常方式运动;②使用双侧身体;③在卧、坐、跪和站立时保持伸直位;④日常生活相关的动作和活动;⑤预防畸形。各型儿童脑瘫的训练目标:①痉挛型,放松僵硬的肌肉,避免痉挛体位的运动,预防畸形;②手足徐动型,用手抓握动作训练以稳定不自主的动作,如果异常体位变化不定,按痉挛型的目标做;③共济失调型,改善跪位、站立位和行走时的平衡能力,稳定地站立和行走,控制不稳定的抖动,尤其是双手。

2. 矫形器的应用 在康复治疗中常配合使用矫形器,以达到限制关节异常活动、提高稳定性、协助控制肌肉痉挛、保持肌肉长度、预防畸形、辅助改善运动功能等目的。矫形器的应用关键在于根据患儿的个体情况选择最佳佩带时期和类型,因此,应由康复医师、治疗师和矫形师共同商榷决定。矫形器是指装配于人体四肢、躯干等部位的体外器具的总称,其目的是为了预防或矫正四肢、躯干的畸形或治疗骨关节及神经肌肉疾病并补偿其功能。它的基本功能主要包括以下几个方面:①稳定与支持,通过限制肢体或躯干的异常运动来保持关节的稳定性,恢复承重或运动能力。②固定与矫正,对已出现畸形的肢体或躯干,通过固定病变部位来矫正畸形或防止畸形加重。③保护与免负荷,通过固定病变的肢体或关节,限制其异常活动,保持肢体、关节的正常对线关系,对下肢承重关节可以减轻或免除长轴承重。④代偿与助动,通过某些装置如橡皮筋、弹簧等来提供动力或储能,代偿已经失去的肌肉功能,或对肌力较弱部分给予一定的助力来辅助肢体活动或使瘫痪的肢体产生运动。

1972年,美国国家科学院假肢、矫形器教育委员会提出了一套矫形器的命名方案。该方案规定以矫形器所包含关节的第一个英文字母组合成不同矫形器的名称,如FO(足部矫形器),AFO(踝足矫形器),KAFO(膝踝足矫形器),HKAFO(髋膝踝足矫形器),KO(膝关节矫形器),WHO(腕手矫形器),EWHO(肘手矫形器),CO(颈椎矫形器),LSO(腰骶椎矫形器)等。1992年,这套方案被确认为国际标准。

1. 脑瘫患儿矫形器的选择制作,应该根据一定的原则。用神经生理学的设计原则设计矫形器,用以减轻在坐、站立、行走中的反射性痉挛。

(1)减少站立、步行中第1~第5跖骨头下的承重,可以减少原始的屈趾反射和踝部的跖屈反射,可以在足部矫行器内加用痉挛抑制横条,分趾垫、足部横弓垫。

(2)减少小腿三部肌的反射性痉挛。现已广泛使用硬踝塑料AFO,通常要求跖趾关节部位处于背屈位,踝关节处于稍背屈位,要求整个矫形器能与小腿、踝关节处于稍背屈位,要求整个矫形器能与小腿、踝、足部全面接触。

(3)应用矫形动力学(orthokinetics)减少肌痉挛,刺激随意肌肌力恢复。根据矫形器内表面接触肌腹的材料对肌肉生理性刺激作用不同可分两类。一类是接触后感觉、冷、硬、光滑的材料,如一些塑料板,对肌肉张力能产生抑制作用;另一类材料是感觉温暖、柔软的膨胀体,表面粗糙的材料,如泡沫塑料海绵。弹力带、尼龙搭扣等,对肌肉的随意控制能力有促进恢复作用。为此在AFO设计中可在小腿的后方不加垫,让小腿三头肌肌腹部位直接接触硬、平滑的塑料表面,以利减少小腿三头肌痉挛,而在小腿的前方可加用泡沫塑料海绵垫、尼龙搭扣,有助于随意踝关节背屈肌的恢复。

2. 据肌肉瘫痪部位痉挛严重程度和关节畸形情况选择矫形器。

(1)可被动矫正的麻痹性外翻平足,可选用各种平足垫,托起足弓,矫正跟骨外翻,儿童多选用塑料海绵或皮制平足垫,成人严重的外翻平足需选用塑料板或金属板制成的平足垫。

(2)痉挛性马蹄足:是脑瘫病人最常见症状,可以根据痉挛的严重程度和马蹄足表现不同选用矫形器。

1)潜在的痉挛性马蹄足:步行中仅在摆动期出现马蹄足(实际上是垂足),站立位不出现马蹄畸形,可选用软踝塑料AFO以矫正步行摆动期出现的马蹄足。塑料踝足矫形器,按病人的模型模塑成型。

2)可被动矫正的结构性痉挛性马蹄足:步行中在摆动期和支撑期都出现马蹄畸形,站立位多合并有膝关节过伸和足内翻或外翻畸形。这类情况可选用硬踝塑料AFO,合并有足内翻或外翻的应在外踝或内踝部位加软垫；为减少反射性痉挛，可以在 AFO 的足趾部分向上翘起并增加跗骨头后的横弓垫，对轻度外翻的可托起足弓；为减少膝过伸可以采用髌韧带承重式 AFO（亦可称为抗地面反作用力 AFO）。这种矫形器既可以较好地抑制小腿三头肌、屈趾肌的痉挛，又可以通过压迫髌韧带止点减少股四头肌痉挛。

3）畸形性痉挛性马蹄足：出现的马蹄、外翻、平足畸形是用手无法被动矫正的，原则上不适合直接使用矫形器，应手术矫正，术后即时使用矫形器防止畸形复发。

3. 痉挛性马蹄足合并有髋、膝畸形 髋关节的畸形多为痉挛性或非痉挛性屈曲、内收、内旋畸形，步行中呈剪式步态，为此选用 KAFO 或 HKAFO 可能具有减轻痉挛，矫正畸形，稳定人体重心，改善肢体静力学对线等有一系列重要作用。但由于 KAFO、HKAFO 结构复杂，重量大，能耗大，穿脱不方便，特别是在步行中，使用受到了一定的限制。对一些病例可以用于夜间，以保持方便的仰卧姿势，为减少膝关节屈曲痉挛、挛缩畸形可选用带有可调伸膝角度的膝铰链的 KAFO。跟腱延长、内收肌松解术后可以选用带膝锁并能调节最大伸膝角度的 KAFO，为了将双髋关节控制于外展 30°~45° 位，可以在双侧 KAFO 之间附加外展支撑杆。

4. 痉挛性四肢瘫 多数病人没有行走的可能，矫形器处理的主要任务是使用各种坐位保持装置，帮助病人坐直、坐稳，依靠轮椅喂食装置。

脑瘫患儿应用的辅助器具大多是日常生活中的用具经过改进而成的，具有易于握持、使用方便、代偿部分功能等特点，包括拐杖、推车、轮椅、安全帽、带圈的吸管和杯子固定台等。辅助器具在一定程度上代偿了患儿的一部分功能，并有助于患儿运动功能的发育，提高了患儿的生活质量。

三、外科治疗

（一）脑瘫上下肢手术治疗原则

矫形手术是目前治疗脑瘫所致肢体畸形的最佳方式，临床上常用的有软组织和骨性手术两种，其中软组织手术针对年龄在 5 岁以上的儿童。由于人体骨骼在 14 岁以后发育成熟，骨性手术通常

要求年龄在 14 岁以上。Novacheck 等学者研究认为，矫形手术应该是一个治疗体系，以改善痉挛、矫正机体畸形、均衡肌力、稳定关节、重建肢体静力和动力上的平衡为目的。

手术方式的选择遵循个体化原则，需根据病人年龄、疾病进展程度、畸形病理类型（痉挛型、动力型或固定型）来选择。以单纯矫正肢体畸形为目的治疗，常由于痉挛的存在而导致畸形的复发。因此，如何缓解痉挛成为解决脑瘫治疗问题和康复训练的关键。目前针对痉挛的治疗主要的术式包括：选择性周围神经部分切断术（selective partial neurotomy，SPN）、选择性脊神经后根部分切断术（selective posterior rhizotomy，SPR）。这两种手术主要是对神经元进行处理，从根本上解决痉挛，而矫形手术是对痉挛性脑瘫并发的下肢畸形进行矫正。随着近些年医疗技术的进步，还出现了颈动脉外膜剥脱术（free and excision of sympathetic plexus of common carotic artery，FES-CCA）等新的手术方式。这几种针对痉挛的手术在临床上都有应用，SPR 应用的较多，颈动脉外膜剥脱术应用的最少，通过增加脑部供血量来改善脑中枢的功能，但其症状功能改善特异性不明显，且作用非常有限。

矫形手术为神经性手术后解痉不满意和关节畸形固定的辅助治疗。痉挛型脑瘫手术治疗的原则是神经性手术如 SPR、周围神经行选择性切断术等解除肌肉痉挛在先，矫形手术如肌腱及软组织手术、骨性手术在后。通常在解除肢体痉挛进行康复训练半年到一年后，根据肢体畸形残存的情况，合理安排实施软组织或骨性手术。

（二）SPR 手术具有争议

痉挛型脑瘫患儿大脑半球的损伤导致下传脊髓中间神经的冲动减少，γ 运动神经元活动增强，γ 环路通过正反馈机制引起 α 运动神经元兴奋性异常增高，从而导致肌肉痉挛。SPR 正是通过降低 α 运动神经元兴奋性，打断牵张反射的正反馈，从而解除肢体痉挛。

在选择性脊神经背根切断术中，部分脊神经背根被切除，从而下调了过度活动的脊髓反射。该程序是在电生理指导下进行的，主要用于双侧累及的脑瘫病例。一系列对照试验的荟萃分析证实痉挛减轻，但是，这一削减是否会改善长期的功

能目标还存在争议。McLaughlin 等对 3 项随机试验的荟萃分析表明,SPR 术后随访 9 个月至 2 年,SPR 联合术后康复训练与单纯康复训练患儿相比,粗大运动功能有明显改善。Hurvitz 等随访 88 例 SPR 术后的患儿,随访时间平均 20 年,平均生活满意度评分(satisfaction with life scale,SWLS) 为(26.0 ± 7.3)分,其中 65% 患儿的父母认为手术有效,3l% 表示不确定,65% 认为会推荐给其他患儿;44% 的患儿在过去一周内出现过疼痛,而疼痛的部位多在背部和下肢;74% 的患儿在术后还进行了矫形手术,38% 的患儿目前仍在口服药物,53% 的患儿仍需注射肉毒素以缓解痉挛症状,15% 的患儿选择了 ITB 治疗。对于大部分患儿,SPR 的手术疗效可以持续到青春期并延续至术后 15 年。

SPR 术后并发症主要包括感染、脑脊液漏、暂时性尿潴留、下肢感觉迟钝、髋关节脱位、背部疼痛及脊柱畸形,其中以后两种最为常见。脊柱畸形对患儿的远期不良影响较大,故也是众多学者关注的焦点。术后常见的脊柱畸形包括脊柱侧弯、腰椎前凸、胸椎后凸、腰椎滑脱和 L_5 峡部裂、椎管狭窄等。

SPR 手术时,儿童骨骼多尚未发育成熟,随着时间的推移其脊柱侧弯等患病风险和严重程度也相应增加。脑瘫患儿的个体差异性以及 SPR 对患儿腰椎稳定性的影响仍需进一步的临床研究。

脊神经后根切断术是 3~8 岁、GMFCS Ⅲ~Ⅳ级下肢痉挛脑瘫治疗的一种选择,但应严格掌握适应证。痉挛型双瘫、轻度四肢瘫、不能进行巴氯芬鞘内注射或药物治疗无反应的脑瘫可行脊神经后根切断术,需要轮椅移动和智力发育迟缓的痉挛型四肢瘫患儿、10 岁以上的脑瘫、肌张力障碍、手足徐动、共济失调的患儿不宜行脊神经后根切断术。

(三)脑瘫软组织和骨性手术常用的手术方法

脑瘫有多种矫形手术方法,肌腱延长、肌腱转移、旋转截骨术等是进展性脑瘫肌肉骨骼病变常用的矫形手术方法,选择合适的时机进行矫形手术可以缓解肌肉痉挛、平衡肌力、矫正畸形、调整肢体负重力线、改善运动功能,为康复治疗创造有利条件。

1. 上肢矫形手术脑瘫上肢矫形手术复杂且具有挑战性,其目的在于恢复手的日常生活活动能力、运动功能,改善外观。

脑瘫上肢矫形手术有:拇指内收畸形手术,尺神经运动分支切断术,骨间肌、小指展肌、掌骨骨间肌切断术,腕关节融合术,尺侧腕屈肌转移术,旋前圆肌松解术等。

2. 脊柱矫形手术脑瘫的脊柱侧凸较为复杂,确定是否手术及采取哪种手术存在一定的困难。当病人脊柱侧凸 Cobb 角达 40° 以上时,可以考虑手术治疗,多采用脊柱融合术。患有神经性脊柱侧凸的脑瘫可行脊柱融合术,矫正脊柱畸形,纠正骨盆倾斜。脊柱融合术后可能会引起消化功能障碍、异位骨化,应避免同时进行髋关节和脊柱手术。

3. 下肢矫形手术脑瘫在发育过程中常出现异常步态,下肢骨与关节可产生各种挛缩畸形,下肢矫形手术主要原则在于矫正力线,平衡肌力。

关节矫形手术

1)髋关节脱位在痉挛型脑瘫中较为常见,但目前在手术时机、预后等问题上仍未得到统一。综合性手术治疗痉挛性髋关节脱位是有效的,手术方法为股骨旋转截骨术 + 髋关节切开复位 / 骨盆截骨术,骨盆截骨术适用于:年龄 1~6 岁、髋臼指数小于 45°、股骨头大小与髋臼基本适应的患儿。软组织松解手术结合股骨旋转截骨术可以矫正脑瘫骨盆旋转,髋臼成形术结合股骨截骨术及软组织松解术可改善脑瘫患儿股骨头畸形,腰大肌和相关软组织松解手术结合股骨近端缩短和 Chiari 截骨术,对半脱位并伴有疼痛的青少年或成年脑瘫有效。髋关节疾患严重的脑瘫可行全髋关节置换术。痉挛型脑瘫伴发髋关节疼痛和脱位的病人,行近端股骨切除关节置换术可能有一定疗效。单侧髋关节手术对严重痉挛型双瘫或四肢瘫病人是相对禁忌的,不适用于 6 岁以下或髋关节轻度脱位的病人。

痉挛型脑瘫患儿行软组织手术,包括腰大肌切断术、腰肌、股直肌转移、单纯内收肌切断术、内收肌切断术结合闭孔神经切除术,可以减少髋脱位发生率,预防痉挛性髋关节脱位。髋关节不稳定的脑瘫不推荐使用软组织松解术。

传统的软组织手术虽然不能降低肌张力,但可矫正固定性挛缩和畸形。对于髋关节屈曲畸形,常采用髂腰肌松解术、股直肌松解术。髋内收畸形,常采用内收肌切断术或配合闭孔神经前支切断术。软组织松解手术可改善脑瘫患儿的步态,内收短肌、股薄肌移位术可纠正剪刀步态,股直肌转移术和腘绳肌手术可增加步长。

2)膝关节矫形手术:股直肌转移术和腘绳肌手术可用于治疗具有移动能力的痉挛型脑瘫,增加患儿站立位膝关节伸直角度、增加步长。僵直步态的脑瘫可行股直肌转移术。当脑瘫膝关节活动范围小于正常 80% 时,应进行股直肌转移术,不应进行股直肌远端松解术。近端股直肌松解术不能改善痉挛型脑瘫屈髋肌挛缩和步态异常。GMFCS Ⅳ级的脑瘫行股直肌远端转移术会增加术后膝关节屈曲,GMFCS Ⅳ级的脑瘫不宜行股直肌远端转移术。痉挛型脑瘫行腘绳肌内外侧延长术,可改善腘窝角,增加立位膝关节最大伸直角,改善步行能力及运动功能,但膝过伸的风险高于腘绳肌内侧延长术。股骨远端截骨和髌腱止点远端移位联合手术治疗儿童脑瘫屈膝步态能有效改善步态,纠正膝关节屈曲畸形和髌骨高位,增加股四头肌肌力,减轻膝关节疼痛,适用于在屈膝步态、体查发现 10°~30° 的膝关节屈曲挛缩的痉挛性脑瘫患儿。小于 10° 的膝关节屈曲挛缩可单纯通过髌腱止点远端移位解决,而大于 30° 的膝屈曲挛缩不宜采用股骨远端截骨术,因为矫正过多会引起股骨远端的继发畸形,并且负重时关节软骨应力增大引起膝关节疼痛,可通过腘绳肌肉毒素注射和牵伸石膏来减轻挛缩程度,再行股骨远端截骨术。严重的膝关节屈曲挛缩(大于 60°)可考虑行外固定器逐渐矫形术,可取得较为满意的效果。

3)踝关节矫形手术:痉挛型脑瘫马蹄足可行跟腱延长术,矫正畸形,改善痉挛。脑瘫跟腱延长术疗效好,但小腿三头肌力会减弱,需要使用地面反作用力支具。偏瘫、需单侧手术非偏瘫型脑瘫、不需要后期外科手术的脑瘫,跟腱延长术疗效最好。对有固定和动态马蹄内翻足的脑瘫,需要进行腓肠肌筋膜延长术、腓肠肌-比目鱼肌延长术、小腿三头肌延长术。患有痉挛性马蹄内翻足畸形的偏瘫型脑瘫患儿可行胫后肌部分转移、肌腱延长术,8 岁以下或不能独立在社区内步行的双瘫和四肢瘫型脑瘫不应进行胫后肌手术。脑瘫性外翻足,6 岁之前一般考虑保守治疗和软组织手术,年长患儿应采用骨性手术来矫正足外翻。

关节外距下关节融合术可矫正脑瘫后足外翻,改善脑瘫痉挛性扁平外翻足畸形,矫正中足外翻,但不能矫正足外翻畸形合并严重的前足外展畸形,不能矫正前足旋后、跟骨跖屈,此时可能需要行第一跖骨和跟骨的截骨矫形术。

(四)一期多平面手术治疗脑瘫肢体畸形

一期多平面手术(single event multilevel surgery,SEMS)是指在一次麻醉下矫正多个平面的软组织和骨性畸形。有移动能力的痉挛型脑瘫建议 SEMS 治疗,改善静态挛缩和关节运动功能,提高患儿的运动功能、步态、移动能力、粗大运动功能和生活质量,术后病人家长满意度高。大龄脑瘫患儿行 SEMS 长期疗效好。步态严重异常的痉挛型双瘫 SEMS 只能短期改善患儿的步态,很多病人需要进行其他手术治疗。与未行手术患儿相比,行上肢 SEMS 的脑瘫患儿抓握伸展能力并没有显著提高。

四、展望

(一)手术时机的选择

手术治疗仅作为对脑瘫的综合性治疗中的一部分,必须严格选择病人,周密的制订计划。在术前、术后均需进行物理治疗。一般说来,5 岁以下的儿童,不宜进行手术治疗,因患儿尚不合作,检查困难,此外,脑瘫造成的运动障碍也可能尚未完全反映出来。故软组织手术针对年龄在 5 岁以上的儿童。由于人体骨骼在 14 岁以后发育成熟,骨性手术通常要求年龄在 14 岁以上。

(二)手术指征

脑瘫手术的适应证包括:①肢体痉挛,肌张力明显增加,反射亢进、运动障碍,姿势异常。②存在动力性、进展性或固定性关节畸形,矫形手术后为装配支具创造条件。③严重痉挛性肢体畸形,手术后运动功能可能不会改善,但能为生活护理提供方便。④家属或病人有手术治疗的愿望和要求。⑤手术后病人能够配合功能训练。⑥无影响实施手术治疗的全身性或局部性疾病。

脑瘫手术的禁忌证:①明显的手足徐动。②躯体严重的角弓反张畸形。③扭转性痉挛所致的肢体畸形。

(三)正确看待术后畸形复发

脑瘫儿童畸形复杂,仍处于不断生长发育中,手术时某些症状可能没有表现出来或者术后出现进展,因此手术后患儿畸形和运动障碍可能复发或加重。目前较为一致的观点是:应该严格注意手术适应证及禁忌证、手术时机,合理、适时手术治疗,辅以康复训练和矫形器,争取患儿运动功能的最佳恢复。如果出现复发,仍可考虑合适的手术治疗方案。

(四)提高脑瘫患儿生活质量

虽然目前大多数研究认为脑瘫是一种儿科疾病,但对患儿及家庭而言,脑瘫是一种终生的疾病。脑瘫的成年人在社会生活和就业方面存在缺陷,可能被歧视。疲劳、疼痛和抑郁症状在脑瘫成人中也很常见,其身体衰老的速度可能比没有这种疾病的成年人更快。脑瘫的儿童及家庭需要更多的社会认同和社会支持。随着人工智能的发展,许多新技术(如语音合成器和机器人辅助、智能化支具、智能家用电器)将逐渐出现,用以提高脑瘫患儿的行动能力和生活能力,获取更多的社会认同。

(梅海波)

参 考 文 献

1. 杜青. 中国脑性瘫痪康复指南(2015). 中国康复医学杂志, 2016, 2: 252-256.
2. 郭保逢,秦泗河. 青少年痉挛性脑瘫下肢畸形矫形外科治疗进展. 中国骨与关节外科, 2010, 5: 401-404.
3. Allan Colver, Charles Fairhurst, Peter O Pharoah. Cerebral palsy. Lancet, 2014, 383(9924): 1240-1249.
4. El-Sobky TA, Fayyad TA, Kotb AM, et al. Bony reconstruction of hip in cerebral palsy children Gross Motor Function Classification System levels III to V: a systematic review. J Pediatr Orthop B, 2018, 27(3): 221-230.
5. Colver A, Fairhurst C, Pharoah PO. Cerebral palsy. Lancet, 2014, 383(9924): 1240-1249.

第十章　骨骼发育不良

骨骼发育不良（skeletal dysplasia，SD）是一类影响骨和软骨组织组成与结构的遗传性疾病，临床表现为各类骨骼组织生长发育异常，如身材矮小、头颅和四肢畸形、脊柱曲度异常、骨密度变化等，有时合并其他系统畸形如先天性心脏病、视力异常、听力异常等。大多数骨骼发育不良患儿的病因是由怀孕前或受孕时自发基因突变引起的。目前已知的骨骼发育不良疾病超过 450 余种，其中已知明确基因异常有 364 种。

第一节　骨骼发育不良的分类

一、骨骼发育不良病变动态分类

1951 年，Firebank 最早提出骨骼发育不良并尝试对这些病人进行分类。1964 年，Rubin 进一步完善了疾病分类，同时根据骨骼的病理变化及其解剖部位分布进行描述（图 8-10-1）。

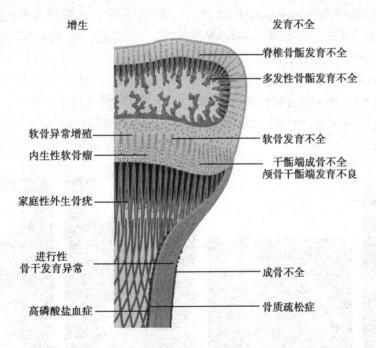

增生

发育不全

脊椎骨骺发育不全

多发性骨骺发育不全

软骨异常增殖

内生性软骨瘤

软骨发育不全

干骺端成骨不全
颅骨干骺端发育不良

家庭性外生骨疣

进行性骨干发育异常

成骨不全

高磷酸盐血症

骨质疏松症

图 8-10-1　骨骼发育不良病变动态分类示意图

二、遗传学分类

骨骼发育不良可根据其遗传学病因分为：①生长因子和受体缺陷；②细胞外结构蛋白缺陷；③代谢途径缺陷；④大分子加工和降解缺陷；⑤核蛋白和转录因子的缺陷；⑥RNA 加工缺陷。

1. 生长因子和受体缺陷主要包括　人类成纤维细胞生长因子受体 3（fibroblast growth factor receptor 3，FGFR 3）基因突变可引起一系列骨骼发育不良疾病，而根据 *FGFR 3* 基因突变异常的严重程度将其从轻至重分为：软骨发育不良（hypochondroplasia）、软骨发育不全（achondroplasia）、重型软骨发育不全伴发育迟缓和黑棘皮症（severe achondroplasia developmental delayacanthosis nigricans，SADDAN）、致死性骨发育不良 2 型（thanatophoric dysplasia type 2）、致死性骨发育不良 1 型（thanatophoric dysplasia type 1）等。

2. 细胞外结构蛋白缺陷 成骨不全（osteogenesis imperfecta，OI）等由 I 型胶原蛋白异常导致，脊椎骨骺发育不全（SEDC）等主要由Ⅱ型胶原蛋白异常导致。

3. 代谢途径缺陷 包括骨畸形发育不良硫酸盐转移因子（diastrophic dysplasia sulfate transporter，DTDST）、代谢异常导致扭曲性骨发育不全（diastrophic dysplasia）、瞬时电位受体 4（transient receptor potential vanilloid，TRPV4）、代谢异常导致变形性骨发育不良（metatropic dysplasia）。

4. 大分子加工和降解缺陷 主要包括：溶酶体内黏多糖水解酶代谢异常导致黏多糖病。

5. 核蛋白和转录因子的缺陷 主要包括：*SOX9* 基因突变引起 Campomelic 发育不良，由核转录因子 -1（core binding factor 1，CBFA-1）基因突变引起的颅骨锁骨发育不良（cleidocranial dysplasia），由矮小同源盒基因（short stature homeobox，SHOX）突变引起的 Leri-Weill 发育不良（Leri-Weill dysplasia）等。

6. RNA 加工缺陷 包括软骨 - 毛发发育不良（Cartilage-hair dysplasia），这种发育不良是由编码核糖核酸酶线粒体 RNA 加工复合物（ribonuclease mitochondrial RNA processing，RMRP）的 RNA 组分基因突变引起的。

第二节 临床诊断困境与争议

一、骨骼发育不良的诊断方法

骨骼发育不良存在多种诊断方法包括：产前、产后诊断，骨骼发育特征，家族史，影像学检查如 X 线、MRI 及 CT 等皆是辅助诊断的工具。除此之外，依据不同的疾病类型，还可进行相关的基因检查。

二、骨骼发育不良的诊断难点

患儿骨骼发育不良疾病表现多样，部分病例通过临床表现及影像学检测提供诊断方向，但由于此类疾病可能存在相似的发病表现，所以容易产生误诊（图 8-10-2）。图中各疾病患儿均患有不同程度的脊柱骨骺异常及下肢骨骺异常，但是导致其疾病发展的病因并不相同，所以患儿疾病的进展、预后及其治疗方案也可能相距甚远。

根据以上影像学检查可以发现，部分骨骼发育不良病例可出现特征性的 X 线表现，此特征并不能作为诊断标准，但可提供诊断方向，明确诊断仍需结合基因检测进一步综合分析。

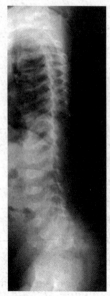 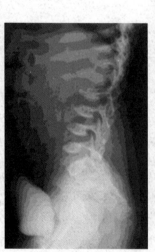 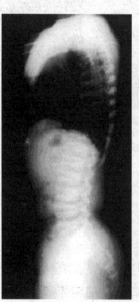 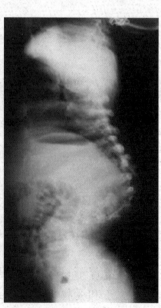

| 脊椎骨骺发育不全 | 粘多糖蓄积综合征 ⅣA型 | 假性软骨发育不全 | 扭曲性骨发育不全 |

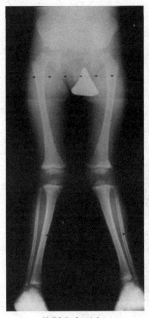 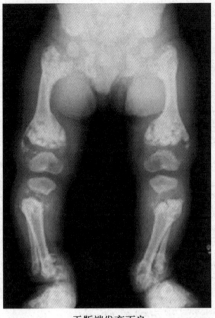 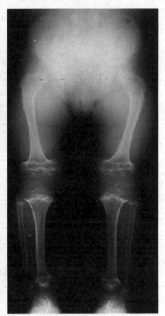

| 骨骺发育不良 | 干骺端发育不良 | 假性软骨发育不全 |

图 8-10-2 各型骨骼发育不良疾病 X 线表线

第三节 治疗困难的原因及前景

本类疾病目前无特效疗法,但治疗方案应涉及以下方面:①对患儿家属进行疾病及护理宣教;②争取为患儿获得尽可能好的功能;③治疗并发及继发的疾病;④矫正畸形;⑤减少因畸形带来的疼痛;⑥增强患儿独立自主能力;⑦提高患儿自信心;⑧减少未来因生理缺陷带来的各种障碍。

由于此类疾病的病因是由于基因突变导致编码错误后出现的全身性疾病,患儿常常需要终身的随访以及护理,手术干预是治疗骨骼发育不全的常用方法,目前常通过 Ilizerov 外固定支架技术对患儿肢体进行延长或矫正,手术治疗可以改善患儿功能和提高其生活质量,手术风险包括畸形再发、感染、肌肉挛缩、骨折风险增加等。

第四节 基于病因研究的治疗前沿

目前研究表明,与 FGFR 3 基因突变相关的骨骼发育不良疾病包括软骨发育不全、软骨发育不良、严重的软骨发育不全与发育迟缓和黑棘皮病、致死性发育不良 1 型、致死性发育不良 2 型等。

研究人员发现,FGFR 3 介导并激活细胞膜复合物,并由细胞膜复合物进一步激化细胞外信号调节蛋白激酶(extracellular signal regulated protein kinase, ERK)和丝裂原活化蛋白激酶(mitogen activated protein kinase, MAPK),进一步影响抑制软骨细胞增殖及细胞有丝分裂后的基质合成过程(图 8-10-3)。同时研究人员发现 C 型利钠肽(C-type natriuretic peptide, CNP)可通过激活细胞膜上利钠肽受体 B(natriuretic peptide receptor B, NPR-B)抑制被异常激活的 MAPK 通路,进而对疾病进行治疗。研究人员使用 CNP 类似物 BMN111 对软骨发育不全大鼠进行治疗后发现,患病大鼠长骨生长能力得到恢复,证实 CNP 类似物对疾病具有治疗作用(图 8-10-4)。目前 CNP 类似物已进行第三期临床试验阶段,为今后治疗软骨发育不全提供新的方法。

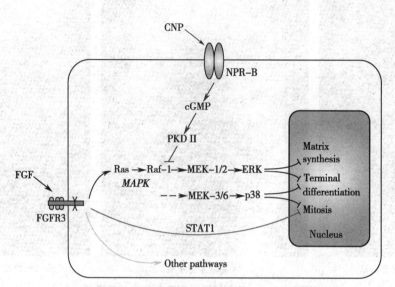

图 8-10-3 FGFR 3 在软骨细胞中的信号传导途径

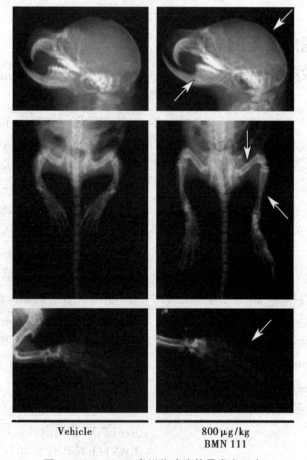

图 8-10-4 CNP 类似物治疗软骨发育不全

骨骼发育不良中还存在如Ⅱ型胶原蛋白障碍相关疾病、TRPV4 相关疾病（组）等，所以对骨骼发育不良的研究及治疗探索仍任重而道远。

（徐宏文）

参 考 文 献

1. Superti-Furga A, Bonafé L, Rimoin DL. Molecular-pathogenetic classification of genetic disorders of the skeleton. American Journal of Medical Genetics, 2001, 106（4）: 282-293.

2. Trotter TL, Hall JG. American Academy of Pediatrics Committee on Genetics. Health supervision for children with achondroplasia. Pediatrics, 2005, 116（3）: 771-783.

3. Pauli RM. Achondroplasia: a comprehensive clinical review. Orphanet J Rare Dis, 2019, 14（1）: 1-49.

4. William A Horton, Judith G Hall, Jacqueline T Hecht. Achondroplasia. Lancet, 2007, 370: 162-172.

中英文名词对照索引

08

登录中华临床影像库步骤

公众号登录 >>

扫描二维码
关注"临床影像库"公众号

点击"影像库"菜单
进入中华临床影像库首页

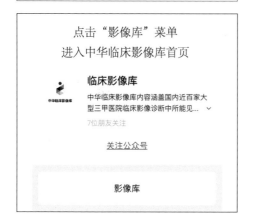

网站登录 >>

输入网址 medbooks.ipmph.com/yx
进入中华临床影像库首页

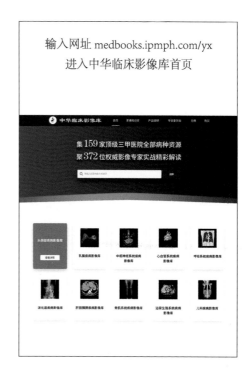

进入中华临床影像库首页

注册或登录

PC 端点击首页"兑换"按钮
移动端在首页菜单中选择"兑换"按钮

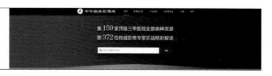

输入兑换码,点击"激活"按钮
开通中华临床影像库的使用权限

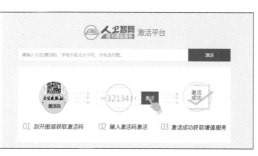

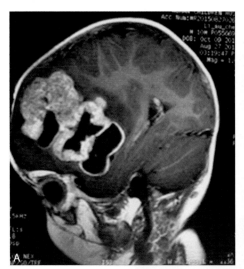
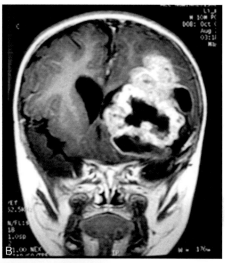
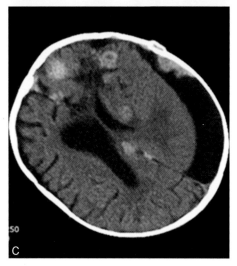

图 2-2-1　男,10 个月龄,非典型畸胎瘤样横纹肌样瘤

A、B. MRI 提示左侧额颞叶肿瘤;C. 术后 20 余天复查 CT 提示全脑种植转移

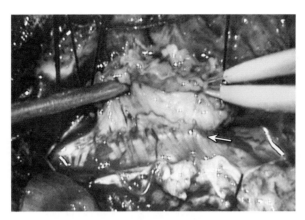

图 2-4-5 脊髓末端背侧脂肪瘤

可见以马尾神经感觉根（后根）进入脊髓圆锥的部位为边
界（白色箭头），脂肪瘤位于背侧生长

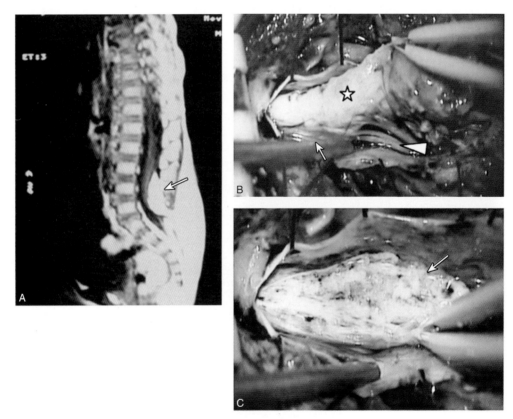

图 2-4-6 脊髓末端背侧脂肪瘤

A：MRI 显示自脊髓圆锥背侧向尾端过渡生长的脂肪瘤（白色箭头）；B：术中可见脊髓圆锥末端（白色
箭头）、马尾神经（白色三角）和位于两者背侧的脂肪瘤（白色星形）；C：脂肪瘤完整切除后，脊髓圆锥
背侧的白色的纤维状神经基板，形成清晰边界（白色箭头）

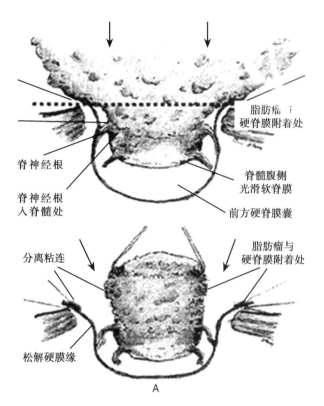

脂肪瘤
硬脊膜附着处

脊神经根

脊神经根
入脊髓处

脊髓腹侧
光滑软脊膜

前方硬脊膜囊

分离粘连

脂肪瘤与
硬脊膜附着处

松解硬膜缘

A

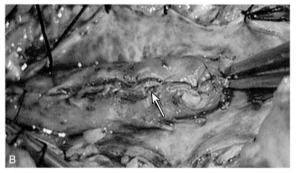

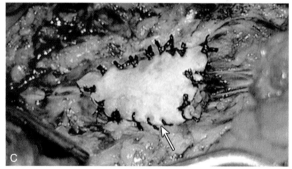

图 2-4-8 人工硬膜扩大成形硬脊膜囊腔

A. 示意手术中分离脂肪瘤骑跨硬脊膜缺损两侧的粘连；B. 脂肪瘤切除后，缝合软脊膜残缘而恢复创面的平滑（白色箭头）；C. 并采用人工硬膜扩大成形硬脊膜囊腔（白色箭头）

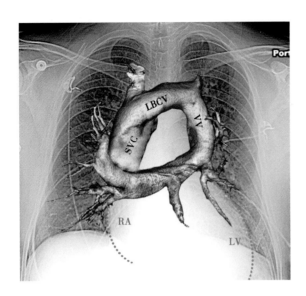

图 3-5-1 完全性肺静脉异位引流
左、右肺静脉形成共汇静脉后经垂直静脉
（VV）异位引流至无名静脉（LBCV），再到上
腔静脉（SVC）

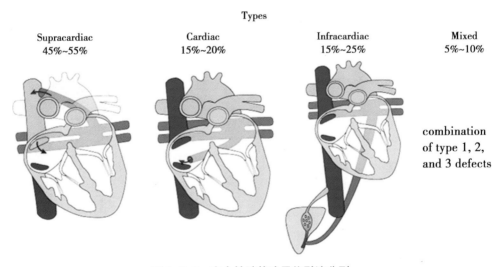

图 3-5-2 完全性肺静脉异位引流分型
Supracardiac：心上型；Cardiac：心内型；Infracardiac：心下型；Mixed：混合型

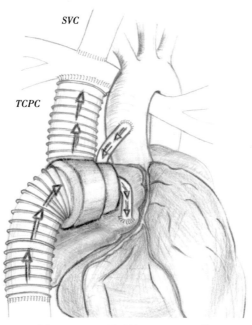

图 3-6-9　手术置入 Fontan 泵装置

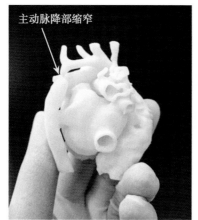
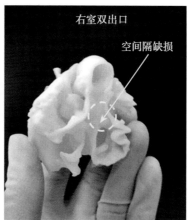

图 3-7-1　利用 3D 打印技术制作病人个体化心血管 3D 模型用于术前评估诊断

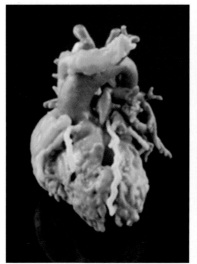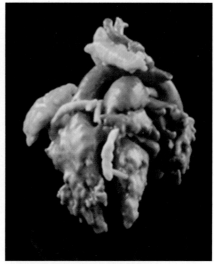

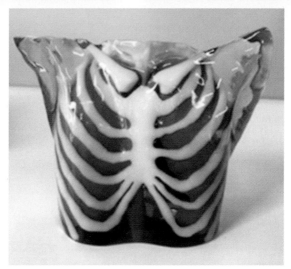

图 3-7-2 上海儿童医学中心部分复杂先心病相关 3D 打印模型

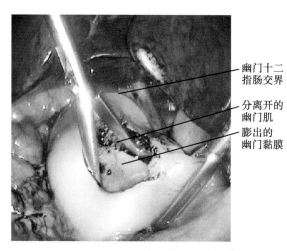

幽门十二指肠交界

分离开的幽门肌

膨出的幽门黏膜

图 4-2-3 腹腔镜治疗肥厚性幽门狭窄

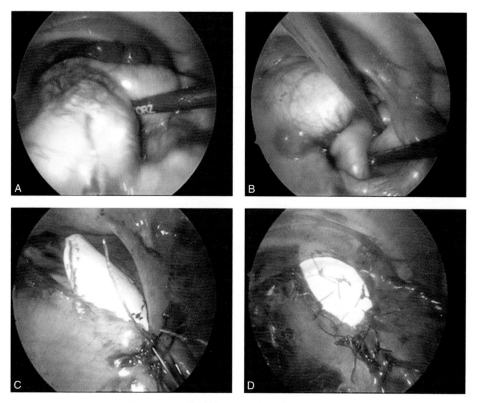

图 5-2-1 胸腔镜下膈肌修补术（人工补片）

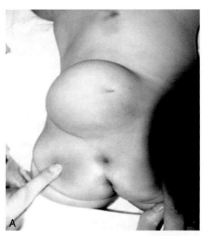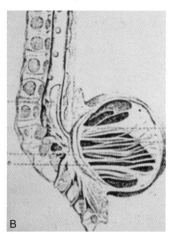

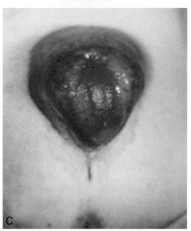

图 7-3-2 脊柱裂

A. 腰骶部脊膜膨出,外观显示包块和色素沉着;B. 横断面示意图;C. 开放性腰骶椎脊柱裂(脊髓膨出)

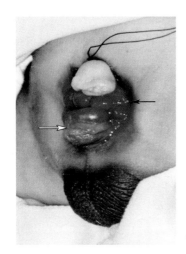

图 7-4-1　膀胱外翻
白箭头示短小、背侧弯曲、尿道上裂的
阴茎；黑箭头示外翻膀胱的黏膜面

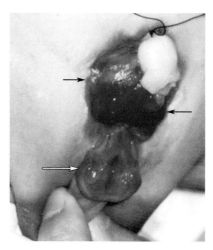

图 7-4-2　膀胱外翻
白箭头示短小、背侧弯曲、尿道上裂的
阴茎；黑箭头示外翻膀胱的黏膜面

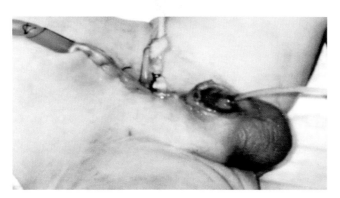

图 7-4-5　膀胱外翻一期手术
腹壁修复,尿道上裂尿道成形同步完成,尿道开口于阴茎头顶端

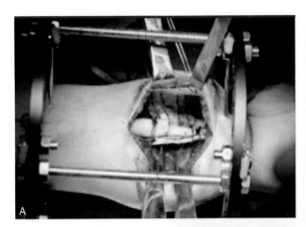 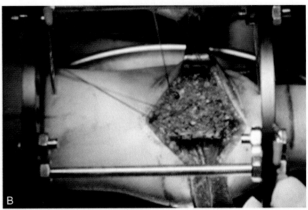

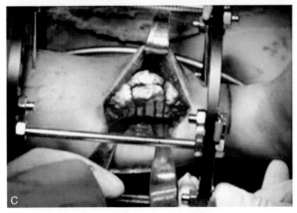

图 8-5-4 包裹式植骨

A. 皮质骨包裹假关节；B. 松质骨植骨；C. 上方覆盖胶原蛋白海绵防止松质骨移位

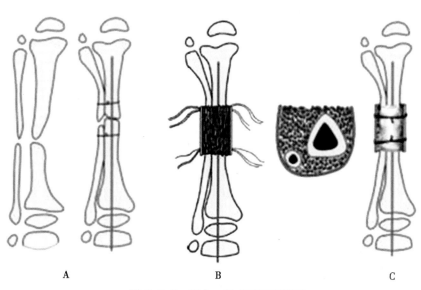

图 8-5-5　四合一手术简要示意图

A. 胫腓骨假关节病变组织切除、经足踝髓内棒固定、Ilizarov 外固定包裹式自体髂骨移植（图内未显示）后,用缝线将胫腓骨的 4 个骨端固定在一起; B. 将编织缝合好的髂骨外板皮质骨从后侧包绕胫骨和腓骨假关节处,在胫腓骨之间紧密填充松质骨;
C. 于松质骨上放置胶原蛋白海绵,用髂骨骨皮质可吸收缝线在胶原海绵上打结,包绕胫骨和腓骨假关节处

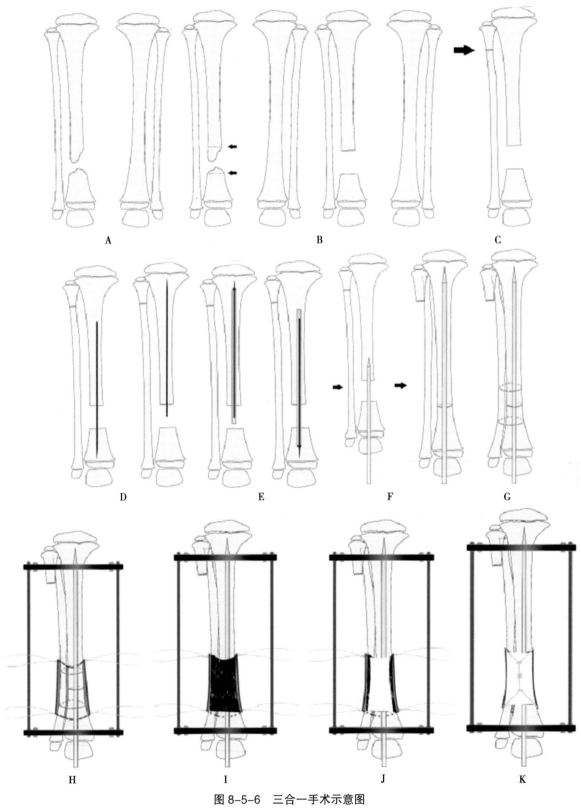

图 8-5-6　三合一手术示意图

A. 右侧 CPT；B. 切除胫骨假关节；C. 腓骨近端截骨；D. 克氏针作为导针；E. 髓腔再通；F. 植入髓内棒；G. 用可吸收缝线捆绑胫腓骨；H. 伊氏架外固定、胫腓骨下方放置编织的髂骨皮质骨；I. 胫腓骨之间植入自体髂骨松质骨；J. 前方放置胶原蛋白海绵防止松质骨移位；K. 缝线打结

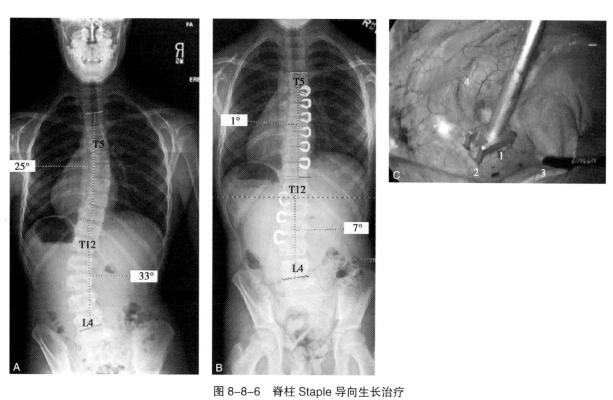

图 8-8-6　脊柱 Staple 导向生长治疗

A. 术前 X 线；B. 术后 1 年 X 线；C. 术中大体情况：1. 椎间盘间隙，2. 脊柱节段血管，3. 肺部，4. 肋间血管